黄帝内经脉度

李茂春 著

中国科学技术出版社
·北 京·

图书在版编目（CIP）数据

黄帝内经脉度 / 李茂春著 . —北京：中国科学技术出版社，2023.8
ISBN 978-7-5236-0157-0

Ⅰ. ①黄… Ⅱ. ①李… Ⅲ. ①脉学 Ⅳ. ① R241.1

中国版本图书馆 CIP 数据核字（2023）第 055939 号

策划编辑	于 雷 韩 翔
责任编辑	于 雷
文字编辑	靳 羽 张钥莹 卢兴苗
装帧设计	华图文轩
责任印制	徐 飞

出 版	中国科学技术出版社
发 行	中国科学技术出版社有限公司发行部
地 址	北京市海淀区中关村南大街 16 号
邮 编	100081
发行电话	010-62173865
传 真	010-62179148
网 址	http://www.cspbooks.com.cn

开 本	889mm×1194mm 1/16
字 数	1117 千字
印 张	44.25
版 次	2023 年 8 月第 1 版
印 次	2023 年 8 月第 1 次印刷
印 刷	北京盛通印刷股份有限公司
书 号	ISBN 978-7-5236-0157-0/R·3060
定 价	190.00 元

内容提要

　　本书作者从经脉循行、脉诊、奇正经脉等不同理论角度对现代医学机制进行了阐释。首先，立足于中医学经典经脉理论记载，对经脉循行路径和经脉内流动物质做出现代动物发育发生学和人体组织胚胎学机制性分析，并对经脉相关宗、营、卫三隧和经水、四海理论做出解剖生理学机制解析，同时对"经脉离合""营卫生会""经脉顺逆"理论做出解剖生理学机制解析，由此复原经脉结构、经脉关联理论背后的机制。其次，在经脉结构和经脉关联机制基础上，通过对"三部九候"和"权衡揆度"的现代医学机制解析，复原中医学经脉诊断理论背后的机制。最后，通过对奇经八脉循行路径和十二正经循行路径的结构解析，复原中医学奇经八脉和十二正经背后的现代医学机制。本书视角独特，阐述新颖，合传统现代以通古今，使读者得以了解传统中医理论背后机制的全貌，可供广大中医学者研学参详，以经典之旨汇通中西。

叶　序

　　李茂春先生幼而敏学，博览群书，学贯中西，特别是在中医经脉基础理论研究方面，溯源穷流，从中西不同角度进行了深入探究和系统解析，用传统医理和现代生命科学机制全面诠释了中医经脉理论背后的结构机制，带领团队积数十年之研究终成《黄帝内经脉度》一书。

　　中医药学源远流长、博大精深，在几千年的发展长河中，历代名医灿若星辰，各学术流派百花齐放，百家争鸣，尤其是对经脉理论的阐述更是纷繁万象，见仁见智。李茂春先生苦心孤诣，融通中西，呵护传统医理之"慧根"，借助现代医学之"慧眼"，以简驭繁，去伪存真，抛弃过去诸多猜想假说，条分缕晰，拨云见日，使中医经脉理论发展别开生面。

　　为医者当先识生命之本源。本书从现代医学组织胚胎学等多角度探讨了人体经脉循行路径及相关物质生发机制。对传统经脉结构、经脉相关理论进行了现代解剖生理学机制解析，视角独特，观点新颖，融合中西，贯通古今，无论是中医、西医或中西医汇通者均可将此书置于案头床边，时常精研细读，定能收益良多。

　　相信此书一出，必将洛阳纸贵，成为中医基础理论及中西医汇通发展史上的一座丰碑。余乐为之序，谨为更好地向李茂春先生致敬、学习、感恩。钦佩之余，赋诗为念。

　　　　经脉理论涩而艰，探根溯源开新篇。

　　　　古今中西成一统，居功伟兮济苍生。

海军特色医学中心

康复医学与理疗科主任

叶秀生

癸卯年立夏于沪上

梁 序

　　随着几千年来自然环境和社会关系的变化，我们越来越难以体证古传的医道经典中先人对生命的深邃领悟和实践。然而，作者几十年如一日，钻研各门古传典籍，汇通现代科学和医学，形成名实相符、机制清晰、理路明白的《黄帝内经脉度》著述，实为古今交融的大作，为我们研究传统医道提供了指引，也为现代医学的发展指明了方向。

　　作者在书中深入探讨了中医经脉学的核心理论，结合现代科学的观点和方法，系统阐述了经络系统的生理功能和病理变化。作者不仅深入研究了古代医典，还注重汇通现代科学和医学知识，使得本书内容更加扎实、可信，为研究传统医道提供了重要参考依据。

　　同时，本书也为现代医学的发展指明了方向，通过对中医经脉学的深入研究，我们可以更好地理解人体内部的运行机制，为现代医学提供了新的思路和方法。同时，中医经脉学的一些治疗方法和技巧也为现代医学提供了新的治疗方向，为人们的健康提供了重要的保障。

　　综上所述，本书是一部深入研究中医经脉学的佳作，不仅为我们提供了宝贵的学术成果，也为人们的健康和生命安全提供了重要保障。我们相信，随着本书的广泛传播，中医经脉学的理论和方法将为人类的健康事业做出更大的贡献。

正安中医创始人

梁冬（字太安）

前　言

余自幼素览传世医典及道书，倍感其艰涩，然又慕其高远，智随年增，苦于不能成愿，然喜交医友，交流日增而愈发困惑，经典之旨诸家各具法执而不契经之全貌，遂欲除自心狭隘之法执，始汇通中西医二学，日久方明经典文句皆微言大义，经典之旨可贯古今，即论疗病之理兼备真至圣贤之道故称高远，非历"苦其心志，劳其筋骨，饿其体肤，空乏其身，行拂乱其所为"者不能承之，"天将降大任于斯人也"者亦必具"为天地立心，为生民立命，为往圣继绝学，为万世开太平"之本愿，先贤高远犹如太虚寥廓，"竞逐荣势，企踵权豪"者不能摄也，"崇饰其末，忽弃其本"者不可撼也，敬畏之心随生，更不敢不战战兢兢，如履薄冰。

先贤高远，久已知胚胎生理发育之理，言脏腑论经脉，同阐胚胎生理之共理：知其前而明之后，明之后而知其前，前后不违者言为高；知其身体而明天地，明天地而知其身，远近不背者言为远。同具高远之智者谓为真人。"真人者，医之至境：提挈天地，把握阴阳，呼吸精气，独立守神，肌肉若一，故能寿敝天地，无有终时，此其道生。"先贤高远者，可贯古今之理。当今世人多秉法执东西论战，实不知东西方生理之理异曲同工之妙，言前拒后，言后拒前，前后违逆能为高上否？言东抗西，论西抗东，东西断隔能为远大否？自断高远之智，能行济世救人之大愿乎？

经脉之理亦为高远，明代李时珍《奇经八脉考》中言"医不知此，罔探病机；仙不知此，难安炉鼎"，经脉具前后远近圆融之道，前后圆融通生理胚胎之理；远近圆融通天人合一之道。此理亦同于今世之医学科学之理，故而可中西医学汇通。学者虽源出西方，实人类生命认识之共理，不可言为西医，可言为现代生命之理，此理秉科学而立，研究机制原理。经脉之理亦可机制而论，更显先贤之高远，岂敢将高远之智束之高阁，观赏怀旧乎？

余虽不具高远之智，然观今世之人：谈经脉与经络非一，违"凡人一身有经脉、络脉，直行曰经，旁支曰络"（《奇经八脉考》）之道；论经脉者忘失经水，背"经脉十二者，外合于十二经水，而内属于五脏六腑"（《灵枢·经水》）之训；言十二经者亡失奇经八脉，离"盖正经犹夫沟渠，奇经犹夫湖泽"（《奇经八脉考》）之机；讲经脉诊立寸口而拒三部，绝"天地之至数，合于人形血气，通决死生"（《素问·三部九候论》）之则；行"脉度"迷为"俞度"，灭"诊有十度，度人、脉度、脏度、肉度、筋度、俞度"（《素问·方盛衰论》）之法度。诸多迷惑在心，何谈传承经典之传统也？哀哉！

余自非才高识妙，然观当今医之乱象，不念思求经旨，赖小技以掩其无知，自纂其说冠以经句，穿凿附会贩卖先贤，不知数典忘祖，德之贼也；偶有小得妄测圣境，诋毁先贤，不知窥管妄自称大；各承家技，终始顺旧，诋毁传统，拒绝现代，不知自断慧命，实乃夏虫、井蛙者也；研读不精，不求多闻，执小为大，欺师灭祖，管窥诸生，臆断瞽说；竞逐荣势，企踵权豪，执中辱西，执西骂中，哗众取宠为能事，不知离高远之境千里之遥，怜哉！

余非圣贤，亦未高远，自知不能以萤火烧须弥大山，然慕先贤济世大悲信愿，遂遵世方两派医家之遗训，汇传统现代医理之机制，撰本书以抛砖引玉，祈愿同仁同心协力，精研经典体先贤之高远，合传统现代以通古今，一起践行济世救人之正道，幸哉！

青州人李茂春

于北京东城区贡院

辛丑年十月初十

目　录

第 1 章　经脉发生学机制

第 2 章　经脉生理学机制

第 3 章　经脉诊断学机制

第 4 章　奇经八脉循行结构机制

第5章 十二正经循行结构机制

第1章

经脉发生学机制

第一节

经脉动物发生发育机制简论

一、原始动物体液通路发生发育机制

（一）脉管结构前身：组织间隙渗透

1. 原生动物的隐形循环机制　草履虫全身由一个细胞组成，身体表面包着一层膜，膜上长满密密的纤毛，其在水中运动完全依靠纤毛划动。它身体的一侧有一条凹入的小沟，叫"口沟"，相当于草履虫的"嘴巴"。口沟内密长的纤毛摆动时，能把水里的细菌和有机碎屑作为食物摆进口沟，经食物泡进入草履虫体内，通过溶酶体将食物分解，随着细胞液在细胞体内做定向的流动，传输到各个细胞器，供其慢慢消化吸收。残渣由一个叫胞肛的小孔排出。这种运动也叫原生质流动，是一种没有组织结构的隐形体液运动，这一动物系统是最原始的体液循环机制（图1-1）。

2. 两胚层动物的水沟体液机制　海绵动物是滤食动物，通过滤取水中细小的碎石和细菌为食，分解其中的氧气和有机物并将废弃物排走。水通过海绵动物体表的细孔进入水沟系统，移动到环细胞或襟细胞类有鞭毛细胞的排列小室；环细胞吸收是通过在变形细胞间传递的食物颗粒，最后常通过体表上火山状的排水孔将水排出体外；水主要在环细胞鞭毛的作用下，穿过海绵动物的全身。海绵动物的水沟系统没有专门的体液组织通道，水沟是体表组织间隙的渗透作用所产生的一种体液循环模式，在组织间隙的构成上受到外胚层神经细胞的调控，换言之，早期多细胞组织间隙的体液循环作用是在神经控制下完成的，并非单纯的体液渗透作用（图1-2）。

3. 两胚层动物的消化循环腔结构　腔肠动物

形成半消化腔，体液在消化腔内壁无循环。

腔肠动物是真正的二胚层动物（内、外胚层）。在两个胚层之间有分泌的胶状物质，叫中胶层。体内的腔，即胚胎发育中的原肠腔，兼有消化和循环的作用，称消化循环腔。腔肠动物有口无肛门。口为原口，有摄食和排遗的功能，兼有细胞内消化和细胞外消化（图1-3）的作用。

4. 原始三胚层动物的体液循环　腔肠动物的消化循环腔结构虽然没有完整的体液循环结构，但是消化循环腔的出现使得体液在消化腔周围出现了有规律的体液运动迹象。较之海绵动物多体壁水沟结构完善了很多，体液不再弥散性的渗透，而是聚集到消化腔周围，这种结构为动物体内出

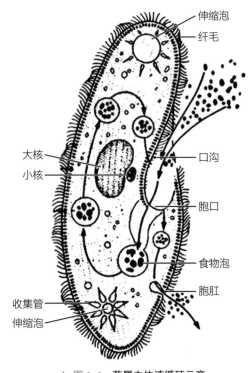

▲ 图1-1　草履虫体液循环示意

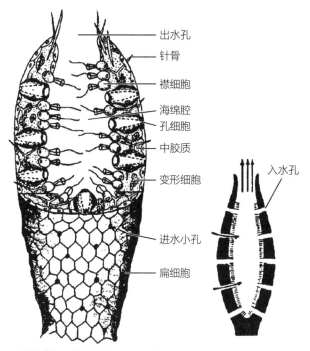

海绵纵切示体壁的细胞　　海绵纵切箭头示水流出入之途径

▲ 图 1-2　海绵动物体液循环示意

现循环系统奠定了基础。

扁形动物是两侧对称的无脊椎，三胚层，无体腔，无呼吸系统、循环系统，有口无肛门的动物。它们有发达的中胚层，并出现两侧对称；有肌肉系统，感受器亦趋于完善，摄食、消化、排泄等功能也随之增强；由中胚层形成的间叶组织，亦称实质组织，充满体内各器官之间，能输送营养和排泄废物；组织细胞还有再生新的器官系统的能力。

扁形动物出现了对称梯状神经，虽然没有出现专门的脉管结构，仍然是靠组织间隙输布体液，但是梯状神经的调控使得原肠管出现口、肠、生殖系统、排泄系统的分化，这些器官的发育诱导两胚层动物的消化循环腔结构向中胚层部位延伸，使体液具备了向体腔内组织器官输布的基本条件（图 1-4）。

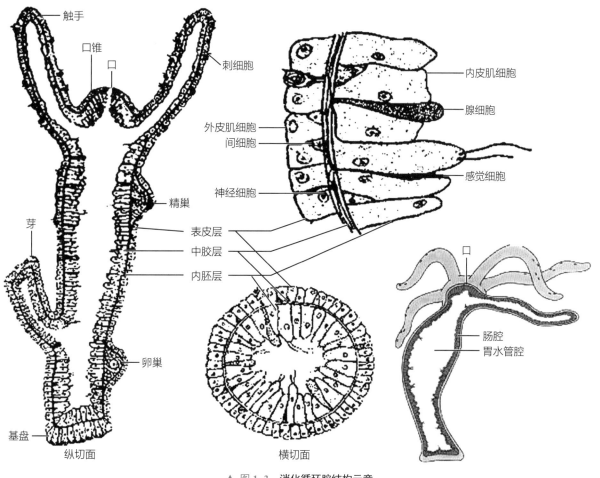

纵切面　　　　　　　　　横切面

▲ 图 1-3　消化循环腔结构示意

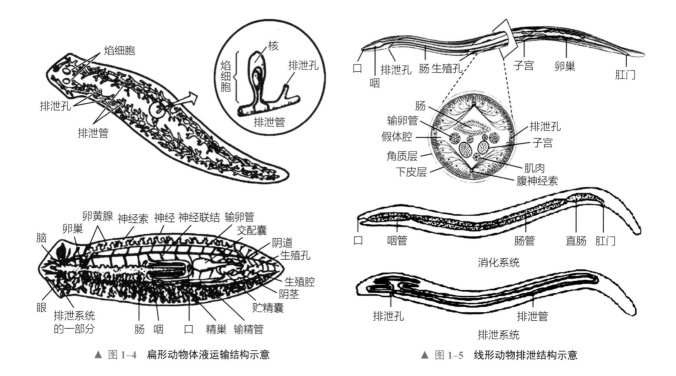

▲ 图1-4　扁形动物体液运输结构示意　　　　▲ 图1-5　线形动物排泄结构示意

5. 线形动物：系统分化，无循环系统　线虫具有完整的消化道，即有口和肛门。消化道呈管状，分前肠、中肠和后肠。前、后肠来源于外胚层，无消化作用，中肠以内胚层为来源，是消化吸收的主要部分。线形动物虽然已经演化出完整的消化腔、排泄腔、生殖腔，但仍然未形成完整的循环系统，仅可将其作为循环系统的雏形结构看待（图1-5）。

6. 消化管演变与体液组织间隙渗透　早期原始动物的体液输布没有专门的脉管结构，只能靠组织间隙的渗透作用来完成体液的输布，这是基于动物消化管演化导致的发育现象。

原始单细胞动物靠口沟内陷摄取食物和水分，没有固定的消化腔，只能用胞内消化的形式消化吸收营养。两胚层动物中的海绵动物出现水沟系统，其呼吸、摄食、排泄、生殖等生理功能均依靠水沟系统实现；腔肠动物虽然出现消化循环腔结构，但是中胶质的胶状体无法通过大分子食物进入体内，仍然是胞内消化，呈现的是半消化腔结构。到扁形动物中胶层变为中胚层，原肠周围出现实质性组织，为胞外消化奠定了基础。

线形动物完成了从半消化腔到完整消化腔的演化，即从胞内消化向胞外消化的演化发育。

原始动物从半消化管向完整消化管演化过程中仍然靠组织间隙输布体液，虽然没有出现专门的体液脉管结构，但是摄取食物能力越来越强。消化功能从胞内消化向胞外消化演变，摄取的食物逐渐从小分子向大分子过渡，可见动物体液输布形式的演化过程与消化管结构的演变发育是同步的。

7. 胚层演变与体液组织渗透增强　从原生动物到线形动物，虽然体液都是靠组织间隙渗透完成，但两者的消化功能和体液输布能力差距很大。这与动物胚胎发育演化形式有关。

原生动物的口沟相当于消化系统，体表纤毛相当于神经系统和呼吸系统；两胚层动物的水沟和消化循环腔结构相当于消化管，演变为内胚层；体表演变为上胚层，原生动物的原生质演变为中胶层。上下胚层之间相互诱导向中胶层分化发育，为中胚层的发育打好了基础。

当中胶层变为中胚层时演化出三胚层动物（三胚层动物的外上胚层称为外胚层，下胚层称为内胚层），内外胚层受到中胚层的诱导，协助中胚层分化出组织器官。分化过程中内胚层的组织间隙通透性越来越强，而外胚层神经分化也越来越向中胚层分化组织衍生，促使组织间隙的神经调控能力越来越强，组织间隙的体液输布能力也随之增强。

（二）动物脉管结构的发育发生

1.棘皮动物：环水管体液系统　棘皮动物没有专门的循环器官，由体腔液执行循环功能。中央盘及腕中都有发达的体腔，围绕在器官周围，其中充满体腔液，靠体腔膜细胞的纤毛摆动造成体腔液的流动，以完成营养物质的输送。神经系统、血系统和水管系统都有一个围绕食管的环，并从环向各部分辐出一条主支（图1-6）。

2.环节动物：多心循环结构　环节动物（以蚯蚓为例）的体腔是由中胚层形成时出现的中胚层体腔囊发育而来的。最早出现的体腔是线形动物的假体腔，而真体腔是由体壁中胚层和肠壁中胚层围成的腔。真体腔是由中胚层囊裂开而成的，故也称裂体腔。真体腔是继假体腔之后出现的，也称次生体腔。

环节动物的循环系统是一种较高级形式的闭管式循环系统，由纵血管、环血管及微血管组成，血液始终在血管中循环流动，体液循环呈现多心多肾的结构（图1-7）。

3.节肢动物：开放式体液循环　节肢动物的循环系统为开管式。水生种类的呼吸器官为鳃或书鳃，陆生的为气管或书肺或二者兼有。神经系统为链状神经系统，有各种感觉器官。

节肢动物的循环系统属于开管式，因而不具备哺乳动物类与体腔完全分离的网管系统。其血腔就是整个体腔，所有内脏器官都浸浴在血液中。没有单独的淋巴液，仅有一种循环体液，这种液体兼有哺乳动物血液和淋巴液的某些特点，又称"血淋巴"。

血液在体内循环，仅有一段在循环器官背血管内，其余均在体腔内和组织器官间流动。这种开放式循环的主要特点是血压低、血量大，并随着取食和生理状态的不同而变化。

循环器官是推动血液在血腔内流行并循环的器官。节肢动物血液循环的主要搏动器官是背血管，此外，背膈和辅搏动器等对血液循环也起着非常重要的促进作用。节肢动物背血管位于体壁背中线下方，纵贯于围心窦内的一根前端开口、后端封闭的管状结构，一般从腹部后端向前伸入头部，由心脏和动脉两部分组成，是推动血液循环的最主要器官（图1-8）。

（1）心脏起源于中胚层，是背血管后段具有流入式心门和翼肌的连续膨大部分，常限于腹部，其主要功能是抽吸围心窦的血液，向前压入动脉，是血液循环的动力结构。昆虫的心脏由单细胞层的心肌组成，里面为一层很薄的基膜，外周是结缔组织构成的围膜。心脏每个膨大部位称心室，每个心室两侧壁上有1对心门。昆虫有2～12对心门。心门是血液进出心脏的开口，分为流入式和流出式。

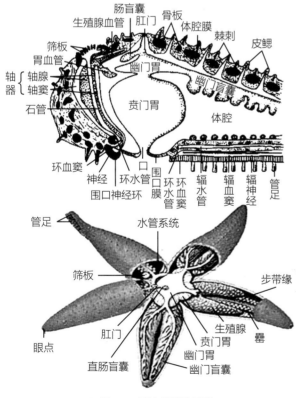

▲ 图1-6　环水管系统示意

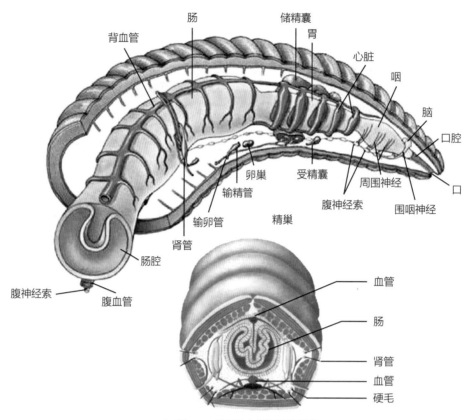

▲ 图 1-7　蚯蚓多心循环结构示意

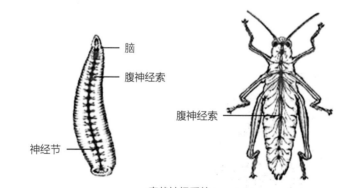

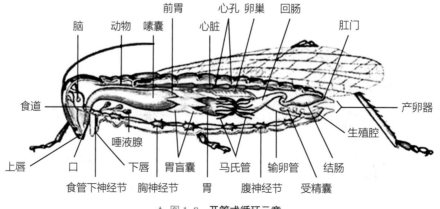

▲ 图 1-8　开管式循环示意

（2）动脉是背血管前段无流入式心门和翼肌的细直管状部分，一般始于腹部第一节，向前延伸入头部，其主要功能是引导血液向前流动。动脉前端开口于脑与食道形成的血窦内，使脑、心侧体、咽侧体和脑下神经节都浸浴在血液中，并使其分泌的激素能在血液中循环。

（3）背膈和腹膈分别紧贴于心脏的下方和神经索的上方，将背血窦和腹血窦与血腔其他部分隔开。背膈和腹膈是非肌原性的，受神经支配，进行较慢的搏动，使血腔向后方和背方流动，促进血液在血腔内的循环和灌注腹神经索。

（4）昆虫的造血器官是产生血细胞的囊状构造，由一些干细胞和网状细胞聚集形成，网状细胞包围在造血干细胞周围，有保护干细胞和诱导其分化的作用。

二、原索动物脉管循环发生发育机制

（一）原索动物循环器官演化比较

1. 半索动物：心囊结构　半索动物门属无脊椎动物，身体分成三部分：吻（管状器官，肠鳃类的吻通常发达）、领（羽腮类的领有触手）、躯干（形长，通常又分数区）。无中枢神经系统，但领部有集中的神经组织。循环系统通常有可收缩的心囊、血管和血窦（图 1-9）。

2. 尾索动物：淋巴管、血管心脏　尾索动物，也称"被囊动物"，终生具有被囊结构，幼体具有脊索的尾部，成体尾部退化消失。咽部腹侧是内柱，可聚集碘元素，是脊椎动物甲状腺的同源器官。尾索动物具心脏（心脏能够改变搏动的方向）和血管，体内可见淋巴细胞，也可看到脊椎动物适应性免疫系统的退化痕迹（图 1-10 和图 1-11）。

3. 头索动物：动静脉循环系统，但无心脏　头索动物亚门是一类终生具有发达脊索、背神经管和咽鳃裂等特征的无头鱼形脊索动物。其脊索不但终生保留，且延伸至背神经管的前方。本亚门的动物都缺乏真正的头和脑，所以又称无头类动

物。头索动物在发育中有变态现象（图 1-12 和图 1-13）。

（二）原索动物循环器官发生机制

1. 脊索诱导与脉管发育不平衡性　原索动物

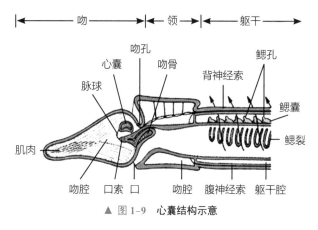

▲ 图 1-9　心囊结构示意

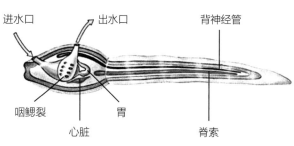

▲ 图 1-10　尾索动物幼体心脏示意

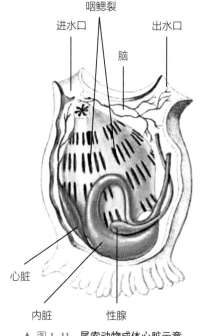

▲ 图 1-11　尾索动物成体心脏示意

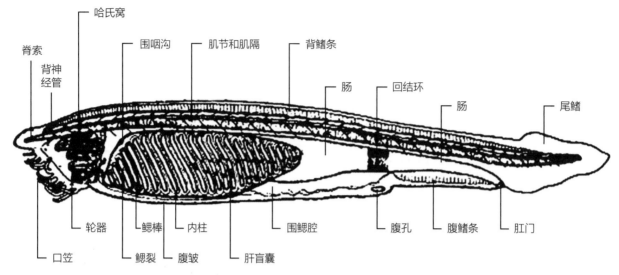

▲ 图 1-12　头索动物组织结构示意

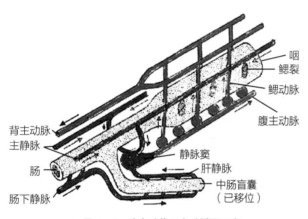

▲ 图 1-13　头索动物无心脏循环示意

是脊椎动物演化的前身物种。从这一类物种出现之后，动物从腹索神经形式向背索神经形式演化，并引发循环系统演化出现新的形式。因此，研究人体脉管系统的发育发生机制，必须从原索动物的胚胎发育开始。

原索动物的背索结构是一种软骨组织，来源于内胚层分化发育，原索从原肠延伸到胚体背侧，诱导外胚层神经细胞向背部迁移形成背部神经结构，因为发育的不平衡性出现半索、尾索、头索三种亚门，但从胚胎发育层面看都是发生于胚体背侧。

由于背索出现于背侧外胚层之下，背索诱导外胚层细胞从背侧中轴线开始沿远近轴内卷发育：首先外胚层与中胚层耦合发育，引发脉管结构的

出现，然后向内胚层延伸发育，在内胚层原肠上出现脉管结构。由于原索诱导外胚层神经细胞迁移的不平衡性，也就导致这类动物脉管结构具有不平衡性，虽然具有相同的胚胎发育期机制，但形成成体时可能会出现变态现象。

半索动物神经在后，心囊在前，仍然有未完全退化的腹神经索；尾索动物神经索集中于背侧后部，幼体前端具有淋巴管和心脏结构，但成体变态非常大；而头索动物脊索不但终生保留，而且延伸至背神经管的前方。头索动物缺乏真正的头和脑，无心脏，说明原索动物在发育过程中脊索诱导外胚层分化呈现出不平衡性，也决定了脉管结构发育的不平衡。

2. 头索动物与脊椎动物胚胎机制转化　比较原索动物三个亚门，半索动物和尾索动物出现了心囊和心脏结构，而头索动物缺乏真正的头和脑，无心脏，看上去好像头索动物在进化上落后于半索动物和尾索动物，但是半索动物和尾索动物却失去了进化的潜力，从其体态变态运动可以知道这一点。

半索动物领部有集中的神经组织，吻部有心囊结构，躯干部没有神经索，说明这一亚门头部出现了脏壁中胚层，脏壁中胚层诱导外胚层神经细胞向头部集中迁移，后部非常弱。

尾索动物幼体具有脊索的尾部，成体尾部退化消失。幼体前端具心脏（心脏能够改变搏动的方向）和血管，可是尾部神经索与心脏距离较远，说明脏壁中胚层诱导外胚层神经细胞迁移能力很弱，为了完成诱导迁移耦合运动，才导致成体变态现象的出现。

头索动物亚门终生具有发达脊索、背神经管和咽鳃裂，缺乏真正的头和脑，无心脏等特征。这说明内胚层脊索分化到背部中间位置诱导外胚层神经细胞向中间靠拢，脏壁中胚层还没有出现，不能分化出心脏等脉管结构，胚层演化是落后于半索动物和尾索动物。

头索动物虽然在进化过程中落后于半索动物和尾索动物，但是脊索集于背侧中间位置，诱导了外胚层神经细胞从背部中间向前后两头的发生方向迁移，具有很强的平衡性，为后期脊椎动物的出现奠定了进化的基础。

（1）骨骼演化的平衡性：动物骨骼的演化经历结缔组织、软骨组织、硬骨组织三个阶段。文昌鱼处于结缔组织阶段，主要是脊索、背鳍和臀鳍由鳍条支撑；咽壁有支撑鳃间隔的鳃棒；触须部位有结缔组织形成的支撑组织发育。这种结构在背部中间向前后两侧延伸发育，诱导外胚层神经细胞发育处于前后平衡状态。换言之，先形成脊髓结构，然后向前后首尾延伸发育，这种发育为以后脊椎动物的脊椎发育奠定了基础，防止从胚胎向后发育过程中形体变态现象出现。

（2）消化管演化的平衡性：由于脊索发育发生与背侧中间位置向两头延伸，在胚胎内卷过程中外胚层神经细胞从胚体背侧中间位置平均向前后两端延伸发育，保证了内卷原肠结构形成前后贯通的结构形态，消化管由口笠、口、咽、肠、肛门形成一条直管结构；在消化管前端腹侧前端衍生出与肝脏同源的肝盲囊器官。这种直管式原肠发育模式导致消化吸收排泄功能非常通畅，使得消化管外围的组织器官能够保持新陈代谢的平衡性，为以后脊椎动物体腔内器官演化提供了进化基础（图 1-14）。

（3）循环系统的平衡性：头索动物外胚层神经分化和内胚层原肠结构分化的平衡性发育，使得中胚层分化发育也出现平衡性。

内胚层原肠发育成管状结构，原肠分化出两大分化支：肺原基分化支，肝原基分化支。肺原基分化支在前端口咽部与外胚层耦合形成具有呼吸功能的围鳃腔器官，肝原基分化支在后端与外胚层耦合形成具有消化腺功能的肝盲囊器官。

内外胚层耦合形成结构后，处于中间位置的中胚层也开始分化发育，鳃间隔上出现血管结构，水流通过鳃裂时进行气血交换；在咽壁背部两侧发育出 90～100 对肾管，一端以肾孔开口于围鳃腔，另一端由若干个有管细胞，肾近贴体腔，肾管收集废物排入围鳃腔，但要注意这种排泄肾是从外胚层发育而来，与脊椎动物的肾有所不同，有管细胞很像扁形动物涡虫的焰细胞。

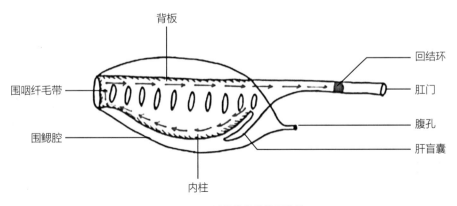

▲ 图 1-14　消化管演化的平衡性

腮间隔上的脉管与肾有管细胞闭合形成闭管式体液循环，虽然没有心脏，但具有搏动性的腹大动脉，可以推进血液的流动，非常近似脊椎动物鱼类的循环结构（图1-15）。

三、脊椎动物循环系统结构演化

（一）鱼类：单循环系统

鱼类血液循环：鳃呼吸，单循环。

鱼类的血液循环为单循环。利用淋巴，心脏将缺氧血压至鳃部，经过气体交换后，富氧血从鳃部直接流经身体各部分，变成缺氧血再返回心脏，完成一次单循环（图1-16）。

（二）两栖类、爬行类：半双循环

两栖类、爬行类：肺呼吸，不完全双循环。

心室还没有完全分隔，心脏由二心房、一心室和退化的静脉窦组成，心室具有不完全的分隔，仍属于不完全的双循环（图1-17）。

爬行动物中的高等类群鳄类，心室隔膜仅留一个孔，已基本属于完全的双循环。

（三）鸟类、哺乳类：双循环结构

鸟类和哺乳类具有两条循环路线，静脉血和动脉血不相混合，气体交换在肺中进行。主动脉中是含氧量高的富氧血，各种组织能得到更多的

氧，因而代谢水平得以显著提高（图1-18）。

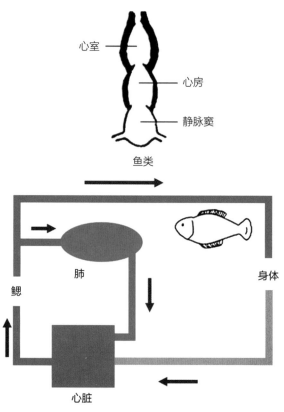

▲ 图1-16　鱼类单循环结构示意

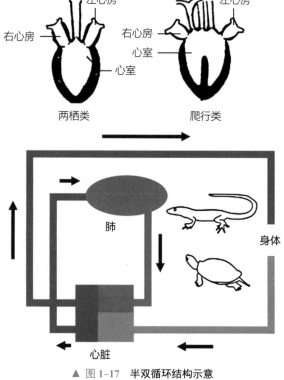

▲ 图1-17　半双循环结构示意

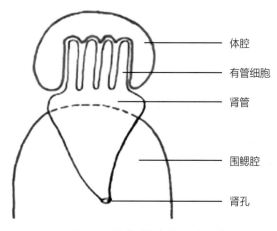

▲ 图1-15　闭管式体液循环发育示意

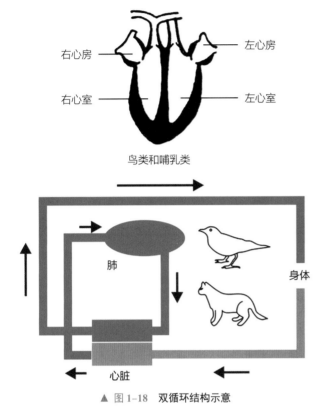

▲ 图 1-18 双循环结构示意

四、脊椎动物体液循环发生发育机制

（一）脊椎动物的三种体液结构模式

1. 内循环，消化管兼循环阶段　原生动物身体的一侧有一条凹入的小沟，叫"口沟"，相当于草履虫的"嘴巴"。口沟内密长的纤毛摆动时，能把水里的细菌和有机碎屑作为食物摆进口沟，再进入草履虫体内，供其慢慢消化吸收。残渣由一个叫胞肛的小孔排出。

草履虫靠身体的外膜吸收水里的氧气，排出二氧化碳。这是一种消化管兼循环作用的结构，是动物体最原始的体液循环结构。

海绵动物身体基本结构是由两层细胞围绕在中央的一个空腔所组成。游离的一端有一个大的出水口使中央腔与外界相通。构成海绵动物体壁的两层细胞，在不同的种类组成复杂程度不同的沟系。也就是中胶层承担着体液循环的功能，从原生动物的细胞内循环演变为消化管兼循环结构，可以看作体液循环结构演化的开始。

2. 开管式循环系统　动物脉管结构的发育发生是三胚层动物特有的结构，两胚层中间结构是中胶层，担负着体液循环作用；到三胚层动物，原始的中胶层变为中胚层，开始分化组织，主要是为了完善体液循环结构而加强气血循环的能力。

中胚层早期组织分化，首先演化出间介中胚层，出现泌尿系统，之后又演化出脏壁中胚层，出现循环系统。泌尿系统和循环系统是在内外胚层中间逐渐演化出来的，因此大多数软体动物为开管式循环系统（图 1-19）。

开管式循环系统包括心脏（心室、心耳）、血窦、动脉和静脉。血液循环的途径为心耳→心室→动脉→血窦→静脉→心耳。

3. 闭管式循环系统　从环节动物开始出现的血液循环系统，是由中胚层发育而来的真体腔（也称次生体腔）。该血液循环系统是由背血管、腹血

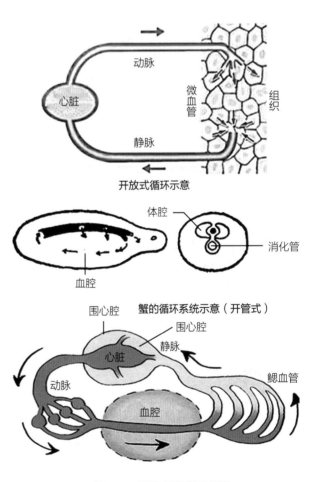

▲ 图 1-19 开管式循环结构示意

管、心脏和遍布全身的毛细血管网组成的一个封闭的系统（图1-20）。

（二）体液循环中气血交换发生发育机制

为什么动物体液循环系统的演化呈现从开管式到闭管式的循环呢？

1. 气血交换的需求　动物系统演化从单细胞原生动物到两胚层动物，内胚层形成消化腔，外胚层形成体表结构和神经系统。内外胚层发育的器官暴露在外，内胚层具有消化功能，外胚层具有呼吸功能，这就需要内外胚层之间的气血交换功能增强，而两胚层中间的中胶质层显然不能适应这一要求，为了弥补这一功能缺陷，逐渐从两胚层动物演化为三胚层动物，这是一种系统完善的演化过程。

2. 气血形式的演变　动物三胚层胚胎模式出

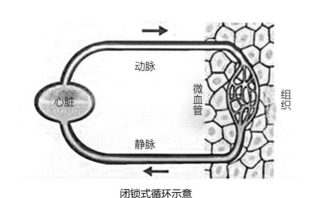

闭锁式循环示意

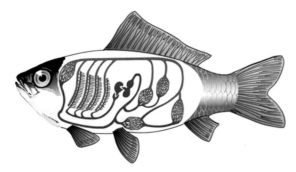

▲ 图1-20　闭管式循环结构示意

现到演化成器官，经历了漫长的过程，中胚层的演化以中胶层为基础。中胶层的胶体状物质没有专门的管状结构，只能靠渗透作用完成，在此基础上演化出间介中胚层，发育出原始泌尿系统结构，内外胚层之间的气血交换靠液体循环作为媒介来完成，但也依靠组织间隙的体液循环形式，即中医学所说的卫气循环系统结构。

单靠组织间隙渗透式体液循环可以增强呼吸功能的新陈代谢能力，但在消化功能与外胚层沟通上很弱，这就需要新的结构出现。演化的结果就是出现脏壁中胚层；脏壁中胚层在泌尿结构基础上出现脉管结构，逐渐用有形的脉管结构将内外胚层连接起来，从而弥补了消化功能与外胚层沟通的不足，使气血循环功能大大增强，即是中医学所说的营气循环系统结构。

3. 气血结构集约化　动物体液循环机制演化是由胚层演化模式决定的，而胚层演化首先出现内外胚层，之后是中胚层发育，这一胚胎演化模式决定了动物胚胎器官分化从内外胚层向中间位置集中的趋势，也就是气血交换结构逐渐从原肠和体表向中胚层空间位置集中的运动矢量出现。

但是原始的中胚层是在中胶质基础上演化而来，气血交换结构的集约化需充足的空间才能满足演化的条件，这是动物从无体腔结构逐渐向假体腔、真体腔结构演化的根本原因。随着体腔结构的逐渐完善，气血交换的组织器官逐渐集中于体腔空间内，因此，中胚层组织器官发育的完整度决定了动物系统的演化程度。

4. 气血交换器官发生　内胚层发育是消化呼吸同源异构，原肠胚胎肝分化支从原肠管后端向前发育，从肝盲囊逐渐发育成肝脏结构；肺分化支逐渐从原肠管前段向前发育，导致外胚层皮肤呼吸功能退化，逐渐从口腮裂，呼吸腮发育为肺脏结构。

外胚层分化是神经感觉和皮肤呼吸同源异构，当体腔结构逐渐完善时，外胚层神经细胞逐渐向内迁移，迁移到中胚层形成交感神经，迁移到内胚层形成副交感神经，神经内迁与体腔内组织器官耦合，呼吸器官逐渐由体表向内脏演化发育。

中胚层分化是泌尿系统和循环系统同源异构，间介中胚层发育出泌尿系统，脏壁中胚层发育出循环系统，两大系统的发生发育将内胚层发育出的消化腺器官、呼吸器官，外胚层内迁的神经结构关联起来，形成三胚层在体腔内的器官系统发育。这就是体腔内器官集约化发育的原理机制，也就是中医学所说的五脏六腑系统。

由于三个胚层器官分化向体腔内集约，体液循环结构发育也逐渐向体腔内集约发展；原始的外胚层发育成皮毛、呼吸器官，内胚层形成消化循环腔结构，这是原始两胚层动物的体液循环结构，在这一结构基础上逐渐出现中胚层脉管结构。组织间隙渗透体液循环形式是脉管结构的基础，因此，初始脉管结构呈现开管式循环形式。随着体腔内器官系统逐渐完善，引发脉管结构向内集约，高等脊椎动物逐渐形成闭管式循环结构。

动物从开管式循环向闭管式循环，将气血交换结构集中到体腔内，大大缩短了气血交换的空间距离，增强了气血交换能力，故动物系统的活性也随之大增。

五、骨骼附肢经脉发生发育机制

（一）软骨结构发生发育机制

了解软骨组织的动物发生发育机制后，我们自然会提出"软骨组织是由浓密胶状物质在微循环端沉积发育而成，但是这种物质通透性非常弱，如何能形成硬骨结构？"的疑问。

软骨是由软骨组织及其周围的软骨膜构成，而软骨组织由软骨细胞、基质及胶原纤维构成。根据软骨组织内所含纤维成分的不同，可将软骨分为透明软骨、弹性软骨和纤维软骨三种，其中以透明软骨的分布较广，结构也较典型。

1. 软骨结构的组织构成　透明软骨间质内仅含少量胶原纤维，基质较丰富，新鲜时呈半透明状。主要分布于关节软骨、肋软骨等。

（1）软骨细胞：软骨细胞位于软骨基质内的软骨陷窝中。在陷窝的周围，有一层染色深的基质，称软骨囊。软骨细胞在软骨内的分布有一定的规律性，靠近软骨膜的软骨细胞较幼稚，体积较小，呈扁圆形，单个分布。当软骨生长时，细胞渐向软骨的深部移动，并具有较明显的软骨囊，细胞在囊内进行分裂，逐渐形成有 2～8 个细胞的细胞群，称为同源细胞群。

由于软骨细胞不断产生新的软骨基质，各个细胞均分别围以软骨囊。软骨细胞核呈椭圆形，细胞质呈弱嗜碱性，存活时充满软骨陷窝内。在石蜡切片中，因胞质的收缩，胞体变为不规则形，使软骨囊和细胞之间出现空隙。软骨细胞的超微结构特点为胞质内含有丰富的粗面内质网和发达的高尔基复合体，还含有一些糖原和脂滴，线粒体较少。软骨细胞主要以糖酵解的方式获得能量。

（2）基质：透明软骨基质的化学组成主要为大分子的软骨黏蛋白，其主要成分是酸性糖胺多糖。软骨黏蛋白的主干是长链的透明质酸分子，其上结合了许多蛋白质链，蛋白质链上又结合了许多硫酸软骨素和硫酸角质蛋白链，故染色呈碱性。这种羽状分支的大分子结合着大量的水，大分子之间又相互结合构成分子筛，并和胶原纤维结合在一起形成固态的结构。软骨内无血管，但由于软骨基质内富含水分（约占软骨基质的75%），营养物质易于渗透，故软骨深层的软骨细胞仍能获得必需的营养。

（3）纤维：透明软骨中无胶原纤维，但有许多细小的无明显横纹的胶原纤维，纤维排列不整齐。胶原约占软骨有机成分的40%，软骨囊含胶原少而含有较多的硫酸软骨素，故嗜碱性强。含胶原多的部分嗜碱性减弱，或呈现弱嗜酸性。

2. 软骨骼的类型分类

（1）纤维软骨：纤维软骨分布于椎间盘、关节盘及耻骨联合等处。基质内富含胶原纤维束，呈平行或交错排列。软骨细胞较小而少，成行排列于胶原纤维束之间。石蜡切片中，纤维被染成红色，故不易见到软骨基质，仅在软骨细胞周围可见深染的软骨囊及少量淡染的嗜碱性基质。

（2）弹性软骨：弹性软骨分布于耳郭及会厌等处。结构类似透明软骨，仅在间质中含有大量交织成网的弹性纤维，纤维在软骨中部较密集，周边部较稀少。这种软骨具有良好的弹性。

（3）软骨膜：除关节面的软骨表面以外，软骨的周围均覆有一层较致密的结缔组织，即软骨膜。其外层纤维较致密，主要为保护作用；内层较疏松，富含细胞、神经及一些小血管。在紧贴软骨处的软骨膜内还有一种能形成骨或软骨的幼稚细胞（干细胞），呈梭形，可增殖分化为软骨细胞。软骨膜能保护及营养软骨，同时对软骨的生长有重要作用。

从软骨的成分看，软骨演变出硬骨主要是由软骨基质导致。软骨基质内富含水分（约占软骨基质的 75%），营养物质易于渗透，脉管中的钙质流动到基质位置时，沉积在水分位置，当脉管循环将水分带走时，沉积的钙质就变为硬骨骼，这就是骨骼发生发育机制。

从这一机制我们再看人体胚胎发育过程中骨骼的形成就能明白其中的机制：人体在胎儿和年幼期，软骨组织分布较广，后来逐渐被骨组织代替。成年人软骨存在于骨关节面、肋软骨、气管、耳郭、椎间盘等处。

3.软骨组织的发生发育机制　从肌膜到肌腱，动物发育发生顺序是从固有结缔组织到骨骼组织的过程，而骨骼的出现是从软骨到硬骨的发育过程，为什么会出现这种发育发生顺序呢？

我们知道动物消化腺器官的出现，使其消化吸收能力大大增强，肌膜之间形成的组织间隙输布方式已经不再适合，需要更高级的脉管模式（更大空间）才能输送到组织器官，于是在肌膜间隙方式基础上出现脉管结构；而脉管结构发生的矢量方向是从原肠附近向外，呈辐射状发育。这一发育分化形式导致近原肠端脉管粗，远原肠端脉

管细，进而导致近原肠端脉管通透性强，远原肠端通透性弱，于是浓密胶状物质到达远原肠端时就会沉积在远原肠端，也就是软骨发生。

也就是说动物软骨的发生发育是以浓密胶状物质在脉管微循环端沉积产生的，所以软骨的生长方式有内积生长和外加生长两种方式。

（1）内积生长：内积长生又称膨胀式生长，是通过软骨内软骨细胞的长大和分裂增殖，持续不断地产生基质和胶原，使软骨从内部生长增大。

（2）外加生长：外加生长又称软骨膜附加生长，是通过软骨膜内层的骨祖细胞向软骨表面不断添加新的软骨细胞，产生基质和纤维，使软骨从表面向外扩大。

在动物发育发生过程中软骨组织经历了漫长的演化过程，原索动物的原索就是软骨结构，到高等脊椎动物如鲨鱼，软骨还是骨骼的主要组成部分。

软骨鱼类成体的大部分骨骼也是软骨。在无脊椎动物中，软体动物的头足类软骨很发达。软骨的周围一般被覆以纤维结缔组织的软骨膜，在软骨被骨取代时转化为骨膜。

（二）硬骨骼造血与附肢经脉发生机制

1.动物造血器官发育发生多样性机制　了解了硬骨骼的形成机制后，随之又出现另一问题：既然骨骼是由循环系统末端浓密胶状物质和钙质沉积发育而成，为什么硬骨骼内部为疏松结构，并能产生造血功能呢？从动物发生发育学机制分析血液发生机制，血液的发生也是一个长期演化的过程。

从无脊椎动物循环系统的进化主线看，原生动物中的细胞质流动起到循环作用；海绵动物、腔肠动物和扁形动物通过消化循环腔起到循环的作用；线形动物的原体腔也有输送养料的功能；真体腔的出现产生了血管，环节动物开始有了真正的循环系统；除环节动物中的大部分为闭管系统外，其他的高等无脊椎动物的循环系统均为开管式，也就是说环节动物之前的各门类均没有专

门的循环系统。

从环节动物开始有了专门的循环结构，也就有了血液的发生。动物血液颜色具有多样性：蚯蚓的血液是玫瑰红的；虾的血液是青色的；河蚌的血液是蓝色的；鲨的血液是蓝色的；部分蜗牛的血液是透明的；人的血液是红色的（人血液中含有大量的血红蛋白，而血红蛋白的主要成分是铁，故呈现红色）。动物血液颜色的多样性体现了血液发生发育机制的时间轴性，不同进化阶段上的有血物种，血液产生的部位是不一样的。

血细胞在造血器官或组织中产生，发育成熟或接近成熟时才释放到血液中。脊椎动物中，圆口纲七鳃鳗和软骨鱼纲的造血器官主要是脾脏；硬骨鱼的造血中心有的转移到肾，但脾仍起一定的作用。骨髓最早出现在无尾两栖纲动物（如青蛙）的管状骨中，成为主要造血器官，脾的造血功能退居次要地位，只在幼体肾仍有适应功能；爬行动物的造血器官是骨髓和脾脏，其中蜥蜴以骨髓造血为主，鳖的脾脏和骨髓都具有产生红细胞的功能；哺乳纲和鸟纲动物在个体发生过程中，造血器官有卵黄囊、肝、脾、胸腺和骨髓（鸟类还有腔上囊），个体出生后，红骨髓成为主要的造血器官，胚胎期血细胞起源于胚胎中胚层的间充质细胞。胚胎期的造血过程大致可分三个阶段：卵黄囊造血期、肝造血期和骨髓造血期。

2. 骨髓造血发生发育机制　动物造血器官演化演化路线为脾脏→肾脏→肝脏→骨髓。为什么会出现这样的发育演化路线呢？

从两胚层动演变为三胚层动物，中胶层演变为原始中胚层是间充质中胚层出现，也就是脾原基的出现；中胚层组织器官开始发育的器官是肾脏，肾脏的出现使得原肠从半消化管结构发育成完整消化管结构，消化功能增强使得原肠消化腺细胞向消化器官演化，出现肝盲囊内脏团到肝脏器官的演化过程。在这一过程中，肌膜间形成的组织间隙体液输布方式衍生出脉管结构，血液产生位置呈现脾脏、肾脏、肝脏演化的矢量轨迹，

当出现软骨组织时意味着这一演化矢量已经基本结束，也就是体腔静脉发育分化的过程。

脾脏肾脏肝脏演化矢量结束意味着中胚层发育分化支到达了外胚层部位，会诱导外胚层细胞向里迁移。外胚层迁移首先从原肠前段的肺分化支处开始，经前段中胚层向内胚层迁移，引发内胚层肺分化支自前向后内旋运动，与脏壁中胚层结合逐渐发育完成呼吸器官和循环器官耦合的演化，继续向后发育衍生，形成原始的有氧血端脉管结构。这一发育过程是从外胚层向内迁移发育，正好与原始的发育轨迹呈现相反矢量，两个相反发育矢量轨迹在软骨位置相遇，于是动静脉就延伸到软骨间隙中，将软骨中间的水分通过脉管输送出去，呈现外硬内松的结构状态。外硬部分与原始的软骨结合在一起，就是外骨膜结构。中间的疏松部分就是骨髓腔，造血中心也迁移到骨髓腔内，就是骨髓造血功能的发生发育学机制。

3. 人类骨骼造血的胚胎重演机制　人体胚胎发育重演动物造血演化机制，随胚胎发育过程，造血中心转移，出生前的造血分为三个阶段：①卵黄囊造血期始于人胚第3周，停止于第9周。卵黄囊壁上的血岛是最初的造血中心。②肝造血期肝脏造血始于人胚第6周，至第4~5个月达高峰，以红、粒细胞造血为主，不生成淋巴细胞。此阶段还有脾、肾、胸腺和淋巴结等参与造血。脾脏自第5个月有淋巴细胞形成，至出生时成为淋巴细胞的器官。6~7周的人胚已有胸腺，并开始有淋巴细胞形成，胸腺中的淋巴干细胞也来源于卵黄囊和骨髓。③骨髓造血期开始于人胚第4个月，第5个月以后始成为造血中心，从此肝脾造血渐减退，骨髓造血功能迅速增加，成为红细胞、粒细胞和巨核细胞的主要生成器官，同时也生成淋巴细胞和单核细胞。淋巴结参与红细胞生成时间很短，从人胚第4个月后成为终生造淋巴细胞和浆细胞的器官，其多能干细胞来自胚胎肝脏和骨髓，淋巴干细胞来自于胸腺。刚出生时全身骨髓普遍造血，5岁以后由四肢远侧呈向心性退缩，

正常成人红骨髓主要见于全身扁平骨；肱骨及股骨近端骨髓中尚残留有红骨髓组织，其余为黄骨髓。黄骨髓平时无造血功能，但在生理需要时，黄骨髓、肝、脾、甚至淋巴结均可恢复造血功能，称为髓外造血。

骨髓造血干细胞有淋巴样干细胞、髓样干细胞两种，淋巴样干细胞是无骨类三胚层动物血液分化细胞，髓样干细胞是有骨类三胚层动物血液分化细胞。

前者在脾肾肝内脏器官内分化发育血细胞，主要以白细胞为主，这一时期是淋巴循环发生期的血液细胞；后者在骨髓内分化发育，主要以红细胞为主，因此这一时期是血液循环发生期的血液细胞。两种造血干细胞在有骨类三胚层动物中

同时具备，在胚胎期重演动物发生机制存在发育的时间轴性，后天生理主要以髓样造细血干细胞为主（图1-21）。

4.骨髓造血与附肢经脉机制发生　动物发生发育学机制分析，动物造血器官具有演化路线：脾脏→肾脏→肝脏→骨髓。人体作为高等脊柱动物，胚胎阶段重演动物造血演化的发生发育过程，进入生理阶后逐渐定型为骨髓造血。

人和高等动物的骨骼在体内，由许多块骨头组成，叫内骨骼；节肢动物、软体动物体外的硬壳以及某些脊椎动物（如鱼、龟等）体表的鳞、甲等叫外骨骼。通常说的骨骼指内骨骼。骨骼是组成脊椎动物内骨骼的坚硬器官，功能是运动、支持和保护身体。骨骼由各种不同的形状组成，

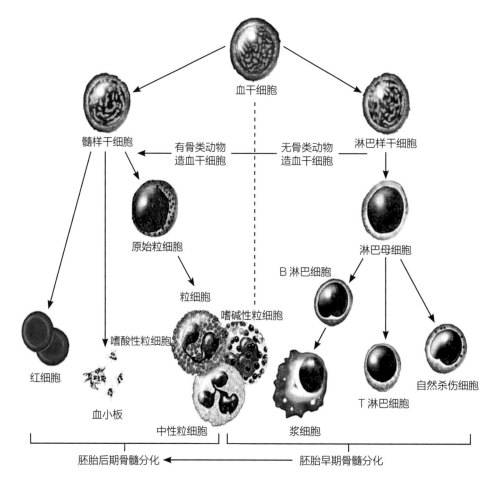

▲ 图 1-21　骨髓造血示意
（动物血液发育发生机制示意）
引自王质刚．血液净化学．4版．北京：北京科学技术出版社，2016

有复杂的内在和外在结构，使骨骼在减轻重量的同时能够保持坚硬。骨骼的成分之一是矿物质化的骨骼组织，其内部是坚硬的蜂巢状立体结构；其他组织还包括了骨髓、骨膜、神经、血管和软骨。

骨髓是一种海绵状的组织，存在于长骨（如肱骨、股骨）的骨髓腔、扁平骨（如髂骨、肋骨）和不规则骨（胸骨、脊椎骨等）的松质骨间网眼中。能产生血细胞的骨髓略呈红色，称为红骨髓。成人一些骨髓腔中的骨髓含有很多脂肪细胞，呈黄色，且不能产生血细胞，称为黄骨髓。人出生时，全身骨髓腔内充满红骨髓，随着年龄增长，骨髓中脂肪细胞增多，相当部分红骨髓被黄骨髓取代，最后几乎只有扁平骨松质骨中有红骨髓。此种变化可能是由于成人不需全部骨髓腔造血，部分骨髓腔造血已足够补充所需血细胞。当机体严重缺血时，部分黄骨髓可转变为红骨髓，重新恢复造血的能力。

人体内的血液细胞处于一种不间断的新陈代谢过程中，老细胞被代谢，新细胞生成。骨髓的重要功能就是生成各种细胞的干细胞。这些干细胞通过分化再生成各种血细胞，如红细胞、白细胞、血小板等，简单地说骨髓的作用就是造血。因此，骨髓对于维持机体的生命和免疫力非常重要。

人体的骨骼是躯干和四肢核心构成要素，起着支撑身体的作用，是人体运动系统的一部分。《灵枢·经脉》从人体胚胎发育机制讲"人始生，先成精，精成而脑髓生，骨为干，脉为营，筋为刚，肉为墙，皮肤坚而毛发长，谷入于胃，脉道以通，血气乃行"。其中"骨为干，脉为营，筋为刚，肉为墙，皮肤坚而毛发长"就是人体骨骼与连接组织的结构关系描述，"骨为干"即躯干和四肢"五体"结构的主干。

人体生理阶段血液的产生并非来自体腔内的脏腑器官，而是来源于骨髓。骨髓具有造血功能，分布于骨骼松质骨间网眼中，其制造的血液必须通过脉管通路才能流入体腔内的脏腑组织器官，这样就出现了体腔内脏腑和躯干四肢之间的体液交通机制。《素问·生气通天论》所讲："是以圣人陈阴阳，筋脉和同，骨髓坚固，血气皆从。如是则内外调和，邪不能害，耳目聪明，气立如故。"

骨髓属于五体（骨、脉、筋、肉、皮）之一，血液产生于骨髓，五体健康则"筋脉和同，骨髓坚固，血气皆从"。骨髓不能生血，就会导致脏腑气血匮乏，故曰："内外调和，邪不能害，耳目聪明，气立如故"。由此得知，中医学经脉理论中已经认识到骨髓造血机制的存在，由此确立了肢体经脉和脏腑对应关联的经脉循行理论，这也是中医学经脉理论最核心的机制。

第二节

"六名一气论" 经脉胚胎发生发育机制

一、"精" 与并分泌激素发生机制

动物系统从原生单细胞到多细胞两胚层，再到三胚层的演化，组织器官的分化越来越复杂，组织间隙结构也越来越复杂。三胚层动物脏壁出现中胚层，同时在组织间隙输布体液的基础上衍生出脉管结构，因此高等三胚层动物呈现出两种体液输布结构。人体胚胎体液输布结构发生发育也重现了从组织间隙输布体液到脉管结构输布体液这一发生发育规律，该机制原理在中医学中已有所认识。

黄帝曰：余闻人有精、气、津、液、血、脉，余意以为一气耳，今乃辨为六名，余不知其所以然。岐伯曰：两神相搏，合而成形，常先身生，是谓精。何谓气？岐伯曰：上焦开发，宣五谷味，熏肤、充身、泽毛，若雾露之溉，是谓气。何谓津？岐伯曰：腠理发泄，汗出溱溱，是谓津。何谓液？岐伯曰：谷入气满，淖泽注于骨，骨属屈伸，泄泽补益脑髓，皮肤润泽，是谓液。何谓血？岐伯曰：中焦受气，取汁变化而赤，是谓血。何谓脉？岐伯曰：壅遏营气，令无所避，是谓脉。（《灵枢·决气》）

中医学理论中气的含义很多，总体分为三类：天之气是指天文气象；地之气是指地面的物质；人之气是指人体结构功能体。古人认为人体的发生发育是按照天气、地气、人气的演化顺序形成的，《素问·阴阳应象大论》载："其在天为玄，在人为道，在地为化。化生五味，道生智，玄生神。"换言之，天地人三气虽然同名，但含义不同，故而必须分而论之，不能混淆"气"的内涵外延。

单言人体之"气"，就是"精、气、津、液、血、脉"。具有人体组织器官发育发生的贯通机制中医人体"六名一气"的真正机制是人体组织器官发生发育机制，这一机制不单是人体胚胎发育层面的含义，也涵盖了所有动物发生发育机制。

"六名一气"中的气有两个含义，前一个"气"是人体具体的结构机制，后一个"六名之气"的"气"是一个概括性名词，明白了经文本意，也自然不再偷换概念。

（一）自分泌与"两神相搏"

动物系统从单细胞动物到多细胞动物，开始出现胚层分化形成器官。在这一演化过程中，内分泌起到决定性的作用，单细胞动物原生质作用导致单细胞动物的分裂繁殖，因此原生质可以看作最原始的激素体液，也就是单细胞印迹受体说。

人体胚胎发育早期重演低等动物的激素发育模式，也要经历从自分泌和并分泌转导通路模式的发生过程，决定胚胎发育基础细胞的命运。

人类男性的精液由精子和精浆组成，精子由睾丸产生，精浆由前列腺、精囊腺和尿道球腺分泌产生。精浆里含有果糖和蛋白质，是精子的营养物质。另外，精浆里还含有前列腺素和一些酶类物质。

卵子（卵），是雌性生物的生殖细胞。卵子是球形的，有一个核，由卵黄膜包裹着。动物和种子植物都会产生卵子。在高等生物中，卵子是由卵巢所产生的。

卵子受精之前，代谢水平很低，无DNA合成活动，RNA和蛋白质的合成也极少。因此排出的卵子，如果未受精，很快就会夭折。当精子与卵子表面结合时，卵子的代谢速率迅速提高，并开始合成DNA。有关卵子激活的详细机制还不清楚，只知精子起到打开程序开关的作用。除了精子，一些其他非专一的化学的或物理的处理，也能使卵子激活，例如针刺蛙卵，也能使之激动。激动的起始无须任何新蛋白质的合成。

在这一过程中，当一个获能的精子进入一个次级卵母细胞的透明带时，受精过程即开始。卵原核和精原核的染色体融合在一起时，则标志着受精过程的完成（图1-22）。

卵子受精后即开始有丝分裂，并在一边分裂的同时一边向子宫腔方向移动。受精卵在输卵管内36小时后分裂为2个细胞，72小时后分裂成16个细胞，叫桑葚胚。受精后第4日，细胞团进入子宫腔，并在子宫腔内继续发育，这时，细胞已分裂成48个细胞，成为胚泡准备植入。胚泡可以分泌一种激素，帮助胚泡埋入子宫内膜。受精后第6~7日，胚泡开始着床。着床位置多在子宫上1/3处，植入完成意味胚胎已安置，并开始形

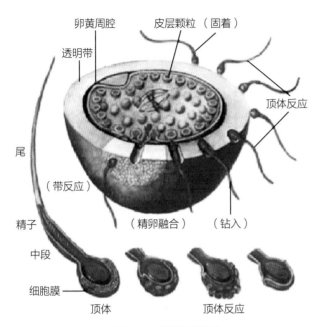

图中标注：
卵黄周腔　皮层颗粒（固着）
透明带
顶体反应
尾
（带反应）
（精卵融合）　（钻入）
精子
中段
细胞膜
顶体　　顶体反应

▲ 图1-22 受精过程示意

引自高英茂.组织学与胚胎学.2版.北京：科学出版社，2008

成胎盘，孕育胎儿了。

在上述受精卵分裂发育过程中，是受到自分泌激素控制首先发生细胞分裂，然后出现并分泌激素控制，完成多细胞之间的信号转导，由此形成从受精卵单细胞体到48细胞体胚泡的发生发育。

中医学很早就有关于受精卵发生过程的认识和描述。《外经微言·媾精受妊》载："岐伯曰：男女俱有水火之气也，气同至则技巧出焉，一有先后不成胎矣。男泄精，女泄气，女子泄精则气脱矣，男子泄气则精脱矣，乌能成胎？雷公曰：女不泄精，男不泄气，何以受妊乎？岐伯曰：女气中有精，男精中有气，女泄气而交男子之精，男泄精而合女子之气，此技巧之所以出也。"该条文是在讲人体来源于男女受精卵的"精气结合"，"男泄精"即精子，"女泄气"即卵子，精子卵子结合就是"精气结合"。虽然没有现代医学研究的如此细化，但是已经认识到人体结构是从精子和卵子结合而来的机制。

（二）并分泌发生与"两神相搏"

单细胞动物演化成多细胞两胚层动物，由于两种胚层成分和分化速度不同，开始出现胚层极性，动物极分化速度快，植物极分化速度慢。于是动物极向植物极衍生移动分化的发育运动，出现不同组织细胞，植物极被胚胎预定为下胚层，发育为原肠胚；动物极被胚胎预定为上胚层，发育为神经胚；在原始的两胚层动物机体中出现两种内分泌激素：胃肠激素、神经激素。

1.胃肠激素　胃肠道（包括胰腺）中的腺体细胞能分泌特殊化学物质，通过血液循环作用于靶细胞，也可通过局部弥散等方式作用于其邻近的靶细胞。胃肠激素的主要生理功能是调节胃肠道自身的活动（如分泌、运动、吸收等）。在胃肠道的黏膜内存在有数十种内分泌细胞，它们分泌的激素统称为胃肠激素。胃肠激素的化学成分为多肽，有胃动素、胆囊收缩素和促胰液素等，可作为循环激素起作用，也可作为旁分泌物在局部起作用或者分泌入肠腔发挥作用。由于胃肠道黏膜面积大，所含内分泌细胞数量大，故胃肠道是体内最大的内分泌器官。

这些肽类在胃肠和神经系统双重分布，故称为脑肠肽。脑肠肽不仅在外周广泛地调节着胃肠道的各种功能，而且在中枢参与对胃肠道生理活动的调节。

脑肠肽可通过五种方式实现其生物作用：①自分泌，脑肠肽释放后局部作用于分泌细胞自身。②旁分泌，肽类激素释放后，通过细胞间隙从发源细胞弥散至邻近靶细胞。③内分泌，分泌的肽类直接释放入血循环，运送至远隔部位起作用。④神经递质，由肽能神经末梢释放的神经递质经由轴树突或突触前轴实现神经细胞间传递。⑤神经内分泌，神经末梢释放的肽类进入血流而作用于其他组织。

脑肠肽激素的作用表明胃肠激素不单纯作用于消化系统，还可作用于脑神经，与神经系统发育行成脑肠轴机制（图1-23），肠脑与大脑之间是双向互通的，他们之间通过脑肠轴进行连接。肠脑能够影响中枢神经系统，进而影响人的情感、

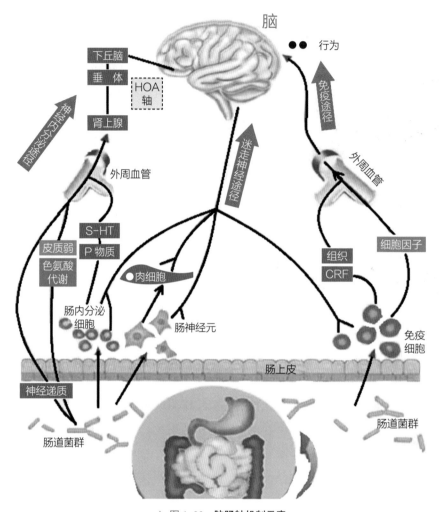

▲ 图 1-23 脑肠轴机制示意

引自杜雨苍 . 神经肽与脑功能 . 上海：上海科技教育出版社，1998

认知和行为，并且肠道微生物可能在其中发挥重要作用。目前，已经发现有多种途径可以参与肠道菌群和大脑的双向沟通，如免疫系统、迷走神经系统、微生物代谢产物和神经活性物质的生成等。这一机制可能就是内分泌腺体、胰腺的发生机制（图 1-23）。

2. 神经激素 两胚层动物的两种激素成分研究现不清楚，但是根据动物发生发育机制分析，可以确定从最原始两胚层动物开始就出现了两种激素，导致动物原肠和神经结构逐渐从简单向复杂形态演化过渡。后期无论多高级的动物，胚胎分化发育都是基于这两种激素的作用，才可能发育出高级的组织器官。

原始两胚层动物和原始三胚层动物的器官发育就是依靠并分泌信号转导通路来决定器官发育的命运，因此并分泌机制是早期原始动物内分泌的主要机制模式。

高等三胚层动物体内某些特化的神经细胞（结构上属于神经系统而非内分泌系统）能分泌一些生物活性物质，经血液循环或通过局部扩散调节其他器官的功能，这些生物活性物质叫作神经激素；合成和分泌神经激素的神经细胞叫作神经内分泌细胞。

由于胚胎植物极发育速度慢，动物极发育速度快，植物极诱导动物极的分化发育限定了组织细胞分化过程的发育方向。在高等动物胚胎发育过程中首先内胚层脊索诱导外胚层神经激素分泌，形成胚盘上隆凹陷，对接形成脊髓腔，就是原索动物背索形成机制；然后脊索两侧的轴旁中胚层诱导外胚层神经嵴细胞内迁，神经激素沿着神经嵴细胞向中胚层迁移，导致神经分化发育分布到内胚层和中胚层分化发育细胞间，使得内中两胚层分化组织器官具有了神经调控能力（图1-24）。

（三）"两神相搏"与激素分泌发育模式

1. "精"与激素分泌发生发育机制 胚胎植物极由于分化发育速度较慢，本质上讲是作为神经激素的受体而存在的。在外胚层神经细胞从胚胎背侧向腹侧迁移过程中，首先内胚层分化发育成原肠胚，在原肠胚分化发育的细胞间分泌出原肠激素，这些激素的产生使得原肠胚发育成不同的原肠功能段。不同的功能段在发生发育过程中，同时诱导外胚层神经细胞向功能段分化靠拢，演化出不同的组织器官。由于原肠激素引发的组织器官分化发育处于胚胎的腹侧位置，卵裂和胚泡形成期间，受精卵的细胞发生了代谢变化，滋养层细胞由覆盖于邻近细胞之上的突起粘附子内面，细胞表面可传递环境影响于胚胎。当出现动植物极分化发育后，首先出现胚层发育的背腹轴性，背轴侧受到神经激素的调控，出现胚盘上隆凹陷最后对接愈合，形成神经脊髓腔结构；腹轴侧受到胃肠激素的调控，形成原肠胚，诱导胚胎出现内卷发育运动。两种激素是以并分泌转导通路引发组织细胞分化发育，是人体胚胎早期内分泌调控机制模式。两种并分泌激素发生发育方向是从胚胎背腹轴向两侧对称双向分化，神经激素从胚体背侧的外胚层开始向腹侧随外胚层神经细胞内迁流动，胃肠激素从胚体腹侧随着内胚层神经细胞外迁开始向背侧外胚层流动，交合处就是中胚层组织细胞发育位置。由此可知，两种激素在胚胎发育期是一起向体腔内流动，这一机制就是古中医所讲的"两神相搏"原理。

黄帝曰：余闻人有精、气、津、液、血、脉，余意以为一气耳，今乃辨为六名，余不知其所以然。岐伯曰：两神相搏，合而成形，常先身生，是谓精。（《灵枢·决气》）

该条文中提到"两神相搏，合而成形，常先身生，是谓精"，以现代发育发生学机制分析，所谓的"精"就是最原始的激素，在这种激素作用下产生了"津、液、血、脉"。"两神相搏，合而成形"是指胚胎分化发育过程中的胃肠激素和神经激素结合，在内外两胚层激素作用下，细胞分化开始发育成肌肉组织，形成组织间隙。组织间隙之间的体液成为激素流动的载体，也就是"六名一气"中的"津、液"。之后发育出的血液和脉管与组织间隙连接为一体，组织间隙中的激素从组织间隙流入脉管之中，随着脉管血液流到相应的靶组织位置。

"六名一气"的原理实际是胚胎期腺体激素体液流动的发生机制。

其一，"两神相搏，合而成形，常先身生，是谓精"，属于激素自分泌机制。

其二，"精、气"就是神经激素和胃肠激素并分泌机制。

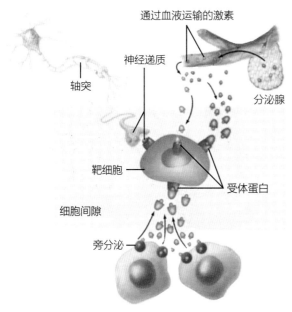

通过血液运输的激素

神经递质

轴突

分泌腺

靶细胞

受体蛋白

细胞间隙

旁分泌

▲ 图1-24 神经激素、递质机制示意
引自杜建玲.内分泌学.北京：中国协和医科大学出版社，2016

其三,"气、津"是激素组织间隙流通通路旁分泌机制。

其四,"血、脉"是激素脉管传输通路内分泌机制。

四种腺体激素作用在人体组织胚胎期是连续性的发生发育机制,故而称为"六名一气"。这一发生机制从"精"开始,在四种激素作用的基础上,组织器官才能分化发育(图1-25)。

2."精"与激素通路胚层发生机制 《灵枢·决气》在"两神相搏,合而成形,常先身生,是谓精"之后,具体介绍了"两神相搏,合而成形"的机制问题,也就是由"精"向"气、津""液、血""脉"转化过程中各自发挥的作用,使得胚胎组织器官发生分化发育最后形成机体结构。

人体胚胎发育重演动物胚胎发育连续性机制:①受精卵分化—桑葚期胚泡—动植物极过程,就是所谓的"两精相搏"阶段。②内、外胚层细胞分化发育出现背腹轴性,引发胚胎内卷发育运动形成中空管状模式,神经胚和原肠胚发育中间出现组织间液,就是所谓的"气"的阶段。③中胚层开始分化发育,引发胚胎内旋分化运动出现胚胎前后轴性,机体内形成不同的空间腔体,体液激素流动到这些腔体空间内,就是所谓的"津、液"阶段。④胚胎前后内旋分化发育运动中,间

介中胚层分化发育出泌尿系统,脏壁中胚层分化发育出脉管系统,最后两大系统耦合为一体形成完整的脉管循环结构,相应的血液循行于脉管中,就是所谓的"血、脉"阶段。

"精、气、津、液、血、脉"是在激素作用下一个连续的体液发育转化过程,因此中医学将这一过程称为"六名一气"。

二、"气"与激素营卫分流机制

(一)"气"与激素发生发育机制

1.胶体渗透压与营卫体液选择性 动物发育发生机制分析看,自分泌—并分泌—旁分泌—内分泌演化过程中形成的激素体液流动通路发生机制,也就是中医学中所讲"六名一气"原理背后的真正机制。故而不单人体具有"六名一气",一切哺乳动物都具有。

从人体胚胎学机制分析,人体胚胎重演动物学激素体液通路发生机制,最终的结局就是体液从组织间隙体液循环模式向脉管体液循环的过渡发育,形成两种体液循环模式的共构机制。早期是以组织间隙渗透作用实现体液循环的"津、液"通路,即卫气通路;后期是以脉管循环实现体液循环,即营气通路。

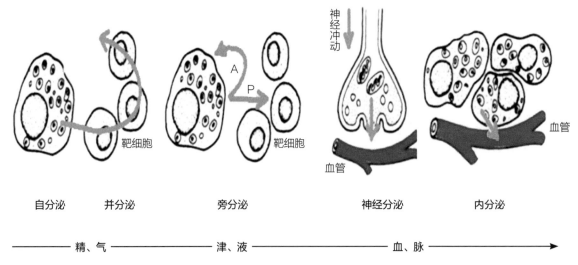

自分泌　　并分泌　　旁分泌　　　　　神经分泌　　内分泌

精、气 ————— 津、液 ————— 血、脉 —————→

▲ 图1-25　腺体结构类型示意

人体胚胎最初的组织间隙体液循行模式没有独立的空间结构，体液中水分和溶解于水中小分子的化合物是靠渗透作用流动到组织器官位置。激素体液也随着这种体液流动方式到达相应的组织器官附近发挥作用。这一激素通路非常原始，没有专用的输送通道，激素传导功能非常有限，只能通过自分泌、并分泌、旁分泌的形式发挥作用。

直到脉管结构出现，由于体液传输有了固定宽阔的空间，大分子化合物和血细胞可以通过脉管空间，故在有脉管结构的动物机体产生了对体液成分的选择的分流机制。《灵枢·营卫生会》中讲"营在脉中，卫在脉外"中的营卫分流的原理：不溶解于水的大分子糖、蛋白质、脂肪被留在脉管中，称为"营在脉中"；溶解于水的小分子糖、电解质流动到脉管之外，称为"卫在脉外"。

选择到脉管中的体液"营在脉中"，胶体渗透压高，血浆中的蛋白质分子较大，不易通过毛细血管，所以胶体渗透压维持着血管内外的水平衡。而血浆中绝大多数电解质"卫在脉外"，不易通过细胞膜，所以后者对于维持细胞膜内外水平衡有重要作用。"营在脉中"和"卫在脉外"是同时存在的两种体液形态，不能分而论之，按照现代医学分析就是所谓的胶体渗透压机制。

胶体渗透压机制也就是组织液生成回流机制，组织液是血浆滤过毛细血管壁形成的。液体通过毛细血管壁的滤过和重吸收，取决于四个因素，即毛细血管血压、组织液静水压、血浆胶体渗透压和组织液胶体渗透压。跨毛细血管壁的滤过力和重吸收力之差，称为有效滤过压，有效滤过压 =（毛细血管内静水压 + 组织液胶体渗透压）-（组织间隙机械压力 + 血浆胶体渗透压）。例如在毛细血管动脉端，有效滤过压 =（30+15）-（25+10）=10mmHg，为正值，表明液体滤出毛细血管的力量大于液体被重吸收入毛细血管的力量，则生成组织液；在毛细血管静脉端，有效滤过压 =（12+15）-（25+10）= -8mmHg，为负值，

表明液体滤出毛细血管的力量小于液体被重吸收入毛细血管的力量，则组织液回流。

总体而言，流经毛细血管的血浆有 0.5%～2% 在毛细血管动脉端以滤过的方式进入组织间隙，其中约 90% 在静脉端被重吸收回血液，其余的 10% 进入毛细淋巴管，成为淋巴液。

在正常情况下，组织液不断生成，又不断被重吸收，保持着动态平衡，故血量和组织液量能维持相对稳定，也就是《灵枢·营卫生会》中讲"其清者为营，浊者为卫，营在脉中，卫在脉外，营周不休，五十度而复大会，阴阳相贯，如环无端"。如果这种动态平衡遭到破坏，组织液生成过多或重吸收减少，均可造成组织间隙中有过多的液体潴留，形成组织水肿（图 1-26）。

2. 胶体渗透压与激素体液选择性　人体体液流动具有脉管内外的选择性，激素体液流动自然也具有脉管内外的选择性，形成了两个区域。

第一个区域："精"随"卫在脉外"。

脉管外为"自分泌，并分泌，旁分泌"区域，激素体液随组织间隙体液流动作用于相应的近端组织器官。也就是激素体液"精"随"气津液"而"卫在脉外"。

"精"随"气"而发挥作用，即"何谓气？岐伯曰：上焦开发，宣五谷味，熏肤、充身、泽毛，

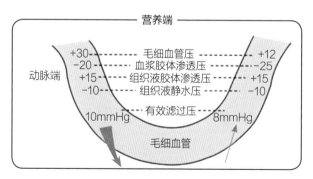
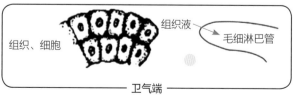

▲ 图 1-26　胶体渗透压与营卫机制示意

若雾露之溉,是谓气",具体为皮肤部位流动组织液。

"精"随"津"而发挥作用,即"何谓津?岐伯曰:腠理发泄,汗出溱溱,是谓津",具体为肌肉组织间隙部位流动组织液。

"精"随"气"而发挥作用,即"何谓液?岐伯曰:谷入气满,淖泽注于骨,骨属屈伸、泄泽、补益脑髓,皮肤润泽,是谓液",具体为骨髓腔脑髓腔部位流动组织液。

第二个区域:"精"随"营在脉中"。

脉管内为"内分泌"区域,内分泌腺体没有导管结构,不能将激素体液传输到作用的靶组织位置,必须通过脉管传输才能到达的靶组织位置,故而内分泌激素从"营在脉中"。

"精"随"血"注而发挥作用,即"何谓血?岐伯曰:中焦受气取汁,变化而赤,是谓血",具体是血液和组织液之间的吻合部位。

机体"精"激素体液不是单一体液,根据现代医学腺体结构分为"自分泌、并分泌、旁分泌、内分泌"。中医学认识到腺体激素体液是随"卫在脉外"和"营在脉中"两种体液流动方式到达靶组织部位,故而分为"精"随"卫在脉外"和"精"随"营在脉中"两种激素流动描述。又因脉管中随血液流动的激素体液最远端位是皮肤部位,即"余闻人有精、气、津、液、血、脉,余意以为一气耳,今乃辨为六名"原文中"决气"有二名背后的机制原理。

(二)营卫二气发生发育定位机制

1. "六名一气"发生发育三阶段机制 中医学"六名一气论"胚胎发生发育机制实际是分为三个阶段。

"两精相搏"是受精卵细胞分类阶段体液流动模式。

"精、气、津、液"是胚胎组织间隙分化发育阶段体液流动模式。

"血、脉"是胚胎脉管结构分化发育阶段的体液流动模式。

在这三个阶段中,由于激素体液"精"必须遇到相应的受体才发挥作用,故而"精"在后两个体液流动模式发生发育过程中会同时发生作用。现代医学分析就是在胚胎组织分化发育过程中,激素体液和作用靶组织之间具有时间先后轴性和空间方位性,由此决定了"六名一气"作用也同时具有了时间先后轴性和空间方位性。《灵枢·决气》载:"今乃辨为六名,余不知其所以然。"

2. "卫在脉外"发生发育时空定位 原始两胚层动物没有中胚层结构的出现,不能分化发育出脉管系统,体液流动只能在组织间隙中流动,也就是"精、气、津、液"阶段的体液流动模式,上下胚层分化细胞相互诱导,使得胚体发生背腹内卷运动形成的体表结构和原肠管结构,"精、气、津、液"体液流动分布于体表结构和原肠管结构。

人体胚胎重演两胚层发育模式,"精、气、津、液"作用体位也就是在体表结构和原肠管结构位置。"何谓气?岐伯曰:上焦开发,宣五谷味,熏肤、充身、泽毛,若雾露之溉,是谓气。何谓津?岐伯曰:腠理发泄,汗出溱溱,是谓津。何谓液?岐伯曰:谷入气满,淖泽注于骨,骨属屈伸,泄泽,补益脑髓,皮肤润泽,是谓液。"

生理阶段就是"精、气、津、液"起于上焦,散于腠理体表,作用激素主要是胃肠激素,也就是卫气"卫在脉外"背后的机制原理。

3. "营在脉内"发生发育时空定位 三胚层动物中胚层能够分化发育处脉管结构,体壁肢体结构和体腔内器官(五脏)结构出现,血脉动力中心心脏和血液脉管通路都是由中胚层分化发育而来,当动物机体出现心脏和脉管系统后,自然产生了体液流动传输的选择性,故而得知中医学所讲"营在脉中,卫在脉外"机制在三胚层动物机体上都存在。

人体作为三胚层动物,胚胎在重演两胚层"卫在脉外"发育模式基础上,继续重演三胚层动物"营在脉中"发育模式,即进入"血、脉"发育阶段,也是《灵枢·决气》中所讲"精、气、津、液、血、脉，余意以为一气耳"背后的人体胚胎发育学机制。

由于"血、脉"分化发育是从中胚层开始，脉管结构是以心脏为中心向周围展开，没有导管结构的神经腺体分泌激素就具备了传输通路。神经腺体激素可携带脉管血液向靶组织流动传输，首先到达的组织部位就是体腔内五脏位置，由此引起体腔内五脏结构的发生发育，故而"营在脉中"通于五脏。体腔内五脏结构并非单纯由中胚层发育而来，肝、肺二脏由内胚层分化发育而来，心、脾、肾三脏由中胚层分化发育而来。"营在脉中"通于体腔内五脏，脉管结构最初发生发育是与体腔内中、内胚层两胚层发育器官体液关联开始。换言之，"营在脉内"发生发育时空定位是体腔内五脏结构。

4."营在脉中，卫在脉外"与空间结构统一性 在胚胎背腹内卷发育过程中，"卫在脉外"发生发育定位是在体表结构和原肠管结构，即"卫在脉外"通于腑；"营在脉中"发生发育定位于体腔内组织器官，即"营在脉中"通于脏。当胚体内卷形成筒状结构时，"卫在脉外"主要同于机体背侧部位定位为阳经，即"卫在脉外"通于阳经；"营在脉中"通于机体腹侧部位定位为阴经，即"营在肠中"通于阴经。由此形成阳经通六腑，阴经通五脏体液的结构通路，也就是中医学经脉理论背后的真正机制。

阳经通六腑而行"气、津、液"，胃肠激素"精"随而行至于体表阳经和肠胃管结构发挥作用；阴经通五脏而行"血"，神经激素"精"随而行于体表阴经和五脏位置发挥作用；"精、气、津、液、血"都是流体物质，虽然有分流体位上的阴阳区别，但并不停留在固定部位而不动。《灵枢·营卫生会》载："营在脉中，卫在脉外，营周不休，五十度而复大会，阴阳相贯，如环无端。"虽然营卫二气具有"阴阳相贯，如环无端"机制，但并非障碍体液通路的选择性，故而《灵枢·决气》载"精脱者，耳聋。气脱者，目不明。津脱者，腠理开，汗大泄。

液脱者，骨属屈伸不利，色夭，脑髓消，胫酸，耳数鸣；血脱者，色白，夭然不泽，其脉空虚"证候变化现象，实际就是"营在脉中，卫在脉外"空间结构统一性机制。

三、"津"通路结构发生发育机制

（一）"津"与真皮层体液流动机制

在"六名一气"论中，继精、气之后，胚胎发生的第三种状态称之为"津"。《灵枢·决气》载："何谓津？岐伯曰：腠理发泄，汗出溱溱，是谓津。"

"腠理发泄，汗出溱溱"，腠理，即肌肉和皮肤的纹理。腠，指肌肉的纹理，又称肌腠，即肌纤维间的空隙，有时又指皮肤和肌肉的交接处。《素问·举痛论》载："寒则腠理闭……炅则腠理开，荣卫通，汗大泄，故气泄。"《素问·阴阳应象大论》载："清阳发腠理。"故而"津"流动到达的结构是皮肤之下连接汗腺的肌肉组织间隙，"腠理"者也就是真皮层结构。

皮肤可分表皮、真皮及皮下组织三层。真皮层介于表皮层和皮下组织之间，由表皮外侧往内，依次是角质层、透明层、颗粒层、有棘层及基底层五层。真皮层，大部分由蛋白质所构成，此部分蛋白质是由胶原蛋白及弹性蛋白组成，其他则是神经、毛细血管、汗腺及皮脂腺、淋巴管及毛根等组织构成，可以看作皮肤结构的储水库，"气"和"津"实际就是机体表皮层和真皮层中的体液。如果真皮结构一旦发生异常就会导致皮肤储水能力下降，出现的症候就是"腠理发泄，汗出溱溱"（图1-27）。

（二）"津"与膜原小络结构机制

《灵枢·决气》中对于"津"行定位是"腠理发泄，汗出溱溱，是谓津"，也就是真皮层体液交通机制，而《外经微言·小络》中对津行定位是"腠理发泄"，还有对于"膜原小络论"机制存在。

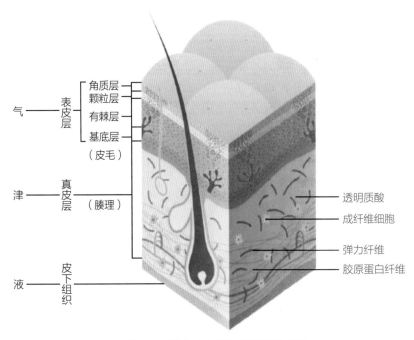

▲ 图 1-27 "津"真皮层体液通路结构示意
引自邵水金．正常人体解剖学．北京：中国中医药出版社，2012

"膜原小络论"出自《外经微言·小络》："应龙问于岐伯曰：膜原与肌腠有分乎？岐伯曰：二者不同也。应龙曰：请问不同？岐伯曰：肌腠在膜原之外也。应龙曰：肌腠有脉乎？岐伯曰：肌腠膜原皆有脉也，其所以分者，正分于其脉耳。肌腠之脉，外连于膜原，膜原之脉，内连于肌腠。应龙曰：二脉乃表里也，有病何以分之？岐伯曰：外引小络痛者，邪在肌腠也。内引小络痛者，邪在膜原也。应龙曰：小络又在何所？岐伯曰：小络在膜原之间也"。

从经文描述看，内容是关于膜原和肌腠之间体液流动脉络的讨论，膜原和肌腠是一种共构体。所谓肌腠并非单纯两块肌肉之间的组织间隙，而是在两块肌肉之间还存在的一种称之为膜原的结构存在，肌肉和膜原共同形成了腠理结构，故而称为"膜原小络"，只有从肌肉和肌腠结构的发生发育机制做出深入研究，才能正确理解"膜原小络论"。

1. 比较动物学中"膜原小络"结构　从比较动物学看，肌肉组织出现很早，肌肉组织的动物发生发育经过两个阶段。

第一，肌肉萌芽发生阶段。海绵动物虽然缺乏肌肉组织，但硅角海绵类除体表的扁平上皮细胞有点收缩性外，在体表流出孔的周围存在着称为肌细胞的长纺锤形的收缩性细胞。此外，钙质海绵类的小孔细胞也有收缩性。这些和某种原生动物细胞的整体都能收缩共同构成了肌细胞的萌芽形态。

第二，真肌肉发生阶段。动物演化发展到腔肠动物，水螅型的外胚叶细胞层中具有上皮肌细胞，可认为是真肌原纤维。最普通的圆柱形上皮细胞，即支柱细胞，基底部延长而成纺锤形。只有这部分细胞存在肌原纤维，是由体表的上皮细胞向肌细胞分化过程中的形态。至于水母型则已完全成为纺锤形的肌细胞。扁形动物以上的动物已明显分化为皮肌层、器官肌等等。

有肌肉就有肌膜结构，故而中医学所讲"膜原小络论"机制并非局限于人体结构范围，从原始的海绵动物和腔肠动物就具有了肌肉和肌腠结构。故而"膜原小络论"在比较动物学中是一个非常宽泛的动物学机制。

2. 人体组织胚胎学中"膜原小络"结构　人

体胚胎组织分化发育过程中，外胚层神经胚细胞受到中胚层和内胚层细胞诱导内迁，首先分化耦合的间充质中胚层，形成最初的组织就是肌肉结构。肌肉组织是由肌细胞构成，肌细胞的结构特点是细胞内含有大量的肌丝，具有收缩运动的特性，是躯体和四肢骨骼肌和体内消化、呼吸、循环、排泄等内脏平滑肌的来源。肌细胞内的基质称为"肌浆"，肌细胞的内质网称为"肌浆网"，肌细胞的细胞膜称为"肌膜"。

肌纤维之间有少量结缔组织、血管、淋巴管及神经存在，各肌肉细胞一般外形为纺锤状乃至纤维状，特称为肌（肉）纤维。肌纤维和肌细胞的细胞膜构成"膜原小络论"中的结构原形。

3. 人体生理阶段"膜原小络"结构　机体生理阶段，肌肉组织是分布最广泛的组织，在大多数组织器官处都有肌肉结构的存在。肌肉组织可以分为平滑肌、骨骼肌和心肌三种。按照肌肉部位可以分为三类：内脏器官部位肌肉层称为内脏平滑肌；躯干肢体部位肌肉称为骨骼肌；皮肤部位肌肉称为皮下肌。

肌肉组织之上都有肌膜结构存在，每条肌纤维周围均有一薄层结缔组织称为肌内膜。由数条至数十条肌纤维集合成肌束，肌束外有较厚的结缔组织称为肌束膜，由许多肌束组成一块肌肉，其表面的结缔组织称肌外膜，即深筋膜。各结缔组织中均有丰富的血管，肌内膜中有毛细血管网包绕于肌纤维周围，肌肉的结缔组织中有传入、传出神经纤维，均为有髓神经纤维，其中分布于肌肉内血管壁上的神经为自主神经，是无髓神经纤维。每一条肌肉束都由内外肌膜隔离成诸多的小肌束，故《外经微言·小络》载"应龙问于岐伯曰：膜原与肌腠有分乎？岐伯曰：二者不同也。应龙曰：请问不同？"意思是问肌肉和肌肉之间结构称之为"肌腠"，那么肌膜之间结构又如何界定呢？膜原与肌腠体液又是如何连接的呢？

两个肌肉束之间的组织间隙称之为肌腠，每一肌肉束之外都有肌膜存在称之为膜原。按

照这样的结构分析，每一肌腠结构中间就都有两层膜原结构存在，脉管结构又是以何种形式为肌肉和筋膜提供体液呢？故而原文疑问到"肌腠有脉乎"。

对于"肌腠有脉乎"的回答是"肌腠膜原皆有脉也，其所以分者，正分于其脉耳。肌腠之脉，外连于膜原，膜原之脉，内连于肌腠"。意思是动静脉血管在肌肉组织分布，肌束和肌膜上都有脉管结构分布，肌束脉管为内，膜原脉管为外，呈现内外平行分布状态，即"肌腠膜原皆有脉也，其所以分者，正分于其脉耳"。肌束内脉管血流由内向外流动通于筋膜，筋膜脉管血流由外向内通于肌束，两种脉管血流相向而行，即"肌腠之脉，外连于膜原，膜原之脉，内连于肌腠"。

综合而言，膜原小络结构由两部分构成，由主动脉分布至肌肉附近的动静脉干首先分支到肌肉外的浅筋膜之上，然后沿着深筋膜延伸到肌肉束之间，深浅筋膜上的这些小脉管结构就是膜原小络。深筋膜分布于狭窄的肌腠中间，继续延伸分支到肌束之上，称之为肌腠小络。膜原小络和肌腠小络在深筋膜部位形成共构体，这一共构体由深筋膜的微小脉管延伸而成，故而统称为膜原小络，这就是中医学"膜原小络论"的结构机制（图1-28）。

膜原小络是由肌束小血管和筋膜小血管构成的血管网，使得肌腠和膜原之间血流成为一体，这样就很难在诊疗体系上做出界定法则，故而条文又提出疑问"二脉乃表里也，有病何以分之"。

答曰："外引小络痛者，邪在肌腠也。内引小络痛者，邪在膜原也。应龙曰：小络又在何所？岐伯曰：小络在膜原之间也。""外引小络痛者，邪在肌腠也"意思是膜原小络不通引起的疼痛病在肌束小络；反之，"内引小络痛者，邪在膜原也"意思是肌束小络不通引起的疼痛病在膜原小络。故而两束肌肉筋膜之间的小络是鉴别肌束和膜原病变的标准，即"应龙曰：小络又在何所？岐伯曰：小络在膜原之间也"。

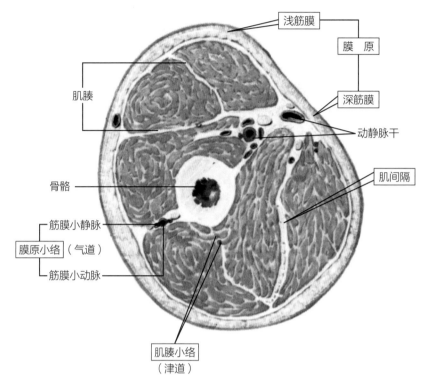

浅筋膜
膜　原
深筋膜
动静脉干
肌间隔
肌腠
骨骼
筋膜小静脉
膜原小络（气道）
筋膜小动脉
肌腠小络（津道）

▲ 图1-28　膜原小络结构机制示意

（三）"三焦行津说"结构机制

"膜原小络"是一种广义的气津机制，实际是气通路和津通路的共构机制。

其一，"上焦开发，宣五谷味，熏肤、充身、泽毛,若雾露之溉,是谓气"为之"气"行之始终。其中间通过路径是膜原小络结构，也就是从胃肠道吸收一部分体液，由内脏平滑肌膜原小络、骨骼肌膜原小络、皮下肌肉膜原小络由内向外传输，这一通路结构称之为"气"通路。

其二，"岐伯曰:腠理发泄，汗出溱溱,是谓津"为"津"之始终。其中间路径是肌腠小络结构，也就是胃肠道吸收的一部分体液，传输到内脏平滑肌膜原小络转入肌腠小络，通过向外经骨骼肌肌腠小络皮下肌肉肌腠小络由内向外传输，这一通路称之为"津"通路。

肌肉和筋膜结构共构体"膜原小络"发生发育于胚胎时期，进入生理阶段后成为胃肠道吸收营养的传输通道。胃肠道吸收的食物营养被选择性的进入肠道平滑肌膜原小络之上，然后又由内

向外经骨骼肌膜原小络到达皮下肌肉膜原小络而终止，这一通路称之为"三焦行津说"。

"三焦行津说"出自《灵枢·五癃津液别》:"水谷皆入于口，其味有五，各注其海，津液各走其道，故三焦出气以温肌肉、充皮肤，为其津，其流而不行者为液；天暑衣厚则腠理开，故汗出"。

该条文意思是人体津液来自于三焦，然后发生体液分流，即"水谷皆入于口，其味有五，各注其海，津液各走其道"。其中在腠理中运行的体液称之为"津"，不随腠理运动的体液称之为"液"，即"故三焦出气以温肌肉、充皮肤，为其津，其流而不行者为液"，在腠理中流动的液体与人体汗腺相连，即"天暑衣厚则腠理开，故汗出"。

比较《灵枢·决气》《灵枢·五癃津液别》原文，关于"津"论述出现很大的差异，《灵枢·决气》中"津"是立足人体组织胚胎层面得出的结论,《灵枢·五癃津液别》中"津"是立足生理层面得出的结论。这两个结论背后还存在机制问题不能解决，那就是"三焦出气以温肌肉、充皮肤，为其津，

其流而不行者为液"通路是如何形成的？三焦和肌肉皮肤之间具体结构是什么？

三焦即体腔内浆膜层结构。浆膜包括胸膜、腹膜、睾丸鞘膜和心包膜，是衬在体腔壁和转折包于内脏器官表面的薄膜。它分为两层，分别是浆膜壁层和浆膜脏层，贴于体腔壁表面的部分为浆膜壁层，壁层从腔壁移行折转覆盖于内脏器官表面，称为浆膜脏层。

浆膜壁层贴附于体壁骨骼肌之上形成腹膜腔结构，中医学定位统论为三焦。浆膜脏层附着于脏腑平滑肌之上，平滑肌分布于内脏和血管壁，又称内脏肌。平滑肌广泛分布于人体消化道、呼吸道以及血管和泌尿、生殖等系统，它和骨骼肌不同，并非每条肌纤维（即肌细胞）的两端都通过肌腱同骨骼相连。平滑肌细胞互相连接，形成管状结构或中空器官，在功能上可以通过缩短和产生张力使器官发生运动和变形，也可产生连续收缩或紧张性收缩，使器官对抗所加负荷而保持原有的形状，前者如胃和肠，后者如动脉血管、括约肌等，中医学定位以心包膜而统论。三焦和

心包对应实际是为了区分浆膜壁层和浆膜脏层。浆膜两层结构在体腔内共构为一体，成为连接体壁骨骼肌和内脏平滑肌的中介结构。

当胃肠道吸收水谷营养后，被选择性进入肠道内平滑肌膜原小络中的体液，沿着心包三焦结构由内向外延伸至附肢骨骼肌浆膜和皮下肌筋膜之上，形成内连浆膜外连筋膜的体液通路。具体就是由肠道血管壁筋膜、内脏平滑肌浆膜、体壁骨骼肌浆膜、躯干肢体骨骼肌筋膜、皮下肌肉筋膜共构成的膜原小络通路，通路中传输体液称之为"津"，描述为"三焦出气以温肌肉、充皮肤，为其津"，简称"三焦行津说"（图 1-29）。

膜原小络和肌腠小络是共构体，"膜原小络说"是狭义的膜原行津机制，"三焦行津说"是广义膜原小络说机制。"三焦行津说"膜原通路行津过程中，同时伴随广义肌腠小络体液分流运动即"其流而不行者为液"，也就是三焦行津通路相应的肌腠小络中流动体液称之为"液"。此即为"三焦行津说"背后的真正机制。

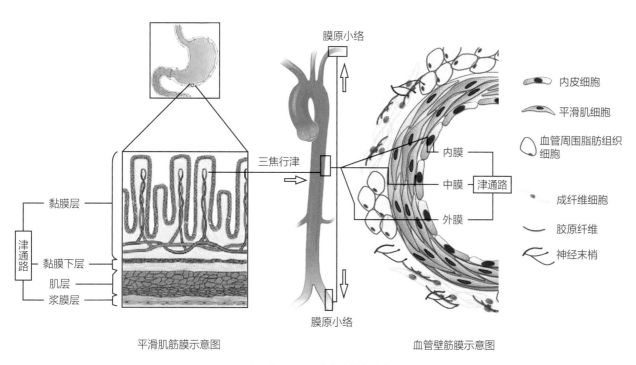

黏膜层
黏膜下层
肌层
浆膜层
津通路

三焦行津
膜原小络
膜原小络

内膜
中膜
外膜
津通路

内皮细胞
平滑肌细胞
血管周围脂肪组织细胞
成纤维细胞
胶原纤维
神经末梢

平滑肌筋膜示意图　　　　血管壁筋膜示意图

▲ 图 1-29　三焦行津结构示意

四、"液"与骨骼腔体液发生机制

（一）"三焦行液说"与骨骼腔滑液通路机制

在"六名一气"论中，继精、气、津之后，胚胎发生的第四种体液状态称之为"液"。《灵枢·决气》载："谷入气满，淖泽注于骨，骨属屈伸、泄泽，补益脑髓，皮肤润泽，是谓液。"

根据经典的记载，"气满淖泽，注于骨，骨属屈伸"是指骨骼腔滑液。"泄泽，补益脑髓"是指脊髓腔体液。

1. "液"与骨骼腔滑液　滑液是由关节滑囊和腱鞘的滑液膜分泌的，含有类似黏蛋白物质的透明黏质润滑液，有润滑的作用，是人体器官组织的分泌物，起着润滑、滋润器官和排出毒素的作用。

滑液的主要成分是水和大量营养物质，不仅能濡养关节、胃、脑、髓等组织和器官，还能把人体的代谢产物通过汗、尿等方式不断地排出体外，使机体各组织、器官的活动正常。若滑液减少或变得黏稠，就会使代谢产物潴留于体内，产生各种疾患。如关节滑液随年龄增大而减少，关节缺少润滑剂，关节就会因磨损而出现退行性关节炎、骨刺、骨质疏松等，关节软骨长期缺乏关节滑液还会造成骨关节坏死。

2. "三焦行液"通路结构　中医学认为骨骼腔滑液来源也是起于消化道摄取的营养，由胃肠道传输到骨骼腔部位，即"谷入，气满淖泽，注于骨"。胃肠道至骨骼腔之间的通路，就是与"三焦行津"通路伴行分流的"三焦行液"通路。

《灵枢·五癃津液别》言："水谷皆入于口，其味有五，各注其海，津液各走其道，故三焦出气以温肌肉、充皮肤，为其津，其流而不行者为液。"

机体通过消化系统摄取水谷食物营养后，通过肌肉筋膜由内向外传输的体液称之为"津"，即"水谷皆入于口，其味有五，各注其海，津液各走其道，故三焦出气以温肌肉、充皮肤，为其津"，也就是"三焦行津"通路。

通过筋膜的脉管同时向肌肉层延伸分布，分流体液即"水谷皆入于口，其味有五，各注其海，津液各走其道，其流而不行者为液"，也就是"三焦行液"通路。肠胃吸收的体液经内脏肌向骨骼肌流动，最后止于骨骼腔位置称之为"液"（图1-30）。

（二）"三焦行液说"与脊髓腔体液通路机制

1. 脊髓腔体液产生与循环　《灵枢·决气》中"液"的定义为"谷入，气满淖泽，注于骨，骨属屈伸、泄泽，补益脑髓，皮肤润泽，是谓液"。其中"泄泽，补益脑髓"是指脊髓腔体液。脑脊液为无色透明的液体，充满在各脑室、蛛网膜下腔和脊髓中央管内。脑脊液由脑室中的脉络丛产生，与血浆和淋巴液的性质相似，略带黏性。

侧脑室内的脉络丛组织是产生脑脊液的主要结构。脉络丛主要分布在侧脑室的底部和第三、四脑室的顶部，其结构是一簇毛细血管网，其上覆盖一层室管膜上皮，形似微绒毛。此微绒毛犹如单向开放的膜，只向脑室腔和蛛网膜下腔分泌

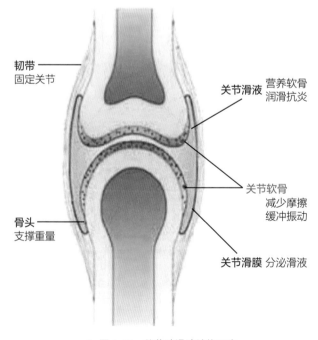

▲ 图1-30　关节腔滑液结构示意

引自邵水金. 正常人体解剖学. 北京：中国中医药出版社，2012

脑脊液。也有人认为室管膜和脑实质也有产生脑脊液的作用。

脑脊液的流动具有一定的方向性。两个侧脑室脉络丛最丰富，产生的脑脊液最多，这些脑脊液经室间孔流入第三脑室，再经中脑导水管流入第四脑室。各脑室脉络丛产生的脑脊液都汇至第四脑室并经第四脑室的正中孔和外侧孔流入脑和脊髓的蛛网膜下腔。最后经矢状窦旁的蛛网膜颗粒将脑脊液回渗到上矢状窦，使脑脊液回流至静脉系统。脑脊液的回流（或吸收）主要取决于颅内静脉压和脑脊液的压力差以及血脑屏障间的有效胶体渗透压。脑和脊髓的血管、神经周围间隙和室管膜也参与脑脊液的吸收。

脑脊液不断产生又不断被吸收回流至静脉，在中枢神经系统起着淋巴液的作用，供应脑细胞一定的营养，运输脑组织的代谢产物，调节中枢神经系统的酸碱平衡，并缓冲脑和脊髓的压力，对脑和脊髓具有保护和支持作用（图1-31）。

2. "三焦行液"与脊髓液内外通路机制 胃肠道中吸收的"液"通过"三焦行液"通路到达骨骼腔成为"液"。脑脊髓腔是机体最大的骨骼腔，胃肠道吸收之"液"经"三焦行液"通路到达脊髓腔成为脊髓液，也就是《灵枢·决气》中

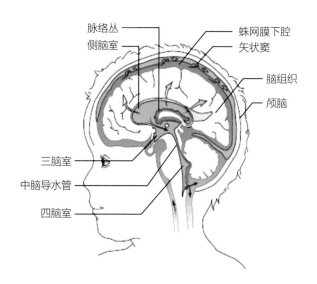

脉络丛
侧脑室
蛛网膜下腔
矢状窦
脑组织
颅脑
三脑室
中脑导水管
四脑室

▲ 图1-31 脑脊液结构示意
引自邵水金.正常人体解剖学.北京：中国中医药出版社，2012

所讲"谷入，气满淖泽，注于骨，补益脑髓，皮肤润泽，是谓液"。

津液均是经三焦而外出，出三焦后分流为"津"和"液"，即《灵枢·五癃津液别》中讲"岐伯曰：水谷皆入于口，其味有五，各注其海，津液各走其道，故三焦出气以温肌肉、充皮肤，为其津，其流而不行者为液"。胃肠道产生的体液向外流动，首先是经体腔内浆膜渗透开始"三焦出气"；然后进入分流状态，循"膜原小络"而出的体液称之为"津"，生理功能为"以温肌肉、充皮肤，为其津"；循"腠理小络"而出的体液称之为"液"，生理功能为"其流而不行者为液"而分流"注于骨，补益脑髓"。

"三焦行液"到达脊髓腔形成脊髓液与到达骨髓腔形成滑液生理功能不同。脑部不单有神经组织存在，还有腺体、下丘脑垂体存在。下丘脑垂体分泌促激素进入脊髓液中，随脊髓液进入血液循环，促性腺激素到达生殖泌尿器官位置会促进性腺发育成熟，即下丘脑垂体性腺轴的形成。性腺轴是指性腺激素对于作用器官（靶器官）的反馈性调节作用，包括垂体间质细胞轴的调节和垂体曲细精管轴的调节。

由于下丘脑垂体性腺轴机制的存在，形成了脑髓与肾脏之间的连接，性腺轴激素体液随"三焦行液"循环与脑神之间，即《灵枢·五癃津液别》中讲"五谷之津液，和合而为膏者，内渗入于骨空，补益脑髓，而下流于阴股。阴阳不和，则使液溢而下流于阴，髓液皆减而下，下过度则虚，虚故腰背痛而胫酸"。中医学总结为肾主骨而生髓，也就是"三焦行液"与脊髓腔关联机制。

五、"血"与循环系统发生机制

在"六名一气"论中，继津液之后，胚胎发生的第五种体液状态称之为"血"。《灵枢·决气》载："何谓血？岐伯曰：中焦受气，取汁变化而赤，是谓血。"

根据经文内容描述,这是在讲人体血液发生发育机制无疑,承接上文意思,人体胚胎发育到"液"通路时,就会产生血液。同时讲血液的产生来自"中焦",即"中焦受气,取汁变化而赤,是谓血"。

自古以来中医学根据上述原理论述血液产生机制,认为人体血液发生为"中焦受气",但是这一机制并非简单的生理层面机制。"六名一气"论中的"血"属于胚胎发育机制,换言之,"六名一气"中的"血"是在中焦结构胚胎发生发育过程中伴随产生的一种体液形式。按照现代医学生理机制分析骨髓是造血器官,骨髓造血与"中焦受气"造血出现了机制性冲突。

(一)动物血造血机制比较

现代生命科学研究对于血液的发生机制已经非常深入,从动物血液发生学看,动物造血器官具有转移现象,不同演化层次的动物造血器官不同。

圆口纲七鳃鳗和鱼纲软骨鱼的造血器官主要是脾脏;硬骨鱼造血的中心有的转移到肾,但脾仍起一定的作用。

骨髓最早出现在无尾两栖纲动物(如青蛙)的管状骨中,成为主要造血器官,使其脾的造血功能退居次要地位,只在幼体肾仍有造血功能。

爬行动物的造血器官是骨髓和脾脏,其中蜥蜴以骨髓造血为主,鳖的脾脏和骨髓都具有产生红细胞的功能。

哺乳纲和鸟纲动物在个体发生过程中,造血器官有卵黄囊、肝、脾、胸腺和骨髓(鸟类还有腔上囊)。个体出生后,红骨髓成为主要的造血器官。

(二)"中焦生血论"与胚胎肝造血机制

人体胚胎期血细胞起源于胚胎中胚层的间充质细胞。胚胎期的造血过程大致可分三个阶段:卵黄囊造血期、肝造血期和骨髓造血期。

卵黄囊造血期(又名肝前造血期):人胚早在第13~15天开始造血。在卵黄囊壁和连接蒂的胚外中胚层中,出现由间充质细胞聚集形成的细胞团、索,叫血岛,由血岛分化形成原始的血管和造血干细胞。造血干细胞分裂增,部分分化成原红细胞。

肝造血期(又名肝、脾、胸腺造血期):由血岛发生的造血干细胞通过胚体血液循环进入肝脏。人胚第6周末,肝脏原基中开始出现位于血窦外的造血灶。约在第11周,肝造血功能达到高峰,此后造血功能逐渐消退,初生儿肝中还残存个别造血灶。肝脏最初只产生红细胞,胚胎8周后才产生粒细胞和巨核细胞。新形成的血细胞穿过血窦壁进入血液中。约在第12周,脾也开始造血,产生红细胞、粒细胞和淋巴细胞等。脾造红细胞的功能持续到出生之前,造淋巴细胞的功能则持续终生。胸腺约在胚胎第2个月开始有T淋巴细胞(胸腺依赖的淋巴细胞)发生。由胸腺迁出的T淋巴细胞直接关系全身次级淋巴器官(淋巴结)的发育。

骨髓造血期(又名髓淋巴造血期):一般指人胚第8周到第4个月,随全身长骨的骨化,造血干细胞迁入骨髓,开始了骨髓造血期,肝、脾等的造血功能退居次要位置。骨髓不仅产生红细胞、粒细胞、巨核细胞、血小板、单核巨噬细胞和B淋巴细胞(鸟的B淋巴细胞在腔上囊生成),还保存一定数量的造血干细胞。出生后,骨髓成为人体的主要造血器官,成年人具有造血功能的红骨髓主要分布在颅骨、椎骨、肋骨、骨盆、长骨的近端等部位。肝、脾在出生后的造血功能基本消失,但在某些病理状况下,如严重贫血等,仍能产生红细胞和粒细胞,叫作髓外造血。在这个阶段一些淋巴器官如胸腺、脾、淋巴结等仍具有产生淋巴细胞的功能。淋巴结造淋巴细胞的功能持续终生。

根据上述现代医学人体组织胚胎学研究结论,分析《灵枢·决气》"中焦受气,取汁变化而赤,是谓血"。"中焦受气"而生血,应该属于人体胚胎肝造血期机制。按照"六名一气"顺序,"中焦受气"而生血是发生在"壅遏营气,令无所避,是谓脉"之前。故而言"中焦受气，取汁变化而赤，是谓血"实际是在讲肝造血期机制，称为"中焦生血论"。

人体胚胎卵黄囊造血机制是人体重演卵生动物的胚胎造血发育模式。卵黄囊在胚胎期很快退化消失，而被脐带血脉供血机制所替代，原肠管外间充质发育成最初的淋巴管结构，后期形成最大的淋巴器官脾脏，而脐带静脉端发育出肝脏结构成为连接脐带和心脏中间的中间结构，换言之，也就是体腔淋巴结构和体腔静脉网的最初发育结构。这一结构继续前行分化与心肺循环发育结构耦合，也就是形成了体循环和肺循环脉管结构，具体描述即《灵枢·营卫生会》中所讲"中焦亦并胃中，出上焦之后，此所受气者，泌糟粕，蒸津液，化其精微，上注于肺脉，乃化而为血，以奉生身，莫贵于此，故独得行于经隧，命曰营气"。"中焦亦并胃中，出上焦之后，此所受气者，泌糟粕，蒸津液，化其精微"为体循环静脉端血流通路，"上注于肺脉，乃化而为血，以奉生身"即肺循环动脉段血流通路，因胚胎阶段静脉流动的是有氧血，动脉中流动的是无氧血，有氧血由静脉端而来，故而言血为"独得行于经隧，命曰营气"。

当体循环和肺循环脉管结构发生发育成熟进入生理阶段后，由于脐带血流中断，体循环静脉有氧血供血机制消失，被肺循环有氧血供应机制所替代，体静脉无氧血必须进入肺循环中才能变为有氧血。即《灵枢·决气》中所讲"何谓血？岐伯曰：中焦受气，取汁变化而赤，是谓血。""中焦受气"即体静脉端无氧血流，"取汁变化而赤"即肺循环中无氧血变为有氧血。

中医学所讲"中焦生血论"虽然是讲胚胎肝造血期机制，之后还存在骨髓造血阶段，但是两种造血机制都是在母体供血条件下实现的。当进入生理阶段失去母血供应后，骨髓造血液机制也必须依靠自身从外界摄取营养才能保持功能的延续。故而中医学仍然将胚胎时期的"中焦生血论"机制当作生理阶段造血机制的核心，这就是"六名一气"中"中焦生血论"背后的真正机制。

六、"脉"与循环脉管发生发育机制

（一）经脉循行顺逆论的提出

关于"脉"的发生发育机制，在《灵枢·决气》中描述为"何谓脉？岐伯曰：壅遏营气，令无所避，是谓脉"。意思是脉像隧道一样约束着营血的运行，不使其泛滥妄行，也就是现代医学中所讲血循环系统中脉管结构称之为脉。"脉"作为"六名一气"之一，是在"中焦生血论"基础上的一种延伸，在此基础上延伸而出的体液循行通路说，也就是中医学所独有的经脉循行理论，称之为"经脉顺逆论"。

"经脉顺逆论"最早记载于《灵枢·逆顺肥瘦》中"脉行之逆顺，奈何？岐伯曰：手之三阴，从脏走手；手之三阳，从手走头；足之三阳，从头走足；足之三阴，从足走腹"。后世医家据此理论建立起中医学中体液循行的手足十二经循行理论（图1-32）。

但是"经脉顺逆论"背后却一直存在悬而未解的机制难题。

其一，手足经脉属于机体附肢经脉，附肢经脉气血皆来自于躯干内脏腑。手足经脉循行具有

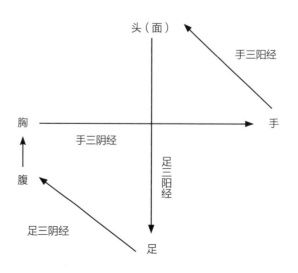

▲ 图1-32　十二经脉走向交接规律示意

顺逆规律，脏腑气血循行也必须具备顺逆规律，脏腑气血顺逆规律应该是手足经脉顺逆规律的基础，脏腑气血顺逆规律背后的机制又是什么呢？

其二，手足经脉与脏腑之间的关系是阳经对应腑，阴经对应脏。手足经脉阴阳走向既然不同，那么这种不同与脏腑又是以什么结构连接起来的呢？

其三，手足经脉是机体前后附肢经脉，前后附肢生长在躯干之上，手足经脉体液穿越躯干体壁与脏腑连接纵贯于首足之间。纵贯于手足之间的体液通路绝对不是附肢体液通路，由此推论手足经脉顺逆之外必须具有另一种顺逆结构存在，否则手足经脉顺逆机制不可能存在。那么这一不同于手足经脉顺逆的体液通路结构又是什么呢？

（二）"首足顺逆"与奇经通路发育机制

1. 卵黄囊供血期经脉"首足顺逆"发生机制

胚胎体液发生发育"六名一气论"中，血与脉处于发生发育时间轴的最后阶段，血与脉构成结构系统也就是胚体动静脉血管发生发育机制。故而中医学所讲"经脉顺逆论"是基于胚胎脉管发生发育而言，并非是从出生后的血循环脉管结构而论。胚胎脉管结构系统发生发育经历卵黄囊供血和脐带供血两个阶段，"始终顺逆论"的胚胎发生发育也具有两种机制。

人体胚胎组织器官发生发育需要血液的供应，最早的血液供应不是脐带结构，而是从胚胎重演卵生动物的卵黄囊供血机制开始。人体胚胎卵黄囊发生是胚外中胚层在第3周形成的许多血岛构成的，是胚胎最早形成血管和血细胞的部位，为早期胚胎（10周前）的造血场所。

卵黄囊向胚体组织供血需要产生胚外中胚层与胚内中胚层结构。胚胎发生体褶后，胚体原肠明显地分成胚内的原肠和胚外的卵黄囊，内包有大量的卵黄。卵黄囊的壁由胚外内胚层和胚外中胚层共构成一体，同时卵黄囊动静脉与胚体动静脉发生了结构关联，卵黄囊中产生的血液进入胚体脉管之中，使得胚胎组织分化发育获得了血液供应，也就是卵黄囊供血机制的出现。

卵黄囊向胚体供血是依靠卵黄囊动静脉血管与胚体动静脉血管结构实现的。由于胚分化发育过程中，外胚层受到中胚层和内胚层分化细胞诱导，外胚层神经胚细胞发生向中、内两胚层迁移运动，导致胚体发生背腹内卷和前后内旋运动。胚胎背腹内卷和前后内旋运动将卵黄囊包裹在胚胎腹侧中间位置，胚体腹方包围在卵黄外膜囊位置，膜囊具有丰富血管与胚体中肠相通称为卵黄囊柄，卵黄囊柄向胚体发出动静脉两个血管丛称之为卵黄囊动静脉。

卵黄囊静脉中流动的是有氧血，血流方向是卵黄囊向胚体胎心流动，然后经前后主静脉首尾分流，由此形成的胚体有氧血通路称之为"经脉顺行"。前主静脉中的有氧血由心脏向头部流动，故而前主静脉为首顺行脉；后主静脉中有氧血由心脏向尾部（足部）流动，故而后主静脉为足顺行脉。

卵黄囊动脉延伸进入胚体在背主动脉中间位置发生结构关联。卵黄囊动脉和背主动脉中流动的是无氧血。前背主动脉无氧血由头部向后流动进入卵黄囊动脉，回流进卵黄囊，故而前背主动脉为首逆行脉；后背主动脉中的无氧血由足部向前流动进入卵黄囊动脉，回流入卵黄囊，故而前背主动脉为足逆行脉。

卵黄囊动静脉与胚胎动静脉关联形成的结构中卵黄囊静脉连接前后主静脉，以首足分流形式向胚胎提供有氧血称之为经脉顺行；卵黄囊动脉连接前后背主动脉，以首足回流形式将胚体无氧血转回卵黄囊称之为经脉逆行。卵黄囊动静脉与胚体动静脉形成有氧血和无氧血反向流动通路，也就是经脉"首足顺逆"背后的机制。

经脉"首足顺逆"机制发生是以卵黄囊供血为基础，卵黄囊柄位于胚体中肠位置，中肠位置也就是中焦位置，故而得知，经脉"首足顺逆"

通路结构也就是"中焦生血论"后形成的"脉"通路结构（图1-33）。

2.脐带供血期经脉"以逆为顺"发生机制　人体胚胎组织发育的第二个供血机制是脐带供血，脐带供血机制是哺乳动物胚胎发育的共性机制。从动物发生发育学机制看，脐带供血机制是替代卵生动物卵黄囊供血的新的供血机制。由于原始生殖细胞最早也出现于卵黄囊壁，卵黄囊又是生殖细胞的最初发源地，故当人体胚体卵黄囊供血机制消失后，脐带供血结构从内胚层原肠胚的尿囊位置开始分化发生，由此实现前后供血机制的有机转换。

脐带是连接胎儿和胎盘的管状结构，是由羊膜包卷着卵黄囊和尿膜的柄状伸长部而形成的。脐带中通过尿膜的血管即脐动脉和脐静脉，卵黄囊的血管即脐肠系膜动脉及脐肠系膜静脉。当卵黄囊及其血管退化，脐动脉和脐静脉就发达起来，在这些间隙中可以看到疏松的胶状间充质。

在子宫中，子宫动脉在胎盘的母体部分分

出的毛细血管，与胎盘的子体部胎儿毛细血管靠近，在此处母体和胎儿的血液间进行二氧化碳和氧化、代谢产物（代谢废物）和营养物质的交换。脐动脉将来自胎儿的废物运送至胎盘，脐静脉将氧化和营养物质从胎盘运送给胎儿，最后由子宫静脉将来自胎儿的代谢废物运走。脐带供血机制的出现导致胚体动静脉构成发生了很大变化。

（1）卵黄囊消失后，卵黄囊静脉向胚体提供有氧血的功能被脐静脉所替代，脐静脉自脐部向内延伸分化经过肝脏前行连接到心脏，为前后主静脉提供有氧血，前后主静脉仍然属于顺行脉。

（2）脐动脉后行分化连接到背主动脉后端，背主动脉前后段血流失去向卵黄囊动脉回流的通路，转为由自前向后以脐动脉作为回流的通路，背主动脉前后段仍然为逆行脉。

（3）脐带供血机制发生后，由于脐静脉连通肝脏向心脏供给有氧血，而且有氧血流是来自母体血流，供血功能较之卵黄囊静脉供血更为有效。大量有氧血进入胚体后加快了胚体组织细胞的新

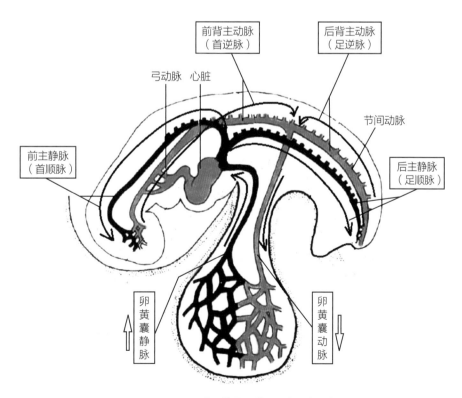

▲ 图1-33　经脉"首足顺逆"发生发育示意

陈代谢能力，单靠背主动脉已经不能将胚体内产生的废物运送至胎盘，于是出现前后贯通首足的胸腹主动脉结构。胸腹主动脉干前连心脏后连肾脏，并且与脐动脉相连，减轻了背主动脉负荷。

（4）胸腹主动脉也就是中医学中所讲冲脉通路的主体结构。背主动脉后演化为脊髓前后内动脉，属于督脉通路的主体结构。胸腹主动脉和背主动脉中流动的都是无氧血，血流方向都是由前向后流动转入脐动脉，故而经脉都属于逆行脉。

（5）冲、督两条经脉的发生发育也是奇经通路结构的开始，背主动脉演化而成的督脉（脊髓前后内动脉）进入脊髓腔中，促进了脑髓腔内动静脉结构的快速分化发育，使得脑髓神经组织发育加快。冲脉主体段胸腹主动脉被胚体背腹内卷运动卷入胸腹腔中，前后主静脉演变为上下腔静脉，成为冲脉胸腹主动脉的伴行脉，胸腹腔内动静脉结构的快速分化发育使得体腔内脏腑组织发育加快。

（6）冲、督两条经脉在脊髓腔和体腔内的分化发育，使得两个腔体内组织器官原基具有了动静脉结构，组织原基加快向实质性组织器官的发育，为后期附肢经脉与脏腑器官连接打好了基础。

（7）冲脉结构发育是脐带供血时期形成的最核心脉管结构。冲脉体腔内的分布促进了内脏器官的分化发育，在胚胎时期都属于无氧血通路的逆行经脉，进入生理阶段后，由于动静脉血流属性的转换，冲脉成为机体最大的有氧血动脉干。通过这条动脉干传输，使得脊髓腔和体腔内组织器官首先获得充足的有氧血供应，即《外经微言·经脉始终》所讲"以冲脉与之并行也，是以逆为顺也"（图1-34）。

冲脉"以逆为顺"结构的出现使得体腔和脊髓腔内组织器官具有了动静循环通路，内脏组织器官获得血流营养的同时，也加快了体壁背腹内卷和前后内旋发育运动的速度。体壁结构的形成将内脏组织器官包裹在体腔和脊髓腔之内，使内脏组织和体壁经脉之间出现结构关联。体壁经脉通路也就是中医学所讲奇经八脉，是在体壁形成过程中同步分化分布于体壁首足内外之间的脉管结构。

经脉结构随着胚胎组织分化发育过程，首先从脊髓腔和体腔内的重要组织器官开始，经脉"首

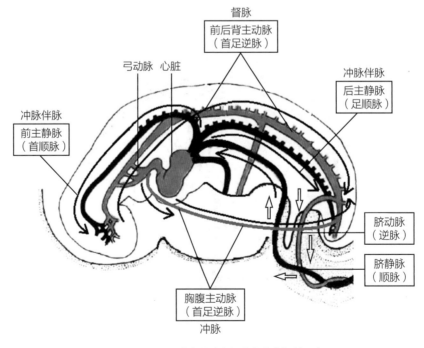

▲ 图1-34 "以逆为顺"奇经发生发育机制示意

足顺逆"机制是从卵黄囊供血和脐带供血连接内脏组织，然后向体壁衍生而形成。故而经脉发生发育首先向脏腑器官发出分支，然后向包裹内脏器官的体壁结构发出分支，由此形成内脏器官与经脉关联结构"奇经八脉"。

"奇经八脉"是经脉最早发生发育而出体液通路，与内脏组织器官结构关系最为紧密。奇经以"首足顺逆"形式纵贯于体壁结构和内脏组织器官之间，故而奇经每一条经脉出现病变都会累及内脏。这就是附肢经脉（首足经）截肢后可以存活，躯干奇经截断机体不能再存活的原因之所在，也是奇经"首足顺逆"机制背后的生理功能体现。

（三）"顺逆始终"与附肢经脉路径发育机制

1. "上下相迎"附肢场经脉发生机制　"首足顺逆"经脉发生发育机制是完成体腔内脏腑和体壁组织结构之间的体液关联，也是奇经八脉与脏腑组织器官的体液通路关联，体壁组织和脏腑器官发生发育属于胚体发育的第一阶段。随着体壁组织和脏腑器官分化发育成熟，胚体开始进入附肢组织和附肢经脉发育阶段，附肢组织和附肢经脉发生发育属于胚体发育的第二阶段。

在讲述附肢组织和附肢经脉发生发育机制前，首先要介绍一下附肢场概念。附肢组织和附肢经脉发生发育机制与脏腑体壁发生发育机制不同，不是所有脊椎动物都具有附肢场机制，比如蛇类，就没有附肢场发育机制，也就不能发育出附肢结构，没有附肢结构也就没有手足经脉。换言之，附肢结构的发生发育与躯干脏腑发生发育不尽相同，由此决定了附肢手足经脉的发生发育机制也不相同。

脊椎动物的附肢在起源上是由胚胎体壁向上生长形成的，主要是由来自侧板中胚层的体节部分和体节腹侧部产生的疏松间质形成的中央核，以及位于外部的、来自外胚层的表皮两大部分组成。附肢的原基称为附肢芽，其早期发育的第一

个迹象是体节中胚层细胞沿胚胎长轴的增殖，逐渐在表皮的下面形成厚的细胞团。这个增厚部分的细胞从附肢场的侧板中胚层（附肢骨骼的前体）和体节中胚层（附肢的肌肉前体）分离出来，并转变成一团间质细胞。这些间质细胞向侧面迁移到侧板中胚层和表皮之间，很快就牢固地附于表皮的内表面。

侧板中胚层的增厚和随后在表皮下面一团间质的形成可能与两对附肢的位置紧密相关。覆盖在间质细胞团表面的表皮变得稍微增厚并向外突出，包含有覆盖在外的增厚的上皮和被包裹在内部的间质细胞团的突出物增长并变为肢芽，在鸟类和哺乳类中胚层诱导芽顶端前、后边缘的外胚层细胞伸长，形成一个增厚的特殊结构，称为顶外胚层脊。围绕顶端外胚脊形成一个附肢域，也叫附肢场，脊椎动物的附肢结构就由此演化而来。

动物的附肢场结构出现也是一个逐步完善的过程，这个过程与泌尿系统的肾关系重大。肾脏结构是由外胚层和中胚层耦合发育而成，产生的肾上腺糖皮质激素与骨骼关系很大，如果肾上腺激素过多就会导致骨质疏松，附肢场也就受到抑制。

从胚胎演化看肾的结构，动物肾的演化是由多肾内脏团向单肾内脏团演化。脊椎动物胚胎发育期都有六肾结构，前中后各三对肾。在发育过程中前两肾退化演变为表皮汗腺，中两肾变为泌尿器官，后肾变为生殖器官，中肾失去继续演化的能力。前后肾继续与外胚层耦合发育成新的组织，这就是我们看到的从环节动物节肢动物脊椎动物附肢逐渐减少的原因，最后集约化为四肢结构，前肢与前肾相关，后肢与后肾相关（图1-35）。

人体作为高等脊椎动物已经具有附肢结构，故而胚胎发育必定具备附肢场发生发育机制，中医学将手足十二经与躯干奇经八脉分开，显然已经意识到附肢场现象的存在，故而将手足经脉与躯干经脉区分开来，总体称为"经脉奇正论"。按照现代动物发生发育学分析，奇经分布于躯干之上不是由附肢场发育而来，而手足经脉是在附肢

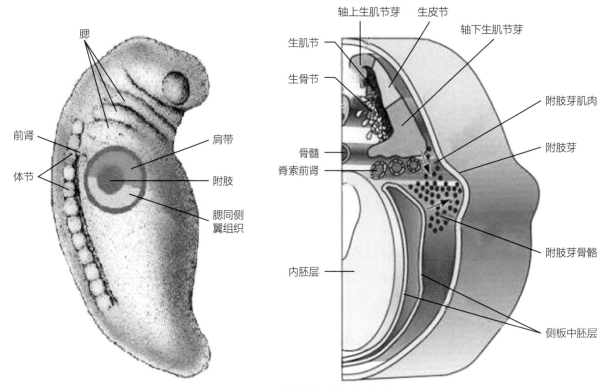

▲ 图 1-35　附肢场发生发育机制示意

场附肢发生过程中产生的，故而躯干奇经和手足正经在发生发育学上具有本质区别。

中医学理论附肢经脉发生发育机制称为"上下相迎论"。《外经微言·经脉终始》载："雷公问于岐伯曰：十二经之脉既有终始，《灵》《素》详言之。而走头、走腹、走足、走手之义，尚未明也，愿毕其辞。岐伯曰：手三阳从手走头，足三阳从头走足，乃高之接下也。足三阴从足走腹，手三阴从腹走手，乃卑之趋上也。阴阳无间，故上下相迎，高卑相迓，与昼夜循环同流而不定耳。"

奇经和脏腑关联发生发育机制称为"首足顺逆"，核心就是冲脉胸腹主动脉和伴脉上下腔静脉的形成。由此完成了脊髓腔和体腔内组织器官与体壁组织结构的体液交通通路的关联，内脏器官和体壁组织分化发育成熟诱导脐带血流向体壁附肢场位置流动，激活预定附肢场展开组织分化发育。

附肢场组织结构分化是由体壁近端向远端延伸发育，在附肢结构由近端向远端分化发育过程中，胚体动静脉脉管由体腔内向体腔外延伸分布到附肢结构。由于胚体动静脉血流都与脐动静脉相连，而血流方向相反，故而出现动静脉血流背腹上下相向而行的流动状态，在体腔壁和脏腑内称之为"首足顺逆"，而在附肢结构上称之为"上下相迎"。

附肢静脉血管发生是从前、后主静脉开始。前主静脉发出分支延伸分布到前附肢场之上，随着前附肢由近端向远端的组织分化发育，前附肢静脉也由近端向远端分化分布，也就是"手三阴从腹走手"。后主静脉发出分支延伸分布到后附肢场之上，随着后附肢由近端向远端的组织分化发育，后附肢静脉也由近端向远端分化分布，也就是"足三阴从足走腹"。

前后主静脉都是传输脐静脉有氧血流，血流方向由腹侧向背侧流动，延伸分化分布到前后肢上的静脉血流也是由腹侧向背侧流动，整体描述为"足三阴从足走腹，手三阴从腹走手，乃卑之趋上也"。

附肢动脉血管发生是从冲脉胸腹主动前后两端开始。胸主动脉前端（弓动脉处）发出分支延伸分布到前附肢场，随着前附肢场由近端向远端的组织分化发育，前附肢动脉也由近端向远端分化分布，但是血流方向却是由远端向近端流动，也就是"手三阳从手走头"。腹主动脉后端发出的分支延伸分布到后附肢场，随着后附肢场由近端向远端的组织分化发育，后附肢动脉也由近端向远端分化分布，但是血流方向却是由远端向近端流动，也就是"足三阳从头走足"。

前后胸主动脉和腹主动脉传输的都是无氧血，血流方向由背侧向腹侧流动，向脐动脉回流，整体描述为"手三阳从手走头，足三阳从头走足，乃高之接下也"。

"乃卑之趋上也"者属于手足经脉分化发育方向，属于胚体静脉与脐静脉相通，属于附肢有氧血通路；"乃高之接下也"者属于手足经脉分化发育方向，属于附肢动脉与无氧血通路。"乃卑之趋上也"和"乃高之接下也"上下分布最后发生关联，合成闭合循环结构，即"阴阳无间，故上下相迎，高卑相迓，与昼夜循环同流而不定耳"。故而附肢经脉的发生发育机制描述为"上下相迎，高卑相迓"，简称"上下相迎"机制（图1-36）。

2."经脉顺行"经脉奇正共构发生机制　胚胎经脉经过"上下相迎"分化发育阶段后，开始了附肢经脉的发生发育过程。但是主要经脉"上下相迎"发育机制是在脐带供血机制基础上，以脐动静脉为中心，由"首尾顺逆"向"手足顺逆"延伸分化发育的过程，也就是经脉发育时间轴上呈现出体腔内经脉发生在先，附肢经脉发生在后的特点，空间轴上呈现出脏腑经脉在内，附肢经脉在外的特点。大量的血流由内向外流动到前后附肢场位置，促进了附肢组织结构分化发育的速度。

经脉"上下相迎"发生发育形式整体呈现出一种体液离心运动形态，一方面非常有利于附肢

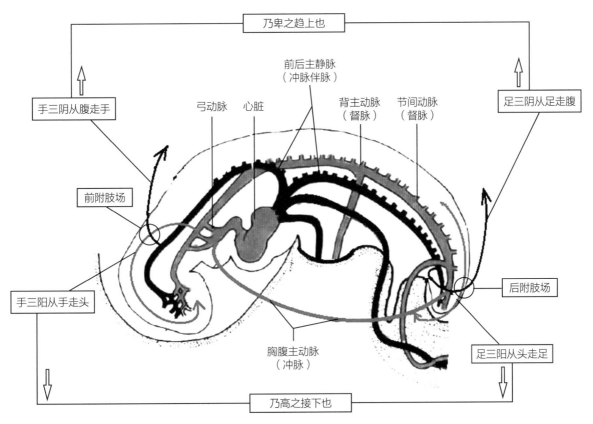

▲ 图 1-36　附肢场经脉"上下相迎"发生机制示意

组织结构分化发育，但另一方面却不利于脏腑组织器官的分化发育。故在附肢经脉发生发育过程中，体腔内经脉需要发生一种新的脉管通路结构来实现胚胎血流分布的平衡性，这一新的脉管结构就是胸腹主动干。胸腹主动脉干结构前端与心脏相连，后端与肾脏相连，纵贯于心肾之间，成为将胚体无氧血向脐动脉回流的主干道，由此加快了胚胎无氧血携带胚胎废物向体外输出的速度，是体腔内最大的主动脉干，中医学称之为"冲脉"。由于冲脉血流方向与"上下相迎"离心运动形式相反，呈现向心（脐带）运动形态，故而将冲脉血流运动称之为"以逆为顺"。

卵黄囊柄位于胚体原肠胚的中肠位置，中肠获得卵黄囊动静脉血流后，首先发育出"小肠、胃"二腑；脐带结构位于原肠胚后，肠尿囊位置，后肠尿囊获得动静脉血流后首先发育出"大肠、胆囊"二腑。当原肠胚形成原肠腔结构时，四腑成为原肠胚最早分化发育成熟的肠道功能段，称为"原肠四腑"。胚胎发生发育机制即《外经微言·经脉终始》所讲"夫阴阳者，人身之夫妇也；气血者，人身之阴阳也。夫倡则妇随，气行则血赴，气主煦之，血主濡之。乾作天门，大肠司其事也。巽作地户，胆持其权也。泰居艮，小肠之昌也。否居坤，胃之殃也"。

当胚体冲脉"以逆为顺"通路出现后，"原肠四腑"组织上发生一次脉管重构的发育现象。冲脉胸腹主动脉段首先向原肠腔发出动脉分支，形成的结构就是《素问·太阴阳明论》中所讲"阳受之则入六腑"；冲脉伴脉前后主静脉段（后来的上下腔静脉）经过六脏向原肠腔发出静脉分支，形成的结构就是《素问·太阴阳明论》中所讲"阴受之则入五脏"。原肠腔组织这一脉管重构发育形成了体腔内动静脉干与脏腑组织之间的脉管关联，胸腹主动脉干即冲脉主体段，上下腔静脉干即冲脉伴行脉主体段，冲脉以及伴行脉与脏腑形成的这种脉管通路连接，也就是《灵枢·海论》所讲"冲脉者，为十二经之海"的机制。

胸腹主动脉只是冲脉主体段结构，这一主体段结构发生发育过程中，同时从前后两端向头部和前后附肢结构延伸分化发育形成"土"字形结构。"土"字形中间纵线就是胸腹主动脉干，上部纵线就是向头部分化分布的颈头部主动脉干（颈总动脉、脊髓内外动脉），上横线也就是由主动脉弓向左右前附肢延伸分化而出的上肢大动脉干（锁骨下动脉），下横线就是由腹主动脉向左右附肢延伸分化而出的下肢大动脉干（髂总动脉、髂外动脉、股动脉）。《灵枢·海论》描述冲脉"土"字形结构形态为"冲脉者，为十二经之海，其输上在于大杼，下出于巨虚之上下廉"。

冲脉向上下附肢延伸分化分支结构，上肢大动脉干继续向远端发出动脉分支就是手三阳经，分化发育方向就是《外经微言·经脉终始》所讲"手三阳自手走头，顺也"；下肢动脉干继续向远端发出动脉分支，分化发育方向就是《外经微言·经脉终始》所讲"足三阳自头走足，顺也"。前后附肢阳经都是随顺冲脉"土"字形结构由近端向远端分化发育分布，也就是手足阳经顺行的机制。

相同的道理，冲脉伴脉结构也成"土"字形结构。伴脉"土"字形中间纵线就是上下腔静脉干，上部纵线就是向头部分化分布的颈头部主静脉干（颈总动静脉、脊髓内外静脉），上横线也就是由主动脉弓向左右前附肢延伸分化而出的上肢大动脉干（锁骨下静脉），下横线就是由腹主动脉向左右附肢延伸分化而出的下肢大动脉干（髂总静脉、髂外静脉、股静脉）。冲脉伴脉与冲脉分布结构平行而血流方向相反，故《灵枢·逆顺肥瘦》中描述为"夫冲脉者，五脏六腑之海也，五脏六腑皆禀焉。其上者，出于颃颡，渗诸阳，灌诸精。其下者，注少阴之大络，出于气街，循阴股内廉入腘中，伏行骭骨内，下至内踝之后，属而别。其下者，并于少阴之经，渗三阴；其前者，伏行出跗属，下循跗入大趾间，渗诸络而温肌肉"。

冲脉伴脉向上下附肢延伸分化分支结构，上肢大静脉干继续向远端发出静脉分支就是手阴经，分化发育方向就是《外经微言·经脉终始》所讲的"手三阴自脏走手，顺也"；下肢动脉干继续向远端发出动脉分支，分化发育方向就是《外经微言·经脉终始》所讲"足三阴自足走腹，顺也"。前后附肢阴经都是随顺冲脉伴脉"土"字形结构由近端向远端分化发育分布，也就是手足阴经顺行背后的机制。

冲脉以及伴行脉体腔内结构发生发育实现了与脏腑结构的脉管结构关联。当出现了冲脉以及伴脉"阳受之则入六腑，阴受之则入五脏"的机制后，冲脉以及伴脉继续向前后两端延伸分化发育，发育出附肢手足阴阳经脉顺行通路结构。同时也带动"阳受之则入六腑，阴受之则入五脏"经脉由体腔内向附肢结构延伸分布。冲脉向附肢发出的阳顺脉诱导"阳受之则入六腑"经脉由内向外分化，出现"阳明者表也，五脏六腑之海也，亦为之行气于三阳"的附肢经脉通路；冲脉伴脉向附肢发成的阴顺脉，诱导"阴受之则入五脏"，由内向外分化，出现"足太阴者三阴也，其脉贯胃属脾络嗌，故太阴为之行气于三阴"的附肢经脉通路。

冲脉及伴脉向附肢延伸发出分支形成"冲脉者，为十二经之海"，脏腑经脉随冲脉及伴脉同时向附肢发出分支，形成"足太阴者三阴也，其脉贯胃属脾络嗌，故太阴为之行气于三阴。阳明者表也，五脏六腑之海也，亦为之行气于三阳"。故可知手足十二经脉对应脏腑通路结构不是直接通路关联结构，而是与冲脉共构而成，冲脉属于奇经，手足十二经为正经，称为"十二经奇正共构"机制。

手三阳经是由冲脉前段胸主动脉向前附肢远端延伸分化发育而成，随顺冲脉前端由近端向远端分化发育方向，描述为"手三阳自手走头，顺也"；反之，手三阴经是由冲脉伴脉前段上腔静脉向附肢远端延伸分化发育而成，也随顺冲脉伴行脉前端由近端向远端分化发育方向，描述为"手三阴自脏走手，顺也"。手三阳和手三阴经循行方向都是由近端向远端循行分布共称为"顺"，实际就是前附肢大动静脉发生发育机制。

足三阳经是由冲脉后段腹主动脉向后附肢远端延伸分化发育而成，随顺冲脉后端由近端向远端分化发育方向，描述为"足三阳自头走足，顺也"；反之，足三阴经是由冲脉伴行脉后段下腔静脉向后附肢远端延伸分化发育而成，也随顺冲脉伴行脉前端由近端向远端分化发育方向，描述为"足三阴自足走腹，顺也"。足三阳经和手三阴经循行方向都是由近端向远端循行分布，共称为"顺"，实际就是后附肢大动静脉的发生发育机制。

手足十二经顺行循行路径的分化发育，形成了奇正经脉与体腔内脏腑之间的关联吻合，由此得知，"十二经奇正共构"机制也就是十二正经对应脏腑背后的真正机制所在。这一机制起始于冲脉和胃肠道之间的脉管连接，沿着冲脉胸腹主动脉前后两端向上下附肢分化发育而成。《灵枢·海论》中描述为"胃者水谷之海，其输上在气冲，下至三里。冲脉者，为十二经之海，其输上在于大杼，下出于巨虚之上下廉"。再结合冲脉伴脉上下腔静脉（前后主动静脉）由前后两端向前后附肢延伸分化的静脉，也就是全部的手足十二经脏腑的关联机制（图1-37）。

3. "经脉逆行"经脉内外闭合发生发育机制 在"经脉顺行"奇正共构发生机制中，首先是冲脉及伴脉与脏腑组织发生关联，然后是脏腑经脉随冲脉及伴脉向附肢结构延伸分化，最后在附肢位置构成附肢手足经脉，换言之，"经脉顺行"是胚体随顺先脏腑后附肢分化发育形成的经脉分布方向。整体呈现出以脏腑为中心由近及远的离心式分化形态，随顺脐带动静脉由近及远的供血方向，故称为"经脉顺行"。手足阴阳经脉的"经脉顺行"是附肢动静脉由近及远的发育分布方向，产生了动静脉由近及远平行分布的结构状态，但是动静脉血流方向却相向而行，故所谓的"经脉顺行"只是在描述附肢动静脉结构发育分布方向，并不是附肢经脉体液运动机制。

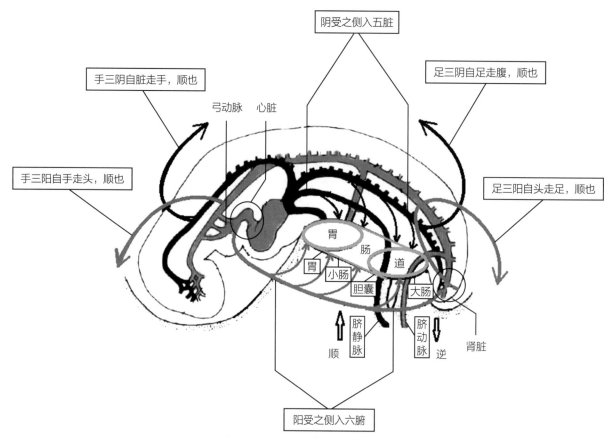

▲ 图 1-37 "经脉顺行"奇正共构机制示意

附肢经脉按照"经脉顺行"方式由近及远延展分化发育，这种延展性分化发育并非是无限制进行的，随着附肢结构的分化发育成熟，这种由近及远分化发育运动自然随之结束，也就是"经脉顺行"发育运动出现了"终点"，自然经脉体液由附肢远端开始产生由远至近反向流动形态，换言之，经脉既然具有"经脉顺行"机制，必然也具有对应的"经脉逆行"机制存在，这就是中医学"经脉顺逆"理论出现的根本原因。

"经脉顺逆"理论最早出现于《灵枢·逆顺肥瘦》，"黄帝曰：脉行之逆顺，奈何？岐伯曰：手之三阴，从脏走手；手之三阳，从手走头；足之三阳，从头走足；足之三阴，从足走腹。"但是这种"经脉顺逆"描述非常模糊，同时也存在着巨大的矛盾机制，经文介绍内容按照《外经微言·经脉终始》分析，只具有"经脉顺行"方向，而不具备"经脉逆行"方向。如果将上述经文当

做"经脉顺逆"理论，就是将"经脉顺行"片面地理解为"经脉顺逆"，经脉循行上就出现了"有去无回"的矛盾，故而要想真正理解"经脉顺逆"理论，必须结合"经脉始终"理论。换言之，经脉体液既然有顺逆相向运动，必然有顺逆相向运动的起始点，不能确立"经脉始终"，也就无法立论"经脉顺逆"。

"经脉顺行"是冲脉及伴脉由近端脏腑向远端附肢发出分支的方向性描述，起点为冲脉及伴行脉，即"经脉顺行"之始，终点为手足十二经，即"经脉顺行"之终。按照现代医学机制分析，人体胚胎期动静脉由粗大动静脉干向微小脉管分化发育的过程，粗大动静脉干为"经脉顺行"之始，微小动静脉管为"经脉顺行"之终。

"经脉顺行"由始至终，附肢末端微循环部位就是"经脉顺行"之终的分布体位，附肢末端微动静脉也就是"经脉顺行"之终的具体结构。

附肢末端微动静脉即是"经脉顺行"的终止点，同时也是"经脉逆行"的起始点。所谓手足"经脉逆行"并非沿着"经脉顺行"原有通路逆流，而是胚胎以附肢远端微循环脉管为起点，以冲脉及伴脉为终点，重新分化发育成的一支新的脉管连接通路。整体而言，经脉由冲脉及伴脉为起点至附肢末端微循环部位动静脉通路为"经脉顺行"；反之，经脉由附肢末端微循环部位向冲脉及伴脉连接通路为"经脉逆行"。

"经脉顺行"是由冲脉及伴脉为起点至附肢末端微循环部位的动静脉通路，主要是粗大动静脉结构。当这些粗大动静脉结构由体腔内延伸分布到附肢远端微循环部位时，附肢不再向远端分化发育，这些大动静脉血管也不再向远端分化发育，而是从附肢末端的大动静脉脉管结构开始，出现由远至近的细小动静脉结构分化发育，也就是"经脉逆行"结构的发生发育机制的开始。

胚胎发育阶段有氧血在静脉血管中流动，"经脉逆行"结构发生发育首先从附肢远端大静脉开始，由远至近分化出小分支静脉。前附肢主静脉

分支结构就是"手三阴自手走脏，逆也"（《外经微言·始终》），后附肢主静脉分支结构就是"足三阴自腹走足，逆也"（《外经微言·始终》）。前后附肢阴经逆行通路分化最后发育关联到冲脉伴脉上下腔静脉之上，由此形成了附肢阴经与脏腑阴经之间的关联。这就是手足阴经"经脉逆行"通路机制。

由于胚胎阶段动脉血管中流动的是无氧血，手足阳经"经脉逆行"的发生是伴行阴经由远至近的分化发育。前附肢主脉分支结构就是"手三阳自头走手，逆也"（《外经微言·始终》），后附肢主动脉分支结构就是"足三阳自足走头，逆也"（《外经微言·始终》）。前后附肢阴经逆行通路分化发育关系冲脉主体胸腹主动脉，由此形成了附肢阳经与脏腑阴经之间的内外关联。这就是手足阳经"经脉逆行"通路机制（图1-38）。

4. 胚胎经脉"以顺为始，以逆为终"机制 在胚胎动静脉分化发育过程中，动静脉血管由脏腑向附肢分化发育，也就是附肢粗大动静脉干由近至远逐渐分化发育成微小动静脉，称为"经脉

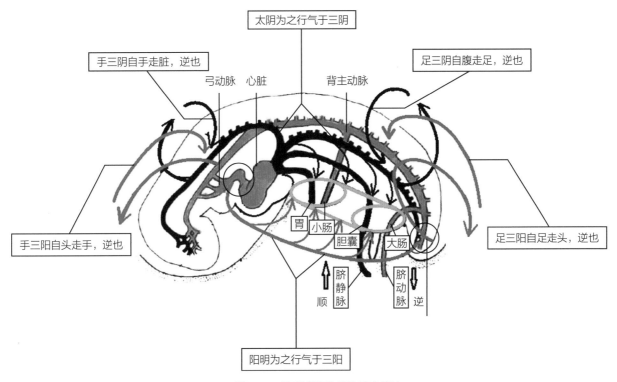

▲ 图 1-38 "经脉逆行"发生发育机制

顺行"。反之,动静脉血管由附肢向脏腑分化发育,也就是附肢微小动静脉由远至近分化发育成粗大动静脉,称为"经脉逆行"。由于顺逆两个经脉通路都是动静脉同时分化发育,故从表面看,经脉顺逆发生发育机制是由顺行动静脉和逆行动静脉四条分化发育路径而形成,即《外经微言·始终》中描述的"足三阴自足走腹,顺也;自腹走足,逆也。足三阳自头走足,顺也;自足走头,逆也。手三阴自脏走手,顺也;自手走脏,逆也。手三阳自手走头,顺也;自头走手,逆也"。然而情况并非如此,无论大小静脉血流运动方向是一致的,大小动脉血流亦复如是,故而从血流运动层面分析,经脉顺逆由四条路径构成而存在机制矛盾。

中医学经脉顺逆理论从动静脉分化发育而论,由于附肢结构分化具有从附肢场开始由近至远的空间轴的方向性和时间轴的先后性,"经脉顺行"发生在先,动静脉血管由近及远分化发育;"经脉逆行"发生在后,动静脉血管由远及近分化发育,最终结局是顺逆分化结构关联成为共构体。区分动静脉血流在这一共构通路中的循环运动方向,必须要先确立始终点。

手足阴经"经脉顺行"通路中,脏腑静脉由近及远分化到附肢末端为阴经顺始;手足阴经"经脉逆行"中,附肢末端微静脉由远及近连接到上下腔静脉上为阴经逆终。阴经顺始和阴经逆终联为一体,也就是附肢大静脉与微静脉相关联。胚胎阶段有氧血流随附肢大静脉(阴经顺始通路)向微静脉(阴经逆终通路)分化方向流动,形成有氧血出流通路,"以顺为始,以逆为终"。

手足阳经在"经脉顺行"通路中,脏腑动脉由近及远分化到附肢末端为阳经顺始;手足阳经"经脉逆行"中,附肢末端微动脉由远及近连接到胸腹主动脉为阴经逆终。阳经顺始和阳经逆终关联为一体,也就是附肢大动脉与微动脉合为一体。胚胎阶段无氧血流随粗大动脉(阴经顺始通路)流向附肢微小动脉(阴经逆终通路),形成动脉无氧血回流通路,"以顺为始,以逆为终"。

胚胎阶段附肢动静脉是随附肢分化发育形成的,最初附肢动静脉干分化发育是随附肢由近及远分化分布,故而手足阴阳经由近至远的循行路径都是"以顺为始"。当附肢结构停止由近向远延伸发育时,从附肢结构远端动静脉干之上由远至近分化发育出微小的循环脉管,故而手足阴阳经由近至远循行路径都是"以逆为终"。由此完成附肢动静脉主干和微循环动静脉之间的关联,就是胚胎经脉"以顺为始,以逆为终"的机制(图1-39)。

5. "顺逆始终"生理经脉循行机制 生理阶段手足动静脉循行通路是在胚胎阶段"以顺为始,以逆为终"基础上产生的,但是在方向表达上具有机制层面的巨大差异。胚胎阶段手足阴阳经脉都是"以顺为始,以逆为终",是在讲述附肢动静脉结构分化发育方向。当进入生理阶段时,附肢大小动静脉结构已经发育成熟,由于动静脉血流性质的转换,故生理阶段的手足经脉循行路径是以动静脉血流运动轨迹而论顺逆始终。生理阶段静脉血流变为无氧血,无氧血由附肢微小静脉(阴经逆终通路)经大静脉(阴经顺始通路),回流到上下腔静脉(冲脉伴脉),故而手足阴经血流运动轨迹都是"以逆为始,以顺为终",也就是附肢静脉血流回流通路的形成;前后附肢静脉血流由远至近相向回流集中于上下腔静脉(冲脉伴脉),与胚胎阶段冲脉伴脉由近至远的分化发育的方向相反。故手足阴经"以逆为始,以顺为终"是以冲脉伴脉"以顺为逆"为中心而展开。

生理阶段动脉血流变为有氧血,有氧血由附肢粗大动脉(阴经顺始通路)流注到附肢微小动脉之中,为附肢组织发育提供有氧血供应。故手足阳经血流运动都是以"以顺为始,以逆为终",也就是附肢动脉血流出流通路的形成。前后附肢动脉血流是以胸腹主动脉(冲脉)前后而出,由近至远离背向分流到附肢组织之上,与胚胎阶段冲脉由远至近分化发育方向相反。故手足阳经"以顺为始,以逆为终"是以冲脉"以逆为顺"为中心而展开(图1-40)。

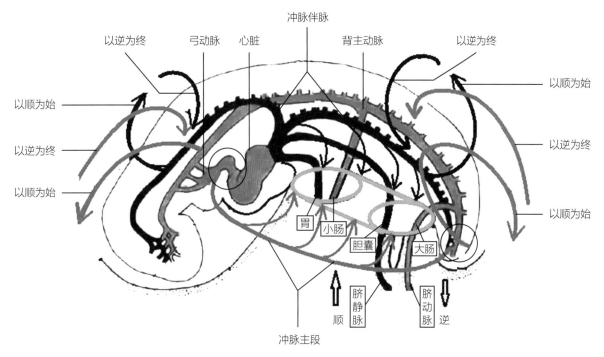

▲ 图 1-39 胚胎期经脉"顺逆始终"机制示意

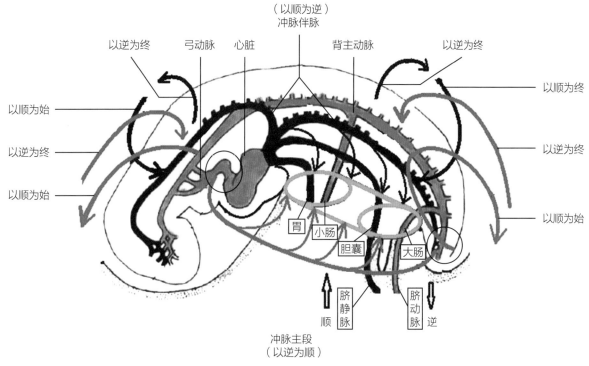

▲ 图 1-40 生理期经脉"顺逆始终"示意

手足阴经"以逆为始,以顺为终"是以冲脉伴脉"以顺为逆"为中心而展开,手足阴经"以逆为始,以顺为终"是以冲脉伴脉"以顺为逆"为中心展开的。手足经形成的体液循环构成了附肢阴阳经脉和体腔内奇经冲脉及伴脉体液之间的体液循环,由此实现了手足经脉与奇经之间体液流动的吻合交通。又因冲脉主体胸腹主动脉及伴脉上下腔静脉都有向体腔内脏腑发出的连接分支,当附肢手足阴阳经脉体液在进出流动时,同时伴随体腔内脏腑经脉体液的运动,这就是附肢手足阴阳经各有脏腑所属的机制。故而不知经脉顺逆始终即不知经脉脏腑之所属。

(四)"三脉动输"经脉循行动力发生机制

1. 经脉循行出入与"十二原"结构机制 当理解附肢手足经脉"顺逆始终"的发生发育机制后,就可以理解中医学所讲经脉循行理论是立足于人体动静脉胚胎发生发育的基础上而建立,故而得出了不同于现代医学血液循环理论的结论。从文字描述上看,几乎与现代医学人体血循环理论完全不同,让近代医学产生一种误解,认为中医学经脉理论是在现代医学血循环理论机制之外存在的一种体液循环机制,各种经脉理论的猜想也层出不穷。其实不然,中医学经脉体液循环理论虽然立足人体胚胎发生发育得出了独有的经脉循环理论,但还是以动静脉循环结构为根本。如果能够系统认识把握其中的根本机制,还是能够与现代医学血循环理论机制相一致。

附肢手足经脉"顺逆始终"发生发育机制中,"顺逆始终"结构是以奇经中冲脉循行路径为主,以手足十二经为辅助共构建而成。

冲脉结构分段由内、外两个分区组成:内分区段结构是胸腹主动脉干,发出动脉分支与六腑关联,由此构成冲脉内分段血管网,也就是体腔内脏腑组织动脉网结构;外分区段结构是由胸腹主动脉从前后端发出分支与上下附肢关联,由此形成附肢动脉结构网。

生理阶段有氧血是由主动脉弓而出心,这样就出现了与动脉血流相反方向的流动轨迹。上肢动脉血流循上肢大动脉由后向前,向上肢远端流动,也就是按照"手三阳自手走头,顺也"方向循行流动。反之,下肢动脉血流是首先沿着胸腹主动脉自前向后流动,然后循下肢左右动脉向下肢远端流动,也就是按照"足三阳自头走足,顺也"方向循行流动。总而言之,手足阳经都是以顺行

方向流动。

生理阶段无氧血由附肢远端微静脉开始回流入心,这样静脉回流就出现了前后相向的回流轨迹。上肢静脉血流由前向后,向上腔静脉干回流,也就是按照"手三阴自手走脏,逆也"的方向循行运动。而下肢动脉血流首先沿着下肢经脉由远至近的方向回流,然后汇流于下腔静脉而入心,也就是按照"足三阴自腹走足,逆也"的方向循行流动。总而言之,手足阴经都是以逆行方向而回流。

手足阳经都是以顺行方向而出流,终点是附肢远端位置,而手足阴经都是以逆行方向而回流,起点是附肢远端位置。这样就出现了手足阴阳经脉循行终始转存在两个位置的现象,外部终始转化区域在附肢远端位置,内部始终转化区域在体腔内脏腑位置,内外两种经脉始终转换区也就是经脉循行的起点和终点集中区。故中医学根据对这一机制的认识,认为可以通过对外部终始转化区域经脉"原穴"的刺激来调整内部终始转化区域脏腑体液的变化,发明了"九针十二原"的诊疗方法。外部终始转化区域经脉"原穴"称之为经脉"十二原",即《灵枢·九针十二原》中所讲"十二原者,五脏之所以禀三百六十五节气味也。五脏有疾也,应出十二原,十二原各有所出,明知其原,睹其应,而知五脏之害矣。阳中之少阴,肺也,其原出于太渊,太渊二。阳中之太阳,心也,其原出于大陵,大陵二。阴中之少阳,肝也,其原出于太冲,太冲二。阴中之至阴,脾也,其原出于太白,太白二。阴中之太阴,肾也,其原出于太溪,太溪二。膏之原,出于鸠尾,鸠尾一。肓之原,出于脖胦,脖胦一"(图1-41)。

2. "三脉动输"与冲脉共构发生发育机制 生理阶段阴阳经脉循行顺逆出现内外始终转化区域,手足阴经以逆行方向而回流,起始点在外转换区域,终止点在内转换区域,现代医学分析就是上下附肢静脉血流由附肢远端开始向上下腔静脉回流入心。手足阳经以顺行方

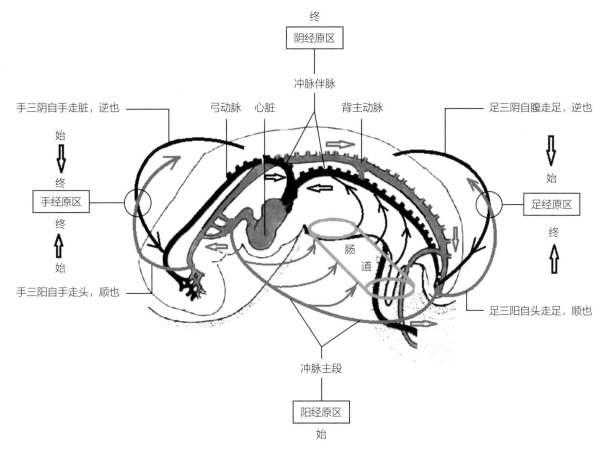

▲ 图 1-41 "十二原"出入循行结构示意

向而出流，起始于内部转换区域，终止点在外部转换区域，现代医学分析就是胸腹主动脉血流经上下肢大动脉向上下附肢远端组织流动。手足阴阳经脉顺逆始终运动形成了附肢经脉与脏腑之间的交通关联，外部经脉顺逆始终区域即"十二原"，为医家所熟悉，然而在"十二原"机制中，阴经起始端是在附肢远端位置，阳经起始点位置是在体腔之内，故而论"十二原"机制还必须认识阳经之始机制。

手足十二经顺逆循行形成内外两个始终交叉转换区，按照中医学所讲，以阴阳顺逆的基本原则分析，随顺胚胎脐静脉血流运动形成的经脉为顺行阴性经脉。反之，随顺胚胎脐动脉血流运动形成的经脉为逆行阳性经脉。简单推理演绎应该是机体腹侧为阴经，背侧为阳经，但事实并非如此。由于经脉顺逆始终机制的出现，阴阳经脉在背腹两侧都是同时分布的，如果简单将阳经定位

在机体背侧，阴经定位在机体腹侧，逻辑上也就自然否定外部"十二原"结论，同时也就无法论述肢体经脉与体腔内五脏的组织关联机制。

手足阳经都是以顺行方向流动而成，"足三阳自头走足，顺也"是由冲脉腹主动脉后端延伸分支动脉而形成，"手三阳自手走头，顺也"是由冲脉胸主动脉段前端延伸分支动脉而构成。按照这样的分析，冲脉与手足经脉的关联形成了前中后三个分段：前段分化手阳经与手阴经顺逆交会形成手经"六原"，后端足阳经和足阴经顺逆交会形成足经"六原"，中间段也就自然成为手足经脉"十二原"顺逆始终的耦合区。这一机制在中医学中称之为"三脉动输"，首见于《灵枢·动输》中"经脉十二，而手太阴、足少阴、阳明，独动不休，何也"？

（1）所谓"肺经动输"者：冲脉前段分支由冲脉胸主动脉前端弓动脉位置向上肢发出动脉分

支，也就是由锁骨下动脉向上肢远端发出的动脉丛称为手三阳经。手太阴肺经就是锁骨下动脉直行延伸的动脉管是桡动脉，直接接受肺脏的有氧血流，故而在肺经远端"寸口"处可以摸到动脉血流波动情况，也就是所谓的"肺经动输"。即《灵枢·动输》载："气之过于寸口也，上十焉息，下八焉伏，何道从还？不知其极。岐伯曰：气之离脏也，卒然如弓弩之发，如水之下岸，上于鱼以反衰，其余气衰散以逆上，故其行微。"

（2）所谓"胃经动输"者：冲脉中断分支胸腹主动脉段血流由前向后流动，首先发出的分支是胃动脉，胃动脉是冲脉向六腑最早发出的分支，由此形成"阳受之则入六腑"（《素问·太阴阳明论》）机制。在冲脉向胃发出分支的同时，冲脉伴脉下腔静脉也向脾脏发出脾静脉。脾静脉是冲脉伴脉向五脏最早发出的分支，由此形成"阴受之则入五脏"（《素问·太阴阳明论》）机制。胃动脉和脾动脉在脾胃间关联成闭合的循环通路，即"太阴阳明为表里，脾胃脉也，阴阳异位，更虚更实，更逆更从，或从内，或从外，所从不同"。脾胃动静脉闭合后出现了"阳受之则入六腑，阴受之则入五脏"的共构体，也就是脏腑间动静脉耦合闭环通路结构。

由于胃动脉是由冲脉腹主动脉首先向六腑发出的分支，胃经在形成"阳受之则入六腑"的同时，还向上沿着胃向食管处发出分支，换言之，食管和胃部动脉血管都属于胃经。胃经食管周围的颈总动脉直接接受来自弓动脉血流，即胃经，故而在胃经远端"人迎"处可以摸到动脉血流波动，也就是所谓的"胃经动输"。《灵枢·动输》载："胃气上注于肺，其悍气上冲头者，循咽，上走空窍，循眼系，入络脑，出颇，下客主人，循牙车，合阳明，并下人迎，此胃气别走于阳明者也。"

（3）所谓"肾经动输"者：冲脉胸腹主动脉在体腔内向六腑发出分支后继续下行分布，在髂部分成左右髂总动脉，髂总动脉向下肢继续延伸，发出髂外动脉、股动脉、腘动脉、胫后动脉、胫

前动脉、腓动脉动脉丛。在这一动脉丛中，胫后动脉属于肾经，胫前动脉属于胃经，胫后动脉和胫前动脉血路在足背位置发生前后交会，故而在肾经远端"跌阳"处可以摸到动脉血流波动情况，也就是所谓的"肾经动输"。《灵枢·动输》载："黄帝曰：足少阴何因而动？岐伯曰：冲脉者，十二经之海也，与少阴之大络，起于肾下，出于气街，循阴股内廉，邪入腘中，循胫骨内廉，并少阴之经，下入内踝之后。入足下，其别者，邪入踝，出属跗上，入大指之间，注诸络，以温足胫，此脉之常动者也。"

三脉动输是冲脉胸腹主动脉在前中后三段区域分布中的界定法则，也就是根据冲脉"土"字形分布结构发明的一种诊断经脉体液运动的方法。肺经"寸口"属于冲脉"土"字形上横线分支动输，用于诊断冲脉前分段血流变化情况；胃经"人迎"属于冲脉"土"字形纵线动输，用于诊断冲脉中间分段血流变化情况；肾经"跌阳"属于冲脉"土"字形下横线分支动输，用于诊断冲脉后分段血流变化情况。故而得知，所谓"三脉动输"，并非是单纯对肺、胃、脾三经体液变化情况的脉诊方法，实际是在讲冲脉与手足阳经的共构机制。三脉动输也就是冲脉前中后三段分布的循行机制（图1-42）。

3. "三脉动输"与手足经脉脏腑对应发生机制　在胚胎分化发育过程，冲脉分化发育首先是胸腹主动脉分布于体腔之内。胸腹主动脉也就是冲脉的中间分段结构，胸腹主动脉由前向后分化发育过程中首先向胃部发出胃动脉；同时冲脉伴行脉上下腔静脉分化发育。上下腔静脉首先向脾脏发出分支脾静脉，胃动脉脾动静脉相向发育分布形成"太阴阳明为表里，脾胃脉也"的共构体，也就是脾胃表里结构的发生。

"太阴阳明为表里，脾胃脉也"共构体结构形成后，冲脉和伴行脉继续向脏腑分化发育。由此形成其他脏腑的表里关系结构，换言之，脏腑表里不是脏腑之间直接的结构连接，是由脏腑之

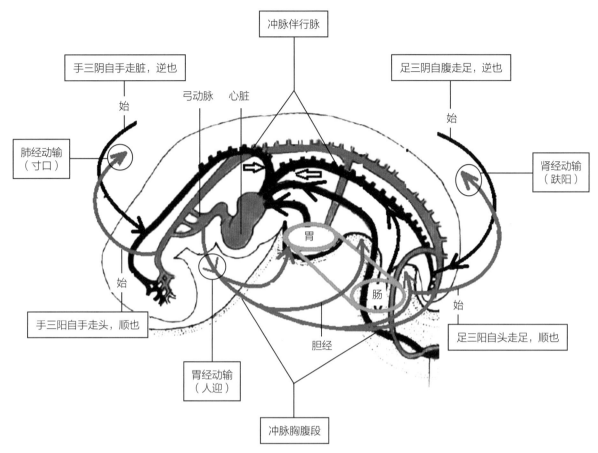

▲ 图 1-42　三脉动输结构机制示意

间动静结构相向分布关联形成的。六腑动脉由胃动脉延伸分化而来，即"阳受之则入六腑"，五脏静脉由脾静脉延伸分化而来，即"阴受之则入五脏"。脉中间分段结构形成脏腑表里结构，是手足经脉脏腑对应关系的基础，脏腑表里经脉分化发育由胃动脉开始，故而胃经动输为"三脉动输"之首。

冲脉和伴行脉分化形成脏腑表里结构的同时，由前后端向上下附肢发出分支，形成手足十二经脉。脏腑具有表里结构，手足经脉是脏腑经脉的一种分化延伸结构，自然也具备表里结构。《素问·太阴阳明论》载："足太阴者三阴也，其脉贯胃属脾络嗌，故太阴为之行气于三阴。阳明者表也，五脏六腑之海也，亦为之行气于三阳。"但是这一结论背后存在的机制难题无法解决，"三脉动输"之中，肺经动输"寸口"和肾经动输"跗阳"都是在附肢结构之上，唯独胃经动输"人迎"

是在颈部，胃经如何能够"行气于三阳"呢？

冲脉由主体段胸腹主动脉两端向上下附肢结构延伸分布发育。"三脉动输"机制是发生在胚体背腹内卷和前后内旋发育没有闭合之前，随着胚体背腹内卷和前后内旋发育闭合形成胚体筒状结构。胃经由动输"人迎"处发出胸腹部循行段结构，胃经循行段在胸腹壁腹侧纵向前后分布，将肺经动输"寸口"和肾经动输"跗阳"连接起来形成"三脉动输"共构体。"三脉动输"共构体结构是属于动脉血管之间的结构，在胃经胸腹壁腹侧循行段形成过程中，脾经也随胃经发育分布于胸腹壁腹侧，也就是"三脉动输"共构体的伴行通路结构。

"三脉动输"共构体以及伴行脉结构的出现，对附肢经脉的发生发育非常重要。"三脉动输"共构体出现前，体腔内由"太阴阳明为表里，脾胃脉也"结构出现了脏腑共构连接，形成了"阳受之则入六腑，阴受之则入五脏"；体腔外脾胃脉住腹壁循行段结构发育循行，也就是"太阴阳明为表里，脾胃脉也"由内部延伸到了体表位置，使得体表附肢经脉具有了脏腑对应关系。由此形成了"足太阴者三阴也，其脉贯胃属脾络嗌，故太阴为之行气于三阴。阳明者表也，五脏六腑之海也，亦为之行气于三阳"的机制。故"三脉动输"共构通路出现是手足十二经与脏腑对应关系的基础（图1-43）。

（五）"三脉动输"经脉动力源机制

"三脉动输"是指体液在肺、胃、肾三经流动，并在体表都具有可以触摸检测的部位，按照现代医学分析也就是三脉具有脉搏现象。脉搏为人体表可触摸到的动脉搏动。人体循环系统由心脏、血管、血液所组成，负责人体氧气、二氧化碳、养分及废物的运送。血液经由心脏的左心室收缩挤压流入主动脉，随即传递到全身动脉。动脉为富有弹性的结缔组织与肌肉所形成管路。当大量血液进入动脉将使动脉压力变大而使管径扩张，在体表较浅处动脉即可感受到此扩张，即所谓的脉搏。既然肺、胃、肾三经具有脉搏现象，肺、胃、肾三脉就属于大动脉血管，由此可有推论"三脉动输"原理核心不是侧重经脉循行路径分布情况，也不是侧重脉诊部位的定位定型，而是侧重经脉循行动力源。

经脉循行机制由两部分构成：其一，经脉循行路径结构说，也就是体液流动通路结构机制。中医学分为有形通路和无形通路，即《灵枢·营

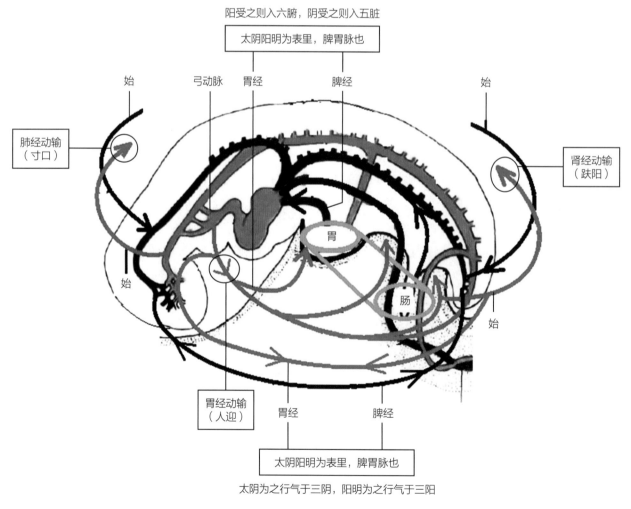

▲ 图1-43　手足经脏腑对应结构发生示意

卫生会》所讲"其清者为营,浊者为卫,营在脉中,卫在脉外",无形体液通路称之为卫,有形通路称之为营。按照现代医学分析就是体液脉管流动形式称之为营,体液组织间隙渗透形式称之为卫。其二,经脉循行动力说,无论经脉体液的有形通路或无形通路,都需要运力推动才能实现体液运动。"三脉动输"也就是中医学经脉体液循行动力源机制,由冲脉动力源和脾胃动力源两部分构成。

1."人迎"与四海动输机制　"三脉动输"是在冲脉三段论机制上产生的,冲脉主体段结构呈现"土"字形状态,"三脉动输"实际是冲脉"土"延伸到体表五个方向远端脉动位置定位,实际是由颈部左右"人迎"、上肢左右"寸口"、下肢左右"跌阳"六个动输构成,因此,"三脉动输"也可以称之为"三脉六输"。

"三脉动输"动力源来自"冲脉者,为十二经之海",继续深究"冲脉者,为十二经之海",冲脉"土"字形结构也是一种动脉血管分布结构。有氧血在冲脉中流动,分流于肺、胃、肾三经中形成"三脉动输",冲脉同肺、胃、肾三经一样都是动脉血管通路,故而冲脉也不是"三脉动输"的真正动力源头。

(1)"四海论"与动输之源机制:冲脉"土"字形结构中,上下横线中间的纵线是指胸腹主动脉。胸腹主动血流来自升主动脉和主动脉弓。升主动脉起自左心室主动脉口,位于肺动脉与上腔静脉之间,向右前上方至右侧第二胸肋关节后方移行为主动脉弓的大动脉,其根部发出左、右冠状动脉。主动脉弓为升主动脉的延续,自右侧第二胸肋关节高度向左后呈弧形弯曲,移行为主动脉弓,跨过左肺根,在第四胸椎体下缘移行为降主动脉。从弓的凸侧由右向左依次发出头臂干、左颈总动脉和左锁骨下动脉。由此反推得知,冲脉体液循行的动力来自心脏脉动。心脏脉动引起动脉血经主动脉和主动脉弓而出灌流于冲脉通路中,向外分流。冲脉主体成"土"字形结构,故而心脏脉动力推动血流运动是呈现上下附肢和

头部五个方向。五个方向分支动脉与组织结构发生关联,形成的结构是《灵枢·海论》所讲的"四海",即"胃者水谷之海,其输上在气冲,下至三里。冲脉者,为十二经之海,其输上在于大杼,下出于巨虚之上下廉。膻中者,为气之海,其输上在于柱骨之上下,前在于人迎。脑为髓之海,其输上在于其盖,下在风府"(四海论详解此处从略)。

人体生理阶段有氧血来自肺心循环,称之为"气海",循行通路为"膻中者,为气之海,其输上在于柱骨之上下,前在于人迎"。

心肺循环中产生的有氧血经升主动脉和主动脉弓流出心脏,然后进入"土"字形冲脉通路向外周分流,称之为"经海",循行通路为"冲脉者,为十二经之海,其输上在于大杼,下出于巨虚之上下廉"。

有氧血出心后进入冲脉"土"字形通路中发生上下分流,上行分流于头颈部,称之为"髓海",循行通路为"脑为髓之海,其输上在于其盖,下在风府"。有氧血循冲脉胸腹主动脉下行流动,首先分流于胃肠道,然后下行于下肢,称之为"水谷海",循行通路为"胃者水谷之海,其输上在气冲,下至三里"。

"四海论"是有氧血产生和有氧血分流机制:气海是有氧血产生的源头,经海是有氧血外流传输通路,髓海是冲脉向中枢神经供氧供血通路,水谷海是冲脉向消化系统供血供氧通路。

(2)"人迎"与四海动输机制:气海集中区域为"膻中",即胸腔内组织动脉血管丛分布区域。髓海集中区域为"脑",即脑髓腔内组织动脉血管丛分布区域。水谷海集中区域为"胃",即腹腔内动脉血管丛分布区域。三海的集中区域分布于躯干位置,也就是冲脉"土"字形纵向胸腹主动脉向颅腔、胸腔、腹腔内组织器官发出连接通路区域。三海区域之间的脉管通路并非只有冲脉之间的关联,同时还与三腔体壁组织之上的体液通路交通,三腔体壁组织上的经脉通路也就是奇经八脉,冲脉属于奇经八脉之首,故而冲脉也是奇经

八脉动输之源。

奇经八脉作为三海体液交通路径，动输之源来源于冲脉动输，冲脉动输由起源于气海，故气海动输应为冲脉动输之源。"人迎"脉动候气海动输，故而得知，"人迎"者即为奇经八脉动输之源，即经文所讲"膻中者，为气之海，其输上在于柱骨之上下，前在于人迎"。"人迎动输"可同候气海和经海之变。

冲脉头颈部循行段为"其输上在于大杼"。大杼者即大杼穴，在较大的第一胸椎之旁，椎骨为"杼骨"，故名大杼穴。气海者循行段为"膻中者，为气之海，其输上在于柱骨之上下，前在于人迎"，气海之输出于"前在于人迎"，冲脉"在于大杼"循行段与气海"柱骨之上下"循行段交会于"前在于人迎"位置，由此形成冲脉头颈部"人迎动输"。意思是讲气海为动输之源，受气于冲脉，循行于头颈部而成"人迎动输"。现代医学分析就是有氧血由升主动脉、主动脉弓而出心，经颈总动脉上行于脑，颈总动脉上连气海"膻中"，上连髓海"脑"，"人迎"位于气海髓海之间，故而"人迎动输"可同候气海髓海之变。

"人迎动输"者，又为胃经动输，即《灵枢·动输》所讲"胃气上注于肺，其悍气上冲头者，循咽，上走空窍，循眼系，入络脑，出顑，下客主人，循牙车，合阳明，并下人迎，此胃气别走于阳明者也"。胃脉者由冲脉而出形成"阳明者表也，五脏六腑之海也"（《素问·太阴阳明论》），即"胃者水谷之海"（《灵枢·海论》），故而"人迎动输"可同候经海和水谷海之变。

"人迎动输"处于颈动脉处，可以同时候四海之变化，故而为四海之动输。现代医学分析"人迎动输"即颈动脉化学感受器，颈动脉化学感受器和主动脉化学感受器都属于外周化学感受器，负责感受循环血氧、血二氧化碳、氢离子水平的变化。在颈动脉窦和主动脉弓附近由上皮细胞组成的颈动脉体和主动脉体是外周化学感受器的解剖学位置。颈动脉化学感受器主要参与呼吸调节，主动脉化学感受器主要参与循环调节。颈动脉化学感受器不是感受动脉血血氧含量的下降，而是感受所处环境氧分压的下降。这就是"人迎"为四海之动输的机制（图1-44）。

2."三脉动输"血海共构机制

（1）人迎寸口二输共构机制：冲脉"土"字形通路为"冲脉者，为十二经之海，其输上在于大杼，下出于巨虚之上下廉"，动输路径分为头颈、上肢、下肢三部。头颈动输路径是"其输上在于

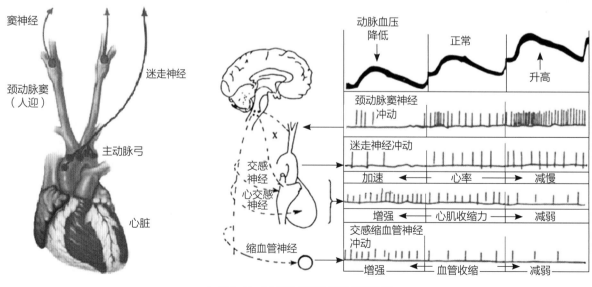

▲ 图1-44 "人迎"四海之动输机制示意

大杼"者，其输即"人迎动输"，可候四海、奇经之变；上肢动输路径是"下出于上下廉"，其输即"寸口动输"，可候手经之变；下肢动输路径是"下出于巨虚"，其输即"跗阳动输"可候足经之变。三脉动输虽各有所主所候分部，但是三脉动输皆来源于气海"膻中"，循行通路皆通过冲脉经海"冲脉"分部，故而三脉动输在气海"膻中"经海"冲脉"层面具共构机制。现代医学分析就是体表脉动现象是动脉有氧血路运动产生的，有氧血外出是由主动脉大动脉向微小动脉处流动，大动脉与微小动脉结合部出现的动输现象。

中医学立论生理阶段有氧血来源，称为气海论，气海者即"膻中者，为气之海，其输上在于柱骨之上下，前在于人迎"。"膻中"者，并非是指一个腧穴，而是指胸中，是一身之气最集中之处，故称为"气海"。现代医学分析就是指心肺循环结构分布的胸腔结构，心肺循环是有氧血产生的部位，故而称之为气海。气海通路"其输上在于柱骨之上下，前在于人迎"就是主动脉弓向头部发出的颈总动脉，"人迎动输"就是颈动脉窦化学感受器。

主动脉弓是升主动脉的延续，自右侧第二胸肋高度向左后呈弧形弯曲，移行为主动脉弓，主动脉弓有左右颈总动脉和左右锁骨下动脉两个分支动脉干构成，左右颈总动脉出现的动输就是"人迎"，为胃经所属。左右锁骨下动脉向上肢远端分布经腋动脉、肱动脉、桡动脉到达掌骨，在左右桡动脉终止点部位出现的动输就是"寸口"，为肺经所属。胃经"人迎"和肺经"寸口"动输之源来自气海，由主动脉弓分流而形成，"人迎"和"寸口"两动输为同源异构体，故《灵枢·终始》提出了"人迎"和"寸口"二输合参诊断之法，即"终始者，经脉为纪。持其脉口人迎，以知阴阳有余不足，平与不平，天道毕矣"。依据"人迎"参"寸口"机制，就是《灵枢·动输》所讲"胃为五脏六腑之海，其清气上注于肺，肺气从太阴而行之，其行也，以息往来，故人一呼，脉再动，

一吸脉亦再动，呼吸不已，故动而不止"。

依据"寸口"参"人迎"动输机制，就是《灵枢·动输》所讲"胃气上注于肺，其悍气上冲头者，循咽，上走空窍，循眼系，入络脑，出颃，下客主人，循牙车，合阳明，并下人迎，此胃气别走于阳明者也。故阴阳上下，其动也若一。故阳病而阳脉小者，为逆；阴病而阴脉大者，为逆。"

"人迎"和"寸口"二脉比较合参机制。《灵枢·终始》载："人迎与太阴脉口俱盛四倍以上，名曰关格。关格者，与之短期。""人迎与脉口俱盛三倍以上，命曰阴阳俱溢，如是者不开，则血脉闭塞，气无所行，流淫于中，五脏内伤。"

（2）人迎跗阳二输共构机制：胃经循行路径由头面段、脏腑段、体壁段、下肢段，足背段五个循行分段共构构成。

头面分段：由舌咽动脉、面动脉构成，即《灵枢·经脉》所讲"起于鼻之交頞中，旁纳太阳之脉，下循鼻外，入上齿中，还出挟口环唇，下交承浆，却循颐后下廉，出大迎，循颊车，上耳前，过客主人，循发际，至额颅"。

脏腑分段：由冲脉胸腹主动脉发出的食管动脉和胃动脉构成，即《灵枢·经脉》所讲"其支者，从大迎前下人迎，循喉咙，入缺盆，下膈，属胃，络脾"。

体壁分段：由腹侧段腋下动脉分支胸廓内动脉、肌膈动脉和腹部腹壁上动脉、腹壁下动脉构成。即《灵枢·经脉》所讲"其直者，从缺盆下乳内廉，下挟脐，入气街中"。

下肢段：由髂总动脉下行的髂外动脉、旋股外侧动脉升降支、胫前动脉构成。即《灵枢·经脉》所讲"其支者，起于胃口，下循腹里，下至气街中而合，以下髀关，抵伏兔，下膝膑中，下循胫外廉，下足跗，入中趾内间"。

足背段：由足背动脉构成，即《灵枢·经脉》所讲"其支者，别跗上，入大趾间，出其端"。

胃经中的体壁分段纵贯于体壁腹侧，体壁分段上行与头面分段相交，交会路径就是左右头臂

动脉干。头臂干为一粗短的干，向右上方斜行至右胸锁关节后方，分为左右颈总动脉和左右锁骨下动脉，"人迎"位于头臂干左右颈总动脉之上，故而为胃经动输。

体壁分段下行与下肢分段相交，二个分段共构体形成水谷海之输。《灵枢·海论》载："胃者水谷之海，其输上在气冲，下至三里。"由足三里继续下行到达足部分段与肾经交会，交会路径是胫前动脉（胃经）与胫后动脉（肾经）交会于足背动脉，形成"跗阳"动输。胫后动脉（肾经）是股动脉的直行动脉，胫前动脉（胃经）是股动脉旁行分支动脉，故而"跗阳"隶属于肾经动输。

跗阳者又称冲阳，即为足少阴肾经动输，也为冲脉之动输。这是因为冲脉胸腹主动脉在体腔内部向胃发出分支，形成胃经"人迎"动输的同时（颈总动脉），自身由上向下循行，分支于下肢，并足少阴肾经下行足背部与胃经下肢段交会。即《灵枢·动输》所讲"黄帝曰：足少阴何因而动？岐伯曰：冲脉者，十二经之海也，与少阴之大络，起于肾下，出于气街，循阴股内廉，邪入腘中，循胫骨内廉，并少阴之经，下入内踝之后。入足下，其别者，邪入踝，出属附上，入大指之间，注诸络，以温足胫，此脉之常动者也"，故而此动输者言跗阳者候胃肾二经之变，言冲阳者候冲脉之变。

（3）"三脉动输"与血海同源异构机制：中医学理论中有多种动输脉脉诊之法，列举如下。

其一，"独取寸口法"。《难经·一难》中提出"独取寸口"法，即"曰：十二经皆有动脉，独取寸口，以决五脏六腑死生吉凶之法，何谓也？然寸口者，脉之大会，手太阴之脉动也。人一呼脉行三寸，一吸脉行三寸，呼吸定息，脉行六寸。人一日一夜，凡一万三千五百息，脉行五十度，周于身。漏水下百刻，荣卫行阳二十五度，行阴亦二十五度，为一周也，故五十度，复会于手太阴。寸口者，五脏六腑之所终始，故法取于寸口也。"

其二，"二输合参法"。《灵枢·终始》载："终始者，经脉为纪。持其脉口人迎，以知阴阳有余

不足，平与不平，天道毕矣。"

其三，"三输合参法"。《伤寒论序》载："观今之医，不念思求经旨，以演其所知，各承家技，始终顺旧。省疾问病，务在口给，相对斯须，便处汤药，按寸不及尺，握手不及足，人迎、跗阳，三部不参，动数发息，不满五十，短期未知决诊，九候曾无仿佛，明堂阙庭，尽不见察，所谓窥管而已。夫欲视死别生，实为难矣！"

其四，"三部九候法"。《素问·三部九候论》载："有下部，有中部，有上部，部各有三候。三候者，有天、有地、有人也。必指而导之，乃以为真。上部天，两额之动脉；上部地，两颊之动脉；上部人，耳前之动脉。中部天，手太阴也；中部地，手阳明也；中部人，手少阴也。下部天，足厥阴也；下部地，足少阴也；下部人，足太阴也。故下部之天以候肝，地以候肾，人以候脾胃之气。"

在中医学动输理论中出现如此多的脉诊方法后，因各朝代医者不能系统认识和把握动输脉诊的机制，故此在中医发展史上一直争论不休，如仲景《伤寒论序》中就明确对《难经·一难》"独取寸口法"提出反对意见。因此，要想系统认识和把握中医学理论中的动输脉诊法，还必须回归到复原动输机制原理的探究上来。

脉诊是通过按触人体不同部位的脉搏，以体察脉象变化的切诊方法，又称切脉、诊脉、按脉、持脉。脉象的形成与脏腑气血密切相关，若脏腑气血发生病变，血脉运行就会受到影响，脉象就有变化。严格意义上讲脉诊由切脉和评脉两部分构成。脉诊之法接触按压动脉血管的体表位置，然后获得动脉血在脉管中血流动力的变化情况的过程称为"切脉"；综合脉动信息与脏腑气血以及全身情况分析，最后做出全面的诊断的过程称为"评脉"，完成切脉和评脉两个过程称为"脉诊"。脉诊是在动脉血管动输机制基础上产生的一种诊断方法。人体动脉血管分布非常广泛，不同位置动脉血管动输体现的血流运动情况也不同，故而独取一个动输而对全身血流动力情况作出判断是

不可能的，必须选择不同的号脉位置，获得不同动输变化情况，做出综合"评脉"后，才能真正系统的完成脉诊过程。《素问·三部九候论》载："天地之至数，始于一，终于九焉。一者天，二者地，三者人。因而三之，三三者九，以应九野。故人有三部，部有三候，以决死生，以处百病，以调虚实，而除邪疾。"要想探索动输脉诊的机制，必须要搞清脉诊动输的位置。

（1）动输体动脉原则：脉诊动输位置选择原则首先是确立动脉血管，要想探索动输机制必须先了解动脉心血管系统构成。心脏和血管运送血液到全身各处，大多数的动脉将富氧的血液运出心脏即体动脉；大多数的静脉则将低氧的血液运回心脏。然而，起源于肺动脉干的肺动脉则将低氧的血液运到肺即肺动脉，肺静脉把富氧的血液从肺运回心脏。动输脉诊位置选择第一原则是富氧的体动脉。《素问·三部九候论》中三部九候动输位置就是体动脉分布的位置。

（2）动输有氧血原则：人体脉管系统由动脉和静脉构成，体静脉中流动的为无氧血。体静脉和体动脉中的血流都是在脉管中流动，故而统称为营气，但是这样很容易混淆血流属性，导致中医学发展史上对动静脉血流属性一直模糊不清。实际中医学中营气是立足动静脉转换机制而论，即《灵枢·营卫生会》中讲"中焦亦并胃中，出上焦之后，此所受气者，泌糟粕，蒸津液，化其精微，上注于肺脉，乃化而为血，以奉生身，莫贵于此，故独得行于经隧，命曰营气"。这一机制是根据四海论而言，"中焦亦并胃中，出上焦之后，此所受气者，泌糟粕，蒸津液，化其精微"是立足"水谷海"的体静脉无氧血流，称为"营血"。"上注于肺脉，乃化而为血，以奉生身，莫贵于此，故独得行于经隧，命曰营气"是立足"气海"而论有氧血流，称之为"营气"。营气者又称荣气，即《素问·逆调论》所讲"荣气虚则不仁，卫气虚则不用，荣卫俱虚，则不仁且不用，肉如故也"（此处从略）。所谓动输位置选择的第二原则是有

氧血流，了解有氧血流的变化情况，自然明白了血流对机体组织的营养作用。

（3）冲脉通路原则：荣气通路属于体动脉有氧血通路。体动脉血流是在心脏脉动力推动下由升主动脉出心，在主动脉弓位置发出胸主动脉、左右头臂干、左右颈总动脉、左右锁骨下分支，也就是冲脉"土"字形上端纵线代表的分支结构。其中胸主动脉下行成为腹主动脉，胸腹主动实际是一条动脉干，也就是冲脉"土"字形中间纵线结构。腹主动脉向下分流为左右髂总动脉，然后下行经髂外动脉与股动脉分流成胫前动脉、胫后动脉、腓动脉，也就是冲脉"土"字形下端横线代表的分支结构。

体动脉有氧血流进入冲脉"土"字形通路结构由内向外流动为"十二经之海"，一切体表动脉动输血流都是由冲脉通路传输而形成。故冲脉是一切动输脉诊选择的第三原则。

（4）动输分部分候定位原则：有氧血血流为组织提供有氧血，故而选择动输脉诊位置都是选择在大动脉向微小动脉分支的位置，利于了解有氧血流向组织提供有氧血流的强弱等情况。由于不同动输血流来自不同的大动脉，而且血流供应的组织对象也不同，故不同动输反映不同组织血流变化情况，就是《素问·三部九候论》所讲动输分部分候的定位原则。动输不能分部，即"切脉"不定，"切脉"不定故"评脉"无据，即《伤寒论序》中所讲"人迎、趺阳，三部不参，所谓窥管而已"。

（5）动输奇正同候原则：动输者皆起于冲脉，冲脉"土"字中间纵线结构分布于体腔之内，纵贯于四海之间。《灵枢·海论》载："人有髓海，有血海，有气海，有水谷之海，凡此四者，以应四海也。"其中血海者即冲脉，冲脉为奇经八脉之首，故而"人迎"可候冲脉上连"髓海"之变；"趺阳"者可候冲脉下连接"水谷之海"之变；"人迎"与"趺阳"可候中间"气海"之变；候髓海、血海、水谷海之变者即后奇经八脉之变。

冲脉"土"字形上下横线代表上下附肢动脉

干，即《灵枢·海论》所讲"冲脉者，为十二经之海，其输上在于大杼，下出于巨虚之上下廉"。左右"寸口"为冲脉上肢动脉干之动输，左右"跌阳"为冲脉下肢动脉干之动输，故"寸口""跌阳"二输合参即可候手足十二正经之变。

人迎、跌阳二脉合参可候奇经之变，人迎、寸口二输合参可候正经之变，故人迎、寸口、跌阳三输合参者即可候奇正脉之变，也就是知道冲脉血海之变，推而广之即"三部九候"之机制（图1-45）。

上下附肢是附着于躯干之上，附肢手足十二正经和躯干奇经八脉都是冲脉"土"字形动脉干通路的延伸分布通路。手足正经和躯干奇经属于同源异构体，人迎、寸口、跌阳三输合参即可知奇正脉动之变，即《灵枢·动输》所讲"夫四末阴阳之会者，此气之大络也；四街者，气之径路也。故络绝则径通，四末解则气从合，相输如环"。动输脉诊法背后的机制也就是荣气同源异构脉动机制。同源者，诸脉动输同起于气海，异构者，冲脉之分支，知动输同源异构者，即知血海冲脉之变，知血海之变者即知"六名一气"之理也。

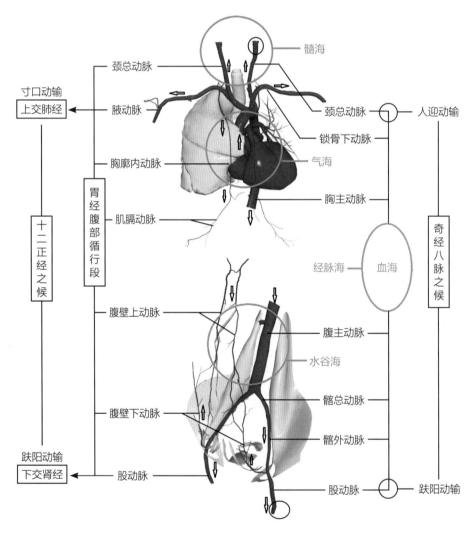

▲ 图1-45 "三脉动输"与血海同源异构示意

第三节

"九野九脏论"与经脉分部发生发育机制

一、"六九节制说"与古代历法气象物候说机制

（一）"天以六六为节"与天度气象历算原理

1. "十二辰次"与天度历算对象　中医学理论中针刺疗法最根本的理论是"九野论"。《灵枢·九针论》载："九针者，天地之大数也，始于一而终于九。故曰：一以法天，二以法地，三以法人，四以法时，五以法音，六以法律，七以法星，八以法风，九以法野"。具体法则称之为"黄钟数"，即"以针应九之数，奈何？岐伯曰：夫圣人之起天地之数也，一而九之，故以立九野。九而九之，九九八十一，以起黄钟数焉，以针应数也。"既然"始于一而终于九"冠以"针应数"，也就是古天文历法中的"气数"而非"天度"。"三而三之，合则为九，九分为九野，九野为九脏"，九野理论隶属于地道气数推演法则得出的结论，而与之对应的"天度"推演法则又是什么？天度和气数是中国古代历法推演模式的两个既对立又统一的推演法则，二者不能分而论之。《素问·六节藏象论》载："余闻天以六六之节，以成一岁，人以九九制会，计人亦有三百六十五节，以为天地，久矣。不知其所谓也？"

关于天度气数之别，《素问·六节藏象论》中有所介绍。

天度气数历法坐标界定为"夫六六之节，九九制会者，所以正天之度，气之数也。天度者，所以制日月之行也；气数者，所以纪化生之用也"。六六之节是指用干支配合计数的六十天轮回六次为一年，用来确定天道的尺度（简称天度）；

九九制会是指用长度为九寸（汉尺）的黄钟律管标定的乘九的长度测量天道的准度，以应和万物气化的度数（简称气数）。综合而言，"六六之节"为之天度，用于表达天文日月星辰运动的节律；"九九制会"为之气数，用于表达地理气象物候变化的节律；天度即天文，气数即地理，"正天之度，气之数"即上观天文俯察地理之意。

天度"六六之节"推演法则："天为阳，地为阴，日为阳，月为阴，行有分纪，周有道理，日行一度，月行十三度而有奇焉。故大小月三百六十五日而成岁，积气余而盈闰矣。立端于始，表正于中，推余于终，而天度毕矣。"

"六六之节"的推演法则为天度，即计算日、月的运行轨迹的。天属阳，地属阴；日属阳，月属阴，它们的运行有一定的轨迹，其环周也有一定的度数，每一昼夜，日行一度（指太阳历法），月行十三度有余（指月亮历法或阴历）。所以，大月、小月加起来三百六十五天，成为一年，由于月亮运行的分度不足，节气有盈余，于是产生了闰月（指阴阳合历，沿用至今的中国农历是其中一种），确定了岁首冬至日为天度年（指《内经》独创的运气历，属于阴阳合历的一种）的开始，用圭表的日影确定正午的时间。随着日月的运行而推算节气的盈余，直到岁尾，整个天度的变化就可以完全计算出来了。"六六之节"推演法则是根据日月交会十二辰次模型而来（图 1-46）。

"辰"本意指日、月的交会点。"十二辰"则为夏历一年十二个月的月朔时，太阳所在的位置。《左传·昭公七年》载："日月之汇是谓辰。"中国古代历法中根据十二辰次来确立"月建"，即《汉

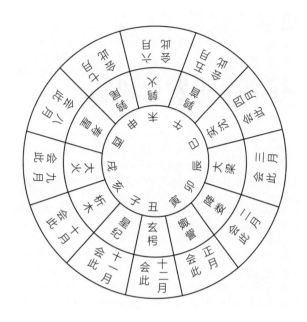

▲ 图 1-46 十二辰次图

书·律历志》记载的"辰者,日月之会而建所指也"。所谓"月建"就是把一年十二个月和天上的十二辰联系起来。十二辰属于黄道(即太阳一年在天空中移动一圈的路线)附近的一周天十二等分,由东向西配以子、丑、寅、卯、辰、巳、午、未、申、酉、戌、亥,称为十二支。十二支和十二月相配,依序称为建子月、建丑月、建寅月等,就叫"月建"。周甲重复六次而成一岁,"岁"在古代有木星的含义。古人认识到木星约十二年运行一周天,其轨道与黄道相近,因将周天分为十二等分,称十二星次(星空区域),这种纪年法也称为"岁星纪年"。

岁星纪年,是东周至汉朝使用的纪元方法。岁以六十甲子(干支纪年法)为运转周期,循环往复,永无止境。"岁"又名为"摄提""太岁",在传承发展中后世将这套多音节的摄提纪元(岁)。

十二月建确立后,展开"天以六六为节"的推演,具体方法为"天有十日,日六竟而周甲,甲六覆而终岁,三百六十日法也"。天有十干,代表十日,十干循环六次而成一个周甲,周甲重复六次而一年终了,换言之,六个甲子称之为"天以六六为节",成三百六十日为一岁(60×6＝360)是根据日月交会和木星运动三者之间关系结

合而定位出来的。

2."其生五,其气三"与天度推演参数 "天以六六为节"为之天度,天度推演的量纲是十天干,月建十二辰次量纲是十二地支。两个量纲单位的不重叠现象,就出现了天度和气数如何结合的疑问。《素问·六节藏象论》载:"余已闻天度矣。愿闻气数,何以合之?天以六六为节,地以九九制会。天有十日,日六竟而周甲,甲六覆而终岁,三百六十日法也。夫自古通天者,生之本,本于阴阳,其气九州岛九窍,皆通乎天气。"根据原文记载,天度是以甲子为节,用于表达天文日月循环运动,六个甲子共计天数为三百六十日(一岁);气数是以九野为制,用于表达地理气数的变化,九个九野共计为八十一野,天度气数结合是将三百六十日对应分配到八十一野之中,由此推演出天度变化导致的气数变化的规律,也就是所谓的"天以六六为节,地以九九制会"。

当我们了解天度气数结合的历法模型构,天度属于天文学坐标,即"天度者,所以制日月之行也";气数属于地理坐标,即"气数者,所以纪化生之用也"。但是我们知道地球表面不同维度地区气象物候是不同的,也就是在天度不变的情况下,气数因地理位置的不同会出现不同现象,高纬度和低纬度地区会出现四季不分明的状态,只有中纬度(中温带)地区才会出现四季分明的现象。"天以六六为节,地以九九制会"坐标使用上就不是一种机械的对应关系,必须立足于实际的地理维度情况才能确立天度和气数结合法则。古代中国疆土处于北半球中温带地区,在"天以六六为节,地以九九制会"使用上延伸出称为"候气时岁"的推演法则,即《素问·六节藏象论》所讲"五日谓之候,三候谓之气,六气谓之时,四时谓之岁"。

何为"五日谓之候,三候谓之气"?"五日谓之候"者五日称为一候,为一气,也就是《素问·六节藏象论》所讲"其生五,其气三","五日谓之候"为天度"其生五","三候谓之气"为

气数"其气三"。换言之，天度五日应一气，一气三候十五日，天度十日应二气，二气六候三十日，即一月天度气数之合数为"六候二气"。

何为"六气谓之时，四时谓之岁"？气数一气为三候十五日，六气一时为九十日（15×6=90），一时六气者应天度三个月，即"六气谓之时"。一年分四时，四时应气数共计二十四气（6×4=24），也就是二十四节气，一气应天度十五日，四时二十四气共应天度三百六十日（24×15=360），应二十四气者即为一岁，共计应七十二候（360÷5=72），即"四时谓之岁"。

"候气时岁"是由"五日谓之候，三候谓之气"展开，故而"其生五，其气三"也就是天度的推演参数。"六气谓之时，四时谓之岁"是由"五日谓之候，三候谓之气"推演的结果，故而"六气谓之时，四时谓之岁"也就是"天以六六为节"（表1-1）。

3.《河图》与天度气象历坐标模型　天度"天以六六为节"的推演法则也就是"候气岁时"：五日为一候，三候为一气，六气为一时，四时为二十四节气，合360日为一岁。这一历法推算法则是根据《河图》而来。

北方：一个白点在内，六个黑点在外。

东方：三个白点在内，八个黑点在外。

南方：二个黑点在内，七个白点在外。

西方：四个黑点在内，九个白点在外。

中央：五个白点在内，十个黑点在外。

后世多解读为"天一生水，地六成之；地二生火，天七成之；天三生木，地八成之；地四生金，天九成之；天五生土，地十成之"。实际是一种气象历坐标模型（图1-47）。

《河图》在中国古代历法体系中属于黄道坐标。《河图》中央区域由中间五个白点，周围有十个黑点围绕组成：五个白点对应天门就是戊分，代表"五日谓之候"；周围十个黑点对应地户就是己分，代表两个"五日谓之候"十日对应十天干。意思是讲天度推演起于天门戊分，经五日为一候，经十日两候满十天干为之一旬。戊己二分连线为黄道坐标的纵轴，戊分为天门对应北斗七星朝向西北，己分为地户背对北斗七星朝向东南，然后黄道在做四分，东方对应甲乙，西方对应庚辛，南方对应丙丁，北方对应壬癸，这种用十天干组成的《河图》图形也就是黄道坐标天度气数量纲图。

《河图》"五十"组成中央区域，向外分为四个方向分别代表北冬至、南夏至、东春分、西秋分四个时间节点。每个方向都是由奇偶一对数字组成，奇偶数字差都是五：北方六减一差为五，南方七减二差为五，东方八减三差为五，西方九减四差为五。这种用十个数字组成的《河图》图形也就是黄道坐标天度气数量度图。

黄道坐标《河图》具备了轴性（四方五位）、量纲（天干）、量度（奇偶数）后就可以展开历算推演。一年是春夏秋冬四时，都是由"五日谓之候，三候谓之气"开始推算：冬至前后各主三气为冬时（冬六气90日），春分前后各主三气为

表1-1 "天以六六为节"示意			
	候　气	**时　岁**	**节　气**
天　度	五日为一候		
	五干应一气		
气　数	三候为一气（15日）	六气为一时（90日）	一时6节气
	十干应二气（30日）	六气为三月	一时18候
天　度		四时为一岁（360日）	一岁24节气

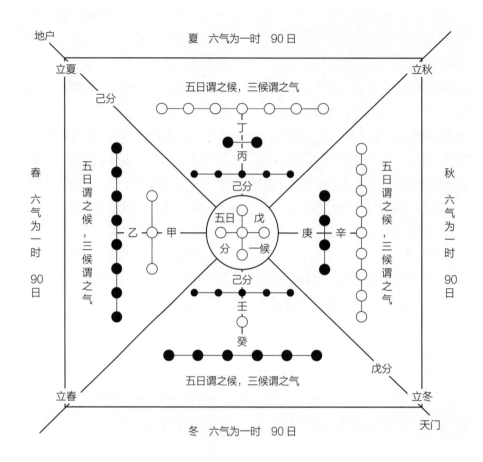

▲ 图 1-47 《河图》气象历坐标示意

春时（春六气 90 日），夏至前后各主三气为夏时（夏六气 90 日），秋分前后各主三气为秋时（秋六气 90 日）。四时共计气数二十四气，天度 360 日为一岁。

一岁（一年）是一个历法单位，有春夏秋冬四个节气，春天是年的开始和年的结束。一年就是 12 个月左右，不包括闰年，阳历 365 或 366，阴历 354 或 355 天，也就是说无论阳历还是阴历都没有 360 日为一年的现象。这一点古人早就明白，如《素问·六节藏象论》载："天为阳，地为阴，日为阳，月为阴，行有分纪，周有道理，日行一度，月行十三度而有奇焉。故大小月三百六十五日而成岁，积气余而盈闰矣。立端于始，表正于中，推余于终，而天度毕矣"。但是为什么中国古代历法中有天度 360 日为一岁的说法呢？

古代历家在做"天度者，所以制日月之行也"

时发现，按照日月交会一次为一个月，天度数应该为一年十二个月，一月为三十天，一年应为 360 日（30×12=360）。但是实际观测情况并非如此，月有大小月之分，大月有 31 天（1 月、3 月、5 月、7 月、8 月、10 月、12 月），小月有 30 天（4 月、6 月、9 月、11 月），大小月的平均数是 30，故而设立 360 日为一年作为公度，实际天度 365 日和公度 360 之间的差数"5"，即《河图》中间的五个白点，用作"积气余而盈闰"。设立公度 360 日为一年有两种用途：一是矫正闰月误差，为历算用途；二是根据历算气象节律，《河图》用"天以六六为节"是一种气象历算用途。

（二）"地以九九制会"与气数物候历算原理

1. "黄钟数"与葭灰占律法　"地以九九制会"也就是天度气数之会，即《灵枢·九针论》

所讲"天地之大数也，始于一而终于九。故曰：一以法天，二以法地，三以法人，四以法时，五以法音，六以法律，七以法星，八以法风，九以法野"。具体推演法则在《灵枢·九宫八风》讲"太一日游，以冬至之日，居叶蛰之宫，数所在日，从一处至九日，复返于一。常如是无已，终而复始"。太一每天都在移动，从冬至这天入居叶蛰宫起，频繁改换其所在，每天迁移一个地方，到第九天，重又返回到属于一数的坎位，经常这样轮转不已，终而复始。这种历算推演方法称为"太一游宫"。

在"太一游宫"推演法中，"太一"指一日游一宫，九天游完九宫只是在"叶蛰宫"中游。但是根据《灵枢·九宫八风》所讲"九宫八风"占盘中具有九宫，也就是九宫中各有九宫，"太一游宫"游完全部占盘应该是九九八十一日，即《灵枢·九针论》所讲"夫圣人之起天地之数也，一而九之，故以立九野。九而九之，九九八十一，以起黄钟数焉"。"一而九之"也就是"地以九九制会"气数推演的基本参数。

中国古代历法不是单纯的天文历算，而是具有很强目的性的历算系统，目的为指导当时人们的生产生活。故既有天文历算内容，即"天度者，所以制日月之行也"；又有作用内容，即"气数者，所以纪化生之用也"。

"天以六六为节"为之天文历度，称为天度；"地以九九制会"为之地理气象历度，称为气数。气数是由天度延伸而来，故"候气时岁"推演顺序，以"候"为起始，候者等待之意。"五日谓之候"也就是天度五日等待气数到来的意思，这一机制在中国古代历法中称之"候应"，也就是在天度变化的同时，地理上会出现相应的气象物候变化节律，称为"候应"。"候应"分为由动物候应、植物候应、气象候应三种。动物候应是从动物的蛰眠、复苏、交配、繁殖、换羽、迁徙的过程来反映节气的。植物候应是以植物的萌芽、发叶、生枝、开花、结果、落叶的规律来反映季节

变化。自然现象候应又称非生物候应，是以霜降雪飘、水冻冰化、风云变幻等来反映节气的。"地以九九制会"即候应之数，候应之数即"九而九之，九九八十一，以起黄钟数焉"中所讲"黄钟数"。

"黄钟数"者即葭灰占律法，东汉史学家蔡邕讲解为"上古本阴阳，别风声，审清浊。别风声，不可以文载口传也，故铸金作钟，以正十二月之声，然后以效升降之气，而钟不可用，乃截竹为管曰律，为清浊之率也。以律长短为制，正月之律，与太簇相中也，言出于钟。乃置深室，葭莩为灰，以实其端，其月气既至，则灰飞管通。古以钟律齐其声，后人不能，则数以正其度，度正则音亦正矣"。葭灰占律法具体方法是在冬至前三日，将长短不一的十二律管摆好，放入"葭灰"（即芦苇灰）。据古籍记载，只要摆放正确，用十二个律管对应十二个中气，当某个律管中葭灰扬起，意味着对应的中气来到（图1-48）。宋代汪宗臣《水调歌头·冬至》曰："候应黄钟动，吹出白葭灰。五云重压头，潜蛰地中雷。"

"黄钟数"推演从冬至日开始，以九为参数，每九日过一宫，九日即"三而三之，合则为九"。意思是讲九宫占盘中每一宫中都含有"一以法天，二以法地，三以法人，四以法时，五以法音，六以法律，七以法星，八以法风，九以法野"。"一以法天，二以法地，三以法人"者为"三而成天"；"四以法时，五以法音，六以法律"者为"三而成地"；"七以法星，八以法风，九以法野"者为"三而成人"。九宫占盘中共有九宫，"太一游宫"一遍为八十一日即"九而九之，九九八十一，以起黄钟数焉"，"黄钟数"者即"地以九九制会"。

2. 《洛书》与物候历坐标模型 "地以九九制会"是根据"九而九之，九九八十一，以起黄钟数焉"而来。气数候应历算之法是根据古代《洛书》而来，又称九宫图，结构是"戴九履一，左三右七，二四为肩，六八为足，以五居中，五方白圈皆阳数，四隅黑点为阴数"，实际是一种物候历坐标。

（1）九宫候应坐标：《洛书》九宫格中，中

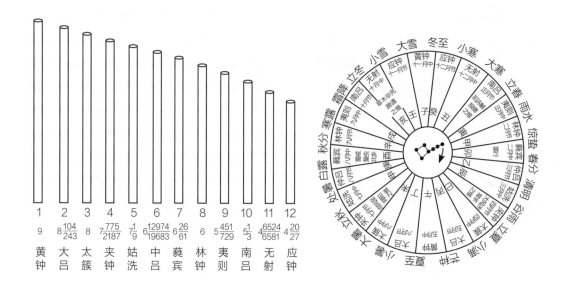

1	2	3	4	5	6	7	8	9	10	11	12
9	$8\frac{104}{243}$	8	$7\frac{775}{2187}$	$7\frac{1}{9}$	$6\frac{12974}{19683}$	$6\frac{26}{61}$	6	$5\frac{451}{729}$	$5\frac{1}{3}$	$4\frac{6524}{6581}$	$4\frac{20}{27}$
黄钟	大吕	太簇	夹钟	姑洗	中吕	蕤宾	林钟	夷则	南吕	无射	应钟

▲ 图1-48　葭灰占律法示意

宫"以五居中"对应天度"以五日为候"，也就是以"五以法音"为中心，五音对应五行应于地。《素问·天元纪大论》载："木火土金水火，地之阴阳也，生长化收藏下应之。""以五居中"周围分宫八数以应八节：北一候应冬至、南九候应夏至、东三候应春分、西九候应秋分为四正；西南二候应立秋、东南四候应立夏、西北四候应立冬、东北八候应立春为四偶。四正四偶对角线交会"以五居中"和数皆为十五，候应"三候谓之气"十五日。由此构成中国古代历法中的物候学坐标系，是基于赤道面而设立，可以归属为赤道面坐标。

（2）"太一居宫"与八宫候应分度：《洛书》物候历坐标系分为八向九区，《灵枢·九宫八风》又称"九宫八风"。九宫所主天度日数为"太一常以冬至之日，居叶蛰之宫四十六日，明日居天留四十六日，明日居仓门四十六日，明日居阴洛四十五日，明日居天宫四十六日，明日居玄委四十六日，明日居仓果四十六日，明日居新洛四十五日，明日复居叶蛰之宫，曰冬至矣"。根据经文所讲，只有八宫有"明日居"（中央招摇宫不用），阴洛宫和新洛宫为四十五日，即天门地户对应宫位候应天数是四十五日，其他四个宫位各候应四十六日，八宫共计候应三百六十六日；较

之天度数三百六十日就多出了六日。换言之，《洛书》候应气数候应分度比《河图》天度数天时分度多出了六日。《河图》是气象历公度为四时六气三百六十日为周期，《洛书》物候历公度为四时八节三百六十六日为周期（图1-49）。

《洛书》候应气数候应分度比《河图》天度数天时分度多出了6日，共计366日，实际是太阳一周（太阳年）为365.2422天。如果按照《洛书》坐标分度以46日来公度就是一年368日，超出了太阳年周期2日，故在天门地户指示的新洛宫和阴洛宫中分度中设为45日，减去2日正好是太阳年周期366日，由此确定出《洛书》物候学坐标与太阳年周期真实的对应关系，依此就可以展开物候历的推演。

（3）"太一游宫"与九野分度：《洛书》候应共有九宫，每一宫"太一游宫"九日，九宫共计为八十一日（9×9=81），中间招摇中九日不用，剩下的七十二日（81-9=72）以候应天度。

七十二分度应《洛书》外八宫，每宫以九日应之，就是八宫中的每一宫都含"一以法天，二以法地，三以法人，四以法时，五以法音，六以法律，七以法星，八以法风，九以法野"作为九野分度基本参照标准，即《灵枢·九宫八风》中

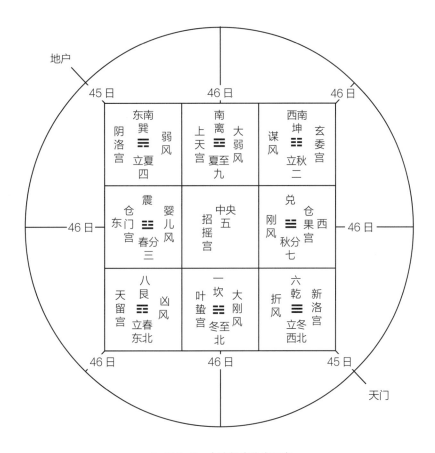

▲ 图1-49　九宫候应分度示意

所讲"太一日游，以冬至之日，居叶蛰之宫，数所在日，从一处至九日，复返于一。常如是无已，终而复始"。

中国古代历法中，无论是《河图》气象历还是《洛书》物候历都不是体系派历法（单纯天文历算为对象），而是作用派历法（气象物候为对象）。但两种作用派历法都必须以体系派历法中的天文历算作为标准，否则不具备普适性（地理维度决定气象物候），故无论《河图》气象坐标还是《洛书》物候学坐标中，中间位置都是"以五居中"，然后才展开周围坐标轴量度数字排列。"以五居中"就是"五日谓之候"，是《河图》气象坐标和《洛书》物候学坐标共同遵守的历法推演参数。

《河图》气象坐标中"以五居中"之外八数勘定八宫九野的具体方法，首先是以占测"正月朔日"风向作为九宫候应标准。即《灵枢·岁露论》载："正月朔日，太一居天留之宫，其日西北风，

不雨，人多死矣。正月朔日，平旦北风，春，民多死。正月朔日，平旦北风行，民病多者，十有三也。正月朔日，日中北风，夏，民多死。正月朔日，夕时北风，秋，民多死。终日北风，大病死者十有六。正月朔日，风从南方来，命曰旱乡；从西方来，命曰白骨，将国有殃，人多死亡。正月朔日，风从东方来，发屋，扬沙石，国有大灾也。正月朔日，风从东南方行，春有死亡。正月朔日，天和温不风，粜贱，民不病；天寒而风，粜贵，民多病。"

然后根据"正月朔日"结论展开周围八宫的候应分度，冬至日以"一以法天"为主候；立春日以"八以法风"为主候；春分日以"三以法人"为主候；立夏日以"四以法时"为主候；夏至日以"九以法野"为主候；立秋日以"二以法地"为主候；秋分日以"七以法星"为主候；立冬日以"六以法律"为主候。

主侯者，就是气数变化所要候应的主要观测对象。古历家是以八个宫位的分向变化作为占测对象，所以《洛书》又称为"九宫八风"。《灵枢·九宫八风》记载候风定宫方法具体内容为"是故太一入徙立于中宫，乃朝八风，以占吉凶也。风从南方来，名曰大弱风。风从西南方来，名曰谋风。风从西方来，名曰刚风。风从西北方来，名曰折风。风从北方来，名曰大刚风。风从东北方来，名曰凶风。风从东方来，名曰婴儿风。风从东南方来，名曰弱风"。意思是讲在地理八个方位和相应时间节点上，出现相应的风来，也就是具有客观存在的候应对象；反之，如果没有候应对象出现，就需要继续观测候占，由此来确立主候的时间节点。换言之，候应占法并非是单纯靠逻辑推理而得出结论，而是根据实际观测对象为依据而确立主候变化的时间节点（图 1-50）。

（4）"七十二候"分度部宫："太一居宫"候应分度为三百六十六日，也就是一个太阳年是两个立春之间的时间，约 365.2422 日周期，"太一游宫"九野分度 72 份，这样就出现 5 日为一年分候的单位参数（366÷72=5.08 日），五日对应《洛书》坐标中的"以五居中"即"五日谓之候"。

从八节中的每一节日开始，每节分三候对应"三候谓之气"十五日（天度 3×8=24 节），然后对应"六气谓之时"得出一时 18 候（3×6=18），最后对应"四时谓之岁"共得 72 候（18×4=72），也就是《洛书》候应总数七十二候的由来（图 1-51）。

"七十二候"历算推演单纯从逻辑上看有点循环论证的意味。其实不然，这是对天度二十节气的一种细分（二十节气中的每一节气含有三候合计为七十二候），二十节气为"天以六六之节"分度，七十二候为"地以九九制会"分度。二十节气属于气象时空分部，七十二候属于物候时空分部，气候和物候是既对立又统一现象，故而在

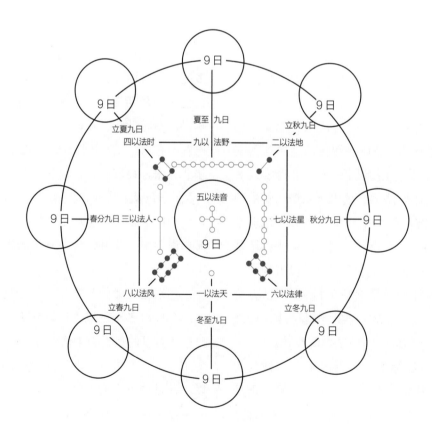

▲ 图 1-50　九野分度原理示意

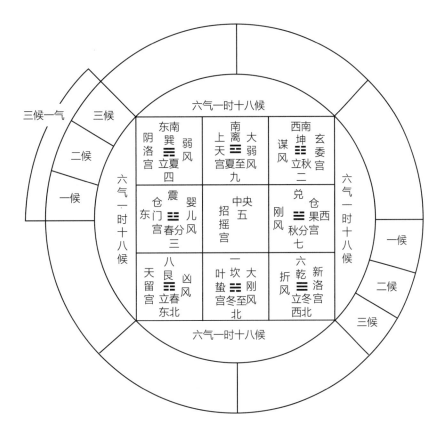

▲ 图 1-51　七十二候分宫机制示意

历算上必须既需要分而占测又需要合而推演，二者结合才能真正占测推演出天文变化节律下的气象物候变化规律，也就是《河图》《洛书》两个坐标系既分义合用的机制。

现代天文学分析节气细化，候是我国农历中更小的阳历单位，"五日谓之候"实际是黄道上每隔黄经 5 度就是 1 候，而不一定是 5 天。我国古代历家根据黄河流域的地理、气候和自然界的一些景象编制出的物候历，作为指导当时农事活动的历法补充。七十二候在历史文献中有多种记载，而且各个时代描述内容也不相同，完整记载见于汉代改易增附的著作《逸周书·时训解》中，总结简介如下（图 1-52）。

冬至：冬至之日蚯蚓结，又五日麋角解，又五日水泉动。

小寒：小寒之日雁北乡，又五日鹊始巢，又五日雉始雊。

大寒：大寒之日鸡始乳，又五日征鸟厉疾，

又五日水泽腹坚。

立春：立春之日东风解冻，又五日蛰虫始振，又五日鱼上冰（鱼陟负冰）。

雨水：雨水之日獭祭鱼，又五日鸿雁来（候雁北），又五日草木萌动。

惊蛰：惊蛰之日桃始华，又五日仓庚鸣，又五日鹰化为鸠。

春分：春分之日玄鸟至，又五日雷乃发声，又五日始电。

清明：清明之日桐始华，又五日田鼠化为鴽，又五日虹始见。

谷雨：谷雨之日萍始生，又五日鸣鸠拂奇羽，又五日戴胜降于桑。

立夏：立夏之日蝼蝈鸣，又五日蚯蚓出，又五日王瓜生。

小满：小满之日苦菜秀，又五日靡草死，又五日小暑至（麦秋至）。

芒种：芒种之日螳螂生，又五日鵙始鸣，又

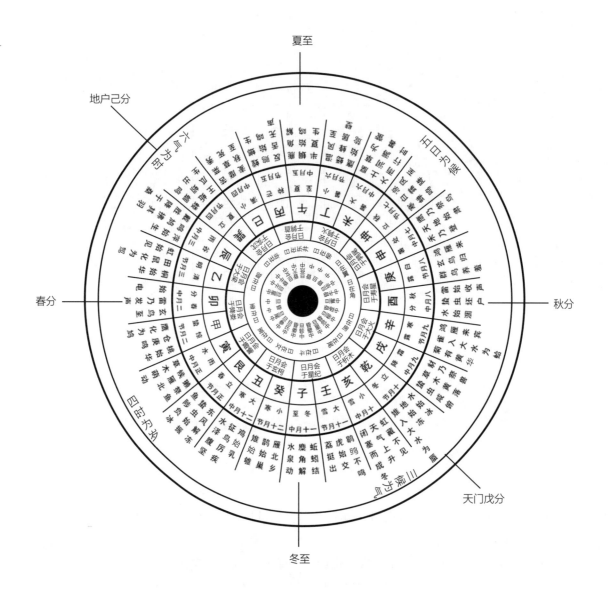

▲ 图 1-52 七十二候分部示意

五日反舌无声。

夏至：夏至之日鹿角解，又五日蜩始鸣，又五日半夏生。

小暑：小暑之日温风至，又五日蟋蟀居壁，又五日鹰乃学习（鹰始鸷）。

大暑：大暑之日腐草为萤，又五日土润溽暑，又五日大雨时行。

立秋：立秋之日凉风至，又五日白露降，又五日寒蝉鸣。

处暑：处暑之日鹰乃祭鸟，又五日天地始肃，

又五日禾乃登。

白露：白露之日鸿雁来，又五日玄鸟归，又五日群鸟养羞。

秋分：秋分之日雷始收声，又五日蛰虫坯户，又五日水始涸。

寒露：寒露之日鸿雁来宾，又五日雀入大水为蛤，又五日菊有黄华。

霜降：霜降之日豺乃祭兽，又五日草木黄落，又五日蛰虫咸俯。

立冬：立冬之日水始冰，又五日地始冻，又

五日雉入大水为蜃。

小雪：小雪之日虹藏不见，又五日天气上腾地气下降，又五日闭塞而成冬。

大雪：大雪之日鹖鸣不鸣，又五日虎始交，又五日荔挺出。

二、"三五之道"经脉脏腑连接胚胎发育机制

（一）"天度气数"天人合一机制层次说

中医学理论是立足于人体内环境和背景环境统一法则建立起来的，故在"天地大数"使用上对"天地之大数也，始于一而终于九"产生了三个层面的解说。

1. "天度气数"天文历法说 人体内环境和背景环境统一法则中，所谓的"天"是古代天文历法学概念，故"天地大数"第一种解说是天文历法说。即《灵枢·九针论》载："一以法天，二以法地，三以法人，四以法时，五以法音，六以法律，七以法星，八以法风，九以法野。"这一机制是古代历法中的一种运算模式，称为"天度"。《素问·六节藏象论》载："帝曰：余已闻天度矣。愿闻气数，何以合之？岐伯曰：天以六六为节，地以九九制会。天有十日，日六竟而周甲，甲六覆而终岁，三百六十日法也。"

这种历法不是一种单纯的天文历算法，而是将天文历算和气象物候统一推算的作用派历法。天文历算称为"天度"，气象物候称为"气数"，"天度"和"气数"统一称为"正天之度，气之数也"。《素问·六节藏象论》记载具体推算法则为"夫六六之节，九九制会者，所以正天之度，气之数也。天度者，所以制日月之行也；气数者，所以纪化生之用也。天为阳，地为阴，日为阳，月为阴，行有分纪，周有道理，日行一度，月行十三度而有奇焉。故大小月三百六十五日而成岁，积气余而盈闰矣。立端于始，表正于中，推余于终，而

天度毕矣"。这种历法原则"正天之度，气之数也"中，"气数"与物候学相关，与古代医学联系起来，也就是中医学中的"运气学说"理论的源头。

2. "天度气数"生理功能说 根据"天地大数"天文历法说推及人体生理功能出现对应关系，也就是"天地大数"生理功能说。即《素问·针解》载："夫一天、二地、三人、四时、五音、六律、七星、八风、九野，身形亦应之，针各有所宜，故曰九针。人皮应天，人肉应地，人脉应人，人筋应时，人声应音，人阴阳合气应律，人齿面目应星，人出入气应风，人九窍三百六十五络应野。"《灵枢·九针论》载："夫圣人之起天地之数也，一而九之，故以立九野。九而九之，九九八十一，以起黄钟数焉，以针应数也"。

天人合一原则是中医学理论中最基本的概念之一。在这一观念指导下，中医学无论在理论"理法"层面，还是在诊疗法则"方药"层面，无不渗透着"天地大数"天文历法与人体机制之间的关联，特别是中医学针刺理论，认为针刺经脉腧穴不能单凭人体内环境变化作为标准，必须结合背景环境变化规律，依据内环境和背景环境变化的统一性才能正确使用针刺治疗法。即《灵枢·九针十二原》载："臣请推而次之，令有纲纪，始于一，终于九焉。请言其道！小针之要，易陈而难入。粗守形，上守神，神乎神，客在门。未赭（别本作睹）其疾，恶知其原？刺之微，在速迟。粗守关，上守机，机之动，不离其空，空中之机，清静而微，其来不可逢，其往不可追。知机之道者，不可挂以发；不知机道，扣之不发。知其往来，要与之期。粗之暗乎，妙哉！工独有之。往者为逆，来者为顺，明知逆顺，正行无问。迎而夺之，恶得无虚；追而济之，恶得无实。迎之随之，以意和之，针道毕矣。"

针刺的道理就像万物"始于一而终于九"的规律一样清楚明白。现在让我首先来谈一谈关于用针治病的一般道理。运用小针治病的要领，说起来比较容易，可是要达到精妙的境界就不容易

了。一般医生拘守形体，只知道在病位上针刺；而高明的医生能根据病人神情气色的变化针治疾病。人的"神"是极其神妙的，虽然没有形体但却是无所不在，它会客居在人体的所有地方，在人体的所有门户（指穴位）出入自由。如果诊察不出这种神不守关而发生的疾病，又怎么能知道发病的原因呢？针刺的微妙，在于怎样运用快慢的手法。一般的医生仅能拘守四肢关节的穴位治病，而高明的医生能把握经脉穴位气机的变化。气机的变化离不开孔穴，孔穴中反映出的气血虚实盛衰的变化，是至清至静而极其微妙的，当邪气盛时不可迎而补之，邪气衰时不可追而泻之。如同好的弓弩手，懂得扣动扳机的时机；差的弓弩手，该击发时却扣而不发。用针的人必须知道气机的往来运行变化，并严格地通过气机运行把握针刺的时间，只有这样才能取得良好的疗效。一般的医生对此昏昧不知，只有高明的医生才能知其妙处。正气之去叫作逆，正气之来叫作顺，明白了逆顺之理，就可以大胆直刺，不用再问了。如果正气已虚，还用泻法，只能是更虚；如果邪气正盛，还用补法，只能是更实。迎其邪而泻，随其去而补，都应在用心体察气机变化后，灵活运用才能调和虚实。掌握了这个关键，小针治病的要领就尽在其中了。

3. "天度气数"胚胎发生说　中医学理论是立足于人体内环境和背景环境统一法则建立的理论体系。但是人体内环境和背景环境是不同的系统，按照现代生物学而言就是无机界和有机界之间的差别性，人体生理存在只是存在于地球生物圈之内，离开生物圈是不能生存的。而人体环境要和背景环境统一法则，也就自然具有选择性，由于直接影响生物体演化和人体胚胎组织的分化发育，故背景"天地大数"中还具有胚胎发生发育对应法则。《素问·六节藏象论》载："夫自古通天者，生之本，本于阴阳，其气九州岛九窍，皆通乎天气。故其生五，其气三。三而成天，三而成地，三而成人。三而三之，合则为九，九分为

九野，九野为九脏。"

"天度气数"从三个层面解说具有发生发育时间轴先后性，"天地大数"天文历法说的机制是发生起点，中间过程是"天地大数"胚胎发生说机制，最后终结是"天地大数"生理功能说机制。故中医学所讲"天地之大数也，始于一而终于九"是天人合一之理，其本质是背景环境对人体胚胎作用产生"天地大数"胚胎发生说机制，并非是"天地大数"生理功能说机制。换言之，"天度气数"胚胎发生机制为天人合一之体，"天地大数"生理功能机制是天人合一之用。

4. "天度气数"胚胎发育数算表达法　《素问·六节藏象论》用"天地大数"来描述背景环境变化与人体胚胎发生发育关系，即"天度气数"胚胎发生说。具体方法描述为"夫自古通天者，生之本，本于阴阳，其气九州岛九窍，皆通乎天气。故其生五，其气三。三而成天，三而成地，三而成人。三而三之，合则为九，九分为九野，九野为九脏"。

从原文分析，"天地大数"用于胚胎发生表达使用了乘除法运算法则。其一为除法运算，就是以"五"为除数，"始于一而终于九"为被除数为去求商"二"。但是"始于一而终于九"不能被"五"除尽，故而这一法则中被除数应该是"十"，这一除法法则称之为"其生五"。其二为乘法法则，"三"为因数，以"三"为被数，积数为"九"，即"三而成天，三而成地，三而成人。三而三之，合则为九"，这一乘法法则称之为"其气三"法则。利用乘除两个法则对"始于一而终于九"进行推算，然后对应人体胚胎组织分化发育，推算结果就是"九分为九野，九野为九脏"。由此来表达"夫自古通天者，生之本，本于阴阳，其气九州岛九窍，皆通乎天气"，也就是所谓天人合一"天地大数"胚胎发生理论的核心。

（二）"其生五"与经脉脏腑交通发生机制

1. "五行逆生"与胚胎组织发生顺序机制　中

医学理论中，使用"天地大数"天文历法数理模型来表达人体胚胎发育机制，表达方式也是四则运算中的乘除法。对于现代人来说是很容易理解的问题，但是难于理解部分是使用数学推算法则怎么能够表达人体胚胎组织发生发育机制呢？如果这种表达方式正确，人体胚胎组织分化发育中就必须存在一种与背景环境对应统一机制，否则这种表达就不具备机制基础，变为一种根本不具备医学含义的纯逻辑推导体系。换言之，要想真正认识"天地大数"胚胎发生说，最关键在于搞清"其生五，其气三"背后存在的人体胚胎发生发育机制。"天地之大数也，始于一而终于九"使用"其生五，其气三"描述人体胚胎发生发育机制，实际是在表达描述胚胎组织发生发育中时间轴先后性和空间分布轴性机制。

"其生五"是"天地大数"胚胎发生理论中的除法法则，但是"始于一而终于九"不能被"五"除尽，如何能够对应"始于一而终于九"呢？这背后隐藏着十进制表达法则，"其生五"是"始于一而终于十"，也就是被除数是"十"（十数字代表空），除数是"五"，积数是"二"。这一除法推算方式对应人体是以人体胚胎十月作为天人合一的对应机制。即《太上老君内观经》载："天地媾精，阴阳布化，万物以生。承其宿业，分灵道一。父母和合，人受其生。始，一月为胞，精血凝也。二月成胎，形兆胚也。三月阳神为三魂，动而生也。四月阴灵为七魄，静镇形也。五月，五行分脏以安神也。六月，六律定腑用滋灵也。七月，七精开窍，通光明也。八月，八景神具，降真灵也。九月，宫室罗布，以定精也。十月气足，万象成也。元和哺食，时不停也。"

人体胚胎在母体中存在十个月，每个月分别呈现不同的发育状态，也被除数"十"对应的人体胚胎发育机制，除数为"五"者即将胚胎十个月分别发育状态分为两个阶段。

前五个月为"一月为胞，精血凝也。二月成胎，形兆胚也。三月阳神为三魂，动而生也。

四月阴灵为七魄，静镇形也。五月，五行分脏以安神也"，对应天地之数为"夫一天、二地、三人、四时、五音"，这种天数与人数对应机制实际是描述胚胎"五体"发生发育阶段。即《素问·针解》载："一针皮，二针肉，三针脉，四针筋，五针骨。"

后五个月为"六月，六律定腑用滋灵也。七月，七精开窍，通光明也。八月，八景神具，降真灵也。九月，宫室罗布，以定精也。十月气足，万象成也。元和哺食，时不停也"，对应天地之数为"六律、七星、八风、九野、十空"。五体五脏皆是由脑髓生，"人始生，先成精，精成而脑髓生，骨为干，脉为营，筋为刚，肉为墙，皮肤坚而毛发长，谷入于胃，脉道以通，血气乃行"，五脏五体发育成熟也就是脑髓发育成熟，"十"者对应脑髓。这种天数与人数对应机制实际是在描述胚胎"五脏"和奇恒之腑发生发育成熟阶段。《素问·针解》载："六针调阴阳，七针益精，八针除风，九针通九窍，十针通脑髓。"

《灵枢·经脉》中将胚胎前后两个五月人数对应"天数"前后两个阶段结合起来。所谓的"其生五"背后的机制，是在用天数十进制"始于一而终于十"对应人体胚胎十月发育状态，一至五为之生数，六至十为成数。"其生五"由生数五和成数五两部分构成：前段"五体"对应生数一至五，后段"五脏"对应成数六至十，由此描述人体胚胎由"五体"向"五脏"分化发育的生成过程。

"天地之大数也"本为"始于一而终于九"，为什么要同时使用"始于一而终于十"延伸出"其生五"呢？这是为描述胚胎发生发育中的五行逆生机制而设。

"天地之大数也，始于一而终于九"是以"三而成天，三而成地，三而成人。三而三之，合则为九，九分为九野"来划分胚胎九月组织器官发生发育时间轴的先后顺序，也就是所谓"其气三"。这种划分法侧重体腔外组织器官的胚胎分化发育描述，故适应于针灸治疗法则使用。《素问·针解》载："夫一天、二地、三人、四时、五音、六律、七星、八风、九野，身形亦应之，针各有所宜，故曰九针。人皮应天，人肉应地，人脉应人，人筋应时，人声应音，人阴阳合气应律，人齿面目应星，人出入气应风，人九窍三百六十五络应野。故一针皮，二针肉，三针脉，四针筋，五针骨，六针调阴阳，七针益精，八针除风，九针通九窍，除三百六十五节气，此之谓各有所主也。"

针灸之法并非只是用来治疗体腔外躯干肢体组织疾病，而是通过体腔外躯干肢体腧穴的刺激调整经脉气血的变化实现治疗疾病的效果。《灵枢·九针十二原》载："凡将用针，必先诊脉，视气之剧易，乃可以治也。五脏之气已绝于内，而用针者反实其外，是谓重竭。重竭必死，其死也静。治之者，辄反其气，取腋与膺；五脏之气已绝于外，而用针者反实其内，是谓逆厥。逆厥则必死，其死也躁。治之者，反取四末。"针刺这种调外而治内的治疗方法要求医家不但要知道躯干肢体结构结构，而且要知道躯干肢体结构与内脏组织之间的交通结构关系，否则也就无法认识和把握调外而治内的治疗方法。故《灵枢·九针论》在描述"天地之大数也，始于一而终于九"人体组织对应关系时，同时在描述五体与五脏之间的关系，应用的表述方式就是一至九数中同时标注五行属性，分析如下。

"一者，天也。天者，阳也，五脏之应天者肺，肺者，五脏六腑之盖也，皮者，肺之合也，人之阳也"，五行属金。

"二者，地也。人之所以应土者，肉也"，五行属土。

"三者，人也。人之所以成生者，血脉也"，五行属火。

"四者，时也。时者，四时八风之客于经络之中，为瘤病者也"，五行属木。

"五者，音也。音者，冬夏之分，分于子午，阴与阳别，寒与热争，两气相搏，合为痈脓者也"，五行属水。

"六者，律也。律者，调阴阳四时而合十二

经脉，虚邪客于经络而为暴痹者也"，五行属金。

"七者，星也。星者，人之七窍，邪之所客于经，而为痛痹，舍于经络者也"，五行属土。

"八者，风也。风者，人之股肱八节也"，五行属火。

"九者，野也。野者，人之节解皮肤之间也"，五行属木。

加之"十空"，空者即腧穴，腧穴五行当属水。

如果按照"其生五"分析，前段即五体，五行排列顺序为"金土火木水"；后段即脏腑，五行排列顺序为"金土火木水"。由此呈现出的五行规律就是"五行逆生"。人体胚胎分化发育阶段，五体和五脏之间是按照"五行逆生"的顺序发生发育形成的，五体"五行逆生"发生在先，处于体腔外，五脏"五行逆生"发生在后，处于体腔内。根据这种内外关联结构，就可以针刺外部五体，由五体"五行逆生"变化引起五脏"五行逆生"的变化，从而实现调外而治内的治疗效果，就是"其生五"背后隐藏的胚胎五行逆生发生发育机制（表1-2）。

2."五体脉生论"与经脉脏腑交通发育机制　中医学经脉发生发育机制见于"六名一气论"中，六名者，即"人有精、气、津、液、血、脉，余意以为一气耳，今乃辨为六名"（《灵枢·决气》）。六名各有所主所候，即"精脱者，耳聋。气脱者，目不明。津脱者，腠理开，汗大泄。液脱者，骨属屈伸不利，色夭，脑髓消，胫酸，耳数鸣。血脱者，色白，夭然不泽。（脉脱者，）其脉空虚。此其候也"（《灵枢·决气》）。

六名各有所主所候者，即为脏腑之所主。即《灵枢·终始》所讲"明知《终始》，五脏为纪，阴阳定矣。阴者主脏，阳者主腑，阳受气于四末，阴受气于五脏"，意思是讲六腑受阳气，五脏受阴气，六腑阳气由内向外流动"阳受气于四末"，五脏阴气由外向内流动"阴受气于五脏"。也就是说六腑主阳经，五脏主阴经，阴阳二经相向而行形成脏腑与四肢之间的体液交通。

生　数					成　数				
一天	二地	三人	四时	五音	六律	七星	八风	九野	十空
一月为胞	二月成胎	三月阳神	四月阴灵	五月分脏	六月定腑	七月开窍	八月神具	九月定精	十月万象成
一针皮	二针肉	三针脉	四针筋	五针骨	六针调阴阳	七针益精	八针除风	九针通九窍	十针通脑髓
金	土	火	木	水	金	土	火	木	水
→五体五行逆生→					→脏腑五行逆生→				
五体发生发育					奇正脏腑发生发育				

表 1-2　胚胎五行逆生发生发育示意图

"六名一气"中"精、气、津、液、血"为流动体液。"脉"者为体液流动管道，按照这种体液发生机制顺序应该是一种单向流动方式，为什么出现体液在四肢脏腑之间相向而行的现象呢？实际这一机制背后存在着机体脉管发生发育空间分布顺逆的机制。

《灵枢·经脉》载："人始生，先成精，精成而脑髓生，骨为干，脉为营，筋为刚，肉为墙，皮肤坚而毛发长，谷入于胃，脉道以通，血气乃行。"这段原文分为两段：前段是"人始生，先成精，精成而脑髓生，骨为干，脉为营，筋为刚，肉为墙，皮肤坚而毛发长"，意思是机体胚胎发育早期，首先由"脑髓"向骨脉筋肉皮肤"五体"分化发育，脉管结构分化发育出现于"五体"之中即"脉为营"；后段是"谷入于胃，脉道以通，血气乃行"，意思是"脉为营"虽然在胚胎阶段已经在五体结构发育过程中形成，但是并没有真正开始传输血液，只有进入生理阶段"谷入于胃"后，"脉为营"才真正进入传输体液的"脉道以通，血气乃行"的状态。胚胎阶段"脉"由五体中发生，出于脏腑之外，生理阶段气血经"脉"而行，分布于脏腑之外，五体之上。即《灵枢·营气》载："营气之道，内谷为宝。谷入于胃，乃传之肺，流溢于中，布散于外，精专者行于经隧，常营无已，终而复始，是谓天地之纪。"由此形成经脉体液相向而行的运动状态，但是五体与脏腑之间经脉相关联的结构是什么呢？从机制分析层面看，这段原文没有给

出五体与脏腑之间脉管相关联结构的详细讲解。五体与脏腑之间的脉管关联机制，中医学也是立足于胚胎发生发育而论，称为"五体脉生论"。

《素问·针解》具体描述针刺诊疗法则为："岐伯曰：夫一天、二地、三人、四时、五音、六律、七星、八风、九野，身形亦应之，针各有所宜，故曰九针。人皮应天，人肉应地，人脉应人，人筋应时，人声应音，人阴阳合气应律，人齿面目应星，人出入气应风，人九窍三百六十五络应野。故一针皮，二针肉，三针脉，四针筋，五针骨，六针调阴阳，七针益精，八针除风，九针通九窍，除三百六十五节气，此之谓各有所主也。人心意应八风，人气应天，人发齿耳目五声应五音六律，人阴阳脉血气应地，人肝目应之九。"根据经文所讲"天地大数"对应人体组织结构分析，内容可以分为前后两段。

前段内容为"一天、二地、三人、四时、五音"，对应"一针皮，二针肉，三针脉，四针筋，五针骨"。"一至五"分别对应一皮二肉三脉四筋五骨，总称"五体"。

后段内容为"五音、六律、七星、八风、九野"，对应"五针骨，六针调阴阳，七针益精，八针除风，九针通九窍"。"五至九"分别对应关系比较模糊，结合《灵枢·邪客》所讲"天有五音，人有五脏；天有六律，人有六腑"，《灵枢·九针论》所讲"七者，星也。星者，人之七窍。八者，风也。风者，人之股肱八节也。九者，野也。野者，人之节解

皮肤之间也"。总结为"五至九"分别对应五脏六腑七窍八节九节皮间脉，总称为"奇正脏腑"。五脏六腑为正脏腑，脑髓骨脉女子胞为奇恒之腑。

在前后两段内容中，前段五体中有"三针脉"，后段奇正脏腑中有"九节皮间脉"。"天地大数"顺序中，"三针脉"在前"九节皮间脉"在后，中间奇正脏腑，形成了五体经脉与脏腑经脉之间的顺序关系。以机体解剖空间结构而论，五体经脉在体壁之表，脏腑经脉在体壁之里，五体经脉和脏腑经脉共构于体壁表里之间，故针刺五体经脉腧穴就可以调动脏腑经脉之变化，称为"五体脉生论"。

（三）"其气三"与经脉组织连接分部发生发育机制

"天地之大数也，始于一而终于九"具有两种人体结构机制表达。第一种表达"其生五"，与《素问·六节藏象论》中的"天度"相关。"天度者，所以制日月之行也"对应人体表达，是以"五行逆生"天度历法模型表达"五体"生"五脏"的胚胎发生发育机制，生理层面也就是"五体脉生"机制。实际是以"始于一而终于九"十进制循环的"始于一而终于十"所表达的内容。第二种为"其气三"，与《素问·六节藏象论》中的"气数"相关。"气数者，所以纪化生之用也"对应人体表达，是以"天地人"气数历法模型表达胚胎组织空间结构"形脏四，神脏五，合为九脏以应之"的分化发育机制。生理层面就是《灵枢·九针论》所讲"夫圣人之起天地之数也，一而九之，故以立九野"。

"其生五"为天度，"其气三"为气数，二者合而为一用作表达"夫自古通天者，生之本，本于阴阳，其气九州岛九窍，皆通乎天气"（《素问·六节藏象论》），二者不可分而论之，人体结构功能表达亦复如是。

在"其气三"表达人体组织结构中存在一个机制矛盾，根据《灵枢·九针论》所讲"夫圣人之起天地之数也，一而九之，故以立九野"，《素问·针解》总结为"九液"为"一针皮，二针肉，三针脉，四针筋，五针骨，六针调阴阳，七针益精，八针除风，九针通九窍"。针刺就是针刺人体"九野"，此理昭然。但是根据《素问·六节藏象论》所讲"三而三之，合则为九，九分为九野，九野为九脏。故形脏四，神脏五，合为九脏以应之也"，意思讲针刺"九野"就是针刺"九脏"，这样就存在"九野"与"九脏"之间对应机制难题，如果不能解决这一难题，针刺"九野"调外而治内的针刺方法仍然没有机制基础。

"九野"的表达原则为"其气三"，具体表达方式就是"三而成天，三而成地，三而成人。三而三之，合则为九，九分为九野，九野为九脏"（《素问·六节藏象论》）。数学方法就是乘法"3×3=9"，因数为"3"，倍数也为"3"，"3×3=9"者即"三而成天，三而成地，三而成，合则为九"，对应人体"三而成天"者即"人皮应天，人肉应地，人脉应人"。"三而成地"者即"人筋应时，人声应音，人阴阳合气应律"。"三而成人"者即"七针益精，八针除风，九针通九窍"。在"九野"划分要特别注意，原文在同时利用"其生五"和"其气三"两个原则，背后还隐藏者诸多的交叉原理，结合《灵枢·九针论》所讲分解如下。

1. "天地人"三才分部划分原则 《素问·针解》载："人皮应天，人肉应地，人脉应人。"《灵枢·九针论》载："一者，天也皮。二者，地也肉也。三者，人也脉也。"分部为天皮、肉地、脉人之三才，整体为"三而成天"。换言之，"三而成天"中同时包含天、地、人三才。

《素问·针解》载："人筋应时，人声应音，人阴阳合气应律。"《灵枢·九针论》载："四者，时也于经络。五者，音也阴阳。六者，律也。律者十二经脉。"分部为天筋、地脏、人腑人之三才，整体为"三而成地"。换言之，"三而成地"中同时包含天、地、人三才。

《素问·针解》载："七针益精，八针除风，九针通九窍。"《灵枢·九针论》载："七者七窍。

八者，风也股肱八节。九者，野也节解皮肤。"分部为天窍、地节、人皮部三才，整体为"三而成人"。换言之，"三而成人"中同时包含天、地、人三才。

"三而成天，三而成地，三而成人。三而三之，合则为九"分类中，实际是以天之三才"人皮应天，人肉应地，人脉应人"最为起始点，依次展开地之三才和人之三才。也就是"九野"是由三组天、地、人三才构成，这样就形成了"天地之数也，一而九之，故以立九野"中形成一种以"其气三"为划分确立"九野"标准。在这一标准下，就形成了分部"天地人"三才和整体"天地人"三才的对应关系，整体和局部关系表达出人体组织空间分布上的结构联系性。总结而言，天、地、人三才人体结构对应具有两种分部法。

第一种为"其气三"内外分部法。"三而成天"皮、肉、脉分部于外，"三而成地"筋、脏、腑分部于内，"三而成人"窍、节、皮分部于外。这种内外分部法描述了人体组织器官内外之间结构的关联性。在三才分部结构中"一应皮"和"九应皮"，也就是在"天地之数也，一而九之，故以立九野"中始终点皆以皮为外，"二至八"分部于内，描述出一种人体组织器官之间内外结构框架。"其气三"内外分部法描述的内容，实际是人体胚胎阶段，"三三合九"组织结构分化发育"九野"空间分布图。

第二种为"其气三"纵横分部法。"皮筋窍"为天，"肉脏节"为地，"脉腑皮"为人。"皮筋窍"为天和"肉脏节"为地为纵，"脉腑皮"为人为横，按照"其气三"纵横分部法描述的内容，实际就是人体生理阶段，"三三合九"人体结构组织结构存在于"九野"空间分布图。

从上述两种"其气三"分部法中我们看到，"三而三之，合则为九，九分为九野"对应的人体结构并非是一种简单比类归纳法，而是一种用"天地大数"天文历法数理，将人体组织胚胎发生发育结构分布和生理组织结构分部的表达方法。整体"天地人"三才背后隐藏着人体组织胚胎发生

发育的结构分布机制，分部"天地人"三才属于人体生理组织结构分部机制。两种分布法获得的统一结论就是中医学针刺法依据的根本机制。针刺之法是外调而内治之法，法于天地而内治人体，故《素问·脉解》总结言"人心意应八风，人气应天，人发齿耳目五声应五音六律，人阴阳脉血气应地，人肝目应之九"（表1-3）。

表1-3　三才分部机制示意					
三而成天（外）		三而成地（内）		三而成人（外）	
天	皮应天	天	筋应天	天	窍应天
地	肉应地	地	脏应地	地	节应地
人	脉应人	人	腑应人	人	皮应人

2. "九合一"分部划分原则　在"天地之大数也，始于一而终于九"的"其气三"划分中，对应人体结构也有两种划法。第一种分部法，"三而三之，合则为九，九分为九野"使用三才分部法，"一以法天，二以法地，三以法人，四以法时，五以法音，六以法律，七以法星，八以法风，九以法野"为天地九野，对应人体"一皮，二肉，三脉，四筋，五脏，六腑，七窍，八节，九皮部"为人之九野。第二种分部法，将天地九野与五行对应做划分标准，"一以法天，二以法地，三以法人，四以法时，五以法音，六以法律，七以法星，八以法风，九以法野"为天地九野，对应五行为"一以法天金，二以法地土，三以法人火，四以法时木，五以法音水，六以法律金，七以法星土，八以法风火，九以法野木"，由此推演出人之九脏。两种划法结合起来人体"九野""九脏"合而为一，即《素问·六节藏象论》所讲"三而三之，合则为九，九分为九野，九野为九脏"。

何为"九脏"？即《素问·六节藏象论》所讲"故形脏四，神脏五，合为九脏以应之也"。"形脏四"者即大肠、小肠、胃、胆囊。"神脏五"者即心、肝、脾、胃、肾。二者结合就是"合为九脏"，谈到这里又出现了一个机制难题，也就是"三

而三之，合则为九，九分为九野"，但"三而三之，合则为九"为之"九脏"机制何在？

"三而三之，合则为九，九分为九野"对应五行，即"一以法天金，二以法地土，三以法人火，四以法时木，五以法音水，六以法律金，七以法星土，八以法风火，九以法野木"。为什么要将"九分为九野"对应五行，这与人体胚胎组织器官分化发育的阶段对应，九野者对应人体胚胎发育九个月的分化组织。即《太上老君内观经》载："一月为胞，精血凝。二月成胎，形兆胚也。三月阳神为三魂，动而生也。四月阴灵为七魄，静镇形也。五月，五行分脏以安神也。六月，六律定腑用滋灵也。七月，七精开窍，通光明也。八月，八景神具，降真灵也。九月，宫室罗布，以定精也。十月气足，万象成也。元和哺食，时不停也。"根据对应关系，得出"一以法天金合于肺，二以法地土合于脾，三以法人火合于心，四以法时木合于肝，五以法音水合于肾，六以法律金合于大肠，七以法星土合于胃，八以法风火合于小肠，九以法野木合于胆"，这种划分法就是"天地之大数也，始于一而终于九"中的"九合一"。

在"九合一"中，前五"一以法天金合于肺，二以法地土合于脾，三以法人火合于心，四以法时木合于肝，五以法音水合于肾"中出现五合肺脾心肝肾，也就是所谓的"神脏五"。后四"六以法律金合于大肠，七以法星土合于胃，八以法风火合于小肠，九以法野木合于胆"中出现四合大肠胃小肠胆囊，也就是所谓的"形脏四"。"神脏五"和"形脏四"都属于胚胎九个月分段发生发育结构，此时还没有出现生理阶段的脏腑功能，故而都称脏不称腑。《素问·六节藏象论》中言"形脏四，神脏五，合为九脏以应之也"，也就是"九合一"背后的人体脏腑发生发育机制（表1-4）。

"九合一"分部原则是一种综合性归类定位方法，是讲"其生五，其气三"同时使用的分部原则。"其生五"是根据胚胎九月发生发育组织给其五行归属定性，然后人体组织九野对应出五行归属，将胚胎组织分段发育外围结构与脏腑关联起来，由此得出组织结构"九野"与脏腑之间的对应关系。即《素问·六节藏象论》所讲"三而三之，合则为九，九分为九野，九野为九脏"的胚胎发生发育机制。通过这一机制归纳，以生理阶段的"九野"，反推认识把握胚胎阶段的"九脏"发生发育机制。在此基础上可以通过生理阶段"九野"结构的针刺调节，做到对胚胎阶段"九脏"功能的治疗。故"九合一"分部原则就是《灵枢·九针论》所讲"以针应九之数"机制，九野对九脏而生"九而九之，九九八十一，以起黄钟数焉，

天地之数	胚胎发育对应机制	其生五，其气三		九分为九野	九野为九脏	
			表1-4 "九合一"分部机制示意			
一以法天	一月为胞，精血凝也	金		一以法天应体表	肺脏	
二以法地	二月成胎，形兆胚也	土	三而成天（外）	二以法地应肌肉	脾脏	
三以法人	三月阳神为三魂，动而生也	火		三以法人应血脉	心脏	神脏五
四以法时	四月阴灵为七魄，静镇形也	木		四以法时应筋	肝脏	
五以法音	五月，五行分脏以安神也	水	三而成地（内）	五以法音应五脏骨	肾脏	
六以法律	六月，六律定腑用滋灵也	金		六以法律应六腑	大肠	
七以法星	七月，七精开窍，通光明也	土		七以法星应七窍	胃	形脏四
八以法风	八月，八景神具，降真灵也	火	三而成人（外）	八以法风应肢体	小肠	
九以法野	九月，宫室罗布，以定精也	木		九以法野应皮毛	胆囊	

以针应数也"。

三、"三三合九"经脉组织连接分部发育分段机制

（一）"天地人"与经脉胚层分化分部机制

中医学所讲的针刺理论框架是"九针者，天地之大数也，始于一而终于九"，冠以"九针论"。换言之，所谓"九针论"并非以九种不同样式的针具而定名。九种针具即《灵枢·九针论》所讲"一曰镵针者，取法于巾针，去末寸半，卒锐之，长一寸六分，主热在头身也。二曰员针，取法于絮针，筒其身而卵其锋，长一寸六分，主治分肉间气。三曰锓针，取法于黍粟之锐，长三寸半，主按脉取气，令邪出。四曰锋针，取法于絮针，筒其身，锋其末，长一寸六分，主痈热出血。五曰铍针，取法于剑锋，广二分半，长四寸，主大痈脓，两热争者也。六曰员利针，取法于厘针，微大其末，反小其身，令可深内也，长一寸六分。主取痈痹者也。七曰毫针，取注于毫毛，长一寸六分，主寒热痛痹在络者也。八曰长针，取法于綦针，长七寸，主取深邪远痹者也。九曰大针，取法于锋针，其锋微员，长四寸，主取大气不出关节者也。针形毕矣，此九针大小长短法也"。但是，"九针论"理论的本质并不是根据九种针具而来，恰恰相反，九种针具制作依据"夫圣人之起天地之数也，一而九之，故以立九野"立论而来。

"九针论"理论框架是由"天地大数"的天文历法说、生理功能说、胚胎发生说三层内容构成。如果用现代科学分析三层内容，"天地大数"天文历法说很容易理解，属于地球表面气象物候学规律，但是生理功能说和胚胎发生说背后的现代医学机制却很难理解。"天地大数"生理功能说是讲机体组织结构"九野"分部；"天地大数"胚胎发生说是讲机体脏腑器官分化发育"九脏"分部。"九野"分部和"九脏"分部二者相合称为"九野九脏"，针刺理论就是根据"九野九脏"分

部实施针刺疗法，也就是通过外周组织"九野"腧穴刺激，调整体腔内脏腑气血而实现治病的作用。

关于《灵枢·九针论》中"天地之大数也，始于一而终于九"的分解。《素问·六节藏象论》分解为"故其生五，其气三。三而成天，三而成地，三而成人。三而三之，合则为九，九分为九野，九野为九脏"。"其生五"是五行分法，"其气三"是天地人三才分法。什么是三才分法？《灵枢·九针论》中讲"皮肉脉"称为天地人三才，即"一者，天也。天者，阳也，五脏之应天者肺，肺者，五脏六腑之盖也，皮者，肺之合也，人之阳也。二者，地也。人之所以应土者，肉也。三者，人也。人之所以成生者，血脉也"。

为什么"皮肉脉"为人体"九野"的天、地、人三才？

《灵枢·九针论》中讲"皮肉脉"天、地、人三才是与胚胎发育前三个月分化组织对应而言。根据《太上老君内观经》所讲人体胚胎前三个月分化发育组织为"一月为胞，精血凝也。二月成胎，形兆胚也。三月阳神为三魂，动而生也"，对应发育组织结构为"一者，天也，皮。二者，地也，肉也。二者，人也，血脉也"。胚胎前三个月脏腑组织器官还没有出现，"皮肉脉"也就是胚胎三月分化发育组织，后面的一切组织器官分化都是在"皮肉脉"基础上延伸分化而成，故"皮肉脉"为人体胚胎发育的天、地、人三才。换言之，"一月为胞，精血凝也"而生皮，"二月成胎，形兆胚也"而生肉，"三月阳神为三魂，动而生也"而生脉。"皮肉脉"为人体"九野"的天、地、人三才，也就是指人体胚胎最初分化发育的三种组织，按照现代医学胚胎学理论分析，与人体胚胎发育过程中的胚层机制相关。

人体受精卵首先分化成动物极和植物极，动物极分化发育形成神经胚，植物极分化发育成原肠胚。神经胚和原肠胚出现也就是胚胎最初表现出的分化发育结构形态。

黄帝内经脉度

神经胚最初组织分化是重演低等动物的皮肤神经呼吸同源性机制，就是从胚体背侧同时发生发育出原始的皮肤、神经、呼吸（皮肤呼吸功能）组织结构，也是"一者，天也。天者，阳也，五脏之应天者肺，肺者，五脏六腑之盖也，皮者，肺之合也，人之阳也"隐藏的发生发育机制。"一者，天也。天者，阳也"对应胚胎背侧神经胚，神经胚皮肤神经呼吸同源性发育，首先是皮肤呼吸结构发育，后来退化转变为肺呼吸结构，即"肺者，五脏六腑之盖也，皮者，肺之合也"，出生后的生理阶段即"天者，阳也，五脏之应天者肺"。

原肠胚最初组织分化是原肠腔。神经胚细胞分化速度快，原肠胚细胞分化速度慢，由此形成神经胚细胞向原肠胚细胞内迁现象。这种分化发育机制使得神经胚成为了上胚层（后称外胚层），原肠胚成为了下胚层（后称内胚层），开始重演两胚层动物的发育模式。这时下胚层开始出现肌肉组织发育出原肠腔结构，也就是"二者，地也。人之所以应土者，肉也"背后隐藏的发生发育机制。下胚层原肠腔处于上胚层神经胚之下，即"地也"。原肠腔肌肉是胚体最早分化发育的肌肉组织即"人之所以应土者，肉也"。

人体属于三胚层动物，当胚胎重演两胚层动物发育模式出现上下胚层结构后，在下胚层原肠腔中肠位置出现卵黄囊结构。卵黄囊分化发育脉管由胚体腹侧下胚层原向背侧上胚层移动，脉管发生是间充质中胚层分化发育而成，同肌肉组织同源性。血管分化与上下胚层中间胚层的出现，也就是胚胎重演三胚层动物发育模式的开始，上胚层神经胚称为外胚层，下胚层原肠胚称为内胚层，中间间充质层称之为中胚层，也就是三胚层最初的分化发育模型。中胚层出现在内外胚层之后，分化发育主要组织是与卵黄囊相连的脉管结构，也就是"三者，人也。人之所以成生者，血脉也"背后隐藏的发生发育机制。胚体脉管分化发育是在皮毛肌肉之后，位置在二者之间即"三者，人也"，

对应结构就是胚体脉管结构分化的开始，即"人之所以成生者，血脉也"（图1-53）。

天数第一个"其气三"即"一以法天，二以法地，三以法人"，也就是天度气数之"天地人"三才。对应的人体胚胎分化即"一者天，应皮毛。二者地，应肉。三者人，血脉"即人体"天地人"三才，称为"皮肉脉"。

天数三才"天地人"对应人体三才"皮肉脉"。"一者天，应皮毛"即外胚层神经胚组织分化；"二者地，应肉"即内胚层原肠腔组织分化；"三者人，血脉"即中胚层脉管组织分化。三才者即三极，天数三极者即背景环境推演的立体空间坐标系的三个坐标轴，人数三极者即人体胚胎组织器官分化发育推演的立体空间坐标系三个坐标轴。换言之，"皮肉脉"对应胚胎三胚层，是人体一切组织器官结构分化发育的基础，故"皮肉脉"出现被称为人体"九野"组织结构"天地人"三才。

"皮肉脉"三才发生于人体胚胎前三个月阶段，发育形态为"一月为胞，精血凝也。二月成胎，形兆胚也。三月阳神为三魂，动而生也"。"一者天，应皮毛"不立则胚胎不能"精血凝"，"二者地，应肉"不立则胚胎不能"形兆胚"，"三者人，血脉"不立则胚胎不能"动而生"。"皮肉脉"三极不立"九野"不生，反之"皮肉脉"三极得立"九野"

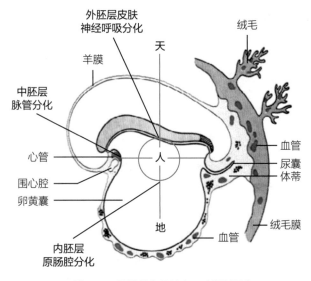

▲ 图1-53　胚胎分化天地人三才机制示意

随生。故而言"其气三"之理，"皮肉脉"为"三而成天"，"天度者，所以制日月之行也；气数者，所以纪化生之用也"之根本也。

（二）"时音律"与经脉连接脏腑发生发育机制

"天地之大数也，始于一而终于九"的第二个"其气三"，即"四时、五音、六律"，对应人体"九野"有不同的描述。

《灵枢·九针论》载："四者，时也。时者，四时八风之客于经络之中，为瘤病者也。五者，音也。音者，冬夏之分，分于子午，阴与阳别，寒与热争，两气相搏，合为痈脓者也。六者，律也。律者，调阴阳四时而合十二经脉，虚邪客于经络而为暴痹者也。"

《素问·针解》载："四针筋，五针骨，六针调阴阳。"

《灵枢·邪客》载："天有四时，人有四肢；天有五音，人有五脏；天有六律，人有六腑。"

《太上老君内观经》载："四月阴灵为七魄，静镇形也。五月，五行分脏以安神也。六月，六律定腑用滋灵也。"

综合上述经文介绍看，关于"四时、五音、六律"的人体对应关系就显得杂乱无章，理清其中杂乱内容就需要搞清背后的机制联系，否则很难认识和把握诸多介绍内容统一性（表1-5）。

1. "四时法筋"与呼吸消化同源性发育机制 天数"一以法天，二以法地，三以法人"法于人体即"一皮，二肉，三脉"，也就是胚体分

表1-5 时音律人体对应经典记载总结

天数 野脏	四时	五音	六律
《灵枢·九针论》	经络	寒热	经脉
《素问·针解》	筋	骨	阴阳
《灵枢·邪客》	四肢	五脏	六腑
《太上老君内观经》	七魄	五脏	六腑

化首先出现的三种组织结构。在这三种组织结构中"脉"属于管状结构，卵黄囊动静脉结构与胚胎发育出的"脉"，来自卵黄囊产生的血液通过"三人脉"由胚胎腹侧向"一皮，二肉"流动。由于胚脉管穿行于肌肉之中，肌肉外侧存在膜状结构称为筋膜。筋膜结构不能通过血流，只能通过渗透作用吸收来自肌肉脉管血流中的津液，肌肉脉管和筋膜分流结构就是《灵枢·九针论》所讲的"四者，时也"应于经络之理。

胚胎早期供血是卵黄囊完成。卵黄囊存在的时间非常短，很快被脐带供血结构所替代。有氧血流通过脐静脉与胚体静脉结构向肌肉皮肤灌注。脐静脉首先通过肝脏原基，然后前行连接心脏，再通过前后主静脉分流为肌肉和皮肤提供有氧血。肌肉筋膜最早发生发育与肝脏原基分化发育同步，由此形成肝主筋的机制，故《素问·针解》中讲"四针筋"。

肌肉有内脏肌和骨骼肌之分。骨骼肌通过筋腱与骨骼相连，而四肢骨骼是运动幅度最大的区域，骨骼筋腱主要分布于四肢骨之上。当骨骼筋腱出现病变时，就会引起四肢运动幅度减小，即《灵枢·邪客》所讲"天有四时，人有四肢"。

胚胎阶段，有氧血通过脐静脉首先到达肝脏原基，肝原基获得有氧血首先向实质性组织分化发育。肝脏属于消化系统器官，肝脏的分化发育也就是消化系统的开始，即《太上老君内观经》所讲"四月阴灵为七魄，静镇形也"，也就是说"四法时"对应人体胚胎第四个月阶段立论肝脏发生发育过程。"三月阳神为三魂"即神经呼吸同源性发育，产生原始的皮肤呼吸功能"三魂"，即"肺生魂"。继肺生魂之后，肝原基开始向实质性肝脏分化发育出现"七魄"，即"肝生魄"。"肺生魂"即肺脏原基开始分化发育，"肝生魄"即肝脏原基开始分化发育。肝肺同属于内胚层分化发育结构，实际就是人体胚胎呼吸消化同源性发育机制的开始，故胚胎到第四个月常出现内胚层原肠胚向体腔内分化发育的过程（图1-54）。

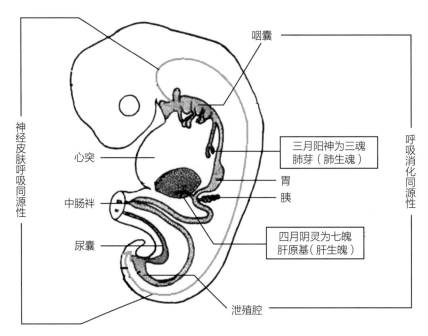

神经皮肤呼吸同源性

咽囊

心突

三月阳神为三魂
肺芽（肺生魂）

胃

胰

中肠祥

四月阴灵为七魄
肝原基（肝生魄）

尿囊

呼吸消化同源性

泄殖腔

▲ 图 1-54　呼吸消化同源性机制示意

"肺生魂"起源于神经呼吸同源性发育机制，神经纤维随之分布到筋膜四肢肺部组织之上，由此出现神经信号对关联组织的支配能力，使得这些组织产生运动能力。所有胚体三月"肺生魂"后出现"动而生也"的状态；"肝生魄"起源于呼吸消化同源性发育机制，胚体四月"肝生魄"后出现"静镇形也"的状态。

肝脏原基分化发育开始，使得肌肉筋腱和四肢骨骼运动结构开始形成，故而"四者，时也"应筋、应经络、应四肢、应七魄机制出现。生理阶段由于动静脉血流性质的转换，肝肺功能也出现转换，由"肺生魂，肝生魄"转换为"肺脏魄，肝脏魂"。中医学根据这一胚胎发生发育机制发明了"四针筋"而调经络、四肢、七魄的诊疗理论。

2. "五音法五脏"与六肾发生发育机制　天数"四法时"之后是"五法音"，对应人体组织结构也出现诸多的说法。《灵枢·九针论》载："四者，五者，音也。音者，冬夏之分，分于子午，阴与阳别，寒与热争，两气相搏。"《素问·针解》载："五针骨。"《灵枢·邪客》载："天有五音，人有五脏。"《太上老君内观经》载："五月，五行分脏

以安神也。"总结上述经文，"五法音"对应人体主要是指"骨"和"五脏"，但"骨"为五体之一，应该主肾，为什么"骨"主五脏呢？

天数"一以法天，二以法地，三以法人，四以法时，五以法音"，对应人体组织结构是"一针皮，二针肉，三针脉，四针筋，五针骨"。天数到"五以法音"也就是胚胎到了"皮肉脉筋骨"五体结构发育成熟的阶段，故《素问·针解》中讲"五针骨"。

"皮肉脉筋骨"五体结构从胚胎分化发育机制分析，发生在五脏器官之前。脏腑器官是在胚体背腹内卷和前后内旋分化发育形成筒状结构后的产物，脏腑都属于软组织结构分布于体腔壁之内，也就是人体胚胎结构分化发育整体呈现两个分段。第一分段是体壁四肢发育阶段，中医学将这一阶段分化发育组织称为奇恒之腑。第二分段是体壁内脏腑器官分化发育阶段，中医学将这一阶段分化发育组织称为正脏腑。两个阶段分化发育组织最后合为一体，也就是"奇正脏腑说"机制。

胚胎组织分化发育首先是奇恒之腑。奇恒之

腑即"脑、髓、骨、脉、胆、女子胞"。现代医学分析，"脑、髓"属于外胚层神经胚分化发育组织，"骨、脉"属于中胚层间充质层分化发育组织，"胆、女子胞"属于内胚层原肠胚分化发育组织。由于胚层组织分化发育是由外胚层神经胚细胞向中胚层内胚层分化细胞迁移耦合开始的，故"脑、髓、骨、脉、胆、女子胞"是按照由外胚层向中内胚层分化发育顺序排列的。

在奇恒之腑六个组织中，"脑、髓"者与皮肤发育同源（神经皮肤呼吸同源性），"骨、脉"与肌肉同源（中胚层间充质层），"胆、女子胞"与筋膜同源（内胚层原肠胚筋膜）。故奇恒之腑分化发育也就是胚胎"皮肉脉筋骨"五体对应的脏腑结构，为与后期发育的五脏六腑区分，所以称为奇恒之腑。

五体结构发育成熟也就意味着奇恒之腑结构的发育成熟，于是胚胎就开始转入五脏六腑结构的分化发育，这种转化也就自然存在奇恒之腑和五脏六腑之间的结构联系。

奇恒"脑髓"神经细胞向脏腑组织分化，也就是奇恒"脑髓"以神经与脏腑发生交通耦合。即《太上老君内观经》载："五月，五行分脏以安神也。"奇恒"骨脉"中骨髓开始出现造血功能，脉管分化与内脏脉管吻合为一体，骨髓所造血液经脉管流向脏腑，由此开启了机体自身造血功能。这种现象是奇恒"骨脉"以血流与脏腑发生交通耦合，也是"脉隶属于奇恒之腑的背后机理"。

奇恒"胆、女子胞"中胆囊分泌出胆道收缩素和胆汁，女子胞分泌出性激素，两种激素体液流向脏腑产生激素调节作用，也就是"胆、女子胞"以激素与脏腑发生交通耦合。

奇恒之腑向脏腑分化过程中形成以"神经、血液、激素"三种形式，由此开启了脏腑组织的分化发育过程，同时也是天数"天地之大数也，始于一而终于九"中，第一个"其生五"生"五体"向第二个"其生五"生"五脏"的发生发育机制（表1-6）。

表1-6　五体五脏转换发生发育机制示意		
	外胚层	中胚层	内胚层
奇恒之腑	脑、髓	骨、脉	胆、女胞
五体	皮肤	骨脉	肉筋
脏腑	神经	血液	激素

奇恒之腑分化发育的起点是外胚层神经胚"脑髓"。由于"脑髓"属于不同的细胞，神经胚细胞在向中胚层"骨、脉"和内胚层"胆、女子胞"迁移耦合中呈现两条路径。第一条路径，奇恒"脑"分化神经细胞受到原肠腔前端细胞诱导，由胚胎前端向下迁移，然后沿着原肠腔自前向后做迁移耦合运动，最后与"胆、女子胞"分化细胞发生耦合，使得"胆、女子胞"具有神经激素轴功能。第二条路径，奇恒"髓"中的神经嵴细胞受到中胚层"骨、脉"细胞诱导，由胚胎背侧中轴线左右位置开始由背侧向腹侧迁移，与"骨、脉"细胞发生耦合，使得"骨、脉"具有神经调节功能。胚体在神经胚细胞两条迁移路径作用下出现背腹内卷和前后内旋发育形态，最后两条迁移路径交会终止于"胆、女子胞"位置。奇恒之腑由胚体背侧向腹侧分化发育的机制在《素问·五脏别论》描述为"脑、髓、骨、脉、胆、女子胞，此六者，地气之所生也，皆藏于阴而象于地，故藏而不泻，名曰奇恒之腑"。

为什么奇恒之腑分化发育过程中，"脑髓"神经胚细胞两条迁移路径交会终止于"胆、女子胞"呢？这是由于脐带供血替代卵黄囊供血后，脐带结构处于胚体腹侧后段，脐带发生于内胚层原肠腔后端尿囊位置，脐动静脉连接分布部位不同，由此引起奇恒之腑和五脏发育出现两条路径。其一，脐静脉从尿囊位置由后向前分化发育，首先通过的是肝脏原基，然后前行延伸分化连接到胎心。有氧血流经脐静脉向胚体流动，经过肝原基使得肝原基向实质性肝脏发育，肝脏原基和胆囊原基同源异构，肝胆同时分化发育形成肝胆表里结构，也是奇恒之腑与五脏发育第一个分化耦合结构。其二，脐动脉结构连接尿囊，尿囊分化发育同时引起女子胞分化发育。尿囊和女子胞分化发育同时伴随着胚体中肾和后肾的分化发育，由此形成生殖系统和泌尿系统的雏形，也就是奇恒之腑与五脏发育第二个分化耦合结构。脐带结构为脐静脉，连接肝脐动脉连后肾的结构形态，使得五脏结构分化发育从胚体后端开始，然后由后向前展开分化发育。

体腔内五脏结构分化发育从脐动静脉连接的肝肾二脏开始，而胚胎早期的肾脏是前中后左右各一对的六肾结构形态。六肾之间存在左右两条肾动脉干脉管，两条肾动脉干前连接于奇恒"脑"后连接于奇恒"女子胞"，并且与奇恒"脉"（节间动静脉）相连，这种脉管结构出现使得奇恒"脉管"延伸分化到五脏结构之中，奇恒"骨"中产生的血液经这一通路流行六肾结构。这就是中医学"肾主骨"背后的发生发育学机制，即《素问·针解》所讲"五针骨"。

六肾间脉管结构的出现将奇恒"脉"与脐动静脉连接起来，使得血流逐渐集中于体腔内五脏原基之间，五脏原基得到血流营养后开始向实质性组织器官发育。故而得知，五脏结构是在六肾结构基础上产生的，即《灵枢·邪客》所讲"天有五音，人有五脏"。

胚胎初期分化发育的六肾结构，是五脏结构分化的基础，但是六肾结构在体腔内占据较大的体腔空间，不便于五脏结构在体腔内的分化发育，故随着五脏结构分化发育，六肾结构出现退化现象。

其一，前肾发生于人胚第4周初，第4周末即退化，但前肾管的大部分保留，向尾部继续延伸，成为中肾管。

其二，中肾在胚胎期由短暂的泌尿功能活动，至第2个月末，中肾大部分退化，仅留下中肾管及尾端小部分中肾小管。后者在男性形成生殖管道的一部分，在女性则仅残留一小部分，成为附

件，也就是中肾退化演变为生殖器官。中肾演变为生殖器官，就是奇恒"女子胞"与肾脏共构体，也是中医学所讲"肾主生殖"背后的机制。

其三，后肾发生于人胚第5周初。当中肾仍在发育中，后肾即开始形成，第11～12周，后肾开始产生尿液，其功能持续于整个胎儿期。后肾发育为成体的永久肾，成为泌尿大系统的最核心器官，为五脏体液循环新陈代谢的核心器官，肾水通则五脏体液通，也就是"肾主水"背后的机制。

六肾结构发生发育是人体胚胎脏腑分化发育关键。前肾结构退化为心肺结构提供了发生发育空间，退化残留脉管形成了心肾体液交通路径，使得循环系统和泌尿系统发生发育出耦合结构，血液循环产生了新陈代谢功能。中肾结构退化演变为生殖系统器官，形成了五脏结构与奇恒之腑之间的结构共构，由此使得奇恒之腑和五脏六腑成为有机体。后肾发育成泌尿系统核心器官肾脏，泌尿和重吸收功能使得五脏间体液出于平衡状态，故而肾脏生则"五行分脏以安神也"（图1-55）。

3."六律法六腑"与原肠功能段分化发育机制　天数"天地之大数也，始于一而终于九"到六即"六以法律"，应于人体结构也有多种说法。

《灵枢·九针论》载："六者，律也。律者，调阴阳四时而合十二经脉。"

《素问·针解》载："六针调阴阳。"

《灵枢·邪客》载："天有六律，人有六腑。"

《太上老君内观经》载："六月，六律定腑用滋灵也。"

结合"五以法音，六以法律"对应人体结构而言，也就是人体胚胎五六两月属于五脏六腑发生发育阶段。《灵枢·邪客》载："天有五音，人有五脏；天有六律，人有六腑。"为什么又出现六律对应"十二经脉"和"调阴阳"呢？其中仍有隐藏机制难题。

人体胚胎脏腑分化发育根据中医学理论分为三个阶段。第一阶段是奇恒之腑发生发育阶段，第二阶段是五脏发生发育阶段，第三阶段是六腑

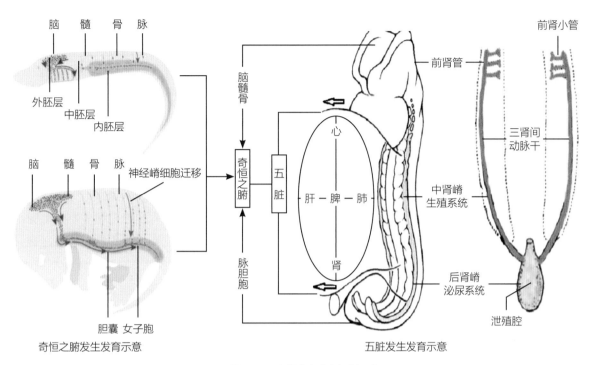

脑 髓 骨 脉

外胚层
中胚层
内胚层

脑髓骨

奇恒之腑 → 五脏

脑 髓 骨 脉

神经嵴细胞迁移

脉胆胞

胆囊 女子胞

奇恒之腑发生发育示意

前肾小管

前肾管

三肾间动脉干

心

肝—脾—肺

肾

中肾嵴
生殖系统

后肾嵴
泌尿系统

泄殖腔

五脏发生发育示意

▲ 图 1-55 六肾发生发育机制示意

发生发育阶段。前两个阶段形成奇恒之腑和五脏分化耦合，形成的结构就是"神脏五"和"五体"发生发育阶段，到"六者，律也"开始出现"四形脏"的发生发育阶段，也就是五脏和六腑分化耦合阶段，即《灵枢·邪客》所讲"天有六律，人有六腑"内容。

（1）"脏腑三体共构论"发生发育机制：脏腑分化发育三个阶段是一个连续的过程，而且空间分布上也是相互交叉耦合的。奇恒之腑通过六肾结构分化发育成五脏结构，六肾结构属于中胚层分化组织，五脏结构的出现说明外胚层神经胚细胞已经迁移耦合到中胚层位置。这里特别提示，五脏结构中肝脏和肺脏属于内胚层分化发育组织，肝肺细胞诱导外胚层神经胚细胞向原肠腔迁移耦合，在奇恒之腑中胆囊和女子胞属于内胚层分化发育组织。女子胞与中肾发生耦合形成生殖系统器官仍然属于奇恒之腑，胆囊与肝脏同源异构分化，也就是说奇恒之腑通过女子胞与六肾相连（前肾连肺），胆囊与肝脏相连形成了五脏结构。

胆囊和女子胞同属于原肠胚分化组织，在与肝肾分化连接发育五脏结构的同时，展开奇恒之

腑与原肠腔细胞的发育。由此开启奇恒之腑和六腑分化藕合发育过程，具体原理即《素问·五脏别论》所讲"脑、髓、骨、脉、胆、女子胞，此六者，地气之所生也，皆藏于阴而象于地，故藏而不泻，名曰奇恒之腑。夫胃、大肠、小肠、三焦、膀胱，此五者，天气之所生也，其气象天，故泻而不藏，此受五脏浊气，名曰传化之腑"。分解如下。

"脑、髓、骨、脉、胆、女子胞，此六者，地气之所生也，皆藏于阴而象于地。"奇恒之腑由背侧（天）向腹侧（地）分化发育，分化发育方向始于天（背侧）而终于地（腹侧），所以奇恒"此六者，皆藏于阴而象于地"。具体情况就是胆囊与肝脏发生耦合形成肝胆表里结构，女子胞与六肾发生耦合形成女子胞中肾表里结构，由此形成奇恒之腑与五脏之间的结构相关联。

"夫胃、大肠、小肠、三焦、膀胱，此五者，天气之所生也，其气象天。"原肠五腑由腹侧（地）向背侧（天）分化发育，分化发育方向始于地（腹侧）终于天（背侧），所以五腑"此五者，天气之所生也，其气象天皆藏于阴而象于地"。"夫胃、大肠、小肠、膀胱"四个原肠腔分段分化发育成

消化道、泌尿道，唯独"三焦"发育分布于体腔之内，三焦即体腔内浆膜壁层脏层，分化发育成浆膜腔，将五脏包裹于其中，由此形成原肠五腑与五脏之间的结构相关。

奇恒之腑分化发育始于天（背侧）而终于地（腹侧），通过胆囊与肝脏表里结构形成奇恒之腑与五脏之间的结构连接；原肠五腑分化发育始于地（腹侧）终于天（背侧），通过三焦浆膜腔包裹五脏结构形成五腑与五脏之间的结构连接。换言之，胚胎组织分化发育通过奇恒胆囊和三焦的延伸分化发育由此形成奇恒、五脏、五腑三者共构体，也就是《外经微言·三焦火》所讲"各脏腑乐与三焦相亲，然三焦乐与何脏腑为更亲乎？岐伯曰：最亲者，胆木也。胆与肝为表里，是肝胆为三焦之母，即三焦之家也。无家而寄生于母家，不无府而有府乎"。

由于胚胎阶段奇恒、五脏、五腑三者发育形成共构体，奇恒之腑和五腑都还没有展现出生理阶段的"腑"的功能，故奇恒之腑和五腑皆可称之为脏，皆脏六肾之精。奇恒称脏者即《外经微言·奇恒》所讲"奢龙问于岐伯曰：奇恒之腑，与五脏并主脏精，皆可名脏乎？岐伯曰：然。奢龙曰：脑髓骨脉胆女子胞，既谓奇恒之腑，不宜又名脏矣。岐伯曰：腑谓脏者，以其能藏阴也。阴者，即肾中之真水也。真水者，肾精也。精中有气，而脑髓骨脉胆女子胞皆能藏之，故可名腑，亦可名脏也"。

（2）"脏腑两段论"发生发育机制：奇恒、五脏、五腑共构体结构的形成，导致三者之间相互交会，这样就需要新的脏腑划分归类来确立组织器官的生理功能定性定位。其一，奇恒中的"胆"与五腑"胃、大肠、小肠、三焦、膀胱"形成共构体称为"六腑"，也就是《灵枢·邪客》所讲"天有六律，人有六腑"。其二，奇恒六腑减去"胆"，变成"脑、髓、骨、脉、女子胞"奇恒五腑。女子胞又与中肾成为表里关系，与六腑相合又变成了"七腑"。其三，体腔内组织由五脏加心包（心

脏外浆膜脏层）变为六脏。这样脏腑定性定位上的混乱状态，也就是应该使用"五脏六腑"还是"六脏七腑"问题。《外经微言·脏腑阐微》载："雷公问于岐伯曰：脏止五乎？腑止六乎？岐伯曰：脏六腑七也。"六脏者即"心、肝、脾、肺、肾、心包"；七腑者即"胃、大肠、小肠、胆、膀胱、三焦、女子胞"。奇恒、五脏、五腑共构体结构成为一种很难理解的机制理论。中医学脏腑理论中同时存在着"五脏六腑论"和"六脏七腑论"，不能简单理解"天有六律，人有六腑"之理。

中医学理论中出现"五脏六腑论"和"六脏七腑论"两种脏腑归纳标准，是立足脏腑分化发育的两个阶段得出的结论。"五脏六腑论"是胚胎脏腑分化发育早期机制模式，"六脏七腑论"是胚胎脏腑分化发育后期机制模式，分析如下。

胚胎脏腑分化发育首先从奇恒之腑开始，在奇恒之腑中只有"脑髓"，属于神经胚细胞分化组织，具备细胞迁移功能。在其他四个组织"骨、脉、胆囊、女子胞"分化诱导下，"脑髓"分化的神经细胞由背侧向腹侧迁移耦合。当神经细胞迁移进入体腔内时与五脏原基发生耦合，由此引起胚胎的背腹内卷和前后内旋分化发育运动。奇恒之腑以一种弧形状态将五脏原基包裹在腹侧中央位置。

五脏结构最早分化发育为六肾结构，由于前肾结构退化，"脑髓"神经细胞迁移首先与后肾原基细胞发生耦合，由此形成肾与膀胱表里结构，随之"脑髓"神经细胞前行迁移与中肾原基细胞发生耦合，形成中肾和女子胞表里结构。在此基础上形成奇恒之腑和原肠五腑同时相向而行，与五脏原基的关联发育，依次为奇恒女子胞和膀胱相向分化与肾脏相关联；奇恒胆囊和三焦相向分化与肝脏原基相关联；奇恒之脉和小肠相向分化与心脏相关联；奇恒之骨与大肠相向分化与肺脏相关联；奇恒之髓和胃相向分化与脾脏相关联。

五脏原基同时获得与奇恒之腑和原肠五腑结构的分化相关联，才算是五脏实质性结构的发育成熟。五脏结构与奇恒之腑相关联使得五脏具有

了神经功能，即《太上老君内观经》所讲"五月，五行分脏以安神也"；五脏结构与原肠五腑相关联使得五脏具有了激素调节功能，即《太上老君内观经》所讲"六月，六律定腑用滋灵也"。五脏同时具有"安神"和"滋灵"功能才算是发育成熟（五脏具有神经激素轴调节作用）。

在奇恒之腑和原肠五腑相向分化与五脏结构相关联过程中，同时形成五脏和五腑的表里关系。由于胆囊与原肠五腑发育共构成最初的原肠腔结构，故将奇恒之胆归属到五腑之中形成六腑，这就是五脏六腑的发生发育机制。

五脏六腑结构发育成熟意味着脏腑表里关系的形成，但是并非意味着脏腑分化发育过程的结束。五脏六腑是侧重五脏和五腑之间发育得出的结论，也是脏腑分化发育第一阶段模式。当五脏六腑形成后，脏腑继续分化发育，胚体后端中肾和女子胞之间耦合形成的泄殖腔结构逐渐退化，演变为生殖道和泌尿生殖道的分离形态。由此女子胞成为相当于腑的结构（青春期后月经现象），女子胞和六腑同归腑类即"七腑"结构；胚胎前端心脏外浆膜结构逐渐发育成心包膜结构，由此心包成为相当于脏的结构（内含心包液），并与三焦（浆膜腔）形成表里结构，心包和五脏同归脏

类"六脏"结构。当"六脏"和"七腑"结构出现时，意味着脏腑结构发育过程的结束，故中医学将第二段脏腑分化发育模式称为"六脏七腑论"（图1-56）。

（3）"奇正脏腑论"发生发育机制：为什么传统将脏腑归属划分为"五脏六腑"和"六脏七腑"呢？除表达脏腑分化发育时间轴先后性机制，还有一层机制含义就是要做奇正脏腑归属界定。奇恒、五脏、五腑既然形成三位一体的共构结构，三者之间就形成对立统一的关系，生理阶段上就必须做出生理功能的属性界定，否则也就无法建立确立医学实践中的诊疗原则。

奇恒之腑发生在前，五脏五腑发生在后，但是早期的奇恒之腑发育并不成熟，故称为五体，结合五脏五腑后才能称为奇恒之腑。换言之，奇恒之腑是由五体结构演化而来，在奇恒、五脏、五腑形成三位一体共构结构后，重新的脏腑界定，就是"奇正脏腑论"。

五脏六腑结构是在膀胱和后肾分化耦合基础上发生发育成的结构，发育结局是形成脏腑表里结构。气血运动受到表里结构的影响才能形成阴阳属性，脏腑表里结构是气血阴阳转换的核心，气血能够在通过表里结构的基础上实现脏腑经脉之间出入

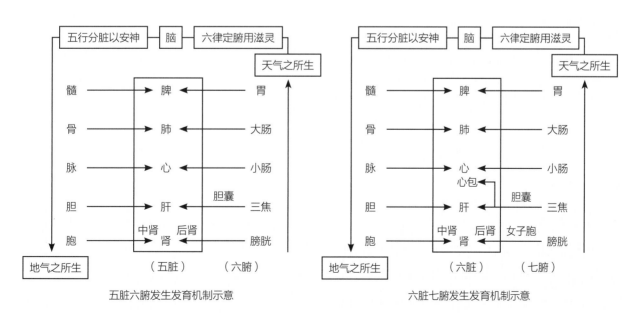

五脏六腑发生发育机制示意　　　　　　　　　　六脏七腑发生发育机制示意

▲ 图1-56　脏腑两段论发生发育机制示意

转换，故五脏六腑称为正脏腑。换言之，具有脏腑表里关系的结构称为正脏腑；反之，奇恒女子胞和中肾分化合成共构体，发生结局虽然也具有脏腑表里关系，但只有到生理青春期阶段月经来潮，女子胞才呈现出"腑"的功能，且睾丸"男子胞"不具备"腑"的功能，故女子胞和中肾表里结构不具有脏腑表里结构功能称为"奇"。

"奇正脏腑论"在《外经微言·脏腑阐微》载："雷公问于岐伯曰：脏止五乎？腑止六乎？岐伯曰：脏六腑七也。雷公曰：脏六何以名五也？岐伯曰：心肝脾肺肾五行之正也，故名五脏。胞胎非五行之正也，虽脏不以脏名之。雷公曰：胞胎何以非五脏之正也？岐伯曰：心火也，肝木也，脾土也，肺金也，肾水也，一脏各属一行。胞胎处水火之歧；非正也，故不可称六脏也。"

"心火也，肝木也，脾土也，肺金也，肾水也，一脏各属一行。"原文意思是讲五脏五腑具有脏腑表里结构故而称之为正脏腑。"胞胎处水火之歧；非正也，故不可称六脏也。"原文意思是讲女子胞不具备脏腑表里结构故而称为奇腑，归属于奇恒，即"脏六何以名五也？岐伯曰：心肝脾肺肾五行之正也，故名五脏。胞胎非五行之正也，虽脏不以脏名之"。

奇正脏腑不能独立存在，二者之间必须具有交通结构才能形成奇正共构体，心包三焦出于奇正脏腑之间，故心包归脏成为"六脏"，三焦女子胞归腑成为"七腑"。换言之，三焦心包为女子胞所主，由此形成"六脏七腑"结构。

总结而言，奇正脏腑发生发育机制由三段构成。第一阶段，奇恒与五腑交会五脏发育形成"五脏五腑"；第二阶段，三焦心包交会"五脏五腑"发育成"六脏六腑"；第三阶段，女子胞交会"六脏六腑"发育，女子胞即脏又腑（青春期前为脏，青春期后为腑），由此形成"六脏七腑"。脏腑发育三段论奇正之别，"脑、髓、骨、脉、胆、女子胞"不具备表里结构发育为奇脏腑。"五脏五腑"和"六脏六腑"具表里发育为正脏腑。女子胞不

具表里可脏可腑，与六腑合为"七腑"为奇正脏腑。故而得知，脏腑间同时具有表里和非表里两种形态，具表里结构称为正脏腑，不具表里关系为奇脏腑，知脏腑之奇正为之正解，不知脏腑之奇正，言脏腑者偏知也（图1-57）。

（4）"六脏六腑论"与十二经脉发生发育机制：《灵枢·邪客》载："天有五音，人有五脏；天有六律，人有六腑。"这是在讲脏腑分化发育顺序，也就是先生五脏后生六腑，然而正脏腑者必须具有表里对应关系，否则不能称为"正"，五脏六腑奇偶不能对称，不能表里对等不可言为正脏腑，故由"五脏六腑"发育成"六脏六腑"方可言正。

"六脏六腑"表里成"正"并非单纯脏腑组织之间的直接连接，而是可以通过经脉体液传输实现正脏腑之间的物质交换，即《灵枢·九针论》所讲"六者，律也。律者，调阴阳四时而合十二经脉"。言十二经脉者即言正脏腑之经脉，相对而言奇经者即言奇脏腑之经脉，故中医学言机体脏腑间体液经脉交通机制有两种。奇脏腑对应奇经，奇经分化循行于躯干体腔壁位置，正脏腑对应正经，分布于四肢位置。然无论正经和奇经皆与脏腑关联相通无疑，故要探讨"六者，律也。律者，

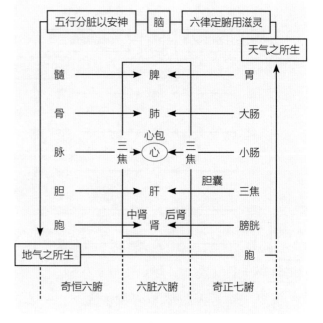

▲ 图1-57 脏腑奇正论发育机制示意

调阴阳四时而合十二经脉"背后机制，必须由脏腑经脉发生发育开始。

胚胎组织器官需要受到来自脐带传输的母体有氧血流供应才能分化发育。母体有氧血通过脐静脉合胚体静脉脉管向胚体组织传输的，脐静脉连接胚体静脉首先经过肝门静脉传输到肝脏，出肝脏后经下腔静脉入心。进入心脏的有氧血出心后经前后主静脉向前后端流动，整体静脉结构以"Y"字形结构向胚体内脏器官提供有氧血，"Y"字形下端纵线为肝心间静脉，上部分叉是前后主静脉，前后主静脉向肺脾肾发出静脉分支。由此形成脐静脉与五脏原基结构的连接，五脏原基获得有氧血供应开始向实质性组织器官分化发育，故五脏结构发生在前，六腑结构发生在后，即《太上老君内观经》所讲"五月，五行分脏以安神也。六月，六律定腑用滋灵也"的顺序。

五脏结构的分化发育使得五脏细胞产生大量代谢产物，为了减轻胚体新陈代谢的负荷，前后主动脉中间分化发育出一条粗大的动脉干，将心脏和脐动脉连接起来，这条粗大动脉干也就是胸腹主动脉。胸腹主动脉在分化发育过程向五脏发出动脉分支，由此形成五脏之间的动静脉闭环结构，五脏代谢产物经动脉血流回流集聚于胸腹主动脉，经脐动脉转运出胚体。胸腹主动脉就是中医学中所讲"冲脉"主体段结构，故五脏动脉血管是由冲脉分化发育而来。

五脏动静脉闭环式结构形成后，冲脉胸腹主动脉向原肠腔结构上发出分支，由此引起原肠腔静脉血管分化与动脉血管关联形成动静脉闭环。原肠腔动静脉闭环结构中，原肠腔静脉和五脏静脉一起与前后主静脉构成一体，前后主静脉分化演变为上下腔静脉也就是冲脉伴脉结构。换言之，在脏腑分化发育过程中，脏腑静脉形成与冲脉伴脉上下腔静脉的结构连接，脏腑动脉形成与冲脉胸腹主动的结构连接。由于冲脉胸腹主动脉和上下腔静脉是体腔内最大的动静脉干，故脏腑动静脉血流是以冲脉和冲脉伴行脉为中心而循环流动。

在冲脉和伴行脉分化发育成体腔内血循环主动静脉干过程中，同时从前后两端向附肢结构延伸分化形成前后附肢动静脉结构。换言之，冲脉和伴行脉同时向脏腑和附肢发出动静脉结构，也就是附肢经脉和脏腑经脉对应关联的发生发育机制，故手足经脉称为正经。手足正经是在"六脏六腑"基础上的一种延伸分化结构，脏腑既然具有表里对应关系，手足正经自然也具有表里对应结构关系，即附肢背侧为表腹侧为里为标准，附肢背侧经脉为表经，附肢腹侧为里经，由此构成脏腑经脉表里和附肢经脉表里对应机制。特别提示，经脉表里不等同于经脉阴阳，因为胚胎静脉有氧血流由腹侧流向背侧，也就是由里走表，故而静脉血管为里经，反之，胚胎动脉无氧血流由背侧向流向腹侧，也就是由表走里，故而动脉血管为表经。

"六脏六腑"表里结构和附肢经脉表里结构的形成，使得胚胎血液产生分流分部机制。从冲脉而行的附肢动脉无氧血流多分部于背侧，从冲脉伴脉而行的附肢静脉无氧血流多分部于腹侧，无论奇经八脉还是手足经脉都是按照这一原则定位定性而做表里分部。然而讲到这里就又出现了一个机制问题，那就是胚胎阶段和生理阶段动静脉中血流属性是相反的，胚胎阶段静脉中流动的是有氧血，动脉中流动的是无氧血；进入生理阶段正好相反，静脉中流动的是无氧血，动脉中流动的是有氧血。为了区分两个阶段的血液属性和经脉分布的关系，中医学引进了"阴阳"概念而界定脏腑和经脉的分部属性。

① "顺逆颠倒"与血流属性转换机制：胚胎阶段脐带供血结构作用，导致静脉中流动的是有氧血，血流方向由腹走背，动脉中流动的是无氧血，血流方向由背走腹。当进入生理阶段构后，由于有氧血流来自于肺脏，导致动脉血管（体动脉）中血流由无氧血变成有氧血，静脉血管中的血流由有氧血变成无氧血。出生前后这种血流属性转换，导致静脉表里分布发生颠倒顺逆变化，

动脉有氧血由内向外流动分布于表部，静脉无氧血流由外向内回流分布于里部。中医学为了区分这种转换关系，将流向表部的动脉通路称为阳经，回流向里部的经脉称为阴经，故经脉阴阳属性标准又称颠倒顺逆，即《外经微言·阴阳颠倒》所讲"阴阳之道，不外顺逆。顺则生，逆则死也。阴阳之原，即颠倒之术也"。

②手足经脉阴阳定性机制：胚胎脏腑经脉由冲脉胸腹主动脉和冲脉伴脉上下腔静脉发出的动静脉分支共构而成。冲脉中流动的是无氧血，故脏腑动脉为阴脉，冲脉伴脉流动的是有氧血，故脏腑经脉属于阳脉。进入生理阶段后，随着动静脉血流属性的转换，冲脉胸腹主动成为机体最大的有氧血传输通路，发出的分支首先形成胃动脉为阳脉；冲脉伴脉上下腔静脉成为机体最大的无氧血回流通路，发出的分支首先形成脾动脉为阴脉；胃动脉和脾静脉闭环成动静脉循环通路，故中医学将胃动脉称为阳明脉，脾静脉称为太阴脉，即《素问·太阴阳明论》所讲"太阴阳明为表里，脾胃脉也"。

胃动脉与其他五腑动脉共构成六腑动脉网，六腑通过这些动脉传输后得到有氧血滋养，即《素问·太阴阳明论》所讲"阳受之则入六腑"。脾静脉与其他四脏共构成五脏静脉网，六脏通过这些静脉传输做无氧血回流，即《素问·太阴阳明论》所讲"阴受之则入五脏"。这也就是六腑为阳五脏为阴背后的机制原理。

脏腑阴阳的划分是以"太阴阳明为表里，脾胃脉也"为最基本标准，由此也界定六腑动脉为阳脉，五脏静脉为阴脉，脏腑阴阳脉也就是手足阴阳脉的起点。"阴受之则入五脏"延伸外连四肢形成手足阴经，即《素问·太阴阳明论》所讲"足太阴者三阴也，其脉贯胃属脾络嗌，故太阴为之行气于三阴"。"阳受之则入六腑"延伸外连四肢形成手足阳经，即《素问·太阴阳明论》所讲"阳明者表也，五脏六腑之海也，亦为之行气于三阳"。这也就是手足经脉阴阳定性定位背后依据的机制原理（图1-58）。

③"三脉动输"与手足经阴阳定性特例：手足经脉阴阳定性定位是以体腔内脏腑经脉为基础，形成手足经脉与脏腑的对应关系。脏腑经脉的阴阳属性又是以冲脉和冲脉伴行脉为基础，但是冲脉和冲脉伴行脉向四肢延伸分支并不与脏腑对应。由此就出现了手足阴阳脉并非与动静脉完全吻合现象的出现，其中肺胃肾经属于冲脉延伸分化结构，故三脉中流动的都是有氧血流，肺肾二经定位在阴部，属性却为阳。中医学中称这一机制为"三脉动输"，即《灵枢·动输》所讲"经脉十二，而手太阴、足少阴、阳明独动不休"。

④"定腑滋灵"与脑神经发生发育机制：人

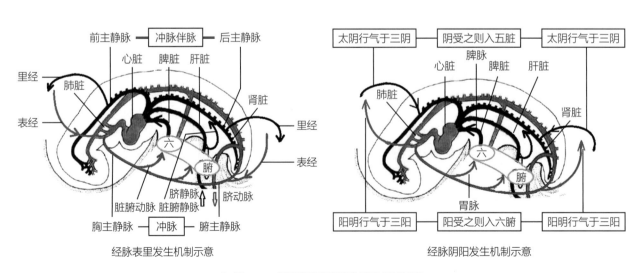

经脉表里发生机制示意　　　　　　　　经脉阴阳发生机制示意

▲ 图1-58　经脉表里阴阳发生发育机制示意

体脏腑是由内外胚层相向分化交会于体腔内的五脏构成，也就是奇恒五脏五腑分化发育过程中形成的共构体。奇恒"胆"与五腑发育共构体称为"六腑"，六腑结构形成意味着奇恒之腑与五腑分化关联形成了共构体，奇恒五脏共构体要想继续存在就必须具有体液滋养，由此涉及"六腑"功能机制。

胚胎阶段，奇恒之腑是由胚体背侧向腹侧分化发育，即《素问·五脏别论》所讲"脑、髓、骨、脉、胆、女子胞，此六者，地气之所生也，皆藏于阴而象于地"。五腑是由胚体腹侧向背侧分化发育，即"夫胃、大肠、小肠、三焦、膀胱，此五者，天气之所生也，其气象天"。奇恒之腑与五腑上下相向交会出现三个发育区域，奇恒与五腑交会于原肠腔形成六腑结构，这种交会不是实质性组织结构的直接连接，而是神经胆囊轴分泌胆囊收缩素，使得五腑具有了蠕动能力。《外经微言·胆腑命名》载："孔甲曰：脏腑皆取决于胆，何脏腑受胆之渗乎？岐伯曰：大小肠膀胱皆受之，而膀胱独多焉，虽然膀胱分胆之渗，而胆之气虚矣。"

六腑与五脏交会于体腔之内形成五脏结构，这种交会不是五脏和六腑组织相互移动，而是由胆囊与肝联合形成了肝肠循环，三焦浆膜腔包裹五脏形成结构连接。《外经微言·胆木》载："三焦得木气以为根，即包络亦得胆气以为助，十二经无不取决于胆也。"

五脏与奇恒交会于脊髓腔形成脑髓腔结构，这种交会不是脑髓和五脏结构的相互移动，而是脑髓神经和五脏结构形成了神经和激素轴之间的结构连接。神经连接即五脏神经感受器结构形成，激素连接即奇恒"脑"垂体激素和奇恒"女子胞"性激素经奇恒"脉"流入五脏系统中，由此使得五脏具有神经和激素调节作用。《外经微言·奇恒》载："奢龙问于岐伯曰：奇恒之腑，与五脏并主脏精，皆可名脏乎？岐伯曰：然。奢龙曰：脑髓骨脉胆女子胞，既谓奇恒之腑，不宜又名脏矣。岐伯曰：腑谓脏者，以其能藏阴也。阴者，即肾中

之真水也。真水者，肾精也。精中有气，而脑髓骨脉胆女子胞皆能藏之，故可名腑，亦可名脏也。"

奇恒、五脏、五腑共构体形成脊髓腔、体腔（胸腹腔）、原肠腔三个腔体，三个腔体构成夹壁中空管状结构。外层是颅骨脊髓骨构成的脊髓腔，处于背侧中轴线位置，腔内组织为中枢神经；中间肋部盆腔骨等构成的胸腹腔，腔内组织主要是为五脏器官；原肠腔是由原肠胚分化功能段消化道泌尿道构成，腔内组织为六腑。三个腔体将实质性组织器官分割形成三个相对的结构功能区，这也就是天数"四时、五音、六律"对应胚胎发生发育机制最终形成的组织结构形态。

三个腔体组织之间依靠脉管血液、神经递质、腺体激素实现物质能量和信息交通。由于三腔结构发育成熟于胚胎第六个月时段，六腑还没有发挥生理阶段消化泌尿功能，于是脊髓腔和原肠腔之间形成运载脉管血液、神经递质、腺体激素的闭环循环通路。这一闭环通路就是《外经微言·奇恒》所讲"斯六者至要者则胞与脑也，脑为泥丸，即上丹田也；胞为神室，即下丹田也。骨藏髓，脉藏血，髓藏气，脑藏精，气血精髓尽升泥丸，下降于舌，由舌下华池，由华池下廉泉玉英，通于胆，下贯神室"。其中"下降于舌，由舌下华池，由华池下廉泉玉英，通于胆，下贯神室"即六腑发育作用，六腑发育成熟产生"骨藏髓，脉藏血，髓藏气，脑藏精，气血精髓尽升泥丸"发育作用，由此导致脑神经组织结构的发育成熟，故《太上老君内观经》总结描绘为"六月，六律定腑用滋灵也"，"定腑"者六腑发育成熟之意，"滋灵"脑神经发育之意，"定腑用滋灵"者六腑体液滋养脑神经发生发育之意。

进入生理阶段，六腑开始发挥消化道、泌尿道的生理功能，逐渐丧失胚胎期"定腑用滋灵"的发育功能，古代医家将六腑"定腑用滋灵"当作养生保健的最基本原则，即《外经微言·奇恒》所讲"世人多欲，故血耗气散，髓竭精亡也。苟知藏而不泻，即返还之道也"。

（三）"星风野"与经脉神经相关联发生发育机制

"天地之大数也，始于一而终于九"第三个"其气三"，即"七星、八风、九野"，对应人体"九野"也有不同的描述。

《灵枢·九针论》载："七者，星也。星者，人之七窍。八者，风也。风者，人之股肱八节也。九者，野也。野者，人之节解皮肤之间也。"

《素问·针解》载："七星、八风、九野，身形亦应之。人齿面目应星，人出入气应风，人九窍三百六十五络应野。"

《太上老君内观经》载："七月，七精开窍，通光明也。八月，八景神具，降真灵也。九月，宫室罗布，以定精也。"

根据上述三段经文，可以总结天数"七星、八风、九野"对应人体的结论，是讲人体胚胎发育的七八九月期间。七月"人之七窍"感觉器官发育成熟，八月"人之股肱八节"肢体关节发育成熟，九月"人之节解皮肤之间"也就是皮肤关节交接处"腧穴"结构发育成熟。整体而言，"七星、八风、九野"对应人体感觉运动神经结构的发生发育的三个阶段，胚胎经过七、八、九月的组织器官神经结构发育，使得胚体具有了神经感觉运动能力，也就意味着胚体发生发育成熟，进入胚胎第十个月，也是出生的时机。《太上老君内观经》载："十月气足，万象成也。元和哺食，时不停也。"

1. "七星应窍"与感觉器官腺体发生发育机制　"七者，星也"者，即古代天文学中的北斗七星，是指大熊座的天枢、天璇、天玑、天权、玉衡、开阳、摇光七星。古人把这七星联系起来想象为古代舀酒的斗形，故名北斗。北斗七星在不同的季节和夜晚不同的时间，出现于天空不同的方位，故古人根据初昏时斗柄所指的方向来决定季节，斗柄指东，天下皆春；斗柄指南，天下皆夏；斗柄指西，天下皆秋；斗柄指北，天下皆冬。

北斗七星指示的方位就是天球西北方戊位，

与东南己位构成黄道坐标的纵轴，称为天门—地户。《素问·五运行大论》载："臣览《太始天元册》文，丹天之气经于牛女戊分，黅天之气经于心尾己分，苍天之气经于危室柳鬼，素天之气经于亢氐昴毕，玄天之气经于张翼娄胃。所谓戊己分者，奎壁角轸，则天地之门户也。夫候之所始，道之所生，不可不通也。"

天文学"天门—地户"对应人体结构就是《太上老君内观经》所讲"六月，六律定腑用滋灵也"，天门戊分对应"滋灵"即脑，地户己分对"定腑"即六腑，意思是将人体胚胎第六个月期间，奇恒之腑与五腑发生交会形成于六腑。换言之，六腑是"脑、髓、骨、脉、胆、女子胞，此六者，地气之所生也，皆藏于阴而象于地"产生的结果，六腑结构发育成熟后，体液就产生从六腑经五脏反向回流到奇恒"脑"的运动，奇恒"脑"获得来自六腑的体液滋养开始由脑原基向实质性脑组织的分化发育，脑神经发育成熟也就是"夫胃、大肠、小肠、三焦、膀胱，此五者，天气之所生也，其气象天"的发育作用结局。胚胎第六个月在"六月，六律定腑用滋灵也"脑组织发育成熟，随之与脑组织周围的感觉器官开始分化发育，故进入第七个月就是"七者，星也。星者，人之七窍"（图1-59）。

七窍者，是人体头部七个孔窍（目、鼻、舌、口、耳），也是人体头部感觉器官。胚胎第七个月头部感觉器官七窍结构开始发育成熟，这时由六腑经五脏上传于奇恒脑部的体液也分流于七窍组织之上，也是中医学理论所讲"五脏开窍"的机制。《灵枢·脉度》载："五脏常内阅于上七窍也。故肺气通于鼻，肺和则鼻能知臭香矣。心气通于舌，心和则舌能知五味矣。肝气通于目，肝和则目能辨五色矣。脾气通于口，脾和则口能知五谷矣。肾气通于耳，肾和则耳能闻五音矣。"

讲到五脏开窍要特别提示，所谓的五脏开窍并非是五脏结构与七窍之间直接的结构连接，在七窍分化发育过程中，与七窍结构相关的旁分泌腺体也发育成熟。五脏开窍是五脏体液变化时相

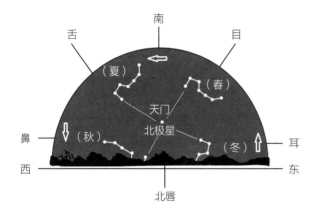

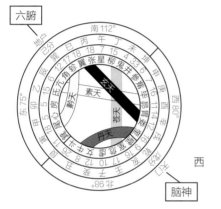

▲ 图 1-59　星应七窍原理示意

应引起来七窍旁分泌腺体体液发生了变化，即《太上老君内观经》描述为"七月，七精开窍，通光明也"，七窍对应七精，七精者即感觉器官腺体分泌的体液。

目精者，即泪腺。泪腺位于泪骨的泪囊窝内的一膜性囊，与泪小管相通，其上端为盲端，下端移行于鼻泪管。泪腺体液分泌与肝脏体液相关，即"肝气通于目，肝和则目能辨五色矣"。

鼻精者，即鼻黏膜腺。鼻黏膜含有一种杯状细胞，能制造出很多黏蛋白，黏蛋白被释放到细胞外头后，大量地吸收水分形成供鼻腔使用的鼻涕。有一部分鼻涕其实是眼泪。这些泪水从泪腺产生，部分流到泪小管，再通过鼻泪管流到鼻腔，成为鼻涕的一部分。鼻黏膜腺体液分泌与肺相关，即"肺气通于鼻，肺和则鼻能知臭香矣"。

舌精者，即舌下腺。舌下腺位于舌头下表面，主要分泌唾液，是消化系统腺体之一。如果舌下腺受损会直接影响舌头对味道的辨别。舌下腺体

液分泌与心脏体液相关，即"心气通于舌，心和则舌能知五味矣"。

唇精者，即腮腺、副腮腺。腮腺最大的唾液腺，重 1530g，形状不规则，可分浅部和深部。浅部略呈三角形，上达颧弓，下至下颌角，前至咬肌后 1/3 的浅面，后续腺的深部，深部伸入下颌支与胸锁乳突肌之间的下颌后窝内。副腮腺分布于腮腺管附近的附属腺体，形态不一，大小不等，其导管汇入腮腺管，出现率约 35%。腮腺副腮腺体液分泌与脾脏相关，即"脾气通于口，脾和则口能知五谷矣"。

耳精者，即耳道腺。耳道腺是在外耳道内开口的一种大汗腺，也分泌脂质。此脂质和外耳道内的皮脂腺分泌物及脱落的上皮角化细胞一起构成耳垢。耳道腺体液分泌与肾脏体液相关，即"肾气通于耳，肾和则耳能闻五音矣"。

七窍能生七精者，即五脏体液变化影响到感觉器官旁分泌腺体分泌机制，"五脏常内阅于上七窍也"也就是"七者，星也。星者，人之七窍"背后的真正机制。胚胎七月七窍生七精，头部感觉器官发育成熟开始具有感觉能力，故"七月，七精开窍，通光明也"（图 1-60）。

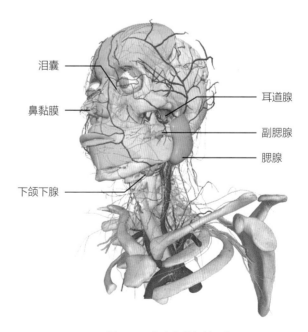

▲ 图 1-60　七窍七精机制示意

2. "八风应节"与肢体运动神经发生发育机制 天数"八者，风也"是中国古代天文学概念，也是四时八节的含义，四时指春夏秋冬四季；八节指立春、春分、立夏、夏至、立秋、秋分、立冬、冬至，泛指一年四季中各节气。

"八节"又称八风，是古代历法中占测法的一种描述，在《灵枢·九宫八风》中有所介绍，就是在占盘上东、西、南、北、东北、西北、东南、西南空间八向对应时间八节为坐标，在这一坐标中八方对八节外周构成为八个区域，加之坐标轴交叉区域共九个区域称为九宫。占测时立足于中间区域，其占测周围八个区域称为八风，故这种占测坐标总称为"九宫八风"，在"九宫八风"占测时分为两步。

首先确立时间对应节点。《灵枢·九宫八风》载："太一常以冬至之日，居叶蛰之宫四十六日，明日居天留四十六日，明日居仓门四十六日，明日居阴洛四十五日，明日居天宫四十六日，明日居玄委四十六日，明日居仓果四十六日，明日居新洛四十五日，明日复居叶蛰之宫，曰冬至矣。太一日游，以冬至之日，居叶蛰之宫，数所在日，从一处至九日，复返于一。常如是无已，终而复始。"

然后根据坐标确立的时空节点去占测风的变化情况，依此作为制历依据，具体的占测方法就是《灵枢·九宫八风》中所讲"太一移日，天必应之以风雨，以其日风雨则吉，岁美民安少病矣。先之则多雨，后之则多旱。太一在冬至之日有变，占在君；太一在春分之日有变，占在相；太一在中宫之日有变，占在吏；太一在秋分之日有变，占在将；太一在夏至之日有变，占在百姓。所谓有变者，太一居五宫之日，病风折树木，扬沙石，各以其所主，占贵贱。因视风所从来而占之。风从其所居之乡来为实风，主生，长养万物。从其冲后来为虚风，伤人者也，主杀，主害者。谨候虚风而避之，故圣人日避虚邪之道，如避矢石然，邪弗能害，此之谓也"。

"八者，风也"也就是"九宫八风"占盘中的"八风"为天度；对应人体是指左右两侧的膝、踝、肘、腕八个大关节为气数，即"风者，人之股肱八节也"。天度"八风"对应气数"八节"即天数八表达的内容，《灵枢·九针论》描述天数八者为"八者，风也。风者，人之股肱八节也"（图1-61）。

气数八者"人之股肱八节也"，但是这一结论不是单纯地根据"九宫八风"占盘做出的一种人体生理结构机械类比归纳，"八者，风也。风者，人之股肱八节也"是"七者，星也。星者，人之七窍"的一种延续。意思是讲头部七窍与四肢八节之间存在着一种时间轴的先后性，故要想正确理解气数"八节"就必须承接气数"七窍"机制而论。

人体胚胎第七个月是头部感觉器官"七窍"的发育成熟阶段，即《太上老君内观经》所讲"七月，七精开窍，通光明也"。进入胚胎第八个月奇恒"脑髓"神经开始向四肢分化发育，使得四肢结构具有在神经支配下的运动能力，即《太上老君内观经》所讲"八月，八景神具，降真灵也"。"八景"者即八节，"神具"即神经，"降真灵也"即脑神经支配四肢，由此得知，所谓气数"八节"理论是立足肢体运动神经发生发育的机制而言。

运动神经指支配躯体肌肉中的传出神经纤维。运动神经是相对于感觉神经而言的，其功能是产生和控制身体的运动和紧张。在脊椎动物中，除属于脑、脊髓神经系统并支配随意运动的运动神经，植物神经与周围神经也有很多运动神经（如血管运动神经）。也有时将属于植物神经系统的分泌神经合在一起，广义的运动神经和离中神经大致同义。纯运动性、纯感觉性神经干实际上是罕见的，多数为混合性，正确地应该用运动（神经）纤维、运动神经元等术语（图1-62）。

运动神经元即外导神经元，负责将脊髓和大脑发出的信息传到肌肉和内分泌腺，支配效应器官活动的神经元，故一般根据脾、胃、肝、肾来说运动神经元的好坏。对于运动神经元机制，中

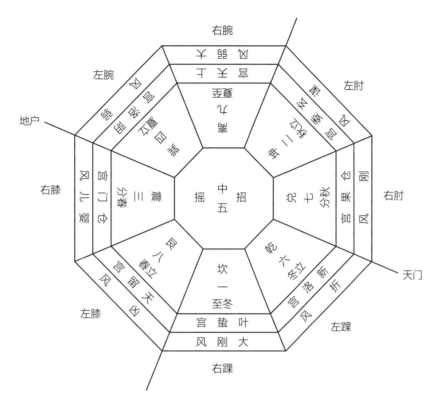

▲ 图 1-61　天数八风八节占盘原理示意

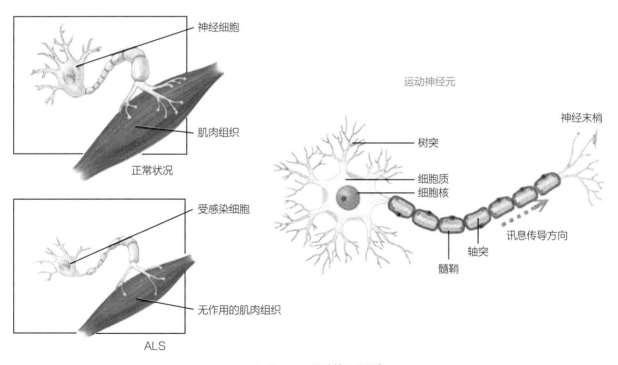

▲ 图 1-62　运动神经元示意

医学很早就有所认识，故在论述"八节"医学机制上并非单纯是指关节结构中的骨骼结构，而是提出一种骨关节构成五体与脏腑间关联性理论。

八节者即四肢上的关节腔结构，现代医学对

关节腔结构的定义为骨关节由相邻的骨之间借结缔组织构成的囊相连。骨与骨间接连接称骨关节。相对的骨面之间有腔隙，腔内含有少量滑液。它的活动幅度较大，每个关节都有关节面、关节囊、关节腔。关节腔是由关节囊滑膜层和关节软骨共同围成的密闭腔隙，腔内有少量滑液，呈负压，对维持关节的灵活性与稳固性有一定作用。

中医学立论骨骼是与经脉同时而言，即《灵枢·骨度》所讲"黄帝问于伯高曰：脉度言经脉之长短，何以立之？伯高曰：先度其骨节之大小、广狭、长短，而脉度定矣"。意思是讲关节腔部位是经脉分布的始终点位置，知道骨骼分布的同时也知道经脉之长短。骨骼关节腔部位成为经脉始终点区域，故五体"皮肉脉筋骨"在八节位置的分布结构称为"八节"。

五体又与体腔内脏腑具有体液交通连接，故知道"八节"五体构成，自然也就知道八节与脏腑体液之间的交通关系，又因神经元分布于八节五体之上，形成肢体的感觉运动功能。当外界"贼风"刺激八节神经时，就会因关节神经激动引起关节五体体液变化，轻者伤及八节五体，重者伤及内脏脏腑，这是"八者，风也。风者，人之股肱八节也"背后的真正机制所在。《灵枢·九宫八风》载："风从南方来，名曰大弱风，其伤人也，内舍于心，外在于脉，气主热。风从西南方来，名曰谋风，其伤人也，内舍于脾，外在于肌，其气主为弱。风从西方来，名曰刚风，其伤人也，内舍于肺，外在于皮肤，其气主为燥。风从西北方来，名曰折风，其伤人也，内舍于小肠，外在于手太阳脉，脉绝则溢，脉闭则结不通，善暴死。风从北方来，名曰大刚风，其伤人也，内舍于肾，外在于骨与肩背之膂筋，其气主为寒也。风从东北方来，名曰凶风，其伤人也，内舍于大肠，外在于两胁腋骨下及肢节。风从东方来，名曰婴儿风，其伤人也，内舍于肝，外在于筋纽，其气主为身湿。风从东南方来，名曰弱风，其伤人也，内舍于胃，外在肌肉，其气主体重。此八风皆从其虚之乡来，乃能病人（表1-7）。"

3."九野应宫"与脑神经核发生发育机制 天数"九者，野也"是"天地之大数也，始于一而终于九"最后一个阶段，"九野"天度比较复杂，简介如下。

天度"九野"对应天体，也就是天空星宿九个区划。天体九野是以黄道观察面对天体星象做出的一种区划，必须对应天门—地户纵轴才能对应地理九宫（东、西、南、北四方，东南、西南、东北、西北四隅及中央），也就是说天体"九野"中央位置是对应在地户己分位置，然后才能确立其他八野的位置。《淮南子》载："中央曰钧天，其星角、亢、氐；东方曰苍天，其星房、心、尾；东北曰变天，其星箕、斗、牵牛；北方曰玄天，其星须女、虚、危、营室；西北方曰幽天，其星

表1-7　八节脏腑对应表			
立夏	夏至	立秋	秋分
东南	正南	西南	正西
左腕	右腕	左肘	右肘
内舍于胃，外在肌肉	内舍于心，外在于脉	内舍于脾，外在于肌	内舍于肺，外在皮肤
立冬	冬至	立春	春分
西北	正北	东北	正东
左膝	右膝	左踝	右踝
内舍于小肠，外于手太阳脉	内舍于肾，外在于骨	内舍于大肠，外在于两胁	内舍于肝，外在于筋

东壁、奎、娄；西方曰颢天，其星胃、昴、毕；西南方曰朱天，星觜、参、东井；南方曰炎天，其星舆鬼、柳、七星；东南方曰阳天，其星张、翼、轸。"天体九野也称为"九天"，即"中央曰钧天、东方曰苍天、东北方曰变天、北方曰玄天、西北方曰幽天、西方曰颢天、西南方曰朱天、南方曰炎天"（图1-63）。

"九天"者即天度，九野是"九天"对应地平面确立的一种坐标系，也就是赤道面坐标对应区划。《灵枢·九宫八风论》所讲"叶蛰、天留、仓门，阴洛上天、玄委、仓果、新洛、招摇"合称为"九宫"，也就是天度"九天"对应的气数坐标，称为"九宫""九野"。

天度"九天"和气数"九野"确立后就是人体对应空间定位，但是人体"九野"到底是以什

么组织结构与天度"九天"对应，《灵枢·九针论》所讲"九者，野也。野者，人之节解皮肤之间也"。意思是讲人体"九野"是"节解皮肤之间"。《素问·针解》所讲"人九窍三百六十五络应野"。意思是讲人体"九野"是人体经脉腧穴"九窍三百六十五络应野"。

"九野"是"天地之大数也，始于一而终于九"之终，人体而言对应胚胎第九个月组织器官发生发育成熟阶段。无论是"节解皮肤之间"还是"九窍三百六十五络应野"都有全身广泛分布结构的描述内容，导致人体"九野"背后机制成为自古悬而未决问题。要想解决这一机制难题，还要回到人体胚胎发生发育机制上来，按照《太上老君内观经》所讲，人体胚胎第八个月"八月，八景神具，降真灵也"对应天度"八以法风"，现代医

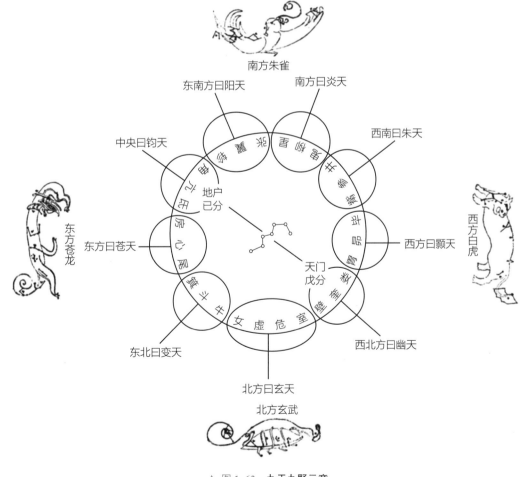

▲ 图1-63　九天九野示意

学分析就是胚胎四肢运动神经发育成熟。进入胚胎第九个月就是"九月，宫室罗布，以定精也"对应天数"九以法野"，其中关键之处在于"宫室罗布"是什么机制。在《素问·针解》中将"宫室罗布"解释为"九窍"，因为天数"七星"对应人体七窍"七月，七精开窍，通光明也"，显然"九窍"不等同于"七窍"。

"九窍"人体说见于《素问·生气通天论》，即"天地之间，六合之内，其气九州、九窍、五脏十二节，皆通乎天气"。根据这段经文所讲"九窍"具有调节"五脏十二节"的功能，说明"九窍"不是对人体部位的一种简单方位区划，而是具体机制基础的一种描述，在方士派医家经典中称为"脑部九宫"。《上清洞真九宫紫房图》（撰人不详，当出于唐宋间，底本出处：《正统道脏》洞真部灵图类）所讲："夫却入者，从南却往，就项后之北是也。两眉间上却入三分，为守寸双田，却入一寸为明堂宫，却入二寸为洞房宫，却入三寸为丹田宫，却入四寸为流珠宫，即入五寸为玉帝宫。明堂上一寸为天庭宫，洞房上一寸为极真宫，丹田上一寸为玄丹宫，流珠上一寸为太皇宫。凡一头中有九宫也。"如果应现代医学分析脑部"九窍""九宫"机制，实际是脑神经核机制，故而得知《太上老君内观经》所讲"九月，宫室罗布，以定精也"也就是脑神经核机制。

现代医学对脑神经核机制研究发现神经核是在中枢神经系统中，神经元胞体及其树突聚集而成的灰质团块，一般深埋在白质内。根据功能的不同，可分为运动性神经核、感觉性神经核、交感神经核和副交感神经核。按脑的不同部位，脑干内有脑神经核、网状结构核团及其他神经核，如薄束核、楔束核、上橄榄核、红核、黑质等；大脑内部有基底神经节核；小脑内有中央核等。《上清洞真九宫紫房图》所讲"脑部九宫"，实际是以立体直角坐标系统形式将大脑分成了九个功能区，以现代医学看就是有关大脑核团结构区域界定。"明堂宫"即大脑额叶区神经核，"洞房宫"即前扣带回皮层神经核，"泥丸宫"即下丘脑神经，"流注宫"即脑桥神经核，"玉帝宫"即小脑神经核，"天庭宫"即额前叶神经，"洞真宫"后扣带回神经核，"玄丹宫"丘脑神经核，"紫微宫"与大脑皮层顶叶神经核。脑部九个神经核是脑神经最核心组织，中医学很早就有认识，九个区域神经核共构为一体，故定义为"脑部九宫"（图1-64）。

脑神经核是在中枢神经系统内，形态和功能相似的神经元胞体及其树突聚集在一起形成的灰质团块。中医学既然将大脑分为九个区定位为"脑部九宫"，说明很早就对脑神经深层机制有所认识和把握。"脑部九宫"集中于颅腔之内，也就是奇恒之腑"脑"的微观机制，根据《太上老君内观经》所讲"九月，宫室罗布，以定精也"，说明"脑部九宫"发育成熟于胚胎第九个月阶段。特别提示，所谓的"宫室罗布"并非局限在大脑部位，而是"脑部九宫"对应"脑外九宫"称为"宫室罗布"。

"脑部九宫"对应"脑外九宫"的构成有上下两条通路，上行通路就是六腑体液经五脏上传于脑髓；下行通路脑髓体液经五脏下行于六腑。两条路径中的体液上下相向而行于脑髓和六腑之间，由此形成胚体最早的神经激素轴调节机制。《上清洞真九宫紫房图》载："夫三一者，乃一身之灵宗，百神之命根，津液之山源，魂精之玉室。是以胃池体方以受物，脑宫圆虚而适真，万毛植立，千孔生烟，德备天地，洞同太玄，故名之曰泥丸。泥丸者，躯形之神也。"

脑髓处的腺体是下丘脑垂体，六腑处腺体是肾上腺，下丘脑垂体和肾上腺都属于内分泌腺体。这种腺体结构没有自身导管结构传输激素体液，只能靠血液携带传输，于是形成了下丘脑垂体、心血管、肾上腺之间的激素体液交通机制，方士派医家经典中称为"三元真一之道"。《上清洞真九宫紫房图》载："两眉间上丹田宫，心绛宫中丹田宫，脐下三寸下丹田宫，合三丹田也。赤子居

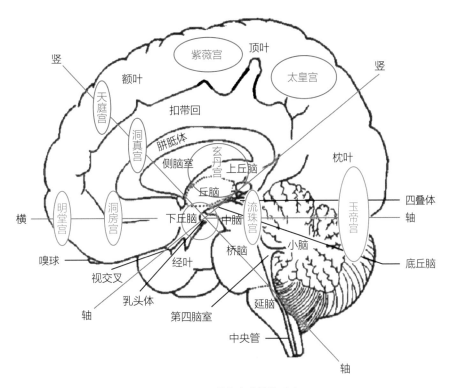

▲ 图 1-64　脑部九宫结构示意

上丹田，真人居中丹田，婴儿帝君居下丹田也。丹田中有上元真一帝君居之，即合二人共治丹田宫，守三元真一之道是也。"

"三元真一之道"机制的出现，使得机体全身组织结构具有了神经激素轴调节机制，由此导致胚胎脑神经核与神经核感受器之间关联结构的发育成熟。换言之，中医学理论中，将脑部神经核划归为"脑部九宫"又称"九窍"，脑神经核外感受器划归为"脑外九宫"又称"九州""九野"。脑神经核分为运动核和感觉核。运动核是脑神经运动纤维的起始核，包括躯体运动核和内脏运动核（副交感核）；感觉核是脑神经感觉纤维的终止核，包括躯体感觉核和内脏感觉核。故《素问·生气通天论》中将"脑部九宫"和"脑外九宫"之间的连接关系描述为"天地之间，六合之内，其气九州、九窍、五脏十二节，皆通乎天气"。

人体胚胎第九个月"脑部九宫"和"脑外九宫"分化发育成熟，"脑部九宫"即"九窍"，"脑外九宫"即躯干肢体"九野"。"九野"分部即为《灵枢·九

针论》所讲"请言身形之应九野也。左足应立春，其日戊寅己丑。左胁应春分，其日乙卯。左手应立夏，其日戊辰己巳。膺喉首头应夏至，其日丙午。右手应立秋，其中戊申己未。右胁应秋分，其日辛酉。右足应立冬，其日戊戌己亥。腰尻下窍应冬至，其日壬子。六腑膈下三脏应中州，其大禁，大禁太一所在之日，及诸戊己。凡此九者，善候八正所在之处"（图 1-65）。

"九野"分部区划是以脑神经核和感受器为根本机制做出的一种体位区划。

（1）上下轴区划分部：由脑部"九窍"对应"六腑膈下三脏应中州"构成，"脑部九宫"为上极，六腑和肝肾脾合称的"内九野"为下极。上极"脑部九宫"和下极"内九野"形成奇恒脑与脏腑对应关系形成区划分部。现代医学分析就是根据脑神经内脏感觉核和内脏感受器机制为基础做出的一种区划分部。

（2）左右轴区划分部："六腑膈下三脏应中州"为中心，六腑应地户己分为左极，肾肝脾三

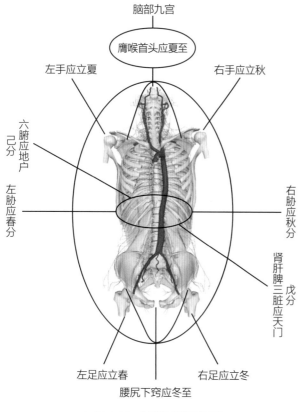

脑部九宫

膺喉首头应夏至

左手应立夏　　　　右手应立秋

六腑应地户
己分

左胁应春分　　　　右胁应秋分

肾肝脾三脏应天门
戊分

左足应立春　　　　右足应立冬

腰尻下窍应冬至

▲ 图 1-65　九野分部机制示意

脏应天门戊分为右极。地户六腑与天门三脏两极合二为一，共构成"内九野"，即左右轴做出的区

划分部。现代医学分析就是根据脑神经内脏感觉核感受器属性差异（交感副交感神经）机制为基础做出的一种区划分部。

（3）内外轴区划分部："内九野"与周围八野合而为一，共构成"外九野"，"内九野"外躯干为内极，外八野四肢为外极，两极合二为一形成"外九野"。因"外九野"是"凡此九者，善候八正所在之处"。故而"外九野"也就是"身形之应九野"，现代医学分析就是根据脑神经躯体感觉核和躯干感受器机制为基础做出的一种体位区划。

"脑部九宫"为之奇恒九野即"三而成天"，应天数"一以法天，二以法地，三以法人"。"内九野"为脏腑九野即"三而成地"，应天数"四以法时，五以法音，六以法律"。"外九野"躯干肢体九野即"三而成人"，应天数"七以法星，八以法风，九以法野"。上下轴左右轴内外轴三者合一，即《素问·六节藏象论》所讲"三而三之，合则为九，九分为九野，九野为九脏"人体分部，应于天数"夫自古通天者，生之本，本于阴阳，其气九州岛九窍，皆通乎天气"。

第 2 章

经脉生理学机制

第一节

"三隧说" 与人体藏象结构机制

一、"三隧说" 与脏腑阴阳属性界定机制

（一）"脏腑正别论" 与脏腑阴阳属性体位界定机制

中医学立足人体存在于背景环境中的存在状态建立"天人合一"医学理论框架，就必须区分界定人体结构与背景环境接触和分离两种状态。这种区分界定方法就是"阴阳"观念的内涵，具体而言就是背景环境为阳，人体环境为阴；但具体的"阴阳"概念必须在具有特定的外延范畴。换言之，"天人合一"是由背景环境和人体内环境两方面构成，立足于背景环境去观察界定人体结构和立足人体结构去观察界定背景环境会得出不同的结论。

根据《素问·金匮真言论》所载，有两种阴阳属性界定法。"言人身之脏腑中阴阳，则脏者为阴，腑者为阳。肝、心、脾、肺、肾，五脏皆为阴，胆、胃、大肠、小肠、膀胱、三焦，六腑皆为阳"也就是五脏为阴六腑为阳界定法则。"故背为阳，阳中之阳，心也；背为阳，阳中之阴，肺也；腹为阴，阴中之阴，肾也；腹为阴，阴中之阳，肝也；腹为阴，阴中之至阴，脾也"也就是心肺为阳肝脾肾为阴。上述两种阴阳属性界定法又称"背阳腹阴"和"腑阳脏阴"，如果不能明确认识两种界定法则背后的机制，也就无法确立"阴阳"概念的外延，使用"阴阳"概念时就会出现混乱，由此导致诊疗体系法则上的混乱。因此如何正确分析认识两种界定法则背后的机制是认识整个中医理论体系的关键（表2-1）。

表 2-1　两种界定法则	
人之阴阳	人身之阴阳
腑阳脏阴	背阳腹阴
五脏为阴六腑为阳	心肺为阳肝脾肾为阴

1. "人之阴阳" 与 "脏腑正论" 机制　人体存在背景环境之中就存在人体与背景环境如何界定的问题，也就是人体结构定位时，内外法则确立原则是阴阳属性界定的第一机制。无法确立内与外的界限，也就无法区分人与天，更谈不上区分阴阳，故言"人之阴阳"者即言人体之内外。《素问·金匮真言论》载："夫言人之阴阳，则外为阳，内为阴。"

人体属于真体腔动物，整体结构上呈现夹壁中空管状形态。夹壁结构是体壁和消化管共构成体腔结构，重要的组织脏器被包裹在这一相对封闭的腔体内，不能与背景环境发生直接的接触。中空结构是由消化道、泌尿道构成，这些中空性组织结构与背景环境发生直接接触。中医学根据人体夹壁中空管状形态的认识，将人体划分界定为两个区域：脏区域和非脏区域。①脏区域：包裹在体腔内的组织器官不与背景环境发生直接接触界定为内，被包裹在内组织器官称之为"脏"，由此划分界定出"肝、心、脾、肺、肾，五脏皆为阴"的结论。②非脏区域：中空结构是由消化道、泌尿道直接与背景环境接触界定为外，不被包裹的这些组织器官称之为"腑"，以此划分界定出"胆、胃、大肠、小肠、膀胱、三焦，六腑皆为阳"的结论。

脏区域和非脏区域共构成夹壁中空管状结构，脏区域组织器官从内而称"脏"，非脏区组织器官从外而称"腑"，故言人体内外者即言脏腑阴阳。"夫言人之阴阳，则外为阳，内为阴"，具体界定对应划分结论即"脏者为阴，腑者为阳。肝、心、脾、肺、肾，五脏皆为阴，胆、胃、大肠、小肠、膀胱、三焦，六腑皆为阳"。中医学将这一内外界定机制称之为"脏腑正论"，其阴阳属性界定本质上就是由"夫言人之阴阳，则外为阳，内为阴"法则而来（图 2-1）。

2. "人身之阴阳"与"脏腑别论"机制　人体夹壁中空管状结构中，夹壁层也就是体腔结构。体腔结构由体壁和消化管、泌尿管共构而成。广义的体壁结构包括脑脊髓腔和胸腹腔结构，但是脊髓腔和胸腹腔并非只是骨骼结构，而是有神经、内分泌腺体、血管等组织的存在。如果离开这些组织结构单纯立论"五脏六腑"，结构层面缺少包裹五脏的外围体腔结构也不能界定为"阴为脏"，功能层面缺少神经结构与五脏的连接，自然五脏就没有"神"（神经信号）。所以在"脏腑正论"基础上还必须要搞清五脏、脊髓腔、胸腹腔、消化管、泌尿管之间的关系。《素问·五脏别论》载："脑、髓、骨、脉、胆、女子胞，此六者，地气之所生也，皆藏于阴而象于地，故藏而不泻，名曰

奇恒之腑。夫胃、大肠、小肠、三焦、膀胱，此五者，天气之所生也，其气象天，故泻而不藏，此受五脏浊气，名曰传化之腑，此不能久留输泻者也。魄门亦为五脏使，水谷不得久藏。所谓五脏者，藏精气而不泻也，故满而不能实；六腑者，传化物而不藏，故实而不能满也。"

（1）奇恒之腑界定："脑、髓、骨、脉、胆、女子胞"是指脑脊髓腔、胸腹腔结构和消化管、泌尿管之间存在的六种组织。这六种组织结构与背景环境隔离，即"此六者，地气之所生也，皆藏于阴而象于地"为"阴为脏"。"胃、大肠、小肠、三焦、膀胱"是指构成中空的五种组织结构。这五种组织结构与背景环境直接交通，即"此五者，天气之所生也，其气象天，故泻而不藏，此受五脏浊气，名曰传化之腑"为"阳为腑"。

（2）奇恒之腑和正脏腑之关联："脑、髓、骨、脉、胆、女子胞"者为"阴为脏"，"胃、大肠、小肠、三焦、膀胱"为"阳为腑"，二者共构结构也就是包裹五脏的真体腔结构，称为"六脏五腑"。六腑中的"胆"与五腑关联构成"六腑"，故"胃、大肠、小肠、三焦、膀胱，故泻而不藏，此受五脏浊气，名曰传化之腑"，六腑中的"脑、髓、骨、脉、女子胞"与五脏相关联形成"五脏五休"共构体，故"脑、髓、骨、脉、胆、女子胞，故藏而不泻，名曰奇恒之腑"。换言之，真正的脏腑阴阳属性界定法是以奇恒六腑和传化五腑外围结构包裹五脏构成的结构形态，外围结构为"阳为腑"，包裹中心结构为"阴为脏"。

（3）五脏内外交通结构：五脏结构被包裹于奇恒之腑和传化之腑中间，传化之腑具有上下开口结构。上部开口即头部口腔，生理功能是通过消化道摄取食物营养，即"五味入口，藏于肠胃，味有所藏，以养五气，气和而生，津液相成，神乃自生"（《素问·六节藏象论》），下部开口是肛门，生理功能是排除食物残渣，即"魄门亦为五脏使，水谷不得久藏"（《素问·五脏别论》）。奇恒之腑也有上下两个开口，上部开口即头部鼻腔，

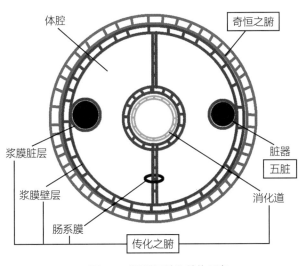

▲ 图 2-1　"脏腑正论"结构示意

生理功能是通过呼吸道吸入氧气，即"五气入鼻，藏于心肺，上使五色修明，音声能彰"（《素问·六节藏象论》），下部开口为女子胞，生理功能是性激素的调节，即"胞胎之系，上出于心之膜膈，下连两肾，此男女之同也。惟女下大而上细，上无口而下有口，故能纳精以受妊"（《外经微言·脏腑阐微》）。五脏通过奇恒之腑和传化之腑的上下开口结构与背景环境间接发生交通，才能保持在封闭系统内的物质能量交换，也就是"所谓五脏者，藏精气而不泻也，故满而不能实"背后的真正机制（表2-2）。

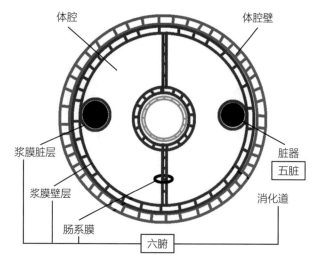

▲ 图2-2 "脏腑别论"结构示意

体腔　体腔壁　浆膜脏层　脏器　五脏　浆膜壁层　消化道　肠系膜　六腑

表2-2　五脏内外交通结构示意

	奇恒之腑	传化之腑
上开口	五气入鼻，藏于心肺	五味入口，藏于肠胃
下开口	胞胎之系，纳精以受妊	魄门五脏使，水谷不得久脏
五脏交通	藏精气而不泻	

（4）五脏阴阳属性界定：五脏结构被包裹在奇恒之腑和传化之腑构成的封闭状态之中，如果不与背景环境进行物质能量交换就会导致凋零死亡，五脏通过奇恒之腑和传化之腑头部开口鼻腔和口腔以"天食人以五气，地食人以五味"（《素问·六节藏象论》）获得背景环境的物质能量。

"天食人以五气"进入五脏形成"背为阳，阳中之阳，心也；背为阳，阳中之阴，肺也"（《素问·金匮真言论》）；"地食人以五味"进入五脏形成"腹为阴，阴中之阴，肾也；腹为阴，阴中之阳，肝也；腹为阴，阴中之至阴，脾也"（《素问·金匮真言论》）。由此形成"心肺为阳，肝脾肾为阴"的阴阳属性界定结论，也就是所谓的"五脏别论"背后的结构机制（图2-2）。

（5）"脏腑正别论"对立统一界定机制：中医学立足人体结构和背景环境的统一性法则，首先确立的理论法则是"天人合一"。"天人合一"法则既不是单纯哲学式理论构建，也非纯数学式逻辑归纳体系。"天人合一"法则使用的前提条件必须寻找到背景环境"天"与人体结构"人"之间的具体的对应关系，然后才能正确使用"天人合一"法则，否则就会导致空洞理论出现，诊疗体系的混乱。"天"与"人"之间的具体对应关系有两层含义：①立足背景环境观察人体结构。以天观人就是"人之阴阳"，由此法则得出"肝、心、脾、肺、肾，五脏皆为阴，胆、胃、大肠、小肠、膀胱、三焦，六腑皆为阳"脏腑阴阳属性界定法则，称为"脏腑正论"。使用"脏腑正论"法则主要是立足背景环境去判断与人体结构以何种形势发生接触和隔离，六腑为阳者即为外，也就是背景环境可以直接与六腑接触交通状态描述；五脏为阴即为内，也就是背景环境与五脏隔离不能直接接触交通状态描述。现代医学分析就是根据人体真体腔结构对内脏组织结构的空间定位，真体腔内的组织器官界定为内阴即五脏，真体腔外组织器官界定为外阳即六腑，这种脏腑阴阳属性界定法则就是"脏腑正论"。②立足人体结构观察背景环境。以"人"观"天"就是"人身之脏腑中阴阳"，由此法则得出"故背为阳，阳中之阳，心也；背为阳，阳中之阴，肺也；腹为阴，阴中之阴，肾也；腹为阴，阴中之阳，肝也；腹为阴，阴中之至阴，脾也"脏腑阴阳属性界定法则，称为"脏腑别论"。使用"脏腑别论"法则只要是立足人体内部结构与背景环境以何种形势发生接触和隔离，体腔内五脏为阴即为内，也就是五脏不能与背景环境发生直接接触交通。五脏处于"奇恒之腑"和"传化之腑"之间，"奇恒之腑"头部开口为鼻腔，以"五气入鼻，藏于心肺，上使五色修明，音声能彰"形式与五脏发生接触交通，"传化之腑"头部开口为口腔，以"五味入口，藏于肠胃，味有所藏，以养五气，气和而生，津液相成，神乃自生"形式与五脏发生接触交通，使得五脏产生"故背为阳，阳中之阳，心也；背为阳，阳中之阴，肺也；腹为阴，阴中之阴，肾也；腹为阴，阴中之阳，肝也；腹为阴，阴中之至阴，脾也"的阴阳属性，这种脏腑阴阳属性界定法则就是"脏腑别论"。

"脏腑正论"和"脏腑别论"对立统一。"脏腑正论"是以"天"观"人"；"脏腑别论"是以"人"观"天"，二者之间相互参照才能全面系统的对背景环境和人体结构之间的阴阳属性做出界定判断，才能全面认识和把握"天人合一"整体理论框架。

（二）"三隧说"与脏腑阴阳属性界定机制

"脏腑正论"和"脏腑别论"是根据背景环境和人体结构之间的关系做出两种阴阳属性界定结论。就人体而言，与背景环境直接接触的组织结构称为"阳"，与背景环境隔离的组织结构称为"阴"，是"脏腑正论"和"脏腑别论"两种阴阳属性界定共同遵守的法则。

传统医学在理论架构上使用"阴阳"概念，是因为人体存在于背景环境中必须从外界获得物质能量的支持才能保证机体正常的生理存在。"脏腑正论"界定五脏为阴六腑为阳，现代医学分析就是侧重机体消化系统获取食物营养机制的描述，六腑为阳是六腑从外界获得食物营养，五脏为阴是五脏受纳消耗食物营养。"脏腑别论"界定心肺为阳、肝脾肾为阴，现代医学分析就是侧重机体呼吸系统获取氧气的机制描述，心肺为阳是心肺生成有氧血，肝脾肾为阴是肝脾肾受纳消耗

有氧血。两种阴阳属性界定的外延都锁定在脏腑范畴之内，称为"脏腑正论"和"脏腑别论"。

"脏腑正论"和"脏腑别论"锁定在脏腑范畴内，意在表达人体内环境如何从背景环境获得食物和氧气。食物和氧气进入机体并不能被组织器官直接吸收利用，而是溶解于体液后，通过特有专属的体液通路传输才能达到组织器官部位被利用。人体体液传输通路有三种称为"三隧"，即《灵枢·邪客》所讲"五谷入于胃也，其糟粕津液宗气，分为三隧"，通过体液三隧通路将食物营养和氧气由脏腑传输到躯干四肢部位被组织器官所利用。"三隧说"也就是脏腑阴阳属性延伸的结构机制。

1. "脏腑正论"与营隧通路结构机制　"脏腑正论"阴阳属性界定结论是"五脏为阴、六腑为阳"。这种阴阳属性界定是为了表达"五味入口，藏于肠胃，味有所藏，以养五气，气和而生，津液相成，神乃自生"。现代医学分析就是对消化系统结构和功能的一种特殊表达形式，意思是口腔摄取食物后，通过六腑消化、吸收为五脏提供食物营养。六腑消化吸收食物营养后，需要专门的体液管道才能进入五脏之中，进入体液管道中的营养物质为"营气"，循行的管道为"营隧"，营气流动轨迹是由胃肠开始沿着营隧由下向上达到肺脏。《灵枢·营卫生会》载："中焦亦并胃中，出上焦之后，此所受气者，泌糟粕，蒸津液，化其精微，上注于肺脉，乃化而为血，以奉生身，莫贵于此，故独得行于经隧，命曰营气。"现代医学分析，"营气"是溶解携带食物营养的无氧血，"营隧"是体静脉血管（中焦亦并胃中，出上焦之后，此所受气者，泌糟粕，蒸津液，化其精微）和肺动脉血管（上注于肺脉，乃化而为血）。

2. "脏腑别论"与宗隧通路结构机制　"脏腑别论"阴阳属性界定结论是"心肺为阳，肝脾肾为阴"。这种阴阳属性界定是为了表达"五气入鼻，藏于心肺，上使五色修明，音声能彰"（《素问·六节藏象论》）。现代医学分析就是对呼吸系统结构和功能的一种特殊表达形式，心肺是宗气产生发

出的部位。《灵枢·邪客》载："故宗气积于胸中，出于喉咙，以贯心脉肺，而行呼吸焉。"宗隧起于心肺而沿宗隧下行肝脾肾三脏，由此形成"故背为阳，阳中之阳，心也；背为阳，阳中之阴，肺也；腹为阴，阴中之阴，肾也；腹为阴，阴中之阳，肝也；腹为阴，阴中之至阴，脾也"（《素问·金匮真言论》）。现代医学分析，宗气即有氧血产生于肺，宗隧即有氧血流经的肺静脉、体动脉血管。

3. "脏腑正论"与卫隧通路结构机制　"脏腑正论"阴阳属性界定为"五脏为阴，六腑为阳"，通过营隧将脏腑之间由营隧关联在一起，使得营气在脏腑之间流动交通，广义的营隧是体静脉和肺动脉结构。"脏腑别论"阴阳属性界定为"心肺为阳、肝脾肾为阴"，通过宗隧将心肺和肝脾肾关联在一起，使得宗气在心肺和肝脾肾之间流动交通，广义的宗隧是肺静脉和体动脉。营隧属于无氧血通路结构，宗隧属于有氧血通路结

构，宗营二隧关联成独立的循环通路，也就是经脉循环结构，称为"营气行"循环。《灵枢·营气》载："谷入于胃，乃传之肺，流溢于中，布散于外，精专者行于经隧，常营无已，终而复始，是谓天地之纪。"

宗营二隧之间存在卫隧结构，即《灵枢·邪客》载"卫气者，出其悍气之慓疾，而先行于四末分肉皮肤之间，而不休者也，昼日行于阳，夜行于阴"。卫气沿卫隧循行"常从足少阴之分间，行于五脏六腑"。现代医学分析，卫气即淋巴液，卫隧即淋巴管，"卫在脉外"不是隔离宗营二隧而独立存在的。

卫隧即淋巴管结构，粗大的淋巴管可以独立存在称为卫隧，细小的淋巴管深入到组织间液之中称为"经水"。经水和卫隧形成相对独立的卫气循环通路称为"卫气行"循环。《灵枢·经水》载："凡此五脏六腑十二经水者，外有源泉，而内有所禀，此皆内外相贯，如环无端，人经亦然"。（图2-3）

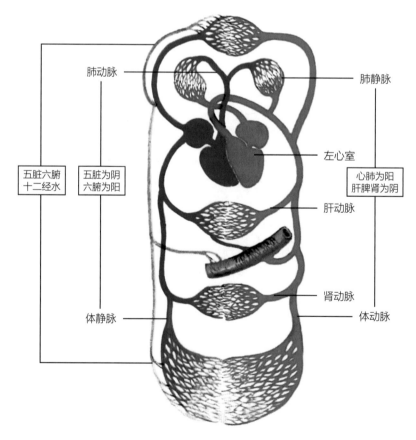

▲ 图 2-3　"三隧说"脏腑体液通路示意

二、"三隧说"与体液通路阴阳属性界定机制

（一）"背阳腹阴"与三隧体腔分布相关联机制

"三隧说"是中医学关于体液流动传输管道属性的界定，是根据体液属性不同对体液管道的一种区分。"三隧"是宗、营、卫三气的传输通路，是以体液属性而定名，即宗隧、营隧、卫隧。

宗隧即"故宗气积于胸中，出于喉咙，以贯心脉（别本作肺），而行呼吸焉"，按照现代医学分析宗隧也就是有氧血传输通路，起于心肺而分布到全身。营隧即"营气者,泌其津液,注之于脉,化以为血,以荣四末,内注五脏六腑,以应刻数焉"，按照现代医学分析也就是无氧血传输通路，起于胃肠而分布到全身。卫隧即"卫气者，出其悍气之慓疾，而先行于四末分肉皮肤之间，而不休者也，昼日行于阳，夜行于阴。常从足少阴之分间，行于五脏六腑"，按照现代医学分析就是淋巴液传输通路，起于肾间而分布到全身。

人体组织器官要想保持正常的存在状态，必须从外界获得所需物质能量。"三隧"属于人体体液流通管道，外界物质能量就是通过"三隧"传输达到组织器官位置被利用，大部分组织器官之上都有"三隧"通路的存在。脏腑阴阳属性是由宗、营、卫三气发生部位界定而来，所以"三隧"通路也具有阴阳属性的界定。

阴阳属性界定法则是以"阴"和"阳"标准去区分界定组织器官内外交通属性。这种属性界定法则是二分法则，但"三隧"属于三分法则，故界定三隧阴阳属性也就出现了矛盾，换言之，经脉的阴阳属性界定不是单纯依据逻辑性二分法则而确立。

1. "冲脉循背里"与宗营交重相关联机制 宗气起于心肺"五气入鼻，藏于心肺，上使五色修明，音声能彰"，故"宗气积于上焦"（《素问·六节藏象论》）。宗气沿宗隧而下行，现代医学分析就是有氧血流出心后，经胸腹主动脉向下流动而交会于胃肠，按照中医学分析胸腹主动脉即冲脉结构。营气起于胃肠"五味入口，藏于肠胃，味有所藏，以养五气，气和而生，津液相成，神乃自生"（《素问·六节藏象论》），故"营气出于中焦"。营气沿营隧而上行，现代医学分析就是胃肠道吸收食物营养进入胃肠静脉后，经下腔静脉上行而入心肺，按照中医学分析下腔静脉即冲脉伴脉结构。换言之，"宗气积于上焦"和"营气出于中焦"是由冲脉、冲脉伴脉关联形成宗营二气的交会，称为"宗营交重"。

"宗营交重"也就是"营气行"循环，即"谷入于胃，乃传之肺，流溢于中，布散于外，精专者行于经隧，常营无已，终而复始，是谓天地之纪"（《灵枢·营气》）。"谷入于胃，乃传之肺"是卫隧方向轨迹；"流溢于中，布散于外"是宗隧方向轨迹，"精专者行于经隧，常营无已，终而复始"就是宗营二隧共构；宗气通心肺来源"天食人于五气"，营气通胃肠来源于"地食人于五味"，所以宗营二隧交会"是谓天地之纪"。

"营气行"也就是血循环，《素问·痿论》载"心主身之血脉"，宗隧通于心肺，故"营气行"以宗隧为主。宗营二隧在体腔内有粗大的主干通路，冲脉为宗隧主干。《类经·阴阳离合》载："冲脉循背里，出颃颡，其输上在于大杼"，所以"冲脉者，为十二经之海，其输上在于大杼，下出于巨虚之上下廉"。冲脉者实际是以胸腹主动脉为主的体动脉干结构；营隧通于胃肠，营气沿营隧由下向上经冲脉伴脉回流入肺心，冲脉伴脉实际是以下腔静脉为主的体静脉干结构；冲脉（胸腹主动脉）和冲脉伴脉（下腔静脉）将心肺和胃肠关联在一起，使得宗营二气产生以心肺和胃肠为中心，延伸至全身宗营的循环通路，也就是经脉循行背后的主体结构机制（图2-4）。

经脉循行形成的"营气行"循环理论本质上与现代医学血循环机制相同，所不同之处在于对

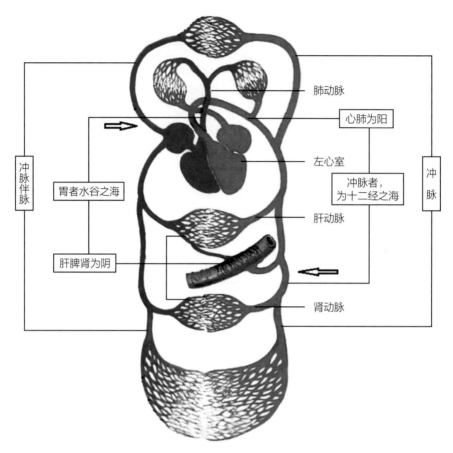

肺动脉

心肺为阳

左心室

冲脉者，
为十二经之海

肝动脉

肾动脉

冲脉伴脉

胃者水谷之海

肝脾肾为阴

冲脉

▲ 图 2-4　宗营交重结构示意

动静脉血流的属性定性不同。中医学基于营卫交重机制认为宗气起于心肺，定性为有氧血流；营气起于胃肠，是携带食物营养成分的无氧血。宗营交重联成血循环是实现"天食人于五气"和"地食人于五味"的气味融合。

2."任脉循腹里"与营卫交重相关联机制　"宗营交重"围绕心肺和胃肠形成"营气行"循环，是基于"脏腑别论"形成的经脉循行机制。"宗营交重"只是"天食人于五气"和"地食人于五味"之间的交会通路机制，但不是体液循环理论的全部。中医学立论宗、营、卫三气是基于"天、地、人"，即《外经微言·营卫交重》所讲"宗气积于上焦，营气出于中焦，卫气出于下焦。盖有天，有阳气，有阴气。人禀天地之二气，亦有阴阳，卫气即阳也"。换言之，"宗营交重"之外还有卫隧通路结构的存在，如果遗忘了卫隧就是"三隧"缺一，就不能构成完整的人体通路。

"宗营交重"在体腔内的核心通路是冲脉和冲脉伴脉，在冲脉和冲脉伴脉之间还存在任脉结构，即"任脉者，起于中极之下，以上毛际，循腹里，上关元，至咽喉，上颐循面入目"，按照现代医学分析，任脉为淋巴干胸导管通路结构，纵向分布于体腔之内，全身淋巴液回流都要进入胸导管，最后转入上腔静脉而入心。由此得知，"三隧"主干通路循行分布于体腔之内，全身三隧都是属于"三隧"主干的分支结构，冲脉为宗隧干统摄全身宗隧，冲脉伴脉为营隧干统摄全身营隧，任脉为卫隧干统摄全身卫隧，整体描述就是《灵枢·邪客》所讲"五谷入于胃也，其糟粕津液宗气，分为三隧"。"三隧"主干通路冲脉、冲脉伴脉、任脉在体腔内分布，三脉之间形成相互关联，三者之间关联形式出现了"宗营交重"和"营卫交重"两种形式。

（1）"宗营交重"形式：冲脉属于宗隧干，

也就是体动脉干通路结构，由"五气入鼻，藏于心肺"而形成；冲脉伴脉属于营隧，也就是体静脉干结构，由"五味入口，藏于肠胃"而形成。二脉关联构成以心脏为中心的血循环通路，中医学称为"营气行"循环。《灵枢·营气》载："谷入于胃，乃传之肺，流溢于中，布散于外，精专者行于经隧，常营无已，终而复始，是谓天地之纪。""营气行"血流运动以心脏脉动为推动力，《素问·痿论》载："心主身之血脉"，冲脉中宗气源于"五气入鼻，藏于心肺"，所以"宗营交重"以"冲脉循背里，出颅颡，其输上在于大杼"（《类经·阴阳离合》）来表达。

（2）"营卫交重"形式：任脉为淋巴干胸导管结构，纵向循行分布于体腔之内，下端"起于中极之下，以上毛际"，上端"循腹里，上关元，至咽喉，上颐，循面入目"。机体上下部淋巴液从上下端回流进入胸导管形成相对独立的"卫气行"循环，又称"经水行"循环。《灵枢·经水》载："凡此五脏六腑十二经水者，外有源泉，而内有所禀，此皆内外相贯，如环无端，人经亦然。""卫气行"即淋巴循环，淋巴液向胸导管（任脉）回流，最后转入静脉（左静脉角）经上腔静脉（冲脉伴脉）回流入心。任脉是冲脉伴脉的前身结构，言任脉循行路径也就是言冲脉伴脉循行路径，任脉为卫隧干，冲脉伴脉为营隧干，任脉和冲脉关联也就是"营卫交重"，所以言"营卫交重"以"任脉循腹里，至咽喉，上颐循面入目"（《类经·阴阳离合》）来表达。

"营卫交重"是在"宗营交重"基础上的一种延伸机制，二者之间属狭义和广义之分。

"宗营交重"为狭义机制人体内有有氧血、无氧血、淋巴液三种不同属性的体液，中医学称为宗、营、卫三气，三气的专属传输通路称之为"三隧"。宗营二隧关联形成血循环通路即"营气行"。"营气行"由核心通路冲脉和冲脉伴脉共构而成，冲脉为宗隧干，冲脉伴脉为营隧干，故而"营气行"又称"宗营交重"。"宗营交重"以"冲脉循背里，

出颅颡，其输上在于大杼"为动力，所以"宗营交重"以"冲脉循背里"来表达。

"营卫交重"为广义机制。任脉为卫隧干，任脉与其分支卫隧关联形成相对独立的"卫气行"循环通路，"卫气行"属于"营气行"的前身附属结构，不能离开"营气行"而独立存在。以任脉为"卫气行"核心通路，使用"任脉循腹里，至咽喉，上颐，循面入目"来表达。任脉与冲脉伴脉关联共构为一体，使得"卫气行"和"营气行"共构为一体称之为"营卫交重"。综合而言，"营气行"以"冲脉循背里"来表达，"卫气行"以"任脉循腹里"来表达，二者整体的表达方式就是"且人身前后经脉，任脉，循腹里，至咽喉，上颐，循面入目；冲脉循背里，出颅颡，其输上在于大杼"。即《素问·金匮真言论》载"夫言人之阴阳，则外为阳，内为阴。言人身之阴阳，则背为阳，腹为阴"背后机制，"夫言人之阴阳，则外为阳，内为阴"者即狭义的"宗营交重"机制，"言人身之阴阳，则背为阳，腹为阴"即广义的"营卫交重"机制（图 2-5）。

（二）"内外阴阳"与三隧三焦分布关联机制

1. "内外出入"与宗营卫三气区域界定机制　中医学使用"阴阳"概念立论人体结构功能，是基于人体结构与背景环境之间的体位关系而论。所以在医学范畴内使用"阴阳"概念时，不能模糊放大概念外延，必须对应人体结构而言。"阴阳"概念在医学中的原始应用即内外，人体直接与背景环境接触通部位界定为"阳"部；人体与背景环境隔离部位界定为"阴"部。但是人体内存在着流动的体液，体液在机体"阳"部和"阴"部中流动，就会出现体液内外出入现象。"内外"和"阴阳"是同等的概念，"阴阳"言静态结构定位，"内外"言动态流体出入，即《素问·金匮真言论》所讲"夫言人之阴阳，则外为阳，内为阴"。言"阴阳"必须言"内外"，言"内外"必须言"出入"，才可以认识和把握人体静态组织结构与动态体液

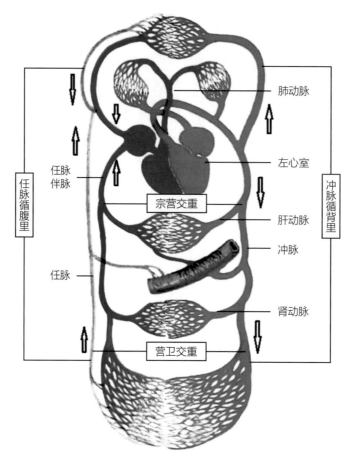

图中标注：
肺动脉
左心室
肝动脉
冲脉
肾动脉
任脉循腹里
任脉伴脉
任脉
宗营交重
营卫交重
冲脉循背里

▲ 图2-5 营卫交重结构示意

之间的关系。

宗气阴阳者，由"五气入鼻，藏于心肺"得出五脏之阴阳属性界定，心肺为外为阳，肝脾肾为内为阴。宗隧出入者，宗隧通于"天食人以五气"而生"宗气积于上焦"。宗隧出于天而下行于地，也就是出于"背为阳，阳中之阳，心也；背为阳，阳中之阴，肺也"，而入于"腹为阴，阴中之阴，肾也，腹为阴，阴中之阳，肝也；腹为阴，阴中之至阴，脾也"。

营气阴阳者，由"五味入口，藏于肠胃，味有所藏，以养五气"，得出脏腑阴阳属性界定，六腑为外为阳，五脏为内为阴。营隧出入者，营隧通于"地食人以五味"而生"营气出于中焦"。营隧出于地而上行于天，也就是出于"胆、胃、大肠、小肠、膀胱、三焦，六腑皆为阳"，而入于"肝、心、脾、肺、肾，五脏皆为阴"。

卫气阴阳者，由"经脉十二者，外合于十二经水"得出三隧阴阳属性界定，十二经水为阳，十二经脉为阴。卫隧出入者，卫隧同时通于"天食人以五气"和"地食人以五味"而生"卫气出于下焦"，卫隧出于人而上行于天，下行于地，也就是出于"外合于十二经水"，而入于"经脉十二者"。

综合而言，三隧阴阳内外出入有两种关联形式。

"天地交会"形式：宗气属于天，出宗隧而入于营隧；营气属于地，出营隧而入于宗隧。宗营二隧出入于"宗气积于上焦"和"营气出于中焦"之间而为天地交会，由此形成"营气行"循环，即"谷入于胃，乃传之肺，流溢于中，布散于外，精专者行于经隧，常营无已，终而复始，是谓天地之纪"（《灵枢·营气》）。宗营二隧即经脉，《灵枢·脉度》描述为"经脉为里，支而横者为络，络之别者为孙"。现代医学分析，人体通过呼吸系统从外界摄取氧气（五气）进入血流变为有氧血的过程称之为"天"，人体通过消化系统摄取食物营养（五味）进入血流变为营养血的过程称之为"地"，有氧血和营养血在上下焦之间循环交会（气味交会）称之为"天地交会"。

"人禀天地"形式：宗气通天由"五气入鼻，藏于心肺"而入。营气通地由"五味入口，藏于肠胃"而入。鼻口在于头部，气味进入人体皆由上而下而流动，下行至下焦而交会出"卫气出于下焦"，也就是宗营卫三气交会处在下焦，即"宗气积于上焦，营气出于中焦，卫气出于下焦。盖

有天，有阳气，有阴气。人禀天地之二气，亦有阴阳，卫气即阳也"（《外经微言·营卫交重》）。现代医学分析，机体通过呼吸和消化产生的有氧血和营养血在上下焦之间交会转化外，还继续下行到下焦与淋巴液融合在一起，由此形成天地人三部交会，也就是"人禀天地"背后的真正机制。如果将三隧阴阳内外出入"天地交会"和"人禀天地"两种关联形式结合起来分析，实际是结合背景环境对血循环和淋巴循环的一种特殊描述。通过这两种形式揭示了有氧血、无氧血、淋巴液三种体液在机体中流动的规律，同时也揭示了三种体液与背景环境对应生成关系（图 2-6）。

2."阴阳出入"与三焦营卫交会机制　三隧"内

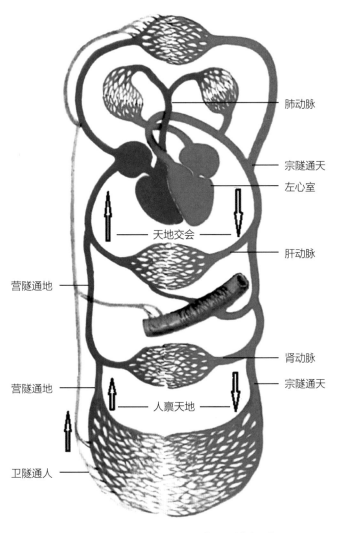

▲ 图 2-6　"内外出入"三气区划模式示意

肺动脉

宗隧通天

左心室

肝动脉

肾动脉

宗隧通天

天地交会

营隧通地

营隧通地

人禀天地

卫隧通人

外出入"是立足于人体结构如何从外界获取"天食人以五气，地食人以五味"。"宗、营、卫"三气对应背景环境模式"天、地、人"，由此得出三气在人体上区划界定即"宗气积于上焦，营气出于中焦，卫气出于下焦"，也就是"天食人以五气，地食人以五味"由上中焦入而藏于下焦。当宗营二气由上向下到达下焦与卫气交融汇合时，也就是宗营卫三气集中于下焦，下焦是体腔内最下端位置，于是就会产生一种与"内外出入"相反的体液流动方式。

（1）"人禀天地之二气"与下焦三气交会机制："宗气积于上焦，营气出于中焦，卫气出于下焦"是宗、营、卫三气分布形成三个区划。这种区划方法的前提是以体腔内为区划界限，按照现代医学分析，上中下三焦就是胸腔、腹腔和盆腔。三气区划必须由传输通路做连接，否则就会使得宗、营、卫三气滞留于三焦不得相通，自然没有所谓的"宗营交重"和"营卫生会"原理。"宗气积于上焦，营气出于中焦，卫气出于下焦"背后都有相应的传输隧路存在。

"宗气积于上焦"是由"五气入鼻，藏于心肺，上使五色修明，音声能彰"（《素问·六节藏象论》）而形成，阴阳属性界定结论是"背为阳，阳中之阳，心也；背为阳，阳中之阴，肺也；腹为阴，阴中之阴，肾也；腹为阴，阴中之阳，肝也；腹为阴，阴中之至阴，脾也"（《素问·金匮真言论》）。宗气主干传输通路是冲脉，即"冲脉者，为十二经之海，其输上在于大杼，下出于巨虚之上下廉"（《灵枢·海论》），按照现代医学分析，冲脉主段结构就是胸腹主动脉。

"营气出于中焦"是由"五味入口，藏于肠胃，味有所藏，以养五气，气和而生，津液相成，神乃自生"而形成，阴阳属性界定结论是"肝、心、脾、肺、肾，五脏皆为阴，胆、胃、大肠、小肠、膀胱、三焦，六腑皆为阳"（《素问·金匮真言论》）。营气主动干传输通路是冲脉伴脉，即"中焦亦并胃中，出上焦之后，此所受气者，泌糟粕，蒸津液，

化其精微，上注于肺脉，乃化而为血，以奉生身，莫贵于此，故独得行于经隧，命曰营气"。按照现代医学分析，冲脉伴脉主段结构就是下腔静脉。

"卫气出于下焦"是由"故水谷者，常并居于胃中，成糟粕，而俱下于大肠，而成下焦，渗而俱下，济泌别汁，循下焦而渗入膀胱焉"而形成，阴阳属性界定结论是"人禀天地之二气，亦有阴阳，卫气即阳也"（《外经微言·营卫交重》）。卫气主动干传输通路是任脉，即"任脉者，起于中极之下，以上毛际，循腹里，上关元，至咽喉，上颐循面入目"（《素问·骨空论》）。现代医学分析，任脉主段结构即胸导管。

宗营卫三气各出于不同位置，即"宗气积于上焦，营气出于中焦，卫气出于下焦"。由于三气所出位置不同，导致在体腔内的流同方向产生不同，三隧在体腔内的相互关联出现了两种形式。

①"宗营交重"形式。"宗气积于上焦"与背景环境对应关系是"天食人于五气"，"营气出于中焦"与背景环境对应关系是"地食人于五味"，五气和五味进入人体后发生交会即"天地交会"。"天地交会"通路是由宗隧干冲脉和营隧干冲脉伴脉在上下焦部位的分支结构相关联而构成，故背景"天地交会"对应人体又称"宗营交重"，由体腔内的冲脉和冲脉伴脉共构而实现。

②"营卫交重"形式："宗气积于上焦"体腔内主干通路为冲脉，"营气出于中焦"体腔内主干通路为冲脉伴脉。现代医学分析就是体腔内动脉干和静脉干结构，二脉并不局限在上焦和中焦，而是下行延伸分布到盆腔部位，在下焦形成二脉分支相关联，即盆腔部位动静脉血管网结构。在冲脉和冲脉伴脉分支在盆腔部位形成动静脉血管网结构时，还有任脉（胸导管）下端分支"任脉者，起于中极之下，以上毛际，循腹里，上关元"结构参与构建，任脉属于卫隧干通路结构，由此形成宗隧干冲脉、营隧干冲脉伴脉、卫隧干任脉在下焦的交会。

宗隧干冲脉、营隧干冲脉伴脉、卫隧干任脉

在下焦关联，也就是宗隧三气在下焦交会。宗气通于"天食人于五气"处于上焦而为天，营气通于"地食人于五味"处于中焦而为地，卫气同时通于"天食人于五气，地食人于五味"处于下焦而为人，故而宗营卫三气首先交会于下焦。即《外经微言·营卫交重》载："盖有天，有阳气，有阴气。人禀天地之二气，亦有阴阳，卫气即阳也。"宗营通天地而为外，卫气通人而为内，宗营二气下行交卫气于下焦，故"卫气即阳也"者由"从阳入阴"而来，"人禀天地之二气"者也就是宗营卫三气下焦交会之意（图 2-7）。

（2）"从阴出阳"与上焦三气交会机制：三隧主干在下焦相互关联形成"营卫交重"形式，这只是三隧结构关联形式，涉及体液流向就会出现机制性矛盾。"宗营交重"是由宗营二隧关联而成，宗隧干冲脉中宗气流动是离心运动，营隧干冲脉伴脉中营气流动是回心运动，由此形成"营气行"循环"谷入于胃，乃传之肺，流溢于中，布散于外，精专者行于经隧，常营无已，终而复始，是谓天地之纪"（《灵枢·营气》）。但是三隧干在下焦形成关联，出现了卫隧中体液流动是做离心运动还是做回心运动判断问题，如果这一问题不解决，"宗营交重"和"营卫交重"之间就存在机制矛盾。按照现代医学分析，卫隧属于淋巴管结构，淋巴管属于静脉前身附属结构，淋巴管中的淋巴液流动和静脉中的血流都是回心运动。换言之，任脉中的卫气和冲脉伴脉中的营气是同一流动方向，冲脉伴脉中的营气由下向上的运动轨迹

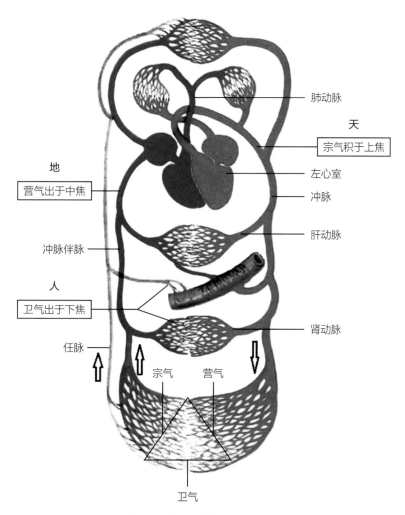

▲ 图 2-7　"从阳出阴"下焦三气交会示意

就是"中焦亦并胃中，出上焦之后，此所受气者，泌糟粕，蒸津液，化其精微，上注于肺脉，乃化而为血，以奉生身，莫贵于此，故独得行于经隧，命曰营气"（《灵枢·营卫生会》）；任脉中的卫气由下向上运动轨迹就是"任脉者，起于中极之下，以上毛际，循腹里，上关元，至咽喉，上颐循面入目"。二者同时描述就是《外经微言·营卫交重》所讲"阳气出于卫气，阴气出于营气．阴主死，阳主生，阳气重于阴气，宜卫气重于营气矣。岐伯曰：营卫交重也"。

"卫气出于下焦"后沿任脉由下向上流动纵贯于三焦区域，任脉下段"起于中极之下，以上毛际"即经过下焦，任脉中段"循腹里，上关元"即经过中焦，最后任脉上段"至咽喉，上颐循面入目"即到达上焦。《外经微言·营卫交重》载："人禀天地之二气，亦有阴阳，卫气即阳也。由下焦至中焦以升于上焦，从阴出阳也。"

任脉中的卫气和冲脉伴脉中的营气同时由下向上流动，当到达胸腔部位时出现宗营二气两个回流入心通路结构。①冲脉伴脉与心脏相关联将营气传输心肺，现代医学分析是无氧血流沿着上下腔静脉回流进入右心房室，再经肺动脉进入肺中。②任脉在上端与冲脉伴脉关联共构为一体，使得卫气和营气交融一起回流入心肺，现代医学分析是胸导管上部经左静脉角与上腔静脉关联，使得胸导管上下端引流的淋巴液随静脉血一起回流入心。

任脉卫气和冲脉伴脉营气同时由下向上回流入心肺，也就是与"五气入鼻，藏于心肺，上使五色修明，音声能彰"（《素问·六节藏象论》）发生了关联。心肺为宗气之源"故宗气积于胸中，出于喉咙，以贯心脉（别本作肺），而行呼吸焉"（《灵枢·邪客》），卫隧主干通路为任脉，所以任脉卫气和冲脉伴脉营气同时由下向上回流入心肺，也就是"从阴出阳"。下者为阴，即"腹为阴，阴中之阴，肾也；腹为阴，阴中之阳，肝也；腹为阴，阴中之至阴，脾也"，上者为阳，即"背为阳，

阳中之阳，心也；背为阳，阳中之阴，肺也"，"从阴出阳"是营卫二气由肝脾肾三脏上行于心肺二脏形成宗气交会机制（图2-8）。

（3）"从阳入阴也"与中焦三气交会机制：任脉卫气和冲脉伴脉营气上行心肺为"从阴出阳"，也就是实现了营卫二气向宗气的转换，转换后的卫气不再随营气流动，而是进入宗隧随宗气而流动。冲脉为宗隧主干通路"冲脉者，为十二经之海，其输上在于大杼，下出于巨虚之上下廉"（《灵枢·海论》），转换后的卫气流动首先进入冲脉，然后经冲脉分支分布于全身。换言之，"从阴入阳"前的卫气流动具有专门的传输通路，"从阴入阳"后的卫气没有专门的传输通路，而是借用宗隧作为其传输通路流向全身。

单就体腔内而言，卫气借宗隧而行，是沿着冲脉下行流动经过中焦和下焦两个区域，由此产生两个"营卫交会"区。① 中焦"营卫交会"。冲脉源于"宗气积于上焦"，卫气沿冲脉下行到中焦时与"营气出于中焦"发生交会；冲脉伴脉源于"营气出于中焦"，在中焦部位冲脉与冲脉伴脉发生关联形成"宗营交重"闭合回路。由于这一结构的存在，卫气由冲脉转入冲脉伴脉。冲脉伴脉循行路径是"中焦亦并胃中，出上焦之后，此所受气者，泌糟粕，蒸津液，化其精微，上注于肺脉，乃化而为血，以奉生身，莫贵于此，故独得行于经隧，命曰营气"（《灵枢·营卫生会》）。卫气进入冲脉伴脉端又返回专属的卫隧运动的状态，出现了宗营卫三气在中焦部位交会"营卫交会"状态，也就是《灵枢·邪客》所讲"五谷入于胃也，其糟粕津液宗气，分为三隧"背后机制。②下焦"营卫交会"区。冲脉源于"宗气积于上焦"，宗气经过与"营气出于中焦"交会后继续下行，最后经"冲脉者，起于气街，并少阴之经，挟脐上行，至胸中而散"（《素问·骨空论》）到达下焦。在宗气沿着冲脉下行到下焦时，卫气也随之下行到下焦，于是产生了冲脉中卫气与任脉"任脉者，起于中极之下，以上毛际，循腹里，上关元，至

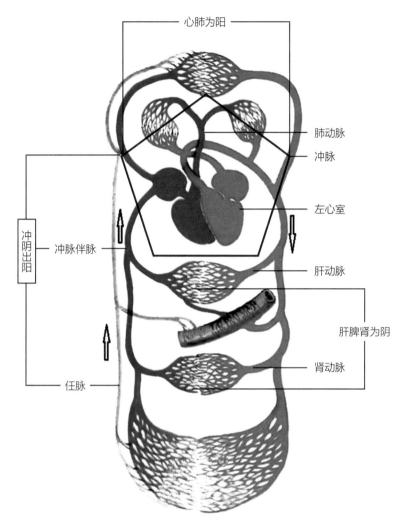

心肺为阳

肺动脉

冲脉

左心室

冲阴出阳

冲脉伴脉

肝动脉

肝脾肾为阴

肾动脉

任脉

▲ 图 2-8　"从阴出阳"上焦三气交会示意

咽喉，上颐循面入目"合流，也就是完成了与"由下焦至中焦以升于上焦，从阴出阳也"的转换对接。

综合而言，"从阴出阳"后的卫气随宗隧干冲脉由上而下流动，在中焦部位形成宗营卫三气"营卫交会"，然后下行到下焦形成宗营卫三气"营卫交会"。由于这一过程是卫气随宗气下行与中焦下焦营气交会，故《外经微言·营卫交重》描述为"营气即阴也，由中焦至上焦以降于下焦，从阳入阴也"，简称为"从阳入阴也"（图 2-9）。

（三）"脉水论"与三隧躯干肢体分布相互关联机制

中医学立论人体体液循环机制有两个基本法则，其一，区分界定体液属性为宗营卫三气；其二，

根据体液属性界定体液通路属性为宗营卫三隧。由此确立了体液"三隧说"，如果将"三隧说"理论与现代医学体液循环理论比较非常近似。以体液属性而言，宗气对应有氧血，营气对应无氧血，卫气对应淋巴液。以体液通路而言，宗隧对应有氧血血管，营隧对应无氧血血管，卫隧对应淋巴管。

"三隧说"理论虽然与现代医学体液循环理论比较非常近似，但在表达上却出现了很大差异。中医学立足人体内环境与背景外环境的对应关系，在建立体液循环理论"三隧说"时使用了内外、阴阳、出入三对表述名词概念，用于表达宗、营、卫三气运动轨迹。现代医学立足单纯的人体内环境，使用了体循环和肺循环表达三种不同体液的运动轨迹。这样在语言表述层面就出现了"三

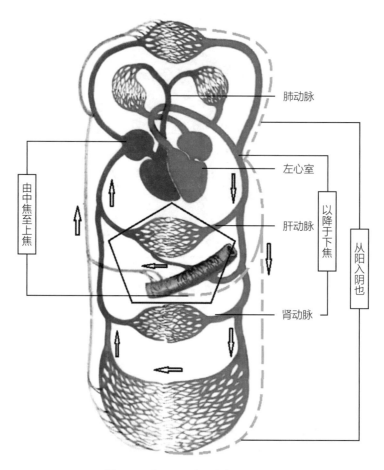

肺动脉

左心室

肝动脉

肾动脉

由中焦至上焦

以降于下焦

从阳入阴也

▲ 图2-9 "从阳入阴也"中焦三气交会示意

分法"和"二分法"的不统一性，因此就有两种表述法统一的需求，否则就会出现两种理论上的概念混乱局面。

1. "内外出入"与经脉经水结构相关联机制　中医学立足人体内环境与背景环境统一性立论人体体液流动机制，本质上是在研究人体生命系统能量来源的机制。人体诞生存在于近地背景环境中，必须从外界获得物质能量的支持才能保证机体内环境新陈代谢的稳定性。所以立论体液"三隧说"时，"内外出入"是第一立论原则，也就是《素问·六节藏象论》所讲"天食人以五气，地食人以五味。五气入鼻，藏于心肺，上使五色修明，音声能彰。五味入口，藏于肠胃，味有所藏，以养五气，气和而生，津液相成，神乃自生"。"天食人以五气，地食人以五味"即为"外"，"五气入鼻，藏于心肺，上使五色修明，音声能彰。五

味入口，藏于肠胃，味有所藏，以养五气，气和而生，津液相成，神乃自生"即为"内"。现代医学分析，空中的氧气和地上的食物没有进入人体前称为"外"，进入人体后的氧气和食物称为"内"。氧气和食物由背景环境进入人体内环境称为"由外入内"，人体从外界获得氧气和食物后必须通过新陈代谢将产生的废弃物排出体外称为"由内入外"。因此，中医学所讲"内外出入"实际是基于人体新陈代谢功能而立论。

氧气和食物"由外入内"是经鼻腔和口腔进入机体。氧气是通过"五气入鼻，藏于心肺，上使五色修明，音声能彰"实现"由外入内"，形成"宗气积于上焦"。宗气者即有氧血，传输通路为"宗隧"。食物是通过"五味入口，藏于肠胃，味有所藏，以养五气，气和而生，津液相成，神乃自生"实现"由外入内"，形成"营气出于中焦"。营气者

即携带食物营养的无氧血，传输通路为"营隧"。"宗气积于上焦"和"营气出于中焦"，故宗营二隧形成上下关联，即《灵枢·营气》所讲"谷入于胃，乃传之肺，流溢于中，布散于外，精专者行于经隧，常营无已，终而复始，是谓天地之纪"。"谷入于胃，乃传之肺"是宗隧由中焦传输营气到上焦，"流溢于中，布散于外"是宗隧由上焦传输宗气到中焦，"精专者行于经隧，常营无已，终而复始，是谓天地之纪"是上焦和中焦之间由宗隧和营隧构成循环，称为"营气行"循环，"营气行"就是经脉行。

现代医学分析"营气行"就是血液循环通路。《灵枢·经脉》载："人始生，先成精，精成而脑髓生，骨为干，脉为营，筋为刚，肉为墙，皮肤坚而毛发长，谷入于胃，脉道以通，血气乃行。""天食人以五气，地食人以五味"由外入内形成"营气行"，"宗气积于上焦"是天"由外入内"的集聚场所，"营气出于中焦"是地"由外入内"的集聚场所。"营气行"是天地"由外入内"在人体中形成的体液运动，所以经脉"营气行"属内而不属外。

"宗气积于上焦"和"营气出于中焦"在宗营二隧关联下"由外入内"形成"营气行"循环。这种经脉循环并不局限于上焦和中焦之间，而是经过宗营二隧直接延伸到下焦部位，下焦部位是卫气集聚区，即"卫气出于下焦"。宗营二隧延伸至下焦与"卫气出于下焦"相遇，体腔内而言是"天食人以五气，地食人以五味"由上而下到达了终点，宗气通天，营气为地，卫气为人，故下焦为天地人交会之处，也就是《外经微言·营卫交重》所讲"盖有天，有阳气，有阴气。人禀天地之二气"。下焦为宗营二气"由外入内"的终点，又是卫气行的起点，卫气运动就会出现"由内入外"的运动轨迹，卫气沿着卫隧干任脉通路"任脉者，起于中极之下，以上毛际，循腹里，上关元，至咽喉，上颐循面入目"（《素问·骨空论》）由下向上流动纵贯三焦之间，也就是所谓的"由内入外"。即《外经微言·营卫交重》载："盖有天，

有阳气，有阴气。人禀天地之二气，亦有阴阳，卫气即阳也。"卫气经卫隧"由内入外"分布于躯干四肢部位称为十二经水，形成"卫气行"循环。即《灵枢·经水》载："凡此五脏六腑十二经水者，外有源泉，而内有所禀，此皆内外相贯，如环无端，人经亦然。"由于"卫气行"是由人部"由内入外"行于天地两部，故而"卫气行"属外而不属内。

"营气行"属内而不属外，"卫气行"属外而不属内。由此构成了人体宗营卫三气"内外出入"的运动状态，躯干四肢而言，"营气行"属内也就是十二经在内，"卫气行"属外也就是十二经水，二者共构《灵枢·经水》所讲"经脉十二者，外合于十二经水，而内属于五脏六腑"，现代医学分析也就是淋巴循环和血液循环共构机制。

淋巴管系统是一个单向的回流管道，是循环系统的一个支流，协助静脉运回体液入循环系统。躯干四肢部位单向回流管道的淋巴管也就是十二经水，淋巴管连接的静脉血管即十二经脉，淋巴管在静脉远端产生关联，就是"经脉十二者，外合于十二经水"背后的结构机制。

淋巴系统是以毛细淋巴管盲端起源于组织细胞间隙，吸收组织液形成淋巴液，也就是细小的卫隧称之为经水。即《灵枢·经水》载："夫十二经水者，其有大小、深浅、广狭、远近各不同。"

淋巴液在淋巴管内做向心流动，沿途经过若干淋巴结，并获得淋巴球和浆细胞，最后汇集成左、右淋巴导管开口于静脉，也就是"人亦有四海，十二经水。经水者，皆注于海，海有东西南北，命曰四海。黄帝曰：以人应之奈何？岐伯曰：人有髓海，有血海，有气海，有水谷之海，凡此四者，以应四海也"。

全身最大的淋巴管是体腔内胸导管，起于第一腰椎前方的乳糜池，向上穿膈的主动脉裂孔进入胸腔，沿脊柱右前方和胸主动脉与奇静脉之间上行，至第5胸椎高度经食管与脊柱之间向左侧斜行，再沿脊柱左前方上行，经胸廓上口至颈部，在左颈总动脉和左颈内静脉的后方转向前内

下方，注入左静脉角。也就是任脉"任脉者，起于中极之下，以上毛际，循腹里，上关元，至咽喉，上颐循面入目"通路结构；胸导管引流下肢、盆部、腹部、左上肢、左胸部和左头颈部的淋巴进入体腔之内与静脉血流汇流入心，也就是任脉引流十二经水四海中的卫气后并入营隧而回流入心，即《外经微言·营卫交重》所讲的"人禀天地之二气，亦有阴阳，卫气即阳也。由下焦至中焦以升于上焦，从阴出阳也"背会结构机制。

综合而言，"经脉十二者，外合于十二经水，而内属于五脏六腑"也就是三隧"内外出入"原理。现代医学分析就是人体淋巴循环和血循环共构机制，十二经水内通脏腑者是"卫气行"循环，也就是淋巴循环结构机制，十二经脉内通脏腑"营气行"循环，也就是血循环结构机制。"卫气行"

在外通于"卫气出于下焦"；"营气行"在外通于"宗气积于上焦，营气出于中焦"，由此形成三隧相关联"内外出入"结构模式（图2-10）。

2."阴阳出入"与经水经脉体液交通机制　中医学通过背景外环境与人体内环境的对应关系观察得出了"宗气积于上焦，营气出于中焦，卫气出于下焦"三种体液区划，在此基础上确立了三种体液通路"三隧"与背景环境的内外对应关系，也就是"经脉十二者，外合于十二经水，而内属于五脏六腑"结构机制，又称为"营卫交重"，现代医学分析就是人体淋巴循环和血循环共构机制。但是这一理论还存在着机制缺陷，三隧是三种不同体液通路，"宗营交重"构成"营气行"循环，而"营卫交重"是卫隧和营隧之间的共构，卫隧缺少"宗卫交重"结构，如何能够

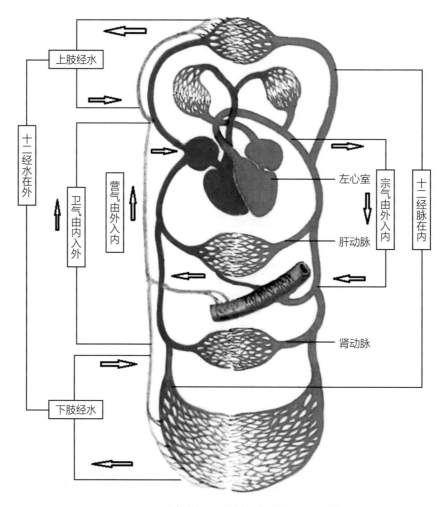

▲ 图2-10　"内外出入"血循环淋巴循环共构示意

形成"卫气行"循环呢？也就是"凡此五脏六腑十二经水者，外有源泉，而内有所禀，此皆内外相贯，如环无端，人经亦然"背后具体结构机制到底是什么。

"营气行"循环是宗营二隧关联而成的体液循环机理，"宗气积于上焦"和"营气出于中焦"之间的上下交通，又称"宗营交重"。"宗气积于上焦"通于"天食人于五气"，"营气出于中焦"通于"地食人于五味"，故"宗营交重"描述为"由外入内"，以此得出"营气行"属内的结论。"卫气出于下焦"而"由下焦至中焦以升于上焦，从阴出阳也"，"从阴"者即从于营隧，称之"营卫交重"，"出阳"者即"宗卫交重"，由此形成的"卫气行"循环，现代医学分析也就是淋巴再循环机制。

淋巴管系统是一个单向的回流管道，定居在外周免疫器官的淋巴细胞，由输出淋巴管经淋巴干、胸导管或右淋巴导管进入静脉并入血液循环。淋巴管也就是卫隧，卫隧关联的静脉属于营隧，从体液通路结构上讲只有营卫二隧相关联结构，才称为"营卫交重"，换言之，躯干四肢部位十二经水和四海经水是由外向内经营隧并入"营气行"循环。经静脉并入血液循环的淋巴液没有专属的流动通路，而是与动脉血流融为一体沿着体动脉血向静脉端流动，当到达外周免疫器官后，穿越HEV（高内皮细胞微静脉），重新分布于全身淋巴器官和组织，由此形成淋巴液反复循环过程，中医学理论解说为"卫气行"在营隧端有独立的卫隧通路与"营气行"循环关联，而在宗隧端是借用卫隧通路与"营气行"循环相关联。

"阴阳出入"机制是在"内外出入"机制基础上的一种延伸。"内外出入"是讲三隧关联形成的"经脉十二者，外合于十二经水，而内属于五脏六腑"结构机制，现代医学分析就是淋巴管和血管结构关联机制。"经脉十二者，外合于十二经水"是一种体液通路固定结构分布描述，要想表达体液流动就要设立不同的表述方法：十二经

水结构在外，经水体液就要向结构在内的十二经脉流动称之为"出阳入阴"，十二经脉结构在内，经脉体液就要向结构在外的十二经水流动称之为"出阴入阳"。十二经水和十二经脉之间体液的相向流动交通模式也就是"阴阳出入"的本质循环机制（图 2-11）。

3. "肺经始终说"与营卫循行方向统一性机制　体液三隧通路循行分布于内脏和躯干四肢部位形成"经脉十二者，外合于十二经水，而内属于五脏六腑"体液循行通路，是由"营气行"和"卫气行"两种循环通路共构而成。"营气行"循环是由宗营二隧共构而成，即《灵枢·营气》所讲"谷入于胃，乃传之肺，流溢于中，布散于外，精专者行于经隧，常营无已，终而复始，是谓天地之纪"。"卫气行"又称"经水行"，是由卫隧关联宗营二隧共构而成，即《灵枢·经水》所讲"凡此五脏六腑十二经水者，外有源泉，而内有所禀，此皆内外相贯，如环无端，人经亦然"。两支体液循环方向应该是一致的，也就是三隧共同形成"出阳入阴"和"出阴入阳"的闭环交通才能实现方向的统一。

"卫气行"与"营气行"结构相互关联，是以卫隧与营隧相互关联而形成，称为"营卫交重"。换言之，"卫气行"循环是在营气端并入"营气行"循环，卫气在宗隧端流动没有固有的结构是借用宗隧而流动，宗隧源于"宗气积于胸中，出于喉咙，以贯心肺，而行呼吸焉"，也就是"五气入鼻，藏于心肺，上使五色修明，音声能彰"，这样就出现了"营卫交重"的始终点问题。在"卫气行"和"营气行"共构结构中，虽然各自具有专属的体液通路和流动方向，但是最终宗营卫三气必须按照统一方向形成体液循环，否则就会出现"出阳入阴"和"出阴入阳"相向而行的状态，导致三隧体液流动无法形成闭环式循环运动。

在"营卫交重"结构中，营隧起于"营气出于中焦"，营隧干通路为冲脉伴脉"中焦亦并胃中，出上焦之后，此所受气者，泌糟粕，蒸津液，化

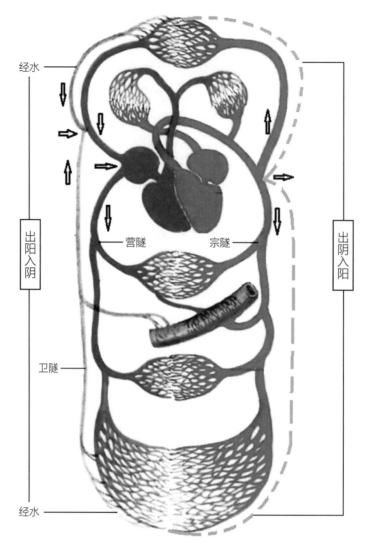

经水

出阳入阴

营隧 宗隧

卫隧

出阴入阳

经水

▲ 图 2–11 "阴阳出入" 淋巴再循环示意

其精微，上注于肺脉，乃化而为血，以奉生身，莫贵于此，故独得行于经隧，命曰营气"。这一通路是下连胃肠上通于肺，也就是"营气出于中焦"上行交会于"宗气积于上焦"。卫隧起于"卫气出于下焦"，卫隧干通路为任脉"起于中极之下，以上毛际，循腹里，上关元，至咽喉，上颐循面入目"，卫气沿任脉而上行形成"由下焦至中焦以升于上焦，从阴出阳也"，也就是"卫气出于下焦"上行交会于"宗气积于上焦"。这样就出现了营卫二隧同时由下向上交会于上焦，肺脏就成为营卫二气运动的终点出现。反之，卫气上行于肺后又转入宗隧，肺脏又成为宗卫二气流动的起点，由此得出"卫气行"与"营气行"共同的始

终点为肺脏的机制，简称"肺经始终说"，即《外经微言·营卫交重》所讲"阴气精专，必随宗气以同行于经隧之中，始于手太阴肺经太渊穴，而行于手阳明大肠经、足阳明胃经、足太阴脾经、手少阴心经、手太阳小肠经、足太阳膀胱经、足少阴肾经、手厥阴心包经、手少阳三焦经、足少阳胆经、足厥阴肝经，而又始于手太阴肺经"。总结而言，营起于中焦而上交上焦，卫起于下焦而上交中上焦，宗隧起于上焦而下交中下焦，肺脏者三隧循行之终始，即《外经微言·呼吸》所讲"盖独阳不生，呼中有吸者，阳中有阴也；独阴不长，吸中有呼者，阴中有阳也。天之气不降则地之气不升。地之气不升则天之气不降。

天之气下降者,即天之气呼出也。地之气上升者,即地之气吸入也"(图 2-12)。

三、"五脏生成论"与三隧相互关联结构机制

(一)"五脏合荣"与荣气流注机制

1. "荣卫说"与组织体液营养机制　人体体液按照属性分为宗、营、卫三气,三气源于三焦"宗气积于上焦,营气出于中焦,卫气出于下焦",三气对应宗、营、卫三隧通路,三隧关联形成"营卫交重"结构而行三气。

营卫二隧相关联结构称为"营卫交重",营卫二隧由中焦连于上焦心肺为"营卫生会",宗营二气在"营卫生会"后,营气变为宗气,卫气转入宗隧,形成宗卫二气沿宗隧流动的状态,宗卫二气交融称为"荣卫",即《素问·逆调论》所讲"荣气虚则不仁,卫气虚则不用,荣卫俱虚,则不仁且不用,肉如故也"。现代医学分析,荣气者即有氧血流,卫气者即淋巴液,有氧血和淋巴液交融为一体称为"荣卫"。

"荣卫"循行通路为宗隧,宗隧出于"故宗气积于胸中,出于喉咙,以贯心脉(别本作肺),而行呼吸焉",宗隧主干为冲脉,冲脉路径也就是体动脉干,其分布结构为"冲脉者,起于气街,并少阴之经,挟脐上行,至胸中而散"。冲脉结构

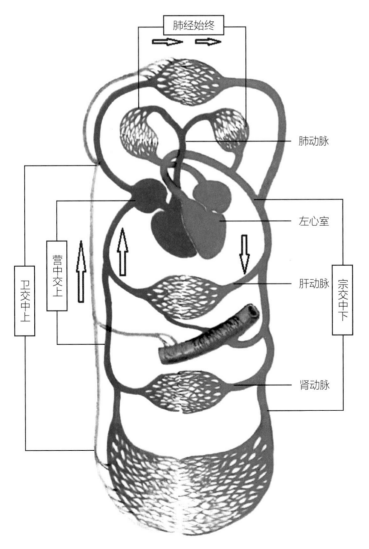

▲ 图 2-12　"肺经始终说"结构示意

呈"土"字结构分布，也就是体腔内胸腹主动脉和上下四肢动脉干结构，即《外经微言·脉动》所讲"四末阴阳之会者，气之大络也。四街者，气之曲径也。周流一身，昼夜环转，气无一息之止，脉无一晷之停也"。荣卫之气沿冲脉向体腔内和四肢流动，具有内荣脏腑外荣四肢百骸的功能。现代医学分析就是有氧血和淋巴液沿动脉血管由内向外流动，为组织器官提供有氧血和免疫细胞的功能（图2-13）。

2. "五脏合荣"与五脏五体荣养机制　荣卫之气从心肺而出，沿宗隧循行内荣脏腑外荣四肢百骸简称为"五脏合荣"，即《素问·五脏生成》所讲"心之合脉也，其荣色也，其主肾也。肺之合皮也，其荣毛也，其主心也。肝之合筋也，其

荣爪也，其主肺也。脾之合肉也，其荣唇也，其主肝也。肾之合骨也，其荣发也，其主脾也"。

"五脏合荣"是指五脏与周围组织在荣气流经过程中具有对应荣养关系，实际是对人体组织器官做出的一种深、浅结构间的分析归纳，"五脏合荣"由深中浅三层结构"五脏、五体、五末"而构成，"五脏合荣"并非由三者之间临近组织直接关联而形成，而是由宗隧中"荣气"通过三层组织结构时形成的荣养机制。

其一，"荣气"外流起点为心脏，故荣气滋养五脏顺序是心、肺、肝、脾、肾。这一顺序就是荣气沿着冲脉（胸主动脉和腹主动脉）分支由上向下流动时对五脏荣养作用的顺序，称为"内荣脏腑"。

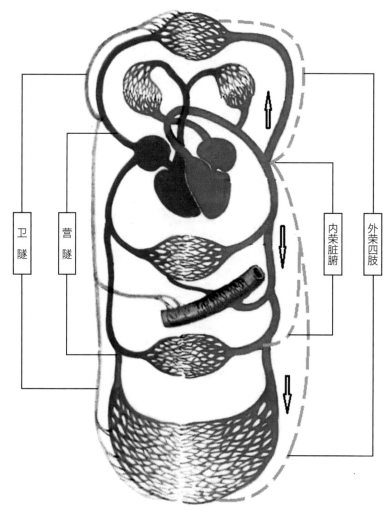

▲ 图2-13 "荣卫说"结构机制示意

其二，荣气沿着冲脉向五脏流动灌流的同时，还沿着冲脉躯干四肢部分段（上下肢动脉干）由深及浅向"五体"灌流，称为"外荣五体"。

其三，荣气沿着冲脉躯干四肢部分段荣养五体的同时，由近及远向"四末"灌流，称为"外荣五末"。

冲脉属于机体最粗大的宗隧，循行分布结构呈"土"字形形态，纵线是冲脉主干段（胸腹主动脉），荣气沿着这一通路流动形成"内荣脏腑"功能；上下横向是指冲脉四肢段（上下肢动脉干），荣气沿着这一通路流动形成"外荣五体"和"外荣五末"功能；由此形成荣气上下、深浅、远近的全方位灌流，也就是"五脏合荣"背后的机制原理（表 2-3）。

表 2-3 "五脏合荣"与五脏五体荣养对应					
五脏	心	肺	肝	脾	肾	由上至下
合体	脉	皮	筋	肉	骨	由浅至深
荣末	色	毛	爪	唇	发	由近至远

3. "五行逆生"与五脏合荣机制　《素问·五脏生成》所讲"五脏生成"理论中，按照五行理论分析具有一种顺序："心之合脉也，其荣色也"者五行属火，"肺之合皮也，其荣毛也"者五行属金，"肝之合筋也，其荣爪也"者五行属木，"脾之合肉也，其荣唇也"者五行属土，"肾之合骨也，其荣发也"者五行属水。按照上述分析所得顺序不是五行相生的顺序，而是按照五行相克"火、金、木、土、水"顺序展开，也就是五行逆生顺序而展开。

为什么荣气循行是按照"五行逆生"形成"五脏合荣"呢？其一，荣气属于流体，五脏五体属于固定组织结构，荣气沿宗隧向五脏五体流动灌流，二者之间相对而言相向而行，立足五脏五体观察荣气流动是逆行组织结构而行。其二，五脏五体结构上同时存在宗营二隧，卫气沿宗隧而灌流，五脏五体是接受方，相当于卫气的阻挡体，故荣

气从宗隧端为逆行；卫气沿营隧而回流到卫隧结构，故卫气从营隧端为顺行。由此得出荣气循行"五行逆生"的规律，所谓逆生者即荣气归脏之意，荣气有所归脏才能出宗隧而发挥荣养作用，"五行逆生"又称为"经脉抟结说"，即《外经微言·表微》所讲"阴结阳结者，言阴阳之气结也。合脏腑言之，非阳结而阴不结，阴结而阳不结也。阴阳之道，彼此相根，独阳不结，独阴亦不结也。奚仲曰：《阴阳别论》中又有阴抟阳抟之言，亦言脏腑乎？岐伯曰：阴抟阳抟者言十二经之脉，非言脏腑也。虽然十二脏腑之阴阳不和，而后十二经脉始现阴阳之抟，否则抟之象不现于脉。然则阴抟阳抟言脉面即言脏腑也"，抟结者集聚凝结之意，经脉中流体遇阻则聚，荣气流注遇抟则荣，故而遇逆则生即为"五行逆生"，由此原理现代医学汇通如下。

（1）心之合脉也，其荣色也：人体有氧血由主动脉弓而出，主动脉弓向五脏和五体发出分支动脉即"心之合脉也"机制；心脏有氧血能够到达体表表现出血色即"其荣色也"。

（2）肺之合皮也，其荣毛也：主动弓向肺脏和鼻腔发出分支，鼻腔上皮动脉与体表上皮动脉关联为一体，即"肺之合皮也"机制。当肺脏和鼻腔动脉血流通畅时，体表上皮就能得到有氧血滋养，即"其荣色也"。

（3）肝之合筋也，其荣爪也：主动脉弓向腹腔内分支为腹腔动脉干，腹腔动脉干同时向肝脏和腹腔内筋腱发出分支，即"肝之合筋也"。当肝脏和腹腔内筋腱动脉血流通畅时，肢体筋腱也同时得到有氧血滋养，使得肢体末梢筋腱产生运动能力，即"其荣爪也"。

（4）脾之合肉也，其荣唇也：腹腔动脉干向脾胃同时发出动脉分支为脾胃组织提供有氧血。在向脾脏提供有氧血时，同时向腹腔内内脏提供有氧血，即"脾之合肉也"。胃与口唇同为消化道，当胃得到有氧血同时唇部也得到有氧血，即"其荣唇也"。

（5）肾之合骨也，其荣发也：腹腔动脉干之下最大的动脉干是腹主动脉向肾脏发出的肾动脉，肾为泌尿器官，肾脏重吸收功能防止动脉血携带营养物质随尿丢失（乳糜尿），肾动脉通畅是脊髓腔骨骼发育正常，即"肾之合骨也"。脊髓腔骨骼正常时，脊骨和头骨也发育正常，头骨之上的头发自然也发育正常，即"其荣发也"。

"五脏合荣"是基于宗隧（体动脉）分支内连五脏，外连五体、五末结构，使得荣气能够同步滋养组织结构机制。荣气灌流由心脏而出遇抟则结出现"心、肺、肝、脾、肾"顺序，五行而言就是火、金、木、土、水五行逆生顺序，也就是"五脏合荣"原理，现代医学分析就是组织器官在淋巴再循环结构中，在体动脉端同时获得有氧血和淋巴液灌流机制（表2-4）。

表2-4 "五行逆生"与五脏合荣对应				
五行逆生				
五脏	心	肺	肝	脾	肾
五体	脉	皮	筋	肉	骨
五末	色	毛	爪	唇	发
五行逆生	火	金	木	土	水

（二）"五脏其主"与经脉逆克结构机制

1. "逆克为主"与脏腑间宗营转折机制 "五脏合荣"是以荣气沿宗隧流动与五脏五体发生相遇时形成的体液流动和组织结构之间的关系，称为"五行逆生"。"五脏合荣"是由"阴阳抟结"机制而来，由宗隧传输荣气而产生，宗隧属于阳，"五脏合荣"只有"阳抟"而无"阴抟"，不能构成完整的"阴阳抟结"结构。现代医学分析就是组织器官上的血液必须具备动脉和静脉才能构成闭环回路，"五脏合荣"是有氧血流沿着体动脉以离心模式由近端向远端流动而形成，血循环有出路必须要具有回路，也就是在五脏五体上必须具备与荣气流动相反的回路通道才能形成"阴阳抟结"，故在《素问·五脏生成》中提出"五脏其主"

的理论，简称"五主论"。《素问·五脏生成》载："心，其主肾也。肺，其主心也。肝，其主肺也。脾，其主肝也。肾，其主脾也"。以五行理论分析就是克者为主：水克火，水为火主即"心，其主肾也"；火克金，火为金主即"肺，其主心也"；金克木，金为木主即"肝，其主肺也"；木克土，木为土主即"脾，其主肝也"；土克水，土为水主即"肾，其主脾也"（表2-5）。

表2-5 "五主论"示意					
五脏	心	肺	肝	脾	肾
五行	火	金	木	土	水
五主	其主肾	其主心	其主肺	其主肝	其主脾
五行	水克火	火克金	金克木	木克土	土克水

（1）"心，其主肾也"与心肾间宗营二隧相关联结构："心之合脉也，其荣色也，其主肾也。""心之合脉也，其荣色也"即心脏主动脉向脏腑组织发出的分支以及其关联结构。单就体腔内五脏而言，主动脉是心脏荣气之始，肾静脉是心脏荣气之终，心脏有氧血流由上向下流动，必须经过肾静脉回流才能形成心肾间动脉血流形成循环通路。由此形成心肾间动静脉关联转折通路结构，所以"心，其主肾也"，肾不主心就会导致"其荣色也"出现病变，五行表达就是"水克火"（图2-14）。

（2）"肺，其主心也"与心肺间宗营相关联结构："肺之合皮也，其荣毛也，其主心也。""肺之合皮也，其荣毛也"即主动脉弓向肺脏鼻腔和体表组织发出的分支以及其相关联结构。单就体腔内五脏而言，主动脉分布到肺脏鼻腔和体表组织之上，转入静脉后由上腔静脉回流入心，肺脏鼻腔和体表动脉为肺脏荣气之始，上腔静脉收集肺脏鼻腔和体表静脉血流回流为肺脏荣气之终。由此形成心肺间动静脉关联转折结构，所以"肺，其主心也"，心不主肺就会导致"其荣毛也"出现病变，五行表达就是"火克金"（图2-15）。

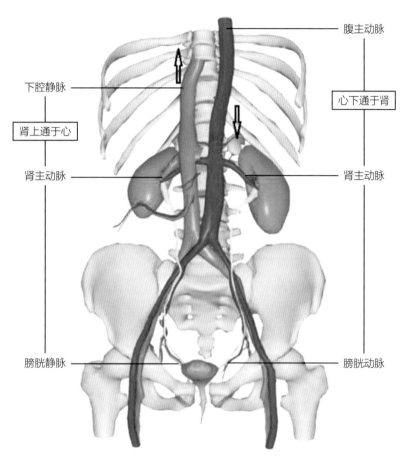

▲ 图 2-14　"心，其主肾也"结构示意

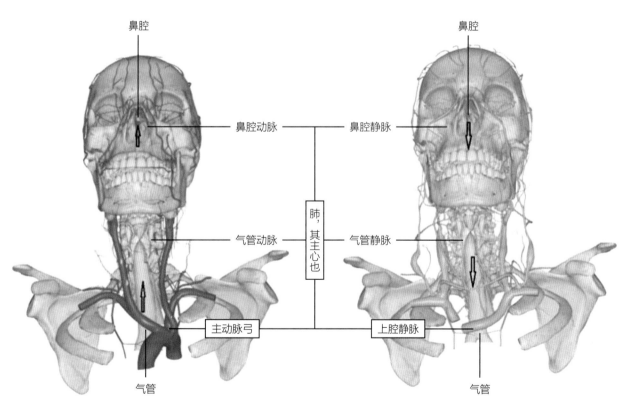

▲ 图 2-15　"肺，其主心也"结构示意

（3）"肝，其主肺也"与肝肺间宗营二隧相关联结构："肝之合筋也，其荣爪也，其主肺也。""肝之合筋也，其荣爪也"即肝主动脉和筋腱组织动脉分支以及其相关联结构。单就体腔内五脏而言，肝主动脉转入肝静脉后经下腔静脉回流入心，然后进入肺动脉，肝主动脉为肝脏荣气之始，肺静脉为肝脏荣气之终。由此形成肝肺间动静脉血管关联转折结构，所以"肝，其主肺也"，肺不主肝就会导致"其荣爪也"出现病变，五行表达就是"金克木"（图2-16）。

（4）"脾，其主肝也"与肝脾间宗营二隧相互关联结构："脾之合肉也，其荣唇也，其主肝也。""脾之合肉也，其荣唇也"即腹腔动脉干发出脾动脉和肌肉组织动脉分支以及其相关联结构。单就体腔内五脏而言，脾动脉到肝脏转入静脉，脾动脉为脾脏荣气之始，肝静脉为脾脏荣气之终。由此形成肝脾间动静脉血管相关联的转折

结构，所以"脾，其主肝也"，肝不主脾就会导致"其荣唇也"出现病变，五行表达就是"木克土"（图2-17）。

（5）"肾，其主脾也"与脾肾间宗营二隧相关联结构："肾之合骨也，其荣发也，其主脾也。""肾之合骨也，其荣发也"即腹主动脉向肾脏和下肢发出的动脉分支以及相关联结构。单就体腔内五脏而言，肾动脉分支到脾胃静脉处转入静脉回流，肾动脉为肾脏荣气之始，脾静脉为肾脏荣气之终。由此形成脾肾间动静脉关联转折结构，所以"肾，其主脾也"，脾不主肾就会出现"其荣发也"出现病变，五行表达就是"土克水"（图2-18）。

综合而言，"五脏合荣"原理是"荣气"（有氧血和淋巴液）经宗隧向组织器官提供营养机制，荣气流动是沿宗隧由近端向远端做离心式运动，依次通过五脏、五体、五末三层组织结构形成"五脏合荣"；与"五脏合荣"相反，营气（无氧血）

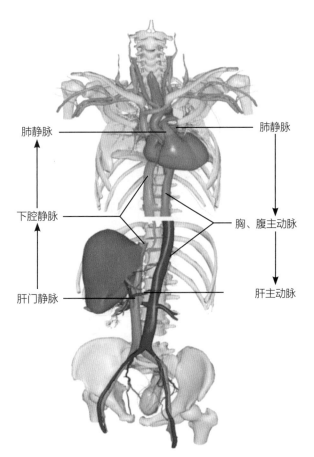

▲ 图2-16 "肝，其主肺也"结构示意

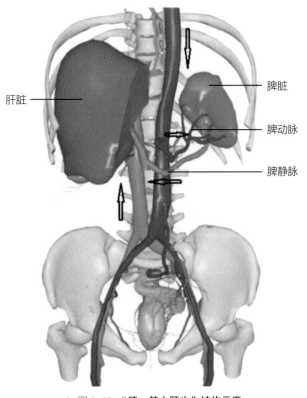

▲ 图2-17 "脾，其主肝也"结构示意

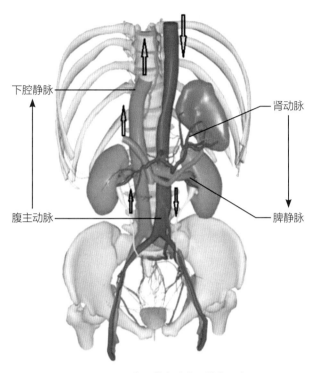

下腔静脉

肾动脉

腹主动脉

脾静脉

▲ 图 2-18 "肾，其主脾也"结构示意

流动是经营隧由远端向近端做回心式运动。宗隧和营隧平行分布而流向相反，由此形成五脏、五体、五末之间及宗隧、营隧之间的相互关联结构，宗隧端荣气流动之始，营隧端是荣气流动之终，营隧端的存在才能使荣气流动拓结在五脏五体之间形成"五脏合荣"，由此形成"逆克为主"原理，也就是"五脏其主"背后的结构机制。

2."逆生逆克"与五脏生成机制模式　"五脏生成论"是由"五脏合荣"和"五脏其主"两个机制构成。

其一，"五脏合荣"是基于体动脉穿行关联五脏、五体、五末而形成，为所经组织器官提供有氧血和淋巴液机制。体动脉有氧血流携带淋巴再进入循环中的淋巴液，总称为荣气，体动脉称为宗隧，有氧血和淋巴液混合液沿着体动脉向组织器官流动，也就是荣气行于宗隧。荣气沿宗隧向组织器官灌流与组织器官形成相向而行状态，由此形成"五行逆生"规律。

体动脉结构具有干支结构，粗大体动脉为动脉干，细小体动脉为微动脉，荣气循行首先经过

体动脉干就是冲脉。冲脉成"土"字形结构由胸腹主动脉和上肢动脉干构成。荣气沿冲脉做离心式循行时，同时向脏腑和躯干四肢流动形成"内荣五脏"和"外荣五体"，称为"五脏合荣"。"五脏合荣"也就是"藏象"理论的核心，即《素问·宣明五气》所讲"心主脉，肺主皮，肝主筋，脾主肉，肾主骨，是谓五主"背后的机制。

其二，"五脏其主"是基于体静脉穿行五脏、五体、五末形成的组织相关联而成，是荣气向五脏五体流动的终止结构。荣气由宗气和卫气构成，也就是有氧血和淋巴细胞混合液。当荣气流动到"五脏其主"位置时，宗气因宗隧终止而停止流动（转化为营隧），卫气因宗隧终止而转入卫隧，由此使得荣气拓结在宗隧端保证"五脏合荣"功能的存在，故称为"五脏其主"。

"五脏其主"是由营隧和卫隧构成，营隧属于体静脉血管，卫隧属于淋巴管，体静脉和淋巴管中的体液流动与"五行逆生"方向相反呈现回流形态呈现"五行逆克"规律，也就是"逆克为主"，即"五脏其主"体液运动规律。

综合而言，"五行逆生"用于表达体动脉以离心模式向组织灌流有氧血和淋巴液机制，"五行逆克"用于表达体静脉以回心模式转运组织无氧血和淋巴液回流机制。二者相合也就是组织器官微循环部位微静脉、微动脉、微淋巴结构对应关联机制。中医学所讲"五脏生成论"是基于机体体循环动静脉血管与组织器官相互关联得出的机制性结论。

体动脉干和体静脉干主要分布于体腔之内，"五行逆生"和"五行逆克"首先发生在五脏之间，故用"五脏合荣"和"五脏其主"来表达，体动脉干和体静脉由近至远向躯干四肢延伸分布形成与远端五体、五末对应关系，总称"五脏生成"。换言之，"五脏生成论"并非是以五脏临近组织间的结构而形成，也不是简单的立足五行模式做出的归类性结论，而是基于人体体液通路"三隧"与组织结构的关联而形成，意在表达人体结构中

123

流体宗、营、卫三气和固体组织五脏、五体之间的对应关系，固体组织结构受纳流体中的能量物质，故同时具有"五行逆生"和"五行逆克"之理。

人体处于背景环境天地之中，五行所表达的是近地环境，即《素问·天元纪大论》所讲"寒暑燥湿风火，天之阴阳也，三阴三阳上奉之。木火土金水火，地之阴阳也，生长化收藏下应之"。人体从背景环境获得物质能量而生存但不能完全等同于天地，人体如果完全等同于天地即非人，五行之理也是如此，人体完全等同于五行相生即非人，气味由外入内进入人体就是二者相向而行，故言人体"五脏生成"有"五行逆生"和"五行逆克"之理。《外经微言·顺逆探原》言"伯高曰：阴阳不同也。天之阴阳，地之阴阳，人身之阴阳，男女之阴阳，何以探之哉？岐伯曰：知其原亦何异哉！伯高曰：请显言其原。岐伯曰：五行顺生不生，逆死不死。生而不生者，金生水而克水，水生木而克木，木生火而克火，火生土而克土，土生金而克金，此害生于恩也。死而不死者，金克木而生木，木克土而生土，土克水而生水，水克火而生火，火克金而生金，此仁生于义也。夫五行之顺相生而相克，五行之逆不克而不生。逆之至者，顺之至也（图2-19）。"

四、"四脏七腑说"与藏象理论结构机制

"藏象"一词首见于《素问·六节藏象论》，即"帝曰：藏象何如？岐伯曰：心者，生之本，神之变也，其华在面，其充在血脉，为阳中之太阳，通于夏气。肺者，气之本，魄之处也，其华在毛，其充在皮，为阳中之太（《黄帝内经·太素》作"少"）阴，通于秋气。肾者，主蛰，封藏之本，精之处也，其华在发，其充在骨，为阴中之少（《黄帝内经·太素》作"太"）阴，通于冬气。肝者，罢极之本，魂之居也，其华在爪，其充在筋，以生血气，其味酸，其色苍，此为阳中之少阳，通于春气。脾、胃、

大肠、小肠、三焦、膀胱者，仓廪之本，营之居也，名曰器，能化糟粕，转味而入出者也，其华在唇四白，其充在肌，其味甘，其色黄，此至阴之类，通于土气。凡十一脏，取决于胆也。"根据上段经文记载内容分析，所谓"藏象"是"五脏生成论"的一种机制延展，总称"凡十一脏，取决于胆也"。

"五脏生成论"是由体液三隧通路结构内连脏腑外连躯干四肢形成的结构机制，也是藏象理论的核心，但并非是藏象理论的全部。"五脏生成论"理论中有脏而无腑，也就不能涵盖人体脏腑结构的全部，在三隧循行分布结构中也就自然只要脏经而无腑经，十二经水亦然，故要想系统正确认识藏象理论结构，还必须从脏腑理论开始。

（一）"脏腑相合"与藏象理论结构模型

1. "脏腑正别"与三隧交会中心定位机制　"五脏生成论"由"五脏合荣"和"五脏其主"两部分和合而成。①"五脏合荣"是宗卫二气沿宗隧按"五行逆生"向组织器官流动而形成，现代医学分析也就是机体通过体动脉向组织提供有氧血和淋巴液机制。②"五脏其主"是营卫二气沿营隧和卫隧按"五行逆克"形式回流而形成，现代医学分析就是无氧血和淋巴液经体静脉和淋巴管回流机制，"五行逆生"和"五行逆克"形成闭环循环通路也就是"五脏生成论"核心机制，现代医学分析就是以五脏五体固定组织结构为主体，以动静脉血管淋巴管为关联体，立论人体有氧血、无氧血、淋巴液三种流体与固定组织结构之间的整体关系机制。讲到这里要特别提示，"五脏生成论"是以五脏为中心，以五体五末为附属体而展开，也就是以"天食人以五气"形成的五脏阴阳，而立论即"故背为阳，阳中之阳，心也；背为阳，阳中之阴，肺也；腹为阴，阴中之阴，肾也；腹为阴，阴中之阳，肝也；腹为阴，阴中之至阴，脾也"，故"五脏生成论"言脏而不言腑。

"天食人以五气"形成的五脏阴阳界定，"天食人以五气"对应"地食人以五味"，"天食人以

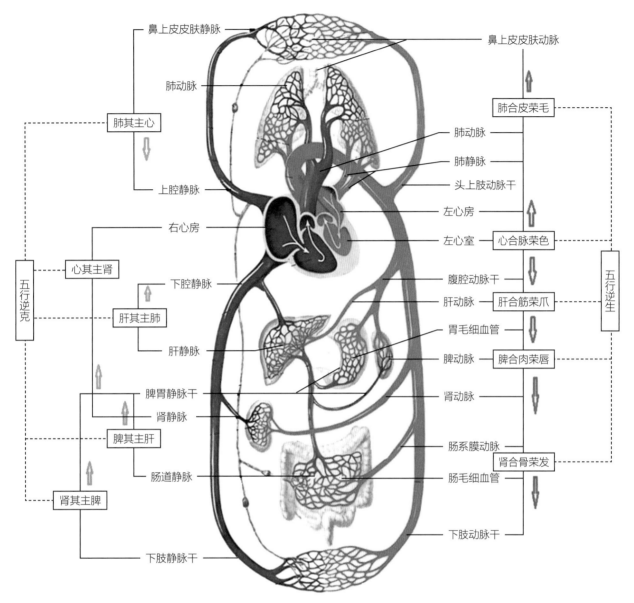

鼻上皮皮肤静脉

鼻上皮皮肤动脉

肺动脉

肺动脉

肺静脉

肺合皮荣毛

肺其主心

头上肢动脉干

上腔静脉

左心房

右心房

左心室　心合脉荣色

五行逆克

心其主肾

下腔静脉

腹腔动脉干

肝其主肺

肝动脉　肝合筋荣爪

五行逆生

肝静脉

胃毛细血管

脾胃静脉干

脾动脉　脾合肉荣唇

肾静脉

肾动脉

脾其主肝

肠道静脉

肠系膜动脉

肾合骨荣发

肾其主脾

肠毛细血管

下肢动脉干

下肢静脉干

▲ 图 2-19　五脏生成结构模式示意

五气"通于"宗气积于上焦"，五脏之间体液通路以宗隧为主；"地食人以五味"通于"营气出于中焦"，营气循行形成的脏腑阴阳"肝、心、脾、肺、肾，五脏皆为阴，胆、胃、大肠、小肠、膀胱、三焦，六腑皆为阳"，脏腑之间的体液通路以营隧为主。卫气起于"卫气出于下焦"，即《灵枢·营卫生会》所讲"下焦者，别回肠，注于膀胱而渗入焉"。卫气循行由下而上循行与"宗气积于上焦"和"营气出于中焦"相交，由此形成宗营卫三气交会，即"人禀天地之二气，亦有阴阳，卫气即

阳也。由下焦至中焦以升于上焦，从阴出阳也"。宗营卫三隧分布在中焦部形成三气交会，即《灵枢·邪客》所讲"五谷入于胃也，其糟粕津液宗气，分为三隧：故宗气积于胸中，出于喉咙，以贯心脉（别本作肺），而行呼吸焉；营气者，泌其津液，注之于脉，化以为血，以荣四末，内注五脏六腑，以应刻数焉；卫气者，出其悍气之慓疾，而先行于四末分肉皮肤之间，而不休者也，昼日行于阳，夜行于阴。常从足少阴之分间，行于五脏六腑"。换言之，宗营卫三气在上中下三焦都有交会，但

中焦上连"宗气积于上焦"下连"卫气出于下焦"，为五脏阴阳和脏腑阴阳的交会之处。五脏阴阳为"脏腑别论"，脏腑阴阳为"脏腑正论"，由此得知，将"脏腑别论"和"脏腑正论"合论才能构成完整的脏腑相合机制。

2."脏腑奇正说"与脏腑相互关联共构机制 "腑"是指中空性组织结构，"脏"是指非中空性组织结构，脏腑之间由多种关联相合的结构形态，故而脏腑界定也有多种。

（1）"五脏六腑说"与脏腑共构机制：奇恒之腑和传化之腑之间相互关联，"脑、髓、骨、脉、胆、女子胞，此六者，地气之所生也，皆藏于阴而象于地"属于阴而为脏，"夫胃、大肠、小肠、三焦、膀胱，此五者，天气之所生也，其气象天"属于阳而为腑。"胆囊"与"胃、大肠、小肠、三焦、膀胱"发生关联，同时也是"三焦"向奇恒之腑延伸关联，由此奇恒之脏和传化之腑之间形成关联共构体，称为"传化六腑"，即《素问·五脏别论》所问"余闻方士，或以脑髓为脏，或以肠胃为脏，或以为腑。敢谓更相反，皆自谓是，不知其道，愿闻其说"背后的答案。"传化六腑"与体腔内五脏相关联就是"五脏六腑说"，其间"胆囊"和"三焦"是脏腑相互关联的相合点，意在表达奇恒之腑、传化之腑、五脏三者之间的关联吻合结构（图2-20）。

（2）"四脏六腑说"与脏腑共构机制：奇恒之腑和传化之腑关联和合形成"六腑"的同时，传化之腑还要与五脏相关联，五脏与传化之腑的关联点为脾脏，也就是"胃、大肠、小肠、三焦、膀胱"与"脾脏"发生结构关联。由此形成"脾、胃、大肠、小肠、三焦、膀胱者，仓廪之本，营之居也，名曰器，能化糟粕，转味而入出者也"，称为"仓廪六腑"。也就是五脏和传化之腑之间的关联共构体，"仓廪六腑"中脾脏归属为腑，五脏就变成了四脏，故脏腑之间的关联共构就变成了"四脏六腑说"。其间"脾脏"是脏腑关联相合的结合点，意在表达五脏、六腑者二者之间的关联吻合结构。

特别提示，"仓廪六腑"者为"脾、胃、大肠、小肠、三焦、膀胱"，而不是传化六腑的"胆、胃、大肠、小肠、膀胱、三焦"，仓廪者收藏承纳之意，传化者传输之意，二者不可混淆，使用时必须加以说明和区分（图2-21）。

（3）"四脏七腑说"脏腑共构机制：奇恒之脏和传化之腑相关联和合形成"传化六腑"，即

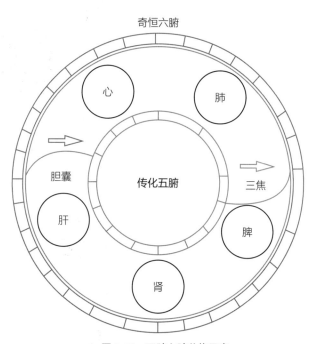

▲ 图2-20 五脏六腑共构示意

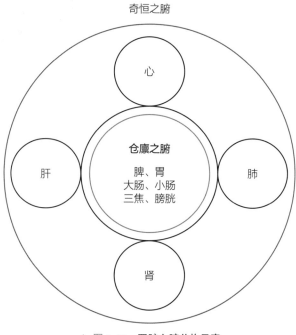

▲ 图2-21 四脏六腑共构示意

"胃、大肠、小肠、三焦、膀胱、胆囊";传化之腑与五脏相关联形成"仓廪六腑",即"脾、胃、大肠、小肠、三焦、膀胱"。"传化六腑"和"仓廪六腑"之间的脏腑关联相合,脾属于五脏,胆囊属于六腑,二者关联相合而成"脾、胃、大肠、小肠、三焦、膀胱、胆囊"七腑,将五脏中的"脾"加入"六腑",意在表达由传化之腑向仓廪之腑的转化,传化是传达输入之意,仓廪是受纳储藏之意,二者转化也就是输入收藏之意,用以表达机体六腑消化吸收食物(传化)后吸收转化(仓廪)。

"仓廪六腑"结构中有了"脾"脏存在,五脏就变成了四脏,由此形成"四脏七腑说"脏腑共构体,也就是《外经微言·胆腑命名篇》"十一脏取决于胆,是腑亦有脏名矣,何脏分五而腑分七也"提到的"脏分五而腑分七"背后的含义。在"四脏七腑说"中"胆囊"和"脾脏"成为脏腑相合的结合点,"胆囊"属于奇恒之腑,"脾脏"属于五脏,四脏者为"心肝肺肾",七腑者即"脾、胃、大肠、小肠、三焦、膀胱、胆囊",意在表达奇恒之腑、六腑、五脏三者之间的关联吻合结构(图 2-22)。

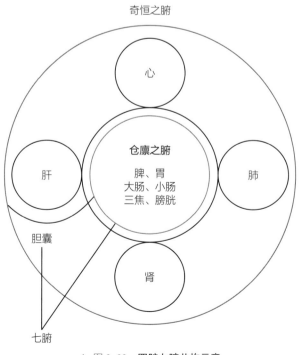

▲ 图 2-22　四脏七腑共构示意

(二)"十一脏,取决于胆"与藏象理论结构机制

中医学对于脏腑界定原则有广义狭义之分。广义的脏腑界定是基于人体结构中空性组织和非中性组织结构区分而来,中空性组织可以利用中空空间接纳传输外来物质,界定为腑;反之,非中空性组织没有中空空间不能传输物质,只能接纳外来物质,界定为脏。根据广义的脏腑法则区分就会得出多种脏腑界定结论。狭义的脏腑界定是先设立特定的观察范围,然后根据中空性组织和非中性组织结构区分法做出脏腑界定结论,是广义脏腑中单个脏腑界定所依据的划分方法。为什么中医学要设立广义和狭义两种脏腑界定法则呢?这是为了解释如何从脏腑机制过渡到藏象机制。

人体存在于背景环境之中就具有人与背景环境的对应机制存在,也就是中医学使用"阴阳"概念的本意。按照人体结构而言,中空性组织直接接触背景环境,故为阳为腑;非中性组织与背景环境相对隔离,故为阴为脏。根据这一界定法分析人体结构时,发现人体结构存在不同于背景环境接触的方式形态,这需要有多种脏腑界定法来做出具体的分析定位,也就是脏腑机制的本质。但是多种脏腑界定结论确立并非是终极目的,而是为了寻找到多种脏腑结论背后的共性法则,也就是所谓的"藏象"机制。换言之,"脏腑"是"藏象"的系统的要素,只有从"脏腑"过渡到"藏象"才能对脏腑做出整体系统的把握。

1. 藏象理论中脏腑功能转化性机制　藏象理论是多种局部脏腑界定向整体系统脏腑界定过程,但是这一过程不是随机组合而成的,而是具有特定的转折过渡顺序。

(1)奇恒之腑向五脏六腑转化:按照现代生物学分析,人体属于真体腔动物,从宏观结构上看有脊髓腔、体腔、消化腔三个腔体结构。根据中空性和非中空性分析三个腔体的结构,体腔内五脏被夹在脊髓腔和消化腔之间成为相对隔离的状态为"内为阴为脏";脊髓腔内器官和消化腔相对暴露在背景环境之下为"外为阳为腑"。但是三者又是统一体,由此界定出奇恒之腑、传化之腑、五脏三个组织区划,"五脏六腑说"是奇恒之腑、传化之腑、五脏三者关联而成,言"五脏六腑说"不能简单使用"肝、心、脾、肺、肾,五脏皆为阴,胆、胃、大肠、小肠、膀胱、三焦,六腑皆为阳"做标准,必须结合奇恒之腑才能全面认识"五脏六腑说"机制。现代医学分析就是忘掉奇恒之腑时,"五脏六腑说"就无法涵盖容纳神经(脑髓)、生殖(女子胞)、运动(骨)、循环(脉)四个系统组织器官。

(2)"五脏六腑"向"四脏六腑说"转换:"五脏六腑说"只是对脊髓腔、体腔、消化腔三个腔体的结构区划,并没有对脏腑区划生理功能做出判断。消化腔的生理功能是消化吸收水液食物,消化吸收的食物是向五脏中流动,于是出现了"四脏六腑说",这里的六腑是"仓廪六腑",由"脾、胃、大肠、小肠、三焦、膀胱"构成,四脏为"心肝肺肾"。换言之,"四脏六腑说"是"五脏六腑说"的一种深度延伸,意在表达"五脏六腑"的生理功能,也就是传化之腑(胃、大肠、小肠、三焦、膀胱)消化食物后,向体腔内转化(脾)传输(四脏)机制。

(3)"四脏六腑说"向"四脏七腑说"转化:"四脏六腑说"是由四脏"心肝肺肾"和仓廪六腑"脾、胃、大肠、小肠、三焦、膀胱"构成。在这一结构中缺少"胆囊"的存在,这样就产生了与"五脏六腑"之间的矛盾,也就使得脏腑转换机制不能首尾相连,导致脏腑划分不能成为统一体,必须将胆囊归属到仓廪六腑中形成"脾、胃、大肠、小肠、三焦、膀胱,胆囊"七腑,由此转化为"四脏七腑说",才能使得局部脏腑划分变为统一体。换言之,局部脏腑区分界定到"四脏七腑说"阶段已经结束,也就是实现了由"脏腑"到"藏象"的转化过程,"胆囊"是这一转化过程的首尾连接点,由此得出"凡十一脏,取决于胆也"的结论,

换言之,藏象机制是立足于"四脏七腑说"而言之。

2.藏象理论中脏腑结构多重性机制 "藏象"理论是基于三种脏腑界定机理转化而形成,最终转化模式"四脏七腑说",也就是"藏象"理论基础模型。这是一种多重脏腑界定结合而成的脏腑界定模式,用于表达机体中空性组织和非中空组织之间多重性、立体性结构关联机制。

(1)"七腑"多重性:"七腑"由"脾、胃、大肠、小肠、三焦、膀胱,胆囊"构成。"脾"原本属于脏而划归为腑,意在表达体腔内组织(五脏)与传化之腑"夫胃、大肠、小肠、三焦、膀胱,此五者"之间的组织关联;"胆"原本属于奇恒之腑而归于传化之腑,意在表达奇恒之腑和传化之腑之间的组织关联;"三焦"属于传化之腑,与脾脏归属为一体,意在表达传化之腑向体腔内五脏延伸关联。由此得知,"七腑"是奇恒之腑、传化之腑、体腔五脏三个区域组织脏器多重立体性关联结构。

(2)"四脏"多重性:体腔内原本五脏,脾脏划归为腑之后剩下的"心、肝、肺、肾"就是"四脏"。脾脏归属于腑,意在表达体腔内脾与传化之腑"胃"的结构关联;反之,传化之腑中的"小肠、胆、大肠、膀胱,"形成与"心、肝、肺、肾"的对应关系,意在表达传化之腑向体腔内五脏的结构延伸关联,也就是五脏对应五腑表里关系背后的结构原理。由此得知,"四脏"是传化之腑和体腔五脏两个区域组织脏器多重立体关联机制。

在"四脏七腑说"结构中,"胆囊"原本属于奇恒之腑而归于传化之腑,肝胆形成表里结构,意在表达奇恒之腑向五脏、传化之腑由外向内的结构延伸关联;"三焦"原本属于传化之腑,其结构分布于体腔之内,意在表达传化之腑向体腔内结构延伸关联包裹五脏结构,即《灵枢·本输》所讲"三焦者,中渎之腑(别本作府)也,水道出焉,属膀胱,是孤之腑也。是六腑之所与合者"。"胆囊"和"三焦"结构使得奇恒之腑、体腔五脏、传化之腑之间相互关联为一体,即"四脏七腑说"

结构。最初起点是"胆囊"与传化之腑"胃、大肠、小肠、三焦、膀胱"相互关联成"六腑"开始，由此得出，"藏象何如？凡十一脏，取决于胆也"的结论。

总结而言，"藏象"理论是基于奇恒之腑、传化之腑、三焦孤腑三者之间的组织关联结构，是通过多个脏腑结构比较做出的整体统一性脏腑结构模型，多种脏腑结构被统一在整体模型之中，为了区分局部脏腑界定和整体脏腑界定的关系，故这一整体脏腑复合界定模式称为"藏象"（图2-23）。

（三）"藏象说"与人体物候相应机制

藏象理论是以"凡十一脏，取决于胆也"形成的"四脏七腑说"作为理论模式。这一理论模型最大特点是脏腑功能转化性和脏腑结构多重性，是一种复合型脏腑阴阳界定理论模型，为什么要建立如此复杂的理论模型呢？目的在于寻找还原到人体与背景环境统一性上来。人体是一个巨大而复杂的生命系统，使用"阴阳"概念概括人体时自然会出现脏腑功能转化性和脏腑结构多

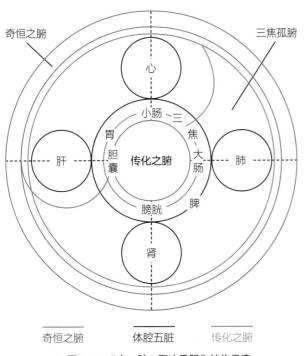

▲ 图 2-23 "十一脏，取决于胆"结构示意

重性。如果不统一到原始的阴阳界定法则上来，诸多的脏腑阴阳结论就会使得整个理论系统出现混乱堆砌的现象，如何规避脏腑理论混乱堆砌的现象是由脏腑理论向藏象理论转化的根本原因。

藏象理论模型由四脏和七腑共构而成"四脏七腑说"模型，但是为什么又称为"凡十一脏，取决于胆也"？也就是又把四脏和七腑都划分归属为脏，难道这是经典记载中的笔误？当然不是，这是要把人体整个脏腑划分界定转化放置到背景环境下归纳到"藏象"所必需的条件，如果立足背景环境而言脏腑，无论是脏还是腑都属于背景之阴，"凡十一脏，取决于胆也"。换言之，单纯按照人体组织结构的中空性和非中空性区分法则，可以区分出诸多的腑阳脏阴属性，按照人体与背景环境结合区分界定腑脏属性使用"藏象"，"藏象"者相关类似之意。

1. "天有八纪，地有五理"与藏象模式机制 古代历法家对人体存在的背景环境认识首先是天地，即《素问·五运行大论》所讲"夫变化之用，天垂象，地成形，七曜纬虚，五行丽地"，然后确定人体赖以生存的环境是近地环境，即《素问·阴阳应象大论》所讲"天地者，万物之上下也；阴阳者，血气之男女也；左右者，阴阳之道路也；水火者，阴阳之征兆也；阴阳者，万物之能（胎的通假字）始也"。按照现代生物学分析，中医学上述理论是将人体背景环境限定的生物圈范围，只有生物圈之内才具有"阴阳者，血气之男女也"的物候现象。

中医学很早就建立了生物圈结构模式，即《素问·阴阳应象大论》所讲"故天有精，地有形，天有八纪，地有五理，故能为万物之父母。清阳上天，浊阴归地，是故天地之动静，神明为之纲纪，故能以生长收藏，终而复始"。总结而言就是"天有八纪，地有五理"模型，"天有八纪"是八卦（伏羲卦序），也就是天文坐标，"地有五理"也就是地理坐标，两个坐标以天门—地户轴关联在一起。《素问·五运行大论》所讲"所谓戊己分者，奎壁

角轸，则天地之门户也"，两个单一坐标关联为一个复合型坐标形成用于表达天文、地理的统一性，实际是近地环境范围内的气象物候复合坐标，天文坐标主要表达内容是气象"寒暑燥湿风火，天之阴阳也，三阴三阳上奉之"地理坐标主要表达内容物候"木火土金水火，地之阴阳也，生长化收藏下应之"。

人体处于既有气象又有物候的近地环境之中，机体结构自然与气象物候变化相关，由背景环境"天有八纪，地有五理"模式延伸而出的人体结构模式出现，即《素问·阴阳应象大论》所讲"惟贤人上配天以养头，下象地以养足，中傍人事以养五脏。天气通于肺，地气通于嗌，风气通于肝，雷气通于心，谷气通于脾，雨气通于肾。六经为川，肠胃为海，九窍为水注之气"，简称为"藏象"医学模式。

按照中国古代历法家"天垂象，地成形"基本观念而言，人体属于有形的结构体，机体脏腑隶属于"地成形"范畴，故称"脏器"，也就是"凡十一脏，取决于胆也"背后的含义，而与脏器关联对应的背景环境属于"天垂象"范畴，称为"藏象"。"藏象"和"脏器"是对应的名词概念，"藏象"医学模式研究的内容不单纯是人体结构和功能，研究对象是人体内环境和背景环境对应统一性机制，也就是"藏象"和"脏器"统一性原理称之为"藏象"理论。

（1）"天地定位"与头足对应法则：立足于背景环境看待人体，以站立姿势为标准，头部顶天足部履地下踩，腰脐部位处于天地中间位置，由此定位人体在背景环境下的位置是"身半以上，其气三矣，天之分也，天气主之。身半以下，其气三矣，地之分也，地气主之。以名命气，以气命处，而言其病。半，所谓天枢也"。立足于人体观察背景环境：人体结构与背景环境对应关系是"惟贤人上配天以养头，下象地以养足，中傍人事以养五脏"，也就是头为天，足对应地，五脏对应人。

比较二者对应关系就会得出："身半以上，其气三矣，天之分也，天气主之"对应"贤人上配天以养头"；"身半以下，其气三矣，地之分也，地气主之"对应"下象地以养足"；"以名命气，以气命处，而言其病。半，所谓天枢也"对应"中傍人事以养五脏"。"半，所谓天枢也"也就是人体在物候坐标中的位置定位，《说卦传》第二章讲解为"昔者圣人之作《易》也，将以顺性命之理。是以立天之道，曰阴与阳；立地之道，曰柔与刚；立人之道，曰仁与义。兼三才而两之，故《易》六画而成卦。分阴分阳，迭用柔刚，故《易》六位而成章"。言天地同言人，也就是《说卦传》第三章所讲"天地定位"关系。

（2）"山泽通气"与鼻口对应法则：立足于背景环境而言人体，人体属于真体腔动物，五脏结构分布于相对封闭的体腔之内不能与外界直接进行物质交通，而是依赖于人体头部两个孔道与天地环境进行交通即"天食人以五气，地食人以五味"。"天食人以五气"对应"五气入鼻，藏于心肺，上使五色修明，音声能彰"；"地食人以五味"对应"五味入口，藏于肠胃，味有所藏，以养五气，气和而生，津液相成，神乃自生"。鼻腔和口腔都在头部位置，"五气入鼻"和"五味入口"皆从头部而入，也就是"惟贤人上配天以养头"之本意。

立足人体而言背景环境，"五气入鼻，藏于心肺"即"天气通于肺"；"五味入口，藏于肠胃"即"地气通于嗌"。"嗌"者即咽喉，实际是指胃肠道结构。"天气通于肺"对应"泽"，"地气通于嗌"对应"山"，也就《说卦传》第三章所讲"山泽通气"人体结构对应机制。

（3）"雷风相薄"与心肝对应法则："五气入鼻，藏于心肺"形成"天气通于肺"，心肺相关联形成"雷气通于心"，雷者震动，"雷气通于心"即言动输，动脉搏动来源于心，脉动如雷震。

"五味入口，藏于肠胃"形成"地气通于嗌"，食物入胃肠行于中焦，"中焦亦并胃中，出上焦之后，此所受气者，泌糟粕，蒸津液，化其精微，上注于肺脉，乃化而为血，以奉生身，莫贵于此，故独得行于经隧，命曰营气"，经肝脏上交心肺，故而"风气通于肝"。

"天气通于肺"行于心形成"雷气通于心"；"地气通于嗌"行于肝形成"风气通于肝"。"雷气通于心"与"风气通于肝"相关联形成血液循环，即《说卦传》第三章所讲"雷风相薄"人体结构对应机制。

（4）"水火不相射"与脾肾物候对应法则：人体通过鼻腔和口腔从外界摄取氧气和食物，即"天食人以五气，地食人以五味"。氧气和食物进入机体后都要依靠体液作为载体才能在机体组织间流动，而体液流动必须具有专属的体液通路，现代医学界定为动脉、静脉、淋巴管三种体液通道，中医学同样也将体液通路分为宗、营、卫三种称之为"三隧"。机体体液是经过"地食人以五味"，五味又称为水谷，所以三隧集中区域在胃肠道部位，即《灵枢·邪客》所讲"五谷入于胃也，其糟粕津液宗气，分为三隧"。

脾胃表里共行运化水谷"谷气通于脾"，脾胃之间"脾胃脉也，阴阳异位"，胃脉上通于"雷气通于心"（宗隧），脾脉通于"雨气通于肾"（营卫二隧）。由此形成以脾土为中心的心肾交通结构机制，即《说卦传》第三章所讲"水火不相射"人体对应机制。

综合而言，古历法学坐标"天有八纪，地有五理"，也就是《说卦传·第三章》所讲"天地定位，山泽通气，雷风相薄，水火不相射，八卦相错"机制。对应人体而言，"天地定位"对应"惟贤人上配天以养头，下象地以养足，中傍人事以养五脏"；"山泽通气"对应"天气通于肺，地气通于嗌"；"雷风相薄"对应"风气通于肝，雷气通于心"；"水火不相射"对应"谷气通于脾，雨气通于肾"，由此确立出人体结构与背景环境变化之间的对应关系，也就是"藏象"学说的理论模型。"藏象"理论模型有两个特点。

第一，背景环境的坐标定位是按照伏羲卦序八个方位而排列，用于表达"天有八纪"，是一种三维立体直角坐标系，中间的平面直角坐标系表达"地有五理"，实际是古代"天圆地方"历法坐标系的一种表达。

第二，人体而言"天有八纪，地有五理"的定位，首先确立头足和五脏为人体与背景环境基础的基本定位，然后以鼻腔通肺和口腔通胃肠为内外交通的接触部位"天气通于肺，地气通于嗌"，最后确立"风气通于肝，雷气通于心，谷气通于脾，雨气通于肾"，这种界定是按照人体结构由外到内与背景环境对应做出的判断结论（图2-24）。

2."五行顺逆"与体液藏象模式机制

（1）"数往者顺，知来者逆"与五行顺逆之由来：人体赖以生存的背景环境状态可以用三种视角来描述。①立足历法学而言，简要描述即《素问·五运行大论》所讲"夫变化之用，天垂象，地成形，七曜纬虚，五行丽地"。②立足气象而言，简要描述即《素问·阴阳应象大论》所讲"故天有精，地有形，天有八纪，地有五理，故能为万物之父母。清阳上天，浊阴归地，是故天地之动静，神明为之纲纪，故能以生长收藏，终而复始"。③立足物候学而言，简要描述即《素问·阴阳应象大论》所讲"天地者，万物之上下也；阴阳者，血气之男女也；左右者，阴阳之道路也；水火者，阴阳之征兆也；阴阳者，万物之能（胎的通假字）始也"。总体法则就是"天有八纪，地有五理"。"天有八纪"者即《说卦传》第三章所讲"天地定位，山泽通气，雷风相薄，水火不相射"，八个卦以两个相反卦对称放置，构成四条轴线，由此构成天文气象坐标系也就是"天有八纪"。"地有五理"者是将"山泽通气，雷风相薄，水火不相射"六卦独立使用，六个卦以两个相反卦对称放置构成三条轴线，由此构成物候坐标系也就是"地有五理"。

天文气象坐标系"天有八纪"由四条轴线交叉而构成，物候坐标系"地有五理"由三条轴线

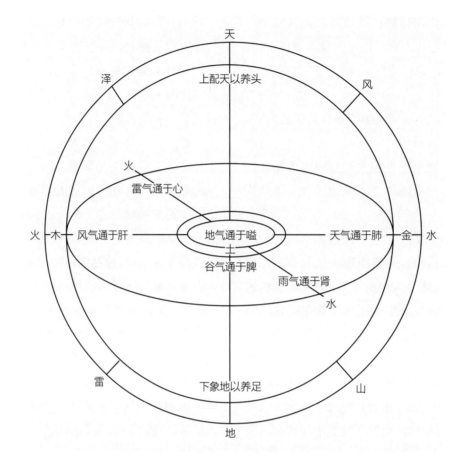

▲ 图 2-24 "天有八纪，地有五理"藏象模式示意

交叉而构成，二者都属于立体坐标系，在表达上是以相互交叉形式使用即"八卦相错"背后的含义。既然使用"八卦相错"交叉之法，自然就会出现相向而行有来有回的规律，也就是《说卦传》第三章所讲"数往者顺。知来者逆"，具体而言就是从"天有八纪"为"数往者顺"，从"地有五理"为"知来者逆"，所有"地有五理"之理"是故易逆数也"。

"天有八纪，地有五理"即"天垂象，地成形"；"天垂象"即为顺为生，"地成形"即为逆为克；言顺生者为"寒暑燥湿风火，天之阴阳也，三阴三阳上奉之"，言逆克者为"木火土金水火，地之阴阳也，生长化收藏下应之"。由此得知，"天有八纪，地有五理"之理即"夫阴阳之原者，即生克之道也。颠倒之术者，即顺逆之理也"（图2-25）。

（2）"土以合之，土以成之"与五行顺逆藏象原型："天有八纪，地有五理"即"天垂象，地成形"。"天垂象"即为"天有八纪"，属天者由上而下行为之"顺生"；"地成形"即为"地有五理"，属地者由下而上行为"逆克"。"顺生"者为"寒暑燥湿风火，天之阴阳也，三阴三阳上奉之""逆克"者为"木火土金水火，地之阴阳也，生长化收藏下应之"，"顺生"和"逆克"相向而行，即"动静相召，上下相临，阴阳相错，而变由生也"。

有质无状谓之"象"，气象"寒暑燥湿风火"有质而无状应于上谓之"天垂象"，有质有状谓之"形"，物候"木火土金水火"有质有状处于下谓之"地成形"。"天垂象"和"地成形"顺逆上下相召而成气象物候，即"清阳为天，浊阴为地。地气上为云，天气下为雨；雨出地气，云出天气"。

人体处于"天垂象"和"地成形"之间，中

寒暑燥湿风火，天之阴阳也，三阴三阳上奉之

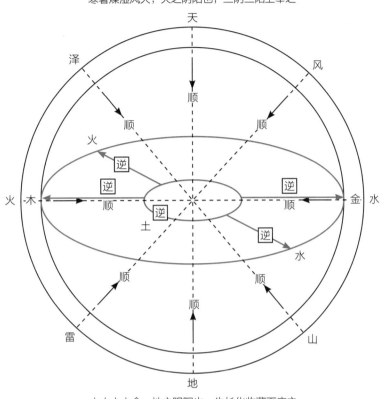

木火土水金，地之阴阳也，生长化收藏下应之

▲ 图 2-25　物候五行顺逆机制示意

空性结构上应"天垂象"为腑；非中空性结构组织下应"地成形"为脏，由此确立出人体结构与背景环境的结合模式"故清阳出上窍，浊阴出下窍；清阳发腠理，浊阴走五脏；清阳实四肢，浊阴归六腑"。"清阳出上窍"为"五气入鼻，藏于心肺，上使五色修明，音声能彰"，"上窍"者鼻腔和呼吸道；"浊阴出下窍"为"五味入口，藏于肠胃，味有所藏，以养五气，气和而生，津液相成，神乃自生"，"下窍"者即口腔和食管。由此确立"天食人以五气，地食人以五味"也就是人体结构"天垂象，地成形"机制模式。

"清阳出上窍"对应"寒暑燥湿风火，天之阴阳也，三阴三阳上奉之"，"清阳出上窍"应"天垂象"而为顺生。"清阳出上窍"顺生通于五脏为"故背为阳，阳中之阳，心也；背为阳，阳中之阴，肺也；腹为阴，阴中之阴，肾也；腹为阴，

阴中之阳，肝也；腹为阴，阴中之至阴，脾也"。"浊阴出下窍"对应"木火土金水火，地之阴阳也，生长化收藏下应之"，"浊阴出下窍"应"地成形"而逆克。"浊阴出下窍"逆克通于五脏为"肝、心、脾、肺、肾，五脏皆为阴，胆、胃、大肠、小肠、膀胱、三焦，六腑皆为阳"；脾脏为顺生之终止"阴中之至阴，脾也"，胃者逆克之起始，脾胃相合为顺逆始终交会点，脾与六腑相合从逆克而成"七腑"，剩余心肝肺肾从顺生而成"四脏"，由此形成"四脏七腑"脏器结构。

七腑者脾与六腑和合成，脾为顺生之终止，上通"清阳出上窍"应"天垂象"；六腑为逆克之起始，下通"浊阴出下窍"应"地成形"；七腑为顺逆之终始，故七腑者"脾、胃、大肠、小肠、三焦、膀胱者，仓廪之本，营之居也，名曰器，能化糟粕，转味而入出者也，其华在唇四白，其

133

充在肌,其味甘,其色黄,此至阴之类,通于土气"。四脏者心肝肺肾依赖"通于土气"而成形,即《外经微言·顺逆探原》所讲"五行之顺,得土而化。五行之逆,得土而神。土以合之,土以成之也"。"五行之顺,得土而化"者,即顺"清阳出上窍","五行之逆,得土而神"者,即逆"浊阴出下窍",清浊顺逆围绕七腑而展开,即"土以合之,土以成之也"。由此形成"四脏七腑"脏器结构与背景环境的对应关系,也就是"藏象"机制的原型(图2-26)。

(四)"五行顺逆"与经脉顺逆循行分布机制

藏象理论"四脏七腑"架构是以鼻腔"清阳出上窍"和口腔"浊阴出下窍"为基本定位点,对外联系"天食人以五气,地食人以五味",对内联系"四脏七腑"而构成。四脏"对应"水火木金"四行,七腑对应"土"行,也就是人体脏器对应地理五行的藏象理论架构。但是这一理论架构并非是根据背景环境变化规律为标准,机械性地将人体组织结构做类比归纳得出的结论。根据"天气通于肺,地气通于嗌,风气通于肝,雷气通于心,谷气通于脾,雨气通于肾"总结,五行藏象对应的人体结构是"嗌、肺、肝、心、脾、肾"六个组织器官,与五行之间并没有数量对等关系。如何形成五行与五脏的对待关系?背景环境的"天气、地气、风气、雷气、谷气、雨气"通于"嗌、肺、肝、心、脾、肾",相通所需的中间介质是什么?"嗌、肺、肝、心、脾、肾"六者之间是依靠什么形式关联形成五行顺逆?上述三个机制问题不能解决,五行藏象理论就自然成为一种单纯的逻辑系统,无法满足以诊疗原则为基础的医学理论

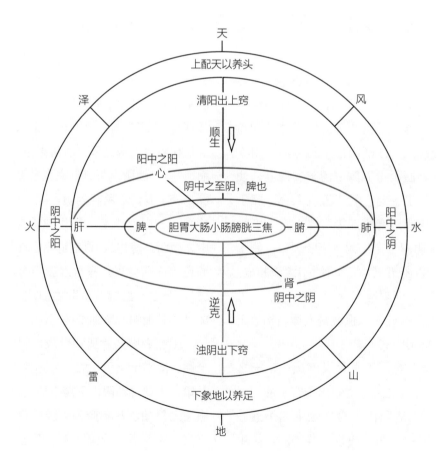

▲ 图 2-26 五行顺逆藏象原型示意

体系。

"四脏七腑"是以由鼻腔"清阳出上窍"和口腔"浊阴出下窍"为基本立论点。"清阳出上窍"具体对应机制是"五气入鼻，藏于心肺，上使五色修明，音声能彰"，现代医学分析就是人体通过呼吸系统为机体提供氧气机制；"浊阴出下窍"具体对应机制是"五味入口，藏于肠胃，味有所藏，以养五气，气和而生，津液相成，神乃自生"，现代医学分析就是人体通过消化系统摄取食物营养变为营养机制。机体通过鼻腔和口腔摄取氧气和食物是存在于背景环境的基础，但组织器官并不是直接接受氧气和食物，而是溶解于体液之中，并通过体液通路传输到达组织器官位置被利用。故藏象五行顺逆机制是由临近组织之间耦连顺逆和体液通路顺逆两部分构成，单独一部分无法形成生克，也无法形成顺逆，自然没有人体脏腑五行顺逆之理。这就犹如流淌的河流，有流动的河水就有固定的河床，流体和非流体之间相互作用才能形成生克顺逆。"天垂象"和"地成形"之间也是如此形成生克顺逆，即《外经微言·顺逆探原》所讲"五行顺生不生，逆死不死"，人体结构之中体液和固定组织之间也是如此形成生克顺逆，即《灵枢·逆顺肥瘦》所讲"圣人之为道者，上合于天，下合于地，中合于人事，必有明法以起度数，法式检押，乃后可传焉。故匠人不能释尺寸而意短长，废绳墨而起平水也，工人不能置规而为圆，去矩而为方。知用此者，固自然之物，易用之教，逆顺之常也"。

1. "天以养头，地以养足"与体液属性界定机制　人体所处背景环境属于近地环境，故背景环境以"天地定位"而定位，人体处于"天地定位"之间，故以"贤人上配天以养头，下象地以养足，中傍人事以养五脏"而定位，头足对应"天地定位"，"中傍人事以养五脏"而定位为人。

天地之间有主从关系"天垂象，地成形"，人体头足之间也存在主从对应关系，鼻腔"清阳出上窍"上通于天即"天食人于五气"，口腔"浊阴出下窍"下通于地即"地食人于五味"。故"清阳出上窍"为主为顺应"天垂象"，"浊阴出下窍"为从为逆应"地成形"。

"清阳"沿"五气入鼻，藏于心肺，上使五色修明，音声能彰"进入人体，变为"宗气"形成"宗气积于上焦"；"浊阴"沿"五味入口，藏于肠胃，味有所藏，以养五气，气和而生，津液相成，神乃自生"进入人体，变为"营气"形成"营气出于中焦"，故"天地定位"对应"中傍人事"者，即"宗气积于上焦"和"营气出于中焦"之间上下交会机制。"宗气积于上焦"应"天垂象"为主为顺，"营气出于中焦"应"地成形"为从为逆，宗营二气在上焦和中焦之间上下交会即人体体液与"天地定位"对应机制。

"清阳出上窍"产生的宗气沿宗隧一直下行到膀胱，"浊阴出下窍"下行通道一直延伸至回肠和肛门，由此使得"清阳"和"浊阴"由上向下流动到体腔最下部位，即《灵枢·营卫生会》所讲"故水谷者，常并居于胃中，成糟粕，而俱下于大肠，而成下焦，渗而俱下，济泌别汁，循下焦而渗入膀胱焉"。由此形成"卫气出于下焦"，卫气者淋巴液，卫气传输通路为卫隧。卫气沿着卫隧由下向上流动形成与"宗气积于上焦"和"宗气积于上焦"的交会即《外经微言·营卫交重》所讲"人禀天地之二气，亦有阴阳，卫气即阳也"。

综合而言，立足背景环境观察人体结构，得出的结论是"贤人上配天以养头，下象地以养足，中傍人事以养五脏"，立足人体内部结构，由于鼻腔、口腔、泄殖腔三孔道与背景环境发生物质能量交通，使得机体内体液形成"宗气积于上焦，营气出于中焦，卫气出于下焦"三个区域。由此形成"宗气积于上焦，营气出于中焦，卫气出于下焦"与"贤人上配天以养头，下象地以养足，中傍人事以养五脏"内外对应，由此形成背景环境"天、地、人"三部与机体"宗、营、卫"三气的内外对应机制（图 2-27）。

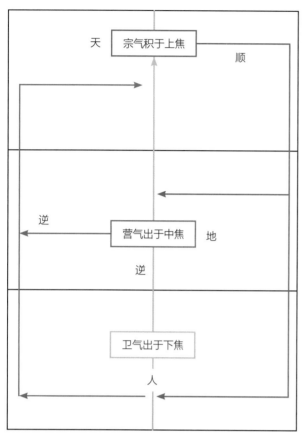

天	人	地
上配天以养头	中傍人事以养五脏	下象地以养足
鼻腔通于天	泄殖腔通于人	口腔通于地
宗气积于上焦	卫气出于下焦	营气出于中焦

▲ 图2-27 "天地定位"宗营卫区域示意

2. "天气通于肺，地气通于嗌"与体循环结构机制 "营气出于中焦"由"五味入口，藏于肠胃，味有所藏，以养五气，气和而生，津液相成，神乃自生"而形成，营气是指携带食物营养成分的无氧血流，营气由胃肠产生脾来推动，即《灵枢·营卫生会》所讲"中焦亦并胃中，出上焦之后，此所受气者，泌糟粕，蒸津液，化其精微，上注于肺脉，乃化而为血，以奉生身，莫贵于此，故独得行于经隧，命曰营气"。营气来源于"地食人于五味"，由"嗌"（咽喉食管）而入胃肠，故"嗌"（咽喉食管）应地应山（艮卦）也就是"地气通于嗌"。

"天气通于肺"也就是宗气产生部位，宗气生成后沿宗隧而循行，宗气应"天垂象"，应天者出天而入地，由此形成宗气沿宗隧出于上而行于下谓之"顺生"。现代医学分析宗隧也就是有氧血流流经的血管，由肺静脉和体动脉而构成。"地气通于嗌"也就是营气产生的部位，营气生成后沿着营隧而循行。营气应"地成形"，应地者出地而入天，由此形成营气沿营隧上行而为"逆克"。现代医学分析营隧也就是无氧血流经的血管，由肺动脉和体静脉构成。宗隧顺生和营隧逆克相向而行发生关联交会，使得"天气通于肺"和"地气通于嗌"交融为一体，对应"天有八纪，地有五理"坐标界定就是《说卦传》第三章所讲"山泽通气"。现代医学分析，"天气通于肺"代表肺循环，"山泽通气"代表体循环，整体而言是体循环结构机制（图2-28）。

3. "风气通于肝，雷气通于心"与肺循环结构机制 "天气通于肺，地气通于嗌"形成"山泽通气"，也就是营卫二气发生和循行原理的描述，现代医学分析，也就是肺循环和体循环结构关联机制。但我们知道血循环结构是由动静脉血管构成，动静脉只是血液传输通路而并非血液运动的动力，血液循环是以心脏脉动作为动力。《素问·五脏生成》载："诸血者，皆属于心。"《素问·痿论》载："心主身之血脉。"因此"天气通于肺，地气通于嗌"之后就是"风气通于肝，雷气通于心"，"天气通于肺，地气通于嗌"言经脉宗营之顺逆，"风气通于肝，雷气通于心"言宗营运动之动力。

"地气通于嗌"对应"五味入口，藏于肠胃"，食物进入肠胃被吸收后由下向上流动上交于心肺，即《灵枢·营卫生会》中所讲"中焦亦并胃中，出上焦之后，此所受气者，泌糟粕，蒸津液，化其精微，上注于肺脉，乃化而为血，以奉生身，莫贵于此，故独得行于经隧，命曰营气"。胃肠和心肺之间体液通路属于营隧，营气上交心肺中间要经过肝脏，现代医学分析就是体腔内静脉血流要经肝门静脉转入下腔静脉而回流入心，故而"地气通于嗌"后即"风气通于肝"。

"天气通于肺"对应"五气入鼻，藏于心肺"，

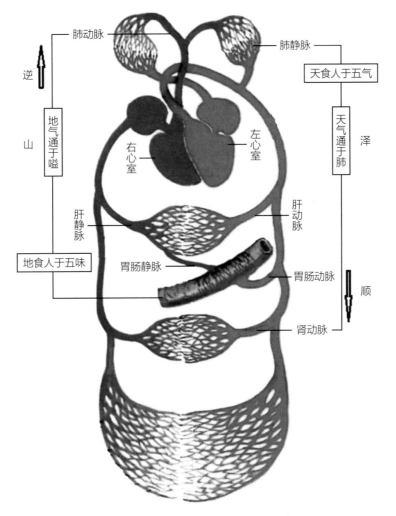

肺动脉

逆

山

地气通于嗌

右心室

左心室

肝静脉

地食人于五味

胃肠静脉

肺静脉

天食人于五气

天气通于肺 泽

肝动脉

胃肠动脉 顺

肾动脉

▲ 图 2–28 "山泽通气"体循环结构示意

氧气进入肺脏后与肺动脉中无氧血结合变为有氧血，有氧血经肺静脉回流进入心脏后，再经心脏脉动才能进入体动脉流向全身，即《灵枢·邪客》所讲"故宗气积于胸中，出于喉咙，以贯心脉（别本作肺），而行呼吸焉"，故"天气通于肺"后就是"雷气通于心"。

"风气通于肝"来源于"地气通于嗌"，也就是营气由胃肠到达了肝脏；"雷气通于心"来源于"天气通于肺"，也就是宗气由肺脏达到了心脏。"风气通于肝"与"雷气通于心"交会就是宗营二隧在心脏位置发生关联转折，对应背景法则，即"雷风相薄"，"风气通于肝"为逆克，"雷气通于心"为顺生，二者顺逆交会于心肺之间，现代医学分析，"风气通于肝"通于心是右心房室和肺静脉，

"天气通于肺"通于心是肺静脉和左心房室，故而"风气通于肝，雷气通于心"实际是在讲肺循环结构机制。对应"天有八纪，地有五理"坐标界定就是《说卦传》第三章所讲"雷风相薄"（图 2–29）。

4. "谷气通于脾，雨气通于肾"与淋巴循环结构机制 人体存在背景环境中,背景环境以"天食人以五气，地食人以五味"方式为人体提供氧气和食物营养，机体以"天气通于肺,地气通于嗌"方式接受五气和五味。"天食人以五气，地食人以五味"与"天气通于肺，地气通于嗌"对应，也就是人体从背景环境中获取物质能量而生存的机制,对应"天有八纪,地有五理"坐标界定就是《说卦传》第三章所讲"天地定位，山泽通气"。

137

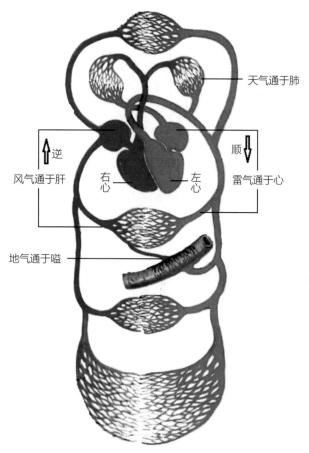

天气通于肺

逆　顺

风气通于肝　右心　左心　雷气通于心

地气通于嗌

▲ 图 2-29　"风气通于肝，雷气通于心"肺循环结构示意

机体通过"天气通于肺，地气通于嗌"方式摄取氧气和食物，氧气和食物进入机体后形成宗营二气，宗营二气在体腔内分布为"宗气积于上焦，营气出于中焦"，宗营二气通过宗隧相关联形成"风气通于肝，雷气通于心"，使得"宗气积于上焦"和"营气出于中焦"上下顺逆交通，"风气通于肝，雷气通于心"也就是宗营二气运动动力机制，对应"天有八纪，地有五理"坐标界定就是《说卦传》第三章所讲"山泽通气，雷风相薄"，《说卦传》第四章所讲"雷以动之，风以散之"。"雷气通于心"对应"雷以动之"，"风气通于肝"对应"风以散之"，营卫二气具有"山泽通气，雷风相薄"才能具有动散之力，具有动散之力才能形成"营气行"循环，即《灵枢·营气》中所讲"谷入于胃，乃传之肺，流溢于中，布散于外，精专者行于经隧，常营无已，终而复始，是谓天地之

纪"。现代医学分析"营气行"循环，"天气通于肺，地气通于嗌"是讲体循环结构，"风气通于肝，雷气通于心"是讲肺循环结构，二者结合就是动静脉关联形成的血循环结构即"营气行"循环通路结构。

"营气行"循环是由宗营二隧围绕"宗气积于上焦，营气出于中焦"而展开，意在表达"天食人以五气"和"地食人以五味"在人体内的相互交会机制，故定性为"是谓天地之纪"。"是谓天地之纪"即非"人"，何为"人"者？能兼容"天地之纪"方为"人"，即《外经微言·营卫交重》所讲"人禀天地之二气，亦有阴阳，卫气即阳也"，故卫气者即为"人"。

《外经微言·营卫交重》载："宗气积于上焦，营气出于中焦，卫气出于下焦。"现代医学分析，宗气者即有氧血，有氧血通路为宗隧；营气者即无氧血，无氧血通路为营隧；卫气即淋巴液，淋巴液通路为卫隧，三气各自具有专属通路总称为三隧，即《灵枢·邪客》所讲"五谷入于胃也，其糟粕津液宗气，分为三隧"。故"天气通于肺，地气通于嗌，风气通于肝，雷气通于心"之后，还有"谷气通于脾，雨气通于肾"属于"卫气行"结构。

"谷气通于脾"与"地气通于嗌"对应，"地气通于嗌"即口咽之下是"六腑"，脾脏为脏而不为腑，为何与六腑结合成"七腑"？《素问·六节藏象论》载："脾、胃、大肠、小肠、三焦、膀胱者，仓廪之本，营之居也，名曰器，能化糟粕，转味而入出者也。"

根据现代医学分析，小肠内的脂肪物质主要通过小肠绒毛内的淋巴毛细管的吸收。小肠绒毛内的淋巴毛细管内的淋巴含有脂肪粒而呈乳糜状白色，故称这些淋巴毛细管为乳糜管。这些乳糜管通过肠系膜上淋巴结后，其输出管组成肠干，末端注入乳糜池。乳糜池属于淋巴干胸导管下部开口结构，淋巴器官脾脏又与胸导管相连，脾脏有转运胃肠道乳糜的功能，由此脾脏与六腑共构成"七腑"。乳糜属于淋巴液组成成分，按照中医学分析，淋巴液属于卫气，故"谷气通于脾"是指淋胃肠道和淋巴液生成关系，故言"谷气通于脾"（图 2-30）。

小肠乳糜通过"谷气通于脾"进入淋巴道成为淋巴液的成分之一。淋巴循环属于静脉的前身结构，淋巴液流动是随静脉血流做回心运动，这样乳糜在体内流动就与肾脏与肾脏重吸收关系很大。肠道吸收的脂肪皂化后的乳糜液体如果不能正常按照淋巴结管道回流进入血液中时，就会逆流至泌尿系统的淋巴管中，再通过乳液渗出，渗入尿液中，使得尿液颜色像乳白色，像牛奶豆浆一样，这种现象称乳糜尿。乳糜尿淋巴液流动不畅，在管腔内淤积，管腔内压力增高，瓣膜功能破坏，乳糜淋巴液返流入肾，并浸及肾盏及肾盂，形成乳糜尿瘘，大量脂肪、蛋白随尿液排出，引起患者营养不良、低蛋白血症等，故"谷气通于脾"与"雨气通于肾"相关。"谷气通于脾"与淋巴液成分乳糜吸收有关，而肾脏又与乳糜回流相

关，之后是"雨气通于肾"，前者是讲乳糜液吸收，后者讲乳糜液回流。由此得知，"谷气通于脾，雨气通于肾"背后实际是淋巴液产生和回流机制。

小肠中的乳糜经淋巴管进入淋巴循环，脾脏是最大的淋巴器官，按照这一机制，脾属腑不属于脏，故"谷气通于脾"是基于"四脏七腑"而定论为腑。《素问·六节藏象论》载："脾、胃、大肠、小肠、三焦、膀胱者，仓廪之本，营之居也，名曰器，能化糟粕，转味而入出者也，其华在唇四白，其充在肌，其味甘，其色黄，此至阴之类，通于土气。"脾腑吸收进入淋巴循环之中，肾脏重吸收血液中的乳糜重新反流回淋巴循环，故脾腑和肾脏形成了脏腑关系，就是"卫气出于下焦"背后的结构机制。

在"谷气通于脾，雨气通于肾"体液通路中，"谷气通于脾"与卫隧干任脉（胸导管）通路"任脉者，起于中极之下，以上毛际，循腹里，上关元，至咽喉，上颐循面入目"，卫气由下向上流动，故"谷气通于脾"体液流动为逆克；"雨气通于肾"

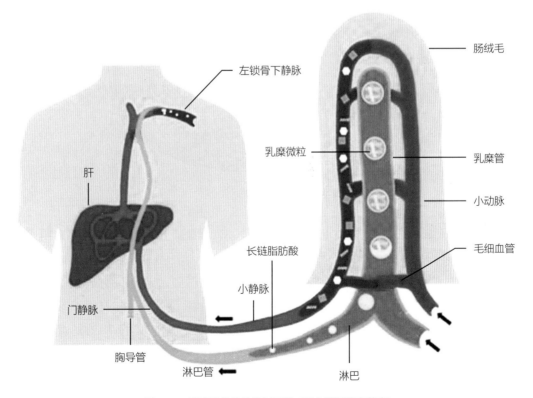

▲ 图 2-30　乳糜吸收传输机制示意（引自腾讯健康学院）

与宗隧干冲脉（胸腹主动脉）通路"冲脉者，起于气街，并少阴之经，挟脐上行，至胸中而散"，卫气宗气由上向下到达肾脏，故而"雨气通于肾"体液通路为顺生。"谷气通于脾"和"雨气通于肾"之间依靠任脉和冲脉形成卫气在心肾之间循环流动，对应"天有八纪，地有五理"坐标界定就是《说卦传》第三章所讲"水火不相射"（图2-31）。

5. "五行顺逆"与营卫交重结构机制　五行藏象理论是根据人体脏器"四脏七腑论"为基础模型，联系对应背景环境"天有八纪，地有五理"模型而建立。但人体结构与背景环境这种对应统一法则确立，并非是固定组织脏器结构受到背景环境影响产生的直接对应机制，而是脏器间体液受到背景环境影响产生的一种物候学机制。实质性脏器都具有固定的解剖学体位，根据固定实质脏器的中空性和非中空性原则，对应背景环境只能做出"阴阳"属性判断结论，而不会推理出"顺逆""生克"属性结论。换言之，五行藏象理论不

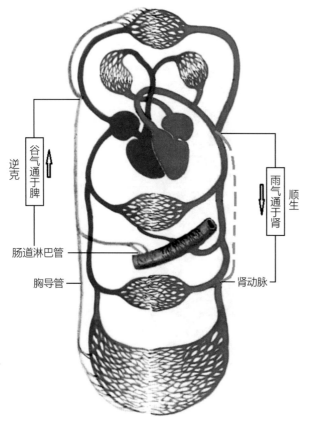

▲ 图2-31　"谷气通于脾，雨气通于肾"淋巴循环结构示意

是单纯由固定组织脏器形成，而是由固定脏器和体液流动通路二者共构而成，流体和非流体之间相互作用才能形成"顺逆"和"生克"生理现象。

中医学将人体体液属性分为"宗、营、卫"三气，三气来源于不同位置"宗气积于上焦，营气出于中焦，卫气出于下焦"，三气各自具特有传输通路结构称为"三隧"，即《灵枢·邪客》所讲"五谷入于胃也，其糟粕津液宗气，分为三隧"。三隧在体内传输体液不同产生不同的生理功能：宗气功能为"故宗气积于胸中，出于喉咙，以贯心脉（别本作肺），而行呼吸焉"；营气功能为"营气者，泌其津液，注之于脉，化以为血，以荣四末，内注五脏六腑，以应刻数焉"；卫气功能为"卫气者，出其悍气之慓疾，而先行于四末分肉皮肤之间，而不休者也，昼日行于阳，夜行于阴"。故而"顺逆"和"生克"生理现象实际是由"三隧"结构循行关联转折而形成的。

中医学将人体内体液通路分类为宗、营、卫三种即"三隧"，自然流体和非流体之间的"顺逆"和"生克"是由"三隧"而形成，这样从表达上就出现了逻辑矛盾。两种相向而行的体液流动可以用"阴阳""顺逆""生克"来表达，但是体液通路界定为"三隧"，自然无法完全用"阴阳""顺逆""生克"二分对立的名词概念来表达。故五行顺逆机制的另一表达方式称为"营卫交重"，即《外经微言·营卫交重》所讲"雷公曰：阳气出于卫气，阴气出于营气．阴主死，阳主生，阳气重于阴气，宜卫气重于营气矣。岐伯曰：营卫交重也"。

（1）宗营顺逆与营气行循环结构机制："宗气积于上焦"即《灵枢·邪客》所讲"故宗气积于胸中，出于喉咙，以贯心脉（别本作肺），而行呼吸焉"。宗气起于肺而行于心，也就是起于"天气通于肺"而行于"雷气通于心"，由此形成宗隧循行通路。现代医学分析就是通过呼吸系统作用，吸收氧气生成有氧血机制。

"营气出于中焦"即《灵枢·营卫生会》所讲"中焦亦并胃中，出上焦之后，此所受气者，泌糟粕，

蒸津液，化其精微，上注于肺脉，乃化而为血，以奉生身，莫贵于此，故独得行于经隧，命曰营气"。宗气起于胃肠而行于肝，也就是起于"地气通于嗌"而行于"风气通于肝"，由此形成营隧循环通路。现代医学分析就是通过消化系统作用，摄取食物营养生成营养血机制。

"宗气积于上焦"处于上而下行为顺为生，"营气出于中焦"处于下而上行为逆为克，上下顺逆生克形成宗营二隧循环通路结构，即"风气通于肝"与"雷气通于心"交会相通，"雷以动之，风以散之"。血脉乃行，也就是宗营二隧关联形成"营气行"循环，即《灵枢·营气》所讲"谷入于胃，乃传之肺，流溢于中，布散于外，精专者行于经隧，常营无已，终而复始，是谓天地之纪"。换言之，"营气行"循环是由宗营二隧"顺逆""生克"共构而成，宗隧顺生而通天，营隧逆克而通地，宗营二气沿着"营气行"循环通路上下流动交通，对应背景环境即"天地之纪"。

（2）"营卫交重"与卫气行循环结构机制："卫气出于下焦"即《灵枢·营卫生会》所讲"下焦者，别回肠，注于膀胱而渗入焉。故水谷者，常并居于胃中，成糟粕，而俱下于大肠，而成下焦，渗而俱下，济泌别汁，循下焦而渗入膀胱焉"。"别回肠"与"谷气通于脾"相通而生卫气，"注于膀胱而渗入焉"与"雨气通于肾"相通而行卫气，"谷气通于脾，雨气通于肾"即"卫气出于下焦"发生循行机制。

"宗气积于上焦"通于"清阳出上窍"为天纪，"营气出于中焦"通于"浊阴出下窍"为地纪，"卫气出于下焦"通于"下焦者，别回肠，注于膀胱而渗入焉"而为人纪，人体上、中、下三焦与背景天、地、人三部形成对应关系。三焦对应三隧即为人体天、地、人三纪，上焦宗隧通于"天气通于肺"为天纪，中焦营隧通于"地气通于嗌"为地纪，上焦宗隧与中焦营隧顺逆相互关联通于"风气通于肝，雷气通于心"，由此形成闭环式"营气行"循环通路即"天地之纪"；下焦卫隧通于"谷

气通于脾，雨气通于肾"为人纪，卫隧与宗营二隧相互关联形成闭环式"卫气行"循环通路，对应背景环境即"人禀天地之二气"。"人禀天地之二气"具有三重机制含义。

第一重含义：天纪"宗气积于上焦"和地纪"营气出于中焦"虽然在上中焦之间形成"天地之纪"，天纪"清阳出上窍"和地纪"浊阴出下窍"都是由上向下通于人纪"下焦者，别回肠，注于膀胱而渗入焉"。"清阳出上窍"通于膀胱，"浊阴出下窍"通于回肠，宗营二隧在下焦与卫隧关联形成"人禀天地之二气"。现代医学分析就是胸导管下端乳糜池段结构与盆腔部位动静脉血管丛关联机制。

第二重含义：宗气起于"谷气通于脾"而行于"雨气通于肾"，"谷气通于脾"通于"营气出于中焦"，"雨气通于肾"通于"卫气出于下焦"，本身就是地纪交于人纪，称为"营卫交重"，即《外经微言·营卫交重》所讲"雷公曰：阳气出于卫气，阴气出于营气. 阴主死，阳主生，阳气重于阴气，宜卫气重于营气矣。岐伯曰：营卫交重也"。卫隧在体腔内的主干通路是任脉，即《素问·骨空论》所讲"任脉者，起于中极之下，以上毛际，循腹里，上关元，至咽喉，上颐循面入目"。任脉纵贯上中下三焦，由此形成卫隧纵贯上中下三焦的结构，即《外经微言·营卫交重》所讲"人禀天地之二气，亦有阴阳，卫气即阳也。由下焦至中焦以升于上焦，从阴出阳也"。现代医学分析就是胸导管结构与体静脉关联形成整体淋巴回流通路结构功能机制，也就是"营卫交重"背后结构机制，由于胸导管中淋巴液是由下向上流动纵贯于上中下三焦，故卫气"人禀天地之二气"。

第三重含义：卫隧属于淋巴管，营隧属于静脉血管，"营卫交重"就是淋巴管和静脉血管关联结构，故中医学只言"营卫交重"而不言"宗卫交重"，然而没有"宗卫交重"，怎么能够形成"人禀天地之二气"呢？换言之，"营卫交重"只是营卫二隧关联结构，营卫二气沿着"营卫交重"

结构通路由下向上流动为逆为克，没有"宗卫交重"结构就是只有逆克而无顺生，无法形成顺逆关联对接，卫气有回路而无出路自然不能言为"人禀天地之二气"。

淋巴管结构隶属于静脉附属前身结构，淋巴液沿着淋巴管回流，最后转入静脉而回流入心，并入血循环，是以单向流动方式进行，故卫隧只有"营卫交重"通路结构。回流入心后的淋巴液是随动脉血流一起流动，经血液循环到达外周免疫器官后，穿越 HEV（高内皮细胞微静脉），重新分布于全身淋巴器官和组织的反复循环过程，由此形成淋巴细胞再循环也就是"宗卫交重"机制。

综合而言，卫隧与营隧关联为一体形成逆克通路称为"营卫交重"，卫气进入宗隧随宗气一起流动形成顺生通路，假定为"宗卫交重"（无卫隧），"营卫交重"和"宗营交重"顺逆关联共构成"卫气行"循环通路。"卫气行"又称"经水行"，即《灵枢·经水》所讲"凡此五脏六腑十二经水者，外有源泉，而内有所禀，此皆内外相贯，如环无端，人经亦然"。

卫隧与营隧关联形成"营卫交重"结构，卫气隧营气回流入心为之"逆克"，卫气回流入心后转入宗隧后，卫气随宗气出心后借用"宗卫交重"而行为之"顺生"。卫气同时具有"逆生"和"顺生"双向运动轨迹，兼容营气"逆克"和宗气"顺生"为之"人禀天地之二气"。现代医学分析就是以淋巴细胞再循环结构为核心，外连动脉和静脉形成的淋巴液、有氧血、无氧血整体循环模式：淋巴液随无氧血流同行为之"逆克"，具体循行轨迹为"营气即阴也，由中焦至上焦以降于下焦，从阳入阴也"。淋巴液随有氧血流同行为之"顺生"，具体循行轨迹为"由下焦至中焦以升于上焦，从阴出阳也"。由此构成三隧顺逆生克通路即"人禀天地之二气，亦有阴阳，卫气即阳也。二气并重，交相上下，交相出入，交相升降，而后能生气于无穷也"。

"营卫交重"由三隧共构而成。宗隧起于"天气通于肺"行于"雷气通于心"，类似现代医学中的肺循环；营隧起于"地气通于嗌"行于"风气通于肝"，类似现代医学中的体循环；卫隧起于"谷气通于脾"行于"雨气通于肾"，类似现代医学中的淋巴循环，由此界定出"宗气积于上焦，营气出于中焦，卫气出于下焦"结构体位属性区划。这种区划是以"营气出于中焦"为中心上下连接形式而展开，即《灵枢·邪客》所讲"五谷入于胃也，其糟粕津液宗气，分为三隧：故宗气积于胸中，出于喉咙，以贯心脉（别本作肺），而行呼吸焉；营气者，泌其津液，注之于脉，化以为血，以荣四末，内注五脏六腑，以应刻数焉；卫气者，出其悍气之慓疾，而先行于四末分肉皮肤之间，而不休者也，昼日行于阳，夜行于阴"。"宗气积于上焦"对应"宗气积于胸中，出于喉咙，以贯心脉（别本作肺），而行呼吸焉"；"营气出于中焦"对应"营气者，泌其津液，注之于脉，化以为血，以荣四末，内注五脏六腑，以应刻数焉"，"卫气出于下焦"对应"卫气者，出其悍气之慓疾，而先行于四末分肉皮肤之间，而不休者也，昼日行于阳，夜行于阴"。总结而言，这种对应关系也就是中医学体液循环机制的基本模型，即《素问·阴阳应象大论》最后描述"营卫交重"功能为"六经为川，肠胃为海，九窍为水注之气"，"六经为川"为"卫气出于下焦"生理功能，"肠胃为海"为"营气出于中焦"生理功能，"九窍为水注之气"为"宗气积于上焦"生理功能（图 2-32）。

（五）"五行生克"与病理原发继发传变机制

1. "生、胜、舍、不胜"与五行生克机制模型　五行藏象理论不是单纯的脏器理论，是体液通路三隧与组织脏器关联形成的一种系统机制，三隧属于体液通路不属于脏腑，不能以"五脏顺逆"而定名，只能称之为"五行顺逆"。

机体体液通路结构由宗、营、卫三隧而构成，宗营二隧顺逆关联形成"营气行"循环，对应"天

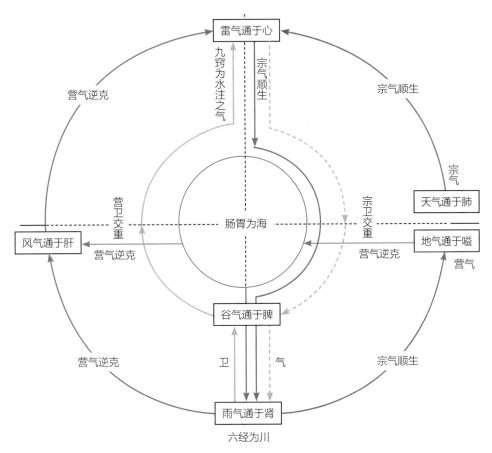

▲ 图 2-32　五行顺逆营卫交重示意

食人于五气，地食人于五味"为之"天地之纪"；卫隧与营隧关联形成"卫气行"循环，为之"人禀天地之二气"。由此形成三隧对应天、地、人三部也就是"五行顺逆"理论模型，从天为顺"天垂象"对应宗隧；从地为逆"地成形"对应营隧；从"人禀天地之二气"对应卫隧。人从于地为逆，即"大挠问曰：天人同气，不识地气亦同于人乎？岐伯曰：地气之合于人气，《素问》《灵枢》已详哉言之。何公又问也？大挠曰：《内经》言地气统天气而并论也，未尝分言地气。岐伯曰：三才并立，天气即合于地气，地气即合于人气，原不必分言之也"，故五行顺逆也就是"营卫交重"机制。换言之，人体体液分为宗、营、卫三气，虽然三气各循其道而流动，但由于"营卫交重"结构的存在，使得卫隧和宗隧中体液沿着同一方向流动，由此使得三气流动轨迹整体出现天顺地逆轨迹。

宗隧起于"天气通于肺"行于"雷气通于心"而天顺；营隧起于"地气通于嗌"行于"风气通于肝"而地逆；卫隧起于"谷气通于脾"行于"雨气通于肾"而为逆行。宗营二隧顺逆关联形成"营气行"循环，卫隧与营隧关联形成"卫气行"循环，脏腑结构体液通路是由"营气行"和"卫气行"两种循环结构关联而成。换言之，脏腑间体液通路并非由宗营二隧顺逆关联而成，而是由宗营卫三隧共构而成，顺逆并不能完全表达三隧关联脏腑结构，故在"五行顺逆"基础上还有"五行生克"机制，即《素问·玉机真脏论》所讲"五脏受气于其所生，传之于其所胜，气舍于其所生，死于其所不胜。病之且死，必先传行，至其所不胜，病乃死，此言气之逆行也，故死"。上述意思是讲五脏疾病的传变，是受病气于其所生之脏，传于其所胜之脏，病气留舍于生我之脏，死于我所不胜之脏。当病到将要死的时候，必先传行于相克之脏，病者乃死。这是病气的逆传，所以会死亡，也就是"五行生克"机制。

五行生克不是根据两个脏器对应形成，而是根据一个脏器与四个脏器之间体液顺逆关联转折机制而确立，描述为"生、胜、舍、不胜"即"五脏受气于其所生，传之于其所胜，气舍于其所生，死于其所不胜"。①以一个脏器为观察中心，表达为"本行"也就是原发症定位法则，然后去思考联系其他四个脏器之间的关系，表达为"生，胜，舍，不胜"也就是继发症传变规律定位定性法则。②五行对应五脏是五行生克的核心内容，但五行生克不是五脏之间临近组织关联而形成，而是基于五脏之间体液通路关联而确立，体液流动由顺逆关联转折形成循环，体液循环经过脏器就有前后之分，故五行生克全面的表达方式是"生、胜、舍、不胜"，本行后生克为之"生、胜"（本生、本克），本行前生克为"舍、不胜"（生本、克本）。以火为例，火为本行，火生土为"生"，火克近为"胜"，木生火为"舍"，水克火为"不胜"。③五行之中每一行都有"生、胜、舍、不胜"关系，由此形成五脏间体液流动的平衡性，也就是所谓的"五行生克"机制。④正常状态下，体液在脏器之间流动处于平衡状态，如果五脏中任何一个脏器发生疾病，就会引起这种平衡状态被打破，导致一个脏器影响到另一脏器出现异常，即《素问·玉机真脏论》所讲"五脏相通，移皆有次。五脏有病，则各传其所胜"。由此得知，五行生克原理实际是中医学理论原发症和继发症病理传变机制。

"五行生克"是中医学原发病和继发症传变理论，这一理论是基于三隧体液流动和脏器之间的关联结构而形成。三隧属于体液传输通路，脏器属于体液接受承纳体，故使用"生、胜、舍、不胜"表达；五脏是固定实质性结构不能移动，宗营卫三气属于流体可以流动，三气流动将五脏关联在一起，五行不是指五脏之间的直接关联，而是指宗营卫三气流经五脏状态的描述，故五行

表达方式是"本、生、胜、舍、不胜"。五脏各有"本、生、胜、舍、不胜"，五行变化总数为二十五，也就是"先立五形，金木水火土，别其五色，异其五形之人，而二十五人具矣"背后机制（图2-33）。

2."五行生克"与原发继发症病理传变机制

（1）肝脏五行生克结构机制：按照《素问·玉机真脏论》所讲"肝受气于心，传之于脾，气舍于肾，至肺而死"，肝脏五行属木为之本行，肝木前行生克，肝木生火即"肝受气于心"为肝生，肝木克脾土即"传之于脾"为肝胜；肝木后行生克，生水生肝木即"气舍于肾"为肝舍，肺金克肝木即"至肺而死"为肝不不胜。整体肝木生克规律表达为"本、生、胜、舍、不胜"，也就是肝脏五行生克关系（表2-6）。

"肝受气于心，传之于脾，气舍于肾，至肺而死"只是在论述肝脏与其他四脏之间的生克关系，并没有讲明"受、传、舍、至"之间的体液传输通路。五脏之间必须具有体液传输通路才能形成"生、胜、舍、不胜"关系，故必须揭示体液传输通路机制才能真正认识把握肝脏"受、传、舍、至"机制。

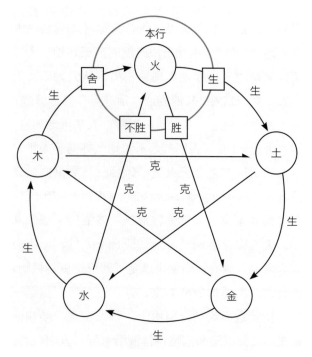

▲ 图2-33 "生、胜、舍、不胜"生克机制示意

表 2-6　肝脏五行生克关系				
	不胜	舍	木	生	胜
五行	金克木	水生木	木本行	木生火	木克土
前后	肺	肾	肝	心	脾
病变	至肺 而死	气舍 于肾		受气 于心	传之 于脾

"肝受气于心"由肝静脉和下腔静脉关联而成的肝心静脉通路实现。肝脏无氧血流经肝静脉向下腔静脉回流，最后经下腔静脉回流入心，五行表达为"木生火"。如果肝脏发生病变导致肝血回流不畅，累及回心血流不畅，也就是"肝受气于心"的病理传变机制。

"传之于脾"是由肝门静脉和脾主静脉关联而成的静脉通路，通过肝脾通路而实现。脾脏中无氧血流经脾主静脉和肝门静脉向下腔静脉回流，五行表达为"木克土"。如果肝脏发生病变导致肝门静脉回流不畅，累及脾脏静脉血流回流不畅，也就是"传之于脾"的病理传变机制。

"气舍于肾"由肾静脉和肾动脉通路实现。肾静脉是五脏中静脉回流最下段结构，肾脏静脉回流和肾脏重吸收都要经下腔静脉而回流，五行表达为"水生木"。如果肝脏病变引起心脏静脉回流和脾脏静脉回流不畅，就会累及肾静脉回流不畅，引起重吸收功能下降，也就是"气舍于肾"的病理传变机制。

"至肺而死"由肺动脉和肺静脉通路实现。肝脏无氧血流经下腔静脉，回流入心最终到达肺动脉，肺动脉和肺静脉通过呼吸功能实现无氧血向有氧血的转换，也就是肺静脉血流和肺动脉血流直接影响血氧含量，五行表达为金克木。如果肝脏发生病变导致肺动脉血流不足，全身血氧含量降低继而出现全身组织器官缺氧死亡，也就是"至肺而死"的病理传变机制。

综合而言，肝脏"生、胜、舍、不胜"是立足肝木"本行"而言与其他四脏之间的体液交通关系。"生、胜"是立足肝脏静脉端关联脏器（心、

脾）而言生克；"舍、不胜"是立足肝脏动脉端关联脏器（肾、肺）而言生克，由此表达出肝脏原发病变和继发病变之间的传变规律，即肝脏五行生克背后的真正机制。（图 2-34）

（2）心脏五行生克结构机制：按照《素问·玉机真脏论》所讲"心受气于脾，传之于肺，气舍于肝，至肾而死"，心脏五行属火为之本行，心火前行生克，心火生脾土即"心受气于脾"为心生，心火克肺金即"传之于肺"为心胜；肝木后行生克，肝木生心火即"气舍于肝"为肝舍，肾水克心火即"至肾而死"为心不胜。整体心火生克规律表达为"本、生、胜、舍、不胜"，也就是心脏五行生克关系（表 2-7）。

表 2-7　心脏五行生克关系				
	不胜	舍	本行	生	胜
五行	水克火	木生火	火本行	火生土	火克金
前后	肾	肝	心	脾	肺
病变	至肾 而死	气舍 于肝		受气 于脾	传之 于肺

"心受气于脾"由左心房室和脾主动脉实现。心脏脉动是动脉血流运动动力，动脉血流经动脉弓、胸腹腔动脉下行，首先经脾动脉灌流脾脏（五脏而言），五行表达为火生土。如果心脏发生病变影响体动脉有氧血流向脾脏的灌流，累及脾脏发生病变，也就是"心受气于脾"的病理传变机制。

"传之于肺"由左心房室和肺静脉实现。心脏脉动是将来自肺静脉回流的有氧血推送到体动脉，肺静脉血流回心和体动脉血流出心方向相反，五行表达为火克金。如果心脏发生病变就会影响肺静脉血流回心，累及心脏发生病变，也就是心病"传之于肺"背后的病理传变机制。

"气舍于肝"由右心房室和肝静脉实现。心脏中的无氧血来自上下腔静脉，五脏间而言，心脏静脉血流来自肝静脉，流经下腔静脉，五行表达为木生火。如果心脏发生病变影响肝静脉回流

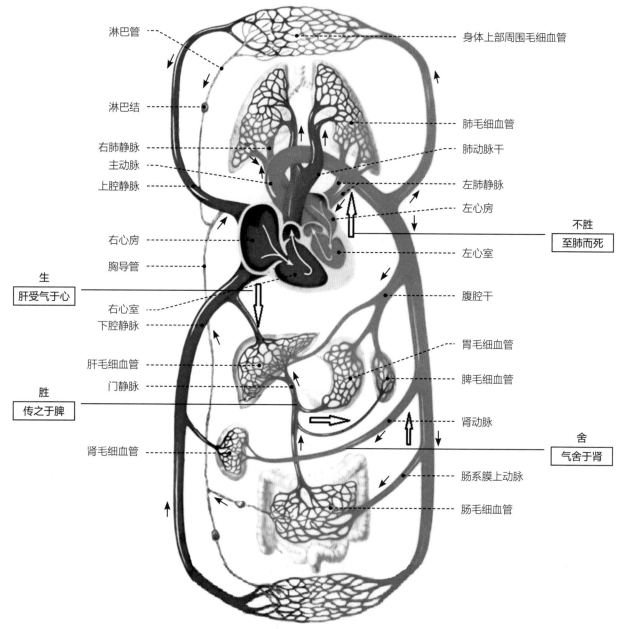

淋巴管

淋巴结

右肺静脉
主动脉
上腔静脉

右心房

胸导管

生
肝受气于心

右心室
下腔静脉

肝毛细血管
门静脉

胜
传之于脾

肾毛细血管

身体上部周围毛细血管

肺毛细血管
肺动脉干

左肺静脉
左心房

不胜
至肺而死

左心室

腹腔干

胃毛细血管
脾毛细血管

肾动脉

舍
气舍于肾

肠系膜上动脉

肠毛细血管

▲ 图 2-34　肝脏五行生克结构示意

速度,累及肝脏发生病变,也就是心病"气舍于肝"的病理传变机制。

"至肾而死"由肾静脉和右心房室实现。肾静脉时五脏间无氧血回流到最下端静脉,肾静脉关系到心脏前负荷的变化,五行表达为水克火。如果心脏病变发生异常导致肾静脉血流回流不畅,累及肾脏发生病变,也就是心病"至肾而死"背后的病理传变机制。

综合而言,心脏"生、胜、舍、不胜"是立

足心火"本行"而言与其他四脏之间的体液交通关系。"生、胜"是立足心脏有氧血端关联脏器(脾、肺)而言生克;"舍、不胜"是立足心脏无氧血端关联脏器(肝、肾)而言生克,由此表达出心脏原发病变和继发病变之间的传变规律,即心脏五行生克背后的真正机制(图2-35)。

(3)脾脏五行生克结构机制:按照《素问·玉机真脏论》所讲"脾受气于肺,传之于肾,气舍于心,至肝而死",脾脏五行土火为之本行,脾土

146

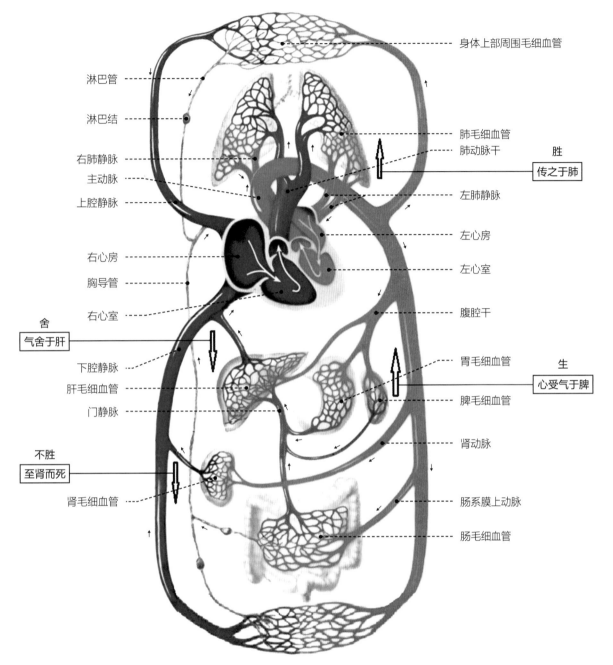

身体上部周围毛细血管

淋巴管

淋巴结

右肺静脉

主动脉

上腔静脉

右心房

胸导管

右心室

舍
气舍于肝

下腔静脉

肝毛细血管

门静脉

不胜
至肾而死

肾毛细血管

肺毛细血管
肺动脉干

胜
传之于肺

左肺静脉

左心房

左心室

腹腔干

胃毛细血管

生
心受气于脾

脾毛细血管

肾动脉

肠系膜上动脉

肠毛细血管

▲ 图 2-35　心脏五行生克结构示意

前行生克，脾土生肺金即"脾受气于肺"为脾生，脾土克肾水即"传之于肾"为脾胜；肝木后行生克，心火生脾土即"气舍于心"为脾舍，肝木克脾土即"至肝而死"为脾不胜。整体脾土生克规律表达为"本、生、胜、舍、不胜"，也就是脾脏五行生克关系（表 2-8）。

脾脏"本、生、胜、舍、不胜"不同于心肝肺肾四脏，因为脾脏主于卫隧，故脾脏之生克不

是由宗营二隧（动静脉）关联形成，是由卫隧关联脏器而形成，卫隧者淋巴管结构，故脾脏五行生克者是以淋巴管而立论。

"脾受气于肺"由脾胃间淋巴和胸导管实现。脾脏是人体最大的淋巴器官，胸导管是全身最大的淋巴管，胸导管也就是"任脉者，起于中极之下，以上毛际，循腹里，上关元，至咽喉，上颐循面入目"，脾脏淋巴液回流沿任脉由下端"起

表2-8 脾脏五行生克关系				
	不胜	舍	本行	生	胜
五行	木克土	火生土	土本行	土生金	土克水
前后	肝	心	脾	肺	肾
病变	至肝而死	气舍于心		受气于肺	传之于肾

于中极之下，以上毛际，循腹里，上关元"向上端"至咽喉，上颐循面入目"流动，五行表达为"土生金"。如果脾脏发生病变就会影响胸导管淋巴液向上端"至咽喉，上颐循面入目"流动，累及肺脏发生病变，也就是"心受气于脾"的病理传变机制。

"传之于肾"由脾间淋巴管和肾间淋巴管实现。按照中医学理论分析，卫气出于"谷气通于脾，雨气通于肾"，也就是淋巴循环起于脾行于肾，期间通路就是脾间淋巴管和肾间淋巴管而贯通，五行表达为"土克水"。如果脾脏病变引起淋巴回流不畅，累及肾脏间淋巴致回流受阻，也就是"传之于肾"的病理传变机制。

"气舍于心"由肺动脉和左心房室实现。胸导管中淋巴液是经左静脉角回流到静脉，经下腔静脉回流入心，然后随体动脉血流运动实现淋巴细胞再循环，五行表达为"火生土"。如果脾脏发生病变影响心脏对淋巴液循环的作用（卫气行），累及心脏发生病变，也就是"气舍于心"的病理传变机制。

"至肝而死"由肝静脉和脾淋巴管实现。淋巴属于静脉前身附属结构，肝门静脉和肝静脉是五脏间静脉回流的核心通路，脾胃间淋巴液回流是在肝静脉和肝门静脉血液回流带动下产生的，肝静脉血流不畅就会导致脾脏淋巴回流受阻，五行表达为"木克土"。如果脾脏发生病变就会影响到肝脏静脉血流回流，由此累及肝脏，发生病变，也就是"至肝而死"的病理传变机制。

综合而言，脾脏"生、胜、舍、不胜"是立足脾土"本行"，立论与其他四脏之间的体液交通

关系。脾"生、胜"是立足脾脏淋巴管关联脏器（肺、肾）而言生克；脾脏"舍、不胜"是立足静脉血管关联脏器（心、肝）而言生克，由此表达出脾脏原发病变和继发病变之间的传变规律，即脾脏五行生克背后的真正机制（图2-36）。

（4）肺脏五行生克结构机制：按照《素问·玉机真脏论》所讲"肺受气于肾，传之于肝，气舍于脾，至心而死"，肺脏五行属火为之本行，肺前行生克，肺金生肾水即"肺受气于肾"为肺生，肺金肝木即"传之于肝"为心肺胜；肺金后行生克，脾土生肺金即"气舍于脾"为肺舍，心火克肺金即"至心而死"为肺不胜。整体肺金生克规律表达为"本、生、胜、舍、不胜"，也就是也就是心脏五行生克关系（表2-9）。

表2-9 心脏五行生克关系				
	不胜	舍	本行	生	胜
五行	火克金	土生金	金本行	金生水	金克木
前后	心	脾	肺	肾	肝
病变	至心而死	气舍于脾		受气于肾	传之于肝

"肺受气于肾"是由肺静脉和肾动脉而实现。肺脏是宗气之源，也就是有氧血产生的部位，有氧血产生于肺中经肺静脉回流入心，然后经动脉弓出心，入五脏间，出心后的有氧血流经胸腹主动脉下行，有氧血灌流最下端就是肾脏，五行而言为"金生水"。如果肺脏发生病变就会影响到肾脏有氧血灌流，累及肾脏发生病变，也就是"肺受气于肾"的病理传变机制。

"传之于肝"是由肺静脉和肝静脉而实现。心脏是血液流动的动力，心脏收缩时将肺静脉回心的有氧血推出心脏进入体动脉，心脏舒张时肝静脉无氧血经下腔静脉回流入心肺，五行表达为"金克木"。如果肺脏病变使得肺静脉血流不能回流入心，导致肝静脉回流受阻，累及肝脏发生病变，也就是"传之于肝"的病理传变机制。

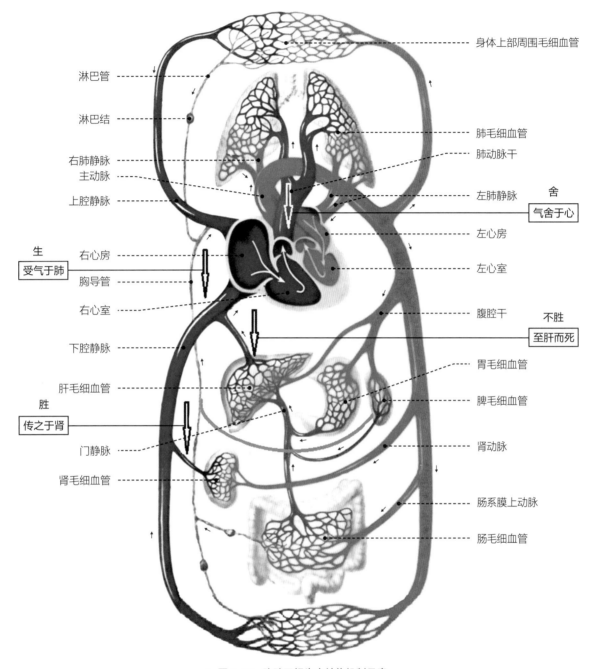

身体上部周围毛细血管

淋巴管

淋巴结

肺毛细血管

肺动脉干

右肺静脉
主动脉

左肺静脉

上腔静脉

舍
气舍于心

左心房

生
受气于肺

右心房

左心室

胸导管

腹腔干

不胜
至肝而死

右心室

下腔静脉

胃毛细血管

肝毛细血管

脾毛细血管

胜
传之于肾

肾动脉

门静脉

肾毛细血管

肠系膜上动脉

肠毛细血管

▲ 图 2-36　脾脏五行生克结构机制示意

　　"气舍于脾"是由肺静脉和脾动脉而实现。"天气通于肺"由肺静脉来完成，"谷气通于脾"由脾静脉来完成，二者结合就是"中焦亦并胃中，出上焦之后，此所受气者，泌糟粕，蒸津液，化其精微，上注于肺脉，乃化而为血，以奉生身，莫贵于此，故独得行于经隧，命曰营气"，五行表达为"土生金"。如果肺脏发生病变使得肺静脉血流不能回流入心，就会到导致"中焦亦并胃中，出上焦之后，此所受

气者，泌糟粕，蒸津液，化其精微"不能"上注于肺脉"，累及脾脏发生病变，也就是"气舍于脾"的病理传变机制。

　　"至心而死"是由心脏脉动而实现。肺脏是有氧血（宗气）产生的源头，心脏是推动有氧血运动的动力，二者共同形成肺循环机制，即《灵枢·邪客》所讲"故宗气积于胸中，出于喉咙，以贯心脉（别本作肺），而行呼吸焉"，五行表达

为"火克金"。如果肺脏发生病变就会导致心脏舒张收缩负荷加重，累及心脏发生病变，也就是"至心而死"背后的病理传变机制。

综合而言，肺脏"生、胜、舍、不胜"是立足肺金"本行"，立论与其他四脏之间的体液交通关系。肺"生、胜"是立足肺脏动静脉关联脏器（肾、肝）而言生克；肺脏"舍、不胜"是立足肺静脉有氧血流通道脉关联脏器（脾、心）而言生克，由此表达出脾脏原发病变和继发病变之间的传变规律，即肺脏五行生克背后的真正机制（图2-37）。

（5）肾脏五行生克结构机制：按照《素问·玉机真脏论》所讲"肾受气于肝，传之于心，气舍于肺，至脾而死"，肾脏五行属水为之本行，肾水

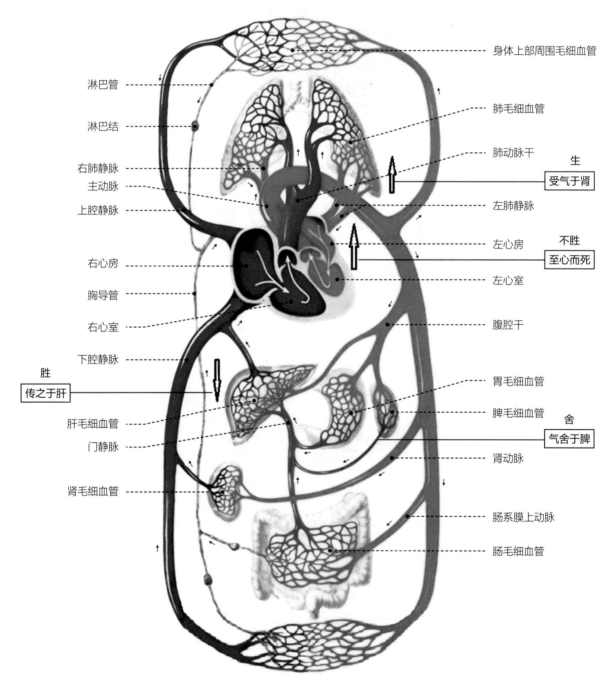

淋巴管
淋巴结
右肺静脉
主动脉
上腔静脉
右心房
胸导管
右心室
下腔静脉

胜
传之于肝

肝毛细血管
门静脉

肾毛细血管

身体上部周围毛细血管
肺毛细血管
肺动脉干　　　　　　　**生**
　　　　　　　　　　　受气于肾
左肺静脉
左心房　　　　　　　　**不胜**
　　　　　　　　　　　至心而死
左心室
腹腔干

胃毛细血管
脾毛细血管　　　　　　**舍**
　　　　　　　　　　　气舍于脾
肾动脉

肠系膜上动脉
肠毛细血管

▲ 图 2-37　肺脏五行生克结构机制示意

前行生克，肾水生肝木即"肾受气于肝"为肾生，肾水克心火即"传之于心"为肾胜；肾水后行生克：肺金生肾水即"气舍于肺"为肾舍，脾土克肾水即"至脾而死"为肾不胜。整体肾水生克规律表达为"本、生、胜、舍、不胜"，也就是肾脏五行生克关系（表 2-10）。

表 2-10　肾脏五行生克关系

	不胜	舍	本行	生	胜
五行	土克水	金生水	水本行	水生木	水克火
前后	脾	肺	肾	肝	心
病变	至脾而死	气舍于肺		受气于肝	传之于心

"肾受气于肝"由肾静脉和肝静脉实现。肾主水实际是指肾脏泌尿和重吸收功能，重吸收是人体尿生成过程的第二个步骤，经由肾小球滤过的原尿在肾小管内被进一步地吸收，原尿中部分的钠离子被主动转运出去，葡萄糖、氨基酸、维生素等营养物质几乎被全部重吸收，相应数量的水和氯离子也被动地转运出去，原尿体积缩小。血浆中的各种营养物质，从根本上讲都是从消化道吸收进入血液的，是第一次吸收，主要由肝脏完成；当这些物质从血液（内环境）中出来后，再一次吸收返回血液中的过程，属于第二次吸收，因此叫作重吸收，主要由肾脏来完成，五行表达为"水生木"。当肾脏发生病变不能重吸收时，就会影响到第一次吸收，累及肝脏发生病变，也就是"肾受气于肝"背后的病理传变机制。

"传之于心"是由肾静脉和右心房室而实现。心脏脉动将有氧血推入体动脉血管，体腔内而言，肾脏是心脏血流下行流动的最下端脏器，五行表达为"水克火"。当肾脏发生病变导致肾静脉回流受阻时，肾动脉相对逆流，由此导致心脏后负荷加大，累及心脏发生病变，也就是肾"传之于心"背后的病理传变机制。

"气舍于肺"是由肺动脉和肾静脉实现。肾主水，肾脏重吸收经肾静脉回流入血后，最高端到达肺动脉部位然后转入肺静脉回心，再经动脉到达肾脏，实现重吸收再循环，五行表达为"金生水"。当肾脏发生病变导致肾静脉回流受阻时，肾脏重吸收的营养物质不能上行至肺动脉，肺动脉和肺静脉气血交换出现异常，累及肺脏发生病变，也就是肾"气舍于肺"背后的病理传变机制。

"至脾而死"是由脾间淋巴和肾间淋巴实现。"卫气出于下焦"是由"谷气通于脾"而生，行于"雨气通于肾"而成，也就是淋巴液成分乳糜经过脾间淋巴管而吸收，由肾间淋巴管运行，五行表达"土克水"。当肾脏发生病变导致肾间淋巴回流受阻时，脾间淋巴液回流不畅，累及脾脏发生病变，也就是肾"至脾而死"的病理传变机制。

综合而言，肾脏"生、胜、舍、不胜"是立足肾水"本行"，立论与其他四脏之间的体液交通关系。肺"生、胜"是立足肾静脉关联脏器（肝、心）而言生克；肺"舍、不胜"是立足肾间淋巴管关联脏器（肺、脾）而言生克，由此表达出肾脏原发病变和继发病变之间的传变规律，即肾脏五行生克背后的真正机制（图 2-38）。

3."五行生克"顺逆结构机制总结　"五行"是讲述人体五脏之间体液流动转折机制，体液在五脏间流动故而言为"五行"，体液流动是沿着与五脏关联的体液通路而形成。体液通路分为宗、营、卫三隧，三隧中体液沿着不同方向流动在五脏之间，形成"五行顺逆"机制，故"五行生克"是基于"五行顺逆"机制而确立。

五行顺逆是基于三隧中体液流动方向而定，宗、营、卫三气各有所出，"宗气积于上焦，营气出于中焦，卫气出于下焦"。宗气沿宗隧而流动为之顺行，营气沿营隧而流动为之逆行，卫气沿卫隧流动同具顺逆。五脏结构是固定实质性组织器官，五脏之间是通过三隧体液通路关联不同属性体液的转换交通，由此出现"五行生克"关系。"五行生克"机制不是单纯五脏之间的生克关系，而是每一脏都有"本、生、胜、舍、不胜"。"本行"

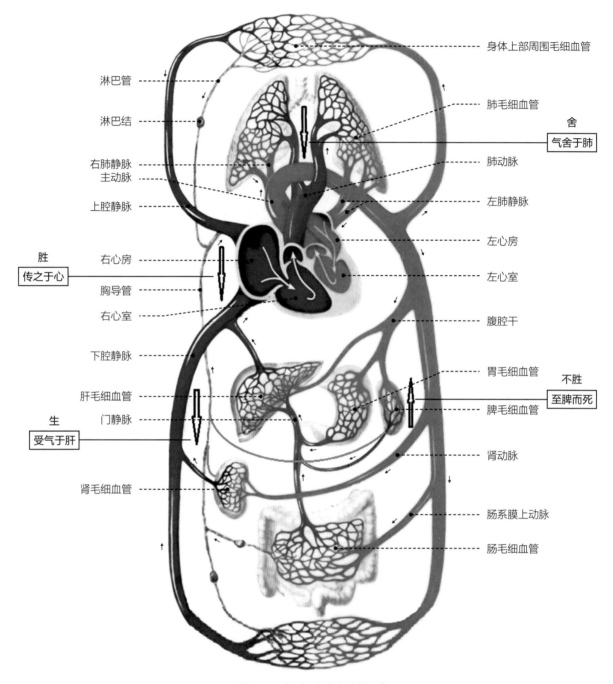

淋巴管

淋巴结

右肺静脉
主动脉

上腔静脉

胜
传之于心

右心房

胸导管

右心室

下腔静脉

肝毛细血管

门静脉

生
受气于肝

肾毛细血管

身体上部周围毛细血管

肺毛细血管

舍
气舍于肺

肺动脉

左肺静脉

左心房

左心室

腹腔干

胃毛细血管

不胜
至脾而死

脾毛细血管

肾动脉

肠系膜上动脉

肠毛细血管

▲ 图 2-38　肾脏五行生克结构示意

者就是单一脏在五行中的属性界定，是根据五脏结构所具备的生理功能而界定。"生、胜、舍、不胜"是根据"本行"脏器体液通路关联其他四个脏器的属性界定。换言之，每一脏都具五行属性，由此构成五脏之间体液通路关联转化，也就是"五行生克"的真正机制。

每一脏都具备"五行生克"结构机制，每

一脏器之上体液流动都隶属于体液循环，三气具有各自不同流动方向和轨迹，三隧关联形成"营卫交重"结构使得宗、营、卫三气呈现闭环式循环运动，循环是指体液按照统一方向做往复回旋周期运动。五行生克机制中的体液流动不是按照"生、胜、舍、不胜"做四个方向流动，而是呈现前后顺逆两个循环运动轨迹。前顺逆即"生、胜"

也，也就是本行生和本行克；后顺逆即"舍、不胜"，也就是生本行和克本行，通过本行的前后顺逆结构就得出了"本、生、胜、舍、不胜"规律，也就是本行脏器病变时病理传变方向机制，现代医学分析就是原发症和继发症传变规律原理（图2-39）。

（六）五行藏象架构层面机制

1. 五行藏象"本、处、华、充、通"层次架构机制　"五行生克"是建立在"五行顺逆"基础上的病理传变机制，主要是由五脏和五脏间体液通路而构成。三隧中体液源于不同位置，宗气来源于"天气通于肺"，营气来源于"地气通于嗌"，卫气来源于"雨气通于肾"，宗营卫三气沿三隧

而行交会处在脾胃之间，即《灵枢·邪客》所讲"五谷入于胃也，其糟粕津液宗气，分为三隧"。三隧由胃肠向五脏分布形成"四脏七腑"结构才能形成五脏顺逆生克规律，也就是五行藏象模式。五行藏象理论并非限定在五脏范围，由此拓展到全身人体多层次组织结构与背景环境之间的对应关系才是五行藏象理论的构架，即《素问·六节藏象论》所讲"心者，生之本，神之变也，其华在面，其充在血脉，为阳中之太阳，通于夏气。肺者，气之本，魄之处也，其华在毛，其充在皮，为阳中之太（《黄帝内经·太素》作"少"）阴，通于秋气。肾者，主蛰，封藏之本，精之处也，其华在发，其充在骨，为阴中之少（《黄帝内经·太素》作"太"）阴，通于冬气。肝者，罢极之本，

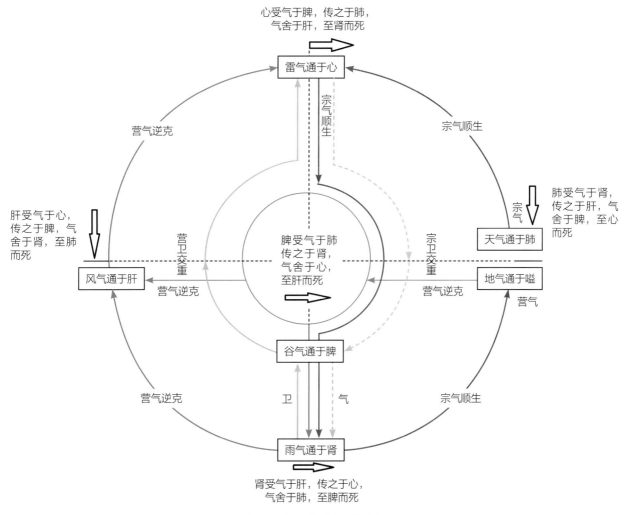

▲ 图 2-39　"五行生克"顺逆结构示意

魂之居也，其华在爪，其充在筋，以生血气，其味酸，其色苍，此为阳中之少阳,通于春气。脾、胃、大肠、小肠、三焦、膀胱者,仓廪之本,营之居也,名曰器，能化糟粕，转味而入出者也，其华在唇四白，其充在肌，其味甘，其色黄，此至阴之类,通于土气"。根据这段原文分析五行藏象理论是由"本、处、华、充、通"五层而构成。

（1）"五本"与脏器功能属性界定机制："本"者即"心者，生之本。肺者,气之本。肾者,主蛰,封藏之本。肝者，罢极之本,脾、胃、大肠、小肠、三焦、膀胱者,仓廪之本"，总称为"五本"。"本"者就是脏器的原本功能，意思是讲心是生命的根本；肾是封藏真气的根本；肺是气的根本；肝,是罢极（指罢官,在此意指解除疲劳）之本;脾、胃、大肠、小肠、三焦、膀胱,是仓廪之本。这是对脏腑区划的生理功能的最基本定性，换言之，"四脏七腑"区划背后生理功能界定机制不是以脏腑结构而划分，而是以功能而界定。

（2）"五处"与五行受纳功能界定机制："处"者即"心者，神之变也。肺者，魄之处也。肾者,主蛰，精之处也。肝者,魂之居也。脾、胃、大肠、小肠、三焦、膀胱者，营之居也,名曰器"，总称为"五处"，意思是讲心为神所居之处；肺为魄所居之处;肾为阴精所居之处;肝为魂所居之处;脾、胃、大肠、小肠、三焦、膀胱为营气所居之处。所谓"五处"者是指五行对应的五个脏腑区域具有各自的受纳属性，心是脑神受纳部位，即神出于脑纳藏于心；肺是肝魄受纳部位，即魄出于肝纳藏于肺；肾是精受纳部位，即精出于女子胞受纳藏于肾；肝是魂受纳部位，即魂出于肺藏于肝。七腑是营气（血液）受纳部位，即营气出于胃肠纳藏于七腑。换言之，藏象理论"四脏七腑"界定为五个区域，相互之间存在着"神、魄、魂、精、营"的生成和受纳关系，也就是五行生克的机制本质。

（3）"五华"与组织健康状态界定机制："华"者即"心者，其华在面。肺者，其华在毛。肾者，其华在发。肝者，其华在爪。脾、胃、大肠、小肠、三焦、膀胱者，其华在唇四白"，总称为"五华"。"五华"者不是脏器的直接作用，而是"神、魄、魂、精、营"的作用表现，也就是"神、魄、魂、精、营"对应"面、毛、发、爪、唇"。换言之，"五华"是"五处"基础上产生的生理功能表现,"华"者光彩之意，故"五华"者也就是机体组织健康状态之意。

（4）"五充"与组织内外关联媒介机制："充"者即"心者，其充在血脉。肺者，其充在皮。肾者，其充在骨。肝者，其充在筋。脾、胃、大肠、小肠、三焦、膀胱者，其充在肌"，总称为"五充"。"五本"实际是"五本"所主对象，又称"五主"，即《素问·宣明五气》所讲"五脏所主：心主脉，肺主皮，肝主筋，脾主肉，肾主骨。是谓五主"，"五本"充主"五体"，故言为"五充"。换言之，"五充"是"五本"和"五体"之间的关联媒介结构，由"本充体"三层结构形成脏腑和外周组织之间的结构关联。

（5）"五通"与人体物候节律对应机制："通"者即"心者，通于夏气。肺者，通于秋气。肾者，通于冬气。肝者，通于春气。脾、胃、大肠、小肠、三焦、膀胱者，通于土气"，总称为"五通"。"五通"不属于人体结构和功能，而是基于背景环境和人体结构功能关系做出的归纳结论，但是"五通"不是直接与"四脏七腑"之间形成对应关系，而是依靠"五处"作为媒介而形成的对应关系。换言之，背景环境变化影响人体"神、魄、魂、精、营"产生与固定脏器之间的对应关联，这也是五行藏象内外对应关联的物质性机制。按照《素问·天元纪大论》所讲"寒暑燥湿风火，天之阴阳也，三阴三阳上奉之。木火土金水火，地之阴阳也,生长化收藏下应之"，"五处"属于地之五行，按照现代科学分析就是物候学规律，故藏象"五通"实际是人体物候学对应机制（表2-11）。

2.五行藏象阴阳属性界定机制 五行藏象理论使用"四脏七腑"结构模式是基于与地之五行

表2-11 人体物候学对应机制					
	水	木	火	土	金
其脏	肾	肝	心	七腑	肺
五本	封脏之本	罢极之本	生之本	仓廪之本	气之本
五处	精之处也	魂之居	神之变	营之居	魄之处
五华	华在发	华在爪	华在面	华在唇	华在毛
五充	充在骨	充在筋	充血脉	充在肌	充在皮
其通	冬	春	夏	长夏	秋
其类	阴中之少阴	阳中之少阳	阳中之太阳	阴中至阴	阳中之太阴

对应而设立，为什么不用"五脏六腑"结构模式当作藏象理论的脏腑模式呢？这是因为人体与背景环境物质能量交通是通过"天食人以五气，地食人以五味"两种方式：①"天食人以五气"具体方式是"五气入鼻，藏于心肺，上使五色修明，音声能彰"，形成的阴阳属性是"故背为阳，阳中之阳，心也；背为阳，阳中之阴，肺也；腹为阴，阴中之阴，肾也；腹为阴，阴中之阳，肝也；腹为阴，阴中之至阴，脾也"，也就是由"天气通于肺"而形成；②"地食人以五味"具体方式是"五味入口，藏于肠胃，味有所藏，以养五气，气和而生，津液相成，神乃自生"，形成的阴阳属性是"肝、心、脾、肺、肾，五脏皆为阴，胆、胃、大肠、小肠、膀胱、三焦，六腑皆为阳"，也就是由"地气通于嗌"而产生。五行藏象必须是由"天气通于肺"和"地气通于嗌"顺逆对应关系，不能单独使用"五脏六腑"脏腑模型与五行藏象模型对应，因为单纯使用"五脏六腑"脏腑模型中五脏皆阴而无阳，

根本无法与背景环境阴阳属性法则发生对应。换言之，天属阳而地属阴，五行藏象阴阳属性界定必须从"天垂象，地成形"原则，故五行藏象理论是以"天食人于五气"对应的"故背为阳，阳中之阳，心也；背为阳，阳中之阴，肺也；腹为阴，阴中之阴，肾也；腹为阴，阴中之阳，肝也；腹为阴，阴中之至阴，脾也"原则为标准，即"心者，为阳中之太阳，通于夏气。肺者，为阳中之太（《黄帝内经·太素》作"少"）阴，通于秋气。肾者，为阴中之少（《黄帝内经·太素》作"太"）阴，通于冬气。肝者，此为阳中之少阳，通于春气。脾、胃、大肠、小肠、三焦、膀胱者，此至阴之类，通于土气"（表2-12）。

总结而言，五行藏象理论所依据的"四脏七腑论"模式是根据"背阳腹阴"和"腑阳脏阴"两种阴阳界定原则结合而来。"天气通于肺"形成"背阳腹阴"属性界定，具体分法是"故背为阳，阳中之阳，心也；背为阳，阳中之阴，肺也；腹

表2-12 五行藏象阴阳属性对照					
	水	木	火	土	金
其脏	肾	肝	心	七腑	肺
其通	冬	春	夏	长夏	秋
背景阴阳	阴中之少阴	阴中之少阳	阳中之太阳	阴中之至阴	阳中之太阴
脏腑阴阳	阴中少阴	阴中之阳	阳中之阳	阴中至阴	阳中之阴

为阴，阴中之阴，肾也；腹为阴，阴中之阳，肝也；腹为阴，阴中之至阴，脾也"，也就是六腑为阳五脏为阴的界定划分。"地气通于嗌"形成"腑阳脏阴"属性界定，具体分法是"言人身之脏腑中阴阳，则脏者为阴，腑者为阳。肝、心、脾、肺、肾，五脏皆为阴，胆、胃、大肠、小肠、膀胱、三焦，六腑皆为阳"，也就是心肺为阳肝脾肾为阴的界定划分。两种阴阳属性界定结论结合，就是将脾脏与六腑结合成"七腑"对应土，心肝肺肾对应火木金水。由此形成"四脏七腑"与"木火土金水火，地之阴阳也，生长化收藏下应之"的对应关系，也就是五行藏象阴阳界定的由来，依此表达人体物候变化节律机制（表2-13）。

"四脏七腑"脏腑模式是由五脏阴阳和脏腑阴阳综合起来形成的复合型脏腑模式，这一模式阴阳界定属性界定法则：①心肺对应"天食人以五气"，六腑对应"地食人以五味"，心肺和六腑界定为阳性，用于表达人体与背景环境接触交通部位。②肝肾脾同时通于心肺和六腑，用于表达接受来自心肺"五气"和六腑"五味"，故而界定肝肾脾为阴性，也就是"天食人以五气，地食人以五味"受纳部位。③心肺从外界获得"天食人以五气"后下行至肝肾脾，六腑从外界获得"地食人以五味"后进入心肝脾肺肾，脾脏是心肺"五气"和六腑"五味"的交会处，脾与六腑合成"七腑"，用于表达"天食人以五气"和"地食人以五味"在人体内交会机制。④脾为"腹为阴，阴中之至阴，脾也"为阴土，六腑通于"地食人以五味"为阳

土，脾脏和六腑关联为"七腑"就是表达阴土阳土相相合"地之阴阳也"。⑤"七腑"也就是"木火土金水"中的"土"行，肝心肺肾对应的就是"木火土金水"中的"木火金水"四行。由此形成"四脏七腑"用于表达"木火土金水火，地之阴阳也，生长化收藏下应之"，即"故背为阳，阳中之阳，心也；背为阳，阳中之阴，肺也；腹为阴，阴中之阴，肾也；腹为阴，阴中之阳，肝也；腹为阴，阴中之至阴，脾也"，也就是五行藏象阴阳属性界定机制（图2-40）。

五、"六脏六腑"与脏腑体液通路相互关联架构机制

五行藏象理论是以复合型脏腑"四脏七腑"模型建立的，实际是"五脏别论"和"五脏正论"的结合模型。"五脏别论"是"心肺为阳脾肝肾为阴"，是以"五气入鼻，藏于心肺，上使五色修明，音声能彰"为机制得出的结论，即《素问·金匮真言论》所讲"故背为阳，阳中之阳，心也；背为阳，阳中之阴，肺也；腹为阴，阴中之阴，肾也；腹为阴，阴中之阳，肝也；腹为阴，阴中之至阴，脾也"。"五脏正论"是"六腑为阳，五脏为阴"，是以"五味入口，藏于肠胃，味有所藏，以养五气，气和而生，津液相成，神乃自生"为机制得出的结论，即《素问·金匮真言论》所讲"肝、心、脾、肺、肾，五脏皆为阴，胆、胃、大肠、小肠、膀胱、三焦，六腑皆为阳"。"四脏七腑"

表2-13 人体物候变化节律机制					
	水	木	火	土	金
其脏	肾	肝	心	七腑	肺
其通	冬	春	夏	长夏	秋
背景阴阳	阴中之少阴	阴中之少阳	阳中之太阳	阴中之至阴	阳中之太阴
背阳腹阴	阴中之阴肾	阴中之阳肝	阳中之阳心	阴中至阴脾	阳中之阴肺
腑阳脏阴	肾阴	肝阴	心阴	六腑阳	肺阴

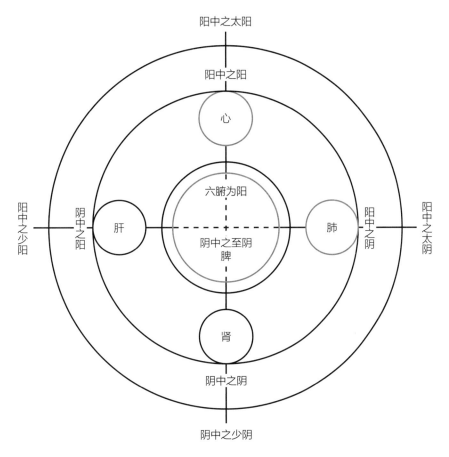

▲ 图 2-40　五行藏象阴阳属性界定结构示意

是由五脏别论中的"脾"向五脏正论中的"六腑"交会关联而形成，其核心机制是以五脏别论为主，故而四脏有阴阳之分。与"四脏七腑"与相反，还存在由"五脏正论"结构向"五脏别论"结构交会关联结构的存在，也就是"五味入口，脏于肠胃，味有所脏，以养五气，气和而生，津液相成，神乃自生"如何向"五气入鼻，藏于心肺，上使五色修明，音声能彰"转换的机制，也就是后世医家称为的"六脏六腑论"。

（一）"十二脏之相使"与六脏六腑归类划分机制

"六脏六腑论"源于《素问·灵兰秘典论》所讲"心者，君主之官也，神明出焉。肺者，相傅之官，治节出焉。肝者，将军之官，谋虑出焉。胆者，中正之官，决断出焉。膻中者，臣使之官，

喜乐出焉。脾胃者，仓廪之官，五味出焉。大肠者，传导之官，变化出焉。小肠者，受盛之官，化物出焉。肾者，作强之官，伎巧出焉。三焦者，决渎之官，水道出焉。膀胱者，州都之官，津液脏焉，气化则能出矣。凡此十二官者，不得相失也"。六脏者即"心、肺、肝、脾、肾、膻中"，六腑者即"小肠、大肠、胆、胃、膀胱、三焦"，六脏六腑表里相对，由此形成的结构称为"十二脏之相使"，也就是"六脏六腑论"理论模型。

"十二脏之相使"又称"十二官"。《说文解字》言官者"官，吏事君也"，是古代医家利用行政官职有大小来比喻人体不同结构功能器官的协同性机制。人体具有不同结构组织器官存在，在功能层面必须具有协同性才能保持整体结构的稳定性，所以立"十二官"而言功能之主次，即"主明则下安，主不明则十二官危"。"十二官"是指人体十二个

固定的组织脏器，"十二脏之相使"并非十二个组织之间直接作用，而是依靠这些组织脏器之间体液流动交通产生的，故"十二脏之相使"实际是体液上下流动循环对固定器官功能的调节机制，"十二官"功能是由体液上下流动交通保持的。如果体液流动发生异常，就会导致"十二官"功能发生异常，即"凡此十二官者，不得相失也"。

"十二官"是中医学理论中人体脏腑结构功能的核心，以行政官员职能做比喻，类比官员职位有高低，描述解剖学结构定位；类比官员职能描述人体脏腑组织的生理功能。"十二官"者又称十二官能，如"心者，君主之官也，神明出焉"，"心者，君主之官也"即为职，"心者，神明出焉"即为能，二者和合称之为"官能"。官能即为结构和功能的总称。十二官也就是脏腑结构分为十二个组织，具有不同的生理功能，不同生理功能之间相互协同实现人体整体结构功能的稳定性，即"凡此十二官者，不得相失也"。故而"十二官"机制又称"十二脏之相使"，以此表达体腔内脏腑组织之间的相互拮抗协同关系。"十二脏之相使"由"心、肝、脾、肺、肾、膻中（心包络）、胆、胃、大肠、小肠、三焦、膀胱"十二个组织脏器而构成，"心、肝、脾、肺、肾、膻中（心包络）"六官界定为六脏，"胆、胃、大肠、小肠、三焦、膀胱"六官界定为六腑，换言之，脏六官和腑六官共构而成"十二官"，也就是"六脏六腑"结构的由来。

1. "心者，君主之官也，神明出焉"与体液动力机制　中医学将人体体液分为宗（有氧血）、营（无氧血）、卫（淋巴液）三气，三种体液流动的主体是由宗营二隧构成的"营气行"循环结构。"卫气行"循环是以"营卫交重"形式附属于"营气行"循环的体液循环结构，换言之，"营气行"循环是体液循环的主体，由此带动"卫气行"循环，构成全身体液通路。现代医学分析就是血循环带动淋巴循环机制（心脏脉动机制），"营气行"循环的动力来自心脏收缩舒张产生的脉动力，是

"营气行"和"卫气行"共同的动力源头，是"十二脏之相使"的源头，即"心者，君主之官也"。

心脏推动血流上下流动，向上是上行于脑，心脏脉动异常首先影响脑供血量变化，即"心者，神明出焉"之意，现代医学分析就是心脑血管结构机制。

心脏官能即"心者，君主之官也，神明出焉"，《类经·十二官》中总结为"心为一身之君主，禀虚灵而含造化，具一理以应万几，脏腑百骸，惟所是命，聪明智能，莫不由之，故曰神明出焉"（图2-41）。

2. "肺者，相傅之官，治节出焉"与有氧血发生机制　心脏是血液循环的动力，血液循环主要是通过气血交换实现对氧气的吸收，由此保证血氧饱和度处于稳定状态。肺脏病变导致血氧饱和度降低时，即使正常的心脏脉动也会导致机体组织因缺少有氧血而凋零死亡，也就是"五气入鼻，藏于心肺，上使五色修明，音声能彰"。因此血液循环必须是心肺同时来完成，即"肺者，相傅之官"，现代医学分析就是肺呼吸产生有氧血机制。

肺呼吸节律和脉动节律必须统一协同才能保

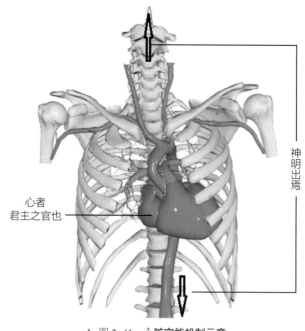

心者
君主之官也

神明出焉

▲ 图2-41　心脏官能机制示意

证有氧血生成和流动正常。《灵枢·五十营》所讲"故人一呼脉再动，气行三寸（一吸脉亦再动，气行三寸）；呼吸定息，气行六寸"，也就是"肺者，治节出焉"，现代医学分析就是呼吸脉动节律协同机制。

肺脏官能即"肺者，相傅之官，治节出焉"。《类经·十二官》总结为"肺与心皆居膈上，位高近君，犹之宰辅，故称相傅之官。肺主气，气调则营卫脏腑无所不治，故曰治节出焉"（图 2-42）。

3. "肝者，将军之官，谋虑出焉"与体循环交通机制　"心者，君主之官也"和"肺者，相傅之官"协同形成"宗气行"，即《灵枢·邪客》所讲"故宗气积于胸中，出于喉咙，以贯心脉肺，而行呼吸焉"。宗气和营气交通才能形成"营气行"循环，营气所出"中焦亦并胃中，出上焦之后，此所受气者，泌糟粕，蒸津液，化其精微，上注于肺脉，乃化而为血，以奉生身，莫贵于此，故

独得行于经隧，命曰营气"。营气经过肝脏，肝血不能回流于心，也就是"风气通于肝"，不能上通，则无法"雷气通于心"，不能"雷风相薄"，故曰"肝者，将军之官"，现代医学分析就是体静脉血流回流机制。

"营气行"循环是宗营二气交通而成，"风气通于肝"，不行则宗营二气不能交通，宗营不通则"营气行"不能形成循环，具有"风气通于肝"与"雷气通于心"合，才能"营气行"。即"肝者，谋虑出焉"，现代医学分析就是体循环和肺循环的交通机制，肝脏静脉血流是经下腔静脉回流，如果下腔静脉回流不畅，就会代偿性上腔静脉回流加大，由此引起脑部静脉回流异常，进而导致脑神经功能产生异常。

肝脏官能即"肝者，将军之官，谋虑出焉"。《类经·十二官》总结为"肝属风木，性动而急，故为将军之官。木主发生，故为谋虑所出"（图 2-43）。

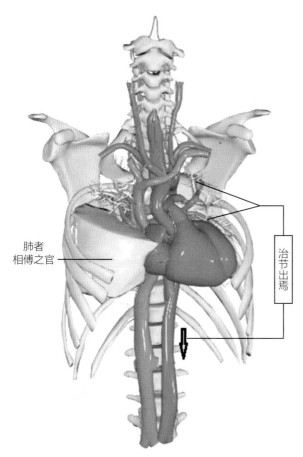

▲ 图 2-42　肺脏官能机制示意

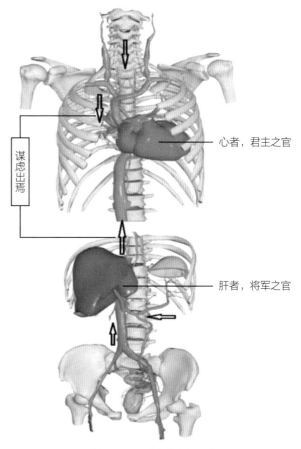

▲ 图 2-43　肝脏官能机制示意

4. "胆者，中正之官，决断出焉"与肝肠循环机制　胆属于奇恒之腑，与传化五腑合并为"六腑"，六腑与五脏形成"五脏六腑"。《素问·金匮真言论》载："肝、心、脾、肺、肾，五脏皆为阴，胆、胃、大肠、小肠、膀胱、三焦，六腑皆为阳。"胆既属于奇恒之腑又属于六腑，与肝形成表里结构，也是连接奇恒之腑、传化之腑、五脏的组织器官。胆功能正常，三类组织就会保持平衡状态，故曰"胆者，中正之官"，现代医学分析就是肝肠循环机制。

肝肠循环正常即可以阻断肠道对毒素的吸收，异常则会出现肝阳上亢、肝风内动等。即"胆者，决断出焉"，现代医学分析就是胆汁逆流和肝昏迷症状（肝性脑病）发生机制。

胆官能即"胆者，中正之官，决断出焉"。《类经·十二官》总结为"胆禀刚果之气，故为中正之官，而决断所出。胆附于肝，相为表里，肝气虽强，非胆不断。肝胆相济，勇敢乃成。故奇病论曰：肝者中之将也，取决于胆"（图2-44）。

5. "膻中者，臣使之官，喜乐出焉"与心包血容量调控机制　《灵枢·胀论》载："夫胸腹者，脏腑之郭也。膻中者，心中之宫城也。"根据这段原文做解剖学分析，"膻中"是指胸腔结构，并非指单纯的心包结构。胸腔内侧具有浆膜层结构，浆膜层分为浆膜壁层和浆膜脏层，浆膜壁层附着于胸腔内部即胸膜，浆膜脏层附着于心脏外侧即心包，心包膜上有小血管存在，即心包络。膻中、心包、心包络三层结构包裹于心脏外围，即"膻中者，心中之宫城也"。

心包是由浆膜脏层和浆膜壁层构成的膜性囊

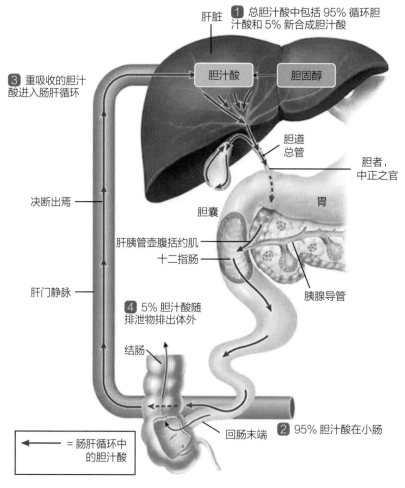

▲ 图2-44　胆官能机制示意图

结构（心包腔）组成。心包腔除对心脏有保护作用外，还具有防止心脏过度扩大和保持血容量稳定的作用。故曰"膻中者，臣使之官"，现代医学分析就是心包腔对心脏血容量的调控机制。

如果出现心包积液压迫心脏舒张，影响静脉血回流。正常情况下，心包腔内浆膜液会在心包络交通下维持在稳定的范围内，除具有保护心脏的作用，还能缓冲由于心脏收缩对周围血管的冲击，也能防止由于运动和血容量增加而导致的心脏迅速扩张。故曰"膻中者，喜乐出焉"，现代医学分析就是心包腔体液交通机制。

膻中官能即"膻中者，臣使之官，喜乐出焉"。《类经·十二官》总结为"膻中在上焦，亦名上气海，为宗气所积之处，主奉行君相之令而布施气化，故为臣使之官"（图2-45）。

6. "脾胃者，仓廪之官，五味出焉"与消化免疫协同机制 "十二官"中唯独以两个组织脏器当作一官的就是"脾胃者，仓廪之官"，实际是基于《素问·太阴阳明论》所讲"太阴阳明为表里，脾胃脉也"。脾胃之间因经脉关联形成不可分离的表里关系，二者协同作用实现对食物营养的消化吸收，故曰"脾胃者，仓廪之官"。特别提示，"脾胃者，仓廪之官"并非根据五脏六腑而来，而是根据"四脏七腑"模式中"十一脏，取决于胆"而来。七腑（脾、胆，胃、大肠、小肠、三焦、膀胱）中，由于"太阴阳明为表里，脾胃脉也"结构的存在，使胃肠道吸收的营养能够进入血流中去，亦即"脾胃者，仓廪之官"，现代医学分析就是胃肠道消化吸收转化食物营养的机制。

胃肠道吸收食物营养后，并非直接供给人体

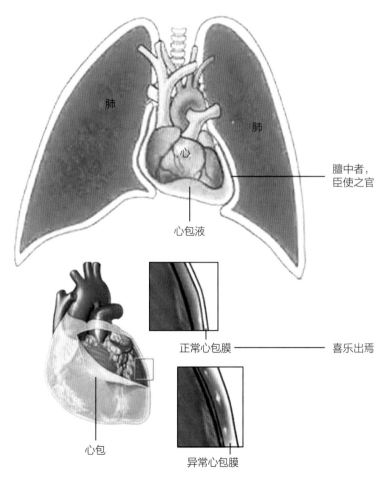

▲ 图 2-45 膻中官能机制示意

组织器官,而是通过"太阴阳明为表里,脾胃脉也"才能进入体液,即"脾胃者,五味出焉"。现代医学分析,食物进入胃肠后必须经过胃肠淋巴免疫清除毒素后才能进入机体体液,也就是消化免疫协同机制。

脾胃官能即"脾胃者,仓廪之官,五味出焉"。《类经·十二官》总结为"脾主运化,胃司受纳,通主水谷,故皆为仓廪之官。五味入胃,由脾布散,故曰五味出焉"(图 2-46)。

7. "大肠者,传导之官,变化出焉"与肠道排泄功能机制　胃肠道是前后(上下)两端开口的中空器官,前端(上)开口是口腔,功能为"五味入口,藏于肠胃",后端(下)开口是肛门,也就是大肠。大肠主要功能是将中间段胃小肠吸收后剩余残渣排出体外,即"大肠者,传导之官",现代医学分析就是肠道排泄功能。大肠接受小肠下传的食物残渣,最后变成粪便,经肛门排出体外,即"大肠者,变化出焉",现代医学分析就是大肠具有吸收多余水分,腐熟残渣形成粪便的

功能。

大肠官能即"大肠者,传道之官,变化出焉"。《类经·十二官》总结为"大肠居小肠之下,主出糟粕,故为肠胃变化之传道"(图 2-47)。

8. "肾者,作强之官,伎巧出焉"与尿生殖嵴结构机制　《素问·六节藏象论》载:"肾者,主蛰,封藏之本,精之处也,其华在发,其充在骨。"也就是说肾脏功能不但是泌尿器官,而且具有主骨生髓脏精的功能。肾"其充在骨"则身体强健,反之,即《素问·痿论》所讲"肾气热则腰脊不举,骨枯而髓减,发为骨痿"。即"肾者,作强之官",现代医学分析实际是肾上腺激素对骨骼的调节作用机制。

"肾者,主蛰,封藏之本,精之处也",即"伎巧出焉"之意,肾兼命门之火,肾精不藏则命门火衰,命门火衰则十二官危。即《外经微言·命门真火》载:"少师曰,命门之系人生死甚重,《内经》何以遗之?岐伯曰:未尝遗也。主不明则十二官危。所谓主者,正指命门也。七节之旁有

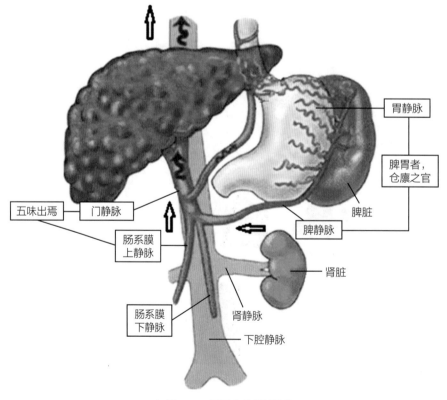

▲ 图 2-46　脾胃官能机制示意

小心。小心者，亦指命门也。"《外经微言·命根养生》又载："人生天地之中，不能与天地并久者，不体天地之道也。天锡人以长生之命，地锡人以长生之根。天地锡人以命根者，父母子之也。合父母之精，以生人之身，则精即人之命根也。"

现代医学分析肾脏与尿生殖嵴生长发育相关。尿生殖嵴是肾生殖腺以及生殖道发生的原基，如果肾脏发生病变，不单是泌尿系统发生病变，还会累及生殖腺体和肾上腺。

肾官能即"肾者，作强之官，伎巧出焉"。《类经·十二官》总结为"肾属水而藏精，精为有形之本，精盛形成则作用强，故为作强之官。水能化生万物，精妙莫测，故曰伎巧出焉"（图 2-48）。

9. "小肠者，受盛之官，化物出焉"与肠道吸收功能机制　小肠官能即"小肠者，受盛之官，化物出焉"。

小肠是消化道中间段结构，食物进入胃肠道后，营养成分在小肠被吸收，即"小肠者，受盛之官"，现代医学分析小肠是食物营养吸收的核心功能段。小肠作为"受盛之官"必须经过"化物出焉"才能实现，现代医学分析小肠是胰液、胆

汁等消化液集中的部位，食物只有与消化液结合发生化学反应才能被消化吸收利用。

小肠官能即"小肠者，受盛之官，化物出焉"。《类经·十二官》总结为"小肠居胃之下，受盛胃中水谷而厘清浊，水液由此而渗于前，糟粕由此而归于后，脾气化而上升，小肠化而下降，故曰化物出焉"（图 2-49）。

10. "三焦者，决渎之官"与浆膜腔体液交通机制　《灵枢·本输》载："三焦者，中渎之腑，水道出焉，属膀胱，是孤之腑也。"这段说明三焦是体腔内的一个独立组织，与膀胱结构关联。现代医学分析，三焦属于体腔内浆膜腔结构，是衬托于体腔壁和转折包裹于内脏器官表面的膜状组织，分为浆膜壁层和浆膜脏层，二者之间的间隙叫作浆膜腔。浆膜腔内有少量浆液存在，对内脏组织起到润滑和保护作用，也就是"三焦者，决渎之官"的机制。

浆膜腔内浆液是由壁层浆膜产生，脏层的淋巴和小静脉回收，然后由肾脏泌尿排出。《类经·十二官》解读为"膀胱位居最下，三焦水液所归，是同都会之地，故曰州都之官，津液脏焉。

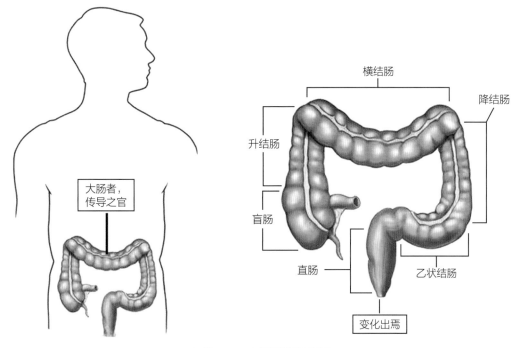

▲ 图 2-47　大肠官能机制示意

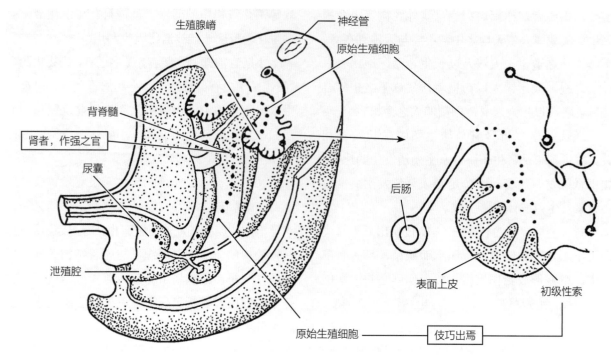

▲ 图 2-48　肾官能机制示意

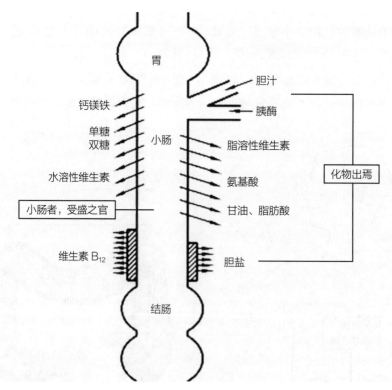

▲ 图 2-49　小肠官能机制示意

膀胱有下口而无上口，津液之入者为水，水之化者由气，有化而入，而后有出，是谓气化则能出矣。营卫生会篇曰：水谷俱下而成下焦，济泌别汁，循下焦而渗入膀胱。正此谓也"。也就是"三焦者，水道出焉"的机制，如果浆膜腔内浆液产生与回收发生异常，就会出现浆膜腔积水症。

三焦官能即"三焦者，决渎之官，水道出焉"。《类经·十二官》总结为"上焦不治则水泛高原，中焦不治则水留中脘，下焦不治则水乱二便。三焦气治，则脉络通而水道利，故曰决渎之官"（图2-50）。

11. "膀胱者，州都之官"与尿量体液调节机制　《素问·宣明五气》载："膀胱不利为隆，不约为遗溺。"膀胱解剖位置处于体腔之下部，故"膀胱者，州都之官"，现代医学分析膀胱为泌尿系统器官。

膀胱者为腑，腑者皆具有吸收水液之功能。膀胱为"州都之官"统摄六腑之津液，"膀胱不利为隆，不约为遗溺"，则津液不能四布，故"膀胱者，津液脏焉"，现代医学分析就是尿量和血压之间相互调节机制。

"津、液"属于"六名一气"中的二气，"膀胱不利为隆，不约为遗溺"，则津液二气不出；反之，津行则"腠理发泄，汗出溱溱"，液行则"谷入，气满淖泽，骨属屈伸，泄泽，补益脑髓，皮肤润泽，是谓液"。膀胱为津液二气之源，故"膀胱者，气化则能出矣"，现代医学分析就是排尿是受中枢神经系统控制的复杂反射活动，排尿的初级反射中枢位于脊髓骶段。平时，膀胱逼尿肌舒张，尿道括约肌收缩，膀胱内贮存的尿液不致外流。膀胱排尿神经元和皮肤汗腺神经元具有协同作用，有胆碱能受体和肾上腺素能受体。交感神经节后胆碱能神经纤维分泌乙酰胆碱，刺激小汗腺分泌，是温热性发汗的主要机制，也就是膀胱"津液脏焉，气化则能出矣"的机制（图2-51）。

膀胱官能即"膀胱者，州都之官，津液脏焉，

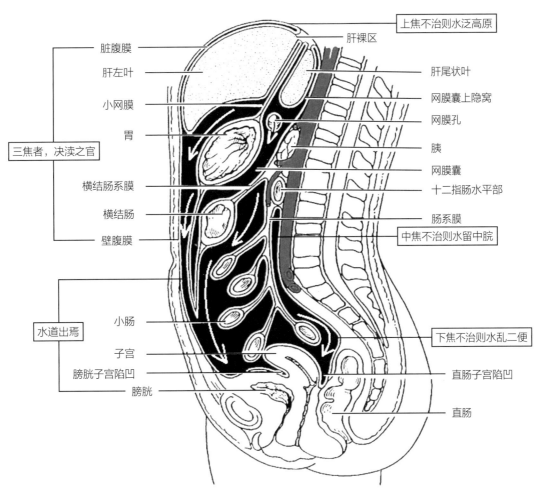

▲ 图 2-50　三焦官能机制示意图

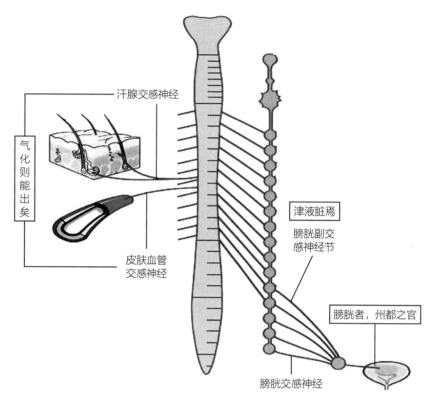

汗腺交感神经

气化则能出矣

皮肤血管
交感神经

津液脏焉

膀胱副交
感神经节

膀胱者，州都之官

膀胱交感神经

▲ 图 2-51　膀胱官能机制示意

气化则能出矣"。《类经·十二官》总结为"膀胱位居最下，三焦水液所归，是同都会之地，故曰州都之官，津液脏焉。膀胱有下口而无上口，津液之入者为水，水之化者由气，有化而入，而后有出，是谓气化则能出矣"。

（二）"六脏六腑"与脏腑间体液交通机制

1.《存真环中图》与脏腑经脉循行理论源流

"十二脏之相使"延伸而出的"六脏六腑"界定法，并没有使用阴阳属性判断法则，而是古代医家根据解剖学方法对人体脏腑结构功能的认识总结。这种描述最早出现在《素问·灵兰秘典论》中，可以推测中国古代医学对人体解剖学非常重视，但只有文字，无图流传。直到五代时期，才有道士烟萝子（公元 936～944 年）绘制的《内境图》，实际就是根据"十二脏之相使"的描述所绘（图 2-52）。

烟萝子《内境图》只对脏腑解剖部位作了图示，对经脉解剖学结构没有做出详细的解剖学定位。北宋医家杨介所著的《存真图》和《存真环中图》，是继《铜人图》后出现的十二经脉穴位图，是我国古代影响最大的人体解剖图谱。可惜两图早佚，现已难窥其原貌，但是有一点，无论脏腑还是经脉，都有特定的解剖学定位。

人体脏腑十二个结构组织各自具有自己特有的生理功能。"十二脏之相使"机制是以"心者，君主之官也"为中心而展开，其他十一脏功能都是协同"心者，神明出焉"而发挥作用，这一解剖学机制在北宋医家杨介所著《存真图》中就是"心气图"（图 2-53）。

"十二脏之相使"是以"心者，君主之官也"为中心而展开，而心脏是血液流动的动力器官。杨介由脏腑解剖结构定位定性的《存真图》原理想到经脉循行分布机制，由此绘制出《存真环中图》。存真者即十二个组织脏器的解剖定位，环中者即经脉围绕心脏而展开，也就是对《素问·灵兰秘典论》中"故主明则下安，以此养生则寿，殁世不殆，以为天下则大昌"机制的绘图表达。

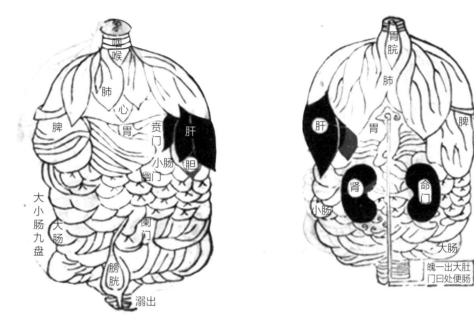

▲ 图 2-52 烟萝子《内境图》部分

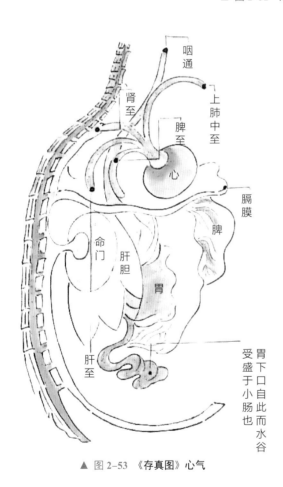

▲ 图 2-53 《存真图》心气

换言之，人体经脉结构是与"十二脏之相使"相关的体液通路结构，十二官能够形成"十二脏之相使"，也就是由经脉关联形成的（图 2-54）。

2. "脉"与脏腑结构分化相互关联机制 从"十二脏之相使"到《存真环中图》，人体经脉是基于脏腑十二官而形成，也就是经脉循行理论对应脏腑模型是"六脏六腑"。中医学经典中存在多种脏腑划分标准，导致脏腑和经脉之间关联机制模糊不清：①后世医家论脏腑多以"五脏六腑"为标准，论经脉多以"六脏六腑"为标准，两种脏腑模型之间存在着脏腑数量上的不对等，由此产生有没有心包经的争议。②"四脏七腑"为五行藏象脏腑结构模型，与"六脏六腑"模型数量上不对等，由此产生争议。下面以"脉"的脏腑界定划分为切入点来探讨其于脏腑之间的关联机制。

（1）"脉"与奇恒之腑的归属机制："脉"从脏腑界定划分层面属于奇恒之腑中的"脉腑"，即"脑、髓、骨、脉、胆、女子胞，此六者，地气之所生也，皆藏于阴而象于地，故藏而不泻，名曰奇恒之腑"中的"脉"。"脉"结构是在人体胚胎发育阶段形成，于出生后在体内循行，即《灵枢·经脉》所讲"人始生，先成精，精成而脑髓生，骨为干，脉为营，筋为刚，肉为墙，皮肤坚而毛发长，谷入于胃，脉道以通，血气乃行"。换言之，

167

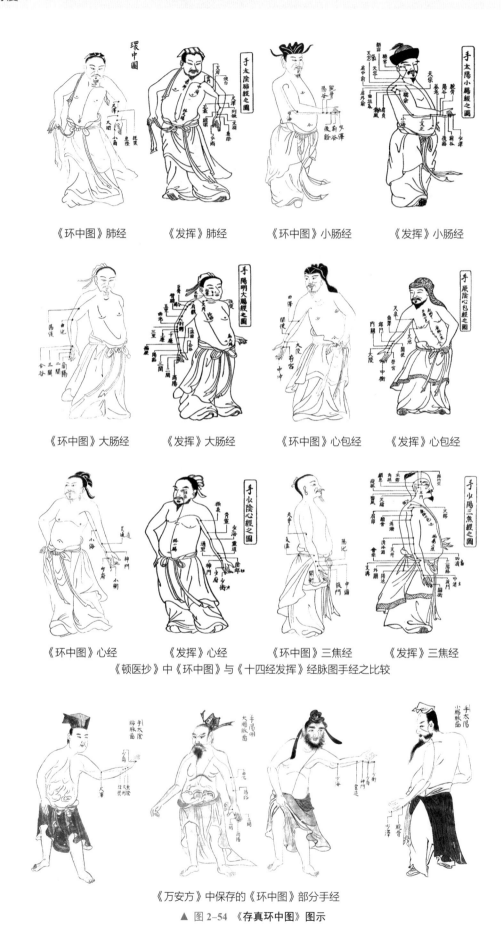

《环中图》肺经　　《发挥》肺经　　《环中图》小肠经　　《发挥》小肠经

《环中图》大肠经　　《发挥》大肠经　　《环中图》心包经　　《发挥》心包经

《环中图》心经　　《发挥》心经　　《环中图》三焦经　　《发挥》三焦经

《顿医抄》中《环中图》与《十四经发挥》经脉图手经之比较

《万安方》中保存的《环中图》部分手经

▲ 图 2-54 《存真环中图》图示

经脉结构属于奇恒之腑，由于在胚胎发育过程中，奇恒之腑向传化五腑和五脏结构发生分化关联，"脉腑"与其他脏腑形成多种关联模式。

（2）"脉腑"与"十一脏"结构相关联机制：在胚胎发育过程中，奇恒之腑同时向传化五腑和五脏延伸分化关联：①奇恒六腑中的"胆腑"与传化五腑关联形成传化"六腑"，由此形成"五脏六腑"结构。阴阳属性界定结论即《素问·金匮真言论》载："言人身之阴阳，则背为阳，腹为阴。言人身之脏腑中阴阳，则脏者为阴，腑者为阳。肝、心、脾、肺、肾，五脏皆为阴，胆、胃、大肠、小肠、膀胱、三焦，六腑皆为阳。"②奇恒六腑中的"脉腑"与五脏关联结构。阴阳属性界定结论即《素问·金匮真言论》载："故背为阳，阳中之阳，心也；背为阳，阳中之阴，肺也；腹为阴，阴中之阴，肾也；腹为阴，阴中之阳，肝也；腹为阴，阴中之至阴，脾也。"五脏六腑就是"十一脏"结构，是由奇恒之腑向传化五腑和五脏分化关联而成，故而称之为"十一脏，取决于胆"。阴阳属性判断是奇恒"脉腑"与五脏六腑关联而成，两种阴阳属性判断结论，综合而言也就是"四脏七腑"的五行藏象结构模型。

"十一脏，取决于胆"就是五脏六腑和"四脏七腑"，是从不同角度讲解同一机制。"十一脏，取决于胆"是立足"脉腑"讲十一个组织器官的关系，十一个组织都接受来自"脉腑"的气血滋养，故言为"十一脏"。奇恒"胆腑"与传化五腑关联形成六腑，与五脏合称"五脏六腑"，故五脏六腑"取决于胆"。"脉腑"同时向五脏六腑传输气血，出现了五脏阴阳和脏腑阴阳两种属性，故立足"脉腑"而言脏腑为"四脏七腑"。

（3）"脉腑"与"十二脏之相使"关联结构机制：经脉胚胎阶段发生过程为"人始生，先成精，精成而脑髓生，骨为干，脉为营，筋为刚，肉为墙，皮肤坚而毛发长，谷入于胃，脉道以通，血气乃行"。这一过程经历两个阶段：第一阶段是"人始生，先成精，精成而脑髓生，骨为干，脉为营，

筋为刚，肉为墙，皮肤坚而毛发长"。这一阶段是奇恒之腑经五脏向传化之腑分化关联的过程，奇恒"胆腑"与传化五腑"胃、大肠、小肠、三焦、膀胱"关联成六腑，即"十一脏，取决于胆"。第二阶段是"谷入于胃，脉道以通，血气乃行"。这一阶段是传化之腑经五脏向奇恒之腑分化关联分化，传化五腑中的"三焦"与心脏关联形成"心包"，在五脏六腑基础上多出了"心包"脏，由此形成了"六脏六腑"结构模型。六脏六腑也是基于奇恒"脉腑"传输气血而来，十二脏器相对"脉腑"而言独属于脏，即"十二脏之相使"的机制。

"脉腑"属于奇恒之腑，在胚胎分化发育过程中"脉腑"与其他脏器关联具有时间轴的前后属性。时间轴前段奇恒之腑经五脏朝向传化五腑分化关联，交会点是在"胆"腑，由此形成"十一脏，取决于胆"结构，也就是五脏六腑脏腑模式；时间轴后段传化五腑经五脏向奇恒之腑分化关联，交会点是由三焦向心脏分化关联的心包结构，由此形成"十二脏之相使"结构，也就是六脏六腑脏腑模式。五脏六腑和六脏六腑是脏腑胚胎分化发育过程时间轴上前后两种模式，是基于奇恒"脉腑"气血传输而形成的。"脉腑"中气血运动具有始终顺逆特性，即《外经微言·经脉终始》所讲"足三阴自足走腹，顺也；自腹走足，逆也。足三阳自头走足，顺也；自足走头，逆也。手三阴自脏走手，顺也；自手走脏，逆也。手三阳自手走头，顺也；自头走手，逆也。夫足之三阴从足走腹，惟足少阴肾脉绕而下行，与肝脾直行者，以冲脉与之并行也，是以逆为顺也"。由此赋予固定组织脏腑具有顺逆、表里属性，即《素问·金匮真言论》所讲"故善为脉者，谨察五脏六腑，一逆一从，阴阳表里，雌雄之纪，脏之心意，合心于精，非其人勿教，非其真勿授，是谓得道"。

3. 心包与三焦表里间体液交通机制　"六脏六腑"结构模式是基于传化五腑"胃、大肠、小肠、三焦、膀胱"向奇恒之腑"脑、髓、骨、脉、胆、

女子胞"延伸分化关联而来。传化五腑中的"三焦"属于浆膜腔结构，远离"胃、大肠、小肠、膀胱"分布于体腔之内。由于胸腹腔结构的存在，浆膜腔分成胸腔、腹腔、盆腔三部分，称为三焦，胸腔浆膜腔内心脏周围浆膜腔，称为心包，三焦和心包都属于浆膜腔结构，互为表里，即心包为脏，三焦为腑（图2-55）。

心包和三焦是"十一脏，取决于胆"和"十二脏之相使"之间的关联结合体，也就是奇恒"脉"腑在分化发育过程中最后的分化关联结构。如果没有心包和三焦结构的存在，脏腑之间的关联结构就没有完全发育分化。换言之，心包和三焦结构是脏腑结构关联的核心结构，心包、三焦结构关联使得脏腑形成真正的结构关联。因此，"六脏六腑"才是真正完整的脏腑结构模式。

奇恒"脉"腑与心脏一起组成以心脏为中心的血循环结构。心脏是全身血循环动力源，《素问·痿论》载"心主身之血脉"。心包为一包裹心脏和大血管根部的纤维浆膜囊状结构，对心脏有保护作用，能防止周围的感染向心脏蔓延；限制心脏扩张，防止心内压上升时心脏迅速破裂。因此，心包是机体非常重要的组织器官。心包腔上也有微细的血管存在称之为心包络，心包络体液流动与心包液含量相关，直接影响"心主身之血脉"功能，所以中医学非常重视心包络结构将之看作一脏。《灵枢·邪客》载："心者，五脏六腑之大主也，精神之所舍也。其脏坚固，邪弗能容也。容之则心伤，心伤则神去，神去则死矣。故诸邪之在于心者，皆在于心之包络。包络者，心主之脉也，故独无俞焉。"心包病变时会产生心包积液，可见于渗出性心包炎及其他非炎症性心包病变。

心包膜与胸膜结构一体，胸腔浆膜分布于胸腔内壁之上，中医学将胸腔浆膜腔结构称为"膻

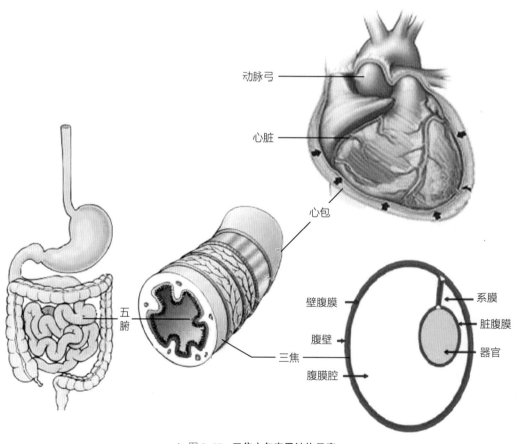

▲ 图2-55 三焦心包表里结构示意

中"，即《灵枢·胀论》所讲"膻中者，心主之宫城也"。胸膜腔与肺外浆膜层连为一体，胸腔是由壁层胸膜与脏层胸膜组成的一个封闭性腔隙，其内为负压。正常情况下两层胸膜之间存在很少量（1～30ml）的液体，起润滑作用，以减少呼吸活动过程中两层胸膜之间的摩擦，利于肺在胸腔内舒张与收缩。《灵枢·海论》所讲"膻中者，为气之海"，就是说心包不但与心脏相关，而且与肺脏相关。换言之，心包和膻中不是同一组织结构，二者包裹的脏器不同，心包腔包裹心脏，而膻中包裹肺脏。"五气入鼻，藏于心肺，上使五色修明，音声能彰"而生宗气，心包和膻中包裹心肺直接影响宗气的产生。现代医学分析就是心包病变加重可能会引起膻中病变，如气胸。气胸是指气体进入胸膜腔，造成积气状态。气胸多受肺部疾病或外力影响，使肺组织和脏层胸膜破裂，或靠近肺表面的细微气肿泡破裂，肺和支气管内空气入胸膜腔（图2-56）。

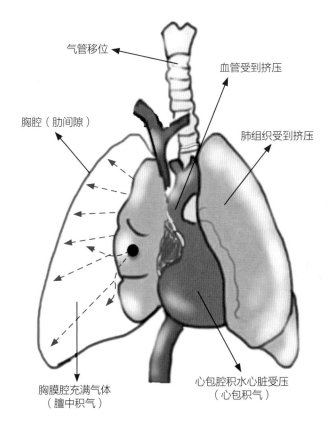

气管移位

血管受到挤压

胸腔（肋间隙）

肺组织受到挤压

胸膜腔充满气体
（膻中积气）

心包腔积水心脏受压
（心包积气）

▲ 图2-56　心包膻中病变示意

人体属于高等脊椎动物，体腔内存在胸膈结构。胸膈又称横膈，是胸、腹腔的间隔，其上是胸腔，其下是腹腔。关于胸膈结构中医学很早就有认识，《素问·至真要大论》记载"太阳之复……心胃生寒，胸膈不利，心痛否满"。心包、三焦区分：附于胸腹腔壁内侧的浆膜皆属于三焦，有上、中、下三焦之分；浆膜转折包于内脏器官表面，将包裹于心脏表面的心包膜与其他内脏器官表面浆膜区分开称为心包。换言之，心包表面浆膜腔为心包脏，胸腹腔壁内浆膜和肝脾肺肾表面浆膜都属于三焦。

三焦是除去心脏包膜之外的所有浆膜腔结构。这一结构将体腔内脏器官包裹起来，上部胸腔膜包裹心肺，下部腹腔膜包裹肝脾肾。从"天食人以五气，地食人以五味"角度看，上部胸腔膜隶属于"五气入鼻，藏于心肺，上使五色修明，音声能彰"，心包和膻中为宗气所主；下部腹腔膜隶属于"五味入口，藏于肠胃，味有所藏，以养五气，气和而生，津液相成，神乃自生"，三焦为营气所主。心包和三焦脏腑表里关系是依据宗气和营气分布而区分。

现代医学分析，心脏膜状结构由心内膜、心肌膜和心外膜构成。心内膜是位于心脏内层，与血管相连，由内皮细胞组成，其下尚有平滑肌细胞和疏松结缔组织；心内膜下层为心肌膜，即心肌组织；最外层为心外膜，由心包的脏层组成。体动脉有氧血出心后最先达到的组织就是心包，即《外经微言·包络火》所讲"心包阴火窃心之阳气以自养之"。

心包络主要是指动脉弓向心脏发出的冠状动脉结构，动脉弓向体腔内发出最大的分支是胸主动脉和腹主动脉，胸腹主动脉同时向脏腑发出分支。胸腹主动脉在中医学中为冲脉主段结构，即《素问·骨空论》所讲"冲脉者，起于气街，并少阴之经，挟脐上行，至胸中而散"。冲脉在心包之下的分支，首先连接六腑，即《素问·太阴阳明论》所讲"阳受之则入六腑"，故三焦为腑为阳；与冲脉主段（胸腹主动脉）相反的是冲脉伴脉（下腔静脉），下腔静脉分支与脏腑，即《素问·太阴阳明论》所讲"阴受之则入五脏"。胃肠道消化吸收的食物营养是随冲脉伴脉分支（肠系膜静脉、五脏静脉、下腔静脉）回流入心肺（肺动脉）。《灵枢·营卫生会》载："上焦出于胃上口，并咽以上，贯膈，而布胸中，走腋，中焦亦并胃中，出上焦之后，此所受气者，泌糟粕，蒸津液，化其精微，上注于肺脉，乃化而为血。"冲脉伴脉分支同时带动胸腹腔浆膜体液回流，胸腹腔浆膜之上的微细静脉和淋巴管也就是三焦络脉（图 2-57）。

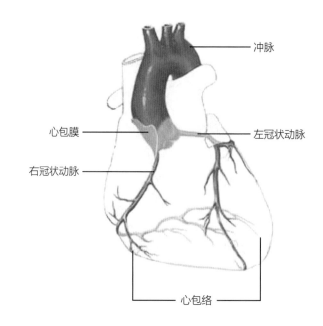

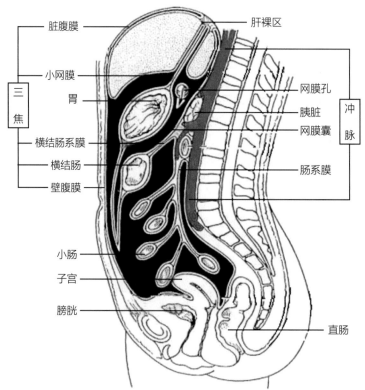

▲ 图 2-57　心包络与三焦间体液交通机制示意

六、"命门为十二官之主"与脏腑体液调节机制

（一）"心主血脉"与血流心脏脉动力机制

"十一脏，取决于胆"，胆是五脏六腑分化发育终止点，由此形成的"五脏六腑"结构模型。在"五脏六腑"结构模型中不存在"心包"结构，为什么中医学还要确立这一脏腑模型呢？这是基于心脏脉动机制而言，中医学理论体液循环有"营气行"循环和"卫气行"循环两种形式，其中"营气行"即《灵枢·营气》所讲"营气之道，内谷为宝。谷入于胃，乃传之肺，流溢于中，布散于外，精专者行于经隧，常营无已，终而复始，是谓天地之纪"，现代医学分析就是血液循环的机制。

血液循环是由体循环和肺循环两条途径构成的双循环，所有"营气行"循环是由宗营二隧协作而成，宗气沿宗隧流动代表肺循环，营气沿营隧流动代表体循环。"营气行"循环以宗气为主，宗气运动动力来自心脏脉动，即《素问·痿论》所讲"心主身之血脉"。血液沿着血管流动，即"精专者行于经隧"；而心包腔属于浆膜腔结构，腔体内平时只有少量浆液存在起润滑作用，是由浆膜脏层渗透而生成，故不能把心包体液流动列入"营气行"循环所属范围。这就是中医学单独立论"五脏六腑"结构模型的原因，是基于心脏脉动力血流运动机制而言。

（二）"小心真主"与体液激素调节机制

"十二脏之相使"是指"十二脏"在功能活动中相互联系，互相为用。三焦延伸至心脏部位形成心包结构，三焦和胆囊相向分化交会于肝脏表面，也就是肝脏表面脏腹膜、胆囊外浆膜、胃网膜、肠系膜属于统一组织结构。即《外经微言·三焦火》载："各脏腑乐与三焦相亲，然三焦乐与何脏腑为更亲乎？岐伯曰：最亲者，胆木也。胆与肝为表里，是肝胆为三焦之母，即三焦之家也。无家而寄生于母家，不无府而有府乎（图 2-58）。"

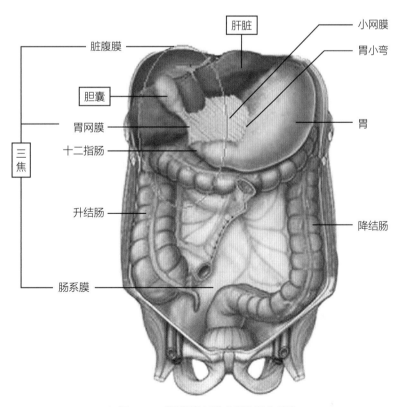

▲ 图 2-58　"肝胆为三焦之母"结构示意

"六脏六腑"结构模式是在"五脏六腑"基础上的一种延展结构模型,就是在"五脏六腑"模式基础上加了"心包"结构,心包和三焦形成脏腑表里关系,故称"六脏六腑"。现代医学分析,心包和三焦属于浆膜腔结构,这种结构使得脏腑之间形成了完善的关联结构,特别是三焦结构虽然是"孤府",能够将脏腑包罗,即《类经·藏象》所讲"三焦者,确有一府,盖脏腑之外,躯体之内,包罗诸脏,一腔之大府也"。三焦腑不同于其他腑,以膜状形态与其他脏腑组织关联,体液流动直接关系到其他脏腑的生理功能,即《外经微言·三焦火》所讲"少师曰:三焦无形,其火安生乎?岐伯曰:三焦称腑,虚腑也。无腑而称腑,有随寓为家之义"。

心包和三焦存在于脏腑之间形成浆膜腔结构。浆膜腔内有浆液存在,正常生理情况下浆液含量很少,胸腔<20ml、腹腔<50ml、心包腔<10～50ml。这些浆液在浆膜腔内只是起到润滑作用。浆液渗出产生要靠血管内血浆滤出程度(血浆蛋白和血管通透度),浆液的吸收主要靠静脉回收(取决要素是流体静脉压)和淋巴液回流(淋巴管通阻程度)。现代医学已经将浆膜腔体液检查作为诊断癌细胞转移、淋巴液变化等变化的重要生理指标(表2-14)。

浆膜体液存在于血管之外,不属于血液,又与血管中血流相关。《灵枢·卫气》载:"其浮气之不循经者,为卫气;其精气之行于经者,为营气"。浆膜液隶属于"其浮气之不循经者,为卫气",相对独立形成"卫气行"循环又称"经水行"循环。《灵枢·经水》载:"凡此五脏六腑十二经水者,外有源泉,而内有所禀,此皆内外相贯,如环无端,人经亦然。"换言之,心包三焦浆膜腔体液属于卫气(或者经水),这种体液流动交通动力源不是来自于心脏脉动"心主血脉",而是来自于"原气"的作用力推动。《难经·六十六难》载:"三焦者,原气之别使也,主通行三气,经历五脏六腑。"根据原文分析,"三焦者,原气之别使也"是心包三焦间浆液的推动力,"三焦者,原气之别使也"与"心主血脉"共同作用推动宗、营、卫三气的流动"主通行三气,经历五脏六腑"。

"三焦者,原气之别使也"为"十二脏之相使"之成因,能够"主通行三气,经历五脏六腑",也

表2-14 漏出液与渗出液鉴别

鉴别项目	漏出液	渗出液
原因	非炎症所致	多为炎症、肿瘤、化学和物理因素刺激所致
标本外观	淡黄色	颜色不定,多为深黄色,血性、脓性、乳糜性
透明度	多透明或微混浊	多混浊
比重	常低于1.018	常高于1.018
凝固性	不易凝固	多自行凝固
黏蛋白试验(或称李凡他试验、黎氏试验)	阴性	阳性
蛋白定量(生化试验)	常<25g/L	常>30g/L
葡萄糖定量(生化试验)	与血糖结果接近	多低于血糖水平
细胞计数	常<100×10^6/L	常>500×10^6/L
细胞分类	以淋巴细胞和间皮细胞为主	以病因不同而异,急性感染以中性粒细胞(多核细胞)为主,慢性以淋巴细胞(单核细胞)为主
细菌培养	一般无致病菌	可找到病原菌

就是"原气"并非宗、营、卫三气。《难经·三十八难》载:"所以腑有六者,谓三焦也,有原气之别使,主持诸气。"那么"原气"又是什么呢?"原气"一词最早载于《难经·三十六难》,曰"命门者,诸精神之所舍,原气之所系也",原文只介绍了原气来自于命门,并没有介绍原气"主通行三气,经历五脏六腑",背后的机制还需要深入探讨。

1."命门"与肾上腺结构解剖学定位 "命门"是原气产生的场所和部位。命门是机体一个实在的组织器官,具体解剖学位置《外经微言·小心真主》介绍为"七节之旁中有小心,小心即命门也"。命门组织结构附着于肾脏之上,《外经微言·小心真主》介绍为"为当曰:鬲肓之上,中有父母,非小心之谓软。岐伯曰:鬲肓之上,中有父母者,言三焦包络也,非言小心也。小心在心之下,肾之中"。根据现代医学解剖学分析,所谓"命门"实际是内分泌器官肾上腺,位于两侧肾脏的上方,名肾上腺,左右各一,位于肾的上方,共同为肾筋膜和脂肪组织所包裹。

2."小心真主"与肾上腺激素体液分泌机制 根据《难经·三十六难》所讲"命门者,诸精神之所舍,原气之所系也"原气是由命门产生的一种流动性体液。"原气"和"原精"是相对而言。《外经微言·小心真主》载:"岐伯曰:命门,脏阴即脏阳也。为当曰:其脏阴即脏阳之义何居?岐伯曰:阴中之水者,真水也;阴中之火者,真火也。真火者,真水之所生;真水者,真火之所生也。水生于火者,火中有阳也。火生于水者,水中有阳也。故命门之火,谓之原气。命门之水,谓之原精。精旺则体强,气旺则形壮。命门水火实藏阴阳,所以为十二经之主也。主者,即十二官之化源也。命门之精气尽,则水火两亡,阴阳间隔,真息不调,人病辄死矣。"命门的生理功能是同时产生"原气"和"原精"两种流体物质,"原气"和"原精"两种流体的生理功能不同,描述为"原气"为"命门真火","原精"为"命门真水"。在"命门真火"和"命门真水"的共同作用下,

开启经脉气血流动即"命门水火实藏阴阳,所以为十二经之主也",形成六脏六腑"主者,即十二官之化源也",故命门者又称为"小心真主"。现代医学分析,实际在讲肾上腺激素分泌机制,肾上腺自身结构分为肾上腺皮质和肾上腺髓质两部分(周围部分是皮质,内部是髓质),即"命门,藏阴即藏阳也"(图2-59)。

3."命门水火"与肾上腺激素拮抗协同机制 肾上腺结构由髓质和皮质构成,分泌激素分别是髓质激素和皮质激素。现代人体胚胎学研究得知,肾上腺在胚胎4～6周就开始分化发育,皮质较髓质发育略早,说明肾上腺两种激素在胚胎早期已经开始发挥作用。从激素特点分析,两种激素在胚胎发育阶段对组织器官生成发挥巨大的作用。

肾上腺皮质激素的副作用是促进蛋白质分解和抑制蛋白质的合成,产生负氮平衡;可增加钙磷代谢,同时有抗维生素 D 的作用,影响钙的吸收,也就是"命门真水"的作用。肾上腺髓质位于肾上腺中心。从胚胎发生来看,髓质与交感神经同一来源,相当于一个交感神经节,受内脏大神经节前纤维支配(属交感神经),形成交感神经—肾上腺系统,也就是"命门真火"的作用。肾上腺两种激素在胚胎期分泌能够调节胚胎组织器官的分化发育,在中医学中被称为"原精"和"原气"。《外经微言·小心真主》载:"物之生也,生于阳。物之成也,成于阴。阳,火也;阴,水也。二者在身藏干何物乎?岐伯曰:大哉,问也。阴阳有先后天之殊也,后天之阴阳藏于各脏腑。先天之阴阳藏于命门。"

肾上腺激素在胚胎阶段和生理阶段都在分泌。胚胎阶段肾上腺两种激素的作用主要是通过调节体液流动保证胚胎组织器官的分化发育,生理阶段肾上腺两种激素的作用是通过调节体液保证生理状态的稳定性。《外经微言·小心真主》载:"阴阳有先后天之殊也,后天之阴阳脏于各藏腑。"

肾上腺两种激素分泌出来后都要进入血流才

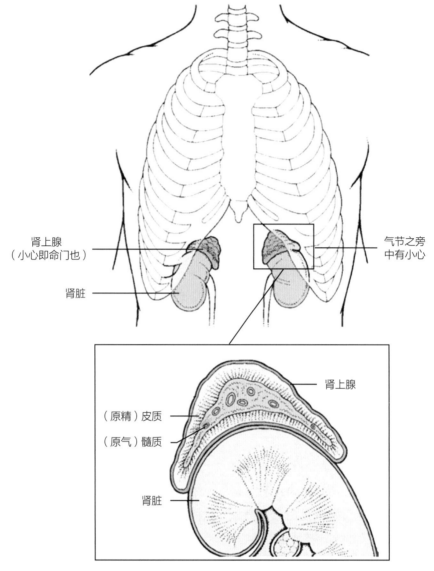

肾上腺
（小心即命门也）

肾脏

气节之旁
中有小心

肾上腺

（原精）皮质

（原气）髓质

肾脏

▲ 图 2–59 命门结构位置示意

能到达靶向组织位置，两种激素同时存在于血液之中，是通过拮抗协同作用调节体液流动，处于稳定状态。《外经微言·小心真主》载："命门者，水火之源。水者，阴中之水也；火者，阴中之火也。"其背后机制：①肾上腺髓质所分泌的激素包括肾上腺素和去甲肾上腺素，均为儿茶酚胺激素，二者基本作用相似，但在作用的强弱及细节方面不相同。肾上腺素可加强心肌收缩力和兴奋度，使心跳加快加强，心输出量明显增加，提高收缩压；而去甲肾上腺素对心脏作用较弱，并在加强心肌收缩力同时使心跳频率减慢。肾上腺素具有

使气管、胃肠道等平滑肌松弛，使瞳孔放大，数毛肌收缩等作用；去甲肾上腺素则对除冠状动脉外的全身血管起强烈的收缩作用，使外周阻力增加，导致舒张压收缩压均明显增高。②肾上腺皮质激素（简称皮质激素）是肾上腺皮质受脑垂体前叶分泌的促肾上腺皮质激素刺激所产生的一类激素。按其生理作用特点可分为盐皮质激素和糖皮质激素，前者主要调节机体水、盐代谢和维持电解质平衡；后者主要与糖、脂肪、蛋白质代谢和生长发育等有关。皮质激素有抗炎、抗过敏、增加 β 受体兴奋性、改善毛细血管通透性等作用。

总结两种激素在生理阶段对体液调节作用生理特点：肾上腺皮质激素对抗各种原因，如物理、化学、生物、免疫等引起的炎症；改善红、肿、热、痛症状。在炎症后期可抑制毛细血管和成纤维细胞的增生，减轻后遗症，也就是"命门之水，谓之原精"的作用。肾上腺髓质最重要的作用是在紧急情况时，通过交感神经为机体创造逃走或准备斗争的体内条件，也就是"命门之火，谓之原气"的作用。正常生理情况下两种激素作用拮抗协同保持体液运动的平衡状态，即"精旺则体强，气旺则形壮。命门水火实藏阴阳，所以为十二经之主也"（《外经微言·小心真主》）。反之，如果两种激素失去拮抗协同作用，就会导致全身体液流动失去平衡，脏器发生组织变形，即"主者，即十二官之化源也。命门之精气尽，则水火两亡，阴阳间隔，真息不调，人病辄死矣"（《外经微言·小心真主》）。故中医学所讲"命门水火"也就是肾上腺两种激素对体液运动调节机制。

4."命门三焦标本说"与浆膜液交通激素调节机制　当我们明白"命门水火"的激素体液调节机制后，再看《难经·六十六难》所讲"三焦者，原气之别使也，主通行三气，经历五脏六腑"，就理解了"小心真主论"的机制。

其一，人体经脉是在胚胎期分化发育而成。《灵枢·经脉》载："人始生，先成精，精成而脑髓生，骨为干，脉为营，筋为刚，肉为墙，皮肤坚而毛发长，谷入于胃，脉道以通，血气乃行。""脉"属于奇恒之腑"脑、髓、骨、脉、胆、女子胞"发育中第四个阶段结构。

其二，经脉胚胎分化发育属于人体体液通路分化发育的最后一个阶段。《灵枢·决气》载："余闻人有精、气、津、液、血、脉，余意以为一气耳，今乃辨为六名。"但是在经脉"精、气、津、液"四种流体的存在，出现在"血、脉"分化发育之前，不循行"血、脉"而行，故"精、气、津、液"也就是"卫在脉外"的卫气物质。

其三，"精、气、津、液"发生在前，行于脉外为"命门水火"所主，也就是命门为卫气之主，心脏为经脉之主。换言之，"小心真主"和"心主血脉"是机体同时存在的两种体液调节机制，"精、气、津、液"发生在前，"血、脉"发生在后，故言命门为"小心真主"。

其四，"精、气、津、液"发生在"血、脉"之前，主要流动分布于机体浆膜层结构之上。三焦是体腔内最大的浆膜层结构，受"小心真主"所调控，由此形成三焦与命门的标本关系。《轩岐救正论》载："命门为三焦之本，三焦为命门之标。"当"血、脉"发育出现后，"精、气、津、液、血、脉"共构为一体，同时受到"小心真主"和"心主血脉"调控，体液流动从胚胎机制向生理机制的过渡，实现生理阶段"卫气行"和"营气行"同行。《轩岐救正论》载："门以命称在父母生我，为生命之本；而我生男女，为立命之原。故人从胞胎中虽禀于精血，便有此点真阳蕴蓄其间，必在父母先天精血坚浓，生我则元气充实，便见胃气强盛。营气灌濡，宗气升健，卫气固密，内而脉气，外而形气，无一非实也。真阳真阴，交济于中，生化不穷。"

（三）"命门十二经之主"与脏腑体液通路相关联机制

1."精气水火"与体液流动调节机制发生机制　"命门"一词提出很早，经典记载定位不统一，故后世医家对于"命门水火说"机制研究非常混乱。《灵枢·根结》把"命门"定义为"眼睛"，即"阳根于至阴，结于命门。命门者，目也"。《难经·三十六难》中把"命门"定义为"右肾"，即"肾两者，非皆肾也，其左者为肾，右者为命门"。"命门"一词在中医学经典出现很早而又众说纷纭的根本原因，是关于"命门"概念内涵外延界定不统一导致的。"命"者有本原的意思，《素问·宝命全形论》记载"夫人生于地，悬命于天，天地合气，命之曰人"。"命门"者有生命本原门户之意，《轩岐救正论》记载"周子所谓太极指神而言，神无所不统该变化故为太极。而阴阳水火皆寓其中,乃合而未分,一气之所浑成者,而人身具有太极,命门是也。命门为精神之舍,居下丹田关元气海之际,水火宅焉。故精为水,而属阴,司于左肾;神为火,而属阳,司于右肾。右肾为元阳之根,左肾为真阴之主,则皆统归于命门者也。内经虽未明指命门,而已隐扬其义矣。奈何难经误以命门偏系右肾,致后明哲辈出历诋其非。再考黄庭经有云,上有黄庭下关元,后有幽阙前命门,是深得水火皈宿之地。近世李濒湖着命门考,张景岳作命门辨,累累千言,反复辨释,皆备阐内经未阐之旨,从此而探造化之。蕴穷万病之机,便得悟从心解,何待笔舌之"。

梳理中医学历史发展中关于"命门说"机制的各种论述,虽然观点很难统一,但是基本围绕着两个论点展开。其一,"命门先天说",命者即《素问·宝命全形论》所讲"夫人生于地,悬命于天,天地合气,命之曰人",门者生命之门,即《轩岐救正论》所讲"门以命称在父母生我,为生命之本,而我生男女为立命之原"。后世医家延伸命门为人体胚胎时期主宰人体组织器官分化发育的组织器官(眼睛,右肾),说明古代医家在对人体更深层胚胎发生发育机制的探索。其二,命门定位为胚胎早期分化发育组织器官,后世医家多侧重于"命小心真主论",认为命门是在"血、脉"分化出现前的组织器官,能够产生"命门之火,谓之原气。命门之水,谓之原精"。调节早期胚胎体液"精、气、津、液"运动的功能,也就是"卫隧"结构的形成。"精、气、津、液"循行于卫隧之中称为卫气,卫气流动受"命门水火"调控,即"小心真主论"。当胚胎后期心血管系统分化发育完善,"宗隧""营隧"结构的形成,有氧血为之宗气,无氧血称之为营气,宗营二隧形成"营气行"循环通路,宗营二气流动受心脏脉动调控,即"心主血脉"。

"小心真主"调控的卫气流动形成"卫气行"循环,"心主血脉"调控宗营二气流动,形成"营气行"循环。当胚胎分化发育成熟时,宗营卫三隧联为一体,即《灵枢·邪客》所讲"五谷入于胃也,其糟粕津液宗气,分为三隧"。三隧体液流动同时受到"小心真主"和"心主血脉"调控,就是"精、气、津、液、血、脉"同时受到命门和心脏的调节而流动,也就是"精气水火论"。

根据现代医学分析"精气水火论","小心真主"调控"卫气行"循环,也就是肾上腺皮质激素和髓质激素对体液流动的调控作用。"心主血脉"调控"营气行"循环就是心脏脉动对血液流动的调控作用,二者协同产生对体液流动的调节作用。"精气水火论"实际是中医学对特难题体液流动中激素调节和血流调节两种作用的整体描述(表2-15)。

表2-15 "精气水火论"对照		
二主	小心真主	心主血脉
精气水火	命门精气	心肾水火
六名一气	精、气、津、液	血、脉
三隧	卫隧	宗隧、营隧
营卫行	卫气行	营气行

2."命门经主论"与体液流动双向调节机制 "命门经主论"记载于《外经微言·命门经主》,即"雷公问于岐伯曰:十二经各有一主,主在何经?岐伯曰:肾中之命门为十二经之主也。雷公曰:十二经最神者,心也。宜心为主,不宜以肾中之命门为主也。岐伯曰:以心为主,此主之所以不明也。主在肾之中,不在心之内。然而离心非主,离肾亦非主也。命门殆通心肾以为主乎。岂惟通心肾哉。五脏七腑无不共相贯通也。"根据原文分析具有如下含义。

(1)"命门殆通心肾以为主"与体液流动激素调节机制:原文提到"十二经各有一主,主在何经?岐伯曰:肾中之命门为十二经之主也",意思是讲人体手足十二经脉各自具有对应脏腑

"十二经各有一主"，但是十二经体液流动具有主次之分，主者不是心脏而是命门，即"肾中之命门为十二经之主也"。综合而言"十二经各有一主，主在何经？岐伯曰：肾中之命门为十二经之主也"就是"命门经主论"。现代医学分析，"命门经主论"实际是讲人体体液流动最初的原始调控动力不是心脏脉动，而是肾上腺两种激素调控作用的结果，这是基于经脉胚胎分化发育机制得出的结论。

中医学根据"命门为十二经之主"机制界定十二经脉，也就是以"命门水火论"机制延伸区分判定"心肾水火论"，以此来对经脉属性进行判断，得出的十二经循行分布规律，完全不同于现代医学脉管学结论。换言之，不明白"命门为十二经之主"的机制也就无法明白中医学对脉管机制，单纯以"心主血脉"而论，十二经脉只能知道"十二经各有一主"，而不能知道经脉体液流动之主次。

"十二经各有一主"也就是十二经各自具有对应的脏腑结构，常规的认识是"心主血脉"，推动十二经脉气血的循环，但"精、气、津、液、血、脉"中"血、脉"调控机制，缺少"精、气、津、液"调控机制，六名一气缺其四，故有"小心真主"和"心主血脉"之辨。《外经微言·命门经主》载："雷公问于岐伯曰：十二经各有一主，主在何经？岐伯曰：肾中之命门为十二经之主也。雷公曰：十二经最神者，心也。宜心为主，不宜以肾中之命门为主也。"按照现代医学分析，问题本质就是人体体液流动以心脏脉动为主，还是以激素调节为主。

中医学理论经脉是从胚胎分化发育层面而立论。《灵枢·经脉》载："人始生，先成精，精成而脑髓生，骨为干，脉为营，筋为刚，肉为墙，皮肤坚而毛发长，谷入于胃，脉道以通，血气乃行。"经脉中流动体液为"血气"，也就是《灵枢·决气》所讲"人有精、气、津、液、血、脉，余意以为一气耳，今乃辨为六名"。"精、气、津、液"循行于卫隧之中称为"卫气"，"血"循行于宗营二隧之中总称为"营气"，由于卫隧和宗营二隧关

联形成共构通路结构，使得"精、气、津、液、血、脉"具有即分又合的流动"营卫交重"路径。《外经微言·营卫交重》载："岐伯曰：营卫交重也。雷公曰：请问交重之旨。岐伯曰：宗气积于上焦，营气出于中焦，卫气出于下焦。盖有天，有阳气，有阴气。人禀天地之二气，亦有阴阳，卫气即阳也。由下焦至中焦以升于上焦，从阴出阳也。营气即阴也，由中焦至上焦以降于下焦，从阳入阴也。二气并重，交相上下，交相出入，交相升降，而后能生气于无穷也。"按照现代医学分析就是淋巴管和血管共构通路结构。

人体体液流动是由营卫二气而构成。《灵枢·营卫生会》载："人受气于谷，谷入于胃，以传与肺，五脏六腑，皆以受气，其清者为营，浊者为卫，营在脉中，卫在脉外，营周不休，五十度而复大会，阴阳相贯，如环无端。""心主血脉"调控"其清者为营，营在脉中"的体液流动，"小心真主"调控"浊者为卫，卫在脉外"的体液流动，同时理解了"小心真主"和"心主血脉"体液双重体液调控机制，才能全面认识把握"营卫生会"机制。所以经文言："以心为主，此主之所以不明也。主在肾之中，不在心之内。然而离心非主，离肾亦非主也。命门殆通心肾以为主乎。岂惟通心肾哉。五脏七腑无不共相贯通也"，也就是"命门殆通心肾以为主"形成了"命门为十二经之主"机制。

命门者即肾上腺。肾上腺分泌皮质和髓质两种激素即"命门水火"，皮质激素为"命门真水"，髓质激素为"命门真火"。"命门真水"和"命门真火"没有固定形态的流体物质，都来自于"小心在心之下，肾之中"，又称为"肾火，无形之火也；肾水，无形之水也"。心脏为有形之火即"心主血脉"，肾脏为有形之水即"肾主水"；无形水火必须通过有形水火才能发挥作用，得出"命门殆通心肾以为主"的结论。现代医学分析就是肾上腺两种激素分泌进入血流后产生对心脏泵血和肾脏泌尿功能的调节作用，也就是"命门殆通心肾以为主"的机制（表 2-16）。

表 2-16 "命门殆通心肾以为主"机制		
无形水火	命门真火（髓质激素）	命门真水（皮质激素）
有形水火	心主之火（心脏泵血）	肾主之水（肾脏泌尿）

（2）"一阳陷于二阴之间"与体液激素调节方式机制：命门、心脏、肾脏属于实质性器官，无形水火由命门分泌而出属于流体物质，要想发挥作用必须通过血流携带才能到达有形的心脏和肾脏，实现由"无形水火"对"有形水火"的调控作用。换言之，只知道"命门殆通心肾以为主"背后还存在机制缺陷，故经文对"命门殆通心肾以为主"机制又提出了疑问。《外经微言·命门经主》载："雷公曰：其共相贯通者，何也？岐伯曰：人非火不生，命门属火，先天之火也。十二经得命门之火始能生化，虽十二经来通于命门，亦命门之火原能通之也。雷公曰：命门属火，宜与火相亲，何偏居于肾以亲水气耶？"现代医学分析就是两种激素由肾上腺体分泌而出，肾上腺处于肾脏之上，分泌的两种激素对应分配到心脏和肾脏产生调控作用。

"命门水火"者为"命门之火，谓之原气。命门之水，谓之原精"，也就是"精、气、津、液、血、脉"中的"精、气"。"精"者即"命门之水，谓之原精"，"气"者即"命门之火，谓之原气"，"精、气、津、液"者即为经水（卫气），故"命门水火"虽然作用不同但皆属于经水。《外经微言·命门真火》载："少师曰：命门居水火中，属水乎？属火乎？岐伯曰：命门，火也。无形有气，居两肾之间，能生水而亦藏于水也。少师曰：藏于水以生水，何也？岐伯曰：火非水不藏，无水则火沸矣。水非火不生，无火则水绝矣。水与火盖两相生而两相藏也。"现代医学分析是人体胚胎分化发育过程中，最早（4～6周）出现两种不同属性激素，两种激素溶解于体液之中，即"命门，火也。无形有气，居两肾之间，能生水而亦藏于水也"。两种激素通过体液流动到达靶向组织位置发挥各自作用，同时两种激素通过拮抗协同作用使得胚胎体液流动处于平衡状态。《外经微言·命门真火》载："少师曰：藏于水以生水，何也？岐伯曰：火非水不藏，无水则火沸矣"；肾上腺必须分泌等量的皮质激素和髓质激素才能满足拮抗协同作用产生，即"水非火不生，无火则水绝矣。水与火盖两相生而两相藏也。"

无形"命门水火"隶属于"精、气、津、液"中的"精、气"。"精、气"与"血、脉"之间还存在"津、液"，就出现了无形"命门水火"如何作用于有形"心肾水火"的问题，也就是"六名一气"中的"精、气、津、液、血、脉"六个要素是如何关联的？《外经微言·命门经主》载："肾火，无形之火也；肾水，无形之水也。有形之火，水能克之，无形之火，水能生之。火克于水者，有形之水也．火生于水者，无形之水也。然而无形之火偏能生无形之水，故火不藏于火，转藏于水。所谓一阳陷于二阴之间也。"如果单纯以文解文看上去非常绕口，甚至感觉是在逻辑诡辩，但如果联系现代医学分析就会感到背后具有很深的机制，其中有四层含义。

其一，"命门水火"都来自于肾脏。肾脏主水，也就是"命门水火"存在于肾中，即"肾火，无形之火也；肾水，无形之水也"，加之有形肾水，肾脏同具"二水一火"。现代医学分析，肾上腺处于肾脏之上，分泌的两种激素是通过肾脏脉管流入血流。换言之，肾脏不单单是具有泌尿功能，而且担负着的传输肾上腺激素进入血液的功能。故肾脏同时具有泌尿功能和调节心律的功能，是将肾脏和肾上腺功能综合得出的结论。

其二，"命门水火"寄存于肾中出现两种情况，无形之火远距离调控有形心火，即"有形之火，水能克之"，无形之火和无形之水在肾中共存即"无形之火，水能生之"。现代医学分析，"有形之火，水能克之"者，肾上腺髓质与交感神经系统组成交感肾上腺髓质系统，或称交感肾上腺系统。髓质激素的作用与交感神经紧密联系，难以分开。

肾上腺激素主要成分是儿茶酚胺，儿茶酚胺作用于中枢神经系统，提高其兴奋性，使机体呼吸加强加快，肺通气量增加；心跳加快，心缩力增强，心输出量增加。反之，肾上腺皮质是构成肾上腺外层的内分泌腺组织，能分泌由数种类固醇混合而成的肾上腺皮质激素，皮质内还含有为数更多的类固醇。类固醇可以加强心肌收缩力，使心率减慢，用于控制心力衰竭。肾上腺髓质分泌儿茶酚胺加快心跳作用就是"有形之火"，对"有形之火"的调控作用即"水能克之"，就是肾上腺皮质类固醇作用，故"有形之火，水能克之"实际讲肾上腺两种激素对心律的调节作用机制。肾上腺髓质激素和皮质激素正常状态下处于拮抗协同的平衡状态，肾上腺分泌髓质激素的多少不是取决于心脏，而是取决于与皮质激素的平衡度，也就是"无形之火，水能生之"的机制。综合而言，"有形之火，水能克之，无形之火，水能生之"实际是对肾上腺两种激素体液调节拮抗协同作用的描述。

其三，火性特征出现有两种形态。第一种是水克火时，有形肾水克有形心火，即"火克于水者，有形之水也"；第二种是火生水时，无形之水生无形之火，即"火生于水者，无形之水也"。现代医学分析，心血管系统和肾泌尿系统构成血循环流动为有形水火，即"火克于水者，有形之水也"；心血管系统和肾泌尿系统同时受到肾上腺两种激素的调节为无形水火，即"火生于水者，无形之水也"。综合而言，人体血液和组织液流动是同时受到血循环调节和激素调节形成的。

其四，肾水能生无形水火，无形之火生于无形之水，导致有形之火产生无形之火和肾脏产生的无形之火都归属于肾脏，也就是"然而无形之火偏能生无形之水，故火不藏于火，转藏于水"。换言之，心火和命门火都归属于肾脏，也就是所谓"一阳陷于二阴之间也"。《医贯·医巫闾子医贯序》载："火生乎水，亦还藏于水也，其象在坎，一阳陷于二阴之中，而命门立焉。"现代医学分析，心脏脉动是受到肾上腺髓质激素调节，而肾上腺

激素是经肾脏进入血流作用于心，即"无形之火偏能生无形之水"。心脏脉动节律是受到肾上腺和肾脏功能调节，即"火不藏于火，转藏于水"。由此得出人体水液流动和血液流动的整体调节模式是肾上腺和肾脏作用，即"一阳陷于二阴之间也"（表 2-17）。

表 2-17　人体水液流动和血液流动的整体调节模式

无形水火	命门水火	
有形水火	有形心火	有形肾水
水火归源	心火（源于命门水）	肾水（源于命门水）
水火方式	中医学一阳陷于二阴之间也	

（3）"命门为十二经之主"与十二经发生机制：人体体液流动发生发育机制分为六个阶段，称为"六名一气"。《灵枢·决气》载："余闻人有精、气、津、液、血、脉，余意以为一气耳，今乃辨为六名。"随着体液流动结构的逐渐分化发育，体液流动通路结构逐渐与脏腑组织器官发生关联，形成脏腑和经脉的对应关系，即"十二经各有一主"。通过前面经文分析，"十二经各有一主"是"六名一气"后期呈现的胚胎分化发育现象，十二经之主并非是"心主血脉"，而是"小心真主"。这就需要我们从更深的机制层面去解析十二经脉的发生发育机制，否则还是不能真正认识把握经脉和脏腑关联的根本机制。

"命门水火"者即"六名一气"中的"精、气"，"精、气"者称为"命门之火，谓之原气。命门之水，谓之原精"。"精、气、津、液、血、脉"者由"命门水火"而发生，故命门者即"小心真主"。"小心真主"为"六名一气"发生之源，命门也为十二经发生发育之源，即"肾中之命门为十二经之主也"，简称"命门十二经主"。然而"十二经各有一主"，十二经脉都有其各自对应的脏腑组织连接，"小心真主"又是如何将经脉和脏腑对应关联起来的呢？《外经微言·命门经主》载："人身先生命门而后生心。心生肺，肺生脾，脾生肝，

肝生肾，相合而相生，亦相克而相生也。十二经非命门不生，正不可以生克而拘视之也。"根据原文所讲可以分为五层含义。

其一，"六名一气"为机体体液流动发生发育顺序。这种机制发生具有前后二主，前主为"小心真主"即"精、气"，后者为"心者，君主之官也"即"血、脉"，前主转化为后主即为"人身先生命门而后生心"。现代医学分析就是人体体液流动发生机制，前期是腺体激素调控（先生命门），后期是心血管系统调控（后生心）。

其二，"六名一气"发生过程中具有前后二主，前主"小心真主"为"精、气"；后主"心者，君主之官也"为"血、脉"；中间"津、液"为"命门为三焦之本，三焦为命门之标"（《轩岐救正论》）所主，形成"人身先生命门而后生心"结构。现代医学分析，人体胚胎体液通路发生发育，前期是腺体激素调控处于胚胎之下的"先生命门"，后期是心血管系统调控处于胚胎之上的"后生心"，上下之间的媒介体是浆膜腔结构。体液激素调节"小心真主"和血管脉动调节"心者，君主之官也"关联起来，体腔浆膜腔结构两种体液调节的中间共构体。

其三，"人身先生命门而后生心"形成结构即"命门为三焦之本. 三焦为命门之标"。三焦心包相表里，"命门也为心包之本"。《灵枢·邪客》载："心者，五脏六腑之大主也，精神之所舍也。其脏坚固，邪弗能容也。容之则心伤，心伤则神去，神去则死矣。故诸邪之在于心者，皆在于心之包络。包络者，心主之脉也，故独无俞焉。"现代医学分析，体腔浆膜腔结构（三焦心包）的发生发育结构形成是体液激素调节"小心真主"和血流调节"心者，君主之官也"的结合体，故只有浆膜腔结构（命门、三焦）存在才能开始完整的体液通路结构（六名一气）的发生发育。

其四，"命门为三焦之本，三焦为命门之标"也就是体腔内浆膜腔结构的形成。浆膜腔结构之上的体液流动为"小心真主"所调控，"小心真主"调控的体液是"精、气、津、液"，必须与"心者，

君主之官也"调控的"血、脉"关联为一体，然后才能实现"六名一气"中的"精、气、津、液、血、脉"完整通路，出现心包和心脏之间的结构关联。换言之，心包和三焦结构的形成给五脏发生提供分化发育空间。"心者，君主之官也"处于体腔上部，必须由上向下分化发育，才出现"心生肺，肺生脾，脾生肝，肝生肾，相合而相生，亦相克而相生也"发育顺序。这一顺序是按照五行逆生而成，也是"逆克为主"背后的发生发育机制。

其五，五脏结构在心包、三焦形成的腔体结构内分化发育，五脏和三焦、心包相向分化发育。心包与五脏合称"六脏"，三焦与传化五腑"胃、大肠、小肠、三焦、膀胱"合称"六腑"，同时导致"精、气、津、液、血、脉"循行于六脏六腑之间，也就是"命门为十二经之主"的机制。

"命门为十二经之主"是基于"小心真主"向"心者，君主之官也"分化过渡而言，"小心真主"通过命门"精、气"调控三焦"津、液"，实现与"心者，君主之官也"调控"血、脉"的统一。《外经微言·命门经主》载："十二经非命门不生，正不可以生克而拘视之也。"换言之，"小心真主"调控"精、气、津、液"形成十二经水，"心者，君主之官也"调控"血、脉"形成十二经脉，二者共同形成十二经水和十二经脉的共构体液通路。《灵枢·经水》载："经脉十二者，外合于十二经水，而内属于五脏六腑。"这就是"命门为十二经之主"的机制（表2-18）。

表 2-18 "命门为十二经之主"背后的全部机制

二主	小心真主		心者，君主之官也	
营卫	精、气、津、液（卫气）		血、脉（营气）	
主属	命门三焦标本		五脏	
相合	三焦	五腑	五脏	心包
脏腑	六腑		六脏	
内脉	十二经脉			
外水	十二经水			

（四）"命门为十二官之主"与十二官相使机制

1. "命门为十二经之官"与体液激素调节机制　人体体液流动经过胚胎组织分化发育形成"命门为十二经之主"，也就是机体体液流动同时获得"小心真主"调控和"心者，君主之官也"调控，使得"精、气、津、液"和"血、脉"成为一体称为"六名一气"。"六名一气"所经过的组织器官都是在命门"小心真主"作用下分化发育而成。《外经微言·命门经主》载："故心得命门，而神明应物也；肝得命门，而谋虑也；胆得命门，而决断也；胃得命门，而受纳也；脾得命门，而转输也；肺得命门，而治节也；大肠得命门，而传导也；小肠得命门，而布化也；肾得命门，而作强也；三焦得命门，而决渎也；膀胱得命门，而畜泄也。"

六脏六腑是在"命门为十二经之主"基础上产生的。"小心真主"发生在前为因，"心者，君主之官也"发生在后为果，总结为"是十二经为主之官，而命门为十二官之主"，简称为"命门为十二官之主"。反之，"命门为十二官之主"必须获得"十二经为主之官"支持，也就是六脏六腑必须获得"六名一气"体液之滋养。所以十二经与十二官之间关系为"有此主则十二官治。无此主则十二官亡矣。命门为主，供十二官之取资"，即《素问·灵兰秘典论》所讲"主不明则十二官危，使道闭塞而不通，形乃大伤，以此养生则殃，以为天下者，其宗大危，戒之戒之"之本意。

"心者，君主之官也"即"心主血脉"，"心主血脉"不能主于"精、气、津、液"，"小心真主"者能主"精、气、津、液"而不能主"血、脉"，"小心真主"与"心者，君主之官也"相合方能主"六名一气"。故"主不明，则十二官危"为"小心真主"之功用。《医贯·内经十二官论》载："人生先生命门火，此褚齐贤之言也。发前人之所未发，世谓父精母血非也。男女俱以火为先，男女俱有精，但男子阳中有阴，以火为主；女子阴中有阳，以精为主。谓阴精阳气则可，男女合，此二气交聚，然后成形。成形俱属后天矣，后天百骸俱备，若无一点先天火气，尽属死灰矣。"总结而言，六脏六腑也就是"十二脏之相使"，是"命门为十二经之主"向"命门为十二官之主"转化过程中形成，"十二脏之相使"又称"命门为十二官之主"，原因是"命门为主，供十二官之取资"。"命门之火，谓之原气。命门之水，谓之原精"，十二官取"原气、原精"方能"精旺则体强，气旺则形壮"，故"命门水火实藏阴阳，所以为十二经之主也。主者，即十二官之化源也"（《外经微言·小心真主》）。

现代医学分析，"命门为十二官之主"是基于内脏器官的激素调节机制得出的结论。其一，人体胚胎组织分化发育受到基因和激素两种作用力调控。基因调控决定细胞分化的物种和结构归属，即"天地媾精，阴阳布化，万物以生。承其宿业，分灵道一"（《太上老君内观经》）。激素调控决定细胞分化发育速度，即"父母和合，人受其生。始一月为胞，精血凝也。二月成胎，形兆胚也。三月阳神为三魂，动而生也。四月，阴灵为七魄，静镇形也。五月，五行分脏以安神也。六月，六律定腑用滋灵也。七月，七精开窍，通光明也。八月，八景神具，降真灵也。九月，宫室罗布，以定精也"。虽然中医学对于基因和激素没有研究到现代分子生物学和内分泌学机制细化的深度，但是已经意识到两种生命现象的存在。

其二，机体激素种类非常多，动物机体通过各种内分泌腺分泌的激素，间接调节动物机体的活动。内分泌腺分泌的激素直接进入血液，随着血液循环到达身体各个部分，在一定的器官或组织中发生作用，从而协调动物机体生长、发育、新陈代谢、生殖及其他生理功能，使这些功能得到兴奋或抑制，活动加快或减慢。这种调节叫作激素调节，属于体液调节。中医学方士派医家在"移精变气"实践中也有很多的分类，其中最核心的部分是"命门水火说"。《外经微言·小心真主》载："命门之火，谓之原气。命门之水，谓之原精。""原气"即肾上腺髓质激素,"原精"即肾上腺皮质激素,两种激素从胚胎期早期就开始分泌产生对体液的调节作用。两种激素对机体体液调节作用相反,其拮抗协同作用使得体液流动呈现平衡状态,犹如心脏和肾脏之间的关系,称为"命门水火"。

其三,胚胎后期随着心脏和肾脏分化发育,胚胎体液流动逐渐转化为以心血管系统为主。换言之,胚胎早期体液流动以激素调节为主,即"小心真主";胚胎后期体液流动以心脏脉动调节为主,即"心者,君主之官也"。机体体液流动同时具备两种调节机制,前者调节血管外体液"精、气、津、液"流动,后者调节血管内体液"血、脉"流动,产生全身经脉体液的流动循环,而称为"命门为十二经之主"。六脏六腑是在"命门为主,供十二官之取资"基础上分化发育而形成的,十二经体液流动通路和十二经对应器官是在"精、气"两种激素调节下产生的。《外经微言·命门经主》总结为"十二经非命门不生,是十二经为主之官,而命门为十二官之主",由此得知,六脏六腑是在"小心真主"体液激素调节为主的基础上分化发育

而来,言为"命门为十二官之主"。进入生理阶段,机体体液调节转化成以"心者,君主之官也"为主,故而得知,六脏六腑十二官者,是以"心者,君主之官也",以"小心真主"为"十二脏之相使"。"十二脏之相使"也是"命门为十二官之主。有此主则十二官治。无此主则十二官亡矣"。

其四,"小心真主"是"心者,君主之官也"胚胎发生发育的基础,生理阶段虽然以"心者,君主之官也"为主,但"小心真主"体液调节的机制仍然存在。换言之,人体体液流动是激素调节和脉动调节共同作用下结果,比如血压高低变化并非是单纯血循环调节功能导致的,同时受到肾上腺激素调节作用的影响,六脏六腑"十二脏之相使"实际上包含了心脏血流的调节和体液激素的调节(图2-60)。

2. "命门为十二官之主"与脏腑神经激素轴调节机制 人体胚胎分化发育过程中,由"小心真主"体液调节机制转化为"心者,君主之官也"的血液调节机制,也就是完成了"精、气、津、液"调节向"血、脉"调节的过渡,实现"六名一气"体液调节的统一,总结为"命门为十二经之主"。

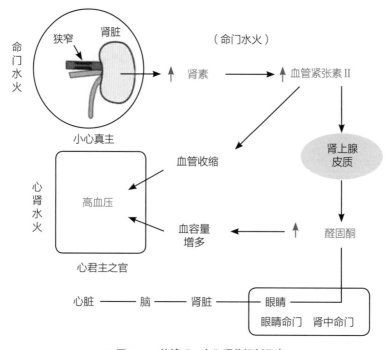

▲ 图 2-60 体液"二主"调节机制示意

现代医学分析，这一机制还不完整。"小心真主"属于激素体液调节机制，"心者，君主之官也"属于心脏脉动血液调节机制，心脏收缩舒张属于自律性调节，由此产生脉动力推动血流在脉管中运动，也就是"营气行"循环。《灵枢·营气》载："营气之道，内谷为宝。谷入于胃，乃传之肺，流溢于中，布散于外，精专者行于经隧，常营无已，终而复始，是谓天地之纪。""小心真主"属于激素体液调节机制，激素体液调节属于非自律性调节，由此产生血管外体液流动，也就是"卫气行"循环（经水循环）。《灵枢·经水》载："凡此五脏六腑十二经水者，外有源泉，而内有所禀，此皆内外相贯，如环无端，人经亦然。"两种体液调节机制差别很大，各自具有自己独立的调节对象，二者之间是以何种机制统一的呢？这就必须要解答机制问题，否则"命门为十二经之主"还是无法系统阐述。

"小心真主"的体液调节是以"命门之火，谓之原气。命门之水，谓之原精"调节的。"原气"即肾上腺髓质激素，"原精"即肾上腺皮质激素，两种激素都属于内分泌激素。内分泌激素又称神经内分泌激素，动物体内某些特化的神经细胞（结构上属于神经系统而非内分泌系统）能分泌一些生物活性物质，经血液循环或通过局部扩散调节其他器官的功能，这些生物活性物质叫作神经激素；合成和分泌神经激素的细胞叫作神经内分泌细胞。也就是说"小心真主"的体液调节作用，并非单纯的激素作用，还与神经调节作用相关。

肾上腺髓质与交感神经系统组成交感肾上腺髓质系统，或称交感肾上腺系统，所以髓质激素的作用与交感神经关系密切。当这一系统调动起来，儿茶酚胺（去肾上腺素、肾上腺素）的分泌量会大大增加。儿茶酚胺作用于中枢神经系统，提高其兴奋性，使机体处于警觉状态，反应灵敏；呼吸加强加快，肺通气量增加；心跳加快，心缩力增强，心输出量增加。血压升高，血液循环加快，内脏血管收缩，骨骼肌血管舒张同时血流量增多，全身血液重新分配，以利于应急时重要器官得到

更多的血液供应。根据这一机制分析，"命门之火，谓之原气"不仅与肾上腺髓质激素相关，还与交感神经相关。

肾上腺皮质是构成肾上腺外层的内分泌腺组织，与神经构成下丘脑垂体肾上腺轴（HPA），又称边缘系统下丘脑垂体肾上腺轴（LHPA轴）。轴是一个直接作用和反馈互动的复杂集合，包括下丘脑（脑内的一个中空漏斗状区域）、脑垂体（下丘脑下部的一个豌豆状结构），以及肾上腺（肾脏上部的一个小圆椎状器官）。HPA轴是神经内分泌系统的重要部分，参与控制应激的反应，并调节许多身体活动，如消化、免疫系统、心情和情绪、性行为，以及能量贮存和消耗。其产生的一类激素按其生理作用特点可分为盐皮质激素和糖皮质激素，前者主要调节机体水、盐代谢和维持电解质平衡。

肾上腺髓质和皮质分泌两种不同属性的神经激素，皮质激素相当于"命门之水，谓之原精"，与下丘脑—垂体—肾上腺轴关联，髓质激素相当于"命门之火，谓之原气"，与交感肾上腺系统关联。故"命门水火"更深的机制源头是在奇恒之腑的"脑腑"内的下丘脑。道书《太上老君内观经》载："太一帝君在头，曰泥丸君，总众神也。照生识神，人之魂也。司命处心，纳生元也。无英居左，制三魂也。白元居右，拘七魄也。桃孩住脐，保精根也。照诸百节，生百神也。""太一帝君在头，曰泥丸君，总众神也"，即下丘脑垂体；"司命处心，纳生元也"，即心脏神经纤维结构；"桃孩住脐，保精根也"，即肾上腺。综上所述，原文含义就是"泥丸心命门"连成一线，类似于现代医学下丘脑—垂体—腺体轴。

"泥丸心命门"连线，心处于泥丸和命门之间，也意味着心脏同时与神经和激素相关，即"心者，禁也，一身之主。心能禁制，使形神不邪也。心则神也，变化不测，故无定形"（《太上老君内观经》）。同时心脏外其他脏器也存在着神经结构称为"五脏藏神"，即"所以五脏藏五神，魂在肝，

魄在肺，精在肾，志在脾，神在心，所以字殊，随处名也"（《太上老君内观经》）。其中心脏神经是"五脏藏神"之主，《素问·灵兰秘典论》描述为"心者，君主之官也，神明出焉"。现代医学分析，心脏同时存在着交感神经和副交感神经，并与肾上腺激素相关。

其一，支配心脏的心交感节前神经元为胆碱能神经元，其末梢释放的递质为乙酰胆碱。乙酰胆碱与节后神经元细胞膜上的胆碱能受体结合，引起节后神经元兴奋，节后神经元的轴突组成心脏神经丛，支配心脏各个部分，包括窦房结、房室交界、房室束、心房肌和心室肌。心交感节后神经元为肾上腺素能神经元，其末梢释放去甲肾上腺素。心交感神经兴奋时，其末梢释放的去甲肾上腺素和心肌细胞膜上的肾上腺素 β 受体结合，可使心率加快、兴奋，经房室交界传导的速度加快、心房肌和心室肌的收缩力加强。去甲肾上腺素来源于肾上腺髓质，经血液循环到达心脏部位，产生对心律的调节作用。中医学分析，去甲肾上腺素即"命门真火"，心肌细胞膜上的肾上腺素 β 受体就是"命门真火"作用心脏的介质，由此形成"小心真主"对"心者，君主之官也"的调控作用。

其二，支配心脏的副交感神经节前纤维行走于迷走神经干中，这些节前神经元的胞体位于延髓的迷走神经背核和疑核。节后纤维支配窦房结、房室交界、心房肌、房室束及其分支，其中右侧迷走神经主要支配窦房结，左侧迷走神经主要支配房室交界区，迷走神经也支配心室肌，但其纤维末梢的数量远较心房肌中少。心迷走神经节后纤维末梢释放的乙酰胆碱作用于心肌细胞膜上的 M 型胆碱能受体后可引起心率减慢（即负性频率作用）、房室结传导减慢（即负性传导作用）、心房肌收缩力减弱（即负性肌力作用），对心室肌也具有直接抑制作用，但心房肌对 Ach 的反应较心室更加敏感。乙酰胆碱属于神经递质，不属于激素，通过心肌细胞膜上的 M 型胆碱能受体产生对心脏的调控作用。中医学分析，乙酰胆碱属于"太乙帝君在头，曰泥丸君，总众神也"，心肌细胞膜上的 M 型胆碱能受体属于"司命处心，纳生元也"，由此形成"心主神明"对"心者，君主之官也"的调控作用。

综合而言，心脏作为"君主之官也"不是独立存在的，向上通过神经递质与"心主神明"相连，向下通过肾上腺激素与"小心真主"相连。"心主神明"产生对"心者，君主之官也"的负性频率调控作用，"小心真主"产生对"心者，君主之官也"的正性频率调控作用。由此形成"泥丸、心、命门"之间的相互调控关系，"泥丸"通神，"心"通气，"命门"通精，心气通则神通精固，即"心者，君主之官也，神明出焉"的机制（图 2-61）。

机体脏腑组织结构与神经、血液、激素相关，都具有"精、气、神"的调节机制，即"所以五脏藏五神，魂在肝，魄在肺，精在肾，志在脾，神在心，所以字殊，随处名也"。心脏是其他脏腑的"精、气、神"的调控中心，故"心者，君主之官也，神明出焉"。心脏脉动正性频率调控作用源自于"命门真火"（肾上腺髓质激素），"命门真火"同时具有调节"精、气、津、液"和调节"血、脉"作用，"精、气、津、液"行，则十二经水行；"血、脉"行，则十二经脉通；经水和经脉皆通才能"经脉十二者，外合于十二经水，而内属于五脏六腑"（《灵枢·经水》）。《外经微言·命门真火》载："十二经之火，皆后天之火也。后天之火非先天之火不化。十二经之火得命门先天之火则生生不息，而后可转输运动变化于无穷，此十二经所以皆仰望于命门，各倚之为根也。"十二经脉得"命门真火"乃通，十二经脉通则十二官方能相使。即《外经微言·命门经主》载："是十二经为主之官，而命门为十二官之主。有此主则十二官治。无此主则十二官亡矣。命门为主，供十二官之取资。"

十二经取资"命门真火"六气乃行，故言"命

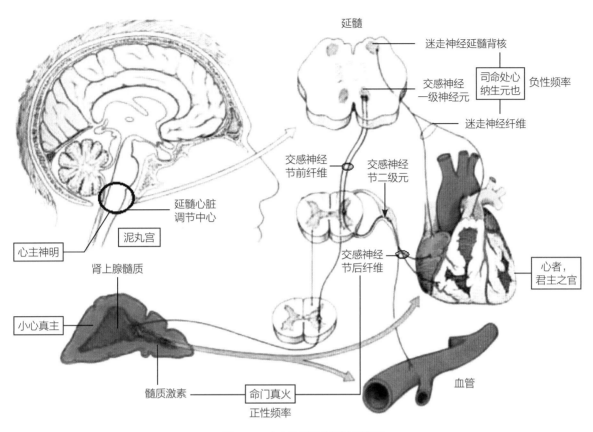

▲ 图 2-61　心主神明结构机制示意图

门为十二经之官"；十二官才能取资十二经六气乃生，故言"命门为十二官之主"。官主同在方能行十二官相使，"命门为主，供十二官之取资"。即《外经微言·命门真火》载："少师曰，命门之系人生死甚重，《内经》何以遗之？岐伯曰：未尝遗也。主不明则十二官危。所谓主者，正指命门也。"故"命门为十二官之主"就是"十二脏之相使"之真主，命门者人身之真主"主不明则十二官危，使道闭塞而不通，形乃大伤，以此养生则殃，以为天下者，其宗大危，戒之戒之"

（表 2-19）。

表 2-19　命门为十二经之主		
真主	命门真火	
六气	精、气、津、液	血、脉
水脉	十二经水	十二经脉
主官	命门为十二经之官	命门为十二官之主
二主	小心真主	心君主之官
相使	十二脏之相使	

第二节

"营卫生会"经脉循环结构机制

一、"冲任离合"与体液营卫交通机制

（一）"冲任离合"与脏腑体液通路定位机制

"五脏六腑"是中医学对内脏组织认识最核心的机制，这一理论有最基本的两个原则。其一，基于历法坐标"五方六合"对应原则。根据《素问·天元纪大论》所讲"寒暑燥湿风火，天之阴阳也，三阴三阳上奉之。木火土金水火，地之阴阳也，生长化收藏下应之"得出的坐标描述。其二，基于体腔内五脏与六腑关系对应原则。《素问·金匮真言论》载："夫言人之阴阳，则外为阳，内为阴。言人身之阴阳，则背为阳，腹为阴。言人身之脏腑中阴阳，则脏者为阴，腑者为阳。肝、心、脾、肺、肾，五脏皆为阴，胆、胃、大肠、小肠、膀胱、三焦，六腑皆为阳"。两个原则对应结合就是五方对应五脏，六合对应六腑，由此确立人体脏腑和背景环境的统一关系。

历法坐标"五方六合"模型对应人体得出"五脏六腑"结论不是一种简单机械的比类性理论归纳，必须建立在严密机制基础上这一结论才能成立，否则无法根据这一结论建立合理诊疗体系。因此，只有理清二者之间机体的结构关系，才能真正理解"五方六合"和"五脏六腑"诊疗体系是如何建立的。

"五方六合"者是根据《素问·天元纪大论》所讲"寒暑燥湿风火，天之阴阳也，三阴三阳上奉之。木火土金水火，地之阴阳也，生长化收藏下应之"而来。"三阴三阳"即为天之六合，"木火土金水火"即对应五方，"五方六合"也就是天之"三阴三阳"和地之"木火土金水火"的另一种表述。

"五方六合"具体对应的人体结构是根据人体内环境与背景环境物质能量交通的两个孔道口腔和鼻腔结构建立起来的。《素问·六节藏象论》载："天食人以五气，地食人以五味。五气入鼻，藏于心肺，上使五色修明，音声能彰。五味入口，藏于肠胃，味有所藏，以养五气，气和而生，津液相成，神乃自生。""天食人以五气"通于"三阴三阳"，使机体呈现"五气入鼻，藏于心肺，上使五色修明，音声能彰"状态；"地食人以五味"通于"木火土金水火"，使机体呈现"五味入口，藏于肠胃，味有所藏，以养五气，气和而生，津液相成，神乃自生"状态。现代医学分析就是机体通过呼吸系统摄取氧气而养六腑，通过消化系统摄取水谷营养而养五脏。

背景环境通过"天食人以五气，地食人以五味"与机体发生物质能量交通，形成机体"五脏六腑"机制。但是口腔和鼻腔只是氧气和食物进入机体的孔道路径结构，必须通过机体体液通路传输，氧气和食物营养才能到达脏腑组织，进而被利用。故在谈论五脏六腑机制时，必须要考虑与体液传输通路之间的关系。根据现代人体医学研究，体液在组织间的流动有两种方式。其一，依靠组织器官临近组织之间的结构间隙传输，也是中医学界定的奇恒脏腑、五脏六腑、六脏六腑等背后的机制。其二，通过体液通路连接结构传输来自外界的氧气和食物营养，即中医学所讲五脏与五体之间对应关系。氧气和食物营养通过口

腔和鼻腔进入机体后，首先进入脏腑组织，然后由脏腑向外周组织结构传输，所以中医学中有体液通路和脏腑之间的对应关系结论，也就是经脉与脏腑的对应交通机制。

1. "冲任离合"与奇恒脏腑经脉分布机制　人体体液运动的主要动力是心血管系统。心血管系统由动脉、静脉、淋巴管三种体液通路构成，也就是中医学所讲"三隧说"结构。"五气入鼻，藏于心肺"是有氧血的来源，有氧血出心经主动脉干向外流动，主机动干就是中医学所讲的冲脉，是传输有氧血由内向外的主干通路。因"冲脉循背里"结构分布位置关系，冲脉分支结构同时向消化管和脊髓腔发出分支连接，有氧血流方向是沿着冲脉通路以"土"字形离心运动向背腹胸三腔组织灌流。消化管有对外开口结构，脊髓腔不具对外开口结构，形成奇恒脏腑阴阳属性机制。有对外开口结构的消化管，界定"夫胃、大肠、小肠、三焦、膀胱，此五者，天气之所生也，其气象天"；不具备对外开口结构的脊髓腔，界定为"脑、髓、骨、脉、胆、女子胞，此六者，地气之所生也，皆藏于阴而象于地"，也就是《素问·五脏别论》中所讲奇恒脏腑阴阳属性界定机制。

冲脉属于体动脉有氧血通路，有氧血出心进入冲脉"土"字形结构做离心运动。当有氧血外流到达外周组织位置后，必须具有回流通路，即通过静脉、淋巴管向体腔内做向心式运动，否则无法形成体液循环运动。中医学将淋巴液回路当做体液回流的起始点，胸导管是机体淋巴液最大通路，全身淋巴液以回心式运动方式向胸导管回流，最后并入上下腔静脉而回流入心。中医学将胸导管结构称为任脉，胸导管结构分布"任脉循腹里"作为奇恒脏腑阴性的判定标准，换言之，"脑、髓、骨、脉、胆、女子胞，此六者，地气之所生也，皆藏于阴而象于地"者，实际是以"任脉循腹里"为标准界定为脏为地为阴。

"冲脉循背里"和"任脉循腹里"是界定奇恒脏腑阴阳属性的标准."冲脉循背里"是讲冲脉分布于背侧"脊里"位置，其分支由背侧向腹侧延伸分布，产生宗气由"脊里"向"腹里"方向流动，宗气作离心运动，表达为"冲离"。"任脉循腹里"是讲任脉分布于腹侧"腹里"位置，其分支由腹侧向背侧延伸分布，产生任脉卫气由"腹里"向"脊里"方向流动，卫气作回心运动，表达为"任合"。

"冲脉循背里"形成"冲离"，"任脉循腹里"形成"任合"。"冲离""任合"相向循行分布形成"冲任离合"（图 2-62），也就是奇恒之腑和传化五腑阴阳属性具体结构判定标准。"冲离"由背侧向腹侧分布，故奇恒之腑为阴，即"皆藏于阴而象于地"；"任合"由腹侧向背侧分布，故传化五腑"此五者天气之所生，其气象天"。《类经·阴阳离合》载："任行乎前而会于阳明，冲行乎后而为十二经脉之海，故前曰广明，后曰太冲；合言之，则任冲名位虽异，而同出一原，通乎表里，此腹背阴阳之离合也。"

2. "冲任离合"与脏腑体液属性定位机制　"冲脉循背里"和"任脉循腹里"与机体组织结构对应，由此得出奇恒脏腑的阴阳属性，也就是消化腔和脊髓腔阴阳属性界定机制。冲脉有氧血体液由内向外流动属于阳，消化腔开放式结构与外界相通，即《素问·阴阳离合论》所言"出地者，命曰阴中之阳"。故"胃、大肠、小肠、三焦、膀胱，此五者，天气之所生也，其气象天"，任脉淋巴液由外向内流动属于阴，脊髓腔不具有与外界相通结构为阴。《素问·阴阳离合论》中所言"未出地者，命曰阴处，名曰阴中之阴"，故"脑、髓、骨、脉、胆、女子胞，此六者，地气之所生也，皆藏于阴而象于地。"

奇恒脏腑通于天地者，对应"五方六合"立体坐标系中的上下轴向，上轴通于奇恒五腑而象天，下轴通于奇恒六脏而象地，但要确立"五方六合"立体坐标系与人体结构之间的对应关系，还需要确立前后左右四个轴向。冲任二脉分布循行于体腔之内，不单向消化腔和脊髓腔发出分支，

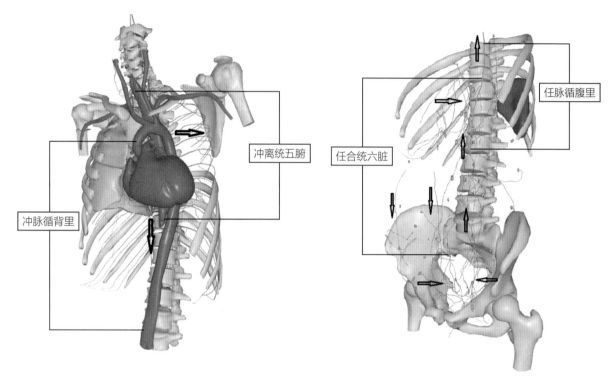

▲ 图 2-62　冲任离合机制示意

还向体腔内五脏发出分支结构。虽然五脏结构通过鼻腔结构"五气入鼻，藏于心肺"的功能与外界交通，但只是单口开放结构不能称为腑，故称为五脏。

五脏六腑结构划分也是由"冲任离合"分布结构构成，六腑有前后开口与外界相通，故冲脉与六腑同属于阳；五脏不具备前后开口结构，故任脉与五脏同属于阴。"冲任离合"又产生出第二种脏腑阴阳属性界定，即《素问·金匮真言论》所讲"夫言人之阴阳，则外为阳，内为阴。言人身之阴阳，则背为阳，腹为阴。言人身之脏腑中阴阳，则脏者为阴，腑者为阳。肝、心、脾、肺、肾，五脏皆为阴，胆、胃、大肠、小肠、膀胱、三焦，六腑皆为阳"。"外为阳，内为阴"，即体外为阳体内为阴；"背为阳，腹为阴"，即"冲脉循背里""任脉循腹里"。"言人身之脏腑中阴阳，则脏者为阴，腑者为阳"，即五脏为阳六腑为阴。

"冲任离合"关联形成的五脏六腑机制，对应"五方六合"立体坐标系是由两部分构成。其一，五脏存在于体腔之内，体腔结构是动物体内

脏器周围的腔隙，是中胚层的脏壁和体壁分离后其间所形成的空腔。人的体腔由膈肌分成上、下两个部分，上面的叫胸腔，内有心脏和肺等器官；下面的叫腹腔，内有胃、肠、肝、胆囊、脾和肾等器官。中医学所讲的奇恒脏腑论，"脑、髓、骨、脉、胆、女子胞，此六者"与"胃、大肠、小肠、三焦、膀胱，此五者"相对，是在描述一种中空管状结构，中空部分是"胃、大肠、小肠、三焦、膀胱，此五者"。中空结构具有前后开口结构与外界相通，称为传化五腑；外层管壁结构是"脑、髓、骨、脉、胆、女子胞，此六者"，结构上没有前后开口结构，属于相对封闭状态，称为奇恒之腑。换言之，奇恒之腑处于传化五腑之外，也就是以脊髓腔为中心形成的体腔壁结构，体壁结构相对消化管的关联结构做出属性判断，就是奇恒脏腑结论。但是体腔壁结构包裹的不是单纯消化腔的结构，还有胸腔和腹腔内组织结构。五脏六腑存在于胸腹腔之内，于是就有了传化五腑和胸腹腔五脏之间的相互关联结构，即五脏六腑结构机制。

奇恒脏腑是将人体看作一个中空的管状结构，但是这种中空管状结构具有夹层结构。夹壁空隙结构就是胸腹腔空隙，五脏处于中空管状结构的夹壁空隙之中，心、肺处于胸腔之内，肝、脾、肾处于腹腔之内。《素问·金匮真言论》载："故背为阳，阳中之阳，心也；背为阳，阳中之阴，肺也；腹为阴，阴中之阴，肾也；腹为阴，阴中之阳，肝也；腹为阴，阴中之至阴，脾也。"五脏六腑机制不能脱离奇恒脏腑机制而单独论之，奇恒脏腑和五脏六腑是相对而言。其一，从奇恒脏腑结构机制言，"脑、髓、骨、脉、胆、女子胞，此六者"为奇恒之腑，"胃、大肠、小肠、三焦、膀胱，此五者"为传化五腑，由此形成奇恒脏腑机制。其二，从五脏六腑结构机制而言，言"脑、髓、骨、脉、胆、女子胞，此六者"为奇恒六腑，奇恒"胆"腑与传化五腑构成六腑，胸腹腔内心肝脾肺肾构成五脏，由此形成奇恒脏腑机制。

无论五脏六腑还是五脏的阴阳属性界定，都与"背阳腹阴"相关。其一，五脏六腑阴阳属性界定中都与"背阳腹阴"相关。《素问·金匮真言论》载："夫言人之阴阳，则外为阳，内为阴。言人身之阴阳，则背为阳，腹为阴。言人身之脏腑中阴阳，则脏者为阴，腑者为阳。肝、心、脾、肺、肾，五脏皆为阴，胆、胃、大肠、小肠、膀胱、三焦，六腑皆为阳。"其二，体腔内五脏界定与"背阳腹阴"相关。《素问·金匮真言论》载："故背为阳，阳中之阳，心也；背为阳，阳中之阴，肺也；腹为阴，阴中之阴，肾也；腹为阴，阴中之阳，肝也；腹为阴，阴中之至阴，脾也。"五脏六腑和五脏间阴阳属性界定都是以"背阳腹阴"为标准，也就是以"冲脉循背里"和"任脉循腹里"分布为标准做出的不同结构判断结论。故无论是奇恒脏腑还是五脏六腑都是以"冲任离合"为共性标准。

五脏六腑以"冲任离合"作为界定阴阳属性的标准，也就是奇恒"胆"腑与传化五腑形成共构体，与冲脉结构相关，从于阳，称为六腑；与之对应，五脏与任脉相关，从于阴，为五脏。现

代医学分析就是胸腹主动脉向"胃、大肠、小肠、三焦、膀胱"和"胆"发出分支，形成的结构称为六腑，胸导管相关在体腔内的分支淋巴管与五脏发生关联，形成的结构称为五脏。六腑从冲离为阴，五脏从任合为阳，故"五脏六腑"的机制，实际是"冲任离合"结构在消化腔和体腔腔内组织间关联机制的表达。

"冲任离合"结构不是单纯分布于五脏六腑之间，而是同时由近端脏腑延伸分布于远端躯干四肢之上。其一，冲脉体动脉干结构成"土"字形结构分布，纵向线代表的是胸腹主动脉和颈动脉，胸腹主动脉段连接六腑，首先通过胃腑；冲脉分支与五脏连接。五脏连接淋巴液向任脉胸导管汇流，首先通过脾脏，形成"太阴阳明为表里，脾胃脉也"拓展为"阳受之则入六腑，阴受之则入五脏"结构机制，也就是"冲任离合"与五脏六腑间关联的描述。其二，冲脉"土"字形结构上下横线代表的是由胸腹主动脉向上下四肢延伸而出的分支动脉。冲脉首先开始于阳明胃脉，由胃脉"阳受之则入六腑"延伸至上下肢，形成"阳明者表也，五脏六腑之海也，亦为之行气于三阳"的结构机制。反之，四肢躯干淋巴液由远端向近端流动，向胸导管内汇流，最后流入冲脉伴脉上腔静脉之中，与体静脉血流一起回流入心。任脉淋巴胸导管结构与淋巴器官脾脏相关，由脾脉"阴受之则入五脏"延伸至上下肢，形成"足太阴者三阴也，其脉贯胃属脾络嗌，故太阴为之行气于三阴"结构机制。

"阳明者表也，五脏六腑之海也，亦为之行气于三阳"，即手足阳经，分布于四肢背侧，是根据"冲脉循背里"定位原则而来。"足太阴者三阴也，其脉贯胃属脾络嗌，故太阴为之行气于三阴"，即手足阴经，分布于四肢腹侧，是根据"任脉循腹里"定位原则而来。故手足脏腑经脉是"冲任离合"的延伸机制，手足三阳经从于冲离，手足三阴经从于任合。综合而言，"冲任离合"既是奇恒脏腑阴阳属性的界定标准，也是五脏六腑经脉

阴阳属性的界定标准。

（二）"营卫生会"与经脉脏腑分流交通机制

"冲任离合"既是奇恒脏腑阴阳属性的界定标准，也是五脏六腑经脉阴阳属性的界定标准。因此，要想理清"五方六合"与五脏六腑经脉之间的对应机制，不能简单使用比类归纳法得出"五方六合"与脏腑经脉的对应结论，还需要从结构机制层面找到对应法则。

1."脉水离合"与奇经八脉阴阳属性机制 "冲任离合"既是奇恒脏腑阴阳属性的界定标准，也是五脏六腑经脉阴阳属性的界定标准。冲任二脉又同属于奇经八脉，必须理清"冲任离合"分布机制与奇经八脉之间的对应关系，才能理清五脏六腑经脉与"五方六合"坐标模式对应。这是因为奇经八脉分布于躯干之上，手足肢体附着于躯干之上，没有奇经八脉阴阳属性界定，也就无法对手足十二经脉做出经脉阴阳属性做出界定。

冲脉结构以"土"字形结构分布，即《灵枢·海论》所言"冲脉者，为十二经之海，其输上在于大杼，下出于巨虚之上下廉"。"其输上在于大杼"者是"土"字形结构纵线部分，是指胸腹主动脉和头颈动脉结构，也是奇经八脉起始部分；"下出于巨虚之上下廉"者是"土"字形结构中的上下横线部分，是指上下肢动脉干结构，也是冲脉向十二正经发出部位。冲脉是全身有氧血（宗气）输出的主动脉干，全身组织器官获得有氧血（宗气）都依赖于冲脉。冲脉即为奇经八脉荣气之主，也是十二正经荣气之主，即"冲脉者，为十二经之海"。

任脉主段结构以纵向分布形态纵贯于体腔之内，也就是机体最大的淋巴管道——胸导管。《素问·骨空论》描述为"任脉者，起于中极之下，以上毛际，循腹里，上关元，至咽喉，上颐循面入目"，全身淋巴液回流都汇于胸导管之中，然后

才能并入上下腔静脉回流入心，故无论躯干淋巴液还是四肢淋巴液都与胸导管相关。淋巴液在中医学中称为经水，淋巴液随动静脉而流动，动静脉称为经脉，即《灵枢·经水》所讲"经脉十二者，外合于十二经水，而内属于五脏六腑"，故任脉为十二经水之主。十二经水是指上下四肢淋巴液通路，流动方向由肢体远端向近端流动，最后回流于胸导管中。故任脉既为奇经八脉经水之主，也是手足十二正经经水之主。

冲脉为十二经脉之主。现代医学分析，主体脉干是肢体动静脉血流运动的动力通路，起于"冲脉循背里"而散于四肢。任脉为十二经水之主。现代医学分析，胸导管是肢体淋巴回流集中通路，起于四肢而回流于"任脉循腹里"。由此得出十二经脉阴阳属性界定结论，从于"冲脉循背里"者为阳经，从于"任脉循腹里"者为阴经。因此，十二正经阴阳属性界定机制是根据"冲任离合"延伸出的"脉水离合"机制（表2-20）。

表2-20 十二正经阴阳属性界定机制		
任冲离合	冲脉循背里	任脉循腹里
正经离合	十二经脉	十二经水
脉水阴阳	从冲者为阳：背侧	从任者为阴：腹侧
经脉阴阳	背经脉为阳	腹经脉为阴

2."气独行五脏，不荣六腑"与体液分流机制 十二经阴阳属性界定"脉水离合"是根据"冲任离合"机制。现代医学分析，根据体动脉血管和淋巴管结构分布结构为标准做出的界定判断结论。但是我们知道动脉和静脉才是构成血液循环的核心结构，淋巴液通路只是静脉的前身结构，淋巴液随体静脉血流而回流，故"脉水离合"并不能完全表达十二经正经的结构机制。

（1）"营卫生会"与脏腑营卫体液通路界定机制：经脉和经水通路区分界定机制，首先记载于《素问·离合真邪论》，即"夫圣人之起度数，必应于天地。故天有宿度，地有经水，人有经脉"，

意思是讲一个有修养的医生，在制定治疗法则时，必定体察于自然的变化。

"天有宿度，地有经水，人有经脉"同于《素问·阴阳应象大论》所讲"惟贤人上配天以养头，下象地以养足，中傍人事以养五脏"。"天有宿度"对应人体是脑神经，"地有经水"对应人体就是经水通路淋巴管，"人有经脉"对应人体就是经脉通路动静脉。"地有经水"变化者，即"天地温和，则经水安静；天寒地冻，则经水凝泣；天暑地热，则经水沸溢；卒风暴起，则经水波涌而陇起"者，实际就是指经水通路的变化；"人有经脉"变化"夫邪之入于脉也，寒则血凝泣，暑则气淖泽，虚邪因而入客，亦如经水之得风也，经之动脉，其至也，亦时陇起，其行于脉中，循循然。其至寸口中手也，时大时小，大则邪至，小则平"，实际就是经脉动静脉。

"地有经水"指淋巴管，淋巴液经机体远端淋巴管向近端胸导管回流；"人有经脉"即动静脉，动静脉血流循环动力中心是近端心脏。动静脉血流是由近端向远端流动分布，经水淋巴液是随经脉血流而流动，就是《灵枢·经水》所讲"经脉十二者，外合于十二经水，而内属于五脏六腑"。

《灵枢·经水》将人体十二经水比喻为十二条河流。十二条河流分布于各地，其面积的大小，水位的深浅，河床的广狭，以及源头的远近等都各不相同；五脏六腑分布在体内，其位置的高低，形态的大小，受纳水谷精微之气的多少也各不相等，两者的对应关系是怎样的呢？同时，江河受纳地面上的水流而通行各处；五脏集合精神气血魂魄等而加以闭脏；六腑受纳饮食水谷而加以传化，吸收精微之气而布扬全身；经脉受纳血液而营灌全身。如果想把以上这些情况结合起来，运用到治疗上，又应该怎样去做呢？还有，在治疗时，如何才能把握住针刺的深度以及施灸的壮数呢？

经水通路中，淋巴液不单在体表有体表淋巴管通路分布，而且在体腔之内也有淋巴管结构分布，即《灵枢·经水》所讲"夫十二经水者，其有大小、深浅、广狭、远近各不同"。经水在五脏六腑结构之间体液通路的分布与体表通路方向不同，故表现出体表经水通路与脏腑经水通路方向不同。即《灵枢·经水》所提"五脏六腑之高下、大小、受谷之多少亦不等，相应奈何？"

中医学看待人体是一种夹壁中空管状结构，六腑位于中空管状结构中，夹壁间隙是包裹五脏的胸腹腔。按照这样的结构分析，体腔壁外四肢和经水都向胸腹腔内胸导管回流，即《灵枢·经水》所讲"夫经水者，受水而行之；五脏者，合神气魂魄而脏之"。

六腑结构上的经水也就是位于肠系膜内部的淋巴结，称为肠系膜淋巴结，包括小肠系膜淋巴结和结肠系膜淋巴结。淋巴液由肠系膜向腹主动脉方向流动，形成有氧血和淋巴液交会。有氧血中医学称为荣气，淋巴液称为经水，形成"荣气"和"经水"交会机制。荣气属于阳通于心肺，肠道"经水"分布于肠道属于阳性，也就是《灵枢·经水》所讲"夫经水者，受水而行之；六腑者，受谷而行之，受气而扬之"机制。当六腑接受外界水谷食物后经肠系膜静脉向体腔内流动，流动轨迹是经肠系膜静脉、肝门静脉回流下腔静脉入心，进入心脏后并入肺循环转换为有氧血，形成动静脉循环，也就是《灵枢·经水》中所讲"经脉者，受血而营之"机制。"六腑者，受谷而行之，受气而扬之；经脉者，受血而营之"也就是"营卫生会"。《灵枢·营卫生会》载："人受气于谷，谷入于胃，以传与肺，五脏六腑，皆以受气，其清者为营，浊者为卫，营在脉中，卫在脉外，营周不休，五十度而复大会，阴阳相贯，如环无端"。

第一，"营卫清浊"与脏腑体液分流机制。"人受气于谷，谷入于胃"由肠系膜静脉实现，"以传与肺，五脏六腑，皆以受气"由体动脉实现，"其清者为营"是指肠系膜静脉和上下腔静脉血流通路，"浊者为卫"者即胸腹主动脉胃肠分支和肠系膜淋巴液交会通路。

第二,"营卫内外"与脏腑动静脉分布机制。"营在脉中"即肠系膜静脉和上下腔静脉血流通路结构由细变粗,血流由六腑向五脏流动,故"营在脉中";胸腹主动脉胃肠分支和肠系膜淋巴液交会通路由粗变细,血流由脏走腑,故"卫在脉外"。"营在脉中,卫在脉外"实际是脏腑间动静脉通路分布机制。

第三,"营卫循环"与脏腑体液循环通路机制。"营在脉中,卫在脉外"是脏腑间的动静脉通路分布机制,动静脉是血液循环的主体结构。然而体动静脉以近似平行结构形态分布,并不能明确界定其阴阳属性,出现了"营周不休,五十度而复大会,阴阳相贯,如环无端"的疑惑。

体腔内,腹主动脉胃肠分支和肠系膜淋巴液交会为荣水为阳,通于六腑主于外,肠系膜静脉和上下腔静脉血流为营为阴,通于五脏主于内,荣水通路和营血通路上下交会共构成体液循环通路。综上所述,中医学关于体液分流机制是根据"三隧水"而界定,体静脉称为"营",体动脉称为"血",体动静脉循环总称为"营血";经水淋巴液是作为动静脉营血的中间体,体动脉和淋巴管交会于六腑称为"卫气",构成的脏腑间体液循环机制称为"营卫循环"(图2-63)。

(2)"气独行五脏,不荣六腑"与体液出入机制:"营卫生会"是脏腑间体液循环机制,虽然具有与现代医学相同的结构机制,但在体液属性划分归属上却出现差异。①相同点:"营卫生会"机制根据"三隧说"机制而来。三隧者就是动脉、静脉、淋巴道三种体液通路,动脉为荣隧(肺循环中为宗隧),静脉为营隧,淋巴道为经水隧(卫隧)。这一体液通路区分界定与现代医学体液循环通路界定完全相同。②差异性:现代医学将淋巴液和体静脉归属为一体,将淋巴液回流结构当作静脉的前身结构,而将体动脉看作独立存在结构。由此得出结论:静脉和淋巴道当作体液由外向内回流通路,体动脉当作体液由内向外流动的通路。中医学是将体动脉和淋巴道归属为一体,即荣道和经水交会称为卫气,将体静脉独立而言称为营道。由此得出结论:淋巴液和体动脉当作由内向外的体液流动通路,体静脉当作由外向内的体液

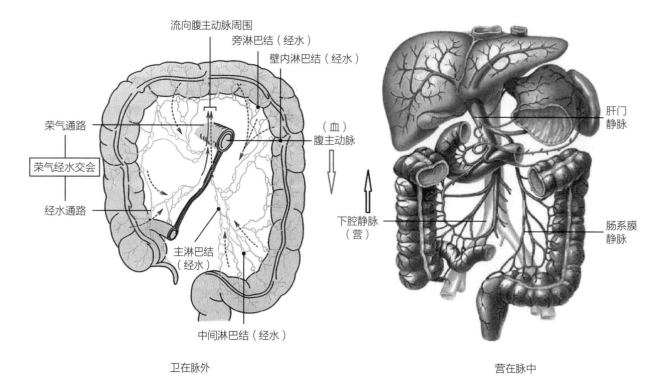

卫在脉外　　　　　　　　　　　　　　营在脉中

▲ 图2-63 "营卫生会"结构机制示意

流动通路。这样中医学和现代医学在体液同理界定上就出现了差异性（表 2–21）。

表 2–21　中医学和现代医学对体液的异同			
三隧	荣隧	经水隧	营隧
结构	体动脉	淋巴道	体静脉
西医	出流通路		回流通路
中医	出流通路（卫气）		回流通路（营血）

为什么中医学在讲人体体液流动通路时，既提出了与现代医学结构相同的"三隧说"，又提出不同的"营卫生会"呢？这是因为现代医学是将体液流动的三种管道型结构独立研究，中医学不仅对体液流动的三种管道型结构独立研究，又联系体液通路连接的组织结构进行归纳，也就是寻找躯干内脏腑组织和躯干外肢体组织之间的体液通路连接机制，故又出现"营卫生会说"。

"营卫生会"的提出是为了建立脏腑和躯干外肢体组织之间的结构关联，由此得出的结论即经脉与脏腑之间对应关系。这一机制记载于《灵枢·脉度》，即"气独行五脏，不荣六腑，何也？岐伯答曰：气之不得无行也，如水之流，如日月之行不休，故阴脉荣其脏，阳脉荣其腑，如环之无端，莫知其纪，终而复始，其流溢之气，内溉脏腑，外濡腠理"，称为"气独行五脏，不荣六腑"。

第一，"阴脉荣其脏，阳脉荣其腑"的营卫分流机制。"阴脉荣其脏"者就是"营卫生会"机制，即《灵枢·营卫生会》所讲"人受气于谷，谷入于胃，以传与肺，五脏六腑，皆以受气"。现代医学分析，胃肠道吸收食物营养后经肠系膜静脉下腔静脉回流于心脏分段为"阴脉"，下腔静脉血流入心后进入肺心循环经过气血交换，无氧血变为有氧血后，经体动脉向五脏分支提供有氧血，由此形成五脏间动静脉循环称为"荣其脏"。五脏之间构成的独立存在的动静脉循环结构机制总称为"阴脉荣其脏"。

"阳脉荣其腑"者就是"卫气"机制，即《灵枢·经水》所讲"夫经水者，受水而行之；六腑者，受谷而行之，受气而扬之"。现代医学分析就是当胸腹主动脉分支向六腑提供有氧血供应时，肠系膜淋巴液反向向胸主动脉流动，在六腑形成有氧血和淋巴液交会，为六腑提供有氧血营养和淋巴液免疫保护功能称为"阳脉荣其腑"。

第二，"内溉脏腑，外濡腠理"的卫气分流流机制。"阴脉荣其脏，阳脉荣其腑"机制并非单纯存在于脏腑之间，同时也延展到躯干四肢位置。体动脉有氧血由心脏而出，沿着冲脉主动脉干"土"字形结构分支由内向外流动，"内溉脏腑"者即动脉分支内连脏腑与六腑淋巴液结合成"卫气"，"外濡腠理"即躯干四肢动脉与躯干四肢淋巴液交会合成"卫气"。总体而言，"内溉脏腑，外濡腠理"是"卫气"生理结构功能机制。

第三，"终而复始，其流溢之气"的体循环肺循环交通机制。"气独行五脏"是肺循环和体循环在体腔内形成的动静脉循环通路机制。肺循环是有氧血产生的来源，即《素问·六节藏象论》所讲"五气入鼻，藏于心肺，上使五色修明，音声能彰"。有氧血出心后经冲脉胸腹主动脉段分支下行于肝脾肾三脏，同时肝脾肾三脏静脉又由下向上经下腔静脉回流于心并入肺循环，即《灵枢·营卫生会》所讲"人受气于谷，谷入于胃，以传与肺，五脏六腑，皆以受气"。体动脉和体静脉在五脏间形成的体循环向肺循环交通转换结构，使得有氧血和食物营养集于五脏间循环，描述为"终而复始"，也就是"阴脉荣其脏"。

出心后的有氧血经冲脉分支到达六腑与肠系膜淋巴交会形成六腑"卫气"，同时经冲脉躯干四肢分支向外流动，与躯干四肢淋巴液交会形成五体"卫气"。两种"卫气"同主于外，描述为"其流溢之气"，也就是"阳脉荣其腑"。

第四，"气独行五脏，不荣六腑"与体液新陈代谢机制。"内溉脏腑，外濡腠理"体液运动是为脏腑躯干四肢组织提供有氧血和食物营养的过程。换言之，有氧血和食物营养来源于"阴脉荣其脏"，消耗于"阳脉荣其腑"，由此得出了"气独行五脏，不荣六腑"的结论，也就是体液循环中体液新陈代谢机制（图2-64）。

二、"经脉始终"与经脉体液运动结构机制

中医学立论"体液流动"机制不同于现代医学，其中最大特色就是把体液循环通路与实质性脏腑躯干肢体组织对应起来，赋予体液通路具有特定的脏腑和组织属性，并做出阴阳属性界定。在建立经脉诊疗体系理论时，这种体液通路定位定性法则必须与相关连接组织器官对应，而不是

单纯立论体液循环通路结构功能。这一诊疗原则机制称为"十度度人"，即《素问·方盛衰论》所讲"诊有十度度人：脉度，脏度，肉度，筋度，俞度"。"十度度人"者实际是五度，五度之虚实合称"十度"。

"脉度"属于五度之一，也就是中医学测定人体经脉长度的方法。脉度法则机制记载于《灵枢·经脉》，即"经脉为始，营其所行，制其度量，内次五脏，外别六腑"。根据原文所讲，经脉度量机制具有两大机制法则。

（一）"经脉为始，营其所行"与经脉体液流动始终机制

经脉度量第一法则是"经脉为始，营其所行，

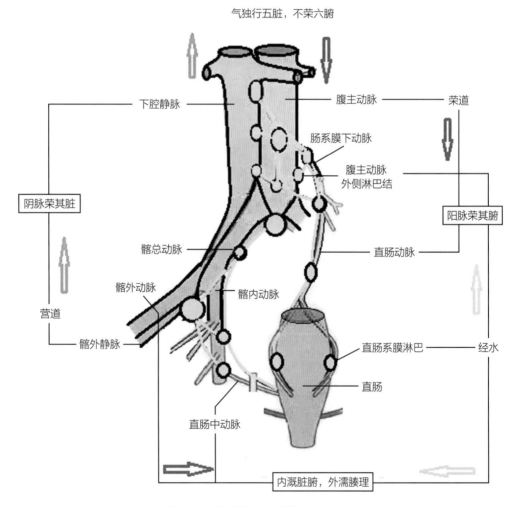

▲ 图2-64 "气独行五脏，不荣六腑"机制示意

制其度量"，意思是讲要想度量经脉的长度，首先要揣度其运行的终始（"经脉为始"），然后了解经脉循行分布路径（"营其所行"），最后才能度量出经脉的长短。

《灵枢·终始》载："明知《终始》，五脏为纪，阴阳定矣，阴者主脏，阳者主腑，阳受气于四末，阴受气于五脏。"直译意思是讲经脉度量的起点是以五脏为起始点，然后区分界定好阴阳部位就可以来对经脉做出度量。具体方法是以脏腑阴阳界定"阴者主脏，阳者主腑"开始，然后度量出脏腑与经脉的长度，也就是"阳受气于四末，阴受气于五脏"，它们之间距离称为"脉度"。

然而我们知道经脉属于体液通路，经脉体液在人体中的流动是以循环状态而存在。《灵枢·营卫生会》载："营在脉中，卫在脉外，营周不休，五十度而复大会，阴阳相贯，如环无端。"要想对经脉长度做出度量必须做出解决两个问题。其一，必须要解决经脉循行的起始点和终止点定位问题，不能解决始、终点的问题，自然也就无法展开经脉长度度量，故经脉度量第一法则为"经脉为始，营其所行，制其度量"。其二，必须要解决经脉连接组织体位的对应问题，如果不能解决就无法确立经脉与脏腑对应关系，自然不能确立经脉的属性，故经脉度量第二法则为"内次五脏，外别六腑"。

经脉始终原理在《灵枢·终始》介绍为"谨奉天道，请言《终始》。终始者，经脉为纪。持其脉口人迎，以知阴阳有余不足，平与不平，天道毕矣"。意思是讲经脉"终始"者，是指以人体的十二经脉为纲纪，通过切按寸口脉和人迎脉的脉象，了解五脏六腑阴阳有余或不足的内在变化，以及人体之阴阳平衡或失衡的状况。换言之，寸口为经脉之始，人迎为经脉之终，经脉始终者即以"寸口人迎脉"合参而判定。

1. "寸口"经脉之始结构机制　寸口，指两手桡骨头内侧桡动脉的诊脉部位，又称"气口""脉口"，按照中医学理论属于手太阴肺经。"气独行五脏"者，起点为"五气入鼻，藏于心肺，上使五色修明，音声能彰"，有氧血生成于肺，经心脏搏动进出弓动脉，然后沿冲脉"土"字形结构的上横线指示的动脉，由近端向远端流动，也就是肺中生成的有氧血经弓动脉、腋动脉、肱动脉、桡动脉向手掌部位流动。当有氧血到达桡动脉手掌部位时分流形成桡动脉动输脉口，这一动脉循行路径和桡动脉动输脉口中医学分析属于肺经循行分布路径，故而桡动脉动输脉口称为肺经"寸口"。

肺脏是有氧血生成之源，全身体动脉有氧血皆起源于肺，知手太阴肺经动输脉动情况，可知有氧血的运动情况。张介宾《类经·藏象类十一》载："气口之义，其名有三：手太阴肺经脉也，肺主诸气，气之盛衰见此，故曰气口；肺朝百脉，脉之大会聚于此，故曰脉口。"也就可以诊断"气独行五脏"起始点变化情况，故"寸口"者"经脉为始"也（图2-65）。

"气独行五脏"由两部分构成，有氧血来源于心、肺，流通于脾、肾、肝，由此形成五脏间有氧血和无氧血之间的交通循环。《素问·金匮真言论》载："故背为阳，阳中之阳，心也；背为阳，阳中之阴，肺也；腹为阴，阴中之阴，肾也；腹为阴，阴中之阳，肝也；腹为阴，阴中之至阴，脾也。""故背为阳，阳中之阳，心也；背为阳，阳中之阴，肺也"为荣气有氧血之始，"腹为阴，阴中之阴，肾也；腹为阴，阴中之阳，肝也；腹为阴，阴中之至阴，脾也"为荣气有氧血之终，故言手太阴肺经动输"寸口"为经脉之始。

2. "人迎"经脉之终结构机制　人迎是足阳明胃经动输脉口，出自于《灵枢·本输》，别名天五会、五会，在颈部，结喉旁开1.5寸，胸锁乳突肌的前缘，颈总动脉搏动处。心肺循环产生的荣气有氧血出心后，经"土"字形冲脉结构向外流动。"土"字形的纵线上段部分是指颈总动脉，冲脉经过五脏动脉分支将有氧血向五脏灌流时，

197

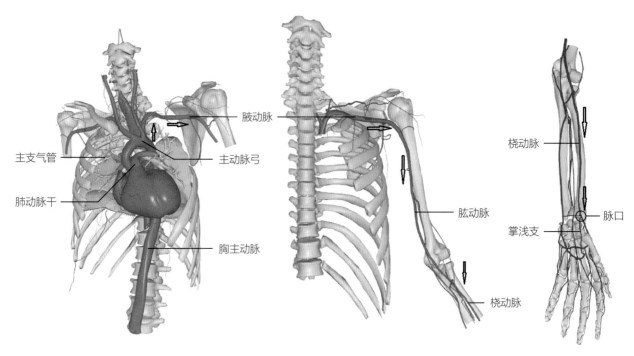

主支气管
肺动脉干
腋动脉
主动脉弓
胸主动脉
桡动脉
肱动脉
桡动脉
桡动脉
掌浅支
脉口

▲ 图2-65　寸口经脉之始机制示意

还向六腑发出分支动脉，形成"胆、胃、大肠、小肠、膀胱、三焦，六腑皆为阳"机制。

冲脉向六腑发出的动脉分支丛，首先是胃动脉丛，胃动脉和脾静脉平行分布而血流相反，形成"太阴阳明为表里，脾胃脉也"的机制；脾者"阴中之至阴，脾也"，脾胃二脉相互表里者，也就是"腹为阴，阴中之阴，肾也；腹为阴，阴中之阳，肝也；腹为阴，阴中之至阴，脾也"的开始。阳明胃经者是阳经转阴的开始，也就是胃经为阳经之终，人迎属于足阳明胃经动输脉口，故人迎者为可候经脉之终（图2-66）。

3."经脉始终论"与血液流动双循环结构机制　"寸口"为经脉之始和"人迎"为经脉之终，都是基于荣气为体动脉血液脉动而言。既然经脉体液流动有起点和终点之分，说明血循环是由体循环和肺循环两条途径构成的双循环结构，联想中医学"经脉始终论"的机制与体循环和肺循环的结构机制相关，并非是按照简单机械方法随意规定两个动输脉口当作经脉起点和终点，而是根据体循环和肺循环结构固有交通结构机制确立出经脉始终点，因此我们还需要具体深入机制层面

探讨"经脉始终论"的机制。

（1）经脉始终体液属性界定原则：寸口和人迎为经脉动输，动输脉口即动脉血流运动，体现在体表能够触摸到脉动现象的部位。静脉血流流动是无法在体表触摸到血流运动现象的，同理"三部九候"所讲九个动输脉口都是反映体动脉血管有氧血变化情况。动输脉口所属经脉结构为体动脉，明白这一机制自然也就可以知道经脉的结构和属性，这是经脉度量的第一界定法则。

（2）冲脉经脉始终动力源界定原则：具有动输脉口现象的经脉都属于体动脉血管，体动脉中流动的是有氧血。有氧血产生于肺中，即《素问·六节藏象论》所讲"五气入鼻，藏于心肺，上使五色修明，音声能彰"。肺呼吸和心脏搏动都是有节律的，故经脉动输诊断必须要考虑两种运动节律，即《素问·平人气象论》所讲"人一呼脉再动，一吸脉亦再动，呼吸定息，脉五动，闰以太息，命曰平人"，呼吸者为肺动之节律，脉动为心脏之节律。呼吸与脉动是经脉体液运动的动力之源，故经脉动力源界定机制是研究经脉始终原理的第

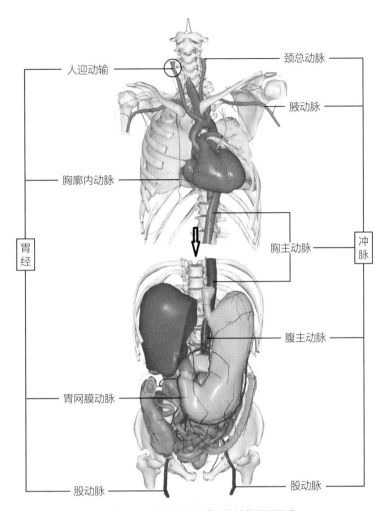

▲ 图 2-66　"人迎"经脉之终结构机制示意

二大原则。

（3）寸口人迎同构异构界定原则：经脉体液运动具有始终原理，说明经脉始终动输现象处于同一个体液的运动状态。换言之，经脉始终动输是同源异构机制，三部九候动输机制亦然，通过动输脉口诊断法能够知道全身体液变化情况，也是根据同源异构机制而来。

肺脏呼吸产生的有氧血出心后首先进入主动脉干，然后沿分支结构向周围组织流动，中医学描述为"土"字形冲脉结构。无论手太阴肺经寸口动输还是足阳明胃经人迎动输，动脉血流都是由冲脉发出，然后与相应静脉形成循环结构。换言之，冲脉是手足十二经脉体液流动的动力，即《灵枢·海论》所言"冲脉者，为十二经之海，其输上在于大杼，下出于巨虚

之上下廉"。

有氧血源自肺脏，出心后进入"土"字形冲脉结构。"土"字形有五个流动方向，上横向为上肢动脉干，血流经上肢动脉干分流于桡动脉形成"寸口"动输脉口；纵线为颈动脉干和胸腹主动脉干连接于头颈结构和脏腑结构，由此在颈部形成"人迎"动输脉口。肺经"寸口"和胃经"人迎"动输原动力都是心脏脉动，经冲脉传输而形成，即寸口人迎同构同源。《灵枢·动输》载："阳明胃脉也。胃为五脏六腑之海，其清气上注于肺，肺气从太阴而行之，其行也以息往来，故人一呼脉再动，一吸脉亦再动，呼吸不已，故动而不止。"故而得知，寸口人迎经脉始终者是基于冲脉分支的同源异构机制而来。

（4）"经脉始终"与双循环结构机制："阳明

胃脉也"是指冲脉主动脉干分支经过胃腑下行关联六腑而形成。由胃脉形成"阳受之则入六腑"，脾胃二脉结构相表里形成"太阴阳明为表里，脾胃脉也"；由脾脉形成"阴受之则入五脏"。《素问·太阴阳明论》所讲"阴阳异位，更虚更实，更逆更从，或从内，或从外，所从不同"者，意思是冲脉分流关联六腑为阳，冲脉伴脉下腔静脉关联五脏为阴，故"阳明胃脉也"。"阳明胃脉也"者为脾胃间动脉血管，"太阴脾脉"者为脾胃间静脉血管。冲脉和冲脉伴脉关联于脾胃之间，由此延展形成"阳受之则入六腑"和"阴受之则入五脏"，亦即动静脉血流出入之机制。

《灵枢·动输》载："胃为五脏六腑之海，其清气上注于肺，肺气从太阴而行之，其行也以息往来。"胃腑是食物水谷摄取消化的通道，五脏六腑所需水谷营养皆从胃腑而入，消化吸收后的水谷精微经过肠系膜静脉流入五脏，最后汇流于下腔静脉而入心肺。入心肺者即胃腑交肺脏，以现代医学所讲就是体循环和肺循环通路交通机制。

"阳明胃脉"从于冲脉主动脉干，"胃为五脏六腑之海，其清气上注于肺"者从于冲脉伴行脉下腔静脉。冲脉通六腑，冲脉伴行脉分支通五脏，冲脉和冲脉伴行脉对应脾胃脉即"太阴阳明为表里，脾胃脉也，阴阳异位，更虚更实，更逆更从，或从内，或从外"。

"阳明胃脉"即肺循环，从于"五气入鼻，藏于心肺，上使五色修明，音声能彰"。"胃为五脏六腑之海，其清气上注于肺，肺气从太阴而行之，其行也以息往来"者即体循环，从于"五味入口，藏于肠胃，味有所藏，以养五气，气和而生，津液相成，神乃自生"。体循环和肺循环交通才能形成血液循环，故胃肺二经同源异构，言同源者皆同源于冲脉和冲脉伴脉，言异构者有二。其一，脏腑间异构，即"夫言人之阴阳，则外为阳，内为阴。言人身之阴阳，则背为阳，腹为阴。言人身之脏腑中阴阳，则脏者为阴，腑者为阳。肝、心、脾、肺、肾，五脏皆为阴，胆、胃、大肠、

小肠、膀胱、三焦，六腑皆为阳"。其二，五脏间异构，即"故背为阳，阳中之阳，心也；背为阳，阳中之阴，肺也；腹为阴，阴中之阴，肾也；腹为阴，阴中之阳，肝也；腹为阴，阴中之至阴，脾也"。两种异构以肺胃二经而交通，也就是肺有氧血流和胃营养血流交通机制（表 2-22）。

表 2-22 肺有氧血流和胃营养血流交通机制			
冲脉（背为阳）		冲脉伴脉（腹为阴）	
阳明胃脉		太阴脾脉	
通于六腑	通于心肺	通于五脏	通于脾肝肾
五气入鼻，藏于心肺，上使五色修明		五味入口，藏于肠胃，味有所藏	
肺经为经脉之始		胃经为经脉之终	
肺循环		体循环	

（二）"阴阳上下，其动也若一"与经脉体液上下流动机制

"寸口"为肺经动输，为经脉之始，代表肺循环；"人迎"属于胃经动输，为经脉之终，代表体循环。"寸口"经脉始和"人迎"经脉之终形成"经脉始终"，也就肺循环和体循环交通机制。但是我们知道，肺经"寸口"和胃经"人迎"都属于动输脉口，肺经和胃经都属于体动脉血管。动脉血管中体液属于有氧血，是在心脏脉动力推动下经体动脉由近端向远端做离心式流动，当体动脉有氧血流动到关联组织器官末端时，必须与对应静脉血管发生关联，使得血流由远端向近端流动，产生回流才能形成血液循环。这样就必须考虑肺经和胃经对应经脉结构属性机制，否则"经脉始终"机制中就会出现只有出路而无回路的理论缺陷。换言之，"寸口"经脉之始和"人迎"经脉之终机制只是"经脉始终"的部分机制。

1. 肺经"气衰散以逆上"与肺别行相关联机制　肺经者，上肢桡动脉血管。"寸口"为桡骨和手舟骨之间桡动脉动输脉口，"寸口"脉动是由心脏脉动推动有氧血流经腋动脉、肱动脉、桡动脉

传导到上肢末端产生的。血流由心脏近端向心脏远端流动，脉动力量呈现逐渐递减的状态，当脉动力递减到极限时必须与相应回流通路耦合，使失去推动力的血流重新回流到心脏，获得心脏推动力才能实现血流循环。《灵枢·动输》载："气之过于寸口也，上十焉息，下八焉伏，何道从还？"意思是讲手太阴肺经的脉气到达寸口前，先经过上面的尺脉，脉动为十分，而下行到寸口，脉动只有八分，再下行脉气还会继续减少，这样脉气从什么道路返还本脉呢？

对于肺经"何道从还"问题，解答为"气之离脏也，卒然如弓弩之发，如水之下岸，上于鱼以反衰，其余气衰散以逆上，故其行微"。意思是讲手太阴肺经的脉气离开肺脏而循行于经脉中时，像离弦之箭一样疾急，如冲决堤岸之洪水一样迅猛，开始时脉势是强盛的，但当脉气到达手鱼际部后，呈现由盛而衰的现象。这是因为脉气至此已经衰散，而且是向上逆行，所以运行的气

势就减弱了。换言之，手太阴肺经循行于上肢腹侧，在上肢背侧存在肺经对应回流经脉，肺经体液经过"寸口"后由腹侧转向背侧对应经脉回流。

肺经"其余气衰散以逆上"对应经脉就是手阳明大肠经，也就是头静脉、前臂正中静脉、副头静脉形成的静脉丛结构。有氧血流经桡动脉到达"寸口"后，分支形成手掌动脉丛，手掌动脉丛和手掌静脉脉丛交汇，手掌静脉无氧血流经头静脉、前臂正中静脉、副头静脉向上腔静脉汇流。故与桡动脉背腹相对的背侧头静脉、前臂正中静脉、副头静脉也就是手阳明大肠经，由此形成了手太阴肺经的回流通路，也就是肺经和大肠经相表里的结构机制（图 2-67）。

2. "人迎"与胃经别行结构机制 "经脉始终论"是冲脉主动脉分支结构在肺经和胃经体表动输处表现，"寸口"动输为桡动脉远端动输结构比较容易理解，但是胃经循行结构比较复杂，体腔之内形成脾胃间关联"太阴阳明为表里，脾胃脉

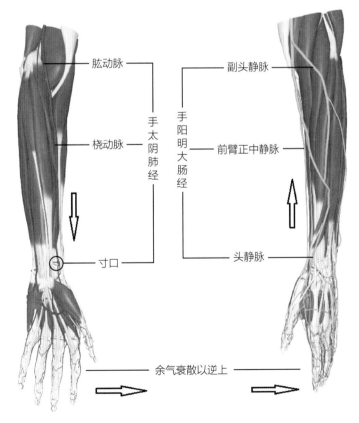

▲ 图 2-67 肺经"气衰散以逆上"示意

也"。体腔内外循行分布结构根据《灵枢·经脉》所讲出现多个分支结构：其一，"胃足阳明之脉，起于鼻之交頞中，旁纳太阳之脉，下循鼻外，入上齿中，还出挟口环唇，下交承浆，却循颐后下廉，出大迎，循颊车，上耳前，过客主人，循发际，至额颅"。其二，"其支者，从大迎前下人迎，循喉咙，入缺盆，下膈，属胃，络脾"。其三，"其直者，从缺盆下乳内廉，下挟脐，入气街中"。其四，"其支者，起于胃口，下循腹里，下至气街中而合，以下髀关，抵伏兔，下膝膑中，下循胫外廉，下足跗，入中趾内间"。其五，"其支者，下廉三寸而别，下入中趾外间。其支者，别跗上，入大趾间，出其端"。胃经具有如此多的分支结构存在，是根据什么结构机制确立"人迎"动输为"经脉之终"呢？

胃经五个分支结构分段皆属于体动脉血管。体动脉血管皆由冲脉而发出，"其支者，从大迎前下人迎，循喉咙，入缺盆，下膈，属胃，络脾"为主动脉干向口咽食管脾胃发出的动脉网，同时具有伴行的口咽食管脾胃静脉网存在。口咽食管脾胃动静脉平行分布形成结构即"太阴阳明为表里，脾胃脉也"。冲脉发出的分支并非仅局限于口咽食管脾胃之间，而是继续向脾胃之下延伸，穿行脾胃，下脏腑出体腔，一直延伸至下肢部位，也就是"其支者，起于胃口，下循腹里，下至气街中而合，以下髀关，抵伏兔，下膝膑中，下循胫外廉，下足跗，入中趾内间"。这一分支并行的静脉血管，也就是脾经循行分支。换言之，胃经在体腔内存在以脾胃为分界点的上下两个分支结构。同时存在与之对应的脾经上下分支结构。胃经上下两个分支为冲脉发出，脾经上肢两个分支由冲脉伴脉（上下腔静脉）发出，二者平行分布而血流方向相反，由此产生"阳受之则入六腑，阴受之则入五脏"的生理功能。

胃经脾胃下段分支实际是腹主动脉分支和左右髂总动脉分支结构，与之相对应的脾经为下腔静脉腹腔分支和左右髂总静脉分支结构。单就脾

胃二脉在体腔内循行分布而言，腹主动脉分支关联胃肠分段，为胃肠道提供有氧血供应即"阳受之则入六腑"；下腔静脉腹腔分支关联胃肠分段，将胃肠道吸收水谷营养自下向上传输进入肺循环进行气血交换，这一通路不属于胃经而是属于脾经结构即"阴受之则入五脏"。换言之，"阳受之则入六腑"通于冲脉腹主动脉段，"阴受之则入五脏"通于冲脉伴脉下腔静脉段，脾胃间动脉形成"阳受之则入六腑"和脾胃间静脉形成脾胃间动静脉血流循环通路，其生理功能就是所谓的"营卫生会"，即《灵枢·营卫生会》中所讲"人受气于谷，谷入于胃，以传与肺，五脏六腑，皆以受气"。"人受气于谷，谷入于胃，以传与肺"即冲脉伴脉下腔静脉下通胃肠，上通心肺结构，"五脏六腑，皆以受气"即冲脉胸腹主动脉上通于心肺，下通于脏腑结构。

这里要特别提示，"五脏六腑，皆以受气"者并非局限于脏腑之间。冲脉主动脉干结构呈现"土"字形结构，冲脉胸腹主动脉上通于心肺下通于脏腑结构，即纵线中央部位，纵线上部指头颈动脉干。当"人受气于谷，谷入于胃，以传与肺"后，无氧血在肺中变为有氧血，出心后经弓动脉头颈干分支向上流动称为"胃经别行"，也就是《灵枢·动输》所讲"胃气上注于肺，其悍气上冲头者，循咽，上走空窍，循眼系，入络脑，出颃，下客主人，循牙车，合阳明，并下人迎，此胃气别走于阳明者也"。胃经属于动脉血管结构，血流经主动脉弓别行到达头颈部，必须与体静脉血管关联形成血流回路，肺经桡动脉血流穿行"寸口"后转入大肠经，大肠经为上肢头静脉回流通路，至头颈部时与颈总静脉一起并入上腔静脉而回心。胃经别行颈总动脉分段与大肠经头静脉终点颈总静脉分段的关联结构，胃经和大肠经在头颈部平行分布而血流方向相反，胃经有氧血方向是由心出入头颈，大肠经无氧血方向是由头颈部入心。胃经和大肠经在头颈部的交会，形成胃经和大肠经血流的出入结构形态，两经同属阳明，故这一

结构机制称为"此胃气别走于阳明者也"。

胃经经过的头颈部颈总动脉称为"胃气别走",是因为心肺循环有氧血进体动脉首先经过主动脉弓。主动脉具有头臂干和胸腹主动脉两个分支。头臂干分为锁骨下动脉和颈总动脉两个分支,肺经动输属于头臂干横向锁骨下动脉分支,由近至远形成"寸口"动输;头臂干颈总动脉分支和胸腹主动脉分支纵向分布,由下向上形成"人迎"动输。颈总动脉直接出心上行头颈部无法与胃肠六腑关联,故称为胃经别行。

"胃气别走"远离于胃肠,"人迎"动输不能在诊断中体现胃经"阳受之则入六腑"的生理状态,然而别行大肠经后就与六腑联系起来。肺经血流从心脏出直行至"寸口",经"气衰散以逆上"别入大肠经,大肠经属于静脉回流通路,故"寸口"脉动可以体现主动脉弓锁骨下动脉分支有氧血流和上腔动静脉回流血流的变化情况。胃经动脉头颈分支和胸腹主动脉分支胃肠段呈纵向分布,是一种上下分流形态,到达肠胃六腑部位时与胃肠道静脉关联,然后经下腔静脉回流入心肺形成动静脉交通,故通过胃经"人迎"动输变化可以诊断胸腹主动脉胃肠分支和下腔静脉回流情况。

无论肺经"寸口"动输还是胃经"人迎"动输都属于冲脉主动脉干分支结构。"寸口"动输变化反映主动脉弓锁骨下动脉分支有氧血流和上腔动静脉回流血流的变化情况,即可候察"土"字形上横线变化情况;胃经"人迎"动输变化可以诊断胸腹主动脉胃肠分支和下腔静脉回流情况,即可候察"土"字形下横线变化情况。二者脉动动力同源异构,"寸口"和"人迎"合参即可候察冲脉血流变化上下情况。《灵枢·动输》总结为"故阴阳上下,其动也若一",意思是讲手太阴的寸口脉,与足阳明的人迎脉,阴阳上下相应,其搏动机制是一致的。

肺经"寸口"脉口和胃经"人迎"脉口同源于冲脉主动脉干结构,言有上下者是基于"五气

入鼻,藏于心肺"而言。肺经"寸口"出于冲脉"土"字形结构上横线,为心肺有氧血流动直行通路近于"五气入鼻,藏于心肺",近心者为之始,故肺经"寸口"候察经脉之上之始。胃经"人迎"为胃脉之别行上分段头颈动脉之动输,但胃经下分段为腹主动脉胃动脉分支结构,胸腹主动脉结构属于冲脉主体结构。有氧血流经胸腹主动脉分流到胃部后继续下行至下肢分段,也就是"人迎"脉口体现冲脉"土"字形结构中下横线通路结构脉动情况,胃脉主段结构远于"五气入鼻,藏于心肺",远心者为之终,故胃经"人迎"候察经脉之下之终。

胃经者属于阳明经,"人迎"脉小,说明冲脉有氧血灌流脏腑量不足为逆;肺经者属于太阴经,"寸口"脉动过大,说明有氧血灌流肢体太过而不灌流脏腑,故而为逆。换言之,心肺有氧血流是循行冲脉"土"字形结构纵线代表的胸腹主动脉为主,有氧血流先灌流脏腑后灌流四肢为顺为常,反之为逆为异,此经脉始终上下顺逆之要(图 2-68)。《灵枢·动输》载:"故阳病而阳脉小者,为逆;阴病而阴脉大者,为逆。故阴阳俱静俱动,若引绳相倾者病。"

3. "冲阳脉"与胃经正行动输结构机制　"人迎"是胃经别行与头颈部形成的动输脉口。根据《灵枢·经脉》所讲胃经有两个分支结构通过"人迎"脉口:其一,"胃足阳明之脉,起于鼻之交頞中,旁纳太阳之脉,下循鼻外,入上齿中,还出挟口环唇,下交承浆,却循颐后下廉,出大迎,循颊车,上耳前,过客主人,循发际,至额颅",也就是胃经头面部分支;其二,"其支者,从大迎前下人迎,循喉咙,入缺盆,下膈,属胃,络脾",也就是胃经躯干内与脾脏形成"脾胃脉"分支。两条循序分支交叉于颈部形成"人迎"脉口。

胃经别行形成"人迎"脉口。胃经上行分支为别行,胃经下行分支为正行,也就是《灵枢·经脉》所讲的其他三个分支:其一,"其直者,从缺盆下乳内廉,下挟脐,入气街中"。这一正行分支

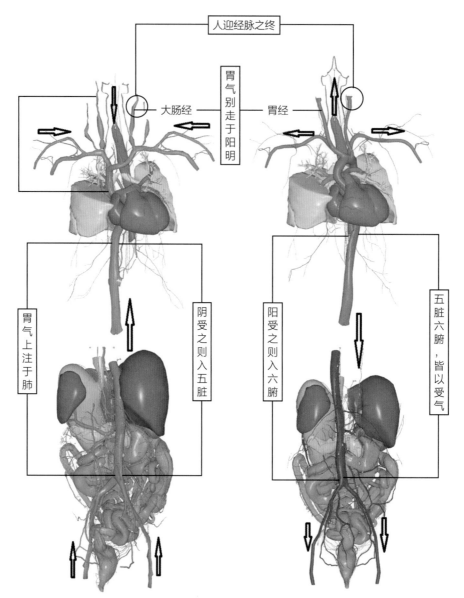

▲ 图 2-68 "胃气别走" 机制示意

纵贯于躯干腹侧中轴线两侧，也就是左右胸廓内动脉血管。其二，"其支者，起于胃口，下循腹里，下至气街中而合，以下髀关，抵伏兔，下膝膑中，下循胫外廉，下足跗，入中趾内间"。这一正行分支纵贯于躯干内的腹主动脉胃肠分支和左右髂总动脉延伸向下肢的髂外动脉、股动脉、腘动脉、胫前动脉结构。在"下循胫外廉，下足跗，入中趾内间"段出现胃经正行段"冲阳"脉口，也就是足背胫前动脉搏动处。这一脉口由冲脉"土"字形结构纵线段胸腹主动脉下行，再经髂总动脉分流于左右髂外动脉、股动脉、腘动脉、胫前动

脉而形成，故定名为"冲阳脉"。

上部"人迎"脉口候察冲脉流向头颈部的情况，下部"冲阳脉"候察冲脉流向躯干内脏腑和下肢情况。"冲阳脉"为冲脉血流出心后最远位置，故可以候察心脏脉动力度能否推动血流到达最远端的变化情况。《素问·至真要大论》讲"冲阳绝，死不治"，"冲阳脉"候察冲脉最远端血流变化情况，"人迎"脉候察冲脉最近端血流变化情况。"冲阳绝，死不治"者"人迎"将绝，故"人迎"与"冲阳"合参即可候察"经脉之始终"，又可候察"经脉之上下"（图 2-69）。

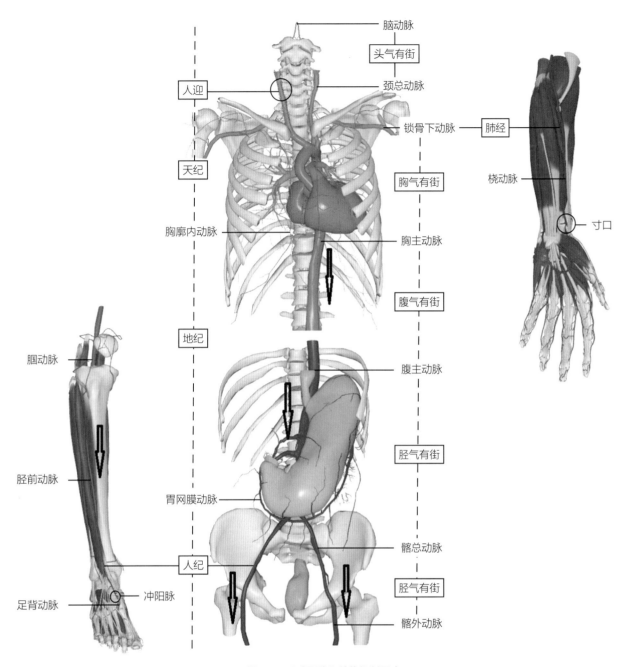

▲ 图 2-69 "冲阳脉"结构机制示意

三、"营卫生会"与经脉循行分布结构机制

（一）"内次五脏，外别六腑"与经脉宗营结构机制

1."营卫之行也，上下相贯"与经脉纵横分布机制　胃经和肺经循行部位距离很远，肺经外分主段循行分布于上肢内侧，胃经外分主段循行

分布于下肢部位。二经具有"经脉始终"和"经脉上下"关系，说明相互之间具有交通通路结构存在，否则不能形成"经脉始终"和"经脉上下"。换言之，肺胃二经表现的"经脉始终"和"经脉上下"，是基于机体经脉内外循环结构整体而言，并非局限于肺胃二经。《灵枢·动输》提出了"营卫之行也，上下相贯，如环之无端，今有其卒然遇邪风，及逢大寒，手足懈惰，其脉阴阳之道，

相输之会，行相失也，气何由还”。意思是讲营气和卫气的运行，贯通全身上下，循环往返不停息。如果有人突然遇到邪气的侵袭，或受到严寒的刺激，外邪留滞四肢，使得手足懈惰无力，则其经脉阴阳的循行道路，气血相互输注的会合出现混乱失错，那么，气又将从哪里回还而往来运行呢？

肺经和胃经都具有动输脉口存在，说明二经同属于体动脉血管。体动脉血管皆源于升主动脉，经主动脉弓分支以离心式由近向远分流而出。人体躯干是中空管状结构形态，从主动脉干发出的体动脉分支并非按照同心圆离心方式分布，躯干部位体动脉出现上下分布和环状分布形态，只有上下附肢结构体动脉血管按照离心直行方式由近端流注到肢体远端，静脉血管分布亦然。

体动脉血管在核心段结构是体动脉干。体动脉干是中医学所讲"土"字形冲脉结构，其中间纵线代表颈总动脉、胸主动脉、腹主动脉循行结构，纵向结构分支连接于头、胸、腹、胫四部位组织器官，称为"四街"。"土"字形结构上下横线代表上下附肢动脉干结构，有氧血流顺着上下附肢动脉干由近至远流注到四肢末梢称为"四末"。冲脉"土"字形结构具有平行分布的静脉血管存在，由此构成体循环的动静脉结构，也就是冲脉"四街"和"四末"的回流通路冲脉伴脉。换言之，冲脉"四街"和"四末"通路只有在冲脉伴脉结构基础上才能形成"经脉始终"和"经脉上下"的循环通路，也就是《灵枢·动输》所讲"夫四末阴阳之会者，此气之大络也。四街者，气之径路也。故络绝则径通，四末解则气从合，相输如环"。四肢末端是阴阳会合的地方，也是营卫之气循行的必经之路。邪气阻塞四肢末端后，像四街（头、胸、腹、胫）样的一些旁通路径就会开通，营卫之气仍然能够循环运行。所以，即使道路被阻塞断绝但是旁径仍能开通，四肢懈怠而脉气仍能顺和，像圆环似的相互转输不止。

"夫四末阴阳之会者，此气之大络也"，即"营卫之行也"，现代医学分析，就是上下附肢动静脉分布结构。"四街者，气之径路也"者即"上下相贯"，现代医学分析，就是躯干内主动脉干和主静脉干分布结构。"四街者，气之径路也"路径结构在躯干之内，"夫四末阴阳之会者，此气之大络也"路径结构在躯干之外，二者是一个整体系统结构，合为"营卫之行也，上下相贯，如环之无端"。中医学所讲"营卫之行也，上下相贯，如环之无端"机制同于现代医学所讲体循环结构机制（图2-70）。

2."内次五脏，外别六腑"与经脉脏腑间发育分布机制　经脉"营卫之行也，上下相贯，如环之无端"机制中，"营卫之行也"者即经脉横向内外循行分布形态，主要用于表达体循环动静血管与躯干外四肢之间的关联，具体描述为"夫四末阴阳之会者，此气之大络也"；"上下相贯"，即经脉纵向上下分布形态，主要用于表达体循环动静脉与躯干内脏腑组织之间的关系，具体描述为"四街者，气之径路也"。现代医学分析，这种结构是体循环结构分布机制无疑，但是中医学根据这一机制分析得出的结论却与现代医学大相径庭。《灵枢·经脉》载："经脉为始，营其所行，制其度量，内次五脏，外别六腑。"经脉内外纵横分布结构中，具有经脉"上下相贯"与五脏关联，"营卫之行也"与六腑关联的结构关系，总称为"内次五脏，外别六腑"。

经脉"内次五脏，外别六腑"是我们熟悉的经脉脏腑对应机制，但其让人难以理解。现代医学分析，经脉属于体动静血管，无论躯干内脏腑组织还是躯干外肢体组织，都具有动静脉结构的分布存在，依据什么结构机制提出经脉"内次五脏，外别六腑"的结论？特别是脏腑都属于躯干内软组织结构，脏腑之上同时具有动静脉血管分布，是根据什么结构来判断"内次"和"外别"呢？如果不能解决两种机制问题，也就无法真正明白经脉与脏腑对应机制。

中医学经脉与脏腑对应的"内次五脏，外别六腑"结论，并非依据人体生理阶段动静脉结构机制而来，而是根据人体胚胎经脉通路发生发育

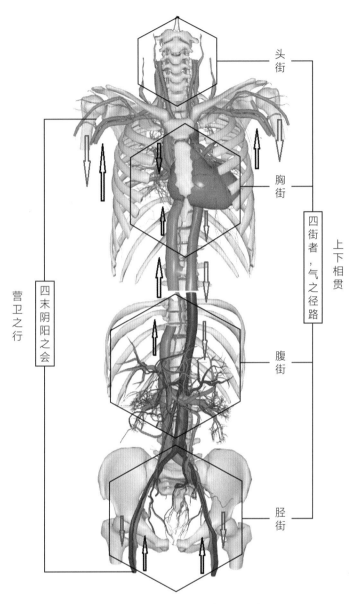

▲ 图 2-70　经脉纵横分布机制示意

和生理存在的整体性得出的结论。故在《灵枢·经脉》中对于"内次五脏,外别六腑"机制解答为:"人始生,先成精,精成而脑髓生,骨为干,脉为营,筋为刚,肉为墙,皮肤坚而毛发长,谷入于胃,脉道以通,血气乃行"。意思是讲人的最初生成,先受于父母之精,由精发育而生成脑髓,以骨骼为支干,以脉管脏血气而养全身,以筋连串骨骼使之坚强,以肉为墙壁保护内脏,当皮肤坚韧时,毛发就附着生长。五谷入于胃,化生出各种营养,脉道借之通行全身,血气运行不息。"

　　人体脉管结构发生发育于胚胎阶段,也就是

"人始生,先成精,精成而脑髓生,骨为干,脉为营,筋为刚,肉为墙,皮肤坚而毛发长"阶段。张景岳在《类经》中解读为:"人始生,先成精(精者,人之水也。万物之生,其初皆水。故易曰:天一生水。道家曰:水是三才之母,精为元气之根。本神篇曰:故生之来谓之精。决气篇曰:两神相搏,合而成形,常先身生,是谓精。故人始生先成精也),精成而脑髓生(精藏于肾,肾通于脑,脑者阴也,髓者骨之充也,诸髓皆属于脑,故精成而后脑髓生)。骨为干(犹木之有干,土之有石,故能立其身),脉为营(脉络经营一身,故血气周流不息），筋为刚（筋力刚劲，故能约束骨骼，动作强健），肉为墙（肉象墙垣，故能蓄藏血气），皮肤坚而毛发长（皮肤不坚则气不聚，故万物皮壳无弗坚者，所以固其外也）。根据解读，我们还是无法理解"内次五脏，外别六腑"的机制。

（1）"内次五脏"与五脏经脉发育分布机制：人体胚胎组织发生发育也需要组织血流营养供应，故《灵枢·决气》将人体胚胎期血脉形成机制总结为"六名一气"，即"余闻人有精、气、津、液、血、脉，余意以为一气耳，今乃辨为六名"，也就是经脉发生发育理论。其中"精、气、津、液、血"五者为流动体液，"脉"者为五种体液流动通路动静脉血管，动脉血管称为"宗道"，静脉血管称为"营道"，加之淋巴管"经水"，总称为"三隧"。

人体胚胎阶段由于机体自身不能产生有氧血，主要利用母体有氧血供应（前期卵黄囊）保证胚胎组织分化发育。母体通过胎盘与胚体连接的脐带静脉向胎体传输有氧血，具体就是经过脐静脉、静脉导管、下腔静脉而入心，然后经主动脉出心后向头部和上肢动脉流动，由此形成胎儿有氧血通路主干。反之，无氧血流经上腔静脉、胸腹主动脉与脐动脉交通，由此形成胎儿无氧血通路主干。脐带动静脉血流只是为胚体提供有氧血来源，血流运动还需要心脏脉动力推送，而胚胎阶段心脏也需要发生发育成熟时间段。故血流循环运动主要集中于躯干内五脏之间，也就是所谓的"内次五脏"，"内次"者，母体有氧血逐次传输于五脏之内之意。

脐带有氧血流主要集中于五脏之间。随着心血管结构的分化发育成熟，有氧血流不再局限于五脏之间，呈现以心脏为中心逐渐由五脏结构向躯干肢体供血的状态，导致躯干四肢"五体"结构的发生发育。《灵枢·经脉》所讲"人始生，先成精，精成而脑髓生，骨为干，脉为营，筋为刚，肉为墙，皮肤坚而毛发长"，由此形成"五脏对应五体"结构对应关系，也就是经脉"内次五脏"

的机制。

（2）"外别六腑"与经脉分布发育机制：胚体血循环结构的主体通路在五脏间形成。随着胚胎结构逐渐发育成中空管状结构形态，中空管即消化道、泌尿道形成的管腔结构。五脏分布于中空管外侧，五脏间动静脉血管在分化发育过程中逐渐向中空管状部位组织分化发育，也就是六腑动静脉血管的形成。主要发育过程由胸主动脉和腹主动脉向六腑发出的分支动脉，与早期上下腔静脉分支关联。换言之，五脏动静脉发生在先，六腑动静脉发生在后，两种动静脉在结构发生发育上具有时间轴的先后性。

脏腑间动静脉血管关联吻合结构形成，也就是脏腑表里结构式的形成。但在未出生前，有氧血流是由脐静脉传输进入胎体，与六腑连接的胸主动脉和腹主动脉中流动的都是无氧血流，冲脉属于阴性营血通路而并非宗气通路。换言之，在胚胎分化发育阶段，无论五脏动静脉还是六腑动静脉都隶属于"内次五脏"结构。当胎儿出生成为婴儿后，脐带有氧血断流和肺呼吸作用开始，机体开始依靠肺脏呼吸自行产生有氧血。有氧血流经升动脉进入体动脉后，胸主动脉和腹主动脉中的血流由无氧血变为有氧血，同时下腔静脉中的血流由有氧血变为无氧血，在腹部形成以腹主动脉和下腔静脉连接脏腑的动静循环结构。当婴儿摄取水谷营养进入六腑内部时，食物营养由肠系膜静脉传输，最后经下腔静脉入心，并入肺循环，由此体循环和肺循环体液实现交通功能。《灵枢·营卫生会》载："人受气于谷，谷入于胃，以传与肺，五脏六腑，皆以受气，其清者为营，浊者为卫，营在脉中，卫在脉外，营周不休，五十度而复大会，阴阳相贯，如环无端。"按照胚胎和生理先后两个时间段看，也就是由胚胎阶段的"人始生，先成精，精成而脑髓生，骨为干，脉为营，筋为刚，肉为墙，皮肤坚而毛发长"状态，转换为生理阶段的"谷入于胃，脉道以通，血气乃行"状态。

在机体血液循环通路出生前后的转化机制中，肺循环和体循环血流同时发生了很大的变化。出生前是脐静脉端提供有氧血，有氧血主要通路是脐静脉、下腔静脉、主动脉干结构，无氧血的主要通路是上腔静脉腹主动脉，下腔静脉前段。出生后肺呼吸产生有氧血，有氧血主要通路是肺静脉、胸腹主动脉干、上下肢动脉，整体而言就是冲脉"土"字形结构；反之，无氧血主要通路由上下肢静脉、上下腔静脉、肺动脉，整体而言就是反"土"字形冲脉伴脉通路结构。

在胚胎血液循环通路发生发育转换机制中，最大变化是胸主动脉和腹主动脉的血流属性转换。胚胎阶段的胸腹主动脉血流为无氧血，生理阶段胸腹主动脉血流转化为有氧血。血流属性转换使得腹部动静脉产生了一种转化机制，胚胎阶段腹主动脉分支和下腔静脉腹部分支中都是无氧血流通路；到生理阶段腹主动脉分支转化为有氧血流通路，成为传输肺中有氧血到达腹部脏腑的通路，而下腔静脉腹部分支仍然属于无氧血通路，成为传输胃肠道水谷营养进入机体的通路。胃肠道动静脉成为有氧血营养和食物营养的交会集中区，有氧血来源于"五气入鼻，藏于心肺"，经过胸腹主动脉下交于胃肠，食物营养来源于"五味入口，藏于肠胃"，经肠系膜静脉、下腔静脉上行于肺"味有所藏，以养五气，气和而生，津液相成，神乃自生"。胃肠道动静脉部位成为"天食人以五气,地食人以五味"交通区域,得出"谷入于胃，脉道以通，血气乃行"的结论。

"谷入于胃，脉道以通，血气乃行"机制是相对胚胎阶段"人始生，先成精，精成而脑髓生，骨为干，脉为营，筋为刚，肉为墙，皮肤坚而毛发长"得出的结论。胚胎阶段胎儿直接由母体血流提供有氧血和食物营养，不具备"五气入鼻"和"五味入口"的功能。故机体生理阶段血流循环形成是从婴儿"谷入于胃"开始，然后形成"脉道以通，血气乃行"。"气"者是指腹腔部有氧血流，血流源自于肺，经胸腹主动脉由上向下流动，经腹中动脉分支动脉关联脏腑，生理功能是为腹部组织器官提供有氧血，源于"五气入鼻"；"血"者是指腹腔部无氧血，血流来自于胃肠，由肠系膜静脉携带食物营养，经下腔静脉汇流入心源于"五味入口"。故生理阶段机体口鼻能够开始"天食人以五气，地食人以五味"，也就是"谷入于胃，脉道以通，血气乃行"开始。

"天食人以五气"通于"五气入鼻"，"地食人以五味"通于"五味入口"，二者交会于胃肠道动静脉之间为"谷入于胃，脉道以通，血气乃行"。口鼻皆处于头部，交会于腹部胃肠之间就必须有体液通路的贯通。当机体由胚胎状态进入生理状态后，胚胎时期传输无氧血流的下腔静脉和胸腹主动脉发生了血流属性转化，下腔静脉仍然保持胚胎阶段的体静脉功能，也就是继续保持胚胎阶段"内次五脏"的功能状态；而胸主动脉和腹主动脉变为有氧血传输通路，有氧血流自上而下流动，分支动脉首先经过胃肠六腑结构，然后再分流到五脏与五脏静脉，最后经下腔静脉回流入心并入肺循环。换言之，生理阶段冲脉胸腹主动脉段结构统摄六腑为"外别六腑"，冲脉伴脉分段下腔静脉统摄"内次五脏"，由此就得出了机体动静脉血管在胚胎前后两个时段整体结构状态，也就是"经脉为始，营其所行，制其度量，内次五脏，外别六腑"（图 2-71）。

（二）"三隧内外"与手足经脉体液循环机制

经脉"内次五脏，外别六腑"对基于人体血液循环结构在胚胎生理前后两个阶段发生发育规律得出的结论，也是经脉"经脉为始，营其所行，制其度量"的机制基础。换言之，"内次五脏，外别六腑"并非局限在脏腑范围之间，而是延伸至躯干、四肢动静脉结构范围，以经脉在脏腑间分布为核心，测量延伸分布到躯干、四肢位置的长度，也就是所谓的"制其度量"。

"内次五脏，外别六腑"是经脉"制其度量"

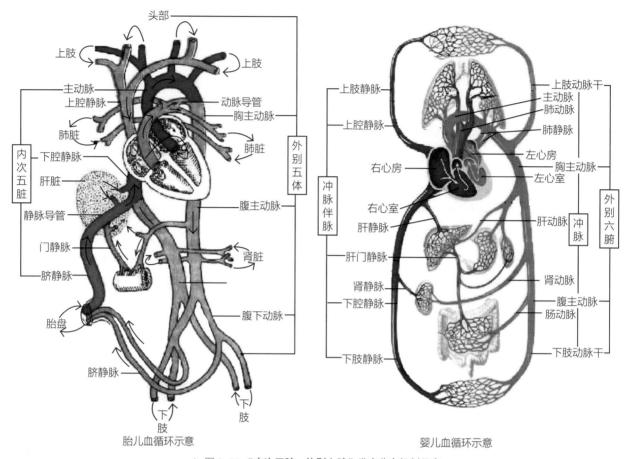

胎儿血循环示意

婴儿血循环示意

▲ 图 2-71 "内次五脏,外别六腑"发育分布机制示意

的核心机制。"内次五脏"延伸至躯干肢体上的经脉称为脏经,"外别六腑"延伸至躯干肢体上的经脉称为腑经,这也就是手足经脉冠以脏腑的真正含义。经脉冠以脏腑之名并非是以动静脉作为界定标准,换言之,并非脏经是静脉血管,腑经是动脉血管。如果按照这样的界定法,则肢体腹侧经脉全是静脉血管,肢体背侧经脉全是动脉血管,显然不符合现代医学人体动静脉循环结构机制,同时也无法解释传统医学经脉循行路径机制。

人体经脉结构发生、成熟于胚胎阶段,"人始生,先成精,精成而脑髓生,骨为干,脉为营,筋为刚,肉为墙,皮肤坚而毛发长"。其中"脉为营"者即经脉结构,是动静脉血管。当机体进入生理阶段肺呼吸产生有氧血和消化道摄取食物营养后,经脉体液开始进入产生自身运动状态,也是经脉气血流动的开始"谷入于胃,脉道以通,

血气乃行"。经脉气血运行起始于脏腑之间是以"内次五脏,外别六腑"形式。换言之,经脉气血运行是以腹腔部位动静脉血管关联吻合结构为基础,展开全身经脉气血的流动,但是人体体液脉管流动形式并非只是动静脉血管,还有淋巴液流动通路淋巴管结构的存在,即《灵枢·邪客》所讲"五谷入于胃也,其糟粕津液宗气,分为三隧"。"谷入于胃,脉道以通,血气乃行"是由胃肠动脉、静脉、淋巴管三种体液通路"三隧"构成。

"五谷入于胃也,其糟粕津液宗气,分为三隧"是指"内次五脏,外别六腑"具有"三隧"结构。"三隧"通路如何由"内次五脏,外别六腑"之间延伸至躯干外肢体之上?这一问题成为经脉脏腑冠名阴阳背后所依据的最根本机制法则,如果不能解决这一问题,也就不明白以手足经脉冠名脏腑阴阳的真实含义。《灵枢·营卫生会》提出"人焉

受气？阴阳焉会？何气为营？何气为卫？营安从生？卫于焉会？"其六问为人是从什么地方得到的精气；阴阳是在哪里交会；什么气为营气；什么气为卫气；营卫二气是从哪里生成的；卫气又是如何与营气交会的。

"三隧"即《灵枢·邪客》所讲："故宗气积于胸中，出于喉咙，以贯心脉（别本作肺），而行呼吸焉；营气者，泌其津液，注之于脉，化以为血，以荣四末，内注五脏六腑，以应刻数焉；卫气者，出其悍气之慓疾，而先行于四末，分肉皮肤之间，而不休者也，昼日行于阳，夜行于阴。""三隧"是分布于"内次五脏，外别六腑"之间，分析为：宗隧者，"宗气积于胸中，出于喉咙，以贯心脉（别本作肺），而行呼吸焉"，也就是心肺循环通路结构，出心后分布于咽喉、六腑之上，即宗隧通于"外别六腑"，具体就是消化管以及邻近组织上的动静脉结构，因基于心肺循环而来，侧重于动脉血管而言之。

营隧者，"营气者，泌其津液，注之于脉，化以为血，以荣四末，内注五脏六腑，以应刻数焉"，也就是体循环体腔部位通路结构，由胃肠道静脉起始，经下腔静脉上行，并入肺循环，出肺循环后经体动脉反流回五脏、外流至四肢，即营隧通于"内次五脏"，具体就是五脏间动静脉血管和四肢动静脉血管结构。

卫隧者，"卫气者，出其悍气之慓疾，而先行于四末分肉皮肤之间"，也就是躯干四肢位置的淋巴管结构，又名经水。卫隧不单存在于"四末分肉皮肤之间"，而且存在于躯干脏腑之间，"五谷入于胃也，其糟粕津液宗气，分为三隧"。卫隧分布结构是内起于脾胃之间，外延伸于躯干、四肢之上。

"三隧"都具备由内躯干内延伸分布于躯干四肢之上的结构存在，而阴阳划分是二分法，这样就出现了经脉脏腑阴阳划分的标准确立问题。如果搞不清经"三隧"之间的阴阳属性界定关系，也就是没有搞清经脉脏腑阴阳属性划分的标准，

由此导致经脉诊疗体系混乱。故言三隧者，必须从躯干内外而分论，然后才能理清"三隧"外连躯干肢体形成经脉阴阳属性背后的机制。

1. "三隧内分"与经脉阴阳属性界定　"五谷入于胃也，其糟粕津液宗气，分为三隧"是讲机体摄取食物水谷营养后，在肠胃道中同时与动脉、静脉、淋巴管结构相通。当有氧血经腹主动脉分支向六腑流动时，淋巴液要参与胃肠道免疫防御，肠系膜淋巴液产生向腹主动脉分支流动的现象，胃肠道动脉血液和胃肠道淋巴液在六腑交会，传统医学就将宗隧（胃肠动脉）和卫隧（胃肠淋巴）同时归属为"外别六腑"。反之，胃肠道静脉携带食物营养经肠系膜静脉向下腔静脉回流进入肺循环，中医学将五脏之间的动静脉归属为"内次五脏"，相对于"外别六腑"侧重于脏腑间静脉而言"营隧"。整体而言就是"五谷入于胃也，其糟粕津液宗气，分为三隧"，谓之"三隧内分"。阴阳是以"卫隧"为中线划分，侧于六腑的动静脉为阳经，侧于五脏的动静脉为阴经。换言之，脏腑阴阳经脉划分标准并非是以动静脉区分，宗隧和营隧都有动静脉结构，宗隧与卫隧交会为阳经，营隧与卫隧交会为阴经。

"三隧"在躯干内分布与脏腑发生关联结构，现代医学分析就是体循环围绕肺循环形成两种区划。第一个区划是脏腑间区划，即《素问·金匮真言论》所讲"言人身之脏腑中阴阳，则脏者为阴，腑者为阳。肝、心、脾、肺、肾，五脏皆为阴，胆、胃、大肠、小肠、膀胱、三焦，六腑皆为阳"，也就是所谓的"内次五脏，外别六腑"。第二个区划是五脏间区划，心肺脉管共构形成肺循环结构，脾肾肝形成躯干内体循环结构，即《素问·金匮真言论》所讲"背为阳，阳中之阳，心也；背为阳，阳中之阴，肺也；腹为阴，阴中之阴，肾也，阴中之阳，肝也；腹为阴，阴中之至阴，脾也"。

"三隧"在两个区域中的连接主要是由主动干和静脉干共构形成。"宗隧"动脉干是由胸腹主动脉、上下肢动脉干构成的"土"字形冲脉结构；

"营隧"静脉干是由上下腔静脉、上下肢静脉干构成的"土"字形结构；冲脉和冲脉伴脉都成"土"字形结构，但是二者血流方向相反。"卫隧"淋巴干是由胸导管构成即任脉主干结构，任脉胸导管上下段具有开口，收集上下腔淋巴液进入胸导管"土"字形结构。胸导管属于冲脉伴脉的前身结构，故淋巴液流动方向是进入冲脉伴脉中回流入心。综合而言，"三隧"在躯干内两个区划之间的体液交通，由冲脉、冲脉伴脉、任脉并行的三个"土"字形结构形成。其中任脉"土"字形通路处于冲脉和冲脉伴脉之间成为区分躯干内"三隧"阴阳属性的界定标准。任脉卫隧为之中性，偏于任脉和冲脉结合部位关联组织划分为阳性，即"胆、胃、大肠、小肠、膀胱、三焦，六腑皆为阳"和"背为阳，阳中之阳，心也；背为阳，阳中之阴，肺也"；反之，偏于任脉和冲脉伴脉结合部关联组织划分为阴性，即"肝、心、脾、肺、肾，五脏皆为阴"和"腹为阴，阴中之阴，肾也，阴中之阳，肝也；腹为阴，阴中之至阴，脾也"。两种脏腑属性是以"三隧"分布位置而定，故而称为"三隧内分"机制（表2-23）。

表2-23 "三隧内分"机制

阳性	中性	阴性
宗隧	卫隧	营隧
冲脉	任脉	冲脉伴脉
六腑		五脏
心、肺		脾、肾、肝

2."三隧外分"与经脉阴阳属性界定 "三隧内分"是根据任脉冲脉和冲脉伴脉分布结构，将躯干内组织定位出脏腑间阴阳属性和五脏间属性。三脉结构都是呈现"土"字形结构，脏腑间阴阳属性和五脏间属性界定只是根据"土"字形中间纵线段结构做出的判断结论，三脉"土"字形结构中的上下横线和上部纵线段又是如何循行分布的呢？"三隧"如何由"三隧内分"

延伸至"三隧外分"，形成外部体液循环通路呢？这涉及手足经脉阴阳属性划分。

"卫隧"主体段就是体腔内任脉胸导管，胸导管与躯干四肢部位淋巴管连接，称为"经水"。淋巴液处于动静脉之间的位置，在躯干体表位置分布，故将这种中性的淋巴液称为"经水"，淋巴液经水同时与动静脉关联，由此确立"十二经水"与"十二经脉"对应，并以经脉脏腑冠名而区分。即《灵枢·经水》所讲"经脉十二者，外合于十二经水，而内属于五脏六腑"，故"十二经水"者也就是与任脉胸导管交通的"卫隧外分"通路。

"宗隧"和"营隧"在躯干肢体上是以平行状态分布，在关联组织结构上吻合形成通路。这一结构无法进行阴阳属性划分界定，故中医学将"经水"淋巴液在躯干四肢上腹侧多背侧少的分布状态当作界定经脉阴阳属性的标准，也是"任脉循腹里"为阴和"冲脉循背里"为阳的一种延展结构。换言之，四肢腹侧的"宗隧"和"营隧"从"任脉循腹里"归属为阴经，四肢腹侧的"宗隧"和"营隧"从"冲脉循背里"归属为阳经，由此形成了"三隧内分"和"三隧外分"结构属性划分（图2-72）。

（三）"宗营内外"与经脉体液循环转折结构机制

"三隧"是中医学对于体液通路的总结，与现代医学动脉、静脉、淋巴管分类机制类似，都是具有内、外分机制。但中医学将"三隧"区分内、外、上、下与现代医学发生了巨大差异，以"卫隧"淋巴液通路区分"宗隧"和"营隧"界定法，导致出现了有别于现代医学体液流动通路结论，也就是经脉循行理论的出现。

"三隧"结构中，"卫隧"形成"十二经水"，也就是机体躯干四肢处淋巴管结构。十二经水淋巴液在"三隧"中被界定为属于中性体液，是随"宗隧"和"营隧"形成"十二经脉"确立其阴阳属性。

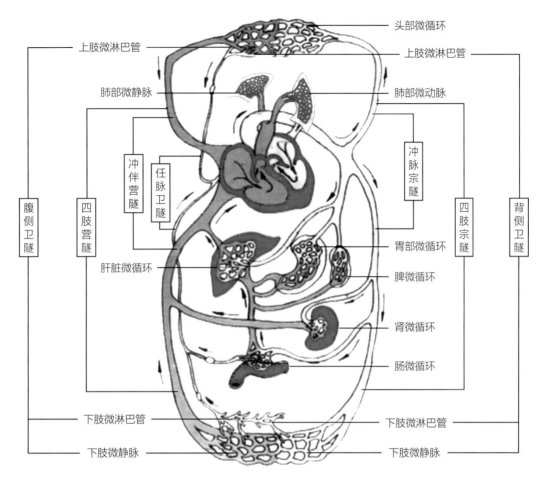

上肢微淋巴管　　　　　　　　　　　　　　　头部微循环

上肢微淋巴管

肺部微静脉　　　　　　　　　　　　　肺部微动脉

腹侧卫隧　四肢营隧　冲伴营隧　任脉卫隧　冲脉宗隧　四肢宗隧　背侧卫隧

肝脏微循环　　　　　　　　胃部微循环

脾微循环

肾微循环

肠微循环

下肢微淋巴管　　　　　　　　　　　下肢微淋巴管

下肢微静脉　　　　　　　　　　　　下肢微静脉

▲ 图 2-72　三隧内外分机制示意

"宗隧"和"营隧"，也就是体动静脉在躯干四肢位置上的分布结构，是以十二经水在背腹两侧的分布状态界定出阴阳属性，手足背侧的"宗隧"和"营隧"同属于阳性。反之，手足腹侧的"宗隧"和"营隧"同属于阴性。这种阴阳属性是根据体腔内"任脉循腹里"为阴和"冲脉循背里"为阳界定而出，并非是根据"宗隧"为阳和"营隧"为阴得出的结论，这样的划分就出现了四肢、背腹两侧的阴阳经脉同时具有"宗隧"和"营隧"的分布结构。

四肢背腹两侧的阴阳经脉同时具有"宗隧"和"营隧"分布结构，也就是说手足阴阳经脉同时具有"宗隧"和"营隧"。十二经脉就需要界定出"宗隧""营隧"，在此基础上才能正确认识经脉循行机制。

生理阶段的经脉循行就是动静脉体液流动交通，起始于"内次五脏，外别六腑"，即《灵枢·营卫生会》所讲"人受气于谷，谷入于胃，以传与肺，五脏六腑，皆以受气，其清者为营，浊者为卫，营在脉中，卫在脉外，营周不休，五十度而复大会，阴阳相贯，如环无端"。经脉循行"阴阳相贯，如环无端。"要想搞清经脉"宗隧"和"营隧"交通，就必须先定位经脉循行起始点，故《灵枢·经脉》提出"愿卒闻经脉之始也"，意思是讲要想彻底搞清经脉循行的情况，必须从经脉最初生成的情况开始，分清经脉"宗隧"和"营隧"的属性情况，才能真正理解十二经脉体液的运动情况。

十二经脉循行"阴阳相贯，如环无端"是一种体液循环运动，体液循环运动需要两种条件。其一，体液循环运动所需要的通路结构。如果没有体液传输通路结构，体液不会形成"阴阳相贯，如环无端"的状态。其二，体液属性。体液流动是具有方向性的流动，必须具有相向的体液流动状态，才能形成"阴阳相贯，如环无端"的状态。换言之，研究十二经循行机制，必须先搞清"宗隧"和"营隧"转折结构，才能真正理清十二经的"阴阳相贯，如环无端"，也就是《灵枢·营气》所讲"营气之道，内谷为宝。谷入于胃，乃传之肺，流溢于中，布散于外，精专者行于经隧，常营无已，终而复始，是谓天地之纪"。意思是讲人体十二经脉体液都是循行结构通路而运动"精专者行于经隧"，形成经脉体液的循环交通"常营无已，终而复始"。只有搞清了经脉"宗隧"和"营隧"转折机制，才能真正认识经脉循行的真正机制是谓"天地之纪"。

经脉具体的"宗隧"和"营隧"转折机制，即《灵枢·营气》所讲"故气从太阴出，注手阳明，上行（至面）注足阳明，下行至跗上，注大趾间，与太阴合。上行抵髀（别本作脾），从髀（别本作脾）注心中。循手少阴，出腋，下臂，注小指（之端），合手太阳。上行乘腋，出颐内，注目内眦，上巅，下项，合足太阳。循脊，下尻，下行注小趾之端，循足心注足少阴。上行注肾，从肾注心，外散于胸中。循心主脉，出腋，下臂，出两筋之间，入掌中，出中指之端，还注小指次指之端，合手少阳。上行注膻中，散于三焦，从三焦注胆，出胁，注足少阳。下行至跗上，复从跗注大趾间，合足厥阴，上行至肝，从肝上注肺"。

1. 肺、大肠二经宗营转折结构解析　生理阶段十二经脉体液血流循环起始躯干内"人受气于谷，谷入于胃，以传与肺"，"宗隧"中有氧血来源于肺脏呼吸功能。手太阴肺经是手足十二经体液循环运动的起始点，上行于手阳明大肠经，即《灵枢·营气》所讲"故气从太阴出，注手阳明，上行（至面）"。具体循行路径即《灵枢·经脉》载："肺手太阴之脉，起于中焦，下络大肠，还循胃口，上膈属肺，从肺系，横出腋下，下循臑内，行少阴心主之前，下肘中，循臂内上骨下廉，

入寸口，上鱼，循鱼际，出大指之端。其支者，从腕后直出次指内廉，出其端"。

手阳明大肠经是由手太阴肺经转折而来。具体循行路径为《灵枢·经脉》载："大肠手阳明之脉，起于大指次指之端，循指上廉，出合谷两骨之间，上入两筋之中，循臂上廉，入肘外廉，上臑外前廉，上肩，出髃骨之前廉，上出于柱骨之会上，下入缺盆，络肺，下膈，属大肠。其支者，从缺盆上颈，贯颊，入下齿中，还出挟口，交人中，左之右，右之左，上挟鼻孔"。

手太阴肺经属于体动脉"宗隧"，手阳明大肠经属于体静脉"营隧"，由此形成手太阴肺经和手阳明大肠经宗营体液表里交通的结构。

2. 脾、胃二经宗营转折结构解析　手阳明大肠经属于体静脉"营隧"，上行到头部后与足阳明胃经对接。手阳明大肠经是"营隧"，足阳明胃经自然属于"宗隧"，转折路径为"注足阳明，下行至跗上，注大趾间，与太阴合"。具体路径为《灵枢·经脉》载："胃足阳明之脉，起于鼻之交頞中，旁纳太阳之脉，下循鼻外，入上齿中，还出挟口环唇，下交承浆，却循颐后下廉，出大迎，循颊车，上耳前，过客主人，循发际，至额颅。其支者，从大迎前下人迎，循喉咙，入缺盆，下膈，属胃，络脾。其直者，从缺盆下乳内廉，下挟脐，入气街中。其支者，起于胃口，下循腹里，下至气街中而合，以下髀关，抵伏兔，下膝膑中，下循胫外廉，下足跗，入中趾内间。其支者，下廉三寸而别，下入中趾外间。其支者，别跗上，入大趾间，出其端。"

足阳明胃经和足太阴脾经形成表里结构，足阳明胃经属于"宗隧"，足太阴脾经属于"营隧"。脾经转折路径为"上行抵髀（别本作脾），从髀（别本作脾）注心中"。具体循行路径为《灵枢·经脉》载："脾足太阴之脉，起于大趾之端，循趾内侧白肉际，过核骨后，上内踝前廉，上踹（腨的通假字）内，循胫骨后，交出厥阴之前，上（循）膝股内前廉，入腹，属脾，络胃，上膈，挟咽，

连舌本，散舌下。其支者，复从胃，别上膈，注心中。"

足阳明胃经属于"宗隧"，足太阴脾经属于"营隧"，由此形成足阳明胃经和足太阴脾经宗营体液表里交通结构。

3. 心、小肠二经宗营转折结构解析　手少阴心经承接脾经为体静脉"营隧"而来，转折路径为《灵枢·营气》所讲"循手少阴，出腋，下臂，注小指（之端），合手太阳"，也就是脾经上行后转折入心经，心经属于"宗隧"。具体路径为《灵枢·经脉》载："手少阴之脉，起于心中，出属心系，下膈，络小肠。其支者，从心系，上挟咽，系目系。其直者，复从心系却上肺，下出腋下，下循臑内后廉，行太阴心主之后，下肘内，循臂内后廉，抵掌后锐骨之端，入掌内后廉，循小指之内，出其端。"

小肠经是由心经转折而来，转折路径为《灵枢·营气》所讲"上行乘腋，出颁内，注目内眦，上巅，下项，合足太阳"。具体路径为《灵枢·经脉》载："小肠手太阳之脉，起于小指之端，循手外侧上腕，出踝中，直上循臂骨下廉，出肘内侧两筋之间，上循臑外后廉，出肩解，绕肩胛，交肩上，入缺盆，络心，循咽，下膈，抵胃，属小肠。其支者，从缺盆循颈上颊，至目锐眦，却入耳中。其支者，别颊，上颁抵鼻，至目内眦，斜络于颧。"

手少阴心经属于"宗隧"，手太阳小肠经属于"营隧"，由此形成手少阴心经和手太阳小肠经宗营体液表里交通结构。

4. 膀胱、肾经宗隧结构解析　手太阳小肠隶属于"营隧"，膀胱经承接手太阳小肠经而来，属"宗隧"。膀胱经转折路径为《灵枢·营气》所讲"循脊，下尻，下行注小趾之端，循足心注足少阴"；膀胱经属于"宗隧"。具体循行路径为《灵枢·经脉》载："膀胱足太阳之脉，起于目内眦，上额，交巅。其支者，从巅至耳上角。其直者，从巅入络脑，还出别下项，循肩髆内，挟脊，抵腰中，入循膂，络肾，属膀胱。其支者，从腰中

下挟脊，贯臀，入腘中。其支者，从髆内左右，别下，贯胛，挟脊内，过髀枢，循髀外，从后廉，下合腘中，以下贯踹（腨的通假字）内，出外踝之后，循京骨，至小趾（之端）外侧。"

足少阴肾经由足太阳膀胱经转折而来，转折路径为《灵枢·营气》所讲"上行注肾，从肾注心，外散于胸中"，属于"宗隧"。具体循行路径为《灵枢·经脉》载："肾足少阴之脉，起于小趾之下，邪走足心，出于然谷之下，循内踝之后，别入跟中，以上踹（腨的通假字）内，出腘内廉，上股内后廉，贯脊，属肾，络膀胱。其直者，从肾上贯肝膈，入肺中，循喉咙，挟舌本。其支者，从肺出络心，注胸中。"

在十二经脉宗营通路结构中，足太阳膀胱经和足少阴肾经非常特殊，二经同属于"宗隧"，由此形成足太阳膀胱经和足少阴肾经体液表里交通结构。

5. 心包、三焦经宗隧结构解析　手厥阴心包经是承接足少阴肾经而来，转折路径为《灵枢·营气》所讲"循心主脉，出腋，下臂，出两筋之间，入掌中，出中指之端，还注小指次指之端，合手少阳"，属于"宗隧"。具体路径为《灵枢·经脉》载："心主手厥阴心包络之脉，起于胸中，出属心包络，下膈，历络三焦。其支者，循胸出胁，下腋三寸，上抵腋下，循臑内，行太阴、少阴之间，入肘中，下臂，行两筋之间，入掌中，循中指，出其端。其支者，别掌中，循小指次指，出其端。"

手少阳三焦经是承接手厥阴心包经而来，属于"营隧"结构通路，转折路径为《灵枢·营气》所讲"上行注膻中，散于三焦，从三焦注胆，出胁，注足少阳"。具体循行路径为《灵枢·经脉》载："三焦手少阳之脉，起于小指次指之端，上出两指之间，循手表腕，出臂外两骨之间，上贯肘，循臑外，上肩，而交出足少阳之后，入缺盆，布膻中，散络心包，下膈，循属三焦。支者，从膻中上出缺盆，上项，系（别本作挟）耳后直上，出耳上角，以屈下颊至颛。其支者，

从耳后入耳中，出走耳前，过客主人前，交颊，至目锐眦。"

手厥阴心包经属于"宗隧"，手少阳三焦经属于"营隧"，由此形成手厥阴心包经和手少阳三焦经体液宗营表里交通结构。

6. 肝、胆经宗隧结构解析　手少阳三焦经之后承接是足少阳胆经，胆经循行转折路径为"下行至跗上，复从跗注大趾间，合足厥阴"，即上行注入两乳正中的膻中穴，并散布于三焦，从三焦注入胆，出胁部，注入足少阳经，向下行至足背上，又从足背注入足大趾间，合于足厥阴经。三焦经属于"宗隧"结构，循行路径为《灵枢·营气》所讲"胆足少阳之脉，起于目锐眦，上抵头角，下耳后，循颈行手少阳之前，至肩上，却交出手少阳之后，入缺盆。其支者，从耳后入耳中，出走耳前，至目锐眦后。其支者，别锐眦，下大迎，合于手少阳，抵于顑，下加颊车，下颈，合缺盆，以下胸中，贯膈，络肝，属胆，循胁里，出气街，绕毛际，横入髀厌中。其直者，从缺盆下腋，循胸，过季胁，下合髀厌中，以下循髀阳，出膝外廉，下外辅骨之前，直下抵绝骨之端，下出外踝之前，循足跗上，入小趾次趾之间（别本作端）。其支者，别跗上，入大趾之间，循大趾歧骨内，出其端，还贯爪甲，出三毛"。

足厥阴肝经是承接胆经而来，转折路径为"上行至肝，从肝上注肺"，向上沿着喉咙，进入鼻的内窍，终止于鼻的外孔道。胆经结构属于体动脉"宗隧"，肝经属于体动脉"营隧"，上行终止于鼻的外孔道时，又与肺经"宗隧"相连，由此对接经脉之始肺经，完成十二经脉的体液循环运动。肝经循行路径为《灵枢·营气》载："肝足厥阴之脉，起于大趾丛毛之际，上循足跗上廉，去内踝一寸，上踝八寸，交出太阴之后，上腘内廉，循股阴，入毛中，过阴器，抵小腹，挟胃，属肝，络胆，上贯膈，布胁肋，循喉咙之后，上入颃颡，连目系，上出额，与督脉会于巅。其支者，从目系下颊里，环唇内。其支者，复从肝，别贯膈，上注肺。"

足少阳胆经为"宗隧"结构，足厥阴肝经为"营隧"结构，由此形成足少阳胆经和足厥阴肝经体液宗营表里交通结构。

7. 督脉、督脉伴脉宗隧结构解析　十二经"宗隧"和"营隧"转折结构是十二经循行机制的结构基础，现代医学分析也就是体动静脉结构在四肢的走向与分布。手足十二经脉由"宗隧"和"营隧"构成，心脏是"宗隧"血流运动动力，肺、胃、心、膀胱、肾、心包、胆七脉属于"宗隧"。七脉宗隧携带有氧血流以离心方式由近至远流向四肢末端时，必须转折与"营隧"发生吻合。大肠、脾、小肠、三焦、肝五经为"营隧"，"营隧"属于体静脉血管结构，静脉血流由远至近做回心流动。"宗隧"血流由内至外流动，"营隧"血流由外向内流动，"宗隧"和"营隧"平行分布而血流相向而行，构成了十二经体液表里交通，才能形成经脉"精专者行于经隧，常营无已，终而复始"的状态，也就是十二经循行的结构原理，近似于现代医学的血循环机制。

十二经脉"宗隧"和"营隧"就是躯干上下肢体的动静脉血管分布结构。根据这样的分析，十二经脉"宗隧"和"营隧"只是躯干内动静脉干的一种延伸结构，躯干内动静脉干才是"宗隧"和"营隧"的主体结构。故十二经脉都冠以脏腑而论，意在表达十二经必须与躯干内主动脉关联才能正确认识十二经脉的体液运动机制。

十二经脉血流循行流动必须基于躯干内"宗隧"和"营隧"血流运动。躯干内"宗隧"主干是"土"字形冲脉的中间纵线指示通路，是胸腹主动脉和颈总动脉构成的纵向体动脉干结构。十二经"宗隧"也就是"土"字形中上下横线指示的上下肢动脉分支结构。躯干内"营隧"主干是"土"字形冲脉伴脉中间纵线指示通路，是上下腔静脉构成的体静脉干结构。十二经"营隧"也就是"土"字形冲脉伴脉中上下横线指示的上下肢静脉干分支结构。十二经宗营通路与躯干内宗营主干是统一结构，不能隔离开躯干内宗营主干而单论十二经宗营分支。故《灵枢·营气》中论述十二经脉转折机制后，又补充提出"上循喉咙，入颃颡之窍，究于畜门。其支别者，上额，循巅，下项中，循脊，入骶，是督脉也。络阴器，上过毛中，入脐中，上循腹里，入缺盆，下注肺中，复出太阴。此营气之所行也，逆顺之常也"。

躯干内"宗隧"主干胸腹腔动脉和颈总动脉，在向上、下肢发出分支结构时，还向脊髓腔发出分支结构。现代医学分析，这一分支通路主体是脊髓腔前后动脉，也是中医学所讲的督脉循行路径，上文描述为"上循喉咙，入颃颡之窍，究于畜门。其支别者，上额，循巅，下项中，循脊，入骶，是督脉也"。冲脉"宗隧"向脊髓腔发出分支，沿着额部上行至巅顶，沿颈项部下行，循脊柱两侧继续下行，进入骶骨，正是督脉的循行路线。

督脉属于"宗隧"主干胸腹腔动脉和颈总动脉发出的分支结构，这一结构必须具有与之相对的"营隧"结构存在才能形成宗营吻合。故《灵枢·营气》又提出与督脉相对的通路结构，即上文所言"络阴器，上过毛中，入脐中，上循腹里，入缺盆，下注肺中，复出太阴。此营气之所行也，逆顺之常也"。意思是督脉之后还有一个分支结构通路环绕阴器，向前向上经过阴阜部的毛际之中，上行进入脐中，再向上进入腹中，进入缺盆之中，再向下注入肺中，再次进入手太阴经，也就是下一个循环的开始。这一通路属于"营隧"结构，也就是督脉伴行脉结构，现代医学分析就是由附脐静脉、脐静脉、伴脐静脉构成的静脉网。当冲脉通过督脉"宗隧"向脊髓腔提供有氧血后，通过督脉伴脉形成脊髓腔"营隧"回流通路，最后将脊髓腔中的静脉血反流进入冲脉伴脉上、下腔静脉中，形成督脉和督脉伴脉宗营体液表里交通循环通路。

通过对《灵枢·营气》所讲"谷入于胃，乃传之肺，流溢于中，布散于外，精专者行于经隧，常营无已，终而复始，是谓天地之纪"

机制分析得知，经脉循行表里内外交通机制是由"宗隧"和"营隧"转折机制构成，也就是经脉表里循行分布原理背后的结构机制，具有三大原理。

（1）冲伴脉综合表里转折原理：机体全身经脉都是由"宗隧"和"营隧"吻合而成，现代医学分析，就是动、静脉形成的血循环。"宗隧"为体动脉，人体最粗大的"宗隧"是体动脉干结构，称为冲脉；最粗大的"营隧"是上下腔静脉结构，也就是冲脉伴脉。经典中有所记载而没有名称标识，导致后世失去了论述。冲脉和冲脉伴脉是人体最大的宗营通路，以结构平行而血流方向相反的形式分布于体腔之内，机体体动脉和体静脉都属于冲脉和伴行脉的分支结构，故而全身经脉"宗隧"和"营隧"都与二脉关联。《灵枢·海论》所讲"冲脉者，为十二经之海，其输上在于大杼，下出于巨虚之上下廉"背后的真正机制所在。

（2）十二经脉宗营表里交通原理：冲脉和冲脉伴脉都呈"土"字形结构分布，上下横线指的是十二经脉宗营通路的分布方向，十二经脉宗营通路属于冲脉和冲脉伴脉的延伸分支结构。"宗隧"血流由近至远做离心运动，"营隧"血流由远至近做回流运动，十二经脉"宗隧"和"营隧"必须具有转折结构才能实现与冲脉、冲脉伴脉之间的内外交通，否则就无法实现血循环功能。十二经表里交通原理实际是手足"宗隧"和"营隧"转换结构机制。特别提示，十二经脉"宗隧"和"营隧"分布界定并非阴阳属性界定，经脉表里与"宗隧"和"营隧"并非完全是对应关系。十二经"宗隧"由肺、胃、心、膀胱、肾、心包、胆七脉构成，十二经"营隧"由大肠、脾、小肠、三焦、肝五脉构成，十二经脉体液交通是由"宗七营五"结构吻合而成。

（3）冲督宗营表里机制：冲脉和冲脉伴脉分布都呈现"土"字形结构，不单向躯干四肢发出"宗隧"和"营隧"，同时向躯干背侧的脊髓腔发出分支形成督脉和督脉伴脉，形成脊髓腔内动静脉血流与心血管系统的结构关联。督脉属于"宗隧",是脊髓腔组织结构有氧血的供应通路,督脉伴脉属于"营隧",是脊髓腔组织无氧血输出通路,二脉对应形成脊髓腔血流的宗营出入结构,保持脊髓腔内有氧血、无氧血的循环流动。

总结上述三种"宗隧"和"营隧"转换机制,所谓经脉循行结构实际是由冲脉、冲脉伴脉为核心,由手足经"宗七营五"结构和督脉、督脉伴脉构成,概括为"宗九营七"十六条通路。现代医学分析,这一机制实际是对体循环动静脉分布结构的另类表述方式。这种另类体动静脉结构的表述结论是以"谷入于胃,乃传之肺,流溢于中,布散于外"为基础而论述,由此得出"宗九营七"十六经脉,宗营通路血流相反,故《灵枢·营气》总结为"此营气之所行也,逆顺之常也"(图2-73)。

(四)"卫气内外"与淋巴通路分布结构机制

1. "营卫内外"与卫气通路结构机制界定 中医学立论体液循环理论中,包含了现代医学所讲肺循环和体循环组成的血流交通结构,但是在经脉循行理论中把胃肠道部位的体液循环结构作为体液运动的中心,即《灵枢·经脉》所讲"谷入于胃,脉道以通,血气乃行"。具体而言就是《灵枢·营卫生会》载:"人受气于谷,谷入于胃,以传与肺,五脏六腑,皆以受气,其清者为营,浊

动脉（宗隧）		静脉（营隧）	
肺手太阴之脉		大肠手阳明之脉	
胃足阳明之脉		脾足太阴之脉	
心手少阴之脉		小肠手太阳之脉	
膀胱足太阳之脉	冲脉	—	冲脉伴脉
肾足少阴之脉			
心包手厥阴之脉		三焦手少阳之脉	
胆足少阳之脉		肝足厥阴之脉	
督脉		督脉伴脉	

十六经宗营转换循行机制

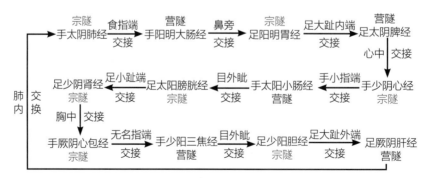

十二经宗营转换循行机制

▲ 图2-73 经脉宗营转折循行结构示意

者为卫，营在脉中，卫在脉外，营周不休，五十度而复大会，阴阳相贯，如环无端。"根据这一机制将体液运动循环理论分成了两种：第一种是"营在脉中"，《灵枢·营气》所讲"谷入于胃，乃传之肺，流溢于中，布散于外，精专者行于经隧，常营无已，终而复始，是谓天地之纪"。第二种是"卫在脉外"，《灵枢·卫气》所讲"六腑者，所以受水谷而行化物者也。其气内干五脏，而外络肢节。其浮气之不循经者，为卫气"。

"营在脉中"也就是经脉"宗隧"和"营隧"转折机制，也就是所谓的"五十营"机制。《灵枢·五十营》载："故人一呼脉再动，气行三寸；呼吸定息，气行六寸。十息，气行六尺，日行二分。二百七十息，气行十六丈二尺，气行交通于中，一周于身，下水二刻，日行二十五分。五百四十息，气行再周于身，下水四刻，日行四十分。二千七百息，气行十周于身，下水二十刻，日行五宿二十分。一万三千五百息，气行五十营于身，水下百刻，日行二十八宿，漏水皆尽，脉终矣。所谓交通者，并行一数也。故五十营备，得尽天地之寿矣，凡行八百一十丈也。""五十营"机理是现代医学所说的体循环血流循环的另一种表达方式。

"卫在脉外"又称为"卫气行"。《灵枢·卫气行》载："是故平旦阴尽，阳气出于目，目张则气上行于头，循项下足太阳，循背下至小趾之端；其散者，别于目锐眦，下手太阳，下至手小指之

间外侧；其散者，别于目锐眦，下足少阳，注小趾次趾之间。以上循手少阳之分侧，下至小指（次指）之间；别者以上至耳前，合于颔脉，注足阳明以下行至跗上，入五趾之间；其散者，从耳下下手阳明，入大指之间，入掌中。其至于足也，入足心，出内踝，下行阴分，复合于目。故为一周。"中医学得出了"卫气行"运动规律的依据及其背后的原理，至今仍无法解释。

中医学"卫气"也是基于"三隧说"而来，"宗隧"即体动脉，"营隧"即体静脉，"卫隧"即淋巴管。"三隧"也就是机体三种具有管道型结构体液通路的总称，"宗隧"和"营隧"构成的血流通路也就是经脉，经脉中体液循环流动又称为"营气行"；"卫隧"淋巴管，形成的通路又称经水，"卫隧"在躯干内外都有分布，在四肢形成的通路称之为"十二经水"。

"卫隧"在"三隧"隶属于任脉胸导管的分支结构，"经水"属性被界定为中性体液，成为界定经脉脏腑阴阳属性的标准。根据体腔内"任脉循腹里"为阴和"冲脉循背里"为阳原则界定出经脉的脏腑阴阳属性，故而经水有十二条，脏腑经脉都有对应的经水存在，即《灵枢·经水》所讲"经脉十二者，外合于十二经水，而内属于五脏六腑"。具体就是侧重"任脉循腹里"一侧的手足经为阴经脏经，侧重于"冲脉循背里"一侧的手足经脉为阳经腑经（表 2-24）。

根据"任脉循腹里"和"冲脉循背里"的原则，

脏经水	阴　经	阳　脉	腑经水
肺手太阴经水	肺手太阴之脉	大肠手阳明之脉	大肠手阳明经水
脾足太阴经水	脾足太阴之脉	胃足阳明之脉	胃足阳明经水
心手少阴经水	心手少阴之脉	小肠手太阳之脉	小肠手太阳经水
肾足少阴经水	肾足少阴之脉	膀胱足太阳经脉	膀胱足太阳经水
心包手厥阴经水	心包手厥阴之脉	三焦手少阳之脉	三焦手少阳经水
肝足厥阴经水	肝足厥阴之脉	胆足少阳之脉	胆足少阳经水

表 2-24　"任脉循腹里"为阴和"冲脉循背里"为阳

对经脉和经水阴阳属性做出的判定,只是根据"卫隧"和"宗隧"做出的属性判断。按照这样的判断标准,所谓"卫气行"只具备宗卫二隧而缺少营隧通路,存在严重的机制缺陷。换言之,现代医学分析,所谓"卫气"通路只有体动脉血管和淋巴管结构,缺少体静脉血管,无法形成血液和淋巴液的回流。故关于"卫气"通路结构还需要做深入探究。

2. "营卫同源异构"与营卫体液循行结构机制 中医学立论"营卫"循行机制是根据"谷入于胃,脉道以通,血气乃行"而设立,具体机制也就是"营卫生会"。《灵枢·营卫生会》载:"人受气于谷,谷入于胃,以传与肺,五脏六腑,皆以受气,其清者为营,浊者为卫,营在脉中,卫在脉外。""营气"和"卫气"同源,"谷入于胃",然后分流为"营在脉中,卫在脉外"。"营在脉中"形成"营周不休,五十度而复大会,阴阳相贯,如环无端"的营气循行;"卫在脉外"形成"卫气行于阴二十五度,行于阳二十五度,分为昼夜,故气至阳而起,至阴而止"的卫气循行。换言之,营卫二气同源于"谷入于胃",异构分流于"营在脉中,卫在脉外"。

"营在脉中"由"宗隧"和"营隧"构成结构通路,也就是"十二经"循行,类似于现代医学心血管系统;但是"卫在脉外"如何形成独立的循行通路"卫气行于阴二十五度,行于阳二十五度",后世学者非常难以理解。"营周不休,五十度而复大会",而"气行于阴二十五度,行于阳二十五度",两者都是"五十度",如何做出区分界定?《灵枢·卫气》解释:"五脏者,所以藏精神魂魄者也;六腑者,所以受水谷而行化物者也。其气内干五脏,而外络肢节。其浮气之不循经者,为卫气;其精气之行于经者,为营气。"意思是讲营气循行路径和卫气循行路径同源,脏腑之间,营卫脏腑功能不同。"五脏者,所以藏精神魂魄者也;六腑者,所以受水谷而行化物者也",导致体液产生营卫分流,但是这种体液分流是由内向外

逐渐分支形成的。"其气内干五脏,而外络肢节",其中外部分支结构处的体液成为卫气,即"其浮气之不循经者,为卫气";内部主干通路结构处的体液称之为营气,即"其精气之行于经者,为营气"。换言之,营卫循行路径虽然具有各自的循行路径,但是两种体液循行通路并非是独立存在的,而是一种"同源异构"的存在状态。

营卫体液流动通路"同源异构"结构也就是经脉的阴阳结构,"其浮气之不循经者,为卫气"者,即阳经,"其精气之行于经者,为营气"者,即阴经。由此形成的营卫两种体液的交通循环也就是经脉阴阳交通机制,《灵枢·卫气》讲"阴阳相随,外内相贯,如环之无端,亭亭淳淳乎,孰能窃(别本作穷)之"。然而要想真正明白经脉阴阳交通循环如何建立,还需要明白"标本、虚实、所离之处"的含义。《灵枢·卫气》载:"然其分别阴阳,皆有标本、虚实、所离之处。能别阴阳十二经者,知病之所生;候虚实之所在者,能得病之高下;知六腑之气街者,能知解结契绍于门户;能知虚实之坚软者,知补泻之所在;能知六经标本者,可以无惑于天下。"意思是知道营卫"标本",就能知道疾病是如何产生的;知道营卫"虚实",就能找出疾病的上下部位;知道"所离之处",就能知道六腑之气往来的通道,在此基础上才能将营卫阴阳交通机制用于临床诊疗。

3. "卫气标本"与体表淋巴通路结构标识 卫气循行原理中最基本的是"标本"结构,"标本"主要是指经脉腧穴分布的上下对应关系。单从字面意思分析,"标"意为上部,与人体头面胸背的位置相应;"本"意是树根,为下部,与人体四肢下端相应。换言之,"卫气标本"者是属于十二经脉的延伸结构,十二经脉在头面胸背部延伸分布结构称为"标",在四肢末端延伸结构称为"本"。所谓标本是十二经脉的"标"和"本",是如何形成了"卫气行"呢?如果这一问题不能解决,还是无法真正明白"卫气行"的真正机制。

中医学立论人体体液流动通路"宗、营、卫"三种结构,称为"三隧"。《灵枢·邪客》载:"五谷入于胃也,其糟粕津液宗气,分为三隧。故宗气积于胸中,出于喉咙,以贯心脉(别本作肺),而行呼吸焉;营气者,泌其津液,注之于脉,化以为血,以荣四末,内注五脏六腑,以应刻数焉;卫气者,出其悍气之慓疾,而先行于四末分肉皮肤之间,而不休者也,昼日行于阳,夜行于阴。"

宗隧者"宗气积于胸中,出于喉咙,以贯心脉(别本作肺),而行呼吸焉",即体动脉血管结构。营隧者"营气者,泌其津液,注之于脉,化以为血,以荣四末,内注五脏六腑,以应刻数焉",为体静脉血管结构。卫隧者"卫气者,出其悍气之慓疾,而先行于四末分肉皮肤之间,而不休者也,昼日行于阳,夜行于阴",即机体淋巴管通路结构。在三隧结构中"宗隧"和"营隧"构成十二经脉,也就是体动脉和体静脉血管构成的血循环通路,"卫隧"处于十二经脉"标本"之间,实际处于动静脉之间的淋巴通路中。"卫隧"中流动的体液属于淋巴液,流动方向是躯干远端向近端回流,故"卫气行"在体表的分布标识是在四肢末端延伸结构称为"本",在头面胸背部延伸分布结构称为"标"。

"卫隧"处于"宗隧"和"营隧"构成的十二经脉之间,其中流动的体液称为经水,即《灵枢·经水》所讲"经脉十二者,外合于十二经水,而内属于五脏六腑"。"卫隧"体表结构也有十二条,根据十二经脉命名,而十二经脉有手足之分,故"卫气标本"也同样有手足之分。足"卫气标本"的循行分布即《灵枢·卫气》所讲:"足太阳之本,在跟以上五寸中,标在两络命门。命门者,目也。足少阳之本,在窍阴之间,标在窗笼之前。窗笼者,耳也。足少阴之本,在内踝下上三寸中,标在背俞与舌下两脉也。足厥阴之本,在行间上五寸所,标在背腧也。足阳明之本,在厉兑,标在人迎,颊挟颃颡也。足太阴之本,在中封前上四寸之中,标在背腧与舌本也(表2-25)。"

手"卫气标本"的循行分布即《灵枢·卫气》所讲:"手太阳之本,在外踝之后,标在命门之上一寸也。手少阳之本,在小指次指之间上二寸,标在耳后上角下外眦也。手阳明之本,在肘骨中,上至别阳,标在颜下合钳上也。手太阴之本,在寸口之中,标在腋内动也。手少阴之本,在锐骨之端,标在背腧也。手心主之本,在掌后两筋之间二寸中,标在腋下下三寸也(表2-26)。"

4. "卫气虚实"与淋巴管结构分布标识机制　"卫气标本"者,"标"在上部与人体头面胸背的位置相应;"本"在下部与人体四肢下端相应。"卫气标本"者又称"卫气上下","卫气标本"是基于卫隧循行分布结构而言,"卫气上下"是基于卫气流动而言。"卫气标本"即言卫气诊疗原则,《灵枢·卫气》所讲"凡候此者,下虚则厥,下盛则热;上虚则眩,上盛则热痛。故实者,绝而止之,虚者,引而起之"。

表 2-25　足"卫气标本"循行分布			
经脉气血	卫隧之本	卫隧之标	经水卫气
足太阳经	在跟以上五寸中	在两络命门	足太阳经水
足少阳经	在窍阴之间	在窗笼之前	足少阳经水
足少阴经	在内踝下上三寸中	在背俞与舌下两脉也	足少阴经水
足厥阴经	在行间上五寸所	在背腧也	足厥阴经水
足阳明经	在厉兑	在人迎,颊挟颃颡也	足阳明经水
足太阴经	在中封前上四寸之中	在背腧与舌本也	足太阴经水

经脉气血	卫隧之本	卫隧之标	经水卫气
手太阳经	在外踝之后	在命门之上一寸也	手太阳经水
手少阳经	在小指次指之间上二寸	在耳后上角下外眦也	手少阳经水
手阳明经	在肘骨中，上至别阳	在颜下合钳上也	手阳明经水
手太阴经	在寸口之中	在腋内动也	手太阴经水
手少阴经	在锐骨之端	在背腧也	手少阴经水
手心包经	在掌后两筋之间二寸中	在腋下下三寸也	手心包经水

表 2-26　手"卫气标本"循行分布

（1）"下虚则厥，下盛则热"与四肢淋巴液流动分布机制：现代医学分析，卫气即淋巴液，"卫隧"即淋巴管，"卫隧"处于"营隧"体静脉血管和"宗隧"体动脉血管之间。"下虚则厥，下盛则热"，"下"是指四肢结构位置的淋巴管，原文意思是卫气在下为本，下虚则元阳衰于下而为厥逆，下盛则阳气盛于下而为热。

淋巴液在四肢部位不足，即"下虚"，也就是"卫气"和"营气"在四肢部位不足，四肢"卫气之本"不能随"营隧"回流至"标"（头面胸背位置），出现头晕目眩的症状。故"下虚则厥"是四肢淋巴液缺少，不能随体静脉血向躯干部回流，导致头晕目眩，也就是"卫气之本"不能上济"卫气之标"产生的病理现象。

反之，如果淋巴液在四肢部位量多，即"下盛"，"卫气"淋巴液与"宗气"有氧血集中于四肢位置，也就是"卫气"随"宗气"外泄于四肢，导致四肢发热现象。故"下盛则热"是头面胸背部"卫气之标"过于盛导致四肢部位"卫气之本"宗卫郁结于外，出现四肢发热的症状，也就是"卫气之标"外泄于"卫气之本"产生的病理现象。

四肢"卫气"淋巴液不能随静脉血运动回流称为"下虚则厥"；"卫气"淋巴液随躯干动脉血外流集中于四肢部位称为"下盛则热"。"下虚则厥，下盛则热"也就是"卫气之本"体液循环虚实之理（图2-74）。

（2）"上虚则眩，上盛则热痛"与躯干淋巴液流动分布机制："下虚则厥，下盛则热"者即"卫气之本"。"上虚则眩，上盛则热痛"者即"卫气之标"，"卫气之标"者也是头面胸背位置淋巴液分布结构。头面胸背位置淋巴液"卫气之标"同样是由"三隧"构成。卫气淋巴液流动方向是由远端四肢位置"卫气之本"向近端头面胸背位置流动，故出现"下虚则厥，下盛则热"的现象。

"上虚则眩"是指头面胸背位置淋巴液不能随体静脉"营隧"静脉血回流出现的病理现象。"上虚"者即"卫气之标"虚亏，导致头部淋巴液不能向体腔内回流，出现头晕目眩的症状。

"上盛则热"指"卫隧"和"宗隧"体液集聚于头面胸背位置，就是"卫气"淋巴液和"宗气"有氧血集聚于头面胸背位置，导致头部淋巴液和有氧血集中于头部。

躯干"卫气"淋巴液不能随头颈部"营隧"静脉血回流，称为"下虚则厥"；躯干"卫气"淋巴液随"宗隧"有氧血集中于头部，称为"上盛则热"。故"上虚则眩，上盛则热痛"也就是"卫气之标"体液循行虚实之理（图2-75）。

综合而言，"卫气上下"者是"卫气标本"的诊疗原则。"下虚则厥，下盛则热"者，即四肢部位"卫气"淋巴液流动虚实，也就是用于候诊"卫气之本"的盛衰变化；"上虚则眩，上盛则热痛"者，即躯干部位"卫气"淋巴液流动虚实，也就是用于候诊"卫气之标"的盛衰变化情况。二者

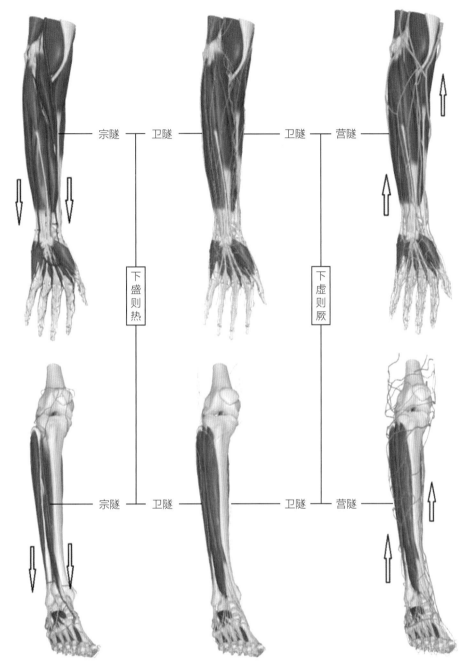

宗隧 卫隧 卫隧 营隧

下盛则热 下虚则厥

宗隧 卫隧 卫隧 营隧

▲ 图 2-74 "卫气之本"循行机制示意

结合就可寻找到"卫气标本"盛衰的诊疗法则,"凡候此者,下虚则厥,下盛则热;上虚则眩,上盛则热痛",为卫气虚实诊断原则;"故实者,绝而止之,虚者,引而起之",为卫气治疗原则。故知"卫气上下"虚实者,可知"卫气标本"之盛衰,由此建立起的"卫气"诊疗原则,按照现代医学理论分析,就是对躯干四肢体表淋巴结构的诊疗机制。

5. "卫气所离"与淋巴干结构分化机制 当我们了解"卫气标本"和"卫气虚实"机制后,所谓的"卫气行"结构实际是由机体四肢淋巴管"卫气之本"和躯干淋巴管"卫气之标"共同构成的淋巴循环结构。这一淋巴液通路结构在中医学中具有"卫隧"和"经水"两个命名。《灵枢·经脉》称为"卫隧",是基于躯干内淋巴通路结构而言,即"卫气者,出其悍气之慓疾,

223

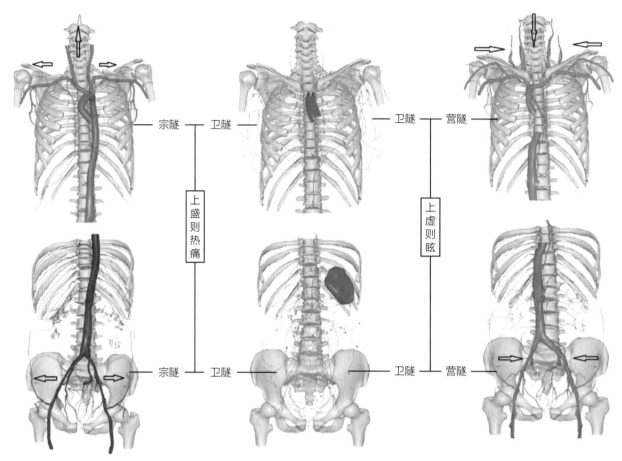

宗隧　卫隧　　　卫隧　营隧

上盛则热痛　　　上虚则眩

宗隧　卫隧　　　卫隧　营隧

▲ 图 2-75　"卫气之标"体液循行机制示意

而先行于四末分肉皮肤之间，而不休者也，昼日行于阳，夜行于阴"；《灵枢·经水》称为"经水"，是基于躯干四肢淋巴通路而言，即"经脉十二者，外合于十二经水，而内属于五脏六腑"。

无论躯干内"卫隧"还是躯干外"经水"，其结构机制都是基于"三隧说"而来。"卫隧"处于"宗隧"和"营隧"之间，在躯干外形成"卫气标本"结构机制和"卫气虚实"诊疗机制。仅凭上述两种机制不足以全面解析"卫气行"机制，这是因为"三隧"结构通路都与躯干内脏腑相通，不知道"卫气"与脏腑如何交通关联，也就无法回答《灵枢·经水》所提问题，即"夫十二经水者，其有大小、深浅、广狭、远近各不同；五脏六腑之高下、大小、受谷之多少亦不等，相应奈何？"《灵枢·卫气》所讲"然其分别阴阳，皆有标本、虚实、所离之处"中"卫气所离"

的机制。

"卫隧"结构属于淋巴管结构，四肢部位淋巴管结构为"卫气之本"，躯干部位淋巴管结构为"卫气之标"。淋巴液回流方向是由远端四肢部位流向近端躯干部位，故"卫气行"的正常方向是由"卫气之本"向"卫气之标"流动，但并非停留在"卫气之标"位置终止，而是要从躯干位置向体腔内回流，否则无法形成躯干内"卫隧"和躯干外"经水"的体液循环。《灵枢·卫气》提出"卫气所离"机制，即"请言气街，胸气有街，腹气有街，头气有街，胫气有街。故气在头者，止之于脑；气在胸者，止之膺与背腧；气在腹者，止之背腧，与冲脉，于脐左右之动脉者；气在胫者，止之于气街，与承山踝上以下"。换言之，躯干外"经水"由四肢部位回流至头面胸背躯干位置后，开始离开躯干体壁转向躯干内流动，与"四气街"关联，形成躯干外"经水"和躯干内"卫隧"之间的闭环循环，就是所谓的"卫气所离"机制。

躯干内宗隧结构是由上下肢动脉干和胸腹主动脉干形成的"土"字形冲脉结构。冲脉与躯干内组织联系形成的结构即"胸气有街，腹气有街，头气有街，胫气有街"之四街，故气街者属于"宗隧"。躯干内"营隧"的主体结构是由上下肢静脉和上下腔静脉构成的冲脉伴脉结构；躯干内的"卫隧"主体结构是由胸导管构成的任脉结构；冲脉、冲脉伴脉、任脉共构成躯干内的"三隧"主体结构。躯干外经水属于任脉胸导管结构的分支通路，故"卫气所离"实际是体表淋巴液"经水"离开四肢和躯干壁向体腔内回流。

冲脉分支结构外连躯干内组织结构，通路结构就是"气街"。"头气有街"即"气在头者，止之于脑"，也就是头颈部动脉；"胸气有街"即"气在胸者，止之膺与背腧"，也就是胸腔内侧动脉；"腹气有街"即"气在腹者，止之背腧，与冲脉，于脐左右之动脉者"，也就是腹腔内前后动脉；"胫气有街"即"气在胫者，止之于气街，与承山踝上以下"，也就是盆腔动脉和下肢主动脉干。四气街由冲脉分支而出，分布于躯干、头颈、胸、腹、胫之间，与躯干部位"卫气之标"头、面、胸、背四个位置结构吻合，形成躯干部"卫隧"和躯干内"宗隧"关联吻合通路结构，也就是"卫气所离"对应的"宗隧"通路结构。

冲脉具有对应的冲脉伴脉通路结构，属于"营隧"，冲脉伴脉同样具有对应的"四气街"通路结构，与"卫气之标"关联吻合。由此形成躯干部"卫隧"和躯干内"营隧"的关联吻合结构，也就是"卫气所离"对应的"营隧"通路结构。

"卫隧"相当于躯干内淋巴系统的主干胸导管，"任脉"处于冲脉和冲脉伴脉之间，具有上下开口结构。任脉上下开口结构与"卫气之标"的头、面、胸、背四个位置结构关联（躯干上下淋巴管），也就是"卫气所离"对应的"卫隧"通路结构。

冲脉、冲脉伴脉、任脉并行分布，形成躯干内"三隧"主干路。躯干内"三隧"与躯干"三隧"结构表里相合，由此形成的全身通路结构就是《灵枢·经水》所言"经脉十二者，外合于十二经水，而内属于五脏六腑"。"经脉十二者，而内属于五脏六腑"是由"宗隧"冲脉和"营隧"冲脉伴脉关联而成；"外合于十二经水，而内属于五脏六腑"是由"卫隧"任脉关联吻合。躯干内"三隧"和躯干外"三隧"内外统一通路结构，将体腔外躯干四肢结构和体腔内脏腑组织关联为一体，故"卫气所离"者也就是"经脉十二者，外合于十二经水，而内属于五脏六腑"的结构机制。

体腔内"卫隧"主干任脉与体腔外"卫隧"结构相通，处于"宗隧"和"营隧"之间，即"外合于十二经水"。"经水"属于淋巴管结构，淋巴液主要流动方向是由外向内，路径是由四肢"卫气之本"向躯干"卫气之标"回流，转向朝躯干内脏腑流动，也就是转入躯干内"卫隧"主干任脉。现代医学分析就是体腔外淋巴管体液向躯干内淋巴干回流运动，是"卫气所离"的机制。

"卫气所离"机制是体腔内"三隧"和体腔外"三隧"共构而成的。"卫隧"处于"宗隧"和"营隧"之间，出现了两种结构：①"卫隧"与"宗隧"共构结构是"卫气所离"核心通路。通过"宗隧"冲脉推动卫气体液流动，由内向外流动，将六腑间"卫气"和体腔外"卫气"连为一体，即《灵枢·卫气》所讲"知六腑之气街者，能知解结契绍于门户"。②"卫隧"与"营隧"的共构结构是"卫气所离"对应通路。通过"营隧"冲脉伴脉引外部卫气由外向内回流，将五脏间"卫气"和体腔外"卫气"连为一体，即《灵枢·卫气》所讲"能知虚实之坚软者，知补泻之所在"。

"卫气所离"是由"卫隧""宗隧"与"营隧"共构而形成，故得出了"卫气所离"的两个诊疗原则。《灵枢·卫气》载："所治者，头痛、眩、仆、腹痛、中满暴胀，及有新积。痛可移者，易已也；积不痛，难已也。"其一，"所治者，头痛、眩、仆、腹痛、中满暴胀，及有新积"者为"卫隧"与"宗隧"共构结构诊断原则，意思是针刺"卫气所离"处各部气街的穴位能治疗头痛、眩晕、中风跌仆、腹痛、腹部突然胀满，及新得的积聚。其二，"积不痛，难已也"为"卫隧"与"营隧"共构结构诊断原则，意思是"卫气所离"处疼痛按之移动的，治之易愈；积聚处不疼痛的，治之难愈（图2-76）。

四、"营卫生会"与体液循环通路机制综述

（一）"三隧说"与体液通路分类机制综述

1. "三隧分流"与体液通路分类机制　中医学理论很早就有关于体液属性分类和体液通路结构记载。体液属性判定是体液通路属性判定的前提，二者前后顺序不能颠倒，如果颠倒则无法建立正确的医学诊疗体系。不同属性体液具有不同的生理作用，体液通路只是不同属性体液的传输通道而已，故"三隧说"是传统医学关于体液属

性和体液通路属性判定的基础理论。

所谓"三隧"者，即"宗隧""营隧""卫隧"。"隧"者，有形管状通路之意；"三"者即人体具有三种管状体液传输通路结构。"宗隧"者即动脉血管，"营隧"者即静脉血管，"卫隧"者即淋巴管。"三隧"理论实际是对机体三种体液属性判断和三种不同体液通路机制的概括，与现代医学研究结论完全相同。

2. "三隧内外"与体液通路分布内外界定机制　"三隧"是机体体液的三种属性判断分类，同时也是对体液通路属性的判断分类。任何组织结构的生理存在都需要"三隧"体液的滋养保护，故"三隧"具有内外之分。内分"三隧"者为躯干内"三隧"与脏腑组织的表里相合，即《灵枢·邪客》所讲"五谷入于胃也，其糟粕津液宗气，分为三隧：故宗气积于胸中，出于喉咙，以贯心脉（别本作肺），而行呼吸焉；营气者，泌其津液，注之于脉，化以为血，以荣四末，内注五脏六腑，以应刻数焉；卫气者，出其悍气之慓疾，而先行于四末分肉皮肤之间，而不休者也，昼日行于阳，

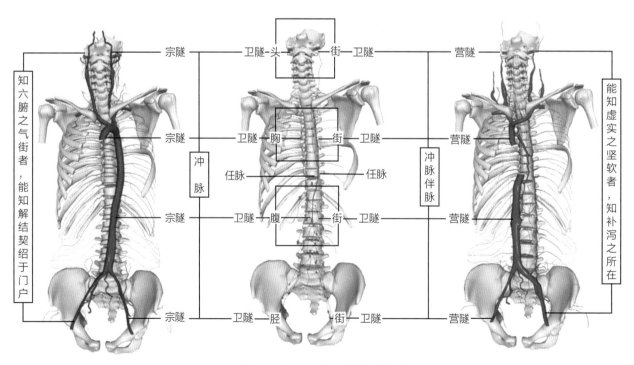

▲ 图2-76　"卫气四街"结构机制示意

夜行于阴"，称为"宗营卫"三隧；外分"三隧"者为躯干四肢部位的动静脉和淋巴管结构，即《灵枢·经水》所讲"经脉十二者，外合于十二经水，而内属于五脏六腑"，称为"宗营经水"三隧。

"三隧"中"卫隧"和"经水"是同一结构，冠以不同的名称是为了区分淋巴液的内外分布属性。"卫隧"淋巴管结构处于"宗隧"体动脉和"营隧"体静脉之间，"卫气"体液随"营气"体液和"宗气"体液流动，故手足体液通路有"十二经脉"和"十二经水"之分。"十二经脉"者由"宗隧"和"营隧"而构成，是体动静脉形成的血管循环结构，"十二经水"者由"卫隧"构成，是淋巴液循环结构。"卫隧"和"经水"同体而异名，实际是对"三隧说"一种内外细化的描述，由此界定出四肢部位具有二十四条"三隧"通路。

3. "三隧干支"与体液通路结构机制　"三隧"是具有管状结构的体液传输通路。经脉是由"宗隧"和"营隧"构成，也就是动静脉血流循环通路结构，"卫隧"也属于该结构，处于"宗隧"和"营隧"之间，故有"经脉十二者，外合于十二经水"的结论，也就是"卫隧"淋巴管通路在外为"外合于十二经水"。"宗隧"和"营隧"共构成十二经脉，"三隧"不单在躯干四肢分布具有深浅内外之分，而且具有更深层内连脏腑结构的存在，即"经脉十二者，外合于十二经水，而内属于五脏六腑"结论。

"三隧"结构都具有内连脏腑外连四肢循环结构的存在，也就意味着"三隧"具有干支结构的存在。"三隧"是动静脉血管和淋巴管结构，具有干、支之分。干者即粗大结构的动脉干、静脉干和淋巴干，是"三隧"的主体结构，由冲脉（体动脉干）、冲脉伴脉（上下腔静脉）、任脉（胸导管）构成，也就是所谓的"四气街"结构；支者即细小结构的动静脉分支和淋巴管，分支结构循行分布于躯干四肢位置，也就是"十二经脉"和"十二经水"结构。"三隧"内外分布结构

是连续统一的结构，内分"三隧"与体腔内脏腑组织关联，外分"三隧"与躯干四肢组织关联，其内外之间结构即是"四气街"结构。换言之，冲脉（体动脉干）、冲脉伴脉（上下腔静脉）、任脉（胸导管）是"三隧"的主干结构，内向脏腑通路和外连躯干四肢通路是"三隧"的分支结构。"三隧"内外分布结构围绕"四气街"结构通路展开，也就是"经脉十二者，外合于十二经水，而内属于五脏六腑"的结构机制。

4. "三隧阴阳"与体液脏腑对应机制　"三隧"内外之分以冲脉（体动脉干）、冲脉伴脉（上下腔静脉）、任脉（胸导管）为核心展开。"宗隧"主干为冲脉，"宗隧"属于体动脉，血流由内向外，故"宗隧"内统六腑，外统手足阳经。"营隧"主干为冲脉伴脉，"营隧"属于体静脉，血流方向由外向内，故"营隧"内统五脏，外统手足阴经。"卫隧"主干为任脉，"卫隧"属于淋巴管结构，淋巴液在淋巴管中是随"营隧"体静脉血液回流，而流动动力是"宗隧"有氧血流推动，故中医学将"卫隧"界定于"宗隧"和"营隧"之外，即"外合于十二经水"。

"三隧"与脏腑有对应关系，"宗隧"和"营隧"与脏腑相表里即手足脏腑十二经脉，"卫隧"与脏腑相表里即十二经水。十二经水处于"宗隧"和"营隧"构成的十二经脉的中间位置，故十二经水随十二经脉脏腑名称而命名。十二经脉和十二经水对应机制就是"三隧脏腑"对应关系，只知十二经脉脏腑对应关系，不知十二经水脏腑对应关系，则无法理解"三隧脏腑"机制。

"三隧"体液通路结构与脏腑有对应关系。"卫隧"处于"宗隧"和"营隧"之间，为界定经脉阴阳属性的标准。"卫隧"整体通路循行分布规律侧重于腹侧，也就是十二经脉"腹阴背阳"界定的依据。换言之，十二经脉脏腑阴阳属性界定划分是以"卫隧"而定，并非以"宗隧"和"营隧"界定，故十二经脉宗营属性必须具体分析。

（二）"营卫生会"与体液通路属性界定机制综述

1. "营卫生会"与体腔内体液上下交通机制　"营卫生会"是中医学理论中体液循环的基本理论，是基于人体胚胎阶段体液流动发生和生理体液流动两种机制的表达。《灵枢·经脉》载："人始生，先成精，精成而脑髓生，骨为干，脉为营，筋为刚，肉为墙，皮肤坚而毛发长，谷入于胃，脉道以通，血气乃行。""人始生，先成精，精成而脑髓生，骨为干，脉为营，筋为刚，肉为墙，皮肤坚而毛发长"为胚胎期体液通路发育发生机制，"谷入于胃，脉道以通，血气乃行"为生理期体液通路存在机制，而在生理阶段中的"谷入于胃，脉道以通，血气乃行"就是"营卫生会"机制。

机体结束胚胎发育进入生理阶段后，机体同外界环境交通是通过鼻腔呼吸和口腔摄取食物。《素问·六节藏象论》载："五气入鼻，藏于心肺，上使五色修明，音声能彰。五味入口，藏于肠胃，味有所藏，以养五气，气和而生，津液相成，神乃自生。""五气入鼻，藏于心肺"和"五味入口，藏于肠胃"两个通路交会就是所谓的"营卫交会"。

"五气入鼻，藏于心肺"者形成"宗气"（有氧血），即《灵枢·邪客》所讲"故宗气积于胸中，出于喉咙，以贯心脉（别本作肺），而行呼吸焉"，其通路者就是"宗隧"。

"五味入口，藏于肠胃"者形成"营气"（携带食物营养的肠道静脉血），即《灵枢·邪客》所讲"营气者，泌其津液，注之于脉，化以为血，以荣四末，内注五脏六腑，以应刻数焉"，其通路者即为"营隧"。

"宗隧"和"营隧"是"营卫生会"的主体通路结构。"宗隧"和"营隧"都属于血管结构，二者共同构成血液循环通路，称为"营气"。"营"者即无氧血，流行于"营隧"，又称"营血"，起于胃肠而上行心肺；"气"者为有氧血，流行于"宗隧"，又称"宗气"，起于心肺二下行胃肠。由此形成"营血"和"宗气"的上下交通，总称为"营气行"。《灵枢·营气》载："营气之道，内谷为宝。谷入于胃，乃传之肺，流溢于中，布散于外，精专者行于经隧，常营无已，终而复始，是谓天地之纪。"

"营卫生会"通路结构并非只由"宗隧"和"营隧"构成，《灵枢·邪客》所讲"五谷入于胃也，其糟粕津液宗气，分为三隧"，即除去"宗隧"和"营隧"，还有"卫隧"结构的存在。"卫气者，出其悍气之慓疾，而先行于四末分肉皮肤之间，而不休者也，昼日行于阳，夜行于阴。""卫隧"是肠道内外淋巴管结构，处于"宗隧"和"营隧"之间，即《灵枢·营卫生会》所讲"人受气于谷，谷入于胃，以传与肺，五脏六腑，皆以受气，其清者为营，浊者为卫，营在脉中，卫在脉外，营周不休，五十度而复大会，阴阳相贯，如环无端"的结构机制。换言之，在心肺和脾胃之间存在"三隧"通路结构，通过"三隧"通路结构，宗营卫三种体液在心肺和脾胃间上下交通流动。"宗气"来源于上部心肺，属于有氧血，通过"宗隧"下行流动到胃肠；"营气"来源于下部胃肠，属于无氧血，通过"营隧"上行于心肺；"卫气"来源于中部脾脏，属于淋巴液，通过"卫隧"通路流动，属于"营隧"静脉的前身结构。"卫气"在"宗隧""宗气"推动下流动，故将"宗气"和"卫气"归属于外阳，就是所谓的"营卫生会"。现代医学分析就是体动脉有氧血、体静脉无氧血、淋巴液在心肺和脾胃间上下交通循环机制，称为"营卫生会"。

2. "营卫生会"与体液体腔内外交通机制　中医学体液循环理论的基础是以体液属性界定"宗，营，卫"三气，将体液通路根据三种体液属性界定为"三隧"。这一机制同现代医学动脉、静脉、淋巴管的划分是一样的，不同之处在于现代医学建立起以心脏为中心，围绕心脏构成体液出入循环为基本结构的心血管系统；中医学是建立以心肺和胃肠两个为中心，"三隧"围绕上下两个中心交通循环的基本模式，称为"营卫生会"。现代医学分析，以心肺为中心代表肺循环，以胃肠为中心代表体循环，"营卫生会"的本质也就是肺循环和体循环交会。

"营卫生会"是指肺循环和体循环交会，交会区域在心肺和胃肠之间，即《素问·六节藏象论》所讲"天食人以五气，地食人以五味"的具体机制。由此形成以"三隧"说为基础的体液循环理论，"三隧"处于心肺中心和胃肠中心，具有主干结构，其核心主干结构是由冲脉、冲脉伴脉、任脉构成，三脉分布结构都呈现类似"土"字形纵横结构分布。

纵向分布结构即三脉分支与内脏躯干组织构成"四海"，也就是"营卫生会"躯干内上下交通机制。《灵枢·海论》载："胃者水谷之海，其输上在气冲，下至三里。冲脉者，为十二经之海，其输上在于大杼，下出于巨虚之上下廉。膻中者，为气之海，其输上在于柱骨之上下，前在于人迎。脑为髓之海，其输上在于其盖，下在风府。"三脉皆属于奇经，也就是三脉与躯干组织关联形成奇经八脉。三脉在向躯干发出上下支的同时，还向四肢组织发出分支，横向延伸分布于四肢结构之上，形成十二经脉和十二经水。单就"宗隧"冲脉而言，就是《灵枢·海论》所讲"冲脉者，为十二经之海，其输上在于大杼，下出于巨虚之上下廉"。

躯干内"三隧"主干向四肢的延伸，在四肢部位形成的分支。"三隧"是十二经脉和十二经水机制，横向分布结构由体腔内脏腑组织延伸至四肢结构，故十二经脉和十二经水都与脏腑有对应关系。冲脉属于"宗隧"体动脉干结构，内通于心肺，心脏脉动力通过冲脉推动"三隧"内外体液的流动。"宗隧"冲脉干分支和"营隧"冲脉伴脉分支，内连脏腑，外连四肢，具体而言就是脏腑动静脉和四肢动静脉与冲脉和冲脉伴脉相通于内，由此形成的结构为"十二经脉"。"卫隧"主干任脉分支内连脏腑，外连四肢，具体而言

就是胃肠道淋巴管和躯干四肢淋巴管与任脉胸导管结构相通，与外界邻近的体表和胃肠管位置主外，形成"外合于十二经水"。《灵枢·经水》所讲"经脉十二者，外合于十二经水，而内属于五脏六腑"的结构模型，将任脉胸导管分支结构胃肠管淋巴管和体表淋巴管结构划归为一体。胃肠管与体表结构邻近背景环境，故胃肠管淋巴管和体表淋巴管体液通路归属为外，也就是"外合于十二经水"。该模型还将冲脉体动脉干和冲脉伴脉体静脉干分支结构、脏腑动静脉和四肢动静脉划归为一体，脏腑动静脉和四肢动静脉分布远离背景环境，故脏腑动静脉和四肢动静脉通路归属为内，也就是内"经脉十二者"。这种"三隧"内外结构划分法也就是"营卫生会"内外交通机制。

3."营卫生会"与体液纵横交通层次机制 "营卫交会"是中医学关于体液交通机制的核心，是以呼吸系统和消化系统两个中心上下对应而建立起来的结构模型。这一结构模型纵横交叉，分为三个层次。

（1）"四海"体液交通结构模型：呼吸系统和消化系统两个中心体液交通是以"三隧"主干冲脉、冲脉伴脉、任脉纵向分布结构为主体展开的，围绕心肺和胃肠两个中心，将"三隧"分支结构关联组织分为四个区域，称为"四海论"。《灵枢·海论》载："胃者水谷之海，其输上在气冲，下至三里。冲脉者，为十二经之海，其输上在于大杼，下出于巨虚之上下廉。膻中者，为气之海，其输上在于柱骨之上下，前在于人迎。脑为髓之海，其输上在于其盖，下在风府。""四海"是"营卫生会"体液交通的第一层结构模型。

（2）"奇经"体液交通结构模型：冲脉、冲脉伴脉、任脉三脉纵贯于"四海"之间。"四海"结构的外围结构是机体躯干部分，故主干"三隧"继"四海"分布结构后，在躯干组织位置上分布结构。主干"三隧"与躯干"三隧"非常接近，统称为"奇经八脉"。主干"三隧"冲脉、冲脉伴脉、

任脉形成分支于躯干部位,形成"任脉、督脉、冲脉、带脉、阴跷脉、阳跷脉、阴维脉、阳维脉"八脉,属于"营卫生会"体液交通的第二层结构模型。

(3)"正经"体液交通结构模型 "三隧"主干冲脉、冲脉伴脉、任脉三脉在向躯干部位分化成"奇经八脉"的同时,还具有向四肢分布的延伸结构存在,即"冲脉者,为十二经之海,其输上在于大杼,下出于巨虚之上下廉"结构。"三隧"主干向四肢分布形成最外层的"三隧"结构,是"经脉十二者,外合于十二经水"结构,属于"营卫生会"体液交通的第三层结构模型。

"营卫生会"以"三隧"主干冲脉、冲脉伴脉、任脉为基础,由内向外形成了"四海""奇经""正经"三层结构。三层体液通路结构与"天食人以五气,地食人以五味"相通,构建机体内部体液运动和外部背景交通模式,复原"营卫生会"原理的全貌。《灵枢·营卫生会》载:"人受气于谷,谷入于胃,以传与肺,五脏六腑,皆以受气,其清者为营,浊者为卫,营在脉中,卫在脉外,营周不休,五十度而复大会,阴阳相贯,如环无端。卫气行于阴二十五度,行于阳二十五度,分为昼夜,故气至阳而起,至阴而止。故曰,日中而阳陇为重阳,夜半而阴陇为重阴。故太阴主内,太阳主外,各行二十五度,分为昼夜。夜半为阴陇,夜半后而为阴衰,平旦阴尽而阳受气矣。日中而(别本作为)阳陇,日西而阳衰,日入阳尽而阴受气矣。夜半而大会,万民皆卧,命曰合阴,平旦阴尽而阳受气,如是无已,与天地同纪。"

第三节

"四海论"淋巴通路循行结构机制

一、"四海论"经脉组织区域相互关联机制的提出

(一)经脉经水区分与"四海论"机制提出

中医学所讲体液通路结构有经水、荣气、营血三种结构。经水者即淋巴液,淋巴液通路就是经水通路;荣气者即氧血流,体动脉血管结构就是荣道;营血者即无氧血,体静脉血管就是营道。经水荣营三种体液都有管状传输通路结构,荣营通路是体动静脉结构。体动静脉结构平行分布,而血流方向相反,故将动静脉血管分布结构界定标识为荣营经脉,按照手足经分类定位为十二条;

又因经水淋巴液具有独立通路,不具备并行的体液通路存在,故将经水通路当作荣营通路相对独立附属通路,分类界定为十二经水。十二经脉和十二经水为不同相通体液路径,即《素问·离合真邪论》所讲"夫圣人之起度数,必应于天地。故天有宿度,地有经水,人有经脉"。

"地有经水"即肢体有十二经水,"人有经脉"即肢体有十二经脉。十二经水和十二经脉同时在肢体上分布,由此界定出肢体结构上有二十四条体液交通路径,即《灵枢·经水》所讲"经脉十二者,外合于十二经水,而内属于五脏六腑"。

十二经水和十二经脉的界定分类是根据体液

通路与关联组织结构间的关系划分的。十二经脉分布通过组织结构是脏腑和体壁肢体组织，即《灵枢·海论》所讲"夫十二经脉者，内属于腑脏，外络于肢节"。十二经水通过是四海，即《灵枢·海论》所讲"岐伯答曰：人亦有四海，十二经水。经水者，皆注于海，海有东西南北，命曰四海。黄帝曰：以人应之奈何？岐伯曰：人有髓海，有血海，有气海，有水谷之海，凡此四者，以应四海也"。由此得知，中医学关于体液通路与组织关联由两种机制构成，十二经脉与脏腑肢体结构关联而成，十二经水与四海结构关联而成（表2-27）。

表 2-27　经脉经水区分机制

经脉通路	经水通路
荣道六脉、营道六脉	经水十二道
内通脏腑	外通四海
十二经脉	十二经水

十二经脉和十二经水区分是根据体液属性界定做出的标识，即《灵枢·经水》所讲"经脉十二者，外合于十二经水，而内属于五脏六腑"。十二经脉主于内，即五脏六腑，十二经水主于外，即"人有髓海，有血海，有气海，有水谷之海"四海。十二经脉主内，十二经水主外，经脉经水之合就是体液流动内外表里交通。《灵枢·海论》总结为："黄帝曰：远乎哉！夫子之合人天地四海也，愿闻应之奈何？岐伯曰：必先明知阴阳、表里、荣腧所在，四海定矣。"

（二）"四海"区域界定与组织结构区分理论提出

经脉和经水之间具有不同组织关联，十二经脉通于脏腑主于内，十二经水通于四海主于外。这样就出现了脏腑和四海之间的组织区域划分界定问题，如果不能区分脏腑和四海之间的组织区域界定，就无法搞清经脉经水之间的关联，更无法从整体上认识经脉理论。

对于"四海"区域界定标识，《灵枢·海论》介绍为"黄帝曰：定之奈何？岐伯曰：胃者水谷之海，其输上在气冲，下至三里。冲脉者，为十二经之海，其输上在于大杼，下出于巨虚之上下廉。膻中者，为气之海，其输上在于柱骨之上下，前在于人迎。脑为髓之海，其输上在于其盖，下在风府"。根据原文所讲有两重含义。

其一，四海区域界定。胃为水谷海，冲脉为经脉海，膻中为气海，脑为髓海，也就是胃、冲脉、膻中、脑四个区域为"四海"区域。

其二，经脉经水界定。"冲脉者，为十二经之海"，将冲脉界定为荣营十二经脉之海，故胃、膻中、脑四个区域为十二经水之海。

冲脉区域为十二经脉之海，十二经通于脏腑；胃、膻中、脑三个区域为十二经水之海；胃、冲脉、膻中、脑构成"四海"。"四海"是十二经水和十二经脉共构区域，也是经水和经脉关联共构区（表2-28）。

表 2-28　四海区划界定

脑	膻中	胃	冲脉
脑为髓之海	膻中为气海	胃为水谷海	冲脉为经脉海
	十二经水		十二经脉

二、"四海论"输路与有氧血输路区划机制

（一）"髓海"输路与脑神经有氧血供应机制

根据人体体位分析，四海之中最高位置的是"髓海"，《灵枢·海论》描述"脑为髓之海，其输上在于其盖，下在风府"。髓海由两部分构成：其一，"髓海"结构区划"脑为髓之海"者，《类经》卷九注"凡骨之有髓，惟脑为最巨，故诸髓皆属于脑，而脑为髓之海"。显然"髓海"指就是人体中枢神经脑髓结构。其二，"髓海"输路结构"其输上在于其盖，下在风府"为"髓海"输路。《类

经》卷九注为"盖，脑盖骨也，即督脉之囟会。风府，亦督脉穴。此皆髓海之上下前后输也"。脑髓是实质性固定组织结构,不具备"督脉穴"结构，根据现代医学分析，髓海输路属于头颈部动脉，由颈内动脉、颈外动脉动脉网构成（图2-77）。

脑部神经组织结构中心区域，头颈部动脉血管荣气通路与脑组织相连交通，由此界定"脑为髓之海"。

（二）"气海"输路与胸部有氧血供应机制

根据机体解剖学体位分析，"髓海"之下是"气海"。何为"气海"？《灵枢·海论》介绍为："膻中者，为气之海，其输上在于柱骨之上下，前在于人迎。"根据经文记载，气海也是由两部分构成。

1. "气海"结构区划　《类经·人之四海》载:"膻中，胸中也，肺之所居。诸气者皆属于肺，是为真气，亦曰宗气。宗气积于胸中，出于喉咙，以贯心脉而行呼吸，故膻中为之气海。柱骨，项后天柱骨也。"现代医学分析，"气海"者是指胸腔体壁和心肺组织，也就是肺循环。肺循环为有氧血产生的部位，其特点是路程短，只通过肺，主要功能是完成气体交换，流回右心房的血液，经右心室压入肺动脉，流经肺部的毛细血管网，再由肺静脉流回左心房。肺循环结构分布于胸腔部位，故描述为"膻中者，为气之海"。

2. "气海"输路结构　关于气海输路"其输上在于柱骨之上下，前在于人迎"，《类经·人之四海》载"颃颡者，分气之所泄也。故气海营运之输，一在颃颡之后，即柱骨之上下，谓督脉之

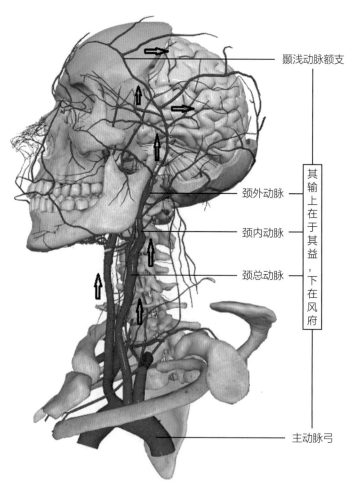

颞浅动脉额支

颈外动脉

颈内动脉

颈总动脉

其输上在于其盖，下在风府

主动脉弓

▲ 图2-77　髓海结构机制示意

喑门大椎也。一在颅颡之前,谓足阳明之人迎也"。现代医学分析,"其输上在于柱骨之上下"是由主动脉弓发出的胸主动脉结构,"前在于人迎"是由主动弓发出的上行颈总动脉和下行胸壁深动脉结构,二者结合起来也就是体腔部位主动脉干结构。肺循环是有氧血产生的场所,胸部荣气通路与肺循环结构关联,由此界定"膻中者,为气之海"(图2-78)。

(三)"水谷海"与消化系统有氧血供应机制

《灵枢·海论》载:"胃者水谷之海,其输上在气冲,下至三里。"根据原文记载,"水谷海"由两部分构成。

1. "水谷海"结构区划　"胃者水谷之海"者就是水谷海。《类经·人之四海》载:"人受气于水谷,水谷入口,藏于胃,以养五脏气,故五脏六腑之气味皆出于胃,而胃为水谷之海也。"现代医学分析,所谓水谷海是指消化道。

2. "水谷海"输路结构　"其输上在气冲,下至三里"者为水谷海输路。《类经·人之四海》载:"其胃气营运之输,上者在气街,即气冲穴。下者至三里,在膝下三寸。"现代医学分析,水谷海输路是指消化道组织结构之上分布的动脉血管。"上者在气街,即气冲穴",即腹主动脉分支胃网膜动脉、肝固有动脉、肠系膜动脉、髂内动脉构成的动脉丛。"下者至三里,在膝下三寸"者,即腹主动脉下向分支髂总动脉、髂外动脉、股动脉、旋股外侧动脉降支、胫前动脉动脉丛,也就是胃经"其支者,起于胃口,下循腹里,下至气街中而合,以下髀关,抵伏兔,下膝膑中,下循胫外廉,下

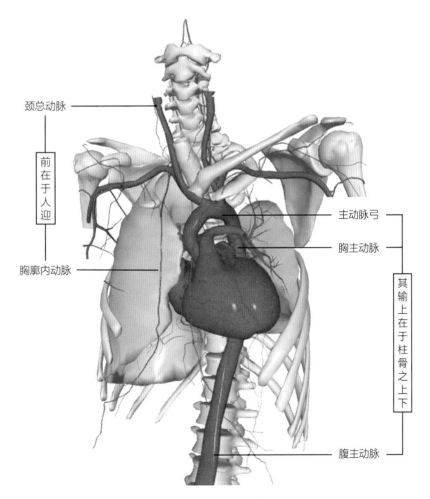

颈总动脉

前在于人迎

胸廓内动脉

主动脉弓

胸主动脉

其输上在于柱骨之上下

腹主动脉

▲ 图 2-78　"气海"结构机制示意

足跗，入中趾内间"分段。二者共构通路也就是"水谷海"荣气通路结构。胃为水谷海，胃部荣气通路与胃腑相连形成的共构体，是机体摄取消化食物"水谷"的位置，由此界定"胃者水谷之海"（图2-79）。

（四）"血海"与全身组织有氧血供应机制

《灵枢·海论》载："冲脉者，为十二经之海，其输上在于大杼，下出于巨虚之上下廉。"冲脉是传输血液主干通路"为十二经之海"，又称"血海"。根据原文记载内容分析"血海"由两部分构成。

1. "血海"结构区划　"冲脉者，为十二经之海"为血海区划位置，但从字面分析，"血海"就是手足经脉共构结构。既然手足十二经各有脏腑所主，为什么又有"冲脉者，为十二经之海"之说？其中矛盾之处即《类经·人之四海》所载："冲脉者，为十二经之海。若此诸论，则胃与冲脉，

皆为十二经之海，亦皆为五脏六腑之海，又将何以辨之？"

关于冲脉和胃都为十二经之海的机制矛盾，《类经·人之四海》讲解为"故本篇有水谷之海、血海之分。水谷之海者，言水谷盛贮于此，营卫由之而化生也。血海者，言受纳诸经之灌注，精血于此而蓄藏也。此固其辨矣，及考之痿论曰：阳明者，五脏六腑之海，主润宗筋，宗筋主束骨而利机关也。冲脉者，经脉之海也，主渗灌溪谷，与阳明合于宗筋，阴阳总宗筋之会，会于气街，而阳明为之长。盖阳明为多血多气之府，故主润宗筋而利机关。冲脉为精血所聚之经，故主渗灌溪谷。且冲脉起于胞中，并少阴之大络而下行。阳明为诸经之长，亦会于前阴。故男女精血皆由前阴而降者，以二经血气总聚于此，故均称为五脏六腑十二经之海，诚有非他经之可比也。又冲脉义，详前二十七，所当互考"。胃为水谷之海，

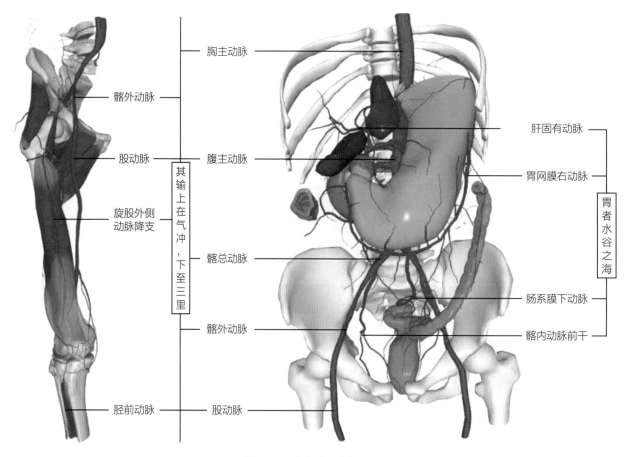

▲ 图 2-79　"水谷海"结构机制示意

同为"宗筋之会"，冲脉为血海"为精血所聚之经"，故而胃和冲脉同为十二经之海。

"冲脉者，为十二经之海"，又称"血海"。这是在讲人体主动脉干结构，人体血液循环属于闭管式循环。各血管以微血管网相连，血液始终在血管内和心脏里流动，不流入组织间的空隙中，且循环速度快，运输效能高，此类形式的循环就叫闭管式循环。闭管式循环是由粗大血管干和细小分支血管闭环构成，"冲脉者，为十二经之海"即为主动脉结构。

2."血海"输路结构 "血海"输路为"其输上在于大杼，下出于巨虚之上下廉"，这段原文描述较为简略，导致后世医家在注解上出现很多偏差。"大杼"者，古称椎骨为"杼骨"，穴在较大的第一胸椎之旁，名"大杼穴"。"巨虚"即"巨虚穴"，指在胫、腓骨间之巨大空隙处。"上下廉"者即"上廉穴"和"下廉穴"，在桡侧短腕伸肌肌腹与拇长展肌之间。"大杼"在脊柱从处，"巨虚"在下肢，"上下廉"在上肢，冲脉输路以三点来做标识，三点距离相距很远，中间具有什么结构通路连接三点形成"其输上在于大杼，下出于巨虚之上下廉"？

主动脉结构中，升主动脉起于左心室，至右侧第2胸肋关节高度移行为主动脉弓；弓行向左后至第4胸椎体下缘移行为降主动脉；从第4胸椎体向头颈部"髓海"发出分支颈总动脉和脊髓前后动脉。降主动脉和颈总动脉、脊髓前后动脉结合部即"其输上在于大杼"输路结构，也是"髓海"和"气海"之间的输路连接结构。故冲脉结构包括头颈动脉干结构。

主动脉弓还向上肢发出左右锁骨下动脉、肱动脉、桡动脉分支，也就是"上下廉"标识的输路结构。故冲脉结构包括上肢动脉干结构。

胸降主动脉在第12胸椎体高度穿膈的主动脉裂孔移行为腹主动脉，以上为胸主动脉。腹主动脉从第12胸椎体处还向背部发出腰动脉、髂腰动脉分段。故胸主动脉和腹主动脉是冲脉输路的

主体段结构。

腹主动脉至第4腰椎体下缘分为左，右髂总动脉；髂总动脉在骶髂关节高度分为髂内、外动脉。其中髂外动脉下行延伸至股动脉、胫前动脉动脉丛，也就是巨虚穴标识的输路结构。故冲脉结构包括下肢动脉干结构。

综上所述，冲脉结构由内向外具有三个分段：胸主动脉和腹主动脉分布于体腔之内为体腔内分段；颈总动脉和腰髂动脉分布于脑脊髓腔内外为脑脊分段；桡动脉和胫前动脉分布于上下肢为四肢段结构。三个分段路径整体构成"土"字形结构，就是全身体动脉分布结构模式。肺循环有氧血出心后经冲脉"土"字形结构分支通路向全身组织结构分布，为全身组织器官提供有氧血，故冲脉既称"十二经之海"，又称"血海"（图2-80）。

三、"四海"与经水荣营交通机制

（一）"四海"与淋巴液回流动力机制

从"四海论"输路现代医学机制分析得知，经典记载"四海论"由两种机制构成。其一，"四海"区划机制，是对机体四种组织结构的界定区划，"髓海"者即中枢神经结构区划，"气海"者即呼吸系统结构区划，"水谷海"者即消化系统结构区划，"血海"者即循环系统区划。其二，"四海"输路结构区划，"髓海"输路是脑神经动脉血管标识，"气海"输路是对胸腔内肺循环动脉血管标识，"水谷海"输路是对消化系统动脉血管标识，"血海"输路是对体动脉主动脉血管的标识。现代医学分析"四海"区划和输路结构标识原理可知，中医学对人体核心组织器官区划和有氧血流供应通路系统描述，但这一机制并非机体整体体液循环通路机制模式，特别是从冲脉分布结构看，冲脉分布由体腔段、脑脊段、四肢段三个分段构成。荣气有氧血流循行三个分段由内向外做离心式流动，如果没有对应回流通路存在就无法形成闭管

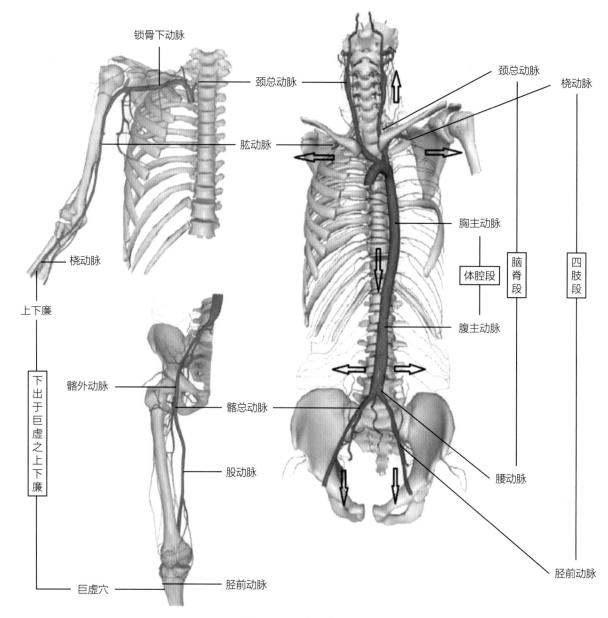

▲ 图 2-80 "血海"输路结构示意

式血循环运动，则"四海"机制不完整。

　　现代医学分析，"四海"缺失一半机制，应该是与体动脉输路对应的体静脉血管，体动脉和体静脉平行分布而血流相反构成血液循环。但是中医学并没有静脉血管确立与"四海"输路对应的通路结构，而是将淋巴管通路当作"四海"输路对应通路结构，也就是十二经脉对应十二经水原理。

　　十二经脉对应十二经水原理记载于《灵枢·海论》，即"黄帝问于岐伯曰：余闻刺法于夫子，夫

子之所言，不离于营卫血气。夫十二经脉者，内属于腑脏，外络于肢节，夫子乃合之于四海乎？岐伯答曰：人亦有四海，十二经水。经水者，皆注于海，海有东西南北，命曰四海。"根据上述原文所讲，四海者并非指输路中的"营卫血气"构成，而是十二经水汇集形成。四海是十二经水体液在机体脑、膻中、胃、冲脉四个区域汇集形成，只有搞清四海经水通路机制，才能整体系统地认识"四海论"的机制。

　　"夫十二经脉者，内属于腑脏，外络于肢节"

路径，也就是冲脉体腔段、脑脊段、四肢段三个分段结构。三段结构分布于"脑、膻中、胃"三个区域，共构成"四海"输路结构，荣气有氧血流经过"四海"输路由内向外流动，当到达"外络于肢节"位置时，与经水通路吻合形成闭环回流通路。经水回流经过的四个区域就是"四海"，即原文所言"人亦有四海，十二经水。经水者，皆注于海，海有东西南北，命曰四海"。综上所述，"四海"由经脉和经水合成。现代医学分析，"经水"即淋巴液，"营卫血气"即血液，体动脉有氧血流和淋巴液两种体液交会处形成的四个区域就是所谓的经水"四海"。

为什么中医学"四海论"以十二经脉和十二经水对应关系而立论？这是基于淋巴液生成和运动动力而言，现代医学分析有两种机制。

（1）"四海"经水通路与淋巴管自身推动力：生成淋巴液的器官是毛细淋巴管。毛细淋巴管的始端为盲端，其管壁由单层内皮细胞所构成。管壁外没有或仅有不连续的基膜。内皮细胞之间的连接呈叠瓦状，即一细胞边缘叠于另一个边缘，两细胞之间的间隙有些可达 0.5μm 以上。被重叠的细胞边缘游离内垂，形成向管腔内开放的单向活瓣。另外，毛细淋巴管壁内皮细胞形成的向管内开放的单向活瓣，只允许组织液移向管内，而不能向外反流。因此，随着淋巴液的不断生成，毛细淋巴管内的压力也随之增高，使之成为淋巴管内淋巴液不断前进的推动力，此种推动力是静息状态时淋巴回流的主要力量。

中医学很早就认识到淋巴管分布和淋巴液自身运动机制，把淋巴液标识定名为经水，淋巴液通路标识定名十二经水，即"夫经水者，受水而行之；五脏者，合神气魂魄而藏之；六腑者，受谷而行之，受气而扬之"。

（2）"四海"荣气通路与淋巴管外动脉推动力：淋巴液回流运动除具有淋巴管自身推动力，还存在着淋巴管外动脉推动力。淋巴管外的压力改变，毛细淋巴管有向管内开放的单向活瓣，在淋巴管

内部也有很多瓣膜，大的淋巴管中每隔数毫米就有一个瓣膜，在小的淋巴管中瓣膜更多，瓣膜指向心脏方向。当淋巴管外的压力改变时，使淋巴管内的压力相应改变，从而促使淋巴内的淋巴液向心流动。

淋巴管外动脉的搏动，肌肉的收缩，呼吸运动时胸腔和腹腔内压的改变等，都能改变淋巴管外的压力。在淋巴管外动脉搏动过程中，当血管扩张时，邻近的淋巴管压力增大，管内压也随之增大，推动淋巴管内的淋巴液向心流动。当血管收缩时，施于淋巴管上的压力减小，使此处管内压低于周围淋巴管处的管内压，从而吸引始端淋巴管内的淋巴向此处流动。随着淋巴管外动脉的搏动，淋巴管中的淋巴液将节段性地向心推进。

中医学很早就认识到淋巴液回流于动脉血管的推动力机制，把血液通路标识定名为经脉（十二经脉），即《灵枢·经水》所讲"经脉者，受血而营之"。经脉中血流运动力同时成为淋巴液回流的推动力，将十二经脉和十二经水对应而言，即《灵枢·经水》所讲"经脉十二者，外合于十二经水，而内属于五脏六腑"。

（二）"四海"与冲任二脉关联机制

"经水"即淋巴液，十二经水者即四肢淋巴管结构。为什么中医学将淋巴管通路与体动脉通路对应，提出"四海论"原理？这涉及冲脉和任脉的对应机制。任冲二脉主干段结构皆处于体腔之内，并做平行分布，即《素问·骨空论》所讲"任脉者，起于中极之下，以上毛际，循腹里，上关元，至咽喉，上颐，循面，入目。冲脉者，起于气街，并少阴之经，挟脐上行，至胸中而散"。

冲脉"土"字形主动脉干结构，中间纵线标识的是胸腹主动脉干和颈总动脉干，上下横线标识的是上下肢动脉干。胸腹主动脉干分布于体腔之内，有氧血流通过胸腹主动脉干向头颈和上下肢动脉做离心式流动；与冲脉"土"性结构对应的淋巴管通路，是由头颈部淋巴和上肢淋巴向胸

导管回流的通路，这一淋巴通路也成"土"字形结构。"土"字形中间纵线部分是体腔内胸导管结构，也就是任脉通路结构，上下横线部分是上下肢淋巴管。淋巴液由上下肢和头颈部向胸导管前后两端做向心式回流。冲脉和任脉主干在体腔之内平行分布，冲脉荣气沿"土"字形分支做离心式流动，形成手足十二经脉；任脉经水沿"土"字形分支做回心流动，形成手足十二经水。十二经脉和十二经水平行分布而体液流向相反，由此形成荣气通路和经水通路之间的吻合，故十二经脉和十二经水的对应关系也就是冲脉和任脉的对应机制。

十二经脉和十二经水对应关联结构中，十二经脉是沿冲脉离心的"土"字形结构通路，外传有氧血流，十二经水淋巴液是沿任脉回心"土"字形结构通路回流淋巴液，两者交会位置就是所谓的"脑、膻中、胃，冲脉"四个区域。冲脉以离心模式经四个区域输路，"外络于肢节"即外出于"四海"，任脉以回心模式经四个区域。经水路径"乃合之于四海"，即回流入"四海"。任脉者主"四海"之经水，就是"四海论"的结构机制（图2-81）。

（三）"四海"与冲脉伴脉关联交通机制

冲脉和任脉分支结构分布于"脑、膻中、胃，冲脉"四个区域形成"四海"，也就是机体荣气（动脉有氧血）和经水（淋巴液）交会的四个重要区域。荣气（动脉有氧血）为四个区域组织提供营养，经水（淋巴液）为四个区域组织提供免疫保护，故中医学以冲脉所主经脉和任脉所主经水而立论"四海论"，实际是对神经系统、呼吸系统、消化系统、循环系统生理存在状态

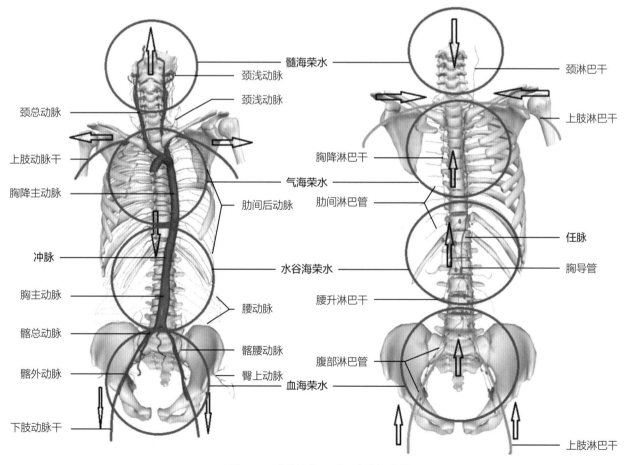

▲ 图 2-81　冲脉任脉"四海"机制示意图

机制的描述。

荣气（动脉有氧血）外流和经水（淋巴液）内流交会通畅，则四大组织器官就能保持正常的生理状态，反之，四大组织就会发生病理变化。故《灵枢·海论》载："黄帝曰：凡此四海者，何利何害？何生何败？岐伯曰：得顺者生，得逆者败；知调者利，不知调者害。"

然而言"四海"荣气经水之顺逆交会机制时，单纯言荣气经水之交会不完整。现代医学人体循环分析，淋巴液回流并非直接回流入心；血液循环是由动静脉血管闭管式构成。如果缺少体静脉结构，则"四海"经水不能回流入心，故"四海"荣气经水之顺逆交会机制中三者缺一。

冲脉伴脉由上下腔静脉分布于体腔之内，同时与任脉（胸导管）、冲脉（胸腹主动脉）平行分布。三者之间的关系为冲脉伴脉（上下腔静脉）与冲脉（胸腹主动脉）形成荣营交通，也就是体动脉和体静脉构成的血循环结构，中医学称为"营卫生会"；冲脉（胸腹主动脉）与任脉（胸导管）形成荣水交通，也就是体动脉和淋巴管构成的交会通路，中医学称为"荣水交会"；冲脉伴脉（上下腔静脉）与任脉（胸导管）形成营水交通，也就是淋巴液随体静脉血液回流，中医学称为"经水之应经脉"。三脉之间的结构是中医学经脉理论的核心内容，三者缺一而不能成立。

冲脉"土"字形荣气通路，即人体主动脉干结构，有氧血流经冲脉通路结构由内向外做离心流动；相对冲脉的"土"字形结构，平行分布的血管结构是上下腔静脉干。上下腔静脉分布结构也呈"土"字形结构，血流由外向内流动，故上下腔静脉就是冲脉伴行脉。冲脉伴脉在中医经典中没有专门记载论述，而是以"胃者水谷之海"荣气输路"其输上在气冲，下至三里"相对而言，即《灵枢·营卫生会》所讲"中焦亦并胃中，出上焦之后，此所受气者，泌糟粕，蒸津液，化其精微，上注于肺脉，乃化而为血，以奉生身，莫贵于此，故独得行于经隧，命曰营气"。"中焦亦

并胃中，出上焦之后，此所受气者，泌糟粕，蒸津液，化其精微"通路为下腔静脉即冲脉伴脉；"上注于肺脉，乃化而为血，以奉生身，莫贵于此，故独得行于经隧"通路即冲脉。冲脉伴脉为营血通路，冲脉为荣气通路，二者关联"命曰营气"。

下腔静脉是体内最大的静脉干。下腔静脉系的主干，在第5腰椎平面，由左、右髂总静脉合成，沿腹主动脉右侧上升，经肝的后方，穿膈的腔静脉孔入胸腔，进入右心房。下腔静脉体收集下肢、盆腔和腹腔的静脉血回心时，引流下肢、盆腔和腹腔的淋巴液经任脉（胸导管）一起回流入心，形成下肢经脉营血和下肢经水同步回流机制。

上腔静脉是心脏部位的一条静脉，位于上纵隔右前部，由左、右头臂静脉在右第1胸肋结合处后方合成，沿第1～2肋间隙前端后面下行，穿心包至第3胸肋关节高度注入右心房，长约7cm。上腔静脉收集头臂静脉、颈内静脉、上肢静脉无氧血流回心时，引流头臂淋巴管、颈内淋巴干、上肢淋巴管中淋巴液一起回流入心，形成上肢经脉营血和上肢经水同步回流机制。

上下腔静脉收集机体上下部位无氧血，以上下相向运动汇流入心时，引流机体上下部位的淋巴液以上下相向方式进入任脉（乳糜池和左静脉角）一起回流入心。在静脉血流和淋巴液回流入心过程中，通过的集中区域就是"脑、膻中、胃、冲脉"位置，形成的机制也就是"四海"经水回流机制。

"四海"经水回流是"四海论"关键机制之一。经水者，即淋巴液，为任脉所统摄；营血者即体静脉无氧血，为冲脉伴脉所统摄。经水与营血一起由外向内回流，最后经冲脉伴脉和任脉共构通路入心。营水能够回流入心，即"四海"经水顺行，反之则"四海"经水逆行；"四海"经水逆行不能入心，也就是"四海"荣道不能相通，则荣道亦逆。

没有冲脉伴脉和任脉共构通路，"四海"经水也就没有回流通路，导致出现经水逆流病理现象。《灵枢·海论》载："黄帝曰：四海之逆顺奈何？岐

伯曰:气海有余者,气满胸中,悗息面赤;气海不足,则气少不足以言。血海有余,则常想其身大,怫然不知其所病;血海不足,亦常想其身小,狭然不知其所病。水谷之海有余,则腹满;水谷之海不足,则饥不受谷食。髓海有余,则轻劲多力,自过其度;髓海不足,则脑转耳鸣,胫酸眩冒,目无所见,懈怠安卧(图2-82)。"

四、"四海"与淋巴系统机制复原

当我们通过现代医学解析"四海论"荣营经水通路后得知,"四海论"实际是机体淋巴系统机制的论述。四海即经水淋巴液集聚的四个区域,与"四海"相通的十二经水即淋巴管分布通路。由此,我们就可以将淋巴系统内容的机制复原。

(一)经水通路与淋巴管道结构机制复原

根据《灵枢·经水》所讲"经脉十二者,外合于十二经水,而内属于五脏六腑"。这段原文有两重含义:其一,在人体四肢部位有经脉和经水两种体液通路,"经脉十二者"即上下肢体的体动静脉血管,分布于四肢组织的深内层部位,"外合于十二经水"即上下肢体的淋巴管结构部位,分布于四肢组织的外浅层结构部位。其二,"内属于五脏六腑"意思是将四肢结构上经脉和经水通路都与体壁内的脏腑相通。现代医学理论分析这段原文,意思是讲机体四肢部位同时存在血管结构和淋巴管结构,两种体液通路将体腔内脏腑组织和四肢组织连为一体,由此构成了机体组织之间的体液交通路径。

十二经脉即四肢结构上分布的动静脉血管,十二经水即四肢结构上分布的淋巴管,二者平行分布,故而十二经水不做独立标识而定名,从十二经脉做定名标识。《灵枢·经水》载:"足太阳外合于清水,内属于膀胱,而通水道焉。足少阳外合于渭水,内属于胆。足阳明外合于海水,

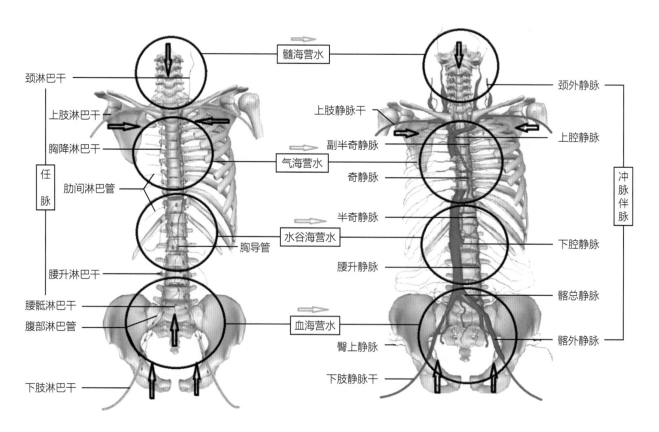

▲ 图 2-82 "四海"经水回流机制示意

内属于胃。足太阴外合于湖水，内属于脾。足少阴外合于汝水，内属于肾。足厥阴外合于渑水，内属于肝。手太阳外合于淮水，内属于小肠，而水道出焉。手少阳外合于漯水，内属于三焦。手阳明外合于江水，内属于大肠。手太阴外合于河水，内属于肺。手少阴外合于济水，内属于心。手心主外合于漳水，内属于心包。凡此五脏六腑十二经水者，外有源泉，而内有所禀，此皆内外相贯，如环无端，人经亦然。"

十二经脉和十二经水虽然平行分布于上下肢体之上，但是两种体液的归属方向不同。根据《灵枢·海论》所讲"黄帝问于岐伯曰：余闻刺法于夫子，夫子之所言，不离于营卫血气。夫十二经脉者，内属于腑脏，外络于肢节，夫子乃合之于四海乎？岐伯答曰：人亦有四海，十二经水。经水者，皆注于海，海有东西南北，命曰四海"。"夫十二经脉者，内属于腑脏"，即十二经脉内归于脏腑，"经水者，皆注于海，海有东西南北，命曰四海"，即十二经水内归于四海。十二经脉和十二经水各具内归区域组织所属，也就是说经脉和经水属于不同机制，故二者必须分而论之。经脉通路和经水通路属于不同结构，而且经脉体液和经水体液属性不同，如果不能区分二者之间的关系，也就没有真正把握经水"四海论"的本质。

根据原文"人亦有四海，十二经水。经水者，皆注于海，海有东西南北，命曰四海"分析，十二经水和四海会合形成远近分布模式.十二经水分布于上下四肢结构之上，处于远端，四海处于机体躯干结构之上，处于近端。现代医学分析，上述原文所表述的结构实际是机体全身淋巴管道结构分布状态模型。淋巴管道包括毛细淋巴管、淋巴管、淋巴干、淋巴导管。

毛细淋巴管：淋巴管道的起始段，以膨大的盲端起始。

淋巴管：由毛细淋巴管汇合而成，管壁与静脉相似，外形呈串珠状。

淋巴干：由淋巴管汇合形成，全身淋巴干共有 9 条，即左、右颈干，左、右锁骨下干，左、右支气管纵隔干，左、右腰干以及肠干。

淋巴导管：有两条，胸导管（左淋巴导管）和右淋巴导管。胸导管起于乳糜池，位于第 11 胸椎与第 2 腰椎之间。乳糜池接受左、右腰干和肠干。胸导管穿经膈肌主动脉裂孔进入胸腔，再上行至颈根部，注入左静脉角，沿途接受左支气管纵隔干、左颈干和左锁骨下干，收集下半身及左上半身的淋巴。右淋巴导管短，收集右支气管纵隔干，右颈干和右锁骨下干的淋巴，注入右静脉角。

淋巴管属于体静脉的前身结构，淋巴液随静脉血流回流向心。淋巴液沿毛细淋巴管、淋巴管、淋巴干、淋巴导管依次流动，也就是淋巴液由远端细小管道向近端粗大淋巴管道做回流运动。由此得知，十二经水是由分布于躯体远端上下肢体结构上的毛细淋巴管、淋巴管通路构成，四海是由分布于躯体近端体壁内外组织的淋巴干、淋巴导管通路构成，故十二经水和四海不能分而论之（图 2-83）。《灵枢·海论》载："必先明知阴阳、表里、荥腧所在，四海定矣。"

（二）"四海"经水与淋巴液回流汇集区

十二经水为远端四肢淋巴管结构，四海为近端躯干淋巴干和淋巴导管结构。十二经水中淋巴液由远端四肢向近端躯干部位回流集聚形成的区域，谓之"四海"。根据这一原理我们可以对"四海"结构展开具体的结构机制分析。

1. "髓海"经水通路与头颈部淋巴干结构　头颈部淋巴干结构主要由枕淋巴结、耳后淋巴结、腮腺淋巴结、下颌下淋巴结、颏下淋巴结、颈浅淋巴结、颈深淋巴结、舌骨下淋巴结、咽后淋巴结、舌淋巴结和淋巴干组成。头颈部淋巴结分布于脑神经组织之外，与脑部荣气有氧血通路"其输上在于其盖，下在风府"形成共构体，成为脑神经组织"脑为髓之海"的免疫保护屏障，故头颈部淋巴液集聚处即"经水者，皆注于海"中的"髓海"（图 2-84）。

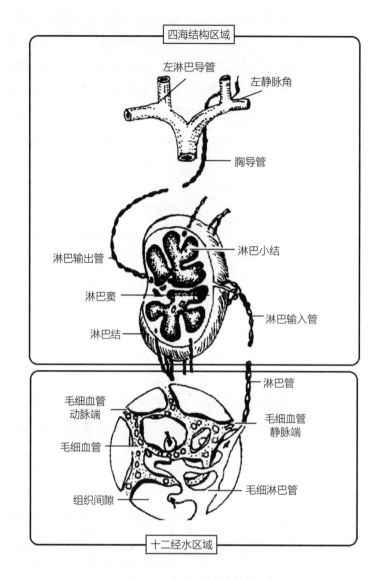

▲ 图 2-83　经水四海通路结构示意

2.“气海”经水与胸部淋巴干结构　胸部淋巴干结构主要由胸壁浅淋巴结、乳腺淋巴结、胸骨淋巴结、纵隔淋巴结和心脏、肺、支气管、食管、膈淋巴结及淋巴干构成。与胸部荣气有氧血通路“其输上在于柱骨之上下，前在于人迎”形成对应共构体，成为胸腔内外组织器官“膻中者，为气之海”的免疫保护屏障，故胸部淋巴液集聚处也就是“经水者，皆注于海”中的“气海”（图2-85）。

3.“水谷海”经水通路与腹部淋巴干结构　机体腹部淋巴干结构主要由肝、胃、脾、腰、肠系膜（上、下）结肠的淋巴结和淋巴干构成。与腹

部荣气有氧血通路“胃者水谷之海，其输上在气冲，下至三里”形成对应共构体，成为腹腔内“胃者水谷之海”的免疫保护屏障，故腹部淋巴液集聚处也就是“经水者，皆注于海”中的“水谷海”（图2-86）。

4.“血海”经水通路与盆腔部淋巴干结构　《灵枢·海论》言“四海”为“人有髓海，有血海，有气海，有水谷之海”，其中最难理解的是“血海”机制。“血海”又为“冲脉者，为十二经之海，其输上在于大杼，下出于巨虚之上下廉”，冲脉“其输上在于大杼，下出于巨虚之上下廉”即为全身“土”字形主动脉结构，血海“经水者，皆注于海”

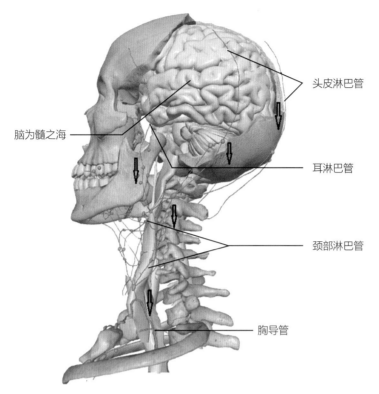

脑为髓之海 ——

头皮淋巴管

耳淋巴管

颈部淋巴管

胸导管

▲ 图 2-84　髓海经水通路示意

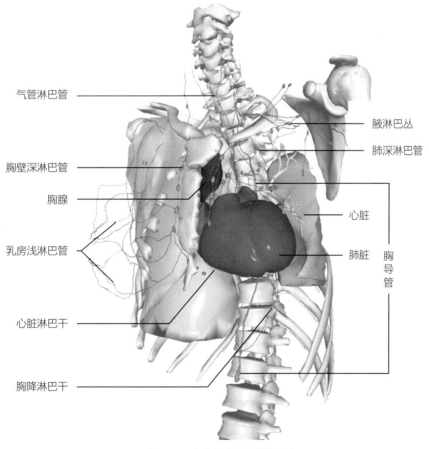

气管淋巴管 ——

胸壁深淋巴管 ——

胸腺 ——

乳房浅淋巴管 ——

心脏淋巴干 ——

胸降淋巴干 ——

腋淋巴丛

肺深淋巴管

心脏

肺脏

胸导管

▲ 图 2-85　气海经水通路结构示意

243

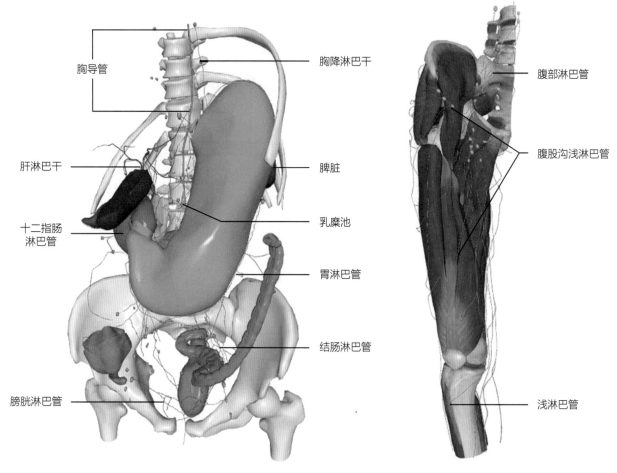

胸导管
胸降淋巴干
肝淋巴干
脾脏
十二指肠淋巴管
乳糜池
胃淋巴管
结肠淋巴管
膀胱淋巴管
腹部淋巴管
腹股沟浅淋巴管
浅淋巴管

▲ 图 2-86　水谷海经水通路结构示意

位置将如何定位呢？血海既然为血，其中的经水又指什么结构呢？故《类经·人之四海》有水谷海和血海之辨论述，曰："此即血海也。冲脉起于胞中，其前行者，并足少阴之经，挟脐上行至胸中而散；其后行者，上循背里为经络之海；其上行者，出于颃颡；下行者，出于足。故其输上在于足太阳之大杼，下在于足阳明之巨虚上下廉。愚按：动输篇曰：胃为五脏六腑之海。太阴阳明论曰：阳明者表也，五脏六腑之海也。逆顺肥瘦篇曰：夫冲脉者，五脏六腑之海也，五脏六腑皆禀焉。此篇言冲脉者，为十二经之海。若此诸论，则胃与冲脉，皆为十二经之海，亦皆为五脏六腑之海，又将何以辨之？故本篇有水谷之海、血海之分。水谷之海者，言水谷盛贮于此，营卫由之而化生也。血海者，言受纳诸经之灌注，精血于

此而蓄藏也。"

从"胃为五脏六腑之海"和"冲脉者，为十二经之海"比较辨析中确定"血海"之"经水者，皆注于海"机制，还是不妥。这是因为"经水者，皆注于海"者即经水之集聚，"胃为五脏六腑之海"和"冲脉者，为十二经之海"为荣营之集聚，体液属性不同，混淆十二经脉和十二经水之区分。

（1）"血海"输路与盆腔动脉丛结构：髓海"经水者，皆注于海"，即头颈淋巴干结构分布区域，气海"经水者，皆注于海"，即胸腔淋巴干结构分布区域，水谷海"经水者，皆注于海"，即腹腔淋巴干结构分布区域。依次对三海结构分析可以得出，血海"经水者，皆注于海"实际是盆腔淋巴干结构分布区域。

《灵枢·海论》对"四海"的标识是以四海

荣气输路界定，即"胃者水谷之海，其输上在气冲，下至三里。冲脉者，为十二经之海，其输上在于大杼，下出于巨虚之上下廉。膻中者，为气之海，其输上在于柱骨之上下，前在于人迎。脑为髓之海，其输上在于其盖，下在风府"。原文所讲四海输路实际为一个结构的四个分区，即以冲脉"土"字形通路将躯干结构分为四个区域。冲脉主体段是"土"字形纵线代表的胸腹主动脉结构，荣气有氧血流进入胸腹主动脉结构后，由上向下流动到达的终点区域就是盆腔位置，故"血海"输路也就是腹主动脉在盆腔部位发出的分支动脉丛结构。

盆腔动脉丛主干由左右髂总动脉、左右髂外动脉、左右髂内动脉、髂正中动脉构成，从支由肾动脉、卵巢动脉、肠系膜动脉、膀胱动脉、阴部动脉等构成。盆腔动脉丛结构是冲脉血流由"气海"向下直流到达的部位，故中医学将盆腔动脉丛位置界定为"血海"。

（2）"血海"经水与盆腔淋巴丛结构："血海"输路为盆腔动脉丛结构，与盆腔动脉丛对应的经水淋巴结构，即盆腔淋巴丛，主要由子宫、膀胱、外生殖等淋巴结、髂总淋巴结、淋巴干构成。这一淋巴丛同时引流下肢淋巴管中的淋巴液向盆腔内回流；盆腔淋巴丛与盆腔动脉对应丛形成共构交通路径，成为腹腔内"冲脉者，为十二经之海"的免疫保护屏障。故盆腔部淋巴液集聚处也就是"经水者，皆注于海"中的"血海"，血者即盆腔动脉丛血流，海者即盆腔内淋巴液，二种体液合称为"血海"（图 2-87）。

（三）"四海"与淋巴器官生理功能机制

根据现代医学理论对中医学所讲"四海论"分析得知，"四海"结构是机体淋巴液回流过程中，在躯干脑腔、胸腔、腹腔、盆腔四个部位形成的淋巴液集聚区，也就是四肢远端淋巴液经四肢淋巴管十二经水回流到躯干部位形成的

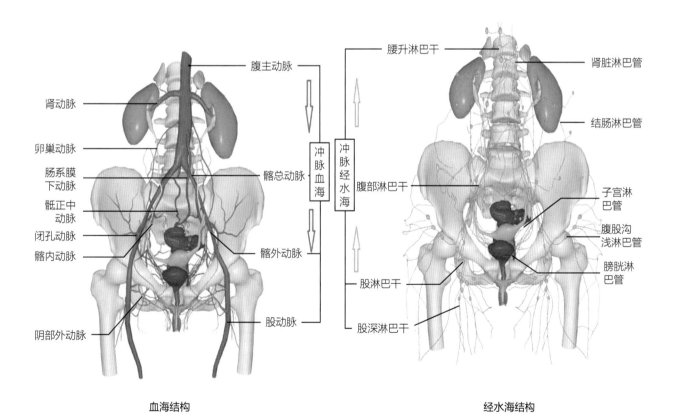

血海结构　　　　　　　　　　　经水海结构

▲ 图 2-87　血海经水通路结构示意

集中区域。这不是"四海论"的全部机制,因为十二经水和四海只是针对经水淋巴液流动分布通路和区域规律描述而言,并没有涉及经水体液属性机制。

现代医学对于淋巴系统研究得知,其主要生理作用是免疫作用。免疫是指机体免疫系统识别自身与异己物质,并通过免疫应答排除抗原性异物,以维持机体生理平衡的功能,也就是指机体对疾病的抵抗力。"经脉十二者,外合于十二经水"和"夫十二经脉者,内属于腑脏,外络于肢节,夫子乃合之于四海",十二经水和四海都处于机体经脉和脏腑之外部产生抗病能力,也就是十二经水和四海的生理功能。体表淋巴管和淋巴干只是淋巴液的传输通路,并非是淋巴系统主要生理功能结构,真正的免疫功能是在淋巴细胞、单核细胞和其他有关细胞及其产物的相互作用下完成的,而淋巴细胞是在淋巴器官中产生的。淋巴器官包括胸腺、脾、扁桃体、红骨髓等,都由淋巴组织构成,其功能与淋巴结相似,都能产生淋巴细胞。故讨论十二经水和经水四海不能缺少免疫器官机制。

1."髓海"与扁桃体免疫功能 扁桃体是在舌根和咽部周围,扁桃体可产生淋巴细胞和抗体,故其有抗细菌、抗病毒的防御功能。咽部是饮食和呼吸气的必经之路,经常接触较易隐藏病菌和异物,咽部丰富的淋巴组织和扁桃体执行着对这一特殊区域的防御保护任务。

腭扁桃体呈卵圆形,一侧黏膜表面覆有复层扁平上皮,上皮向固有层内陷入形成10～30个分支的隐窝(crypt)。隐窝周围的固有层内有大量弥散淋巴组织及淋巴小结。隐窝深部的复层扁平上皮内含有许多T细胞、B细胞、浆细胞和少量巨噬细胞与朗格汉斯细胞,称为上皮浸润部。上皮内还有一些毛细血管后微静脉,是淋巴细胞进出上皮的主要通道。

扁桃体淋巴组织中的B细胞占淋巴细胞总数的60%,T细胞占38.5%,还有少量K细胞和NK细胞。弥散淋巴组织中则T细胞较多,也有散在的浆细胞、B细胞和一些毛细血管后微静脉。淋巴小结常较多而大,表明扁桃体与机体的体液免疫功能的关系较密切。固有层内还有一些小淋巴管,淋巴细胞可经此进入淋巴。

扁桃体处于舌根和咽部周围,分化产生的免疫细胞通过淋巴管分布于舌根和咽部周围,对头颈部组织"髓海"区域产生免疫保护作用。故经水"髓海"的主要生理功能就是扁桃体的免疫功能,当扁桃体发生炎症并引发慢性肾炎、关节炎、风湿性心脏病等时,也就是经水"髓海"病变的表现。

2."气海"与胸腺免疫功能 胸腺位于胸腔上部,心脏的上方,为机体的重要淋巴器官。胸腺可以分泌胸腺激素及激素类物质,具内分泌功能的器官。胸腺对机体免疫功能的建立,以及丧失免疫功能的重建均具有很重要作用,也是T淋巴细胞分化成熟的场所。骨髓产生的部分淋巴细胞在胸腺中继续发育成熟为T细胞,能分泌胸腺素,在促进T细胞分化和成熟过程中,选择性发挥免疫调节作用。T辅助细胞(TH)和T抑制细胞(TS)均在胸腺中形成。胸腺也是机体维持免疫自稳的器官。

胸腺结构分布于经水"气海"中心区域,分化产生的T淋巴细胞进入淋巴管分布就是经水"气海"区域。由此对胸腔位置组织器官产生免疫保护作用,并对全身免疫系统产生免疫自稳的作用,也就是经水"气海"的主要生理功能。

当胸腺有病变时,将对机体免疫功能带来严重影响,使机体免疫自稳功能紊乱并伴发自身免疫性疾病。胸腺疾病可按其大小分类。小于正常的胸腺分原发性先天性胸腺发育不全;继发于肾上腺皮质功能亢进、妊娠、授乳、营养不良、类固醇和细胞毒药物治疗及放射线照射等。大于正常的胸腺有胸腺瘤、胸腺其他肿瘤、转移瘤、胸腺囊肿、创伤后出血等。上述胸腺疾病都可以归属为经水"气海"症发生。

3. "水谷海"与脾脏免疫功能　脾位于腹腔左上部，是人体最大的淋巴器官。①脾脏是人体的"血库"。当人体休息、安静时，脾脏贮存血液，而处于运动、失血、缺氧等应激状态时，脾脏又将血液排送到血循环中，以增加血容量。②脾脏犹如一台"过滤器"。当血液中出现病菌、抗原、异物、原虫时，脾脏中的巨噬细胞、淋巴细胞就会将其吃掉。③脾脏还可以制造免疫球蛋白、补体等免疫物质，发挥免疫作用。脾是血循环中重要的过滤器，能清除血液中的异物、病菌以及衰老死亡的细胞，特别是红细胞和血小板。因此，脾功能亢进时可能会引起红细胞及血小板的减少。

脾脏的实质分为白髓、红髓和边缘区三部分。白髓由密集的淋巴细胞构成，是机体发生特异性免疫的主要场所。当抗原侵入脾引起体液免疫应答时，白髓内淋巴小结会大量增多。红髓主要由脾血窦和脾索组成，红髓内血流缓慢，使抗原与吞噬细胞的充分接触成为可能，是免疫细胞发生吞噬作用的主要场所。边缘区（MZ）位于红髓和白髓的交界处，此区淋巴细胞较白髓稀疏，以 B 细胞为主，但有较多的巨噬细胞（Mφ），是脾内捕获抗原、识别抗原和诱发免疫应答的重要部位。

脾脏位于腹腔左上部，脾脏分化产生的淋巴细胞通过脾胃之间的淋巴管分布于脾胃组织周围，也就是经水"水谷海"。脾脏对血循环中异物清除过滤作用就是经水"水谷海"的生理功能。

当脾肿大时可能不会引起很多症状，而这些症状也不能特异地提示肿大的病因。肿大的脾脏邻近胃，可以压迫胃，患者少许进食甚或不进食都可感到饱胀，都可以看作经水"水谷海"病理症状。

4. "血海"与红骨髓免疫功能　红骨髓存在于长骨（如肱骨、股骨）骨髓腔和扁平骨（如髂骨）稀松骨质间的网眼中，是一种海绵状的组织，能产生血细胞的骨髓略呈红色，为重要的造血及

免疫器官。血液的所有细胞成分都来源于造血干细胞，其中髓系细胞（红细胞系、粒细胞系、单核细胞系与巨核细胞 - 血小板系）完全在骨髓内分化生成的；淋巴系细胞（T 细胞与 B 细胞）的发育前期是在骨髓内完成；另外 B 细胞分化为浆细胞后，也回到骨髓并大量产生抗体。

人体内的血液成分处于不断地新陈代谢中，老的细胞被清除，生成新的细胞。骨髓的重要功能是生成各种细胞的干细胞，这些干细胞通过分化再生成各种血细胞，如红细胞、白细胞、血小板等。简单地说，骨髓的作用就是造血功能。因此，骨髓对于维持机体的生命和免疫力非常重要。

"血海"通过冲脉输路"土"字形结构与四肢经水淋巴通路关联，十二经水回流通过四肢肩髋大关节部位形成经水集聚区（腋窝淋巴区和腹股沟淋巴区）。肩髋大关节骨骼部位是骨髓分布集中区域，故《灵枢·海论》将胸腹主动干和四肢主动脉干构成的结构"冲脉者，为十二经之海，其输上在于大杼，下出于巨虚之上下廉"称为"血海"。

冲脉十二经脉对应的是十二经水。十二经水为四肢淋巴管结构，四肢淋巴回流过程在上下肢肩髋部位形成集聚，并接受骨髓分化产生的红细胞和白细胞。红骨髓分化产生的免疫细胞通过淋巴管分布于肩髋部淋巴管和胸导管之中，也就是经水"血海"。

故而与骨髓相关的疾病：①骨髓炎，是指由于外界的细菌感染了骨髓导致骨髓炎症。②骨髓转移癌，是指其他部位的恶性肿瘤通过血行转移到骨髓，在骨髓腔内无序的增殖，引起骨髓的疼痛肿胀。③常见的各种血液系统疾病，如再生障碍性贫血、急性白血病、慢性白血病、多发性骨髓瘤、巨幼红细胞性贫血、缺铁性贫血等。这些疾病是各种原因导致骨髓造血干细胞的病变而引发的，都属于经水"血海"范畴。

5. "四海论"生理结构功能定位定性的意义　通过上述对"四海论"现代医学分析，我们

可以总结如下机制。

（1）脏腑四海界定区分机制："四海论"是中医学对人体淋巴系统机制的系统表述。"四海"是相对脏腑而言,十二经水即淋巴管对应"四海",十二经脉即动静脉血管对应脏腑,也就是十二经水和十二经脉对应而言的机制。四海机制和脏腑机制是同等重要的结构机制,中医学理论如果没有四海论机制,就是缺少淋巴系统机制,同样体液只有经脉而无经水,体液流动通路机制也缺失一半。只有恢复四海机制才能完善脏腑理论,否则就无法将扁桃体、胸腺、骨髓等重要组织器官纳入中医学理论体系中,也就没有免疫系统机制层面上的诊疗体系存在。

（2）四海功能定性的生理意义："四海论"是一个相对独立的系统,也是现代医学所讲淋巴系统。四海分别具有对应的免疫器官,髓海对应扁桃体,气海对应胸腺,水谷海对应脾脏,血海对应骨髓,故"四海"本质是经水"四海",也就是淋巴器官周围的淋巴干分布区域界定。四海具有不同的生理功能,在病理变化上也会呈现不同的症状,由此就可以展开四海论的具体诊疗体系建立。

（3）经水经脉属性界定的生理意义:十二经水即淋巴管,十二经脉动静脉血管,经脉和经水是对立统一对应而言,也就是用于区分四海和脏腑通路,故脏腑和四海之间也存在对立统一的结构关系。其中"四海"荣道输路是统一脏腑和四海的中介通路,现代医学分析,就是体动脉有氧血流动力推动淋巴液流动机制。十二经水理论虽然在经典中有所记载,但是后世医家不知,错把十二经水等同于十二经,混淆了淋巴液和血液不同体液属性机制,自然不能明白经脉和经水生理功能区别。经水通路是具有免疫保护功能的淋巴液,了解十二经水和四海通路机制,也就可以建立起中医特色的免疫诊疗理论体系。

（4）荣水交通机制的生理功能："四海"输路为体动脉血管,将有氧血以离心式由内向外输送,"四海"经水通路为淋巴管,将淋巴液以回心式由外向内输送,形成"经脉十二者,外合于十二经水,而内属于五脏六腑"的结构分布状态。现代医学分析就是淋巴液由外向内回流,有氧血由内向外散流,形成机体组织器官动脉和淋巴管之间的体液内外交通机制。这一机制是所有组织器官必须依赖的体液条件,如果没有经水淋巴液存在,组织细胞很快会被病原微生物感染而凋零死亡。如果没有荣气有氧血的营养供应,组织细胞也会因不能新陈代谢而凋零死亡,这就是"四海论"荣水交通的生理意义。

综合"四海论"机制分析得知,中医学很早就对免疫系统有了全面系统的认识和把握,且其机制与现代医学免疫学机制非常接近,按照"四海论"可以对中医学免疫机制诊疗体系进行复原（图2-88）。

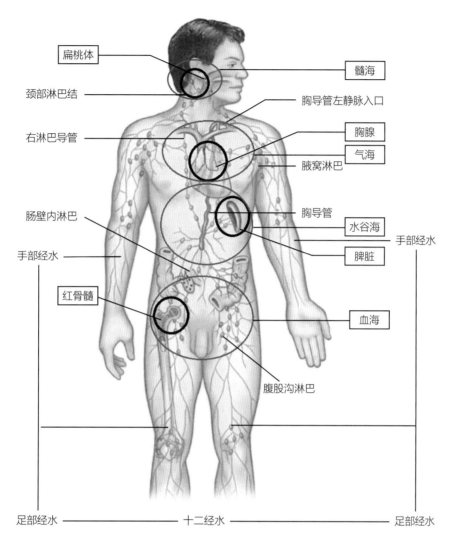

扁桃体

颈部淋巴结

右淋巴导管

肠壁内淋巴

手部经水

红骨髓

髓海

胸导管左静脉入口

胸腺

气海

腋窝淋巴

胸导管

水谷海

手部经水

脾脏

血海

腹股沟淋巴

足部经水 ———————— 十二经水 ———————— 足部经水

▲ 图 2-88 "四海论"淋巴器官机制示意

第四节

"十二经水"与淋巴循环通路机制

一、"冲任交会"与十二经水阴阳属性界定机制

（一）"卫气独卫其外"与淋巴循环通路构成机制

"肾者，胃之关也"与卫气起源发生的机制。

中医学以"三隧"说立论体液循环通路，将机体体液循环通路作了三种界定，"宗隧"为体动脉血管，"营隧"为体静脉血管，"卫隧"为淋巴管。"三隧"在体腔内连接位置是脾胃，即《灵枢·邪客》所讲"五谷入于胃也，其糟粕津液宗气，分为三隧"。"卫隧"在十二经脉之间形成"十二经水"，故"十二经水"是"宗隧"和"营隧"连成十二经脉的中间过渡结构。

"三隧"从体腔内脾胃之间发出，由内向外延伸分布，"宗隧"从心肺而出至于胃，外延伸至躯干四肢，即"宗气积于胸中，出于喉咙，以贯心脉（别本作肺），而行呼吸焉"；"营隧"从脾而出而至于心肺，外延伸至躯干四肢，即"营气者，泌其津液，注之于脉，化以为血，以荣四末，内注五脏六腑，以应刻数焉"。"宗隧"和"营隧"从脾胃间发生结构交通吻合形成内连脏腑外连四肢分布结构，也就是十二经脉。现代医学分析就是以胸腔内"心肺"肺循环和腹腔内"脾胃"体循环为中心，延伸至躯干和四肢部位，形成的血循环通路结构。"卫隧"从脾胃之间而出，外延伸至躯干四肢，即"卫气者，出其悍气之慓疾，而先行于四末分肉皮肤之间，而不休者也，昼日行于阳，夜行于阴"。"卫隧"延伸至躯干四肢部位，结构分布于"宗隧"和"营隧"会合而成的十二经脉之外，形成《灵枢·经水》所讲"经脉十二者，外合于十二经水，而内属于五脏六腑"机制。"三隧"内外交通原理中存在这样的问题，"胃行三阳"是由冲脉腹主动脉段分支连六腑而形成，"脾行三阴"是由冲脉伴脉下腔静脉段分支连五脏而形成，那么"十二经水"内连脏腑又是以何种结构连成呢？

"宗隧"主干冲脉在体腔内分支，上部分支连胃腑，下部连膀胱腑，形成"阳受之则入六腑"。但要特别提示，"宗隧"主干冲脉在体腔内分支并非只是与六腑相连，还与五脏结构相连。"宗隧"中流动的体液属于有氧血，有氧血从心脏而出，经冲脉分支自上而下向脏腑分流，当流经肾脏时出现《素问·水热穴论》所讲"肾者，胃之关也，关门不利，故聚水而从其类也"现象，即"肾者，胃之关也"机制。

所谓"肾者，胃之关也"者，以现代医学分析，实际是讲肾脏的重吸收功能。肾脏是泌尿器官具有重吸收功能：其一，血浆中的各种营养物质，从根本上讲都是从消化道吸收进入血液的。这是第一次吸收，《素问·太阴阳明论》所讲"脏腑各因其经而受气于阳明，故为胃行其津液"。其二，当这些物质在血液（内环境）中流动，流经肾小球的一部分血浆滤过形成小管液，在沿着肾小管和集合管向前流动时，许多有用成分被重新转运回血液中，属于重吸收。再一次吸收返回血液中的过程，属于第二次吸收，也称重吸收，即"肾者，胃之关也"。其三，汗腺细胞主动分泌汗液，当汗液沿着汗腺导管向外排出时，其中部分氯化钠也要被吸收回到血液，也属于重吸收，即"关门不利，故聚水而从其类也"。具体机制即《灵枢·营卫生会》所讲："下焦者，别回肠，注于膀胱而渗入焉。故水谷者，常并居于胃中，成糟粕，而俱下于大肠，而成下焦，渗而俱下，济泌别汁，循下焦而渗入膀胱焉。"

"肾者，胃之关也，关门不利，故聚水而从其类也"描述了肾脏重吸收功能机制。"肾者，胃之关也"是讲第一次吸收和第二次吸收之间的关系，"关门不利，故聚水而从其类也"是言第二次吸收不畅。肾重吸收功能不畅，可能导致水液郁结，向体腔浆膜和膀胱中渗透，严重者导致全身腠理水液郁结，即《灵枢·本脏》所讲"肾合三焦膀胱，三焦膀胱者，腠理毫毛其应"。"三焦膀胱者，腠理毫毛其应"者应"卫气"，由此得知"卫气者，出其悍气之慓疾，而先行于四末分肉皮肤之间，而不休者也，昼日行于阳，夜行于阴"是由"肾者，胃之关也"而起。"肾合三焦膀胱"外传于躯干四肢"三焦膀胱者，腠理毫毛其应"，由此形成卫气由内向外的流动，也就是"卫气"的起源发生机制（图2-89）。

（二）"常从足少阴之分间"卫隧外出结构机制

"卫气"起源发生机制为"肾者，胃之关也"，也就是肾脏尿液形成过程中重吸收功能的一种表达。但其通路结构并非局限于肾脏位置，是由冲

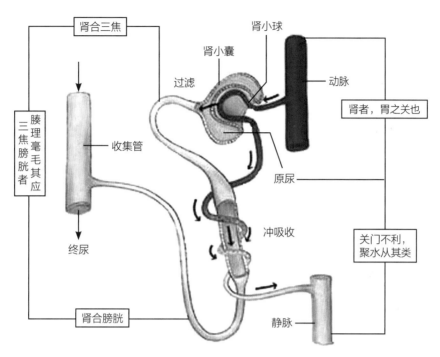

▲ 图 2-89 "肾者，胃之关也"卫气起源发生机制示意

脉腹主动脉上下分支构成。"胃之关"即上端分支胃动脉，"肾者"即下端分支肾动脉，有氧血流自心脏出沿着冲脉胸主动脉和腹主动脉分支同时向五脏六腑灌流，到达肾动脉时，由于肾脏的重吸收功能的存在，相当于有氧血流在体腔内下行流动的终止。故《灵枢·邪客》载："常从足少阴之分间，行于五脏六腑。"

冲脉分支属于"宗隧"，"宗隧"中流动的体液属于"宗气"有氧血。当"宗气"自上向下流注到"常从足少阴之分间，行于五脏六腑"时就要终止"宗气"的外流，而"宗气"终止外流是与体腔内"卫气"相遇形成的。"宗隧"即肾动脉和膀胱动脉，"宗气"由上向下流动；"卫隧"即肾淋巴管和膀胱淋巴管，"卫气"淋巴液由下向上流动，由此形成足少阴之分间的"宗气"和"卫气"交会（图 2-90）。

（三）"厥气客于五脏六腑"卫隧回流结构机制

冲脉分支结构耦连到肾脏和膀胱，"宗气"

有氧血液随之灌注于肾脏和膀胱，在与肾脏和膀胱之上的"卫气"发生体液交通时，也与肾脏和膀胱之上的"营气"发生体液交通。即肾脏和膀胱之上的"营隧"静脉血管与"卫隧"淋巴管体液吻合，其中"营隧"静脉血管上行经肝脏回流于上腔静脉，最后经上腔静脉将"营气"上传于心肺。这就是《灵枢·邪客》所讲的"营气者，泌其津液，注之于脉，化以为血，以荣四末，内注五脏六腑，以应刻数焉"循行路径，这一通路结构经肝脏回流于上腔静脉入心，故《灵枢·邪客》总结为"今厥气客于五脏六腑"。

"卫隧"属于淋巴管结构，现代医学分析，淋巴液属于静脉前身结构，可以看作（血液）循环系统的补充。虽然称为"淋巴循环"，但淋巴液流动是单向流动而不形成真正的循环。淋巴管处于动静脉之间，淋巴液单向流动方向是由动脉端向静脉端流动，然后并入静脉血管，随静脉血流一起回流入心。淋巴液单向流动并入动静脉循环结构形成淋巴循环，"卫隧"淋巴管结构处于"营隧"体静脉的前端，淋巴液在

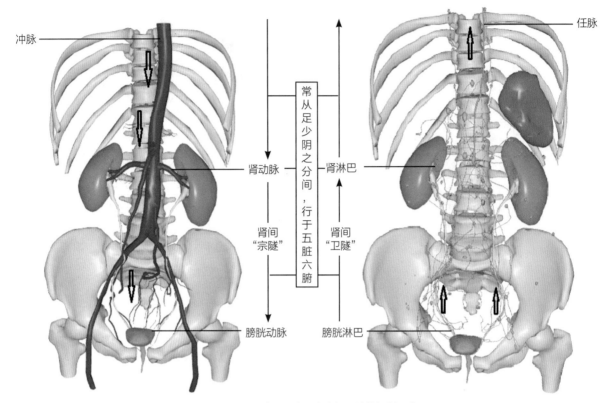

冲脉

肾动脉

肾间
"宗隧"

膀胱动脉

常从足少阴之分间，行于五脏六腑

肾淋巴

肾间
"卫隧"

膀胱淋巴

任脉

▲ 图 2-90 "常从足少阴之分间"结构机制示意

并入静脉前处于静脉的外侧。故《灵枢·邪客》描述体腔内"卫隧"淋巴管的结构分化特点为"今厥气客于五脏六腑，则卫气独卫其外，行于阳，不得入于阴"，腹腔静脉经肝门静脉汇流入肝为"今厥气客于五脏六腑"，腹腔静脉前端淋巴管处于静脉前端，即为"卫气独卫其外，行于阳，不得入于阴。由此形成足少阴之分间的"营气"和"卫气"交会（图 2-91）。

（四）"不得入于阴"与营卫交会结构机制

人体"三隧"起源腹腔之内，即《灵枢·邪客》所讲"五谷入于胃也，其糟粕津液宗气，分为三隧"。"宗隧"在体腔内的循行分布规律为"常从足少阴之分间，行于五脏六腑"；"营隧"在体腔内的循行分布规律为"今厥气客于五脏六腑"；"卫隧"在体腔内的循行分布是处于"常从足少阴之分间"和"厥气客于五脏六腑"之间，即"常从足少阴之分间，行于五脏六腑。今厥气客于五脏

六腑，则卫气独卫其外，行于阳，不得入于阴"。"卫隧"在体腔内的循行分布相对独立存在，"不得入于阴"是讲"卫隧"同时与"宗隧"和"营隧"相连，但有其独立的存在路径循行。按照这样的分析，人体体液具有"宗营交会""营卫交会"两种体液交通机制的存在，不能理顺三种体液交通机制，也就无法真正认识卫气"不得入于阴"的真正含义。

1. "宗营交会"与动静脉相连的循环结构机制 《素问·痿论》所讲"心主身之血脉"，即心脏是推动血流运动的动力，但是"血脉"者并非单纯指体动脉。《灵枢·营卫生会》所讲"人受气于谷，谷入于胃，以传于肺，五脏六腑皆以受气"，同时在讲动静脉结构。"人受气于谷，谷入于胃，以传于肺"的生理功能是由体腔内静脉通路来实现的，即《灵枢·邪客》所讲"营气者，泌其津液，注之于脉，化以为血，以荣四末，内注五脏六腑，以应刻数焉"；"五脏六腑皆以受气"

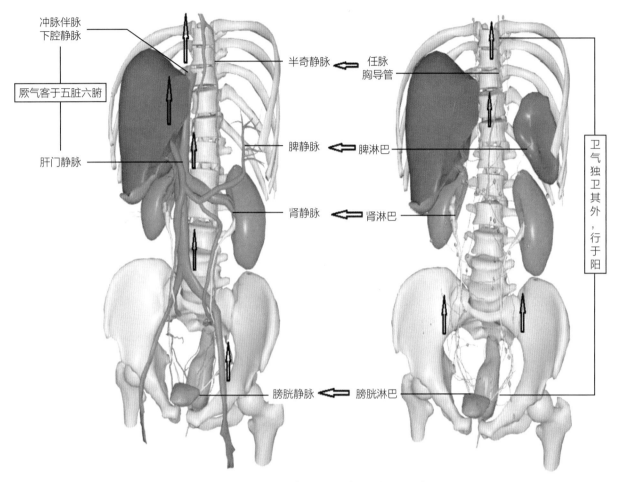

冲脉伴脉
下腔静脉

厥气客于五脏六腑

肝门静脉

半奇静脉 ⇐ 任脉
胸导管

脾静脉 ⇐ 脾淋巴

肾静脉 ⇐ 肾淋巴

膀胱静脉 ⇐ 膀胱淋巴

卫气独卫其外，行于阳

▲ 图 2-91　"今厥气客于五脏六腑"结构机制示意

生理功能是由体腔内体动脉通路实现，即《灵枢·邪客》所讲的"宗气积于胸中，出于喉咙，以贯心脉（别本作肺），而行呼吸焉"。现代医学分析，体腔内动静脉血管构成将肺循环和体循环结构机制，这一结构机制只是"宗隧"和"营隧"之间的结构关联，不能称为"营卫生会"，只能称为"宗营交会"。

心肺和脾胃上下之间的"宗隧"和"营隧"吻合结构，产生的生理功能就是"宗营交会"，但二者之间的通路并非是心肺动静脉和脾胃动静脉之间的直接交会，而是属于冲脉（主动干）和冲脉伴脉（上下腔静脉干）关联而成。二脉内连脏腑外连躯干四肢形成的结构就是血循环通路，称为"营气"，即《灵枢·营气》所讲"营气之道，内谷为宝。谷入于胃，乃传之肺，流溢于中，布

散于外，精专者行于经隧，常营无已，终而复始，是谓天地之纪"，也就是所谓的"宗营交会"结构机制。

2. "冲任交会"与人体淋巴液循环结构机制　"宗营交会"是由冲脉（主动干）和冲脉伴脉（上下腔静脉干）分支吻合而成。"宗气"为有氧血流，"营气"为无氧血流，"宗气"和"营气"都处于"营在脉中"，统称为营气。"三隧"在体腔内主干结构由冲脉（主动干）、冲脉伴脉（上下腔静脉干）、任脉（胸导管）三脉构成，其中冲脉（主动干）、冲脉伴脉（上下腔静脉干）二脉分支形成了"宗营交会"结构机制，自然不能缺少"卫隧"主干任脉（胸导管）分支结构机制的存在，如果缺少"卫隧"则无法形成"营卫生会"机制。

"卫隧"属于淋巴管结构,根据现代医学分析,按其所在部位,可分为深、浅淋巴管。浅淋巴管收集皮肤和皮下组织的淋巴液(简称淋巴);深淋巴管与深部血管伴行,收集肌肉、内脏等处的淋巴。即《灵枢·经水》所讲"夫十二经水者,其有大小、深浅、广狭、远近各不同","卫隧"中流动的体液是淋巴液。现代医学认为淋巴体液循环是单向流动,淋巴管属于静脉的前身结构,"卫隧"隶属于"营隧"结构。

中医学虽然具有与现代医学近似的认识,但在"卫隧"淋巴液流动方向上产生了不同认识。中医学认为"卫隧"处于"宗隧"体动脉和"营隧"体静脉之间,"宗隧"中有氧血流动是"卫隧"中淋巴液流动的动力,"宗隧"中有氧血流由内向外流动,与"卫隧"淋巴管结构相遇时终止了"宗气"的外流。故"卫隧"定位为外为阳,即《灵枢·邪客》所讲"卫气独卫其外,行于阳";但"卫气独卫其外,行于阳"只是对淋巴管结构分布而言。"卫气"淋巴液是流体,不能只是"独卫其外,行于阳",流动方向由体腔外淋巴管向体腔内淋巴管流动,当遇到"营气"时终止了在"卫隧"中的回流,转入"营隧",随静脉血流一起回流入心并入血液循环中,即《灵枢·邪客》所讲"卫气,不得入于阴"。由此得知,当"宗隧"和"营隧"关联心肺和脾胃形成"宗营交会"时,由于"宗隧"和"营隧"之间存在"卫隧"结构,同时存在"卫气"的流动,形成"营卫生会"机制(图2-92)。

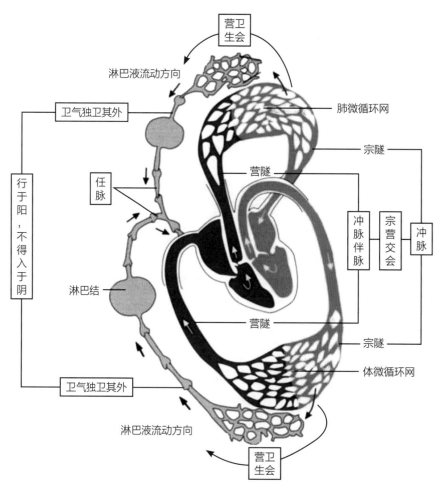

▲ 图2-92 "营正生会"分布机制示意

二、"卫气行"与淋巴液通路分布机制

（一）"经水之应经脉"与淋巴液流动动力机制

1. "受水而行之"与卫气循行阴阳界定机制 "营卫交会"机制由两部分构成：其一，"宗隧"主干冲脉分支和"营隧"主干冲脉伴脉分支内外关联形成血液循环结构机制，称为"宗营交会"。"宗营交会"分布于四肢位置形成的通路共有十二条称为"十二经脉"。其二，"卫隧"主干任脉分支分布于"宗隧"和"营隧"之间，即"卫气独卫其外，行于阳，不得入于阴"，形成血液循环和淋巴液循环结构机制，谓"营卫交会"，"营卫交会"分布于四肢位置，形成"十二经脉"，对应"十二经水"。十二经脉和十二经水是由"三隧"主干冲脉、冲脉伴脉、任脉分支由内向外循行分布构成，故四肢结构"三隧"通路共计二十四条。

四肢结构"三隧"通路也具有内外之分：内分者为四肢"宗隧"和"营隧"构成的"十二经脉"，外分支为四肢"卫隧"构成的"十二经水"。"三隧"内外分交会吻合，即《灵枢·经水》所讲"经脉十二者，外合于十二经水，而内属于五脏六腑"。"卫隧"在躯干四肢结构上独立形成了十二条通路与体腔内五脏六腑相通，即《灵枢·经水》所讲的"夫经水者，受水而行之"原理。

现代医学分析，"卫隧"属于淋巴管结构，处于"宗隧"和"营隧"之间，按其所在部位，"卫隧"结构分布也有内外之分。外分"卫隧"是远端四肢和躯干部位之上的淋巴管，位于皮下，常与浅静脉伴行，收集皮肤和皮下组织的淋巴；内分"卫隧"是分布于体腔内脏腑间的淋巴管，常与脏腑静脉伴行，收集脏腑间淋巴。

无论外分四肢和躯干部位淋巴，还是内分脏腑间淋巴，都是向体腔内淋巴管主干回流运动。全部淋巴管汇合成全身最大的两条淋巴导管，即左侧的胸导管和右侧的右淋巴导管，分别进入左、右锁骨下静脉。胸导管是全身最粗、最长的淋巴管，由左、右腰淋巴干和肠区淋巴干汇成，下段有膨大的乳糜池。胸导管还收集左上半身和下半身的淋巴，约占全身淋巴总量的3/4。右淋巴导管由右颈淋巴干、右锁骨下淋巴干和右支气管纵隔淋巴干汇成，收集右上半身的淋巴，约占全身淋巴总量的1/4。其中胸导管就是中医学所讲的任脉结构，故无论脏腑间"卫隧"还是躯干四肢上"卫隧"，都是任脉的分支结构。

"宗隧"和"营隧"共构形成的经脉有手足之分，"卫隧"处于"宗隧"和"营隧"之间是手足经脉的外围体液通路。手足有十二经脉，也就有相应的十二经水，十二经水由体腔外向体腔内任脉胸导管做回流运动，相对十二经脉是一种相对独立的体液流动通路，称为"夫经水者，受水而行之"。

"夫经水者，受水而行之"是淋巴由体表淋巴管向淋巴干任脉做回流运动，故十二经水皆为任脉分支通路。由于任脉"循腹里"结构的存在，体表十二经水都向任脉"循腹里"流动，故中医学将任脉"循腹里"当作经脉和经水阴阳划分界定的标准。手足腹侧经脉和经水都标识为阴，手足背侧经脉和经水标识为阳，故十二经水阴阳界定同于十二正经（图2-93）。《灵枢·经水》载："足太阳外合于清水，内属于膀胱，而通水道焉。足少阳外合于渭水，内属于胆。足阳明外合于海水，内属于胃。足太阴外合于湖水，内属于脾。足少阴外合于汝水，内属于肾。足厥阴外合于渑水，内属于肝。手太阳外合于淮水，内属于小肠，而水道出焉。手少阳外合于漯水，内属于三焦。手阳明外合于江水，内属于大肠。手太阴外合于河水，内属于肺。手少阴外合于济水，内属于心。手心主外合于漳水，内属于心包。凡此五脏六腑十二经水者，外有源泉，而内有所禀，此皆内外相贯，如环无端，人经亦然。"

2. "经水之应经脉"与经水淋巴液动力源机制 "卫隧"作为"三隧"之一，具有自己相对独立的通路结构"十二经水"。"夫经水者，受水而

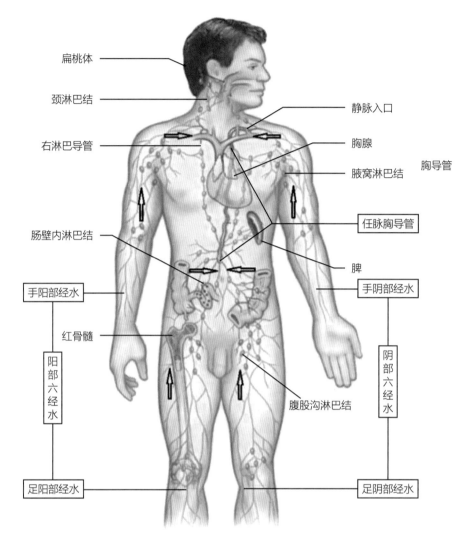

扁桃体

颈淋巴结

右淋巴导管

肠壁内淋巴结

手阳部经水

红骨髓

阳部六经水

足阳部经水

静脉入口

胸腺

腋窝淋巴结　　胸导管

任脉胸导管

脾

手阴部经水

阴部六经水

腹股沟淋巴结

足阴部经水

▲ 图 2-93　十二经水阴阳标识机制示意

行之"也就是经水通路处于"宗隧"和"营隧"之间，为动静脉血循环通路的外围体液通路。十二经水处于十二经脉之外，呈现相对独立的状态。经水与经脉之间区别就是《灵枢·营卫生会》所讲"营在脉中，卫在脉外"，"营在脉中"对应经脉处于内，"卫在脉外"对应经水处于外。"经脉十二者，外合于十二经水，而内属于五脏六腑"的机制，就是"人受气于谷，谷入于胃，以传与肺，五脏六腑，皆以受气，其清者为营，浊者为卫，营在脉中，卫在脉外，营周不休，五十度而复大会，阴阳相贯，如环无端"。"卫在脉外"并非没有结构体液通路，而是具有相对独立的"卫隧"通路结构，经脉者即"宗隧"体动脉和"营

隧"体静脉构成的血循环通路，"宗隧"和"营隧"是平行分布吻合结构。十二经水处于动静脉之间，故而所谓"外合于十二经水"者实际是指手足动静脉之间的淋巴管通路结构。

《灵枢·经水》载："夫经水者，受水而行之；五脏者，合神气魂魄而藏之；六腑者，受谷而行之，受气而扬之。"意思是讲"三隧"都具有内连脏腑外连肢体的结构存在。体表"营隧"内连通于五脏，即《灵枢·邪客》所言"营气者，泌其津液，注之于脉，化以为血，以荣四末，内注五脏六腑，以应刻数焉"，生理功能为"五脏者，合神气魂魄而藏之"；体表"宗隧"内连通于心肺，即《灵枢·邪客》所言"宗气积于胸中，出于喉咙，以

贯心脉（别本作肺），而行呼吸焉"，生理功能为"六腑者，受谷而行之，受气而扬之"；体表"卫隧"内连脾脏胸腺等淋巴器官，即《灵枢·邪客》所言"卫气者，出其悍气之慓疾，而先行于四末分肉皮肤之间"，生理功能为"夫经水者，受水而行之"，实际就是淋巴系统的生理功能。

"三隧"体液通路内外循行形成内连脏腑外连肢体结构，而经脉者有手足之分，十二经水自然也有手足之分。"卫隧"是"宗隧"和"营隧"之间的体液通路，又不能隔离开经脉而独立存在，故《灵枢·经水》描述其结构形态为"夫经水之应经脉也，其远近浅深，水血之多少，各不同"。现代医学分析，所谓"夫经水之应经脉也"，经脉是动静脉吻合而成的血循环通路，其血流运动是在心脏搏动下产生的自律性运动，那么经水又是靠什么推动力而运动的？

"卫隧"处于"宗隧"和"营隧"之间，也就是《灵枢·经水》所讲"夫经水之应经脉也"。十二正经有手足之分，十二经水也具有手足之分，

即《灵枢·卫气》所讲"卫气之在于身也，上下往来不以期"。"经水"淋巴液流动有两种推动力：其一，淋巴管壁平滑肌的收缩活动和淋巴管中的瓣膜共同构成"淋巴管泵"，能推进淋巴液流动。其二，淋巴管周围组织对淋巴管的压迫也能推动淋巴液的流动。经水处于经脉之外，淋巴管壁平滑肌和淋巴管周围组织受到环境影响而收缩舒张，推动经水的出入运动。

"十二经水"淋巴液处于经脉之外，与经脉吻合，也就是《灵枢·经水》所讲"夫经水之应经脉也，其远近浅深，水血之多少，各不同"。"卫气行"在"宗隧"和"营隧"共构成的内"十二经脉"之间出入运动，也就是"经水之应经脉"的原理（图 2-94）。

（二）"卫气行"与淋巴液循环节律机制

1. "阳气出于目"与淋巴液运动背景影响起点机制　"经水之应经脉"的经水动力源机制告诉我们，"卫隧"体液运动动力来源于淋巴管壁平滑

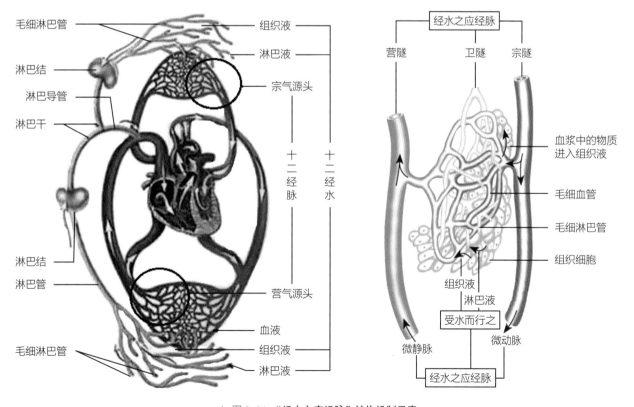

▲ 图 2-94　"经水之应经脉"结构机制示意

肌收缩和淋巴管周围组织收缩两大推动力。两种推动力受到背景环境影响，伴随淋巴管壁平滑肌收缩和淋巴管周围组织收缩而产生。如果按照"卫气行"动力源机制，确立机体"卫隧"结构与背景环境的对应部位，然后才能建立起"卫气行"的医学诊疗体系。

人体属于真体腔动物，整个躯干呈现夹壁中空管状结构，中空管腔结构是消化腔为主的六腑结构，夹壁腔就是包裹五脏的体腔结构。在这种形态结构中，中空管状六腑结构和体壁体表结构与外界背景环境接触，体表"卫隧"和六腑结构受到环境温度升高影响，收缩力就会增强，产生"卫气行"。《灵枢·卫气行》载："是故平旦阴尽，阳气出于目，目张则气上行于头，循项下足太阳，循背下至小趾之端；其散者，别于目锐眦，下手太阳，下至手小指之间（别本作端）外侧；其散者，别于目锐眦，下足少阳，注小趾次趾之间。以上循手少阳之分侧，下至小指（次指）之间；别者以上至耳前，合于颌脉，注足阳明，以下行至跗上，入五趾之间；其散者，从耳下下手阳明，入大指之间，入掌中。其至于足也，入足心，出内踝，下行阴分，复合于目。故为一周。"根据原文描述，"卫气行"是从体腔内肾经分段通路开始，即"平旦阴尽，阳气出于目，目张则气上行于头，循项下足太阳，循背下至小趾之端"，依次经过足太阳经水、手太阳经水、足少阳经水、手少阳经水、足阳明经水、手阳明经水流动，最后在傍晚再进入"其至于足也，入足心，出内踝，下行阴分"，第二天平旦时"复合于目"。由此形成卫气内外循环，即以"复合于目"为终始点形成的内外循环。

为什么卫气内外循环是以"复合于目"为终始点形成的内外循环？《灵枢·口问》载："心者，五脏六腑之主也。目者，宗脉之所聚也，上液之道也。口鼻者，气之门户也。"此段经文说明了卫气内外循环以"复合于目"为终始点三个原因。

其一，"心者，五脏六腑之主也"。心脏是推动"三隧"体液运动的动力中心，心脏有氧血流宗气由脏腑外出首先上行于五官。《灵枢·口问》载："故悲哀愁忧则心动，心动则五脏六腑皆摇，摇则宗脉感，宗脉感则液道开，液道开故泣涕出焉。"

其二，"目者，宗脉之所聚也，上液之道也"。心脏有氧血流宗气由脏腑外出时首先经过眼睛，故眼睛是宗气集聚之处，宗脉体液外出部位。《灵枢·口问》载："液者，所以灌精濡空窍者也。故上液之道开则泣，泣不止则液竭，液竭则精不灌，精不灌则目无所见矣，故命曰夺精。"

其三："口鼻者，气之门户也"是"营卫生会"的源头。"营卫生会"外出体表上行于头部。《灵枢·口问》载："谷入于胃，胃气上注于肺。今有故寒气与新谷气，俱还入于胃，新故相乱，真邪相攻，气并相逆，复出于胃，故为哕。"

由于"心者，五脏六腑之主也。目者，宗脉之所聚也，上液之道也。口鼻者，气之门户也"机制的存在，卫气行外出首先上经头部五官。当卫气行受到外界影响形成内外出入周期运动时，是以"复合于目"为终始点，出现"阳气尽，阴气盛，则目瞑；阴气尽而阳气盛，则寤矣"的现象，也就是入夜之后，阳气进入于阴分，所以能够安静的闭目睡眠；到黎明时阴气将尽，而阳气渐盛，就会睁眼清醒，由此形成"卫气昼日行于阳，夜半则行于阴。阴者主夜，夜者卧。阳者主上，阴者主下。故阴气积于下，阳气未尽，阳引而上，阴引而下，阴阳相引，故数欠"，昼夜间卫气出入周期运动。

卫气行外出上经头部五官然后外行于体表经水具有一定的顺序。卫气阴分内入于肾经"常从足少阴之分间""复合于目"。平旦日出是指卫气外出首先起于足太阳经水，然后依次经过手太阳经水、足少阳经水、手少阳经水、足阳明经水、手阳明经水，傍晚日没再内入肾经"常从足少阴之分间"。故卫气行外出头面而行，具有专门的"卫隧"通路。

"是故平旦阴尽，阳气出于目，目张则气上行于头，循项下足太阳，循背下至小趾之端"者，即起于足太阳膀胱经头面部分支（眶上内眦动脉）伴行的足太阳经水头面部分支（眶上内眦淋巴）。

"其散者，别于目锐眦，下手太阳，下至手小指之间（别本作端）外侧"者，即起于手太阳小肠经头面部分支（眶下静脉面下颌静脉）伴行的手太阳小肠经水头面部分支（眶下淋巴和面下颌淋巴）。

"其散者，别于目锐眦，下足少阳，注小趾次趾之间"者，即起于足少阳胆经头面部分支（颞深动脉）伴行的足少阳胆经水头面部分支（颞深淋巴）。

"以上循手少阳之分侧，下至小指（次指）之间"者，即起于手少阳三焦经头部分支（颞中静脉和耳后静脉）伴行的手少阳经水头面部分支（颞中淋巴和耳后淋巴）。

"别者以上至耳前，合于颔脉，注足阳明，以下行至跗上，入五趾之间"者，即起于足阳明胃经头面部分支（面横静脉）伴行的足阳明胃经头面部分支（面上颌淋巴）。

"其散者，从耳下下手阳明，入大指之间，入掌中"者，起于手阳明大肠经面部分支（面静脉内眦分支）伴行的手阳明大肠经水（面上颌淋巴）。

卫气"平旦阴尽，阳气出于目，目张则气上行于头"后，依次手太阳经水、足少阳经水、手少阳经水、足阳明经水、手阳明经水形成"卫气独卫其外"。故卫气内外循环是以"复合于目"为终始点，形成内外循环，也就是机体"卫隧"淋巴液运动通路机制（图 2-95）。

总而言之，经水阳分流动始终于足太阳膀胱经之根结"太阳根于至阴，结于命门。命门者，目也"之间，具体就是起于"目"终于"至阴"；经水阴分流动始终于足少阴肾经根结"少阴根于涌泉，结于廉泉"之间，具体就是起于"涌泉"终于"廉泉"。经水阳分终点位于足太阳膀胱经之根"至阴"，阴分起点为足少阴肾经根"涌泉"，经水处于"至阴"和"涌泉"二根之间形成关联，导致经水流动有外阳分进入内阴分，即"其至于足也，入足心，出内踝，下行阴分"。反之，经水阴分终于足少阴肾经之结"廉泉"，经水阳分

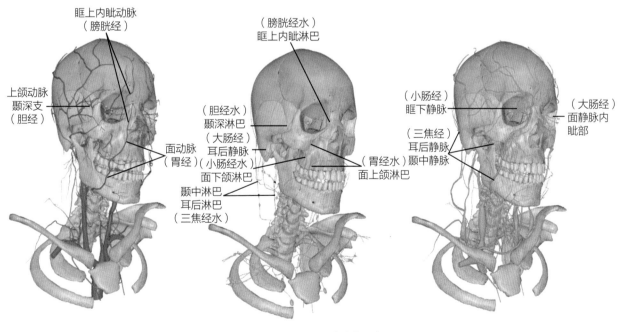

▲ 图 2-95　眼周经水结构示意

起于足太阳膀胱经之结"目",经水处于"至阴"和"涌泉"二结之间形成关联,导致经水流动由内阴分进入外阳分,即"下行阴分,复合于目"。经水体液循环以足太阳膀胱经根结和足少阴肾经根结关联结构为始终点,也就是卫气内外出入"常从足少阴之分间",由此形成"卫气行内外行"的循环结构。

2."卫气始终"与昼夜对应关系机制 卫气以"复合于目"为终始点形成内外出入运动,起点为"平旦阴尽,阳气出于目",终点为"至于足也,入足心,出内踝,下行阴分"。始终点内外关联也就是"复合于目",由此形成卫气周期循环"故为一周";卫气运行受到背景环境昼夜周期运动影响,也就出现了机体"卫隧"经水运动与背景环境之间的对应关系。

白昼时段,环境温度升高会影响到六腑和六腑经水通路,导致机体经水由五脏部位流向六腑和体表背侧部位,流动顺序为足太阳经水、手太阳经水、足少阳经水、手少阳经水、足阳明经水、手阳明经水,也就是"白昼应六腑经水"。具体而言就是"卫气内外行"循环运动,白昼行于六腑经水。《灵枢·卫气行》载:"是故,日行一舍,人气行(于身)一周与十分身之八;日行二舍,人气行(于身)三周于身与十分身之六;日行三舍,人气行于身五周与十分身之四;日行四舍,人气行于身七周与十分身之二;日行五舍,人气行于身九周;日行六舍,人气行于身十周与十分身之八;日行七舍,人气行于身十二周在身与十分身之六;日行十四舍,人气二十五周于身有奇分与十分身之二,阳尽于阴,阴受气矣。"

黑夜时段,由于背景环境温度下降,就会导致六腑和体表背侧部经水内流减慢,流动方向开始由六腑和体表背侧部转向五脏和体表腹侧部位,即"至于足也,入足心,出内踝,下行阴分",经水"下行阴分"就是《灵枢·卫气行》所讲"阳尽于阴,阴受气矣。其始入于阴,常从足少阴注于肾,肾注于心,心注于肺,肺注于肝,肝注于脾,

脾复注于肾为周"。总而言之,黑夜时段经水起始于肾,经于心肺肝脾,终结于肾,终始于足少阴肾经根结之间,即《灵枢·根结》"少阴根于涌泉,结于廉泉"。黑夜时段经水流动起于足少阴肾经根"涌泉"部位,终于足少阴肾经"廉泉"部位,由此产生的机制即"黑夜应五脏经水"。具体而言如《灵枢·卫气行》载:"其始入于阴,常从足少阴注于肾,肾注于心,心注于肺,肺注于肝,肝注于脾,脾复注于肾为周。是故夜行一舍,人气行于阴脏一周与十分脏之八,亦如阳行之二十五周,而复合于目。阴阳一日一夜,合有奇分十分身之四(别本作二),与十分脏之二,是故人之所以卧起之时有早晏者,奇分不尽故也。"

背景环境昼夜交替影响经水内外出入形成周期循环运动,由此形成"卫气内外行"与昼夜对应关系机制(图2-96)。

三、"真气者,经气太虚"与经水动力机制

(一)"卫气上下往来"与淋巴流动背腹不对称性机制

1."卫气独卫其外"与三隧阴阳属性界定标准 三隧"常从足少阴之分间,行于五脏六腑"是讲"宗、营、卫"三气发生于体腔之内,而生"三隧",三隧由体腔内延伸至躯干四肢部位形成的结构称为"十二经脉"和"十二经水",《灵枢·经水》载:"经脉十二者,外合于十二经水,而内属于五脏六腑。"十二经脉是由宗营二隧共构形成,即体动静脉结构;十二经水是由卫隧独立形成,即淋巴循环结构,十二经水在十二经脉之外形成内外表里结构,也就是所谓的经脉"阴阳离合"机制。经脉"阴阳离合"不是由宗营二隧属性界定,而是由三隧之间的阴阳属性界定,这就需要具体解答"经脉十二者,外合于十二经水,而内属于五脏六腑"和"常从足少阴之分间,行于五脏六腑"之间存在的联系,在此基础上揭示

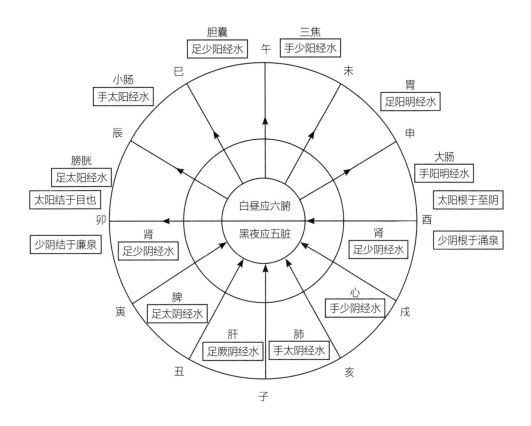

▲ 图 2-96　"卫气内外"背景对应节律机制示意

躯干肢体组织与经脉之间"阴阳离合"的机制。

三隧在脏腑之间都有分布，宗隧和营隧平行分布而吻合，也就是脏腑组织之上的动静脉关联形成血循环通路，宗隧和营隧不能形成"阴阳离合"的界定结构；卫隧属于淋巴管结构，处于宗营二隧共构体之外，即《灵枢·邪客》所讲"卫气独卫其外，行于阳，不得入于阴"。在中医学中卫隧循行结构作为中间体，以此作为宗营二隧在脏腑间分布结构"阴阳离合"属性界定的标准，然后对延伸至躯干四肢的经脉做出属性界定。所以要想真正认识把握经脉"阴阳离合"属性界定机制，必须从"卫气上下往来"的基本结构开始。

2. "卫气，上下往来不以期"与任脉三段结构机制　"卫气之在于身也，上下往来不以期"，是指任脉"起于中极之下，以上毛际，循腹里，上关元，至咽喉，上颐，循面，入目"结构的延伸，实际是三段结构。

其一，下段结构即"起于中极之下，以上毛际，循腹里，上关元"。现代医学分析就是胸导管下端引流的下肢、盆部、腹部淋巴管；也就是足部经水通路。《灵枢·经水》载："足太阳外合于清水，内属于膀胱，而通水道焉。足少阳外合于渭水，内属于胆。足阳明外合于海水，内属于胃。足太阴外合于湖水，内属于脾。足少阴外合于汝水，内属于肾。足厥阴外合于渑水，内属于肝。"

其二，上者即"至咽喉，上颐，循面，入目"。现代医学分析就是胸导管上端引流的左上肢、左胸部和左头颈部的淋巴管结构，也就是手部经水通路。《灵枢·经水》载："手太阳外合于淮水，内属于小肠，而水道出焉。手少阳外合于漯水，内属于三焦。手阳明外合于江水，内属于大肠。手太阴外合于河水，内属于肺。手少阴外合于济水，内属于心。手心主外合于漳水，内属于心包。"

其三，中间部分就是从乳糜池向上穿膈的

主动脉裂孔进入胸腔，经胸廓上口至颈部在左颈总动脉和左颈内静脉的后方转向前内下方，注入左静脉角段结构，也就是任脉"循腹里"的主体通路结构。该通路形成上连胸腺下连脾脏两大淋巴器官的结构，使得淋巴管与淋巴器官连为一体。

任脉（胸导管）结构中的卫气（淋巴液）由下段"起于中极之下，以上毛际，循腹里，上关元"，经中段"内有所禀"流动至上段"至咽喉，上颐，循面，入目"。任脉中卫气由下向上流动，故卫气始终点部位即《灵枢·卫气行》所讲"阳气出于目，目张则气上行于头，循项下足太阳，循背下至小趾之端"，起始部位是"循背下至小趾之端"，终止部位是"阳气出于目，目张则气上行于头"，也就是所谓的"卫气上下"。

"卫气上下"结构是体腔内任脉与躯干四肢十二经水共构而成的相对独立系统，由此实现卫气在躯干四肢和体腔内脏腑之间的内外交通循环，即《灵枢·经水》所讲"凡此五脏六腑十二经水者，外有源泉，而内有所禀，此皆内外相贯，如环无端，人经亦然"。现代医学分析就是淋巴循环结构，淋巴循环属于是循环系统的重要组成部分，也可以将其看作血液循环系统的补充，即静脉前身结构，躯干四肢上下淋巴液沿上下淋巴管胸导管汇流，最后并入静脉，入心，并入血液循环。由此形成相对独立的淋巴循环，就是卫气"内外相贯，如环无端"结构机制。

卫气循行形成相对独立的循环系统，在机体分布上具有不对称性，"卫气上下"与任脉"循腹里"结构分布主要集中于腹侧，现代医学分析就是淋巴结构腹侧多于背侧。中医学根据这一不对称结构界定三隧阴阳属性的标准，也就是所谓的"背阳腹阴"法则，背侧三隧界定为阳经阳水，腹侧三隧界定为阴经阴水。背侧宗隧和卫隧偏多而为阳为离，腹侧营隧和卫隧而为阴为合，即以"卫气上下往来"结构分布的不对称性当作"阴阳离合"的定位原则（图2-97）。

（二）"卫气内外"与淋巴液流动非自律机制

人体体液通路是由宗营卫三隧构成，三隧属于不同属性体液的传输通路，不同属性的体液必须具有相对独立的传输通路，故出现两种不同的体液循环结构。其一，宗隧和营隧平行分布形成共构体"经脉循环"，现代医学分析就是血循环通路结构，即《灵枢·营气》所讲"营气之道，内谷为宝。谷入于胃，乃传之肺，流溢于中，布散于外，精专者行于经隧，常营无已，终而复始，是谓天地之纪"的机制。其二，卫隧相对独立形成"经水循环"，由躯干四肢部经水和体腔内任脉共构而成，现代医学分析就是淋巴循环通路结构，即《灵枢·经水》所讲"凡此五脏六腑十二经水者，外有源泉，而内有所禀，此皆内外相贯，如环无端"机制。

两种体液循环通路都具有内外交通结构，即《灵枢·经水》所讲"经脉十二者，外合于十二经水，而内属于五脏六腑"。具体分析，这种体液内外交通通路结构是由两种结构构成。其一，"经脉十二者，外合于十二经水"和"内属于五脏六腑"之间是躯干四肢经脉经水与脏腑交通。其二，"经脉十二者"和"外合于十二经水"之间是经水和经脉之间的交通。机体的"阴阳离合"不是单纯按照"背阳腹阴"法则得出的结论，而是存在另外的属性定位法则。

宗营卫三气属于不同属性体液，沿着三隧流动需要动力的推动，三气流动的推动力不是单一的，而是具有如下两种动力推动方式。

1. "脉动双节律"与经脉循环动力机制　在三隧结构中，宗隧和营隧平行分布形成的体液循环称为"经脉循环"。现代医学分析就是动脉和静脉共构的血循环通路结构，也就是《灵枢·营气》所讲"营气之道，内谷为宝。谷入于胃，乃传之肺，流溢于中，布散于外，精专者行于经隧，常营无已，终而复始，是谓天地之纪"。由于这一体液循环结构中动静脉结构平行分布而血流相反，描述为"此营气之所行也，逆顺之常也"，具体循环路径就是

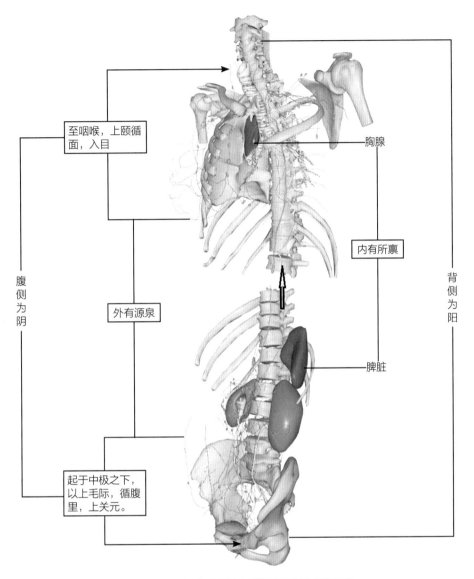

至咽喉，上颐循面，入目

胸腺

内有所禀

腹侧为阴

背侧为阳

外有源泉

脾脏

起于中极之下，以上毛际，循腹里，上关元。

▲ 图 2-97　"卫气上下"与背腹阴阳离合定位示意

"气从太阴出，注手阳明，上行（至面），注足阳明，下行至跗上，注大趾间，与太阴合。上行抵髀（别本作脾），从髀（别本作脾）注心中。循手少阴，出腋，下臂，注小指（之端），合手太阳。上行乘腋，出颐内，注目内眦，上巅，下项，合足太阳。循脊，下尻，下行注小趾之端，循足心注足少阴。上行注肾，从肾注心，外散于胸中。循心主脉，出腋，下臂，出两筋之间，入掌中，出中指之端，还注小指次指之端，合手少阳。上行注膻中，散于三焦，从三焦注胆，出胁，注足少阳。下行至跗上，复从跗注大趾间，合足厥阴，上行至肝，从肝上注肺。上循喉咙，入颃颡之窍，究于畜门。其支别

者，上额，循巅，下项中，循脊，入骶，是督脉也。络阴器，上过毛中，入脐中，上循腹里，入缺盆，下注肺中，复出太阴"。

血液在血循环脉管中流动，现代医学认为是依靠心脏脉动力推动其流动的，心脏搏动具有自律性，使心肌组织能够在没有外来刺激的情况下自动发生节律性兴奋地特性，称为自动节律性，简称自律性。中医学对这一生理现象认识与现代医学相同，即《素问·痿论》所讲"心主身之血脉"，其和现代医学一样承认心脏脉动力的存在，并且由此建立了完整的"三部九候"脉诊体系。《素问·三部九候论》载："有下部，有中部，有

上部，部各有三候。三候者，有天、有地、有人也。必指而导之，乃以为真。上部天，两额之动脉；上部地，两颊之动脉；上部人，耳前之动脉。中部天，手太阴也；中部地，手阳明也；中部人，手少阴也。下部天，足厥阴也；下部地，足少阴也；下部人，足太阴也。故下部之天以候肝，地以候肾，人以候脾胃之气"。原文明确提出"动脉"一词，说明中医学已经认识到动脉和静脉之间的结构关系，以及脉动力机制。

中医学虽然认识到血循环脉动自律性机制，但在脉动力机制论述上又与现代医学有差异。由于受到"五气入鼻，藏于心肺"机制影响，是将心脏脉动节律和呼吸节律结合起来，当作血循环的动力。《灵枢·五十营》中所讲"一呼脉再动，气行三寸；（一吸脉亦再动，气行三寸，）呼吸定息，气行六寸。十息，气行六尺，日行二分。二百七十息，气行十六丈二尺，气行交通于中，一周于身，下水二刻，日行二十五分。五百四十息，气行再周于身，下水四刻，日行四十分。二千七百息，气行十周于身，下水二十刻，日行五宿二十分。一万三千五百息，气行五十营于身，水下百刻，日行二十八宿，漏水皆尽，脉终矣。"

2. "上下往来不以期"与经水循行动力机制　卫隧属于淋巴管结构，由毛细淋巴管汇合而成。其形态结构与静脉相似，但管径较细，管壁较薄，瓣膜较多且发达，外形呈串珠状。淋巴管根据其位置分为浅、深二种，浅淋巴管位于皮下，常与浅静脉伴行，收集皮肤和皮下组织的淋巴。深淋巴管与深部血管伴行，收集肌肉和内脏的淋巴，也就是《灵枢·经水》所讲"夫十二经水者，其有大小、深浅、广狭、远近各不同"结构。

淋巴循环是循环系统的重要辅助部分，可以将其看作（血液）循环系统的补充，由广布全身的淋巴管网和淋巴器官（淋巴结、脾等）组成。淋巴液在淋巴管中的流动是单向流动，是因为淋巴管内存在大量瓣膜结构，当淋巴出现倒流时，

会迅速灌满瓣膜形成的小袋，使瓣膜的游离缘紧挤在一起，将淋巴管关闭，从而防止倒流的发生。淋巴液流动主要依靠两种外力的推动：其一，主要动力为淋巴管所在部位的骨骼肌的收缩活动和淋巴管不同部位之间的静脉压梯度，骨骼肌收缩使淋巴管受到挤压，从而推动淋巴的流动。其二，淋巴液受到环境影响产生淋巴管壁平滑肌收缩立和淋巴管周围组织收缩而产生流动，由此形成"卫气行"机制。

卫气（淋巴液）受环境变化影响内外出入的交通模式。现代动物学研究，这一体液运动模式在生物演化链条上较之动静脉血循环发生在前。低等脊椎动物中，有些硬骨鱼和两栖动物的淋巴系统有搏动的淋巴心，可以作为淋巴流动的动力之一，淋巴心亦称"淋巴心脏"。某些脊椎动物淋巴管通入静脉处的膨大部分，管壁有弹性，能搏动，内有瓣膜，收缩时能使淋巴流向静脉而不致倒流。在各类脊椎动物中，鱼类仅少数种类具有；两栖类和爬行类常有，尤以两栖类最发达（图 2-98）。

人等高等动物哺乳动物的淋巴心退化，除较大淋巴管，其余淋巴管无平滑肌层，不能收缩，但受到环境影响产生内外出入流动。从人体胚胎发生发育机制分析，卫气（淋巴液）内外出入交通模式发生在血液循环之前（淋巴心），也就是动静脉的前身结构的成因。人体胚胎发育过程中早期重演低等动物"淋巴心"结构，后期发生发育出"血液心"结构，中医学将"淋巴心"对淋巴的作用称为"真气"，也就是"卫气"。

"真气"具有受环境变化影响的"天人合一"运动属性。《素问·离合真邪论》载："真气者，经气也，经气太虚，故曰：'其来不可逢'。此之谓也。故曰：'候邪不审，大气已过，泻之则真气脱，脱则不复，邪气复至，而病益蓄。'故曰：'其往不可追。'此之谓也。不可挂以发者，待邪之至时而发针泻矣。若先若后者，血气已尽（全元起本

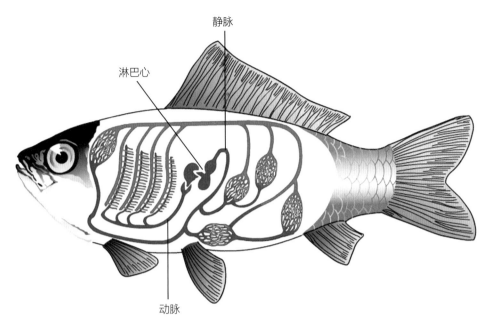

静脉

淋巴心

动脉

▲ 图 2-98　淋巴心结构示意

为虚），其病不可下。故曰：'知其可取如发机，不知其取如扣椎（应为楗之误）。'故曰：'知机道者不可挂以发，不知机者扣之不发。'此之谓也。"经气太虚 "其往不可追" 的运动状态，也就是 "上下往来不以期" 的结构机制。

（三）"经气太虚" 与背景环境动力节律机制

1. "昼应六腑经水" 与背景动力节律机制　人体属于真体腔动物，整个躯干呈现为夹壁中空管状结构，中空管腔结构是以消化腔为主的六腑结构，夹壁腔就是包裹五脏的体腔结构。在这种形态结构中，中空管状六腑结构和体壁体表结构与外界环境接触，对应经脉和经水通路为手足阳经，当体表 "卫隧" 和六腑结构受到周围环境温度升高影响时，收缩力就会增强，产生 "卫气行"。《灵枢·卫气行》载："是故平旦阴尽，阳气出于目，目张则气上行于头，循项下足太阳，循背下至小趾之端；其散者，别于目锐眦，下手太阳，下至手小指之间（别本作端）外侧；其散者，别于目锐眦，下足少阳，注小趾次趾之间。以上循手少阳之分侧，下至小指（次指）之间；别者以上至耳前，合于颔脉，注足阳明，以下行至跗上，入

五趾之间；其散者，从耳下下手阳明，入大指之间，入掌中。其至于足也，入足心，出内踝，下行阴分，复合于目。故为一周。"原文意思是 "经水" 淋巴液的流动受到温度影响会产生出入流动变化，以一天而论，白昼时段环境温度升高会影响到六腑和六腑经水通路结构，导致机体经水由五脏部位流向六腑和体表背侧部位，流动顺序为足太阳经水、手太阳经水、足少阳经水、手少阳经水、足阳明经水、手阳明经水，总结而言就是 "昼应六腑经水"。

2. "夜应五脏经水" 与背景动力节律机制　当进入黑夜时段时，由于周围环境温度下降，就会导致六腑和体表背侧部经水内流减慢，流动方向开始由六腑和体表背侧部转向五脏和体表腹侧部位，即 "至于足也，入足心，出内踝，下行阴分"，经水 "下行阴分"。《灵枢·卫气行》载："阳尽于阴，阴受气矣。其始入于阴，常从足少阴注于肾，肾注于心，心注于肺，肺注于肝，肝注于脾，脾复注于肾为周。"总而言之，就是黑夜时段经水起始于肾，经于心肺肝脾，终结于肾，产生 "夜应五脏经水"。

卫隧中体液随着外界温度变化呈现的 "昼应

六腑经水"和"夜应五脏经水"变化节律，使得经水流动呈现昼夜内外出入交通机制（四季亦然）。"昼应六腑经水"对应机体背侧阳位，"夜应五脏经水"对应机体腹侧阴位，由此出现"背阳腹阴"原则和"腑阳脏阴"原则的对应关系，也是十二经水脏腑阴阳定性背后的原理法则（图2-99）。

四、"根结标本"与淋巴管结构机制解析

（一）"四根三结"与淋巴管静脉关联结构机制

1. "经水"通路结构解剖定位机制　人体体液通路"三隧"躯干内外皆有分布，"宗隧"和"营隧"共构成人体血循环结构系统，称为经脉，四肢部位经脉就是十二经脉。"卫隧"处于"宗

隧"和"营隧"之间发生共构，形成相对独立的淋巴循环称为经水，四肢部位经水就是十二经水。十二经脉和十二经水在躯干四肢部位具有内外深浅分布状态，十二经脉在内深处，十二经水在外浅处，由此形成的四肢"三隧"结构就是《灵枢·经水》所讲"经脉十二者，外合于十二经水，而内属于五脏六腑"。

十二经水于十二经脉之外分布，也就是"卫隧"在躯干四肢上的分布结构。"卫隧"处于"宗隧"和"营隧"之间，经水"卫气行"不能离开十二经脉而独立存在，故言十二经水必须言十二经脉，这也是十二经水命名法则。《灵枢·经水》载："足太阳外合于清水，内属于膀胱，而通水道焉。足少阳外合于渭水，内属于胆。足阳明外合于海水，内属于胃。足太阴外合于湖水，内属于脾。足少阴外合于汝水，内属于肾。足厥阴外合于渑水，内属于肝。手太阳外合于淮水，内属于小肠，

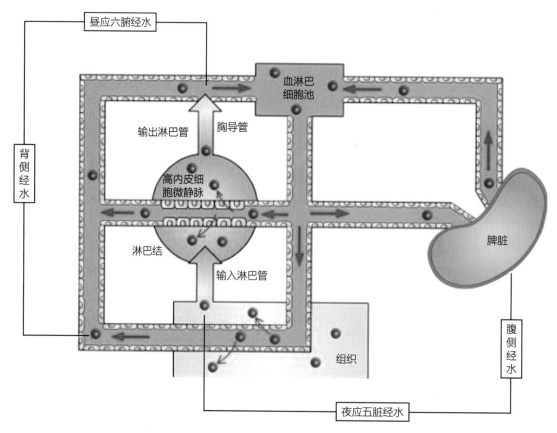

▲ 图2-99　"卫气内外"背景对应机制示意

而水道出焉。手少阳外合于漯水，内属于三焦。手阳明外合于江水，内属于大肠。手太阴外合于河水，内属于肺。手少阴外合于济水，内属于心。手心主外合于漳水，内属于心包。凡此五脏六腑十二经水者，外有源泉，而内有所禀，此皆内外相贯，如环无端，人经亦然。"

十二经水随十二经脉而运动循行，但是二者之间既不是相同的体液，也不是相同的体液传输通路。经水是淋巴液，"卫隧"是淋巴管；宗气、营气实际是有氧血和无氧血，"宗隧"和"营隧"者是动静脉血管，十二经水与十二经脉之间的内外共构体也是躯干四肢部位淋巴管和动静脉血管之间的共构体。十二经脉具有实质性的解剖结构，十二经水与十二经脉形成共构体也必须有具体实质性的解剖结构，否则无法分析二者之间的不同体液的交通量多少，也就无法建立十二经水的医学诊疗体系。《灵枢·经水》载："若夫八尺之士，皮肉在此，外可度量切循而得之，其死可解剖而视之。其脏之坚脆，腑之大小，谷之多少，脉之长短，血之清浊，气之多少，十二经之多血少气，与其少血多气，与其皆多血气，与其皆少血气，皆有大数。"

2. "四根三结"解剖结构定位机制　十二经水具有独立的通路结构，与十二经脉吻合共构，故要想知道十二经水结构必须从十二经脉和十二经脉吻合部位结构分析才能区分。现代医学分析，躯干四肢淋巴管通路与动静脉血

管之间的对接结构中医学称为"卫气根结"。《灵枢·根结》介绍为："奇邪离（罹的通假字）经，不可胜数，不知根结，五脏六腑，折关败枢，开合而走，阴阳大失，不可复取。"

"根结"是经脉和经水共构而成，又称"四根三结"（表2-29）。由于"经脉十二者，外合于十二经水"结构的存在，十二经水皆根源于四肢之末，称"四根"；十二经水属于卫气淋巴液，淋巴液流动是由远端四肢向近端躯干回流运动，最后进入躯干内向心脏回流，结于头面、胸、腹的一定部位，称"三结"。具体描述就是《灵枢·根结》载："太阳根于至阴，结于命门。命门者，目也。阳明根于厉兑，结于颡大。颡大者，钳耳也。少阳根于窍阴，结于窗笼。窗笼者，耳中也"。"太阴根于隐白，结于太仓。少阴根于涌泉，结于廉泉。厥阴根于大敦，结于玉英，络于膻中。"

"三隧"属于有形管状体液通路结构，"宗隧"和"营隧"属于血管结构可以形成闭环式循环通路，不能形成所谓的"根结"结构。"卫隧"属于淋巴管结构，虽然具有相对独立的通路结构，但作为静脉的前身结构，必须与"宗隧"和"营隧"结构耦联吻合才能形成体液回流通路结构。故"四根三结"实际是"三隧"共构体在四肢躯干上的分布表达。

"四根三结"是讲"三隧"结构吻合部位机制，也就是经脉通路（宗隧、营隧）和经水（卫隧）之间关联部位描述。现代医学分析，机体躯干四

表2-29　十二经水"四根三结"

足六经	根（下肢）	三结		根（上肢）	手六经
太阳	至阴	命门（目）		少泽	太阳
阳明	厉兑	颡大（面）		商阳	阳明
少阳	窍阴	窗笼（耳）	头结	关冲	少阳
少阴	涌泉	廉泉（喉）		少冲	少阴
厥阴	大敦	玉英、膻中	胸结	中冲	厥阴
太阴	隐白	太仓（胃）	腹结	少商	太阴

肢动静脉和淋巴管吻合,在四肢部位的关联结构称为"四根",在躯干部位的关联结构称为"三结"。"四根三结"侧重于"卫隧"十二经水结构描述,十二经水为淋巴管结构,淋巴液沿淋巴管由远端向近端回流,所以界定十二经水"四根"源于四肢之末,"三结"于头面、胸、腹部位。

整体而言,"四根三结"机制,手足十二经水(淋巴液)流动自手足远端"四根"开始,由远至近向躯干部"三结"流动,过"三结"经盆部、腹部、左上肢、左胸部和左头颈部淋巴进入躯干之内,汇流于体腔内胸导管,最后经上下腔静脉回流入心。胸导管结构中医学称为"任脉",故"四根三结"也就是手足十二经水与任脉吻合机制(图2-100)。

(二)"标本"与淋巴管动脉关联结构机制

"四根三结"是"三隧"结构在躯干四肢部位的吻合结构机制,现代医学分析就是对躯干四肢部位淋巴管分布和淋巴液流动方向的描述。淋

巴管属于静脉的前身结构,淋巴液流动方向是单方向朝体静脉流动,躯干四肢间淋巴液流动出现由四肢部位向躯干部位单向流动的现象。"卫隧"四肢末梢部位称为"四根","卫隧"躯干部位称为"三结",故"四根三结"也就是躯干四肢部位"卫隧"(淋巴管)与"营隧"(体静脉)之间的关联结构分布描述。但是这种描述并不能完全描述"卫隧"(淋巴管)的全部结构分布机制,原因有二。其一,淋巴管处于动静脉之间,同时与动静脉之间存在吻合结构,"四根三结"只可以表述淋巴管与体静脉之间的结构连接,缺少淋巴管与体动脉之间的对接结构。其二,"三隧"同时具有躯干内外结构的存在,"四根三结"只可以表述淋巴管四肢躯干之间的结构关联,缺少躯干四肢淋巴管与躯干内淋巴管之间的关联结构。故中医学关于"卫隧"分布结构又提出了"标本"理论。

1."气街"与卫气标本结构机制 "标本说"机制记载于《灵枢·卫气》,即"五脏者,所以藏精神魂魄者也;六腑者,所以受水谷而行化物者

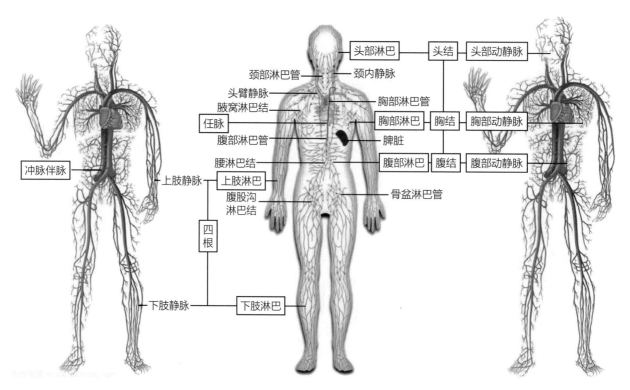

▲ 图2-100 "四根三结"机制示意

也。其气内干（别本作：入于）五脏,而外络肢节。其浮气之不循经者,为卫气；其精气之行于经者,为营气。阴阳相随,外内相贯,如环之无端,亭亭淳淳乎,孰能窍（别本作穷）之。然其分别阴阳,皆有标本、虚实、所离之处。能别阴阳十二经者,知病之所生；(知)候虚实之所在者,能得病之高下；知六腑之气街者,能知解结契绍于门户；能知虚实之坚软者,知补泻之所在；能知六经标本者,可以无惑于天下。"

人体"三隧"起于体腔之内脏腑,延伸至躯干和四肢,即"五脏者,所以藏精神魂魄者也；六腑者,所以受水谷而行化物者也。其气内干（别本作：入于）五脏,而外络肢节",意思是讲五脏是贮藏精神魂魄的,六腑是受纳和传化水谷的。由饮食所化生的精微之气,在内则入于五脏,在外则行于分肉、经络、肢节。其浮而在外之气,不循行于经脉之中的为卫气；其精气之行于经脉之中的为营气,也就是经脉和经水内外交通机制。

"三隧"结构分布具有内外之别,宗隧和营隧关联结构构成血循环结构处于内即营气,四肢部位结构即手足十二经脉；"卫隧"关联宗隧和营隧构成淋巴循环,处于内即经气,四肢部位结构即手足十二经水。十二经水和十二经脉内外共构形成了躯干四肢"三隧"结构,也就是躯干四肢体液循环机制。现代医学分析,也就是淋巴循环和血循环共构机制,即"其浮气之不循经者,为卫气；其精气之行于经者,为营气。阴阳相随,外内相贯,如环之无端,亭亭淳淳乎,孰能窍（别本作穷）之"。

十二经水与十二经水共构结构中,十二经水处于外原属性为阳,十二经脉处于内原属性为阴,即"经脉十二者,外合于十二经水,而内属于五脏六腑"。经水和经脉具有内外之分,体液运动具有了内外出入交通机制,即"然其分别阴阳,皆有标本、虚实、所离之处。能别阴阳十二经者,知病之所生,候虚实之所在者,能得病之高下"。意思是讲在区分其阴阳属性时,外经水和内经脉

具有标本、虚实、和各自的循行、经历之处。只有区分经水和经脉之间的"标本、虚实、所离",知道疾病是如何产生的,然后才能判断虚实所在,定位出疾病的上下部位。现代医学分析,经水和经脉之间的"标本、虚实、所离",也就是淋巴管和动静脉血管之间的分布结构状态描述。

六腑为阳主十二经水,五脏为阴主十二经脉,由此出现了六腑与十二经水之间的开合出入关系,即"知六腑之气街者,能知解结契绍于门户；能知虚实之坚软者,知补泻之所在；能知六经标本者,可以无惑于天下"。意思是讲了解六腑之气往来的通道（气街）,在诊断和治疗上,就像能解开绳结,开达门户一样,方便自如；能知虚者软,实者硬的邪气结聚,就能知道补虚泻实的关键所在；能知手足六经的标和本,对复杂的疾病在治疗时就能应付自如而无所疑惑,故经脉"标本"就是六腑与十二经水之间体液开合出入的结构。

2."解结契绍于门户"与经水结构机制 "四根三结"是手足十二经水（淋巴液）与体腔内任脉（胸导管）关联结构机制,是由"卫隧"（淋巴管）与"营隧"（体静脉）内外关联而形成。在这一结构中,经水（淋巴液）由远端向近端汇集式流动,称为"根结"。"根结"结构具有与之对应的"卫隧"（淋巴管）与"宗隧"关联结构存在,也就是所谓经水"标本"原理,又称"解结契绍于门户"。

手足十二经水（淋巴液）由远端向近端汇集式流动形成"四根三结",转入体腔后回流于任脉胸导管,最后经冲脉伴脉（上下腔静脉）回流入心；对应结构是冲脉（主动脉干）结构由内向外延伸到躯干四肢上的"宗隧"（体动脉）,与手足十二经水（淋巴液）吻合。这一通路结构中体液流动与"四根三结"体液流动方向相反,故而经水"标本"又称"解结契绍于门户"。"解结"即解"三结","契绍"即相承"四根","门户"者即"四根"之门户,总体而言就是"解结契绍于门户"。

"解结契绍于门户"是冲脉（主动脉干）结构由躯干内近端向躯干四肢远端延伸分支而成,

在延伸分布过程中，经过两个部位，先经过躯干部位，形成结构称为"气街"，即《灵枢·卫气》所讲"胸气有街，腹气有街，头气有街，胫气有街。故气在头者，止之于脑；气在胸者，止之膺与背腧；气在腹者，止之背腧，与冲脉，于脐左右之动脉者；气在胫者，止之于气街，与承山踝上以下"。"四气街"即"胸气有街，腹气有街，头气有街，胫气有街"，在头、面、胸、背部位与经水通路"卫隧"吻合，形成的连接吻合结构称为"标"。其次经过四肢远端部位，"四气街"在四肢远端部位与经水通路"卫隧"关联，形成的连接吻合结构称为"本"。故卫气"标本"者，实际是由冲脉分支延伸结构在躯干和四肢部位与"卫隧"形成共构结构。"标本"与"根结"结构位置接近，但体液属性相反，用两种名称以做区分标识，二者是对立统一体，不能分而论之（图 2-101）。

冲脉结构成"土"字形分布，上下横线代表的是上下肢动脉，"标本"属于冲脉延伸到四肢形成的结构。卫气"标本"具有手足之分，足"标本"为"足太阳之本，在跟以上五寸中，标在两络命门。命门者，目也。足少阳之本，在窍阴之间，标在窗笼之前。窗笼者，耳也。足少阴之本，在内踝下上三寸中，标在背俞与舌下两脉也。足厥阴之本，在行间上五寸所，标在背腧也。足阳明之本，在厉兑，标在人迎，颊挟颃颡也。足太阴之本，在中封前上四寸之中，标在背腧与舌本也"；手"标本"为"手太阳之本，在外踝之后，标在命门之上一寸也。手少阳之本，在小指次指之间上二寸，标在耳后上角下外眦也。手阳明之本，在肘骨中，上至别阳，标在颜下合钳上也。手太阴之本，在寸口之中，标在腋内动也。手少阴之本，在锐骨之端，标在背腧也。手心主之本，

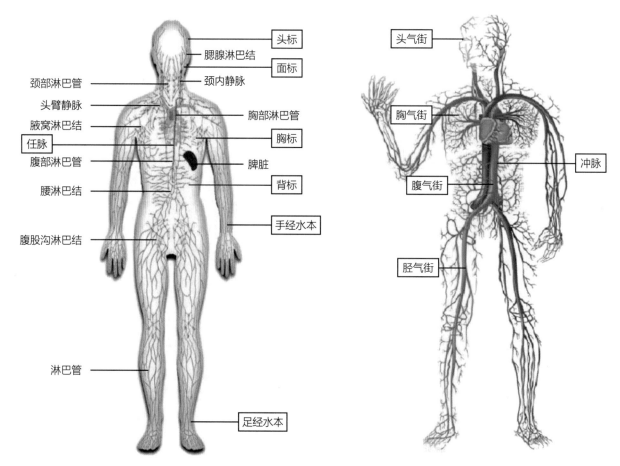

▲ 图 2-101 "解结契绍于门户"结构示意

在掌后两筋之间二寸中，标在腋下下三寸也"
（表 2-30）。

3. 经水"标本"与淋巴管结构机制　"标本"是由冲脉分支"宗隧"延伸到在躯干和四肢部位，与"卫隧"共构而成，其主体结构是"卫隧"而不是"宗隧"。由此我们就可以根据"标本"标识的位置解析出具体的解剖结构。

（1）手部经水"标本"结构解析

手太阳经水标本结构：《灵枢·卫气》载："手太阳之本，在外踝之后；标在命门之上一寸也。""手太阳之本，在外踝之后"在手外踝（腕后尺骨小头部）后的养老穴有肘淋巴管分布，即手太阳之本结构；"标在命门之上一寸也"其标部在命门之上 1 寸，约攒竹穴处，此处有腮淋巴结分布，即手太阳之标结构。

手阳明经水标本结构：《灵枢·卫气》载："手阳明之本，在肘骨中，上至别阳，标在颜下合钳上也。""手阳明之本，在肘骨中，上至别阳"，在肘骨之中的曲池穴，由此直上至别阳处（杨上善《黄帝内经·太素》卷十注为臂臑穴），此处有肘淋巴管存在，即手阳明经水之本结构；"标在颜下合钳上也"在颜下合钳上，约人迎等穴处，此处有颈后淋巴管结构存在，即手阳明经水之标结构。

手少阳经水标本结构：《灵枢·卫气》载："手少阳之本，在小指次指之间上二寸；标在耳后上角下外眦也。""手少阳之本，在小指次指之间上二寸"，在小指次指之间上 2 寸，约为中渚和阳池，此处有肘内淋巴结分布，即手少阳经水之本结构；"标，在耳后上角下外眦也"，在耳后上角向下至目外眦，约角孙、丝竹空、瞳子髎穴部位，此处有耳后淋巴结分布即手少阳经水之标结构。

手太阴经水标本结构：《灵枢·卫气》载："手太阴之本，在寸口之中；标在腋内动也。""手太阴之本，在寸口之中"在寸口，约太渊处，此处有肘淋巴结分布，即手太阴经水之本结构；"标在腋内动也"，其标部在腋内动脉，约天府穴处，此处有腋间淋巴管分布，即手太阴经水之标结构。

手少阴经水标本结构：《灵枢·卫气》载："手少阴之本，在锐骨之端；标在背腧也。""手少阴之本，在锐骨之端"位于掌后锐骨之端的神门穴，此处有手腕部淋巴结分布即手少阴经水之本结构；"标在背腧也"在背俞，当为心俞穴部位，此处有胸淋巴管存在，即手少阴经水之标结构。

手厥阴经水标本结构：《灵枢·卫气》载："手心主之本，在掌后两筋之间二寸中；标在腋下下三寸也。""手心主之本，在掌后两筋之间二寸中"

部位	气街	结	标
头	脑	目（命门）	目（命门）上
		耳（窗笼）	耳（窗笼）前
		口鼻（颃颡）	耳后上角、目外眦颊、颃颡
胸	膺、背俞（心、肺）	胸喉（玉英、膻中）	背俞（心俞）
		舌（廉泉）	腋内动脉（肺）
			腋下三寸（心）
腹	冲脉	胃（太仓）	背俞（肝、脾、肾俞）
	背俞（肝、脾、肾）		舌本（脾）
			舌下两脉（肾）
胫	气街（气冲）、承山、踝上下		

表 2-30　气街、标、本、根、结位置

在掌内上腕 2 寸，两筋之间的内关穴处，此处有肘间淋巴管结构存在，即手厥阴经水之本结构；"标在腋下三寸也"在腋下 3 寸，约天池穴，此处有腋间淋巴结，即手厥阴经水之标结构。

综合分析手部六经水"标本"结构分布位置，"本"是在上肢肘和腕之间的淋巴管结构，"标"是在头、颈、腋、胸部位的淋巴管结构。淋巴管体液由远端四肢向近端躯干流动，"本"是上肢淋巴管体液回流起始点，"标"是上肢淋巴液回流到躯干位置的终止点，由此描述出躯干上部淋巴液回流机制（表 2-31）。

（2）足部经水"标本"结构解析

足太阳经水标本结构：《灵枢·卫气》载："足太阳之本，在跟以上五寸中，标在两络命门。命门者，目也。""足太阳之本，在跟以上五寸中"在足跟外侧以上 5 寸中，约跗阳穴，此处有趾淋巴结存在，即足太阳经水之本结构；"标在两络命门。命门者，目也"在左右两络命门，约睛明穴，此处有颞前淋巴结，即足太阳经水之标结构。

足阳明经水标本结构：《灵枢·卫气》载："足阳明之本，在厉兑，标在人迎，颊挟颃颡也。""足阳明之本，在厉兑"在大趾侧次趾端的厉兑穴，此处有膝下前淋巴结存在，即足阳明经水之本结构；"标在人迎，颊挟颃颡也"在喉两旁的人迎穴部位，此处有颈淋巴结存在，即足阳明经水之标结构。

足少阳经水标本结构：《灵枢·卫气》载："足

少阳之本，在窍阴之间；标在窗笼之前。窗笼者，耳也。""足少阳之本，在窍阴之间"在第四趾外侧端的足窍阴之间部位，此处有膝下前淋巴结，即足少阳经水之本结构；"标在窗笼之前。窗笼者，耳也"在窗笼（耳）之前的听宫穴部位，此处有颞淋巴结，即足少阳经水之标结构。

足太阴经水标本结构：《灵枢·卫气》载："足太阴之本，在中封前上四寸之中，标在背腧与舌本也。""足太阴之本，在中封前上四寸之中"在中封穴前上方 4 寸，约三阴交穴，此处有腹股沟淋巴结存在，即足太阴经水之本结构；"标在背腧与舌本也"在背俞和舌根部，为脾俞、廉泉穴，此处有颈淋巴结存在，即足太阴经水之标结构。

足少阴经水标本结构：《灵枢·卫气》载："足少阴之本，在内踝下上三寸中，标在背俞与舌下两脉也。""足少阴之本，在内踝下上三寸中"在内踝之下 1 寸，再由此上 3 寸（即内踝上 2 寸）的复溜、交信穴，此处有膝淋巴结存在，即足少阴经水之本结构；"标在背俞与舌下两脉也"在其背俞（肾俞穴）以及舌下两脉（夹）廉泉穴位置，此处有颈淋巴结存在，即足少阴经水之标结构。

足厥阴经水标本结构：《灵枢·卫气》载："足厥阴之本，在行间上五寸所，标在背腧也"。"足厥阴之本，在行间上五寸所"在行间穴上 5 寸许的中封穴，此处有膝后淋巴结存在，即足厥阴经水之本结构；"标在背腧也"在其背俞（肝俞穴）

表 2-31 手部经水"标本"结构解析

手部经水	本		标	
手太阳经水	外踝之后	肘淋巴管	在命门之上	腮淋巴结
手阳明经水	肘上至别阳	肘淋巴管	颜下合钳上	颈后淋巴管
手少阳经水	小次指之间	肘内淋巴结	在耳后上角	耳后淋巴结
手太阴经水	在寸口之中	肘淋巴管	在腋内动也	腋间淋巴管
手少阴经水	在锐骨之端	手腕淋巴结	在背腧也	胸淋巴管
手厥阴经水	掌后两筋间	肘间淋巴管	腋下三寸	腋间淋巴结

部位, 此处有背部淋巴结存在, 即足厥阴经水之标结构。

足部六经水 "标本" 结构分布位置, "本" 是在下肢趾和膝之间的淋巴管结构, "标" 是在颞、颈、背三个部位的淋巴管结构。下肢淋巴管体液从趾和膝部向颞、颈、背干流动, "本" 是下肢淋巴管体液回流起始点, "标" 是下肢淋巴液回流到躯干位置的终止点, 足部经水之 "本" 在趾和膝部位, "本" 在颞、颈、背部位, 由此描述出躯干下部淋巴液回流通路结构机制 (表 2-32)。

(三) "标本根结" 与淋巴管内外关联机制

1. 经水 "标本" 手足位置界定机制　经水 "标本" 属于 "卫气行" 机制, 主要结构是 "卫隧"。"标本" 是由 "卫隧" 和 "宗隧" 共构而成, "宗隧" 具有手足之分, "标本" 结构同样也具有上下手足之分。手部六经水 "本" 分布在上肢肘和腕之间, "标" 分布在头、颈、腋、胸部位; 足部六经水 "本" 分布在下肢趾和膝之间, "标" 分布在颞、颈、背之间。这样的分布结构就让人产生疑问: 其一, 手足之 "本" 分别循行分布于距离较远的上肢末端, 为什么手足之 "标" 循行分布位置集中于头、颈、背? 其二, 足部六经水 "本" 和 "标" 之间距离解剖体位很远, 足经水 "标" 结构为什么分布于头、颈、背部? 其三, 手足经水之 "本" 相距很远, 手足经水 "本" 和 "标" 之间如何共构成统一体?

经水 "标本" 是由冲脉 (主动脉干) 分支 "宗隧" (体动脉) 延伸到躯干四肢部位, 与 "卫隧" (淋巴管) 结构关联共构而成。在这一共构结构中, 分支 "宗隧" (体动脉) 属于 "土" 字形冲脉延伸分布于躯干和四肢部位结构, 其中体液 "宗气" (有氧血流) 由近端向远端做离心式流动; 反之, 躯干和四肢部位 "卫隧" (淋巴管) 属于体腔内任脉 (胸导管) 分支结构, 其中体液 "卫气" (淋巴液) 由远端向近端做向心式而流动。两种体液相向而行, 形成 "标本" 结构。经水 "标本" 实际是任脉的延伸结构, 与体腔内淋巴干关联。

躯干四肢淋巴管中的淋巴液都是由远端向近端做回流式流动, 即沿微小淋巴管向粗大淋巴干而流动。全部淋巴管汇合成全身最大的两条淋巴导管, 即左侧的胸导管和右侧的右淋巴导管, 分别进入左、右锁骨下静脉。

手部经水 "标本" 与淋巴干关联结构机制: 右淋巴导管由右颈干、右锁骨下干和右支气管纵隔汇合而成, 注入右静脉角, 右静脉角也就是手部经水最后回流 "门户"。手部六经水 "本" 分布在上肢肘和腕之间, 为起始点, "标" 分布在头、颈、腋、胸部位, 为终止点, 由此得知, 手部六经水 "标本" 描述了上肢淋巴回流进入体腔内通路结构机制。

足部经水 "标本" 与淋巴干关联结构机制: 胸导管主要引流下肢、盆部、腹部、左上肢、左胸部和左头颈部的淋巴, 其中下肢、盆部、腹部

表 2-32　足部经水 "标本" 结构解析

足部经水	本		标	
足太阳经水	跟以上五寸	趾淋巴结	在两络命门	颞前淋巴结
足阳明经水	本在厉兑	膝下前淋巴	标在人迎	颈淋巴结
足少阳经水	窍阴之间	膝下前淋巴	在窗笼之前	颞淋巴结
足太阴经水	中封前四寸	腹股沟淋巴	背腧与舌本也	颈淋巴结
足少阴经水	内踝上三寸	膝淋巴结	背俞舌下两脉	颈淋巴结
足厥阴经水	在行间上	膝后淋巴结	在背腧也	背部淋巴结

淋巴液汇流于乳糜池，然后向上穿膈的主动脉裂孔进入胸腔。沿脊柱右前方和胸主动脉与奇静脉之间上行，至第5胸椎高度经食管与脊柱之间向左侧斜行，再沿脊柱左前方上行，经胸廓上口至颈部。在左颈总动脉和左颈内静脉的后方转向前内下方，注入左静脉角，左静脉角也就是足部六经水最后回流进入静脉的"门户"。足部六经水"本"分布在下肢趾和膝之间为起始点，"标"分布在颞、颈、背之间为终止点即"门户"，由此得知，足部六经水"标本"描述了下肢淋巴回流进入体腔内通路的结构机制。

手足部经水（淋巴液）在由四肢远端向近端回流过程中形成"标本"结构。经水（淋巴液）是向胸腔内的心脏回流，必须经过左、右静脉角转入主静脉干才能入心，由此可知"标本"结构

分布的总体结构。手部经水之"本"分布于上肢末端，手部经水之"标"分布于左、右静脉角附近；足部经水之"本"分布于下肢末端，需要经过胸导管结构到达左静脉角，注入静脉回流入心，足部经水之"标"分布于头、颈、背附近。综合而言，手足经水"本"是处于上下肢末端的淋巴管结构，手足经水"标"是处于头颈肩背处的淋巴管结构，通过经水"标本"分布结构就可以全面认识把握四肢躯干经水（淋巴液）回流进入体腔前的结构位置（图2-102）。

2. "标本根结"与经水内外通路结构机制 手足十二经水之"本"起于四肢之末，经水通路为"卫隧"，属于躯干内淋巴干右淋巴导管和胸导管分支通路。淋巴导管和胸导管引流汇集的淋巴液最后进入上下腔静脉，回流入心，这种体液流动

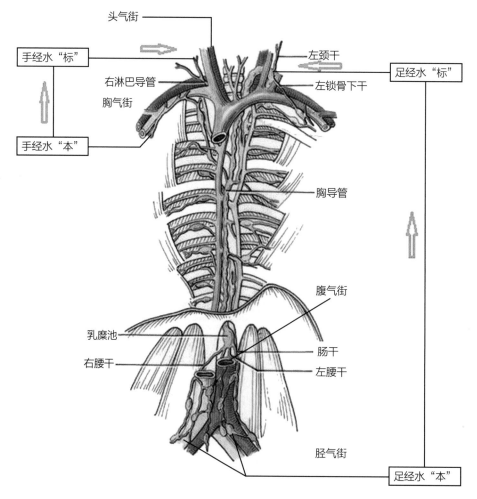

▲ 图2-102 手足经水"标本"位置界定示意

呈现上下回心式流动状态。手部六经水通过右静脉角与静脉吻合到上腔静脉形成回流，足部六经水通过胸导管注入左静脉角吻合到下腔静脉形成回流，上下腔静脉属于冲脉伴脉"营隧"干通路，十二经水与冲脉伴脉的结构吻合，也就是十二经水回流入心通路结构机制。

上下腔静脉属于冲脉伴脉结构，与冲脉"四气街"相对形成躯干四肢"十二经脉"。十二经水处于十二经脉之外，同时与冲脉和冲脉伴脉前后吻合。十二经水（淋巴管）与冲脉伴脉（体静脉干）在躯干四肢部位吻合称为经水"根结"；十二经水（淋巴管）与冲脉"四气街"在躯干四肢部位吻合称为经水"标本"；十二经水（淋巴管）经右淋巴导管和胸导管交会后向冲脉伴脉（体静脉干）回流，也就是十二经水经任脉和冲脉伴脉（体静脉干）入心后才能形成经水（淋巴液）循环。由此得知，经水"根结"和经水"标本"并不是独立存在结构，而是"三隧"内外分布形成的综合性结构机制。

体腔内"三隧"结构是由冲脉（体动脉干）、冲脉伴脉（体静脉干）、任脉（淋巴干）为主体构成，可以称为"三隧干"。"三隧干"延伸分布于体腔外形成的"三隧"，也就是《灵枢·经水》所讲"经脉十二者，外合于十二经水，而内属于五脏六腑"。十二经脉与冲脉（体动脉干）、冲脉伴脉（体静脉干）相通，十二经水与任脉（淋巴干）相通。换言之，"经脉十二者，外合于十二经水"属于"三隧干"的分支结构，可以称为"三隧支"。"三隧干"与"三隧支"之间的关联结构就是所谓的经水"根结"和经水"标本"。经水"根结"者为"卫隧"和"营隧"结构关联结构，生理功能主十二经水内入；经水"标本"者为"卫隧"和"宗隧"结构关联结构，生理功能主十二经水之出。两种结构共构成统一体，共主十二经水内外出入。故经水"根结"和经水"标本"共构体也就是"经脉十二者，外合于十二经水，而内属于五脏六腑"的结构机制（图2-103）。

五、"经筋说"与十二经水循行结构机制

（一）"经筋说"与经脉经水内外界定机制

机体"三隧"体液通路循行分布由体腔内延伸分布于躯干四肢，内"三隧"者即《灵枢·邪客》所讲"五谷入于胃也，其糟粕津液宗气，分为三隧：故宗气积于胸中，出于喉咙，以贯心脉（别本作肺），而行呼吸焉；营气者，泌其津液，注之于脉，化以为血，以荣四末，内注五脏六腑，以应刻数焉；卫气者，出其悍气之慓疾，而先行于四末分肉皮肤之间，而不休者也，昼日行于阳，夜行于阴"；外"三隧"即《灵枢·经水》所讲"经脉十二者，外合于十二经水，而内属于五脏六腑"。按照常规认识应该使用内外"三隧"来标识三种体液流动的内外交通路径，以便更容易认识把握体液通路的内外交通结构。但是中医学却没有使用三分法描述"三隧"内外交通机制，而是将内"三隧"区分标识为"宗、营、卫"，外"三隧"区分标识为外经水和内经脉，如果不能从结构层面对两种分法做出合理分析，"三隧"内外交通原理就会存在机制缺陷。

"三隧"是为组织器官提供体液的传输通路，内"三隧"分布于体腔之内与脏腑器官关联，外"三隧"分布于体腔之外与躯干四肢组织结构关联。"三隧"内外关联组织结构不同，关联结构形态也就不同。内"三隧"属于体液流动的起点，"宗、营、卫"三种不同属性体液来自不同位置，即"五谷入于胃也，其糟粕津液宗气，分为三隧"，故以"三隧"标识；外"三隧"属于体液流动的终点，"宗、营、卫"三种不同属性体液同时在躯干和四肢组织结构上流动，故不能使用"三隧"标识，而是使用经水和经脉做标识。

外"三隧"使用经水和经脉来做区分标识，即《灵枢·本脏》所讲"经脉者，所以行血气而营阴阳，濡筋骨，利关节者也。卫气者，所以温分肉，充皮肤，肥腠理，司开阖者也"，二者之间

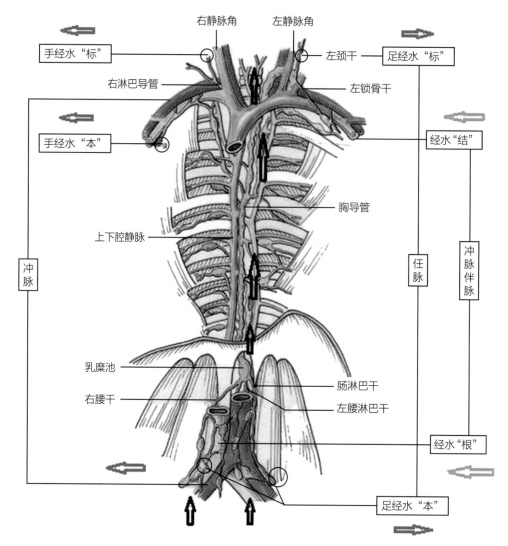

手经水"标"

右静脉角　左静脉角

左颈干

右淋巴导管

左锁骨干

手经水"本"

经水"结"

足经水"标"

胸导管

上下腔静脉

冲脉

任脉

冲脉伴脉

乳糜池

肠淋巴干

右腰干

左腰淋巴干

经水"根"

足经水"本"

▲ 图 2-103　经水"标本"内外交通结构示意

的区分结构就是"经筋"。

"三隧"在躯干内外组织之间穿行，形成内外组织之间的结构对应，外"三隧"循行分布于躯干四肢组织之上，具有不同的分布体位。

"宗隧"属于体动脉血管结构，"宗气"（有氧血流）起点为心肺，即"宗气积于胸中，出于喉咙，以贯心脉（别本作肺），而行呼吸焉"。"宗气"在"宗隧"中由近端向远端做离心式运动，是以"经筋"为终止点。

"营隧"属于体静脉血管结构，"营气"（无氧血流）运动内起于胃肠，外起于四肢末端，同时沿"营隧"做回心式流动，即"营气者，泌其津液，注之于脉，化以为血，以荣四末，内注五脏六腑，以应刻数焉"。外"营隧"（躯干四肢静脉）处于筋膜之外，以"经筋"为起始点。

"卫隧"属于体淋巴管结构，"卫气"（淋巴液）同"营气"一个方向，由远端向近端做回心式流动，即"卫气者，出其悍气之慓疾，而先行于四末分肉皮肤之间，而不休者也，昼日行于阳，夜行于阴"。外"卫隧"（躯干四肢淋巴管）处于筋膜之外，由于筋膜具有深浅不同结构，"卫隧"也具有深浅不同通路分布，由此使得"卫隧"成为内连"宗隧"，外连"营隧"的中间结构体。

躯干四肢"三隧"结构分布形态为"宗隧"（体动脉血管）循行分布于筋膜之下，只有在四肢末端才穿行于筋膜之上，故肉眼视不得而见；"营隧"

（体静脉血管）远端小分支循行分布于筋膜之上，近端粗大部分穿行到筋膜之下，故而肉眼可视而见之；"卫隧"（淋巴管）循行分布于深浅筋膜之外，深层分支内连"宗隧"（体动脉血管），浅层分支外连"营隧"（体静脉血管）。

在躯干四肢"三隧"分布结构中，筋膜上下的"宗隧"和"营隧"形成闭环吻合结构体，四肢末端是二隧的吻合结合部，称为"四关"，即《灵枢·九针十二原》所讲"五脏有六腑，六腑有十二原，十二原出于四关，四关主治五脏"，也就是十二经脉结构。筋膜之上的"卫隧"与"宗隧""营隧"为前后关联吻合体，也就是十二经水结构。故躯干四肢这种以筋膜为界，将"卫隧"和"宗隧""营隧"区分开来的分布结构状态，即《灵枢·卫气》所讲"其气内干（别本作：入

于）五脏，而外络肢节。其浮气之不循经者，为卫气；其精气之行于经者，为营气"，也就是"外合于十二经水"的结构机制。

"经脉十二者，外合于十二经水，而内属于五脏六腑"，是指躯干四肢"三隧"以十二经水在外，十二经脉在内的结构形态分布，经脉和经水之间的区隔结构，也就是筋膜，中医学称为经筋。经筋处于经水和经脉之间，经水在经筋之上从外为阳，经脉在经筋之下从内为阴，经筋处于内外阴阳之间为之中性，由此就可以建立起经水和经脉之间的诊疗法则（图 2-104）。《灵枢·卫气失常》载："皮之部，输于四末。肉之柱，有臂胫诸阳分肉之间，与足少阴分间。血气之输，输于诸络，气血留居则盛而起。筋部，无阴无阳，无左无右，候病所在。"

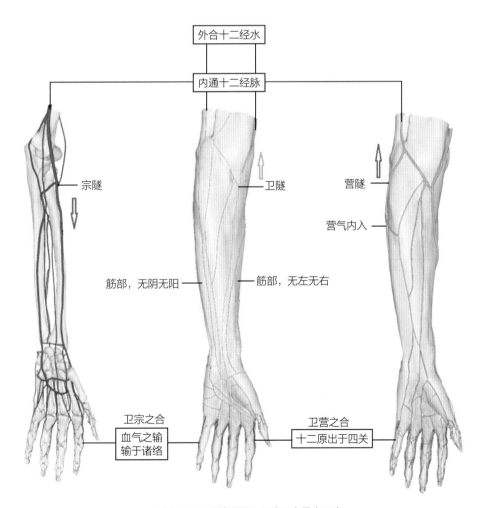

▲ 图 2-104　"筋膜说"经脉经水界定示意

（二）"经筋说"与经水、经脉内外区隔结构机制

"三隧干"就是冲脉（体动脉干）、冲脉伴脉（体静脉干）、任脉（淋巴干）结构。三脉上下近于平行分布于躯干之内，分支结构与躯干内脏腑结构吻合，其结构依靠躯干骨骼肌膜和内脏平滑肌膜连接固着，由此形成"三隧支"在躯干内脏腑之间的吻合结构，也就是十二经脉和十二经水"内属于五脏六腑"的结构。"三隧干"皆属于奇经通路，奇经分布于躯干内外结构之上，依靠躯干骨骼肌筋膜和韧带连接固着，故奇经八脉也是"三隧干"分布结构的描述（图2-105）。

"三隧干"结构（体动脉干）、冲脉伴脉（体静脉干）、任脉（淋巴干）存在于体腔之内，由内向外延伸分布，首先经过躯干部位，形成"奇经

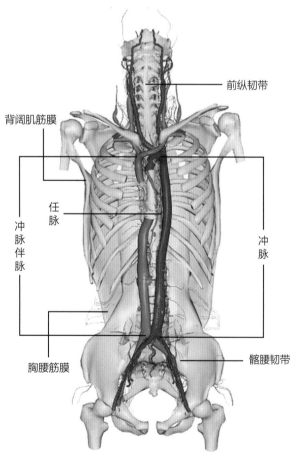

前纵韧带

背阔肌筋膜

任脉

冲脉伴脉

冲脉

胸腰筋膜

髂腰韧带

▲ 图2-105　奇经筋膜结构机制示意

八脉"。四肢结构附着于躯干之上，故"三隧干"具有延伸至四肢部位的"三隧支"结构，也就是所谓的十二经脉和十二经水。"三隧支"循行分布于四肢部位也需要固着结构，经水和经脉同样以"筋膜"做区隔，十二经水和十二经脉内通于脏腑，故而"筋膜说"还有更为细化的结构机制。

1."腠理说"与浅筋膜间隔脉水结构机制　"三隧干"向躯干四肢延伸分布"三隧支"，"三隧支"最远、末端位置结构称为"腠理"。《灵枢·本脏》载"卫气者，所以温分肉，充皮肤，肥腠理，司开合者也。""腠理"的具体位置即《素问·皮部论》所讲"皮者，脉之部也。邪客于皮则腠理开，开则邪入客于络脉，络脉满则注于经脉，经脉满则入舍于腑脏也"。现代医学分析，中医学所谓"腠理"实际是浅筋膜结构。

浅筋膜位于皮下，又称皮下筋膜，由疏松结缔组织构成，其内含有脂肪、浅静脉、皮神经以及浅淋巴管、浅动脉血管等。在这一结构中浅筋膜为"腠理"，浅淋巴结和淋巴管为"卫隧"，浅静脉为"营隧"，浅动脉血管为"宗隧"，粗大的"三隧干"横行分布于浅筋膜中，细小的"三隧支"纵向分布于浅筋膜之上（外）的真皮、表皮之上。当浅筋膜上的"三隧干"体液运动变化时，就会影响到皮下细小的"三隧支"体液变化，引起皮下油脂腺和汗腺分泌的活动，即《素问·举痛论》所讲"寒则腠理闭……炅则腠理开，荣卫通，汗大泄，故气泄"。由此得知，腠理就是"三隧干"和"三隧支"之间的区分界定结构，行于腠理中"三隧干"称为经脉和经水，穿行腠理循行分布于皮下的"三隧支"称为经络。中医学所讲的"经络"也就是"三隧干"远、末端部结构"三隧支"。"三隧干"循行分布浅筋膜部位为经脉和经水，"三隧支"分布于"腠理"之外的真皮层中称为"经络"。经脉和经络近于垂直分布，即《灵枢·脉度》所讲"经脉为里，支而横者为络，络之别者为孙"。这一机制，记载于《灵枢·经脉》，即"诸络脉皆不能经大节之间，必行绝道而出入，复合于皮

中，其会皆见于外"（图2-106）。

2."膜原小络说"与中筋膜间隔脉水结构机制　四肢"三隧"最远端结构就是"经络"，是以"腠理"浅筋膜当作经脉和经络区分结构。"腠理"筋膜结构分布非常广泛，不在皮下，而是从皮下向肌肉深层延伸，称为肌腱。肌腱附于骨节又称为筋，包于肌腱外的称为筋膜。每一块骨骼肌都分成肌腹和肌腱两部分，肌腹由肌纤维构成，色红质软，有收缩能力，肌腱由致密结缔组织构成，色白较硬，没有收缩能力。其中包裹肌肉的筋膜称为中筋膜。

中筋膜处于浅筋膜和深筋膜之间，每块肌肉外层都有中筋膜结构存在，两块肌肉膜中间形成区隔空间带。"三隧"穿行于肌肉之中，由于中筋膜之间的区隔结构，使得经脉和经水在分布上形成不同的循行带。经水和经脉结构在分布过程中形成"经筋、经脉、经水"三种结构带。躯干四肢上就是十二经筋、十二经脉、十二经水共构结构。

中筋膜对"三隧"体液通路的间隔结构机制，

在《外经微言·小络篇》描述为"膜原小络说"。原文载："应龙问于岐伯曰：膜原与肌腠有分乎？岐伯曰：二者不同也。应龙曰：请问不同？岐伯曰：肌腠在膜原之外也。应龙曰：肌腠有脉乎？岐伯曰：肌腠膜原皆有脉也，其所以分者，正分于其脉耳。肌腠之脉，外连于膜原，膜原之脉，内连于肌腠。应龙曰：二脉乃表里也，有病何以分之？岐伯曰：外引小络痛者，邪在肌腠也。内引小络痛者，邪在膜原也。应龙曰：小络又在何所？岐伯曰：小络在膜原之间也。"分解如下。

其一，"膜原与肌腠有分乎"是讲肌内膜和肌外膜分布区隔结构。"膜原"是肌内膜，"肌腠"是肌外膜，膜原和腠理区隔的空间就是肌间隔。

其二，"肌腠膜原皆有脉也，其所以分者，正分于其脉耳"是讲腠理和膜原间体液通路结构区分。肌间隔中有粗大的"三隧"结构穿行，肌腠上的"三隧"为"正"，膜原上的"三隧"为"分"，综合而言，肌肉"三隧"由肌外膜穿行进入肌肉，然后分支穿行于肌内膜上，由此形成肌腠和膜原

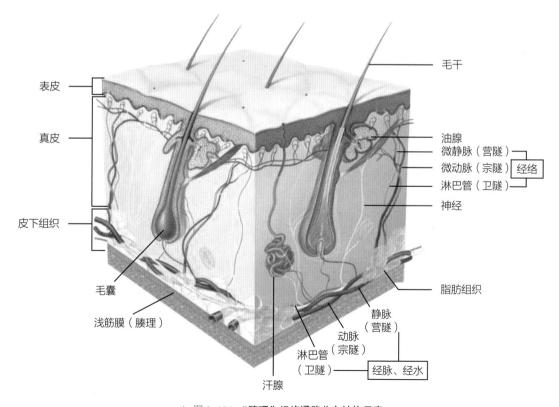

毛干

表皮

真皮

油腺
微静脉（营隧）
微动脉（宗隧）　经络
淋巴管（卫隧）
神经

皮下组织

脂肪组织

毛囊

浅筋膜（腠理）

静脉（营隧）
动脉（宗隧）
淋巴管（卫隧）　经脉、经水

汗腺

▲ 图 2-106　"腠理"经络通路分布结构示意

之间的结构关联。

其三，"肌腠之脉，外连于膜原，膜原之脉，内连于肌腠"是以肌腠和膜原之间"三隧"体液流向区分。"肌腠之脉，外连于膜原"是"宗隧"体液流动方向，由肌腠流向膜原；"膜原之脉，内连于肌腠"是指"营隧"和"卫隧"体液由膜原向肌腠流动。

其四，"二脉乃表里也，有病何以分之？岐伯曰：外引小络痛者，邪在肌腠也。内引小络痛者，邪在膜原也"，是讲腠理和膜原病理变化区分。"外引小络痛者，邪在肌腠也"是指腠理病变引发膜原病变，由表传里；"内引小络痛者，邪在膜原也"是指膜原病变引发腠理病变，由里传外。

其五，"小络又在何所？岐伯曰：小络在膜原之间也"是指"膜原小络"的结构位置。"小络在膜原之间也"在肌腠下膜原之间，也就是"三隧"在两块肌膜之间穿行，具体定位是中筋膜之上的微动脉、静脉和微淋巴管结构，称为"膜原小络"。

粗大"三隧"结构穿行于腠理部位时，分支细小的"三隧"穿行于腠理深层的膜原之上，为肌肉组织提供体液。这一结构机制也就是所谓的"膜原小络说"，现代医学分析，"膜原小络"实际是中筋膜之上的细小动静脉和淋巴管分布结构机制，是基于浅筋膜"腠理说"而来。"腠理说"基于浅筋膜结构上"三隧"分布结构而言，立论"三隧"与皮肤关联吻合机制。"膜原小络说"基于中筋膜结构上"三隧"分布结构而言，立论"三隧"与肌肉组织关联吻合机制。"腠理说"主表，"膜原小络说"主里，二者表里同构，由此"三隧"在皮肤和肌肉组织间的循行分布模式（图2-107）。

3."经筋说"与深筋膜间隔脉水结构机制　"腠理说"为浅筋膜间隔经脉和经水结构，"膜原小络说"是中筋膜间隔经脉和经水结构。由于二者都不与骨骼关联，仍然不是十二经筋说的全部结构机制。依据《类经》"十二经脉之外而复有经筋者，何也"问题解答，经筋结构分布主要与骨骼关联，即"盖经脉营行表里，故出入脏腑，以次相传；经筋联缀百骸，故维络周身，各有定位。虽经筋所盛之处，则唯四肢溪谷之间为最，以筋会于节也。筋属木，其华在爪，故十二经筋皆起于四肢指爪之间，而后盛于辅骨，结于肘腕，系于关节，联于肌肉，上于颈项，终于头面，此人身经筋之大略也"。

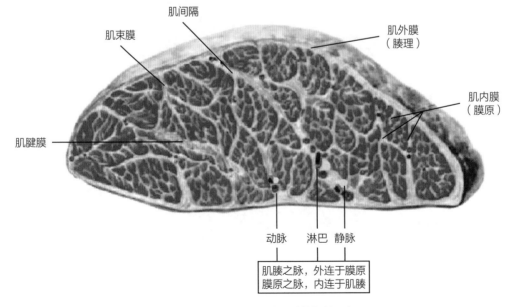

▲ 图2-107 "膜原小络"结构机制示意

上述原文所讲经筋结构，"人身经筋之大略"具有四个特点：其一，经筋与经脉、经水共构，"经筋联缀百骸，故维络周身，各有定位"者，意思是讲经筋在躯干四肢都有分布，并与十二经脉、十二经水结构关联，由此形成"十二经脉之外而复有经筋者"。其二，经筋起止关节结构，"虽经筋所盛之处，则唯四肢溪谷之间为最，以筋会于节也"，是讲经筋起止点在关节部位，经筋循行分布于两个关节间，由此将十二经脉和十二经水固着于躯干四肢之上。其三，经筋为骨骼间固着结构，"筋属木，其华在爪，故十二经筋皆起于四肢指爪之间，而后盛于辅骨，结于肘腕，系于关节，联于肌肉，上于颈项，终于头面，此人身经筋之大略也"，意思是讲经筋是连接四肢指爪、辅骨、肘腕骨、关节、颈项骨、头面骨的结构。其四，经筋与肌肉关联，"联于肌肉，上于颈项，终于头面"者，意思是讲经筋不单与骨骼关联，而且与全身肌肉关联。

"人身经筋之大略"具有如上四大特点，现代医学分析实际是深筋膜与周围组织之间结构关联机制。深筋膜又称固有筋膜，是指所有与肌肉相互作用的排列有序的致密纤维层，由致密结缔组织构成，位于浅筋膜的深面，包被体壁、四肢的肌肉、血管、神经等。深筋膜与肌肉的关系非常密切，随肌肉的分层而分层，在四肢，深筋膜伸肌群之间，并附着于骨，构成肌肉间隔，与包绕肌肉群的深筋膜构成筋膜鞘；深筋膜还包绕血管、神经形成血管神经鞘，可提供肌肉的附着或作为肌肉的起点，并将肌肉收缩力向远处传递。

中医学立论"经筋"，是从胚胎发生发育机制而立论，即《灵枢·经脉》所讲"人始生，先成精，精成而脑髓生，骨为干，脉为营，筋为刚，肉为墙，皮肤坚而毛发长，谷入于胃，脉道以通，血气乃行"，不单纯立论经筋，而是从胚胎发育阶段的"脑髓、骨、脉、筋、肉、皮肤"六种组织同时发生发育而共构。在六种组织共构体中"脉"属于管状体液传输结构，能够传输不同属性体液，称为"六名一气"，即《灵枢·决气》所讲"余闻人有精、气、津、液、血、脉，余意以为一气耳，今乃辨为六名"。"精、气、津、液、血"五种不同属性体液经"脉"传输分流到达不同组织结构位置，故也不能将"脉"单独而立论。

"脉"是"三隧"体液通路结构的总称。"脉"结构附着于浅、中、深三种筋膜之上循行分布，形成经水、经脉、经筋对应结构，三种肌膜与骨骼、肌肉、皮肤吻合，出现了"三隧"体液通路的"腠理说""膜原说""经筋说"三种区隔结构机制。

在"腠理说""膜原说""经筋说"三种区隔结构中，深筋膜形成的"经筋说"结构处于最深层位置，属于骨连接结构的一部分。骨连接分为直接连接和间接连接两种形态。骨直接连接是由韧带连接、软骨结合、骨结合结构构成。两骨之间靠结缔组织直接连接的称韧带连接。相邻两骨之间以软骨相连接称软骨结合。骨结合由软骨结合经骨化演变而成，完全不能活动，如五块骶椎以骨结合融为一块骶骨。骨间接连接主要是由关节形式构成。关节由两块或两块以上的骨构成，基本结构有关节面、关节囊和关节腔。关节面是两个以上相邻骨的接触面，一个略凸叫关节头，另一个略凹叫关节窝。关节囊是很坚韧的一种结缔组织，把相邻两骨牢固地联系起来。关节囊外层为纤维层，内层为滑膜层，滑膜层可分泌滑液，减少运动时的摩擦。关节腔是关节软骨和关节囊围成的狭窄间隙，正常时只含有少许滑液。有些关节还有一些辅助结构，如韧带是连接骨与骨之间的结缔组织束，成为关节囊的增厚部分，可加强骨连接的稳固性。

中医学是以"经筋说"来描述骨连接两种结构方式。其一，韧带连接在两骨之间，也就是韧带以两个"关节"作为始终点，即"宗筋主束骨而利机关也"，是在描述出深筋膜与两种骨连接之间的结构关联方式。其二，关节是两个骨直接连接之间的交会转折部位，即"虽经筋所盛之处，则唯四肢溪谷之间为最，以筋会于节也"，是在描述深筋膜与关节之间的结构关联方式。其三，机体躯干四肢分段骨骼以韧带接连形式关联成一体，即"经筋联缀百骸，故维络周身，各有定位"，是在描述神筋膜与全身骨连接之间的结构关联形式。其四，韧带包被体壁、四肢的肌肉、血管、神经等，即"十二经脉之外而复有经筋者"，是在描述深筋膜结构与体液通路"三隧"结构之间的结构关联方式。深筋膜"经筋"与两种骨连接结构之间的关联方式。总体而言，经筋为骨骼间关联，"筋属木，其华在爪，故十二经筋皆起于四肢指爪之间，而后盛于辅骨，结于肘腕，系于关节，联于肌肉，上于颈项，终于头面，此人身经筋之大略也"。

深筋膜结构附着于骨骼之上，使得骨结构连成一体，动静脉和淋巴管在体腔内由近端向远端循行分布，首先穿行附着于深筋膜之上，所以中

医学将深筋膜标识定名为"经筋"，将深筋膜上穿行的动静脉和淋巴管标识定名为"经脉"和"经水"。这就是中医学定位体液通路背后区分界定的结构机制。

"经脉"和"经水"附着"经筋"循行分布的同时，分支结构由深端向前端循行分布，与中筋膜"膜原"和浅筋膜"腠理"形成关联吻合，使"营气""宗气""卫气"三气具有了内外交通通路结构。也就是所谓经脉的分支"经络"结构。由此得知，中医学所讲"经络"，也就是动静脉淋巴管"三隧"附着在深中浅三种筋膜形成的主干和分支结构，粗大的"三隧"主干纵向附着穿行于深筋膜结构之上称为"经脉"和"经水"；细小的"三隧"分支横向附着穿行于中筋膜（膜原）和浅筋膜（腠理）之上称为"络脉"和"络水"。"三隧"随三层筋膜附着穿行结构，也就是"经络"背后的真正结构机制（图2-108）。

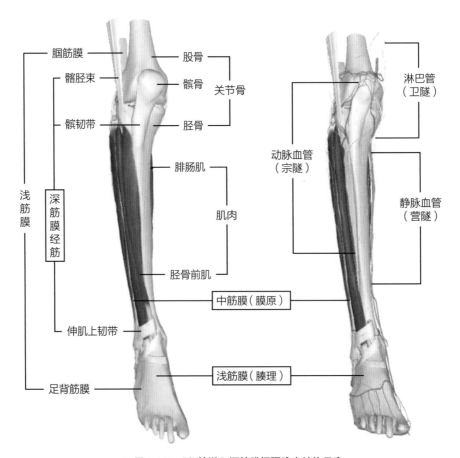

▲ 图2-108 "经筋说"深筋膜间隔脉水结构示意

六、"经水内外"淋巴生理功能机制综述

（一）"经水"卫隧通路结构分布的基本规律

1. "经水"奇正经脉共构生理功能综述　十二经水属于"三隧"中的"卫隧"，也就是淋巴液通路淋巴管结构，"三隧"分布具有内外之分，内"三隧"也就是体腔内动脉干、静脉干、淋巴干结构。"三隧干"包括"宗隧干"为冲脉（体动脉干），"营隧干"为冲脉伴脉（上下腔静脉），"卫隧干"为任脉（淋巴胸导管）。"三隧干"通路结构上下纵向平行分布，但是体液流动方向不同，冲脉体液"宗气"（有氧血）呈离心式方向流动，任脉体液"卫气"（淋巴液）和冲脉伴脉体液"营气"（无氧血）流动呈回心式方向流动。由于冲脉"宗气"与任脉"卫气"冲脉伴脉"营气"呈现相反方向流动形态，又因任脉"卫气"与冲脉伴脉"营气"一起回流入心，这种体液交通通路即"冲任交会"机制。

"三隧干"是所有经脉和经水主干通路，循行分布位置在体腔之内和躯干组织之上，由此形成的通路结构就是"奇经八脉"。"三隧干"分支通路结构称为"三隧支"，循行分布由内外两个位置，内为体腔内脏腑部分支，外为四肢部分支就是十二经脉和十二经水，内外共构体外连四肢内通脏腑，故这种体液交通通路即"经脉十二者，外合于十二经水，而内属于五脏六腑"。

"三隧干"循行分布于躯干内外即"奇经八脉"，"三隧支"循行分布于五脏和四肢位置即"十二经脉"和"十二经水"。"三隧"共计有三十二条，分布于躯干内外和脏腑四肢之上，形成共构体，为全身组织脏器提供体液营养，也就是奇经和正经的共构机制。

奇经和正经共构机制是附着经筋形成的一个整体结构系统，依次为体腔内脏平滑肌膜、躯干内筋膜、躯干外筋膜、肢体筋膜。四种筋膜结构由内至外形成统一体，内外"三隧"附着四种筋膜之上循行分布，使奇经和正经成为统一整体。由此形成的生理功能就是奇经八脉循行错综于十二经脉之间，与正经在人体多处相互交会，奇经八脉有涵蓄十二经气血和调节十二经盛衰的作用。当十二经脉及脏腑气血旺盛时，奇经八脉能加以蓄积，当人体功能活动需要时，奇经八脉又能渗灌供应（图 2-109）。

2. "经水"卫隧筋膜组织共构结构模式　"三隧"附着穿行于深中浅筋膜之上，宗隧（动脉）和营隧（静脉）在经膜处关联吻合形成动静脉闭合循环通路称为"经脉"，四肢而论就是"十二经脉"；淋巴管"卫隧"属于静脉（营隧）的前身结构，处于动脉（宗隧）和静脉（营隧）的外围位置称为"经水"，四肢而论就是"十二经水"。十二经水和十二经脉是以十二经筋作为附着结构而循行，所以十二经筋、十二经水、十二经脉三者是共构体。

十二经水和十二经脉之间具有内外之分，是由于区隔结构筋膜产生的，经脉和经水循行以附着筋膜结构而分布。筋膜具有浅、中、深三层结构。

深筋膜称为"经筋"，经水和经脉主干通路以"经筋"作为附着结构穿行其间，由此形成经筋、经脉、经水共构体，也就是"三隧"附着深筋膜与骨骼组成共构体。

中筋膜称为"膜原"，是经水和经脉穿行肌膜时形成的结构，经水和经脉分支通路附着于"膜原"之上，称为"膜原小络"，由此形成小络、经脉、经水共构体，也就是"三隧"附着中筋膜与肌肉组织组成共构体。

浅筋膜称为"腠理"，是经水和经脉穿行皮肤时形成的结构，经水和经脉分支通路附着于"腠理"之上，由此形成腠理、经脉、经水共构体，也就是"三隧"附着浅筋膜与皮肤组织结合体。

"三隧"循行依靠附着浅、中、深三层筋膜与组织器官关联，使"三隧"形成浅、中、深三

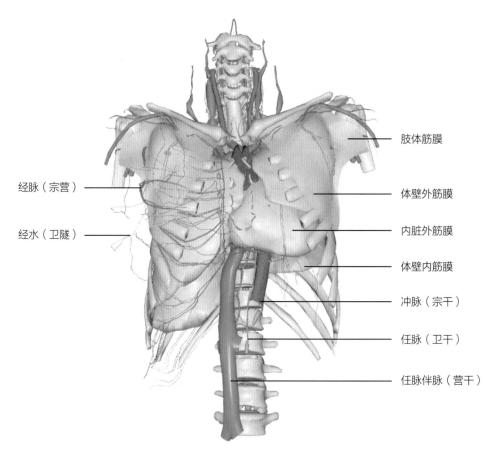

经脉（宗营）

经水（卫隧）

肢体筋膜

体壁外筋膜

内脏外筋膜

体壁内筋膜

冲脉（宗干）

任脉（卫干）

任脉伴脉（营干）

▲ 图 2-109　奇经和正经共构机制示意

层分布结构，保证机体浅、中、深组织器官同时获得"宗气、营气、卫气"三种体液滋养，也就是脉、水、筋共构循行通路机制。

脉、水、筋共构循行通路具有深浅之分，经水处于浅层即为外，经脉处于深层即为内。根据经脉和经水深浅内外分布结构机制，即《灵枢·刺节真邪》所讲"人气在外，皮肤缓，腠理开，血气减，汗大泄，皮淖泽。寒则地冻水冰，人气在中，皮肤致，腠理闭，汗不出，血气强，肉坚涩。当是之时，善行水者不能往冰，善穿地者不能击冻，善用针者亦不能取四厥。血脉凝结坚搏，不往来者，亦未可即柔。故行水者必待天温，冰释冻解，而水可行，地可穿也。人脉犹是也"。意思是"卫气"循行在于浅表，受到环境温度变化，天气高温时皮肤弛缓，腠理张开，血气衰减，汗液大泄，皮肤淖湿；天气寒冷，则地冻结，水成冰，人体"卫气"沉伏于内，则皮肤密致，腠理闭合，汗液不出，血气凝滞，肌肉坚涩。在这样的时候，善于舟行水上的人，也无法在冰上行船；善于凿地的人，也难以凿穿冻结的土地。同样，当患者处在十分寒冷的环境之中的时候，善于用针的人，也不能治除其四肢厥冷之症，血脉凝结，坚实沉滞不能往来畅行的，也难以立时就可使它变得柔和畅通。所以，善舟楫的人，一定要等到天气变暖、坚冰融化之后，才可以在水上行船；解冻之后，地才易于凿穿，人体"三隧"体液流动也具有开合出入变化规律，也就是卫气"根结标本"生理功能总结。

3. "卫气内外"与淋巴液运动生理功能简述　体液"三隧"通路附着筋膜而行，筋膜具有"腠理""膜原""经筋"浅深之分，"三隧"附着深浅不同筋膜，循行同样具有深浅之分，各主"腠理、膜原、经筋"之开合。"卫隧"集中部位附着于皮下主"腠理"开合，即"卫隧"主皮毛；"营隧"集中部位附着于肌间隔主"膜原"之开合，即"营隧"主肌肉；"宗隧"核心部位骨骼主"经筋"之开合，即"宗隧"主骨骼。综合而言，依靠深浅筋膜作为界定标准，将"三隧"体液通路附着穿行部位，最后做出"三隧"各主的生理功能描述，也就是"三隧分主"生理功能总结（表2-33）。

表2-33 "三隧分主"生理功能总结			
深浅界定	体液通路	附着结构	营养组织
浅筋膜	卫隧	腠理	皮毛
中筋膜	营隧	膜原	肌肉
深筋膜	宗隧	经筋	骨骼

"三隧分主"结构界定后，就可以根据其生理功能制定具体的医学诊疗法则，即《灵枢·刺节真邪》所讲"虚邪之中人也，洒淅动形，起毫毛而发腠理。其入深，内搏于骨，则为骨痹；搏于筋，则为筋挛；搏于脉中，则为血闭不通，则为痈；搏于肉，与卫气相搏，阳胜者则为热，阴胜者则为寒，寒则真气去，去则虚，虚则寒；搏于皮肤之间，其气外发腠理，开毫毛，摇气往来，行则为痒，留而不去则（为）痹，卫气不行则为不仁"。根据原文所讲，有四大诊疗法则。

（1）"卫隧内入"诊疗法则："卫隧"主腠理之开合，"虚邪之中人也，洒淅动形，起毫毛而发腠理。其入深，内搏于骨，则为骨痹"，意思是讲卫气病变起于"毫毛而发腠理"，终于"其入深，内搏于骨，则为骨痹"，由此可以作为"卫隧"病变由浅及深病理传变的诊疗法则。

（2）"宗气外出"诊疗法则："宗隧"主"经筋"之开合，宗气由内而外出，"搏于筋，则为筋挛"者，意思是讲宗气不行就会出现"筋挛"病变，由此可以作为"宗隧"病变有深及浅病理传变的诊疗法则。

（3）"营隧出入"诊疗法则："营隧"主肌肉

之开合，异常就会出现"搏于脉中，则为血闭不通，则为痈；搏于肉，与卫气相搏，阳胜者则为热，阴胜者则为寒，寒则真气去，去则虚，虚则寒"病变；"营隧"不通出现"搏于脉中，则为血闭不通，则为痈"病变，"膜原小络"不通出现"搏于肉，与卫气相搏，阳胜者则为热，阴胜者则为寒，寒则真气去，去则虚，虚则寒"病变。由此可以作为"营隧"由浅及深病理传变的诊疗法则。

（4）"卫气外出"诊疗法则："卫隧"具有内外之分，外分"卫隧"即十二经水（四肢躯干淋巴），内分"卫隧"即任脉（淋巴胸导管等淋巴干）。"卫隧"内外分结构交通关联，异常就会"搏于皮肤之间，其气外发腠理，开毫毛，摇气往来，行则为痒，留而不去则（为）痹，卫气不行则为不仁"病变，也就是内分"卫隧"病变可以外传出现皮肤瘙痒、皮肤麻痹病变，由此可以作为"卫隧"由深及浅病理传变的诊疗法则。

在"三隧"四个诊疗法则中，"卫隧"具有外入和内出两个诊疗法则，意思是讲"卫隧"具有内外之分，卫气出入都可以引起"宗气""营气"病变。现代医学理论分析，就是淋巴系统病变可以内外传变，中医学理论而言，就是"卫气内外"生理功能总结。

（二）"卫气行"与三隧共构关联结构机制简述

机体体液通路"三隧"内外之分，"三隧"外分循行分布于躯干和四肢部位，形成十二经脉和十二经水，"三隧"内分循行分布于体腔之内，脏腑之间。"三隧"内外之分整体而言就是《灵枢·经水》所讲"经脉十二者，外合于十二经水，而内属于五脏六腑"。躯干四肢部位十二经脉和十二经水都内通于脏腑，"三隧"是关联躯干四肢组织和体腔内脏腑组织的中间结构。通过这种体液通路关联使体腔内脏腑和躯干四肢成为统一体，故不单十二经脉具有内通脏腑机制，而且十二经水同样具有内通脏腑机制。

四肢十二经水和十二经水内通于脏腑，也就是《灵枢·卫气》所讲"五脏者，所以藏精神魂魄者也；六腑者，所以受水谷而行化物者也。其气内干五脏，而外络肢节。其浮气之不循经者，为卫气；其精气之行于经者，为营气"。"其精气之行于经者，为营气"与"五脏者，所以藏精神魂魄者也"相通，也就是十二经脉内外交通之理；"其浮气之不循经者，为卫气"与"六腑者，所以受水谷而行化物者也"相通，即十二经水内外交通之理。单从字面内容分析，十二经脉与五脏相通，十二经水与六腑相通，符合经文"经脉十二者，外合于十二经水，而内属于五脏六腑"所讲，但是这一结论机制上存在巨大缺陷。十二经脉中六阳经通于六腑，六阴经通于五脏，如果再出现十二经脉与五脏相通，十二经水与六腑相通结论，就会前后矛盾。故经典虽然有十二经水内通脏腑的记载，但自古至今解释十二经水内通脏腑之理者甚少。

现代医学分析，脏腑阴阳区分界定原则实际是根据内脏器官结构定位的，内脏器官脏腑从基本结构来看，分为中空性器官和实质性器官两大类。实质性器官是指没有特定的空腔，多属腺组织，表面包以结缔组织的被膜或浆膜，如肝、胰、肾及生殖腺等；中空性器官可呈管状或囊袋状，内部均有空腔，一般为管道结构，如血管、消化道、气管、泌尿生殖管道。从躯干组织结构看，鼻腔和口腔是从外界摄取营养的两大中空性器官，由此出现了两种脏腑阴阳界定标准。

1. "宗交于营"与五脏结构功能属性界定机制　鼻腔即呼吸道开口，呼吸道与心肺相通，氧气通过呼吸道进入心肺形成宗气（有氧血），即《灵枢·邪客》所讲"故宗气积于胸中，出于喉咙，以贯心脉（别本作肺），而行呼吸焉"。宗气是由宗隧传输，方向是由心肺向肝脾肾流动，由此《素问·金匮真言论》提出"五脏阴阳"的界定结论，即"背为阳，阳中之阳，心也；

背为阳，阳中之阴，肺也；腹为阴，阴中之阴，肾也，阴中之阳，肝也；腹为阴，阴中之至阴，脾也"，也就是心肺为阳，肾脾肝为阴的区分界定标准，其生理功能就是《素问·六节藏象论》所讲"五气入鼻，藏于心肺，上使五色修明，音声能彰"。心肺为宗气发生之处，即心肺为阳，宗气下行至脾肾肝逐渐减少为宗气之终，即脾肾肝为阴，由此得知五脏阴阳界定也就是"宗交于营"生理功能机制。

2. "营交于宗"与结构功能属性界定机制　口腔即消化道开口，消化道与六腑胆、胃、小肠、大肠、膀胱、三焦相通，食物通过消化道消化吸收后转入五脏形成营气（无氧血），即《灵枢·邪客》所讲"营气者，泌其津液，注之于脉，化以为血，以荣四末，内注五脏六腑，以应刻数焉"。营气由营隧传输，方向是由六腑内传于五脏，由此《素问·金匮真言论》提出"脏腑阴阳"的界定结论，即"言人身之脏腑中阴阳，则脏者为阴，腑者为阳。肝、心、脾、肺、肾，五脏皆为阴，胆、胃、大肠、小肠、膀胱、三焦，六腑皆为阳"，也就是六腑为阳、五脏为阴的区分界定，其生理功能就是《灵枢·营气》所讲"营气之道，内谷为宝。谷入于胃，乃传之肺，流溢于中，布散于外，精专者行于经隧，常营无已，终而复始，是谓天地之纪"。"谷入于胃"者即营气发生之处，即六腑为阳；"乃传之肺"者即营气由腑入脏上行肺为营气之终，即"肝、心、脾、肺、肾，五脏皆为阴"；六腑和肺脏同为阳，"谷入于胃，乃传之肺"即"营交于宗"，故得知脏腑阴阳五脏阴阳界定也就是"营交于宗"生理功能机制。

3. "宗卫交重"与结构功能属性界定机制　在两种脏腑阴阳属性界定标准中，二者之间看似相互矛盾，其实不然。人体存在于天地环境之中，头部两个中空性器官口腔、鼻腔是机体从背景环境获取物质能量的开口通路。鼻腔通于呼吸道，呼吸道与心肺相通，即"天食人以五气"；口腔通于消化道，消化道与六腑相通，即"地食人以五味"。二者结合是"天食人以五气，地食人以五味"，由此得知，两种脏腑阴阳属性界定标准是根据人体与环境物质能量交通做出的判定结论，二者不能分而论之。

呼吸道与心肺相通，形成"天食人以五气"，"天食人以五气"必须下交于"地食人以五味"，其间由两段不同体液通路交通方可构成。"天食人以五气"为心肺下交于脾肾肝而终形成"宗交于营"；"天食人以五气"为六腑内交于五脏至肺而终，形成"营交于宗"。综合而言，"天食人以五气"是"宗隧"交会"营隧"形成心肺为阳、五脏为阴机制。"地食人以五味"是"营隧"交会"宗隧"形成六腑为阳、五脏为阴机制，由此形成"天食人以五气"和"地食人以五味"上下相交，才能实现"宗气"和"营气"两种体液的交会。故脏腑阴阳的两个区分界定是根据"宗隧"和"营隧"吻合交通结构而来。

"宗交于营"为"天食人以五气"赖于"宗隧"，即"故宗气积于胸中，出于喉咙，以贯心脉（别本作肺），而行呼吸焉"；"营交于宗"为"地食人以五味"赖于"营隧"，即"营气者，泌其津液，注之于脉，化以为血，以荣四末，内注五脏六腑，以应刻数焉"。"宗交于营"和"营交于宗"交合而为人赖于"卫隧"，即"卫气者，

出其悍气之慓疾，而先行于四末分肉皮肤之间，而不休者也，昼日行于阳，夜行于阴"。三隧交会于脏腑之间，宗营二气交通为天地阴阳交会，卫气随行于宗营二气，阴阳合于人，即"五谷入于胃也，其糟粕津液宗气，分为三隧"，也就是"营卫交重"机制。

其一，"三隧"交合于脏腑之间，宗隧为阳隧，通于"天食人以五气"，即有氧血通路肺静脉、体动脉结构；营隧为阴隧，通于"地食人以五味"，即无氧血通路体静脉、肺动脉，卫隧为阴阳合隧同时通于天地之间，即淋巴液通路淋巴管结构。卫隧合于宗营二隧，而使天气地味相合。

其二，宗隧通天，营隧通地，宗隧合于营隧而天地通，天地通而生十二经脉，即"谷入于胃，乃传之肺，流溢于中，布散于外，精专者行于经隧，常营无已，终而复始，是谓天地之纪"；卫隧为阴阳合隧通人而生十二经水；十二经脉和十二经水内外相合人体乃通，即"经脉十二者，外合于十二经水，而内属于五脏六腑"（表2-34）。

"三隧"内行脏腑，外行躯干四肢之间，宗营通天地处于内，即"天地交媾"，卫隧外合宗营即"人法于天地论"，即《中脏经·人法于天地论》所讲"人者，上禀天，下委地；阳以辅之，阴以佐之；天地顺则人气泰，天地逆则人气否"（图2-110）。

表2-34 "宗卫交重"与结构功能属性界定机制			
天地界定	天阳	人合阴阳	地阴
气味界定	天食人以五气	气味合	地食人以五味
宗营界定	宗隧	卫隧	营隧
循环界定	肺循环	淋巴循环	体循环
阴阳界定	心肺阳，肝脾肾阴	脾胸腺阴阳合	六腑为阳，五脏为阴
通路界定	体动脉、肺静脉	淋巴管结	体静脉、肺动脉
宗营交通	宗交于营	营卫交重	营交于宗
三隧内外	宗行于内	卫行于外	营性于内

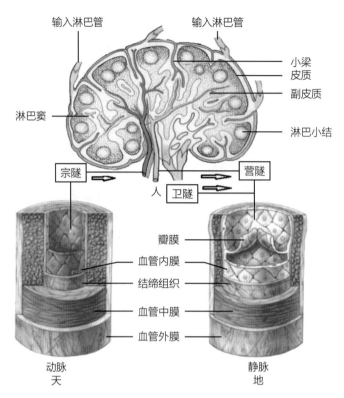

输入淋巴管　　输入淋巴管

小梁
皮质

副皮质

淋巴小结

淋巴窦

宗隧　　　营隧

人　卫隧

瓣膜

血管内膜

结缔组织

血管中膜

血管外膜

动脉
天

静脉
地

▲ 图 2-110 "三隧"关联结构机制示意

第五节

"阴阳离合论"与经脉属性界定机制

一、"广明太冲论"与经脉内外统一属性界定机制

（一）"广明太冲论"体位阴阳属性划分界定机制

1."阳予之正，阴为之主"与背景阴阳原则　中医学关于体液循环的核心是经脉理论。经脉分正经和奇经两类：奇经有八条，即督、任、冲、带、阴跷、阳跷、阴维、阳维，合称"奇经八脉"；正经有十二条，即手足三阴经和手足三阳经，合称"十二经脉"。

人体体液具有不同属性，现代医学区分为有氧血和无氧血，有氧血脉管和无氧血脉管之间吻合形成血液循环结构。通过血液循环通路使不同属性体液之间进行成分交换，也就是体液循环的主要生理功能。中医学关于人体体液运动现象认识描述是以经脉而论，同样也认识到体液具有不同的属性，但受到天人合一观念影响，对于体液属性和通道路径定性定位不同于现代医学法则，而是设立了经脉阴阳属性定性定位原则以做区分界定。中医学关于体液运动属性定性定位坐标是由背景环境坐标和人体经脉坐标复合而成，故在经脉阴阳属性定性定位上也就具有双重属性，即背景阴阳属性和人体经脉阴阳属性的对立统一性理论出现，也就是所谓的"阴阳离合论"。

天人合一原则本意是人体环境存在与背景环境存在是对立统一的，背景阴阳法则和人体阴阳法则既有共性部分也有异性部分。《素问·阴阳离合论》载："余闻天为阳，地为阴，日为阳，月为阴。大小月三百六十日成一岁，人亦应之。今三阴三阳不应阴阳，其故何也？"只有正确区分背景阴阳法则和人体阴阳法则的异同关系，才能认识把经脉"阴阳离合论"理论的原理原则。

背景环境和人体内环境毕竟不是同一系统，各自具有独立的阴阳定性定位法则。背景环境阴阳属性定位定性法则为"天为阳，地为阴，日为阳，月为阴"，也就是天度、气数法则，这是一项非常复杂多样化的属性界定系统，然而人体内环境如何与之对应？认识把握二者阴阳之间的共性和异性是很不容易的一件事情，换言之，人体与背景环境的天人合一法则不是绝对的对称统一，必须正确认识二者之间核心的对应要领才能真正理解经脉"阴阳离合论"。《素问·阴阳离合论》载："阴阳者，数之可十，推之可百，数之可千，推之可万，万之大不可胜数，然其要一也。"《素问·阴阳离合论》载："阳予之正，阴为之主。""阳予之正，阴为之主"即"天覆地载，万物方生。未出地者，命曰阴处，名曰阴中之阴；则出地者，命曰阴中之阳"。"阳予之正"者，即天地之间，万物初生，未长出地面的时候，居于阴处，称为阴中之阴；"阴为之主"者，即若已长出地面的，则称为阴中之阳。

"阳予之正，阴为之主"实际是古代历法中立杆侧影法的一种描述，即《素问·六节藏象论》所讲"立端于始，表正于中，推余于终，而天度毕矣"。圭表是古代汉族科学家发明的度量日影长度的一种天文仪器，由"圭"和"表"两个部件组成。直立于平地上测日影的标杆和石柱，叫作表；

正南正北方向平放的测定表影长度的刻板，叫作圭。当太阳照着表的时候，圭上出现了表的影子，根据影子的方向和长度，就能读出时间，简称立杆测影（图 2-111）。

立杆测影法观察的对象有两个：其一为太阳光线向圭表投影的高度，夏至点高，冬至点低，由此确立冬夏二至的时间节点也就是所谓"阳予之正"。其二为圭影的长度，夏至时圭影短，冬至时圭影长，冬夏二至的圭影长度变化也就是所谓的"阳予之正，阴为之主"。以圭影"阴为之主"来测定太阳的高低点为"阳予之正"。换言之，利用圭影长短来测定冬夏二至节点是背景环境阴阳测定的纲要"然其要一也"。

2. "广明太冲"与心脏经脉动力机制 "阳予之正，阴为之主"属于背景环境阴阳定位定性法则，对应人体即"广明太冲"。《素问·阴阳离合论》载："圣人南面而立，前曰广明，后曰太冲。""广明"对应"阳予之正"，"太冲"对应"阴为之主"，"广明太冲"为经脉阴阳定性定位核心法则，然而，什么是"广明"和"太冲"呢？

关于广明太冲两个概念内含，《类经·阴阳离合》讲解为"云圣人者，崇人道之大宗也。南

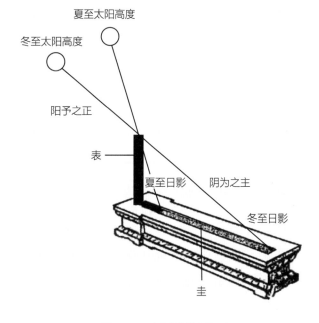

▲ 图 2-111 立杆测影原理示意

289

面而立者，正阴阳之向背也。广，大也。南方者，丙丁之位。天阳在南，故曰处之；人阳亦在南，故七窍处之。易曰：相见乎离。即广明之谓。且人身前后经脉，任脉循腹里，至咽喉，上颐循面入目；冲脉循背里，出颃颡，其输上在于大杼。分言之，则任行乎前而会于阳明，冲行乎后而为十二经脉之海，故前曰广明，后曰太冲；合言之，则任冲名位虽异，而同出一原，通乎表里，此腹背阴阳之离合也"。根据原文内容有两重含义。

（1）"广明"与心脑间动脉干循行结构机制："云圣人者，崇人道之大宗也。南面而立者，正阴阳之向背也。广，大也。南方者，丙丁之位。天阳在南，故曰处之；人阳亦在南，故七窍处之。易曰：相见乎离。即广明之谓"，意思是讲人体以面南站立姿势"南面而立者，正阴阳之向背也"与"阳予之正，阴为之主"对应，"离"者为日为火即心脏，"相见乎离。即广明之谓"即心脏；"七窍"者为头，心脏和头部七窍之间为广明。现代医学分析，所谓广明者就是心脑间动脉丛结构，由升主动脉、主动脉弓、颈总动脉、椎动脉干构成，是心脏有氧血流向脑髓传输有氧血流（宗气）的通路，属于人体最重要的动脉通路，故而"云圣人者，崇人道之大宗也"为"广明"（图2-112）。

（2）"广明太冲"与体动脉干循行结构机制："且人身前后经脉，任脉循腹里，至咽喉，上颐循面入目；冲脉循背里，出颃颡，其输上在于大杼"。

现代医学分析，"广明"者心脑间动脉干结构，"广明"之下结构即"冲脉循背里，出颃颡，其输上在于大杼"，就是体动脉干结构，由上下肢动脉干和胸、腹主动脉构成。体动脉干分布与淋巴干胸导管平行分布，胸导管结构即"任脉循腹里，至咽喉，上颐循面入目"。由此得知，太冲即冲脉，也就是由颈总动脉、上肢动脉干、胸腹主动脉、下肢动脉干构成的动脉干结构。这一结构呈"土"字形状态分布于胸腔、腹腔、头部、四肢四个区域，也就是"冲脉循背里，出颃颡，其输上在于

大杼"。按照广明和太冲分布体位分析，"广明"心脑间动脉干结构在上前位置，太冲为腹主动脉和下肢动脉干在后下位置，由此形成的体位坐标关系，即《素问·阴阳离合论》所讲"圣人南面而立，前曰广明，后曰太冲"（图2-113）。

（二）"冲任离合"与经脉阴阳属性界定机制

1.**"背阳腹阴"与任冲离合分布结构机制** 《类经·阴阳离合》载："分言之，则任行乎前而会于阳明，冲行乎后而为十二经脉之海，故前曰广明，后曰太冲；合言之，则任冲名位虽异，而同出一原，通乎表里，此腹背阴阳之离合也。"

"广明"和"太冲"关联结构就是颈总动脉、胸腹主动脉、下肢动脉干构成的体动脉干结构。冲脉通路流动的体液是宗气（有氧血流），冲脉中宗气（有氧血流）是由近端向远端流动，即"冲行乎后而为十二经脉之海，故前曰广明，后曰太冲"。任脉与冲脉近于平行分布，任脉中流动的是卫气（淋巴液），卫气（淋巴液）沿任脉由下向上流动，即"任脉循腹里，至咽喉，上

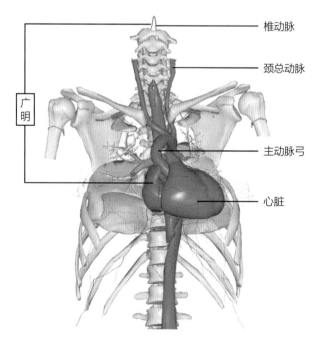

▲ 图2-112 "广明"心脑间动脉干结构示意

（椎动脉　颈总动脉　主动脉弓　心脏　广明）

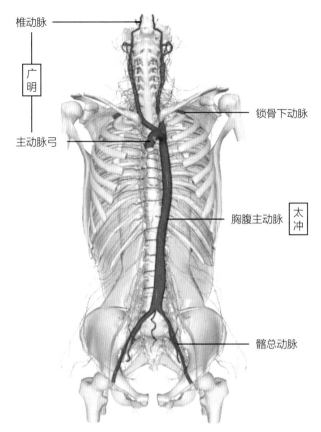

▲ 图 2-113　"广明太冲"体动脉干结构示意

椎动脉

广明

主动脉弓

锁骨下动脉

胸腹主动脉　太冲

髂总动脉

颐循面入目"，由此形成"任行乎前而会于阳明"结构。

任脉和冲脉在体腔内循行结构分布各有侧重。任脉侧于腹侧即"任脉循腹里"，具体为《素问·骨空论》所讲"任脉者，起于中极之下，以上毛际，循腹里，上关元，至咽喉，上颐，循面，入目"；冲脉侧重于背侧即"冲脉循背里"，具体为《素问·骨空论》所讲"冲脉者，起于气街，并少阴之经，挟脐上行，至胸中而散"。由此形成"冲脉循背里"和"任脉循腹里"对应关系，"冲脉循背里"由腹向背分支，宗气由内向外流动为之"离"；"任脉循腹里"由背向腹发出分支，卫气由外向内流动为之"合"，总称为"冲任离合"，也就是经脉"背阳腹阴"属性界定原则（图 2-114）。

2. "表阳里阴"与冲任易位结构机制　"背阳腹阴"属性界定是根据"冲脉循背里"和"任脉循腹里"的分布结构确立的。宗气沿"冲脉循背

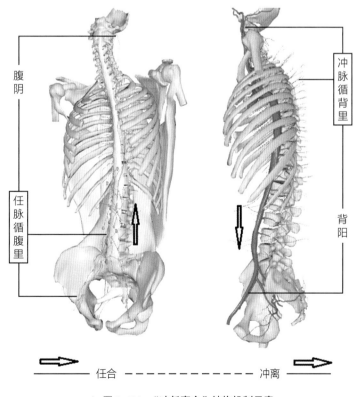

腹阴

任脉循腹里

冲脉循背里

背阳

任合 ————————— 冲离

▲ 图 2-114　"冲任离合"结构机制示意

291

里"路径向背侧延伸分布，谓之"离"，卫气沿"任脉循腹里"路径由腹侧向背侧循行分布，谓之"合"。现代医学分析，这是基于机体宗隧干冲脉（体动脉干）和卫隧干任脉（淋巴干）确立，也就是体动脉有氧血流和淋巴管淋巴液内外相向而行机制。"离合"即易位，冲任易位也就是冲任二脉不只有分离结构而且存在交会结构。

任脉交会形式为"任行乎前而会于阳明"。任脉是指体腔内胸导管结构，任脉分布结构纵贯于体腔中间，即《素问·骨空论》所讲"任脉者，起于中极之下，以上毛际，循腹里，上关元，至咽喉，上颐，循面，入目"。任脉"循腹里"，体壁四肢淋巴液回流过程中，在体壁腹侧中轴线两侧存在淋巴丛结构，上段由锁骨下淋巴干发出的左右胸壁深淋巴管构成；下段由腹部淋巴管发出的左右腹壁浅淋巴管构成。上下段构成的纵向淋巴丛向体腔内淋巴干胸导管回流，淋巴干胸导管就是任脉。体壁腹侧淋巴管与足阳明胃经平行分布，即《灵枢·经水》所讲"足阳明外合于海水，内属于胃"结构，即足阳明经水通路结构。足阳明经水通路属于任脉分支，经水者淋巴管结构；足阳明经脉属于冲脉分支，经脉属于血循环结构，二者在腹侧中轴线两侧平行分布关联，由此形成《类经·阴阳离合》所讲"任行乎前而会于阳明"通路结构，也就是"任交于冲"在体壁腹侧。故足阳明经水也就是"任行乎前而会于阳明"中的"任行乎前"结构。

冲脉向任脉交会形式为"冲行乎后而为十二经脉之海，故前曰广明，后曰太冲"。冲脉是指体循环的动脉主干结构，由上中下三个分段结构构成。上段由左右颈总动脉和左右锁骨下动脉构成，中段由胸主动脉和腹主动脉构成，下段由左右髂总动脉、左右髂外动动脉、左右股动脉构成。三个分段整体构成"土"字形结构形态，分布循行路径为"冲脉循背里，出颃颡，其输上在于大杼"。

冲脉分布于脊椎前侧，除去向体腔内组织器官和脊背部组织发出分支外，还向胸腹壁前侧发出分支。由于冲脉结构成"土"字形结构，向体壁腹侧发出上下两个分支，上段分支是由锁骨下动脉向胸壁腹侧发出的左右胸廓内动脉和腹壁上动脉构成；下段是由髂外动脉向体壁腹侧发出的腹壁下动脉构成。上下两个分支段连成的动脉丛分布于腹侧中轴线两侧，也就是足阳明胃经体壁分段结构。冲脉循行主段分布"循背里"，其分支结构足阳明胃经分布于"任脉循腹里"一侧，也就是"冲交于任"在体壁腹侧，"任行乎前而会于阳明"中的"会于阳明"结构。

综上所述，"冲交于任"在体壁腹侧为胃经，"任交于冲"在体壁腹侧为胃水，胃经和胃水交会于体壁四肢腹侧，也就是"冲任交合"形成"任行乎前而会于阳明"。由此形成冲脉分支和任脉分支在体壁腹侧的交会结构，"表阳里阴"结构，即《类经·阴阳离合》所讲"合言之，则任冲名位虽异，而同出一原，通乎表里，此腹背阴阳之离合也"结构（图2-115）。

二、"冲任离合"与体液三隧通路结构机制

（一）"冲任离合"与三隧阴阳属性界定机制

1. "冲任离合"与三隧结构界定机制 "前曰广明，后曰太冲"是经脉"阴阳离合论"划分界定的标准。这一标准是基于"冲任离合"结构机制而来，是由冲脉、冲脉伴脉、任脉三脉以及其分支共构形成。三脉主体段都分布于体腔之内，发出的分支首先分布于脏腑之上，也就是《灵枢·邪客》所讲"五谷入于胃也，其糟粕津液宗气，分为三隧"结构。冲脉及分支属于宗隧，宗气（有氧血）来源于"宗气积于胸中，出于喉咙，以贯心脉（别本作肺），而行呼吸焉"，现代医学分析就是有氧血脉管体通路。冲脉伴脉及分支属于营隧，营气（无氧血）来源于"营气者，泌其津液，注之于脉，化以为血，以荣四末，内注五脏六腑，

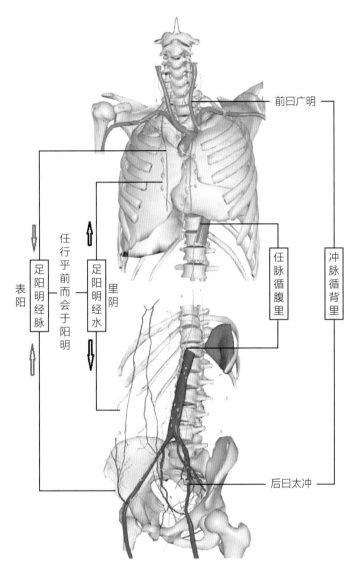

前曰广明

任行乎前而会于阳明

表阳　足阳明经脉

足阳明经水　里阴

任脉循腹里

冲脉循背里

后曰太冲

▲ 图 2-115　"表阳里阴"冲任易位结构示意

以应刻数焉"，现代医学分析就是无氧血脉管体液通路。任脉及分支属于卫隧，卫气来源于"卫气者，出其悍气之慓疾，而先行于四末分肉皮肤之间，而不休者也，昼日行于阳，夜行于阴"，现代医学分析就是淋巴管通路。由此得知，冲脉、冲脉伴脉、任脉三脉是"三隧"干结构，三脉分支属于"三隧"分支结构。冲脉、冲脉伴脉、任脉三脉属于不同属性的体液通路，共构形成的"冲任离合"机制建立在三种不同属性体液基础之上。如果不能区分三脉"三隧"属性中，就会将经脉"阴阳离合"当作一种单纯的体液流通管道，失去"阴阳离合"本质核心。故不能认识区分三脉的"三隧"

属性，也就不能找到宗营卫三气的分布规律，"冲任离合"无法建立正确的诊疗原则。"冲任离合"三隧体液属性定位是"阴阳离合论"的最基本法则。

2."冲任离合"与体液双循环内外界定机制　冲脉、冲脉伴脉、任脉三脉属于"三隧"干结构，也就是宗、营、卫三气流通主干通路。主干通路比较粗大平行分布于体腔之内，不能形成共构体，故三脉共构体是其细小分支向组织器官关联分布结构中形成的。三隧属于不同的体液通路结构，由于体液属性不同，三隧同时与组织器官发生关联过程中形成了两种体液循环结构。其一，宗隧和营隧属于血液流动通路，冲脉是宗隧之主干，冲脉伴脉是营隧主干，全身宗营二气围绕冲脉和冲脉伴脉出入流动形成一种体液循环通路结构，称为"营气行"循环。《灵枢·营气》载："营气之道，内谷为宝。谷入于胃，乃传之肺，流溢于中，布散于外，精专者行于经隧，常营无已，终而复始，是谓天地之纪。"现代医学分析即血循环通路。其二，卫隧属于淋巴液流动通路，任脉是卫隧主干，分支卫隧与组织间液部位关联称之为经水，全身经水围绕任脉（胸导管）出入流动形成一种体液循环通路结构，称为"卫气行"循环。《灵枢·经水》载："凡此五脏六腑十二经水者，外有源泉，而内有所禀，此皆内外相贯，如环无端，人经亦然。"现代医学分析即淋巴循环通路。"营气行"和"卫气行"循环以体腔内冲脉、冲脉伴脉、任脉三脉为中心，内连脏腑外连躯干四肢组织结构，由此形成三隧共构体"营卫交重"循环结构。《灵枢·经水》载："经脉十二者，外合于十二经水，而内属于五脏六腑。"

"经脉十二者，外合于十二经水，而内属于五脏六腑"是三隧"营卫交重"共构体结构描述，其结构围绕"脏腑"和"四海"两个中心展开。其一，"营气行"循环为血循环通路，内"经脉十二"者，是指宗营二隧外连躯干四肢结构。十二经脉内连脏腑而展开"营气行"循环，即"经脉十二者，而内属于五脏六腑"机制。其二，"卫气行"循环为淋巴循环通路，淋巴循环是血循环的前身附属结构，处于微循环与组织间液交会之处，"卫气行"循环结构处于"十二经脉"之外，即卫隧外连躯干四肢结构。十二经水内连"四海"

而展开"卫气行"循环，即《灵枢·海论》所讲"人亦有四海，十二经水。经水者，皆注于海，海有东西南北，命曰四海"机制。三隧"营卫交重"围绕"脏腑"和"四海"两个中心展开，二者呈现出既对立又统一的共构结构，即《灵枢·海论》所讲"夫子之所言，不离于营卫血气。夫十二经脉者，内属于腑脏，外络于肢节，夫子乃合之于四海"结构机制，现代医学分析就是淋巴循环和血循环共构结构（表2-35）。

（二）"冲任离合"与经水经脉界定机制

中医学根据三隧"营卫交重"分布结构，确立"经脉十二者，外合于十二经水，而内属于五脏六腑"体液双循环共构模式。这一结构模式下，三隧结构具有了内外之分，宗营二隧以"脏腑"为中心形成"营气行"经脉循环处于内，卫隧以"四海"为中心形成"卫气行"经水循环处于外，由此形成了经水在外、经脉在内的结构形态。

"经脉十二者，外合于十二经水"中"内外"区分界定是以机体组织器官相对背景环境离合结构作为标准做出的判断。经水在外是指临近背景环境，属于阳性，经脉在内指远离背景环境，属于阴性。"外阳内阴"也就是"阴阳离合"属性划分界定的总体原则，即《灵枢·卫气》所讲"五脏者，所以藏精神魂魄者也；六腑者，所以受水谷而行化物者也。其气内干（别本作：入于）五脏，而外络肢节。其浮气之不循经者，为卫气；其精气之行于经者，为营气。阴阳相随，外内相贯，如环之无端，亭亭淳淳乎，孰能窍（别本作穷）

表 2-35 "冲任离合"与体液双循环内外界定机制

三隧干	冲脉（宗隧）	冲脉伴脉（营隧）	任脉（卫隧）
循环通路		十二经脉	十二经水
循环中心		脏腑	四海
双循环		营气循环	卫气循环
分布体位		经脉处经水之外	经水处经脉之内

之"。其一,"其浮气之不循经者,为卫气"对应"外合于十二经水",也就是"卫气行"循环为阳。其二,"其精气之行于经者,为营气"对应内"经脉十二",也就是"营气行"循环为阴。其三,"阴阳相随,外内相贯,如环之无端"即"卫气行"循环和"营气行"循环构成"营卫交重",由此实现三隧通路中宗、营、卫三气的内外交通。

"营卫交重"是经脉脏腑阴阳属性判定的最基本标准。"营卫交重"并非是二隧构成,而是由三隧共构而成,在体液通路和脏腑组织器官阴阳属性划分界定上不是一个原则标准,而是出现多个原则标准。

1. 卫隧与背阳腹阴界定机制 卫隧者,即《灵枢·邪客》所讲"卫气者,出其悍气之慓疾,而先行于四末分肉皮肤之间,而不休者也"。卫隧中流动的卫气也就是淋巴液,卫气起源于体腔之内,外传于躯干四肢,故《灵枢·邪客》描述为"五脏者,所以藏精神魂魄者也;六腑者,所以受水谷而行化物者也。其气内干(别本作:入于)五脏,而外络肢节。其浮气之不循经者,为卫气"。

卫隧主干为任脉(胸导管),即《素问·骨空论》所讲"任脉者,起于中极之下,以上毛际,循腹里,上关元,至咽喉,上颐,循面,入目";卫隧分支即与组织器官连接的微小淋巴管,微小淋巴管与组织间隙吻合称为"经水"。"经水"处于经脉之外与组织关联形成十二经水,即《灵枢·经水》所讲"经脉十二者,外合于十二经水,而内属于五脏六腑。夫十二经水者,其有大小、深浅、广狭、远近各不同"。

卫隧干任脉和卫隧分支十二经水构成体腔内外卫隧网结构,也就是淋巴管分布结构。淋巴管属于静脉前身附属结构,躯干四肢部经水由外向内任脉(胸导管)做回流运动,十二经水在向任脉回流过程中必须经过躯干体壁结构,由此在十二经水和任脉之间形成经水集聚区称为"四海"。《灵枢·海论》载:"人亦有四海,十二经水。经水者,皆注于海,海有东西南北,命曰四海。"

卫隧中卫气回流方向是由远端十二经水,经中间"四海",最后向近端任脉流动,也就是由外向内流动,故界定经水为"外"。

在经水回流过程中,任脉和冲脉循行路径为"且人身前后经脉,任脉循腹里,至咽喉,上颐循面入目;冲脉循背里,出颅颡,其输上在于大杼"。卫隧侧重"任脉循腹里"而背对"冲脉循背里",由此确立出"背阳腹阴"阴阳属性界定原则。十二经水和十二经脉阴阳属性定位都是根据这一机制而来,现代医学分析就是以淋巴管分布结构腹侧多而背侧少结构作为阴阳界定的标准(表2-36)。

表2-36 "背阳腹阴"阴阳属性界定原则		
分支	十二经水	十二经脉
中心	四海	脏腑
主干	任脉循腹里	冲脉循背里
阴阳	腹为阴	背为阳

2. "宗隧"与心肺阴阳属性界定标准 宗隧者,即有氧血流动通路,宗气起源于心肺为有氧血,即《灵枢·邪客》所讲"故宗气积于胸中,出于喉咙,以贯心脉(别本作肺),而行呼吸焉",宗气循行路径"积于胸中,出于喉咙,以贯心脉",生理功能是"而行呼吸焉",根据现代医学分析就是肺循环结构和生理功能,肺循环是由心肺结构构成,又称心肺循环。

心肺循环按照体液属性分为两段。其一,无氧血(营气)和淋巴液(卫气)回流是通过上、下腔静脉(冲脉伴脉)回流入右心房室,然后再经肺动脉进入肺中,故肺动脉端属于营隧通路。其二,无氧血通过肺动脉进入肺脏后行气血交换变为有氧血,有氧血通过肺静脉回流至左心房室,故肺静脉段属于宗隧通路。肺动脉(营隧)和肺静脉(宗隧)交会结构是无氧血(营气)向有氧血(宗气)转化的通路,也就是肺呼吸的生理功能,即"故宗气积于胸中,出于喉咙,以贯心脉(别本作肺），而行呼吸焉"机制。

心肺循环是宗营二气转换场所，右心房室和肺动脉属于营隧，与任脉和冲脉伴脉相通，侧于"任脉循腹里"属性为阴；右心房室和肺静脉属于宗隧，与冲脉相通，侧于"冲脉循背里"属性为阳。由此得出"背为阳，阳中之阳，心也；背为阳，阳中之阴，肺也"的阴阳属性结论，也就是心肺经脉"阴阳离合"结构机制（图 2-116）。

3. "营隧"与肝脾肾阴阳属性界定标准　营隧者营气传输之通路，营气源于中焦，上行上焦而分布全身。《灵枢·邪客》载："营气者，泌其津液，注之于脉，化以为血，以荣四末，内注五脏六腑，以应刻数焉。""营气者，泌其津液，注之于脉"者为中焦宗隧路径，"注之于脉，化以为血，以荣四末，内注五脏六腑"为营隧上焦和全身循行路径。

现代医学分析，两段营隧循行路径是对体循环和肺循环血流交通路径描述。其一，"营气者，泌其津液，注之于脉"是指营气体循环端通路结构，由胃肠静脉、肠系膜静脉、下腔静脉、肺动脉构成，其中下腔静脉连接于心肺动脉关联肺循环。"营气者，泌其津液，注之于脉"也就是营气"体循环"起始段端路径，即无氧血通过的体静脉和肺动脉路径，称为营隧。其二，"注之于脉，

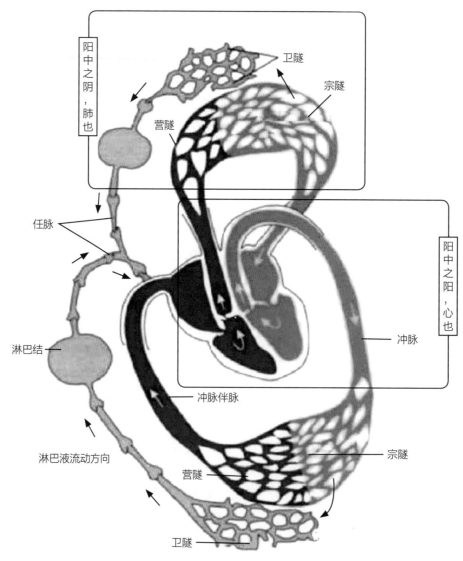

▲ 图 2-116　心肺阴阳离合界定结构示意

化以为血，以荣四末，内注五脏六腑"是指营气肺循环端通路结构，由肺静脉、体动脉构成，体动脉中的四肢动脉干、胸腹主动脉干向躯干和脏腑发出分支。"注之于脉，化以为血，以荣四末，内注五脏六腑"也就是营气"肺循环"终止段路径，即有氧血通过的肺静脉和体动脉路径，称为宗隧。经脉是由营隧、宗隧共构而成，也就是血循环通路结构，即《灵枢·营气》所讲"营气之道，内谷为宝。谷入于胃，乃传之肺，流溢于中，布散于外，精专者行于经隧，常营无已，终而复始，是谓天地之纪"。为了区分动静脉两种不同属性体液通路，中医学将动静脉区分界定为"宗隧"和"营隧"，营隧者即无氧血流动通路。

"宗隧"通路由肺循环为起始，也就是有氧血（宗气）的生成处所，有氧血由肺静脉入心，然后经体动脉干（冲脉）而向全身组织发出分支，故以"冲脉循背里"界定心肺为阳，"背为阳，阳中之阳，心也；背为阳，阳中之阴，肺也"。反之，"营隧"通路由体循环为起始，也就是胃肠道吸收食物营养经肠系膜静脉进入体腔内肝脾肾，后汇流与下腔静脉（冲脉伴脉）而入肺循环，故相对心肺而言"腹为阴，阴中之阴，肾也，阴中之阳，肝也；腹为阴，阴中之至阴，脾也"。

肝脾肾三脏从于营隧干冲脉伴脉（体静脉干），同时也从卫隧干任脉（胸导管）"任脉循腹里"皆为阴，三阴脏属于"营气"中心，同时也是心肺"宗气"中心下行体腔内的终止区域。宗隧下行于三脏营隧吻合，故腹腔内三脏也有阴阳之细分。脾脏与任脉胸导管结构同属于淋巴系统结构，故"腹为阴，阴中之至阴，脾也"；肾脏属于泌尿系统，肾脏重吸收功能相当于体腔内营血回流通路的起点，故"腹为阴，阴中之阴，肾"；肝脏结构上端静脉连接下腔静脉，上通肺循环属于体腔内营血通路的终止点，故"阴中之阳，肝也"。由此得知，"腹为阴，阴中之阴，肾也，阴中之阳，肝也；腹为阴，阴中之至阴，脾也"阴阳细化标识，又因肝脾肾营隧中"营气"由下向上流入肺脏，

故肺脏为"阳中之阴，肺也"。"营隧"实际是无氧血流通路（体静脉、肺动脉），肝脾肾三脏为阴者，也就是腹腔内营隧分布始终划分界定机制（图2-117）。

三、"五方六合"与脏腑结构阴阳属性定位机制

（一）"五方六合"与历法坐标系模式

根据"广明太冲论"机制分析，经脉机制是以任脉、冲脉、冲脉伴脉为核心，向脏腑、体壁、四肢组织发出分支，形成的体液运动通路结构。现代医学分析就是以淋巴液、有氧血、无氧血三种体液主干通路为核心，分支内连脏腑、外连体壁附肢形成的体液循环通路。从结构机制层面看，两种医学体系对应体液流动通路机制的描述基本重叠，但中医学立论体液循环和组织器官之间具有关联对应关系时，认为体液通路不单与脏腑之间具有归属对应关系，而且经水、经筋、皮部也存在与脏腑之间的归属对应关系，也就是以机体内不同属性流动体液作为基本标准，来对组织器官属性定性定位的标识描述，由此形成特有的体液循环理论称为经脉学说。同样是机体体液流动机制，为什么中医学经脉学说与现代医学循环系统有如此大的差别？要想理清这一问题，还必须从最基本的机制层面而论。

经脉学说是以流体和非流体对应而言，必须以非流体实质性组织结构作为参照物才能定性定位流体体液作用，故需要建立非流体实质性组织坐标系统，才能定位表达体液与实体组织之间的对应关系。中医学和现代医学在解剖学坐标系建立法则上基本是相同的，二者都具有两种坐标系法则。

其一，姿势定位。在判断组织方位和属性判断时，首先要确定是何种姿势为标准，诸如站姿、蹲姿、仰姿、卧姿、侧姿等。不同的姿势定位后得出的标识结果也就不同，如果姿势定位混乱自

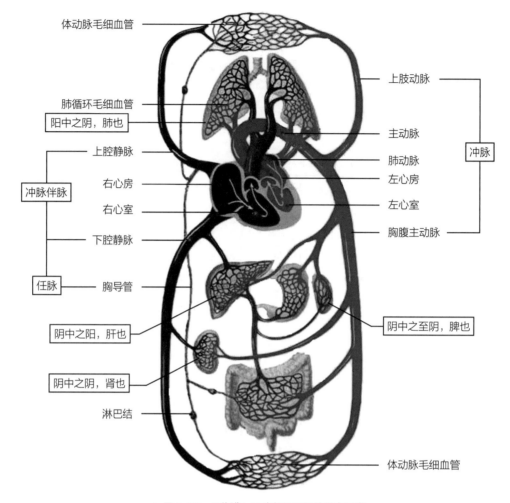

体动脉毛细血管

肺循环毛细血管
阳中之阴，肺也

上腔静脉

冲脉伴脉
右心房
右心室
下腔静脉

任脉
胸导管

阴中之阳，肝也

阴中之阴，肾也

淋巴结

上肢动脉

主动脉
肺动脉
左心房
左心室
胸腹主动脉

冲脉

阴中之至阴，脾也

体动脉毛细血管

▲ 图 2-117 "营隧"肝脾肾阴阳属性界定示意

然也就出现定位判断上的混乱。根据《素问·阴阳离合论》所讲"圣人南面而立，前曰广明，后曰太冲"，中医学是以背景下面向南方站立"圣人南面而立"和体位"前曰广明，后曰太冲"作为姿势定位。

其二，轴面定位原则。现代人体解剖学在姿势定位基础上建立起坐标轴面性系统。轴性分为垂直轴、矢状轴、冠状轴；面性分为矢状面、冠状面、水平面。根据《素问·阴阳离合论》中所讲阳经"太阳为开，阳明为阖，少阳为枢"和阴经"太阴为开，厥阴为阖，少阴为枢"也就是中医学中人体解剖学轴面定位原则。

中医学虽然具有与现代人体解剖学类似的坐标系统，但是在姿势定位和轴面定位原则上却与现代医学差距很大。现代人体解剖学定位单纯

以人体作为对象来建立坐标系，而中医学是以背景环境和人体内在环境两个对象来建立统一坐标系，称为"五方六合"坐标系。

原始的"五方六合"坐标系并非是人体医学坐标系，而是中国古代历法坐标系，即《素问·天元纪大论》所讲："帝曰：上下相召，奈何？鬼臾区曰：寒暑燥湿风火，天之阴阳也，三阴三阳上奉之。木火土金水火，地之阴阳也，生长化收藏下应之"。"天之阴阳也，三阴三阳上奉之"者实际是指六合，"木火土金水火，地之阴阳也，生长化收藏下应之"实际是指五方，二者"上下相召"组成"五方六合"坐标系。《灵枢·通天》讲解这一坐标系为"天地之间，六合之内，不离于五，人亦应之，非徒一阴一阳而已也"。

"五方六合"坐标系实际是由"上下相召"

两个坐标构成。五方者是指地平面东西轴和南北轴相交构成的平面直角坐标系，分为东、西、南、北、中五个方位称为五方；六合者是指从地面向上看天空，是上下轴左右轴前后轴相交构成的立体直角坐标系，分为上、下、左、右、前、后六合面称之为六合。二者结合起来就是所谓的"五方六合"坐标系。

"五方六合"坐标系建立也是以观测者为原点，以地平面动五方观测地理现象，以地面之上六合空间观测天文现象，也就是以立方体放置于地面形态模式当作一个观测定位坐标系统。但是这种形态并不具备阴阳属性界定标识，只是一种存在的几何坐标系，要想赋予阴阳属性必须对应具体的观测对象，历法学中坐标也必须首先确立姿势定位和轴面定位原则。

1. "五方六合"坐标系统建立　中国古代历法观测点是在北温带地区，太阳光照总是处于自南向北照射。故历法坐标系姿势定位即《素问·阴阳离合论》所讲"圣人南面而立"，也就是以站立面对正南方向作为姿势定位，由此得出坐标系与观测对象之间的属性对应关系"阳予之正，阴为之主"。"阳予之正，阴为之主"是南面而立姿势下接受太阳光辐射的一种状态描述，"阳予之正"对应描述的是光照辐射源方向（面对太阳方向），"阴为之主"对应描述的是光照辐射接受体方向（背对太阳方向）。由于中国古代历法研究的主体不是太阳星体，而是研究在太阳关照下地表环境的气象物候规律，而阳光辐射源方向确立称为"阳予之正"，接受阳光辐射方向确立为"阴为之主"，故"圣人南面而立"又称"阴阳正主"，南向为阳正，北向为阴主。

"圣人南面而立"者，分解即南向为阳正，北向为阴主，也就是坐标南北轴的轴性定位。只有一轴不能形成坐标系，故又设上下轴与"圣人南面而立"形成交叉，即《素问·阴阳离合论》所讲"未出地者，命曰阴处，名曰阴中之阴；则出地者，命曰阴中之阳"。"五方六合"坐标姿势

定位是由南北轴"阳予之正，阴为之主"和上下轴"未出地者，命曰阴处，名曰阴中之阴；则出地者，命曰阴中之阳"共同构成。综上所述，"五方六合"坐标姿势定位是以"阳予之正，阴为之主"南北轴为主，"未出地者，命曰阴处，名曰阴中之阴；则出地者，命曰阴中之阳"上下轴为辅，南北轴和上下轴交叉构成纵向平面直角坐标系，也就是"五方六合"坐标姿势定位（图2-118）。

2. "三阴三阳"坐标轴面定位　南北轴和上下轴交叉构成纵向平面直角坐标系，只是"五方六合"坐标姿势定位并不能构成立体直角坐标系，无法表达气象物候立体变化形态，故还需要轴面属性定位。坐标姿势定位由南北轴和上下轴交叉构成纵向平面直角坐标系，确立了南北轴向和上下轴向，立足地平面再设立东西轴向，形成南、北、上、下、东、西六个轴向，就构成了立体直角坐标。换言之，这一立体直角坐标线纵横两个轴面构成，"南、北、上、下"两轴四向构成纵向轴面（纵向平面直角坐标系）表达天文气象。"南、北、东、西"两轴四向构成横向轴面表达地理物候，二者构成的立体直角坐标系也是"五方六合"坐标轴面定位。

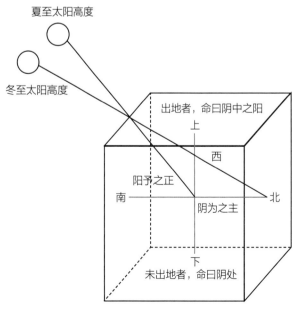

▲ 图2-118 "五方六合"坐标姿势定位示意

其一，纵横两个平面直角坐标系相交成立体直角坐标系，交会原点就是立方体的中央位置。从纵向平面直角坐标系向横向平面直角坐标系看，地平面东、西、南、北、中五个方位构成"五方"，也就是"地之阴阳也，生长化收藏下应之"用于描述物候"木火土金水火"。《素问·异法方宜论》载："东方之域，天地之所始生也。西方者，金玉之域，沙石之处，天地之所收引也。北方者，天地所闭藏之域也。南方者，天地所长养，阳之所盛处也。中央者，其地平以湿，天地所以生万物也众。"

其二，从横向平面直角坐标系原点向纵向平面直角坐标系看，看到的就是上、下、前、后、左、右三轴六面，赋予阴阳含义就是三阴三阳，即上面对应阳明、下面对应太阴、前面对应少阴、后面对应太阳、左面对应厥阴、右面对应少阳，用于描述气象"寒暑燥湿风火"也就是所谓的"六合"。

当我们明白了上述纵横两个平面直角坐标交叉形成的立体直角坐标系后，我们就明白了所谓的"五方六合"坐标系，赋予阴阳属性即《素问·天元纪大论》所讲"帝曰：上下相召，奈何？鬼臾区曰：寒暑燥湿风火，天之阴阳也，三阴三阳上奉之。木火土金水火，地之阴阳也，生长化收藏下应之"坐标模型，也就是"五方六合"坐标阴阳轴面定位（图2-119）。

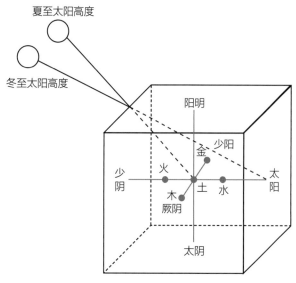

夏至太阳高度

冬至太阳高度

阳明

少阳

金

火

少阴

木

土

水

太阳

厥阴

太阴

▲ 图2-119 "五方六合"坐标阴阳轴面定位示意

（二）"五方"与人体脏腑结构对应模型机制

历法学"五方六合"坐标的构成是由"三阴三阳"和"火土金水火"构成的复合型坐标系，即《素问·天元纪大论》所讲"帝曰：上下相召，奈何？鬼臾区曰：寒暑燥湿风火，天之阴阳也，三阴三阳上奉之。木火土金水火，地之阴阳也，生长化收藏下应之"。按照这样的坐标就是"三阴三阳"在上，"木火土金水火"在下而构成，但是人体结构毕竟不同于上下天地背景环境，利用这一坐标对应人体做出阴阳属性判断，首先要确立非常准确的机制对应法则，否则就无法建立正确的医学诊疗体系。

1. "五方"与"凡十一脏，取决于胆也"对应机制　在历法坐标"五方六合"中，"五方"是指地，地者是指五行"木火土金水火，地之阴阳也，生长化收藏下应之"，也就是由南北（水火）和东西（木金）两轴的交会点，由此构成一个平面直角坐标系。"五方"坐标是以地平面为标准，五行中的"土"对应地，故"五方"坐标的使用法则，首先确立"土"行，然后才确立"木、火、金、水"四行。"五方"坐标确立后，在此基础上寻找人体结构与之对应的关系，也就是《素问·六节藏象论》所讲"余闻气合而有形，因变以正名。天地之运，阴阳之化，其于万物，孰少孰多"法则，"气合而有形，因变以正名"者也就是藏象学说建立的基本法则。意思是讲将无形的天地背景作用力和有形的人体结构对应起来"气合而有形"，然后给人体结构而定名"因变以正名"，就可以认识把握人体内环境变化和背景环境变化的对应关系，由此测度出"天地之运，阴阳之化，其于万物，孰少孰多"，也就是所谓的藏象理论背后的真正机制。

（1）"气合而有形"与气味宗营交通机制："气合而有形"是由"天食人以五气，地食人以五味"两部分构成。"天食人以五气"对应天"寒暑燥湿风火"而生"气"，具体就是"五气入鼻，藏于心肺，上使五色修明，音声能彰"。现代医学分析就是机体通过呼吸系统吸收氧气变为有氧血，然后通过循环系统为全身组织器官提供有氧血供应。"天食人以五气"而生宗气，即"故宗气积于胸中，出于喉咙，以贯心脉（别本作肺），而行呼吸焉"（《灵枢·邪客》）。"地食人以五味"对应地"木火土金水火"而生"味"，具体就是"五味入口，藏于肠胃，味有所藏，以养五气，气和而生，津液相成，神乃自生"。现代医学分析就是通过消化系统摄取食物营养，经血循环系统为全身组织器官提供食物营养。"地食人以五味"而生营气，即"营气者，泌其津液，注之于脉，化以为血，以荣四末，内注五脏六腑，以应刻数焉"。综上所述，"天食人以五气"而生气而宗气行，"地食人以五味"而生味而营气行，气味和而宗营通，宗营交会而合天地，即"气合而有形"，也就是《灵枢·营气》所讲"营气之道，内谷为宝。谷入于胃，乃传之肺，流溢于中，布散于外，精专者行于经隧，常营无已，终而复始，是谓天地之纪"（表 2-37）。

表 2-37　"气合而有形"与气味宗营交通机制

气合而有形		
气行	寒暑燥湿风火	木火土金水火
气味	天食人以五气	地食人以五味
合形	五气入鼻，藏于心肺	五味入口，藏于肠胃
宗营	五气生宗气	五味生营气
藏象	终而复始，是谓天地之纪	

（2）"因变以正名"与"十一脏，取决于胆也"结构机制："气合而有形"以"天食人以五气"和"地食人以五味"两种形式构成。

"鼻"通于天"寒暑燥湿风火"而"藏于心肺，上使五色修明"，阳者言"气合"为心肺，阴者言"有形"为肝脾肾，故心肺者为阳，肝脾肾为阴。综合而言，即《素问·金匮真言论》所讲"故背为阳，阳中之阳，心也；背为阳，阳中之阴，肺

也；腹为阴，阴中之阴，肾也，阴中之阳，肝也；腹为阴，阴中之至阴，脾也"。"口"通于地"木火土金水"而"藏于肠胃，味有所藏，以养五气"，故六腑为阳五脏为阴，阳者言"气合"为六腑，阴者言"有形"为五脏。《素问·金匮真言论》载："言人身之脏腑中阴阳，则脏者为阴，腑者为阳。肝、心、脾、肺、肾，五脏皆为阴，胆、胃、大肠、小肠、膀胱、三焦，六腑皆为阳。"

"天食人以五气"形成五脏之间阴阳，"地食人以五味"形成脏腑间阴阳，天地与人"气合而有形"得出两种阴阳属性界定结论。但是人体只有一个，故而必须把二者结合起来才能构成完整的"藏象"结构模型。五气"气合而有形"形成"阳中之阴，肺也；腹为阴，阴中之阴，肾也，阴中之阳，肝也；腹为阴，阴中之至阴，脾也"；五味"气合而有形"形成"肝、心、脾、肺、肾，五脏皆为阴，胆、胃、大肠、小肠、膀胱、三焦，六腑皆为阳"。二者之间以"脾脏"为结合体最初形成"四脏七腑"结构模型，四脏者即"心者，生之本，神之变也，其华在面，其充在血脉，为阳中之太阳，通于夏气。肺者，气之本，魄之处也，其华在毛，其充在皮，为阳中之太阴（《黄帝内经·太素》作少阴），通于秋气。肾者，主蛰，封藏之本，精之处也，其华在发，其充在骨，为阴中之少阴（《黄帝内经·太素》作太阴），通于冬气。肝者，罢极之本，魂之居也，其华在爪，其充在筋，以生血气，其味酸，其色苍，此为阳中之少阳，通于春气"；七腑者，即"脾、胃、大肠、小肠、三焦、膀胱者，仓廪之本，营之居也，名曰器，能化糟粕，转味而入出者也，其华在唇四白，其充在肌，其味甘，其色黄，此至阴之类，通于土气"，另加"胆"形成"七腑"在"四脏七腑"结构模型中，四脏"心肝肺肾"对应"木火金水"四行，七腑共同对应"土"行，以此形成地之五行和人体脏腑之间的对应关系，也就是所谓的"五行藏象"理论模型。

"四脏七腑"理论模型虽然是五脏和六腑之间的结构关联，藏象源头起于"五气入鼻，藏于

心肺"和"五味入口,藏于肠胃",鼻口结构在头部属于奇恒之腑。奇恒之腑由上而下由外而内分别是"脑、髓、骨、脉、胆、女子胞",其中奇恒之腑中"胆囊"与传化五腑"胃、大肠、小肠、三焦、膀胱"而构成六腑,实现奇恒之腑和传化五腑的结构关联。六腑与五脏以脾脏为直接结合成为七腑,实现六腑与五脏之间的结构关联。脾脏与六腑结合成七腑后,五脏就剩下了心肝肺肾四脏,由此形成的脏腑结构模型是"四脏七腑"结构模型。这一奇恒之腑、传化五腑、五脏共构而成的脏腑模型共十一个脏器组织而构成,起始点为奇恒之腑"胆囊",故"四脏七腑"脏腑结构模型又称"凡十一脏,取决于胆也"(图2-120)。

"五行藏象"是以"四脏七腑"为结构模型,故称为"凡十一脏,取决于胆也"。这一结构具有三个特点,第一,"四脏七腑"是奇恒六腑、传化五腑、五脏的综合模型,因为这一结构模型不局限于五脏六腑范围,而是包括奇恒之腑,将脏腑组织和躯干肢体组织都涵盖进来,由此确立出五脏和五体对应法则。第二,"四脏七腑"结构模型是基于"天食人以五气,地食人以五味"而建立,并非单纯以"木火土金水"为标准,而是以"寒

暑燥湿风火"和"木火土金水火"两个标准构建的,由此建立确立出脏腑组织与气味交通的对应法则。第三,"四脏七腑"结构模型中,四脏对应天"寒暑燥湿风火",与"天度者,所以制日月之行也"相应;七腑对应地"木火土金水",与"气数者,所以纪化生之用也"。由此确立出人体结构功能变化和背景气象物候变化的对应法则,即《素问·六节藏象论》所讲"夫六六之节,九九制会者,所以正天之度,气之数也"。综合上述,人体结构同背景环境之间的关系,是以"五气入鼻,藏于心肺"和"五味入口,藏于肠胃"作为交通渠道,将"五气"和"五味"传输收藏与五脏之中,五脏成为背景环境"五气"和"五味"的受纳体,故称为"藏象",又因"四脏七腑"对应背景地之五行,又称"五行藏象"。

2."五行藏象"阴阳属性界定机制 "四脏七腑"脏腑结构模型是由"五气入鼻,藏于心肺"和"五味入口,藏于肠胃"而来,在阴阳属性判定上自然得出两种结论。

"五气入鼻,藏于心肺"得出心肺为阳肝脾肾结论,就是氧气由心肺而进入脏纳于肝脾肾,也就是《素问·金匮真言论》所讲"故背为阳,阳中之阳,心也;背为阳,阳中之阴,肺也;腹为阴,阴中之阴,肾也,阴中之阳,肝也;腹为阴,阴中之至阴,脾也",简称为五脏阴阳。

"五味入口,藏于肠胃"得出"六腑为阳,五脏为阴"结论,就是水谷营养成分由六腑进入,脏纳于五脏,也就是《素问·金匮真言论》所讲"言人身之脏腑中阴阳,则脏者为阴,腑者为阳。肝、心、脾、肺、肾,五脏皆为阴,胆、胃、大肠、小肠、膀胱、三焦,六腑皆为阳",简称脏腑阴阳。

五脏阴阳中"阴中之至阴,脾也",也就是氧气由心肺而入到达的终止位置,脏腑阴阳中六腑皆为阳,五脏皆为阴,故脾脏为五脏阴阳和脏腑阴阳的交会点,由此将脾脏和六腑结合在一起构成"七腑"。七腑同为"此至阴之类,通于土气",由此得出"四脏七腑"结构模型的阴阳属性界定

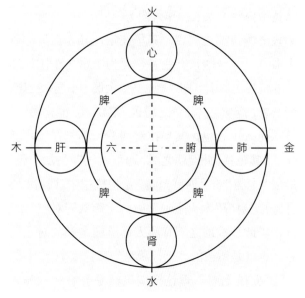

▲ 图2-120　五行藏象机制示意

结论，即《素问·六节藏象论》所讲"心者，为阳中之太阳，通于夏气。肺者，为阳中之太（《黄帝内经·太素》作少）阴，通于秋气。肾者，为阴中之少（《黄帝内经·太素》作太）阴，通于冬气。肝者，此为阳中之少阳，通于春气。脾、胃、大肠、小肠、三焦、膀胱者，此至阴之类，通于土气"，由于经典记载原因出现很多争议之处，根据两篇原文比对总结如下，心为"阳中之太阳"，肺为"阳中之太阴"，肝为"阴中少阳"，肾为"阴中之少阴"，脾六腑皆为"阴中之至阴"，由此确立出"四脏七腑"结构模型的阴阳属性，简称五行藏象阴阳（图 2-121）。

"五行藏象"模型中阴阳属性定位不是单纯的人体结构定位，而是根据背景环境和人体结构两个方面得出的综合性结论。人体而言用于表达由"天食人以五气"向"地食人以五味"的转化；背景环境就是表达由"寒暑燥湿风火，天之阴阳也，三阴三阳上奉之"向"木火土金水火，地之阴阳也，生长化收藏下应之"的转化；二者结合用于表达"五气"和"五味"人体内外交通关系。由此得知，"四脏七腑"阴阳属性界定不能称为"五脏阴阳"，只能称为"五行阴阳"，这就是阴阳五行藏象理论的根本机制来源，模型是以"凡十一

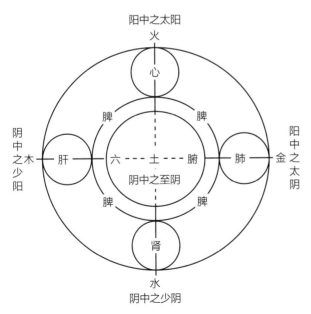

▲ 图 2-121　五行藏象阴阳属性界定示意

脏，取决于胆也"构成，以"四脏七腑"对应《素问·天元纪大论》中所讲的"木火土金水火，地之阴阳也，生长化收藏下应之。天以阳生阴长，地以阳杀阴藏"原则，来诠释历法"五方"坐标与人体结构的对应机制。

3. "八虚"与五脏经脉内外构成机制　由于六经属于体液传输通路结构，体液属性分为宗、营、卫三气，而三气发生于体腔之内。《灵枢·邪客》载："五谷入于胃也，其糟粕津液宗气，分为三隧：故宗气积于胸中，出于喉咙，以贯心脉，而行呼吸焉；营气者，泌其津液，注之于脉，化以为血，以荣四末，内注五脏六腑，以应刻数焉；卫气者，出其悍气之慓疾，而先行于四末分肉皮肤之间，而不休者也，昼日行于阳，夜行于阴。常从足少阴之分间，行于五脏六腑。"宗、营、卫三气在三隧中流动，三隧首先与脏腑关联，然后延伸至躯干肢体，由此形成三隧内连脏腑外连躯干四肢结构。《灵枢·邪客》载："肺心有邪，其气留于两肘。肝有邪，其气流于两腋。脾有邪，其气留于两髀。肾有邪，其气留于两腘。凡此八虚者，皆机关之室，真气之所过，血络之所游。"简称为"经脉八虚"，六经"开、阖、枢"不是依靠单一经脉机制得出的结论，而是基于"经脉八虚"结构得出的综合性结论，故这一机制具有多重机制含义。

（1）"肺心有邪，其气留于两肘"与心肺二经构成机制：宗气源于"宗气积于胸中，出于喉咙，以贯心脉（别本作肺），而行呼吸焉"，也就是《素问·六节藏象论》所讲"五气入鼻，藏于心肺，上使五色修明，音声能彰"。"上使五色修明"即宗气作用，宗气在"心主血脉"作用下自内向外做离心运动，心经和肺经由心肺部位穿越躯干向上肢远端循行分布，由此划分界定心肺二经的定位为"肺心有邪，其气留于两肘"。现代医学分析就是由锁骨下动脉、腋动脉、肱动脉延伸通过肘部后发出的两条分支动脉，一个分支是桡动脉就是手太阴肺经，一个分支是尺动脉就是手少阴心经，两条经脉皆属于宗隧（体动脉血管）。

当心肺有病时就会通过这两条经脉体现在肘部，中医学根据这一机制界定心肺二经出体腔位置是在两肘部位。

（2）"肝有邪，其气流于两腋"与肝经构成机制：营气源于"中焦亦并胃中，出上焦之后，此所受气者，泌糟粕，蒸津液，化其精微，上注于肺脉，乃化而为血，以奉生身，莫贵于此，故独得行于经隧，命曰营气"。现代医学分析，胃肠道吸收食物营养后经肠系膜静脉进入血流，在肝脏转化后经下腔静脉进入心肺，故肝脏是"营气"生成的核心器官，携带食物营养的血流称之为营气。营隧循行功能即"营气者，泌其津液，注之于脉，化以为血，以荣四末，内注五脏六腑，以应刻数焉"，现代医学分析就是随下腔静脉流动的体静脉，称之营隧。

肝脏是营气生成的核心器官，位于右上腹，隐藏在右侧膈下和肋骨深面。大部分肝为肋弓所覆盖，仅在腹上区、右肋弓间露出并直接接触腹前壁，肝上面则与膈及腹前壁相接，当肝脏有病时就会引起肝经腋肋段左右胸外侧静脉出现反应，即"肝有邪，其气流于两腋"。中医学根据这一机制界定肝经出体腔位置是在两肋部位。

（3）"脾有邪，其气留于两髀"与脾经构成机制：脾脏之上具有淋巴管和动静脉也就是脾脏宗营卫三隧结构。脾脏属于人体最大淋巴器官，故脾脏淋巴管是全身最重要的卫隧通路结构。脾脏静脉（营隧）和淋巴管（卫隧）关系全身淋巴循环运动（卫气行），脾脏淋巴管（卫隧）淋巴回流是向淋巴干胸导管（任脉）回流，由此形成机体最大淋巴器官脾脏和最粗淋巴干胸导管（任脉）的结构关联。胸导管下端乳糜池主要引流下肢、盆部、腹部淋巴液回流，故当脾脏发生病变时，就会引起下肢、盆部、腹部淋巴液回流异常反应，同时也会引起脾静脉和下肢、盆部、腹部静脉血流回流异常，即"脾有邪，其气留于两髀"。中医学就是根据这一机制界定脾经出体腔位置是在两髀部位。

（4）"肾有邪，其气留于两腘"与肾经构成机制：肾经主段结构是由属于冲脉（腹主动脉）肾动脉和延伸到膝关节的腘动脉构成。腘动脉之下的胫后动脉属于肾经的远端结构，肾经属于宗隧结构，宗气由心肺而出，沿着冲脉体腔分段（胸腹主动脉）垂直下行流动，在体腔内流经肾脏（肾动脉）。因肾脏属于泌尿器官具有重吸收功能，故而对血容量具有调节作用，当肾脏出现病变时，就会影响肾经腘动脉段血流出现变化反应，即"肾有邪，其气留于两腘"，中医学就是根据这一机制界定肾经出体腔位置是在两腘部位。

五脏经脉是由冲脉和冲脉伴脉分支而形成。由于冲脉和冲脉伴脉主段结构在体腔之内，宗营二气出现上下相向而行的运动状态，使得五脏经脉体腔内五脏向体腔外躯干四肢延伸分布。从冲脉和冲脉伴脉向五脏经脉延伸是由动静脉干向分支动静脉数量逐渐增多的过程，这就需要界定经脉主干和经脉分支位置，即"经脉八虚"背后真正机制。八虚者即"两肘、两腋、两髀、两腘"，五脏经脉是由冲脉和冲脉伴脉通过"八虚"部位时延伸分化至躯干肢体远端而形成（图2-122）。

（三）"六合"与脏腑结构对应模型机制

1. "六合"坐标设立原理简述 "五行藏象"是基于历法"五方"坐标，以人体十一个脏器确立出"四脏七腑"的脏腑模型，四脏者对应"寒暑燥湿风火，天之阴阳也，三阴三阳上奉之"言为五气，七腑者对应"木火土金水火，地之阴阳也，生长化收藏下应之"，以此来确立天之六气地之五行与人体组织器官的对应关系。这一结构模型是以历法"五方"坐标为标准建立起来的，六气五行合而为十一，对应人体就是"凡十一脏，取决于胆也"，以此来诠释地之"气数者，所以纪化生之用也"与人体结构之间的关系。与历法"五方"坐标"气数者，所以纪化生之用也"相反的是"六合"坐标，"六合"也就是"寒暑燥湿风火，天之阴阳也，三阴三阳上奉之"的坐标模型，用

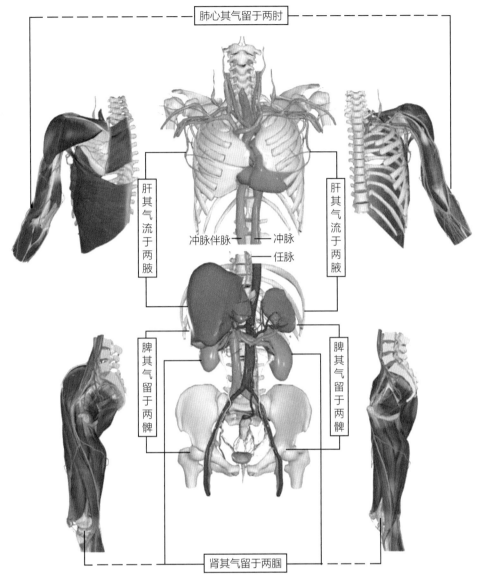

▲ 图 2-122　"八虚"五脏经脉内外构成示意

以表述"天度者，所以制日月之行也"故继"五行藏象"理论之后，还存在"六合"历法坐标，也存在与人体结构对应关系机制。

"六合"历法具体坐标设立法则就是《素问·六微旨大论》所讲"帝曰：愿闻天道六六之节盛衰何也？岐伯曰：上下有位，左右有纪。故少阳之右，阳明治之；阳明之右，太阳治之；太阳之右，厥阴治之；厥阴之右，少阴治之；少阴之右，太阴治之；太阴之右，少阳治之。此所谓气之标，盖南面而待之也。故曰：'因天之序，盛衰之时，移光定位，正立而待之。'此之谓也"。这一坐标

下设立有如下特点。

其一，"移光定位，正立而待之"空间轴定位。"六合"坐标系不是一种平面直角坐标系，而是一种三轴构成立体直角坐标系。立夏 - 立冬连线为上下轴，春分 - 秋分连线为左右轴，大暑 - 大寒连线为前后轴，三轴交叉形成立体直角坐标系用于表达六气的空间分布，即"移光定位，正立而待之"。

其二，"因天之序，盛衰之时"时间轴定位。在使用"六合"立体直角坐标系时，六气"寒暑燥湿风火"是随着"天度者，所以制日月之行也"呈现周期性运动，故而结合时间周期划分为"少

阳、阳明、太阳、厥阴、少阴、太阴"六个时段（弧度），由此来测定"因天之序，盛衰之时"。

其三，"上下有位，左右有纪"与六气时空定位。六气属于气象，气象变化就有空间属性和时间属性，而且与地表五行为一体，"六合"坐标必须与"五方"结合起来才能对气象做出具体测定推演，故使用上下轴和左右轴作为两个坐标的结合部，即"上下有位，左右有纪"，由此实现"因天之序，盛衰之时"和"移光定位，正立而待之"的统一，也就是单纯的"六合"坐标的设立法则。

"六合"坐标由三轴构成，即"三阴三阳上奉之"。六气"寒暑燥湿风火"具有周期性规律，故在使用"六合"坐标时实际是十二个测定点。古代历家使用十二地支作为坐标量纲，由此使得"三阴三阳"变成十二个转折点，用于表达六气周期运动中的冷热盛衰变化规律，也就是"司天在泉"历法原理。"司天"象征在上，主上半年的六气情况，"在泉"象征在下，用于测度下半年的六

气情况，上半年"司天"和下半年"在泉"结合点是左右轴，即"上下有位，左右有纪"。由此构成"三阴三阳上奉之"十二个转折点，也就是"正天之度，气之数也"之法。具体内容就是《素问·六节藏象论》所讲"天为阳，地为阴，日为阳，月为阴，行有分纪，周有道理，日行一度，月行十三度而有奇焉。故大小月三百六十五日而成岁，积气余而盈闰矣。立端于始，表正于中，推余于终，而天度毕矣"（此处不做细讲）。

"寒暑燥湿风火，天之阴阳也，三阴三阳上奉之"和五行"木火土金水火，地之阴阳也，生长化收藏下应之"是上下相召关系。"六合"坐标不能隔离"五方"坐标而独立存在，由此将"少阳、阳明、太阳、厥阴、少阴、太阴"结合五行，标识出子午少阴君火、丑未太阴湿土、寅申少阳相火、卯酉阳明燥金、辰戌太阳寒水、巳亥厥阴风木。"六合"坐标是结合"五方"坐标而构建而成（图2-123）。

2."六合"与十二官相使对应机制 "五方"

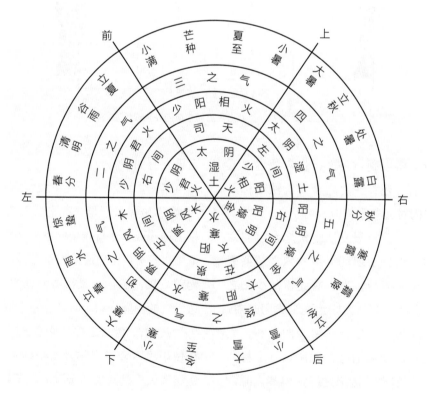

▲ 图2-123 "六合"历法坐标解析

坐标与人体结构对应形成的"五行藏象"模型由十一个脏器构成即"凡十一脏，取决于胆也"，用于表达天之六气"寒暑燥湿风火"向地之五行"木火土金水火"的转化。具体机制是"五气入鼻，藏于心肺"与"五味入口，藏于肠胃，味有所藏"交会，又称"四脏七腑"结构模型。四脏者，心为阳中之太阳，属于火，肺者为阳中之太阴（《黄帝内经·太素》作少阴），属于金，肾为阴中之少阴（《黄帝内经·太素》作太阴），属于水，肝为阳中之少阳属于木；七腑者"脾、胃、大肠、小肠、三焦、膀胱、胆囊"皆为阴中至阴属于土。"六合"坐标和"五方"坐标相同，也有对应的人体结构模型，由十二个脏器组织构成称之为"十二脏之相使"，即《素问·灵兰秘典论》所讲"心者，君主之官也，神明出焉。肺者，相傅之官，治节出焉。肝者，将军之官，谋虑出焉。胆者，中正之官，决断出焉。膻中者，臣使之官，喜乐出焉。脾胃者，仓廪之官，五味出焉。大肠者，传导之官，变化出焉。小肠者，受盛之官，化物出焉。肾者，作强之官，伎巧出焉。三焦者，决渎之官，水道出焉。膀胱者，州都之官，津液脏焉，气化则能出矣"。"十二官相使"也就是"六脏六腑"脏腑模型，六脏和六腑形成六个脏腑对应，即脏腑表里关系机制的来源。对这一脏腑结构模型的形成分析如下。

（1）"同出一脘，异途施化"与会厌结构机制：人体结构是以"五气入鼻，藏于心肺"和"五味入口，藏于肠胃"两种形式，与背景环境物质能量交通，口鼻结构都是在头颈部，二者结合部称为"会厌"。会厌之下又分成两个通路，气管下行通于心肺，食管下通胃肠，这一解剖结构在《医贯·内经十二官论》讲解为"脏腑内景。各有区别。咽喉二窍，同出一脘，异途施化。喉在前主出。咽在后主吞。喉系坚空。连接肺本。为气息之路。呼吸出入。下通心肺之窍。以激诸脉之行。气之要道也。咽系柔空。下接胃本。为饮食之路。水谷同下。并归胃中。乃粮运之关津也。二道并行。

各不相犯。盖饮食必历气口而下。气口有一会厌。当饮食方咽。会厌即垂。厥口乃闭。故水谷下咽。了不犯喉。言语呼吸。则会厌开张。当食言语。则水谷乘气。送入喉脘。遂呛而咳矣。喉下为肺。两叶白莹。谓之华盖。以复诸脏。虚如蜂窠"。总结而言，"天食人以五气，地食人以五味"是由"同出一脘，异途施化"结构方式与人体结构发生交通。现代医学分析就是人体以呼吸道和消化道结构与背景环境发生物质能量交换，以此保持机体组织器官的新陈代谢。

（2）"膻中者，臣使之官"与十二官构成机制：鼻腔和口腔以"同出一脘，异途施化"方式产生与"天食人以五气，地食人以五味"之间的气味交通。"异途施化"也就是"五气入鼻，藏于心肺"和"五味入口，藏于肠胃"，但是二者结构差距很大。"五味入口，藏于肠胃"是以食管为传输通路，食管连接胃肠称为前后全开口结构；"五气入鼻，藏于心肺"是以气管为传输通路，气管前口为鼻腔，后下连接心肺而无开口，为一个半开口腔体结构。当五气五味通过会厌"同出一脘，异途施化"结构进入机体后，就需要一种结构相连。现代医学分析就是体腔浆膜结构，体腔内浆膜分为脏层和壁层，壁层附衬与胸腹腔内壁，脏层附着于内脏器官的外侧，由此形成浆膜腔结构，中医学称为心包和三焦。《外经微言·包络配腑》载："岐伯曰：心包络，腑也，性属阴，故与脏气相同，所以分配六腑也。天老曰：心包络既分配腑矣，是心包络即脏也，何不名脏而必别之为腑耶？岐伯曰：心包络，非脏也。天老曰：非脏列于脏中，毋乃不可乎？岐伯曰：脏称五不称六，是不以脏予包络也。腑称六，不称七，是不以腑名包络也，天老曰：心包络，非脏非腑何以与三焦相合乎？岐伯曰：包络与三焦为表里，二经皆有名无形，五脏有形与形相合，包络无形，故与无形相合也。天老曰：三焦为孤脏，既名为脏，岂合于包络乎？岐伯曰：三焦虽亦称脏，然孤而寡合，仍是腑非脏也，舍包络之气，实无可依，天然配合，非勉强附会也。"

浆膜腔结构是存在于体腔内范围很大的膜状腔体结构。浆膜脏层将五脏包裹在内，以心包膜为主，称为心包，故中医学将心包归属为脏，与五脏合并为六脏；浆膜壁层附衬遇体壁与六腑外侧吻合称为三焦，三焦将五脏和脏层都包裹在内，故中医学将三焦划归于腑，与其他五腑合并成六腑。六脏和六腑的结合部位是心包结构，心包膜和胸腔内壁层浆膜共构为一体中称为膻中，膻中成为"五气入鼻，藏于心肺"外围包裹结构，也就是《素问·灵兰秘典论》所讲"膻中者，臣使之官，喜乐出焉"功能，具体机制在《医贯·内经十二官论》介绍为"下无透窍。故吸之则满。呼之则虚。一吸一呼。本之有源。无有穷也。乃清浊之交运。人身之橐籥。肺之下为心。心有系络上系于肺。肺受清气。下乃灌注。其象尖长而圆。其色赤。其中窍数多寡各异。迥不相同。上通于舌。下无透窍。心之下有心包络。即膻中也。象如仰盂。心即居其中。九重端拱。寂然不动。凡脾胃肝胆两肾膀胱。各有一系。系于包络之旁以通于心。此间有宗气。积于胸中。出于喉咙。以贯心脉而行呼吸。即如雾者是也。如外邪干犯。则犯包络。心不能犯。犯心即死矣"。

（3）"三焦"六腑的结构定位：鼻腔和口腔结构以会厌"同出一脘，异途施化"结构与体腔内脏腑结构吻合，三焦结构起点在会厌外侧；会厌外侧浆膜结构向体腔壁内延伸，由于胸膈结构的存在形成了两个区域，胸膈之上就是"膻中"结构，胸膈之下就是三焦。但要特别提示，心脏和心包是处于胸腔中央位置，周围的胸腔内壁浆膜层液属于三焦结构，换言之，从会厌之下的整个胸腹腔内壁浆膜腔都属于三焦结构。《医贯·内经十二官论》曰："此下有隔膜。与脊胁周回相着。遮蔽浊气。使不得上熏心肺。隔膜之下有肝。肝有独叶者。有二三叶者。其系亦上络于心包。为血之海。上通于目。下亦无窍。肝短叶中。有胆附焉。胆有汁。藏而不泻。此喉之一窍也。施气

运化。熏蒸流行。以成脉络者如此。咽至胃。长一尺六寸。通谓之咽门。咽下是隔膜。隔膜之下。有胃盛受饮食。而腐熟之。其左有脾。与胃同膜。而附其上。其色如马肝赤紫。其形如刀镰。闻声则动。动则磨胃。食乃消化。胃之左有小肠。后附脊膂。左环回周迭积。其注于回肠者。外附脐上。共盘十六曲。右有大肠。即回肠。当脐左。回周迭积而下。亦盘十六曲。广肠附脊。以受回肠。左环迭积。下辟乃出滓秽之路。广肠左侧为膀胱。乃津液之府。五味入胃。其津液上升。精者化为血脉。以成骨髓。津液之余。流入下部。得三焦之气施化。小肠渗出。膀胱渗入。而溲便注泄矣。"现代医学分析三焦结构范围，包括了口咽、胸腔壁、腹腔壁、消化道外侧、泌尿道外侧整个的体腔壁内侧浆膜腔结构。三焦属于包裹五脏的膜状结构，故将三焦定为六腑之一。

3. "天地相合"与脏腑表里结构机制 心包和三焦结构的确定使得脏腑数量达到十二个，十二脏器结构之间形成以"心者，君主之官也，神明出焉"为核心，其他十一个脏器为外围辅助器官的脏腑结构系统，称之为"十二脏之相使"，又称"十二官"。由于十二个脏器是以"相使"方式形成关联，也就是"六脏六腑"脏腑模型中表里关系机制的源头。

"十二脏之相使"是以"心者，君主之官也"为中心而展开，心脏是血流运动的动力中心，以"营气行"循环通路与其他脏器关联。"营气行"即《灵枢·营气》所讲"营气之道，内谷为宝。谷入于胃，乃传之肺，流溢于中，布散于外，精专者行于经隧，常营无已，终而复始，是谓天地之纪"。"营气行"循环通路由宗营二隧构成，宗隧是"五气入鼻，藏于心肺"传输通路；营隧是"五味入口，藏于胃，以养五脏气"传输通路，宗营二隧关联即"天地之纪"。《素问·五脏别论》描述为"五味入口，藏于胃，以养五脏气。气口亦太阴也，是以五脏六腑之气味，皆出于胃，变见于气口。故五气入鼻，藏于心肺，心肺有病，而

鼻为之不利也。"现代医学分析就是动静脉血管构成的血循环通路关联腔内脏器结构成为一体称之为"十二脏之相使"。

"十二脏之相使"是以"心者，君主之官也"为中心，"营气行"循环通路关联十二个脏器而形成，但背后存在机制缺陷。根据《灵枢·决气》所讲机体的体液循环系统称为"六名一气"，即"余闻人有精、气、津、液、血、脉，余意以为一气耳，今乃辨为六名"，"心者，君主之官也"是"血、脉"二气的动力器官，"精、气、津、液"四气并不为"心者，君主之官也"所主，如果没有四气的动力之源就无法完全形成"十二脏之相使"，故而"十二脏之相使"背后还存在着更深的脏腑关联"相使"机制。

浆膜腔结构将五脏包裹其中，五脏成为一种相对独立的封闭结构，浆膜腔与消化道、泌尿道外侧吻合形成相对独立的开放结构称为六腑。心脏处于体腔内上部被浆膜腔所包裹，心脏搏动通过动脉血管以离心方式向周围组织传输有氧血（宗气），依次经过五脏向六腑传输。六腑结构是有氧血（宗气）外流的终端，由此界定五脏为阴六腑为阳，也就是《素问·金匮真言论》所讲"肝、心、脾、肺、肾，五脏皆为阴，胆、胃、大肠、小肠、膀胱、三焦，六腑皆为阳"。六腑位置同时也是动静脉（宗营二隧）转折区域，使得脏腑形成表里相合，即《外经微言·包络配腑》所讲"肺合大肠，心合小肠，肝合胆，脾合胃，肾合膀胱，此天合也"。与五脏天然相合不同的是心包和三焦表里相合，均属于体腔内浆膜腔结构，浆膜层之上没有血管分布，浆膜腔内浆液正常情况下是由五脏脉管经浆膜脏层渗透形成的，故心包和三焦表里结构不是"天合"。《外经微言·包络配腑》载："雷公曰：三焦与心包络相合，恐非天合矣。岐伯曰：包络非脏而与三焦合者，包络里三焦表也。雷公曰：三焦腑也，何分表里乎？"

体腔浆膜腔结构是包裹五脏结构的一个膜状腔体，下端包裹肾脏，上端心包裹心脏结构，也就是心包和三焦浆液是由心肾动静脉（宗营二隧）渗透而来。心肾之间的血流运动是心包、三焦浆液多少的调节要素。其一，动脉血（宗气）由心脏而出下行至肾脏，心包与心脏关联，故心脏对心包浆液的浆液调节是三焦浆液运动的原动力，即《外经微言·包络配腑》所讲"三焦之气，本与肾亲，亲肾不合肾者，以肾有水气也。故不合肾而合于包络耳"。其二，肾脏重新收是通过肾静脉将有用的物质重新转运回血循环之中，即《外经微言·包络配腑》所讲"膀胱与肾为表里，则肾之火气必亲膀胱而疏三焦矣"。其三，心包膜包裹于心脏外侧，心脏为"君主之官也"，心包浆液流动是整个浆膜腔浆液流动的起始部位，肾脏外关联的浆膜结构就是浆膜腔浆液回流部位，中医学将心包界定为脏，三焦界定为腑，也就是心包三焦表里关系机制（图 2-124）。《外经微言·包络配腑》载："雷公曰：包络之火气出于肾，三焦取火于肾，不胜取火于包络乎。岐伯曰：膀胱与肾为表里，则肾之火气必亲膀胱而疏三焦矣。包络得肾之火气，自成其腑，代心宣化，虽腑犹脏也，包络无他腑之附，得三焦之依而更亲，是以三焦乐为表，包络亦自安于里，孤者不孤，自合者永合也。"

"十二脏之相使"形成的"六脏六腑"脏腑模型是由两部分构成。第一部分是以"君主之官也"所主，形成五脏五腑表里结构，即"肺合大肠，心合小肠，肝合胆，脾合胃，肾合膀胱，此天合也"，也就是"血、脉"与脏腑结构关联机制。《素问·调经论》载："五脏之道，皆出于经隧，以行血气，血气不和，百病乃变化而生，是故守经隧焉。"第二部分是以"心肾交通"为主关联心包三焦，形成心包三焦结构也就是"精、气、津、液"与脏腑结构关联机制。《外经微言·包络配腑》载："雷公曰：善。应龙问曰：包络腑也，三焦亦自成腑，何以为包络之使乎？岐伯曰：包络即膻中也，为心膜鬲，近于心宫，遮护君主，其位最亲，其权最重，故三焦奉令不敢后也。应龙曰：包络代心

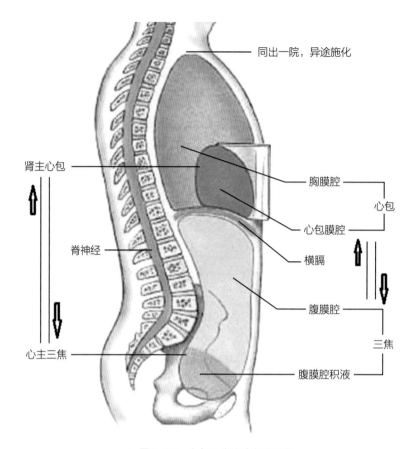

▲ 图 2-124　心包三焦体液交通示意

宣化，宜各脏腑皆奉令矣，何独使三焦乎？岐伯曰：各腑皆有表里，故不听包络之使，惟三焦无脏为表里，故包络可以使之。应龙曰：三焦何乐为包络使乎？岐伯曰：包络代心出治，腑与脏同，三焦听使于包络，犹听使于心，故包络为里，三焦为表，岂勉强附会哉。"五脏五腑表里和细胞三焦表里结合才能将"精、气、津、液"和"血、脉"相互交通，由此实现"六名一气"的整体运动即"十二脏之相使"，也就是六脏六腑表里机制的本质（表 2-38）。

表 2-38　六脏六腑表里机制的本质		
十二脏之相使		
所主	心主	心肾同主
表里	五脏五腑表里相合	心包三焦表里相合
分气	血，脉	精、气、津、液
一气	精、气、津、液、血、脉	

4."六合"与脏腑阴阳属性界定机制　"十二脏之相使"以"相合"形式构成"六脏六腑"模型，脏腑"相合"就是脏腑相表里，即《灵枢·本输》所讲"肺合大肠，大肠者，传导之腑（别本作府）。心合小肠，小肠者，受盛之腑。肝合胆，胆者，中精之腑。脾合胃，胃者，五谷之腑。肾合膀胱，膀胱者，津液之腑也。少阳属肾，肾上连肺，故将两脏。三焦者，中渎之腑也，水道出焉，属膀胱，是孤之腑也。是六腑之所与合者。""六脏六腑"结构模型是以六腑向六脏关联，故又称"是六腑之所与合者"。但是原文中"少阳属肾，肾上连肺，故将两脏"一段引发巨大分歧，一派认为"少阳属肾"之"少阳"一词是指三焦。张景岳《类经》云："少阳，三焦也。三焦之正脉指天，散于胸中，而肾脉亦上连于肺，三焦之下腧属于膀胱，而膀胱为肾之合，故三焦亦属乎肾也。"另一派认为"少阳属肾"，"少阳"一词是一种文字记载错误，少

阳属肾，肾上连肺，故将两脏之少阳字乃少阴之误。如《甲乙经》云："少阴属肾，上连肺。"《黄帝内经·太素》云："少阴属肾，肾上连肺，故将两脏矣。"本人的观点侧重后者文字记载错误，应该是"少阴属肾，肾上连肺，故将两脏"。因这段文字出现在脏腑相合内容中，也就是在讲"十二脏之相使"与"凡十一脏，取决于胆也"相关机制，故必须遵循"凡十一脏，取决于胆也"阴阳属性界定法则，才能诠释二者之间相合后的"六脏六腑"阴阳属性界定，分析如下。

（1）脏腑阴阳属性界定的两种原则：六腑是基于"地食人以五味"而言，具体就是"五味入口，藏于肠胃，味有所藏，以养五气，气和而生，津液相成，神乃自生"。阴阳属性界定也就是《素问·金匮真言论》中所讲"肝、心、脾、肺、肾，五脏皆为阴，胆、胃、大肠、小肠、膀胱、三焦，六腑皆为阳"。脏腑阴阳属性界定中，脏腑并没有阴阳的细化界定，只是将五脏界定为阴六腑界定为阳，以此来描述"地食人以五味"由六腑流向五脏的运动轨迹。反之，五脏是基于"天食人以五气"而言，具体就是"五气入鼻，藏于心肺，上使五色修明，音声能彰"，也就是"四脏七腑"脏腑结构。脏腑阴阳属性界定中，五脏具有阴阳细化界定"心者，为阳中之太阳。肺者，为阳中之太阴。肾者，为阴中之少阴。肝者，此为阳中之少阳"，六腑没有细化阴阳属性界定划分，而是随脾脏都属于土，即"脾、胃、大肠、小肠、三焦、膀胱者，此至阴之类，通于土气"。综上所述，根据"天食人以五气，地食人以五味"原则六腑结构具有两种相反的两种阴阳属性结论，在"天食人以五气"原则下，六腑全部属于阴性；在"地食人以五味"原则下，六腑全部属于阳性。脏腑阴阳属性划分中出现两种完全相反的结论，也就是基于《素问·天元纪大论》所讲"寒暑燥湿风火，天之阴阳也，三阴三阳上奉之"和"木火土金水火，地之阴阳也，生长化收藏下应之"之间"上下相召"而形成，只有将二者结合起来才能真正认识"六脏六腑"阴阳属性界定原理。

（2）"六脏六腑"内外交通机制："六脏六腑"由"是六腑之所与合者"而形成，从字面上看是六腑向六脏转化形成相合，其实不然，六腑者起于"五味入口，藏于肠胃，味有所藏，以养五气，气和而生，津液相成，神乃自生"。"五味入口"和"五气入鼻"是相对而言的，口鼻结构都分布于头部，属于奇恒之腑，故"是六腑之所与合者"是由传化五腑向奇恒六腑转化相合而形成。奇恒之腑者"脑、髓、骨、脉、胆、女子胞"为地为阴；传化之腑"胃、大肠、小肠、三焦、膀胱"为天为阳，五脏处于奇恒之腑和传化五腑之间，同时通过"五气入鼻，藏于心肺"和"五味入口，藏于肠胃"与奇恒之腑和传化之腑发生交通。三者之间的关联结构是胆囊和心包，奇恒之腑中"胆"与传化五腑共构形成"六腑"，传化之腑中的三焦上部与心脏关联形成心包，心包与五脏共构成"六脏"，由此形成"六脏六腑"表里相合结构。换言之，六脏六腑结构是由奇恒之腑、传化五腑、五脏三者共构而成，是"五气入鼻，藏于心肺，上使五色修明，音声能彰"和"五味入口，藏于肠胃，味有所藏，以养五气，气和而生，津液相成，神乃自生"交会的整体表达模式，由此实现脏腑结构与背景环境的内外交通。

（3）"脏腑相合"与宗营卫三气交通机制："六脏六腑"是奇恒之腑、传化五腑、五脏三者共构体。这一共构体是以"五气入鼻，藏于心肺"和"五味入口，藏于肠胃"两种方式，与背景环境发生物质能量交通。"五气入鼻，藏于心肺"生成有氧血也就是宗气，即《灵枢·邪客》所讲"故宗气积于胸中，出于喉咙，以贯心脉（别本作肺），而行呼吸焉"。"五味入口，藏于肠胃"生产营气，即《灵枢·邪客》所讲"营气者，泌其津液，注之于脉，化以为血，以荣四末，内注五脏六腑，以应刻数焉"。"六脏六腑"是侧重"五味入口，藏于肠胃"向"五气入鼻，藏于心肺"转化，即《素问·五脏别论》所讲"五味入口，藏于胃，以养五脏气。气口亦太阴也，是以五脏六腑之气味，皆出于胃，变见于气口。故五气入鼻，藏于心肺，心肺有病，而鼻为之不利也"。综上所述，宗营二隧循行分布于五脏五腑之间，使得五脏五腑之间具有宗营二气交通结构，也就是"营气行"循环。《灵枢·营气》载："营气之道，内谷为宝。谷入于胃，乃传之肺，流溢于中，布散于外，精专者行于经隧，常营无已，终而复始，是谓天地之纪。"

在六脏六腑宗营交通结构中，由于三焦和心包属于包裹五脏的浆膜腔结构，上面没有过多的血管分布，但有淋巴结和淋巴管结构存在，可以运动"精、气、津、液"。淋巴管被称为卫隧，卫隧运行卫气即"精、气、津、液"，有相对独立卫隧传输通路，形成相对独立的卫气行通路，即《灵枢·邪客》所讲"卫气者，出其悍气之慓疾，而先行于四末分肉皮肤之间，而不休者也"。综上所述，卫隧循行分布于心包和三焦之间，由于心包和三焦包裹在五脏之外，形成"卫气行"循环，又称"经水行"循环，即《灵枢·经水》所讲"凡

此五脏六腑十二经水者，外有源泉，而内有所禀，此皆内外相贯，如环无端，人经亦然"。

"营气行"循行于五脏五腑之间，"卫气行"循行于心包三焦之间，"营气行"运行"血、脉"，"卫气行"运动"精、气、津、液"，五脏五腑和心包三焦吻合形成六脏六腑后，使得脏腑同时获得"精、气、津、液、血、脉"的滋养。由此得知，六脏六腑之间的体液交通是由宗营卫三隧实现，即《灵枢·邪客》所讲的"五谷入于胃也，其糟粕津液宗气，分为三隧"，"十二脏之相使"也就是在宗、营、卫三气交通机制上建立的（图2-125）。

（4）"六脏六腑"阴阳属性定名原则：背景环境是"天食人以五气"和"地食人以五味"两种方式与人体发生物质能量交通。"天食人以五气"通过"五气入鼻，藏于心肺"通路进入人体形成宗气，故"凡十一脏，取决于胆也"是指宗气由脏走腑的流动机制，形成"四脏七腑"结构模型。这一模型与"木火土金水火，地之阴阳也，生长化收藏下应之"对应，即历法"五方"坐标

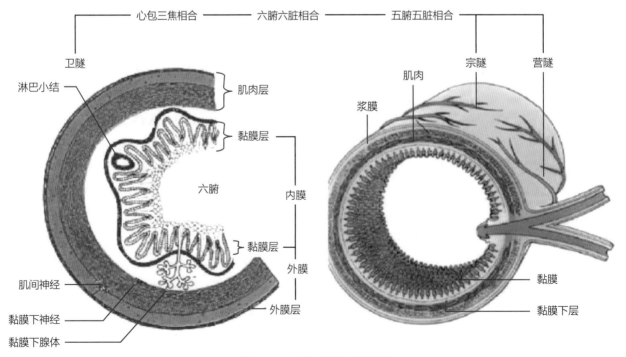

▲ 图2-125 脏腑三隧相合机制示意

人体相应结构模型。"地食人以五味"通过"五味入口，藏于肠胃"通路进入人体营气，故"十二脏之相使"是指营气由腑向脏的流动机制，形成"六脏六腑"结构模型。这一模型与"寒暑燥湿风火，天之阴阳也，三阴三阳上奉之"相应，即历法"六合"坐标人体对应结构模型。两种脏腑结构模型的确立是根据古代历法"五方六合"坐标相应而来，二者具有上下相召关系，不能分而论之。

鼻腔和口腔虽然都处于头部，但是二者向脏腑结构的延伸长度不同，"五气入鼻，藏于心肺"路径非常短，直接通过气管就与心肺关联，而且气管是半开口结构，故而不能以腑而论；"五味入口，藏于肠胃"路径非常长，纵贯于体腔之中，而且具有前后上下开口结构，故将"五味入口，藏于肠胃"路径称为腑。这就是《素问·五脏别论》所讲的"夫胃、大肠、小肠、三焦、膀胱，此五者，天气之所生也，其气象天"的真正机制。

传化五腑与奇恒"胆腑"关联形成"六腑"同属于"天气之所生也，其气象天"，六腑"其气象天"与背景环境"寒暑燥湿风火，天之阴阳也，三阴三阳上奉之"对应。三阴者即"厥阴、少阴、太阴"，三阳者即"少阳、阳明、太阳"，六气为天应于地，如何与人体发生关联？其中具有三重含义。其一，"气标"。六气在天者称为"气标"，即《素问·六微旨大论》所讲"愿闻天道六六之节盛衰何也？岐伯曰：上下有位，左右有纪。上下有位，左右有纪。故少阳之右，阳明治之；阳明之右，太阳治之；太阳之右，厥阴治之；厥阴之右，少阴治之；少阴之右，太阴治之；太阴之右，少阳治之。此所谓气之标，盖南面而待之也"。其二，"气位"。六气应于地称为"气位"，即《素问·六微旨大论》所讲"帝曰：善。愿闻地理之应六节气位何如？岐伯曰：显明之右，君火之位也。君火之右，退行一步，相火治之；复行一步，土气治之；复行一步，金气治之；复行一步，水气治之；复行一步，木气治之；复行一步，君火治之"。其三，"血气形志"。人法于天，不法于地，六腑应"气位"而成"十二脏之相使"，形成六腑向六脏之间"血气形志"表里相合交通，即《素问·血气形志》所讲"足太阳与少阴为表里，少阳与厥阴为表里，阳明与太阴为表里，是为足阴阳也。手太阳与少阴为表里，少阳与心主为表里，阳明与太阴为表里，是为手之阴阳也"。足三阴三阳应于"气位"，手三阴三阳应于"气标"。天之六气"三阴三阳"对应将人体分成了两种脏腑对应关系，"气标"为天，对应手部三阴三阳，"气位"为地，对应足部三阴三阳，血气为体液，形志为脏器，由此形成六脏六腑之间血气相合交通也就是"血气形志"。这一机制即是六脏六腑表里阴阳属性界定机制，也是十二经阴阳属性界定机制，主要用于表达脏腑组织之间气血的分布多少。《素问·血气形志》总结为："夫人之常数，太阳常多血少气，少阳常少血多气，阳明常多气多血，少阴常少血多气，厥阴常多血少气，太阴常多气少血，此天之常数（表 2-39）。"

表 2-39　《素问·血气形志》中总结的六气"三阴三阳"

六气	三阳			三阴		
气标	少阳暑	阳明燥	太阳寒	厥阴风	太阴湿	少阴火
手血气	手少阳三焦	手阳明大肠	手太阳小肠	手厥阴心包	手太阴肺	手少阴心
足血气	足少阳胆	足阳明胃	足太阳膀胱	足厥阴肝	足太阴脾	足少阴肾
气位	相火	燥金	寒水	风木	湿土	君火
常数	少血多气	多气多血	多血少气	多血少气	多气少血	少血多气

四、"开、阖、枢"与经脉循行结构机制

(一)十二正经循行动力机制

1. "冲脉者，为十二经之海"与经脉动力说机制 六脏和六腑之间气血交通，形成"十二脏相使"，也就是十二经脉循行机制的基础。十二经脉因六气"气标"和"气位"关系产生手足之分，"气标"对应手之六经，即"手太阳与少阴为表里，少阳与心主为表里，阳明与太阴为表里，是为手之阴阳也"；"气位"对应足之六经，即"足太阳与少阴为表里，少阳与厥阴为表里，阳明与太阴为表里，是为足阴阳也"。足部六经对应"气位"，肢体十二经脉解剖学定位由"气位"对应的足部六经循行分布而定，故在《素问·阴阳离合论》经脉解剖学定位理论中只论足经而不论手经。

手足十二经属于人体上下附肢结构上分布体液传输通路，经脉阴阳表里属性是基于六脏和六腑表里阴阳属性而确立的。十二经脉都具有对应的脏腑结构，但十二经脉对应的脏腑关系不是直接形成的，而是基于奇经八脉作为中间媒介关联分化而形成的。故在《素问·阴阳离合论》立论经脉阴阳属性坐标定位时，出现了"太冲之地，名曰少阴"和"然则中为阴，其冲在下，名曰太阴"的提法，"太冲"和"其冲"都是指冲脉，说明六经解剖学定位和定性是基于"冲脉"而展开。

冲脉者即《素问·骨空论》所讲"冲脉者，起于气街，并少阴之经，挟脐上行，至胸中而散"。现代医学分析冲脉也就是动脉干，是有氧血流出心的主干道，也就是"心主血脉"核心通路结构。所有体动脉都属于主动脉干的分支，即《灵枢·海论》所讲"冲脉者，为十二经之海"。

冲脉属于体动脉干结构循行分布路径为"冲脉者，其输上在于大杼，下出于巨虚之上下廉"。现代医学区分界定，主动脉干由主动脉升部（升主动脉）、主动脉弓和主动脉降部（降主动脉）。中医学所讲冲脉结构范围比现代医学界定宽泛，在主动脉升部（升主动脉）、主动脉弓和主动脉降部（降主动脉）基础上，还包括上下肢脉干结构，即"下出于巨虚之上下廉"，所以冲脉不但是体腔内动脉的主干，也是上下肢体动脉的主干。冲脉是十二经脉气血循行的动力，冲脉气血行十二经乃行。

冲脉体腔内分段是由主动脉升部（升主动脉）、主动脉弓和主动脉降部（降主动脉）三段构成。有氧血出心首先通过主动脉升部（升主动脉），然后转入主动脉弓，在主动脉弓的凸侧（上壁），从右至左分别向上发出头臂干（无名动脉）、左颈总动脉和左锁骨下动脉三大分支，它们是向头颈和上肢供血的动脉主干，也就是冲脉上循行分布范围，即《素问·阴阳离合论》所讲"前曰广明"。降主动脉可细分为胸主动脉和腹主动脉，实际是一条纵贯胸腔和腹腔的大动脉，《素问·骨空论》描述为："冲脉者，起于气街，并少阴之经，挟脐上行，至胸中而散。"由于冲脉血流由胸主动脉向腹主动脉流动，即腹主动脉直接延续于发自左心室的主动脉、胸主动脉，沿脊柱左侧下行于腹腔脏器和腹壁的血液供应，即《素问·阴阳离合论》所讲"后曰太冲"。故"前曰广明，后曰太冲"也就是对冲脉上下结构的解剖学定位描述。

经脉三阴三阳定位是以"气位"对应的足经为标准，也就是以冲脉下段（腹主动脉）为基本参照对象。体腔内五脏而言，腹主动脉最下端分支是肾脏动脉，故《素问·阴阳离合论》中将其描述为"太冲之地，名曰少阴"；腹主动脉属于体动脉干，有动脉干必须具有相应的静脉干才能形成动静脉循环结构。静脉干在腹腔内就是下腔静脉即"冲脉伴脉"，脾脏静脉是静脉回流的起始部位，故《素问·阴阳离合论》中将其描述为"然则中为阴，其冲在下，名曰太阴"。

综上所述，"太冲之地，名曰少阴"是指腹主动脉（冲脉）关联肾动脉谓之宗隧；"然则中为

阴，其冲在下，名曰太阴"是指下腔静脉（冲脉伴脉）关联的脾静脉谓之营隧，前者连接冲脉而行宗气，后者连接冲脉伴脉而行营气，由此形成冲脉宗营二气的相向而行运动，也就是"太冲"为十二正经循行动力机制（图2-126）。

2."四街说"与经脉循行动力通路机制　冲脉即主动脉干，中医学所讲冲脉结构是一种"土"字形结构，纵线部分代表胸腹主动脉和颈总动脉，上下横线部分代表上肢和下至动脉干。冲脉"土"字形分布与组织器官关联过程中形成的结构称为"气街"。"气街"有"胸、腹、头、胫"四个区域又称"四气街"，《灵枢·卫气》中描述为"气街，

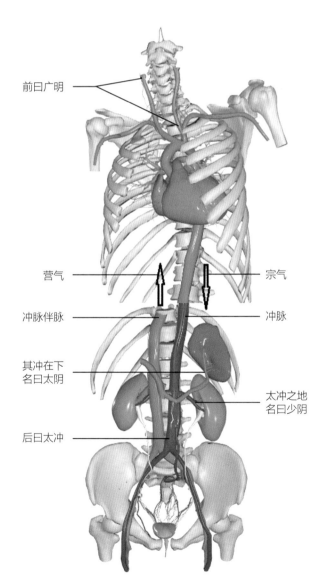

前曰广明

营气

宗气

冲脉伴脉

冲脉

其冲在下
名曰太阴

太冲之地
名曰少阴

后曰太冲

▲ 图2-126　"太冲"经脉循行动力机制示意

胸气有街，腹气有街，头气有街，胫气有街。故气在头者，止之于脑；气在胸者，止之膺与背腧；气在腹者，止之背腧，与冲脉，于脐左右之动脉者；气在胫者，止之于气街，与承山踝上以下"。"冲脉者，为十二经之海"之海，故十二经气血循行是由"四气街"而展开。

"四气街"就是冲脉"土"字形结构的具体描述，纵线部位为胸腹主动脉结构，即《素问·骨空论》所讲"冲脉者，起于气街，并少阴之经，挟脐上行，至胸中而散"，也就是冲脉分支与脏腑之间的关联结构，由此形成"胸气有街，腹气有街"。上下横线就是颈总动脉和上下肢动脉干结构，即《灵枢·海论》所讲"冲脉者，为十二经之海，其输上在于大杼，下出于巨虚之上下廉"，也就是冲脉分支与躯干肢体关联结构，由此形成"头气有街，胫气有街"。"胸气有街，腹气有街"也就是体腔内胸主动脉和腹主动脉，是心脏有氧血流向脏腑器官灌流的核心通路，"胸气有街"上端连接"头气有街"，"腹气有街"下端连接"胫气有街"，也就是"四气街"的结构形态。

当心脏有氧血流出心进入冲脉时，血流分成上下两个方向流动，向上是沿"胸气有街"向"头气有街"流动；向下是沿着"腹气有街"向"胫气有街"流动，由此形成了冲脉宗气（有氧血流）上下灌流的状态。

"腹气有街"向下沿着胃宗隧（胃动脉）灌流时，同时"胸气有街"向"头气有街"流动，到达胸腔上部颈总动脉和胸腔内动脉，也就是《素问·阴阳离合论》所讲"广明之下名曰太阴，太阴之前，名曰阳明"结构。"广明之下名曰太阴"为颈内静脉和胸腔内静脉，"太阴之前，名曰阳明"为颈总动脉和胸腔内动脉，也就是"胸气有街"向上与"头气有街"交接处形成冲脉胃经共构体。

"腹气有街"向下流动到达最下端内脏器官膀胱。膀胱宗隧是由膀胱动脉、脉臀上动脉、肋间后动脉后支、枕动脉构成，处于肾动脉的背

侧,就是《素问·阴阳离合论》所讲"少阴之上,名曰太阳"结构,也就是"腹气有街"向下与"胫气有街"交接处形成冲脉膀胱经共构体。

冲脉在上端"头气有街"形成冲脉胃经共构体,循行分布于颈部和胸前故而定名为足阳明;冲脉下端"胫气有街"处形成冲脉膀胱经共构体,循行分布于腰部和背部,故定名为足太阳。二者结合就是冲脉由"胸气有街,腹气有街"出于体腔外连"头气有街,胫气有街"结构,也就是"前曰广明,后曰太冲"的延伸分支结构。宗气(有氧血)通过冲脉前后端与胃经和膀胱经的通路,同时展开背腹两侧的前后灌流,由此展开了十二经脉的气血循行(图2-127)。

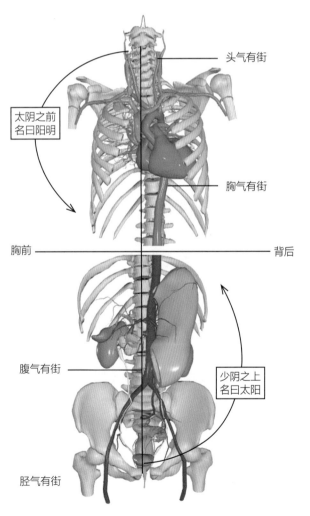

头气有街

太阴之前
名曰阳明

胸气有街

胸前 ——————— 背后

腹气有街

少阴之上
名曰太阳

胫气有街

▲ 图2-127 "四街说"宗隧循行结构示意

(二)三阳经"开、阖、枢"生理结构功能机制

1. 三阳经与脏腑"开、阖、枢"功能 十二经循行理论是基于《素问·灵兰秘典论》所讲"十二脏之相使"而立论,整体而言就是由腑言脏形成"六脏六腑"脏腑模型。这一脏腑结构模式显示从传化五腑经五脏向奇恒之腑的转化。传化五腑为"胃、大肠、小肠、三焦、膀胱",五脏为"心、肝、脾、肺、肾",奇恒之腑为"脑、髓、骨、脉、胆、女子胞",传化五腑和奇恒之腑关联结构是奇恒"胆囊",由此形成六腑,然后才有了"六脏六腑"相使机制。胆囊是六腑向五脏转化的临界组织器官,这也就是后世医家将"胆"看作"半表半里"的原因。

根据冲脉"四气街"分析,冲脉在体腔内分段(胸腹主动脉)形成上连胃(胃动脉)下连膀胱的结构(膀胱动脉),上端连胃为之阳明,下端连膀胱为之太阳,胆囊处于五脏和传化五腑"半表半里"之间,故将胆囊界定为"少阳",胆囊动脉也就是胆经在体腔内的核心段结构。换言之,将胆囊界定为"少阳",也就是表达六腑向五脏、奇恒之腑转化关系,"膀胱为太阳"表述冲脉下循行,"胃为阳明"表述冲脉宗气上循行,"胆为少阳"表述冲脉中间横向循行。三者结合用以表达冲脉在体腔内的"开、阖、枢",也就是三阳经"开、阖、枢"的基础(图2-128)。

2. 三阳经与体壁"开、阖、枢"结构功能 中医学根据"气标"和"气位"法则立论人体经脉阴阳属性,将"气标"对应手部流经,"气位"对应足部六经,三阴三阳"开阖枢"以足部六经而定位。这样可能会让人产生疑惑,经脉以"心主血脉"为主,足部六经不包含心经,何以形成经脉"开阖枢"机制?中医学立论经脉"开阖枢"机制是以冲脉为基础,冲脉属于动脉干结构,心脏有氧血流经动脉干分支流向全身,故经脉循行分布不以"心主血脉"为标准,而是以"冲脉者,为十二经之海"为标准。

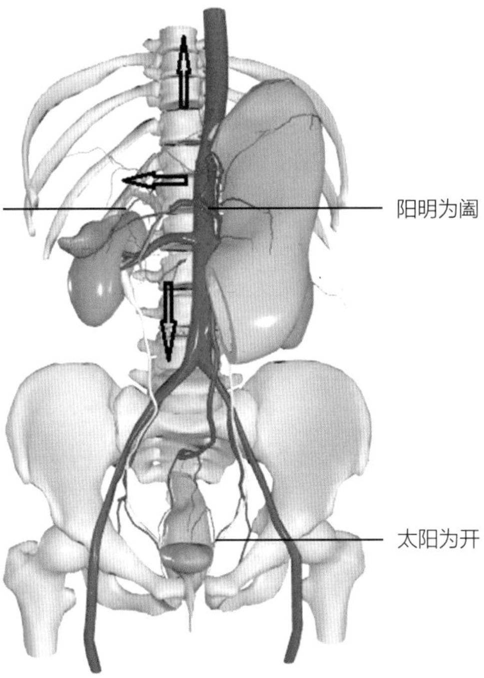

▲ 图 2-128　三阳经“开阖枢”脏腑结构示意

冲脉在体腔内的分布通过与胃、膀胱、胆囊三腑的关联，形成冲脉在六腑间的“开阖枢”，循行于体腔之外，首先是在体腔壁而展开。

(1)“太阳为开”体壁生理功能：冲脉向膀胱发出分支关联结构的同时，还向体腔背侧发出分支，由上而下依次是枕动脉、肋间后动脉后支、臀上动脉。这一背侧动脉丛结构就是膀胱经体壁分段结构，即《灵枢·经脉》所讲“膀胱足太阳之脉，起于目内眦，上额，交巅。其支者，从巅至耳上角。其直者，从巅入络脑，还出别下项，循肩髆内，挟脊，抵腰中，入循膂，络肾，属膀胱。其支者，从腰中下挟脊，贯臀，入腘中”循行结构。体腔背侧膀胱经循行结构是冲脉宗气（有氧血）由上向下流动最起始通路，循行分布于背侧，即“背为阳”的核心经脉，也就是“太阳为开”的结构机制。

(2)“阳明为阖”体壁生理功能：冲脉在体腔内关联胃腑时，胃腑居六腑最高端，冲脉向胃部的分支包括胃动脉和食管部颈总动脉。颈总动脉属于胃经食管部分段结构，中医学以此作为“人迎”脉口诊断定位，即《灵枢·动输》所讲“足之阳明，何因而动？胃气上注于肺，其悍气上冲头者，循咽，上走空窍，循眼系，入络脑，出顑，下客主人，循牙车，合阳明，并下人迎，此胃气别走于阳明者也。故阴阳上下，其动也若一”。冲脉在向头部分布颈总动脉分支的同时，还由锁骨下动脉分出胸廓内动脉分支，循行于胸前，胃经胸部段胸廓内动脉下行于腹部腹壁上动脉和腹壁下动脉吻合为一体，即胃经“中身而上名曰广明，广明之下名曰太阴，太阴之前，名曰阳明”的循行结构。胃经属于阳经，循行分布于腹侧，《素问·金匮真言论》所讲“言人身之阴阳，则背为阳，腹为阴”，胃阳明经循行于腹侧，就是阳经入阴部，胃经为动脉，在腹侧分布才能推动腹侧静脉血流而行，也就是“阳明为阖”的机制。

(3)“少阳为枢”体壁生理功能：冲脉在向胆囊发出分支通路的同时，在体壁部位发出上下分支分布于背腹中间的肋部位置，下端是由髂外动脉发出的旋髂深动脉；上端是由腋动脉发出的髂外侧动脉。旋髂深动脉由下向上循行分布，髂外侧动脉由上向下循行分布，二条动脉上下汇集于肋间形成共构动脉丛，也就是胆经体壁分布段结构，即《灵枢·经脉》所讲“其支者，别锐眦，下大迎，合于手少阳，抵于䪼，下颊车，下颈，合缺盆，以下胸中，贯膈，络肝，属胆，循胁里，出气街，绕毛际，横入髀厌中”。

冲脉向肋部发出的分支就是胆经体壁分段。这一分段循行结构位于背侧太阳膀胱经和腹侧阳明胃经中间位置，太阳膀胱经主“背为阳”宗气灌流，阳明胃经主“腹为阴”宗气灌流，胆经主背腹中间之宗气，也就是“少阳为枢”的机制。

综上所述，三阳经都具有体腔内外循行分布结构。其一，体腔内分段都是由冲脉分支循行分布而成，是对传化五腑（胃、膀胱）向奇恒之腑（胆囊）转化机制的描述，由此界定为“太阳为开，阳明为阖，少阳为枢”。体壁结构分段循行分布于背、腹、肋三侧，膀胱经分布于背侧，现代医学分析就是背侧组织的有氧血供应通路；胃经分布于腹侧，现代医学分析就是腹侧组织有氧血供应通路；胆经分布于肋侧，现代医学分析就是肋侧组织有氧血供应通路。其二，三条经脉都由冲脉发出，分布于体壁背、腹、肋三侧，因"言人身之阴阳，则背为阳，腹为阴"，故界定三经为"太阳为开，阳明为阖，少阳为枢"。其三，三经都是以纵向分布形式循行分布于体壁背、腹、肋三侧，由横向分布的肋间后动脉、肋间前动脉、腰动脉连为一体，由此构成体壁结构上纵横交叉的动脉网结构。中医学所讲"太阳为开，阳明为阖，少阳为枢"实际是为体壁组织提供有氧血机制。其四，由于"太阳为开，阳明为阖，少阳为枢"都

属于冲脉的分支结构，三经宗气都来自于冲脉。三者都是顺从冲脉中间段（胸腹主动脉）由上向下而流动，冲脉中宗气流动决定"太阳为开，阳明为阖，少阳为枢"功能，即《素问·阴阳离合论》所讲"三经者，不得相失也，搏而勿浮，命曰一阳"背后机制（图 2-129）。

（三）三阴经"开、阖、枢"生理功能机制

1. 三阴经"开、阖、枢"脏腑结构功能　三阳经"开、阖、枢"是基于冲脉向膀胱、胃、胆囊分支和体壁分支而构成，冲脉属于宗隧干（体动脉干）结构，故三阳经"开、阖、枢"是基于宗隧循行分布机制。宗隧（体动脉）和营隧（体

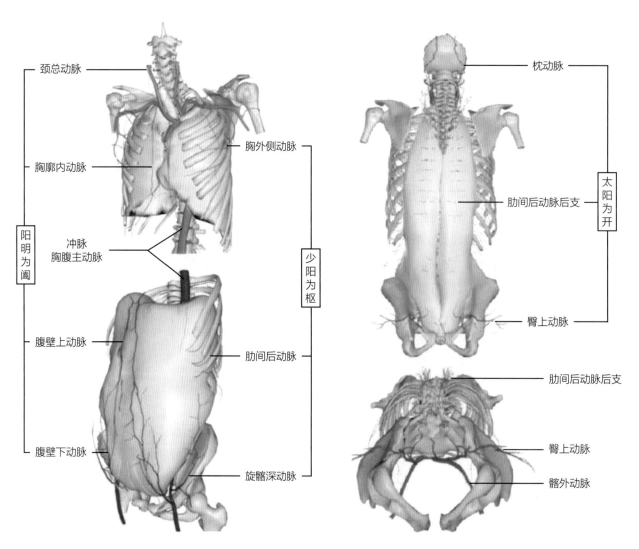

▲ 图 2-129　三阳开合枢结构机制示意

静脉）对应而言，宗营二隧关联形成"营气行"循环，故有 三阳经"开、阖、枢"结构，就必须具有对应的 三阴经"开、阖、枢"结构。

三阳经"开、阖、枢"在体腔内分段是由冲脉向膀胱、胃、胆囊分支动脉构成，对应的三阴经由膀胱、胃、胆囊静脉组成。三阴经"开、阖、枢"不能简单与三阳经"开、阖、枢"机制对应，二者之间并非是太阳对少阴、阳明对太阴、少阳对厥阴的关系，而是三阳为"太阳为开，阳明为阖，少阳为枢"，三阴为"太阴为开，厥阴为阖，少阴为枢"。

下腔静脉是体内最大的静脉干，为下腔静脉系统的主干，在第 5 腰椎平面，由左、右髂总静脉合成，沿腹主动脉右侧上升，经肝的后方，穿膈的腔静脉孔入胸腔，进入右心房。下腔静脉收集下肢、盆腔和腹腔的静脉血而向心肺回流，也就是"中焦亦并胃中，出上焦之后，此所受气者，泌糟粕，蒸津液，化其精微，上注于肺脉，乃化而为血，以奉生身，莫贵于此，故独得行于经隧，命曰营气"所经过的通道。下腔静脉与胸腹主动脉平行分布，而血流属性和方向相反，实际是冲脉伴行脉。

胃动脉与脾静脉平行分布，即《素问·太阴阳明论》所讲"太阴阳明为表里，脾胃脉也"。胃动脉有氧血流来自腹主动脉（冲脉），称为"阳明"，由"胃脉"开始展开六腑有氧血（宗气）的灌流，形成"阳明者表也，五脏六腑之海也，亦为之行气于三阳"；反之，脾静脉（肠系膜下静脉注入脾静脉）中无氧血回流入下腔静脉（冲脉伴脉），称为"太阴"，由"脾脉"开始展开五脏静脉血的回流，形成"足太阴者三阴也，其脉贯胃属脾络嗌，故太阴为之行气于三阴"。换言之，脾脏是体腔内五脏营气（静脉无氧血）回流的起点，故《素问·阴阳离合论》中界定足三阴经中脾经为"太阴为开"。

肝脏之上最大的静脉是肝门静脉，由脾静脉、肠系膜上静脉汇合而成，回收来自腹腔脏器的无氧血，经过肝脏后，进入下腔静脉而回流入心。

中医学认为营隧通路是"五味入口，藏于肠胃"并入"五气入鼻，藏于心肺"的转折通路，故《素问·阴阳离合论》中界定足三阴经中肝经为"厥阴为阖"。

脾经"太阴为开"和肝经"厥阴为阖"都由体静脉（营隧）构成，二者都要经过下腔静脉上行回流入心。这种静脉血液由下向上的回流运动必须克服重力才能向心回流。现代医学脉管学研究得知，血管系统内血液充盈程度愈高，静脉回心血量也就愈多。当血量增加或容量血管收缩时，体循环平均充盈压升高，静脉回心血量也就增多。反之，血量减少或容量血管舒张时，体循环平均充盈压降低，静脉回心血量减少。

静脉回流运动与动脉血流离心运动是统一的。心脏收缩时将血液射入动脉，舒张时则可以从静脉抽吸血液。如果心脏收缩力量强，射血时心室排空较完全，在舒张期心室内压就较低，对心房和大静脉内血液的抽吸力量也就较大。右心衰竭时，射血力量显著减弱，舒张期右心室内压较高，血液瘀积在右心房和大静脉内，回心血量大大减少。换言之，脾经和肝经还需要"心主血脉"的推动力，才能实现脾经"太阴为开"和肝经"厥阴为阖"功能，而担负"心主血脉"推动力的就是肾脏动脉。肾脏动脉属于冲脉分支，有氧血流经冲脉由上向下传输到肾脏同时，肾脏还具有重吸收功能，血浆中的各种营养物质，从根本上讲都是从消化道吸收进入血液的，这是第一次吸收。当这些物质从血液（内环境）中出来后，再一次被肾脏吸收返回血液中，属于第二次吸收，因此叫作重吸收。肾脏的重吸收功能能够提高血管系统内血液的充盈度，由此推动脾肝静脉的回流速度，即《外经微言·经脉相行篇》所讲"足之三阴，皆走于腹，独少阴之脉下行，何也？岂少阴经易逆难顺乎？岐伯曰：不然，天冲脉者，五脏六腑之海也。五脏六腑皆禀焉。其上者，出于颃颡，渗诸阳，灌诸精，下注少阴之大络，出于气冲，循阴阳内廉入腘中，伏行骭行骭内，下至内踝之后，属而别其下者，并由少阴经渗三阴"机制，故《素问·阴阳离合论》中界定足三阴经中肾经为"少阴为枢"。

综上所述，三阴经在体腔内的"开、阖、枢"机制具有四层含义。其一，"太阴为开"和"厥阴为阖"是基于冲脉伴脉（下腔静脉）与脾脏和肝脏关联结构而定性，描述三阴经中体腔脏腑间营气循行（无氧血回流）；"少阴为枢"是基于冲脉（胸腹主动脉）与肾脏关联结构而定性，用于描述三阴经在体腔脏腑间的宗气循行（有氧血灌流），三阴经体腔内"开、阖、枢"由冲脉和冲脉伴脉分支关联而形成。其二，"太阴为开"和"厥阴为阖"是由营隧分布而成，"少阴为枢"是由宗隧分布而成，"少阴为枢"属于冲脉"腹气有街"分支结构，故三阳经在体腔内的"开、阖、枢"是以"腹气有街"为动力而形成。其三，三阳经皆为宗隧，三阴经中"少阴为枢"为宗隧，以此来表达三阴三阳经都是基于"心主血脉"而循行。其四，三阴三阳"开、阖、枢"都是以冲脉为基础而成，以此表达三阳经"开、阖、枢"和三阴经"开、阖、枢"的统一性（图2-130）。

2. 三阴经"开、阖、枢"体壁结构功能 三阴经在体腔内的分布结构主要由脾静脉和肝门静脉构成，二脉中无氧血最后都是汇集于下腔静脉，然后回流入心。下腔静脉属于"冲脉伴脉"，由此界定脾为"太阴为开"，肝为"厥阴为阖"；肾经在体腔内分段为肾脏动脉，属于冲脉分支；肾动脉为脾静脉和肝门静脉血流回流的动力（重吸收），由此将肾界定为"少阴为枢"；三者结合形成三阴经体腔内"开、阖、枢"结构机制，也就是在上述三阴经循行于体腔之外同样具有"开、阖、枢"功能的结构基础。三阴经在体腔内"开、阖、枢"结构基于冲脉和冲脉伴脉而形成，冲脉和冲脉伴脉循行分布于体腔之内，向体腔外延伸首先循行分布于体壁之上才能与"胸气有街，腹

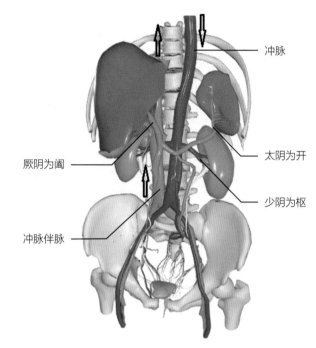

▲ 图2-130 三阴经脏腑"开阖枢"结构示意

气有街"结构吻合。

（1）"太阴为开"体壁结构功能：太阴脾经在体壁的循行分布结构由上下两段构成。下段是由髂外静脉干向腹壁发出腹壁下静脉和腹壁上静脉；上段由头臂静脉发出的胸廓内动脉，上下两段静脉在腹侧中轴线两侧形成纵向静脉丛也就是脾经体壁循行分布段。

脾经体壁循行分布段与胃经体壁循行分布段平行分布，脾经由静脉构成也就是营隧，胃经由动脉构成也就是宗隧，二者在中轴线两侧平行分布而血流方向相反。当阳明胃经宗气到达这一位置时就向脾经营气转换，也就是腹侧体壁静脉血流开始向沿着上下段路径向体腔内回流，这是"太阴为开"的机制。

（2）"厥阴为阖"体壁结构功能：足厥阴肝经在体壁循行分布结构由上下两段构成。上段是腋静脉干向体壁肋侧发出的胸外侧静脉；下段是髂外静脉干向体壁腹侧发出的旋髂深动脉；胸外侧静脉和旋髂深静脉纵向分布于体壁肋侧形成静脉丛。这一静脉丛与肋间前后静脉连为一体，体腔内肝门静脉血液回流时，肋间这一静脉丛

第 2 章　经脉生理学机制

血流也一起由外向内回流，也就是"厥阴为阖"的机制。

肝经在体壁肋侧的静脉丛与胆经在体壁肋侧的动脉丛平行分布而血流相反，胆经动脉属于宗隧，肝经静脉属于营隧，肝经和胆经在体壁肋侧的平行分布构成了肋部的宗营交会，也就是二经表里结构，故言肝经"厥阴为阖"，必须同时言胆经。

（3）"少阴为枢"体壁结构功能：足少阴肾经在体壁循行分布结构由上下两段构成。上段是腋动脉向胸壁发出的胸肩峰动脉胸支；下段是股动脉向腹壁发出的腹壁浅动脉；胸肩峰动脉胸支和腹壁浅动脉分布共构成纵向动脉丛。这一动脉丛结构循行分布于脾经体壁循行分布段和肝经体壁循行分布段之间，脾经和肝经都为体静脉（营隧），肾经为体动脉（宗隧），肾经作为宗隧处于二条营隧之间，也就是"少阴为枢"的机制。

肾经和膀胱经为表里结构，但是在体壁位置却是肾经在腹侧，膀胱在背侧。二经同属于宗隧，同属于冲脉分支，因"冲脉，上循背里，为经络之海"，膀胱经为"太阳为开"，肾经为"少阴为枢"。

综上所述，三阴经"开、阖、枢"机制的特点：其一，三阴经同三阳经一样都具有体腔内外循行分布结构，不同之处是三阳经都属于冲脉（胸腹主动脉）分支结构，而三阴经是由冲脉（胸腹主动脉）和冲脉伴脉（下腔静脉）分支构成。脾经和肝经属于冲脉伴脉分支结构，脉中流动的是营气（无氧血），流动方向是由外向内做回流动；肾经属于冲脉（胸腹主动脉）分支，脉中流动体液属于宗气（有氧血），流动方向是由内向外做离心运动。其二，三阴经在体壁部位分布是在肋侧和腹侧，脾经循行分布于腹侧中轴线两侧，与胃经平行分布构成闭合循环通路，是体壁腹侧最重要的静脉血管，随体腔内脾静脉血回流，谓之"太阴为开"；肝经循行分布于肋侧与胆经平行分布构成闭合循环通路，随体腔内肝门静脉血回流，谓之"厥阴为阖"；肾经循行分布于脾经和肝经之间，

肝脾经为营隧，肾经为宗隧，由此形成宗营交会，肾经宗气推动肝脾二经营气流动，谓之"少阴为枢"。三阴经循行分布形成了体壁腹侧的主要动静脉结构，故三阴经在体壁的流动直接影响体腔内三脏血流运动。其三，三阴经中，肝脾二经为营隧，肾经为宗隧，故以肝脾二经为主，肾经为辅，三阴经共构形成"开、阖、枢"机制，即《素问·阴阳离合论》所讲"三经者不得相失也，搏而勿沉，名曰一阴"（图 2-131）。

（四）六经"开、阖、枢"肢体结构功能机制

1. "阴阳离合"与三隧循行结构机制概述　六经循行"开、阖、枢"属于"血、脉"通路结构，"血"分为宗气和营气，"脉"分为宗隧和营隧，宗隧和营隧构成"营气行"循环，即《灵枢·营气》所讲"谷入于胃，乃传之肺，流溢于中，布散于外，精专者行于经隧，常营无已，终而复始，是谓天地之纪"。"营气行"循环以体腔内"心主血脉"为中心而展开，由体腔内宗营二隧主干冲脉（胸腹主动脉段）和冲脉伴脉（下腔静脉段）而展开。所有六经"开、阖、枢"循行结构都具有脏腑、体壁、四肢三个不同分布区域，由于三个区域部位组织结构不同，六经循行的"开、阖、枢"结构状态也不相同，比如三阳经中的足阳明胃经，原本阳经应该循行分布于背侧，但是却循行分布于体壁腹侧，这与六经阴阳属性界定标准"背阳腹阴"之间发生了矛盾，由此导致后世医家在六经"阴阳离合"和六经"开、阖、枢"方面的混淆及困惑。

中医学立论机体体液传输通路为"三隧说"，即"五谷入于胃也，其糟粕津液宗气，分为三隧"，三隧者即宗隧、营隧和卫隧。现代医学分析，宗隧为有氧血流经的血管，营隧为无氧血流经的血管，卫隧为淋巴液通过的淋巴管。三隧是以"营气行"和"卫气行"两种体液流动方式连接形成的统一体液循环运动。

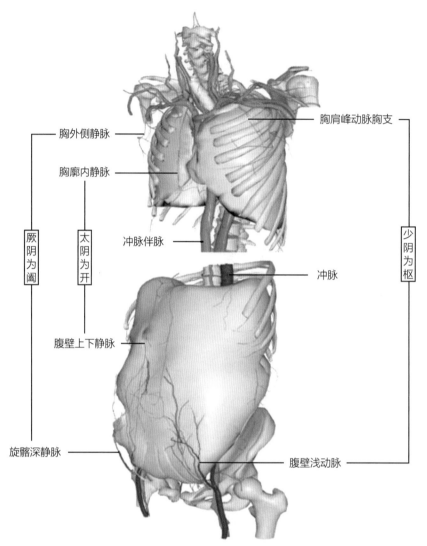

胸外侧静脉
胸廓内静脉
冲脉伴脉
厥阴为阖
太阴为开
少阴为枢
胸肩峰动脉胸支
冲脉
腹壁上下静脉
旋髂深静脉
腹壁浅动脉

▲ 图2-131　三阴经"开阖枢"体壁循行示意

"营气行"由宗隧和营隧共构而成。"营气行"循环是以宗隧干冲脉和营隧干冲脉伴脉为核心而展开，分支结构由内向外延伸分布与组织器官关联。宗气沿宗隧由内向外做离心流动，营气沿营隧由外向内做回心流动，故而宗营二气相向流动，形成六经"开、阖、枢"机制。

"卫气行"是由卫隧连营隧构成称为"营卫交重"的结构。"卫气行"是以卫隧干任脉（胸导管）为核心而展开。卫隧为淋巴管结构，属于静脉的前身结构，在微循环段淋巴管只与微静脉发生关联，微循环处的淋巴液先由外向内回流于卫隧干任脉之中，然后转入静脉而回流入心；入心后的淋巴液（卫气）以转入宗隧形式随同有氧血（宗

气）一起再做离心流动，由此形成以冲任二脉为标准的"背阳腹阴"界定法则，也就是"三阴三阳"定性机制。

六经"开、阖、枢"和六经"三阴三阳"属于不同属性机制，两种机制是不重合的，这是因为三隧主干通路都循行分布于体腔之内，无法具体界定六经"开、阖、枢"和六经"三阴三阳"体位。三隧干分支由内向外循行分布于体壁部位，因体壁属于圆筒状结构，三隧在体壁上的循行分布有纵横之分，故也无法具体界定六经"开、阖、枢"和六经"三阴三阳"体位，也就是胃经为阳明反而分布于体壁腹阴的原因。六经"三阴三阳"只有在肢体结构上才具有标准体位对应关系，故

我们讨论到六经"开、阖、枢"肢体循行结构机制，就要联系六经循行分布的"三阴三阳"机制。

综上所述，中医学立论体液循环是基于"宗、营、卫"三种体液通路立论循行分布机制，"宗、营、卫"三隧之间关联形成"卫气行"和"营气行"两种体液循环结构。"营气行"为血液循环通路，以冲脉和冲脉伴脉为主干展开形成经脉"开、阖、枢"机制；"卫气行"为血循环和淋巴循环关联形成"营卫交重"结构，"营卫交重"以冲脉和任脉为主干而展开，以"冲脉循行脊里"主阳和"任脉循行腹里"主阴为标准，形成经脉"三阴三阳"机制。经脉"开、阖、枢"和经脉"三阴三阳"结合在一起，构成完整的三隧循环通路称为"阴阳离合"（图 2-132）。

2. "胫气有街"与六经肢体循行生理功能 人体体液通路由"三隧"构成，三隧各有主干分布于体腔之内，宗隧干为冲脉（胸腹主动脉），营隧干为冲脉伴脉（下腔静脉），卫隧干为任脉（淋巴胸导管）。三隧干是全身宗营卫三气运动的中心，足部六经属于三隧干向外延伸分支结构，这就是截肢痊愈后的患者失去足部六经，仍然能够存活的原因。

三隧以"营卫交重"形式连为一体，宗隧与心肺相连"故宗气积于胸中，出于喉咙，以贯心脉（别本作肺），而行呼吸焉"。冲脉是"心主血脉"向外传输宗气的主干通路，循行分布形成的"四气街"结构，十二经气血循环运动都是基于"四气街"结构而展开。"四气街"有上下之分，上部为"胸气有街"和"头气有街"，分支结构延伸分布于上肢组织之上，形成手部六经；下部为"腹气有街"和"胫气有街"，分支结构延伸分布于下肢组织之上，形成足部六经。

冲脉属于动脉血管，"腹气有街"为冲脉在腹部发出的动脉血管，即《灵枢·卫气》所讲"气在腹者，止之背腧，与冲脉，于脐左右之动脉者"，显然"腹气有街"是指腹主动脉到左右髂总动脉段的结构。"胫气有街"处于"腹气有街"之下，即《灵枢·卫气》所讲"气在胫者，止之于气街，

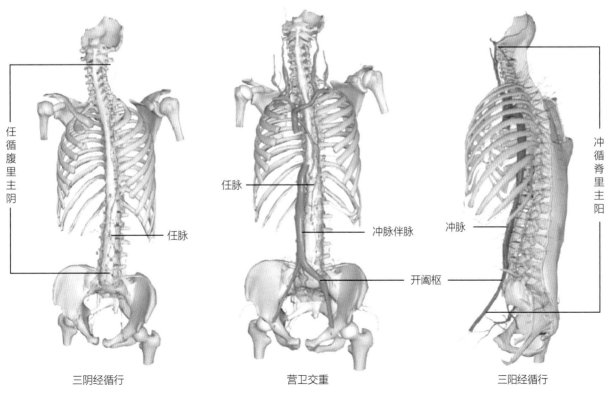

任循腹里主阴

任脉

任脉

冲脉伴脉

开阖枢

冲脉

冲循脊里主阳

三阴经循行　　　　　　　营卫交重　　　　　　　三阳经循行

▲ 图 2-132 "阴阳离合"与三隧循行结构示意

与承山踝上以下",是指左右髂动脉以下由髂外动脉、股动脉、腘动脉、前后胫动脉构成的动脉丛结构。由此得知"腹气有街"和"胫气有街"结构也就是足部六经的气街结构,足部六经"开、阖、枢"是围绕"腹气有街"和"胫气有街"展开的。

冲脉由"腹气有街"向"胫气有街"延伸,是以主动脉干分支逐渐增多方式与组织发生关联,粗大的动脉称为经脉,细小的动脉称为经络,又称血络,即《灵枢·血络》所讲"刺血络而仆者,何也"。张隐庵《灵枢集注》注解为:"血络者,外之络脉、孙络,见于皮肤之间,血气有所留积,则失其外内出入之机。"血循环通路是由动静脉关联而成,有动脉就有相对应的静脉血管存在,故"腹气有街"向"胫气有街"延伸具有相对应的营隧存在,也就是冲脉伴脉(下腔静脉)和其分支营隧(下肢静脉)结构,由此出现了足三阳经皆为宗隧、足三阴为一宗(肾)二营(肝脾)的结构形态。肢体经脉与脏腑之间并不存在直接的对应关联通路,而是基于冲脉和冲脉伴脉为中间媒介形成对应关联,故"腹气有街"和"胫气有街"之间的关联机制非常重要,这是了解六经"开、阖、枢"机制的关键。

(1)"胫气有街"宗隧通路生理功能:"腹气有街"循行分布通路为"气在腹者,止之背腧,与冲脉于脐左右"。现代医学分析就是腹主动脉和左右髂总动脉结构,腹主动脉对胃、胆、膀胱三腑和脾、肝、肾三脏都发出关联分支,胃、胆、膀胱和肾脏四个脏器的动脉侧重顺从于冲脉宗气流动为宗隧,肝脾二脏上的静脉侧重顺从冲脉伴脉营气流动为营隧。"胫气有街"属于冲脉胸腹主动脉段向下肢延伸分化通路,故分为左右两条,循行分布路径为"气在胫者,止于气街,与承山踝上以下"。现代医学分析就是左右髂总动脉以下髂外动脉、股动脉、腘动脉、前后胫动脉结构,由"胫气有街"发出四条分支对应"腹气有街"胃、胆、膀胱和肾脏四个脏器连接动脉,由此得知胃、

胆、膀胱和肾脏四经属于宗隧通路结构。

(2)"胫气有街"对应营隧通路生理功能:"腹气有街"和"胫气有街"都属于体动脉,也就是有氧血流传输通路,中医学称为宗隧。"腹气有街"对应的是冲脉伴脉腹腔段结构,现代医学分析就是下腔静脉和髂总静脉结构,冲脉伴脉向脾脏和肝脏发出关联分支,就是脾、肝二经体腔内分段通路结构;"胫气有街"对应的是营隧通路结构。现代医学分析就是下肢髂外静脉、股静脉、大隐静脉形成的静脉丛,这条静脉丛分支形成下肢静脉丛,也就是脾、肝二经肢体循行分布结构。由此得知,脾肝二经属于营隧通路结构。

(3)"胫气有街"宗营二隧开合生理功能:足部六经由冲脉和冲脉伴脉延伸分支结构形成。胃、胆、膀胱和肾四经属于宗隧,由冲脉"腹气有街"和"胫气有街"延伸分支结构而形成;脾、肝二经属于营隧,由冲脉伴脉延伸分支结构而形成。由此得知,六经中存在四宗二营结构。

六经阴阳属性是根据"背阳腹阴"法则界定而来,出现三阳经皆为宗隧,三阴经中一宗二营结构,这样就缺少了三隧中卫隧的属性表达,也就是宗营二隧脏腑不分。由此中医学又以"营卫交重"结构对宗营二隧做出区分界定,把肝、脾、肾三经划分归属为三阴经而主于脏,使用一宗二营通路结构表达三阴开合,即"太阴为开,厥阴为阖,少阴为枢"。三阴经从属于"营卫交重"中的"腹阴",故"太阴为开,厥阴为阖,少阴为枢"本质是讲一宗二营与卫隧关联机制。胃、胆、膀胱三经划分归属为三阳经主于腑,使用三宗通路结构表达三阳开合,即"太阳为开,阳明为阖,少阳为枢",三阳经从属于"营卫交重"中的"背阳",故"太阳为开,阳明为阖,少阳为枢"本质是讲三宗隧与卫隧关联机制(图2-133)。

3. 六经"开、阖、枢"肢体循行结构功能 足部六经是由冲脉"腹气有街"和"胫气有街"以及伴行脉延伸而形成。现代医学分析,"腹气有街"和"胫气有街"就是腹主动脉和左右髂总动脉,"腹

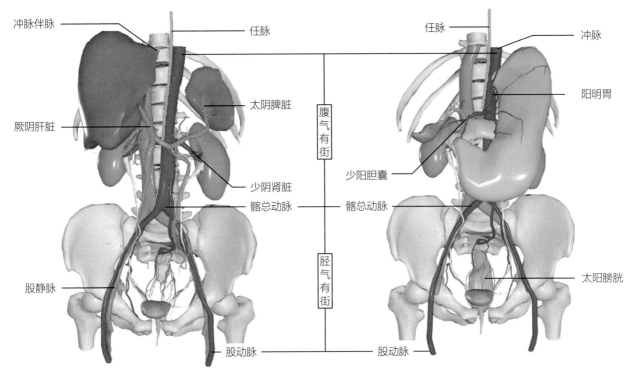

▲ 图 2-133　"胫气有街"六经肢体循行结构示意

气有街"和"胫气有街"伴行脉是腔静脉和髂总静脉。

"胫气有街"主体循行路径为"气在胫者，止之于气街（冲）与承山、踝上以下"。现代医学分析就是由髂总动脉、髂外动脉、股动脉、腘动脉、胫动脉组成的下肢动脉干结构，对应的伴行脉是由髂总静脉、髂外静脉、股静脉、大隐静脉、腘静脉，胫后静脉构成的下肢静脉干结构。由于下肢两条动静脉干结构是由体腔内腹主动脉和下腔静脉延伸而出，其分支结构由上而下逐渐增多，故足部六经隶属于"胫气有街"和其伴脉的分支结构。

根据现代医学脉管学分析，"胫气有街"和其伴脉向下肢发出分支是从股动脉和股静脉位置开始。由于膝关节结构的存在，导致股动脉和股静脉在下肢部位血管丛形成了大腿和小腿两个分段。换言之，足部六经循行分布不是六条连续的血管结构，而是由分段的血管丛构成。

（1）足三阳经下肢循行结构功能：股动脉是髂外动脉的直接延续，起自腹股沟韧带中点的后

方，穿血管腔隙进入股三角，由股三角尖端向下进入收肌管，穿大收肌腱裂孔至腘窝，移行为腘动脉。腘动脉之下是胫前动脉，胫前动脉是腘动脉的终支之一，在平对胫骨粗隆处发自腘动脉，随即穿小腿骨间膜至小腿前面，沿骨间膜前面下降，在小腿上部位于胫骨前肌与趾长伸肌之间，向下则贴胫骨外侧面行于胫骨前肌与拇长伸肌之间，后经拇长伸肌腱深面至其外侧，在足背延续为足背动脉。总而言之，膝关节之上的股动脉和膝关节之下的胫前动脉共构成一条纵向动脉丛。这条动脉丛纵向分布于下肢前侧，也就是足阳明胃经在下肢的循行结构，即《灵枢·经脉》所讲"其支者，起于胃口，下循腹里，下至气街中而合，以下髀关，抵伏兔，下膝膑中，下循胫外廉，下足跗，入中趾内间。其支者，下廉三寸而别，下入中趾外间。其支者，别跗上，入大趾间，出其端"。

股深动脉自股动脉发出，先在股动脉的内侧，后行在股动脉的深方，股深动脉与膝盖后侧胫后动脉以及分支腓动脉平行分布。腓动脉为胫后动脉的重要分支，起于胫后动脉的上部，沿腓骨的

内侧下行，分支营养邻近诸肌和胫、腓骨。总结而言，膝关节之上的股深动脉和膝关节之下胫后动脉、腓动脉构成一条纵向动脉丛，分布于下肢后侧，也就是足太阳膀胱经在下肢的循行结构，即《灵枢·经脉》所讲"其支者，从髆内左右，别下，贯胛，挟脊内，过髀枢，循髀外，从后廉，下合腘中，以下贯踹（腨的通假字）内，出外踝之后，循京骨，至小趾（之端）外侧"。

膝关节之上是旋股外侧动脉，是从股动脉直接发出的动脉，向外穿行于缝匠肌、股直肌与髂腰肌之间，分为升支、横支和降支。膝关节之下是腓动脉向足背发出的腓动脉前支，旋股外侧动脉和腓动脉前支共构成一条纵向动脉丛分布于下肢外侧，也就是足少阳胆经在下肢的循行结构，即《灵枢·经脉》所讲"其直者，从缺盆下腋，循胸，过季胁，下合髀厌中，以下循髀阳，出膝外廉，下外辅骨之前，直下抵绝骨之端，下出外踝之前，循足跗上，入小趾次趾之间"。

综合而言，足三阳经是由冲脉（体动脉干）下端"腹气有街"和"胫气有街"延伸而出的三个分支动脉丛。三阳经皆为宗隧（体动脉血管）结构，三条宗隧中宗气（有氧血）来源于"宗气积于胸中，出于喉咙，以贯心脉（别本作肺），而行呼吸焉"，也就是心肺宗气（有氧血流）经过"腹气有街"（胸腹主动脉）形成"阴受之则入五脏，阳受之则入六腑"。经"胫气有街"（左右髂总动脉和髂外动脉）下行到达下肢部分支形成足三阳经，也就是《素问·太阴阳明论》所讲"阳明者表也，五脏六腑之海也，亦为之行气于三阳"。三阳经宗气沿宗隧干冲脉下行到下肢部位过程同时向下肢背腹两侧循行分布，足太阳膀胱经向背侧循行分布为"开"，足阳明胃经向腹侧循行分布为"阖"，足少阳胆经向背腹两侧中间部位循行分布为"枢"。由此形成"胫气有街"在下肢宗气（有氧血）灌流，表达宗气在下肢部位的循行分布情况，即足部三阳经"开、阖、枢"的功能机制（图2-134）。

（2）足三阴经下肢循行结构功能：髂外动脉向下延续结构是股动脉，股动脉到膝关节腘动脉终止；腘动脉之下直接延续的是胫后动脉，胫后动脉为腘动脉的延续，是动脉末支中较大者，在小腿后面浅深两层屈肌之间下行，至内髁与跟结节内侧突之间，分为足底内、外侧动脉两终支。总之，膝关节之上的股动脉和膝关节之下的胫后动脉共构成一条纵向动脉丛分布于下肢内侧，也就是足少阴肾经在下肢的循行结构，即《灵枢·经脉》所讲"肾足少阴之脉，起于小趾之下，邪走足心，出于然谷之下，循内踝之后，别入跟中，以上踹内，出腘内廉，上股内后廉，贯脊，属肾，络膀胱"。

髂外静脉之下是股静脉，股静脉是髂外静脉是直接延续结构，位于动脉内侧，有四条属支。其前方为一支，即大隐静脉，后方为三支，即股深静脉、旋股内、外侧静脉。股静脉分支中大隐静脉起于足背静脉弓内侧端，经内踝前方，沿小腿内侧缘伴隐神经上行，经股骨内侧髁后方约2cm处，进入大腿内侧部，与股内侧皮神经伴行，逐渐向前上，在耻骨结节外下方穿隐静脉裂孔，汇入股静脉。股静脉和大隐静脉共构成一条纵向静脉丛，分布于下肢内侧，也就是足太阴脾经的循行结构，即《灵枢·经脉》所讲"脾足太阴之脉，起于大趾之端，循趾内侧白肉际，过核骨后，上内踝前廉，上踹内，循胫骨后，交出厥阴之前，上（循）膝股内前廉，入腹，属脾，络胃"。

股静脉后方股深静脉、旋股内外侧静脉三个分支中，旋股内、外侧静脉分布于膝关节之上，股深静脉向下穿行膝关节腘静脉后分成胫后静脉和小隐静脉。胫后静脉是由足底内、外侧静脉合成的，在小腿处与同名动脉伴行。小隐静脉在足外侧起自足背静脉弓，经外踝后方沿小腿后外侧上行，至小腿上段，穿过深筋膜汇入腘静脉。股深静脉和胫后静脉、小隐静脉共构成一条纵向静脉丛分布于下肢内侧，也就是足厥阴肝经的循行结构，即《灵枢·经脉》所讲"肝足厥阴之脉，

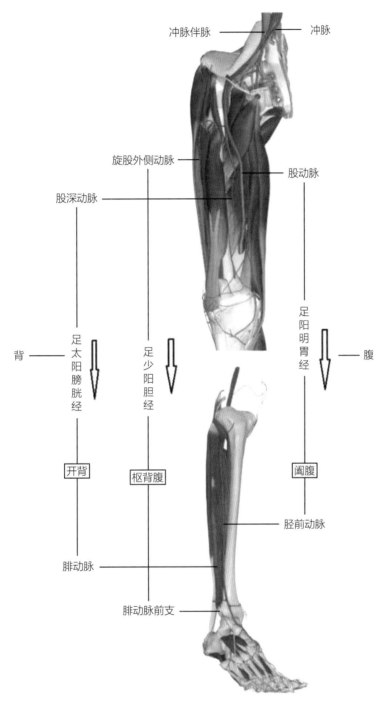

▲ 图 2-134　足三阳经 "开阖枢" 结构示意

起于大趾丛毛之际,上循足跗上廉,去内踝一寸,上踝八寸,交出太阴之后,上腘内廉,循股阴,入毛中,过阴器,抵小腹,挟胃,属肝"。

　　足三阴经是由一宗隧和二营隧构成:一宗隧是足少阴肾经,二营隧是足太阴脾经和足厥阴肝经,一宗二营分布于下肢腹侧故称三阴。足少阴

肾经中宗气由上而下做离心运动,脾肝二经中营气由下而上做回心运动,由此出现一宗和二营相向而行的状态,即《外经微言·经脉相行》所讲"足之三阴,皆走于腹,独少阴之脉下行"。《素问·金匮真言论》载:"言人身之脏腑中阴阳,则脏者为阴,腑者为阳。肝、心、脾、肺、肾,五脏皆为阴,

胆、胃、大肠、小肠、膀胱、三焦，六腑皆为阳。言人身之脏腑中阴阳，则脏者为阴，腑者为阳。肝、心、脾、肺、肾，五脏皆为阴，胆、胃、大肠、小肠、膀胱、三焦，六腑皆为阳。"三阴经通于脏，三阳对应腑，脾经为营隧"足太阴者三阴也，其脉贯胃属脾络嗌，故太阴为之行气于三阴"，脾经营气由腑向脏之起始，也就是脾经"太阴为开"机制本意。肝脏与胆相表里，即肝经与"凡十一脏，取决于胆也"相合，肝经营气由脏而合腑，也就是"厥阴为阖"机制本意。足少阴肾经通足三阳经同为宗隧，肾经宗气既通于脏又通于腑，肾经出于脏腑之间也就是"少阴为枢"机制本意。三阴经者言脏腑之开合，"太阴为开"即脾经由腑开脏，"厥阴为阖"即肝经由脏合腑，"少阴为枢"即肾经为脏腑之枢纽，由此表达宗营二气在下肢部位的循行分布状态，即足三阴经"开、阖、枢"的功能机制（表2-40和图2-135）。

表 2-40 足三阴经"开合枢"

阴阳	三阳经	三阴经
体位	背阳腹阴（冲循脊里）	腑阳脏阴（任行腹里）
离合	太阳为开，阳明为阖，少阳为枢	太阴为开，厥阴为阖，少阴为枢
宗营	三宗	一宗二营
所主	冲任所主（宗卫）	冲伴所主（宗营）

五、"标本、根结"与经脉循行标识

人体体液通路是由宗、营、卫三隧而构成，宗隧和营隧形成相对独立的"营气行"循环（血循环）结构，卫隧形成相对独立的"卫气行"循环（淋巴循环），"营气行"和"卫气行"是机体基本的体液循环通路，故而在六经属性界定上出现"阴阳离合"和"开、阖、枢"两种划分标准。三阳经侧于"冲循脊里"，也就是宗隧干冲脉和卫隧干任脉所主向外延伸分布而成；三阴经侧于"任行腹里"，也就是营隧干冲脉伴脉和卫隧干任

脉为主向外延伸分布而成。六经由体腔内宗隧干冲脉和营隧干冲脉伴脉向躯干四肢延伸分布，就必须在躯干四肢部位形成两种关联共构方式才能形成体液循环结构。冲脉和任脉所主宗隧和卫隧关联结构称之为经脉"标本"，即《灵枢·卫气》所讲"然其分别阴阳，皆有标本、虚实、所离之处。能别阴阳十二经者，知病之所生；（知）候虚实之所在者，能得病之高下；知六腑之气街者，能知解结契绍于门户；能知虚实之坚软者，知补泻之所在；能知六经标本者，可以无惑于天下"。冲脉伴脉和任脉所主营隧和卫隧关联结构称为经脉"根结"，即《灵枢·根结》所讲"奇邪离经，不可胜数，不知根结，五脏六腑，折关败枢，开合而走，阴阳大失，不可复取。九针之玄，要在终始；故能知终始，一言而毕，不知终始，针道咸绝"。综合而言，"标本"和"根结"是经脉关联的基本结构形式，现代医学分析就是淋巴循环和血循环结构关联机制，故不知"标本"和"根结"也就是不知经脉"阴阳离合"始终关联转折结构。

（一）"标本"与宗卫二隧关联结构

1. "标本、虚实、所离"与三隧关联结构标识 经脉"标本说"记载于《灵枢·卫气》中，即"五脏者，所以藏精神魂魄者也；六腑者，所以受水谷而行化物者也。其气内干五脏，而外络肢节。其浮气之不循经者，为卫气；其精气之行于经者，为营气。阴阳相随，外内相贯，如环之无端，亭亭淳淳乎，孰能窃之。然其分别阴阳，皆有标本、虚实、所离之处"。分析这段原文有四层含义。

（1）"气味交重"通路结构：人体同背景环境的物质能量交通机制称为"气味受藏"。"天食人以五气"是通过"五气入鼻，藏于心肺，上使五色修明，音声能彰"形式向体内流动，称为"气藏"。由此形成"五脏者，所以藏精神魂魄者也"生理功能，判断标准是"背为阳，阳中之阳，心也；背为阳，阳中之阴，肺也；腹为阴，阴中之阴，

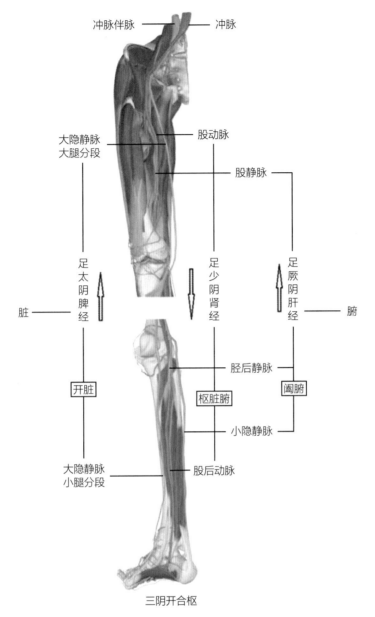

冲脉伴脉 —— —— 冲脉

大隐静脉
大腿分段 —— —— 股动脉

—— 股静脉

足太阴脾经 ↑　　足少阴肾经 ↓　　足厥阴肝经 ↑

脏 —— 足太阴脾经　　足少阴肾经　　足厥阴肝经 —— 腑

开脏　　　胫后静脉　　　离腑
　　　枢脏腑

　　　小隐静脉

大隐静脉
小腿分段 —— —— 股后动脉

三阴开合枢

▲ 图 2-135　足三阴经"开合枢"结构示意

肾也，阴中之阳，肝也；腹为阴，阴中之至阴，脾也"。"地食人以五味"是通过"五味入口，藏于肠胃，味有所藏，以养五气，气和而生，津液相成，神乃自生"形式向体内流动称为"味藏"。形成生理"六腑者，所以受水谷而行化物者也"功能，判断标准为"肝、心、脾、肺、肾，五脏皆为阴，胆、胃、大肠、小肠、膀胱、三焦，六腑皆为阳"。换言之，"气藏"形成"五脏者，所以藏精神魂魄者也"，"味藏"形成"六腑者，所以受水谷而行化物者也"。"气藏"和"味藏"进

入机体之内发生交通，由此实现机体对"五气，五味"接纳收藏，称为"气味交重"，传输"气藏"通路，称为宗隧即"宗气积于胸中，出于喉咙，以贯心脉，而行呼吸焉"，传输"味藏"通路称为营隧，即"营气者，泌其津液，注之于脉，化以为血，以荣四末，内注五脏六腑，以应刻数焉"，"气味交重"也就是宗营之源。

（2）"宗、营、卫"三隧结构关联："天食人以五气"通过"五气入鼻"内入五脏；"地食人以五味"通过"五味入口，藏于肠胃"而内入五

脏。"五气"和"五味"都是向五脏内流动，在五脏区域的交会，然后沿着宗隧和营隧由五脏区域向躯干四肢出入流动，由此出现"五气，五味"内外两个"宗营交重"范围，内部区域即"其气内干五脏"，外部区域即"外络肢节"。换言之，宗营二隧关联内脏躯干肢体主干通路，称为经脉，宗营二隧关联内脏躯干肢体末端分支通路，称为经络。经脉和经络是统一结构，是对宗营二隧粗细内外区分判定的描述，无论粗大结构的经脉，还是细小结构的经络，都具有宗隧和营隧结构，二者关联结构称为"宗营交重"。

"五气，五味"进入机体后沿着宗营二隧而流动，宗营二隧平行分布吻合，即"其精气之行于经者，为营气"，也就是十二经脉结构；宗营二隧之间还有卫隧通路结构存在独立循行分布，即"其浮气之不循经者，为卫气"，也就是十二经水结构；十二经水随十二经脉伴行分布，即"阴阳相随，外内相贯，如环之无端，亭亭淳淳乎，孰能窃之"，"阴阳相随，外内相贯"者即营卫二隧关联形成的"营卫交重"通路结构。

（3）"分别阴阳"三隧通路结构界定：十二经水与十二经脉共构结构中，十二经水处于外属性为阳，十二经脉处于内属性为阴，即《灵枢·经水》所讲"经脉十二者，外合于十二经水，而内属于五脏六腑"。经水和经脉区分有三个标准，即"然其分别阴阳，皆有标本、虚实、所离之处"。"标本"者，即宗隧和卫关联结构，使用"气街标本"判断；"虚实"者，即宗气卫气状态诊断，用"气血多少"判断；"所离"者，即营隧和卫隧关联结构部位界定，用"四根三结"判断；故能分别区分经水和经脉之间的"标本、虚实、所离"，才可以知道病是怎样产生的，然后才能判断出虚实所在，定位出疾病的上下部位。现代医学分析，经水和经脉之间的"标本、虚实、所离"原理也就是淋巴循环和血循环关联共构结构机制，经脉阴阳属性界定原理也就是"标本、虚实、所离"。

2."气街标本"与宗卫关联结构机制　经水和经脉之间关联形成"标本、虚实、所离"形态，是三隧关联结构的整体描述。其中"标本"者，也就是《灵枢·卫气》所讲"知六腑之气街者，能知解结契绍于门户；能知虚实之坚软者，知补泻之所在；能知六经标本者，可以无惑于天下"机制。

（1）"六腑之气街"与手足阳经同名异构机制："六腑之气街者"是指冲脉分支向六腑发出宗隧关联结构，气街"也就是"四气街"结构，即《灵枢·卫气》所讲"胸气有街，腹气有街，头气有街，胫气有街。故气在头者，止之于脑；气在胸者，止之膺与背腧；气在腹者，止之背腧，与冲脉，于脐左右之动脉者；气在胫者，止之于气街，与承山踝上以下"。其中"腹气有街"向六腑发出的宗隧是"六腑之气街"，也就是足三阳经皆为宗隧背后的机制。

五脏六腑之上同时存在宗营二隧，脏腑宗营二隧共计二十二条，肢体经脉是十二条，这样就出现了脏腑经脉和肢体经脉数量不相等现象，为什么中医学理论经脉省略了一半？这涉及经脉宗隧划分界定的总体法则。冲脉为宗隧干，冲脉伴脉为营隧干，故冲脉和冲脉伴脉是经脉宗营二隧循行分布划分界定的基本法则。冲脉在腹腔内的分段就是"腹气有街"，现代医学分析就是腹主动脉，腹主动脉是胸主动脉下行延续结构，有氧血由胸主动脉下行到腹主动脉，腹主动脉向胃、胆、膀胱三腑发出分支动脉，也就是足三阳经在体腔内分段结构，由此确立足三阳经同为宗隧。冲脉伴脉与冲脉平行分布，冲脉伴脉属于营隧干，现代医学分析就是下腔静脉，下腔静脉向大肠、三焦、小肠发出分支静脉，也就是手三阳经体腔内分段结构，由此确立手三阳经同为营隧。

为什么中医学将胃、胆、膀胱三经界定为足三阳，而将大肠、三焦、小肠界定为手三阳经？这是根据六腑的生理功能界定的，"五味入口，藏于肠胃，味有所藏，以养五气，气和而生，津液相成，神乃自生"就是食物通过六腑向五脏转化传输的过程，六腑也具有不同的生理功能区分，胃、胆、膀胱三腑并不能直接将食物营养向五脏传输，体液通路侧重冲脉而下行于足，由此界定足三阳经为宗隧。大肠、三焦、小肠三腑是将食物营养向五脏传输转运的主要器官，体液通路侧重冲脉伴脉而上行于手，由此界定手三阳经为营隧。由此得知，中医学设立足三阳经和手三阳经上下对应关系，是基于冲脉和冲脉伴脉与六腑之间的关系而定，用于表达宗隧和营隧在六腑之间的循行转折机制（图 2-136）。

"六腑之气街"是同时言冲脉和冲脉伴脉分支与六腑的关联结构，足三阳经顺冲脉由上向下循行就是宗气流向，手三阳经顺冲脉伴脉由下向上循行就是营气流向。冲脉属于宗隧干，足三阳经宗气流动是推动手三阳经营气而上行，即《灵枢·卫气》所讲"能别阴阳十二经者，知病之所生；候虚实之所在者，能得病之高下"。六腑经脉手足之分，即宗营二隧循行，足经为宗隧，手经为营隧，手足三阳经上下对立形成同名而异构，由此形成手三阳经和足三阳经上下宗营关联机制（表 2-41）。

（2）"解结契绍于门户"与手足阴经同名异构机制：继"知六腑之气街者"后是"能知解结契绍于门户"。《灵枢·刺节真邪》载："一经上实下虚而不通者，此必有横络盛加于大经，令之不通，视而泻之。此所谓解结也。"显然"解结"是经脉的一种结构。

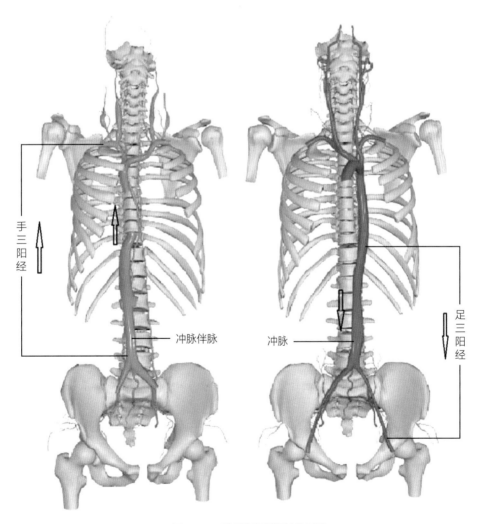

▲ 图 2-136 手足阳经循行结构示意

高	手三阳经（从冲伴而上行）		
手三阳经	小肠经（足太阳）	大肠经（足阳明）	三焦经（足少阳）
营隧	营隧	营隧	营隧
交重	宗营交重		
宗隧	宗隧	宗隧	宗隧
足三阳经	膀胱经（足太阳）	胃经（足阳明）	胆经（足少阳）
下	足三阳经（从冲脉而下行）		

表 2-41　手三阳经和足三阳经上下宗营关联机制

足三阳经和手三阳经以上下循行分布方式形成宗营二隧的关联，是基于六腑宗营二隧分布延伸至上下肢体形成的经脉循行通路，但是在"十二脏之相使"的结构中，六腑和六脏结构上具有表里关系。既然足三阳经和手三阳经具有上下关联结构，那么足三阴经和手三阴经又具有什么样的关联结构机制呢？六腑的生理功能是摄取食物营养然后向五脏内传输，即"五味入口，藏于肠胃，味有所藏，以养五气，气和而生，津液相成，神乃自生"。手足六经用于表达"五味入口，藏于肠胃"与肢体经脉之间的关联机制，手足六阴经就是用于表达"味有所藏，以养五气，气和而生，津液相成，神乃自生"与肢体经脉之间的关联机制，故"一经上实下虚而不通者"是指手足阳经上下关联结构。六阳经循行分布于肢体背侧，六阴经循行分布于肢体腹侧，六阳经向六阴经关联必须以横向形式延伸才能形成，也就是"此必有横络盛加于大经"，"大经"者即手足六阴经结构。手足阳经和手足阴经之间的关联结构就是所谓的"门户"，"门户"不开即经脉阴阳不通，谓之"结"，"解结契绍"者也就是开启阴阳经脉关联通路之意。

冲脉和冲脉伴脉在体腔内循行分布，向六脏发出的宗营隧共计十二条，由于食物经过"五味入口，藏于肠胃"向六脏转化传输，"味有所藏，以养五气，气和而生，津液相成，神乃自生"关系，故阴经侧重于营隧。体腔内五脏关联的宗营二隧数量与肢体宗营二隧数量也是不相等的，于是根

据冲脉和冲脉伴脉延伸结构将足部三阴经界定为"一宗二营"结构。"一宗"属于冲脉分支为足少阴肾经，"二营"属于冲脉伴脉分支为足太阴脾经、足厥阴肝经。为什么传统医学将肝、脾、肾关联经脉列入足三阴经？这是基于机体对食物营养的二次吸收现象做出的判断，"五味入口，藏于肠胃"要进入血液需要经过营隧传输，血浆中的各种营养物质，从根本上讲都是从消化道吸收进入血液的是第一次吸收，第一次吸收主要通过脾肝静脉（营隧）进入血循环之中，也就是"太阴为开，厥阴为阖"的机制。当这些物质从血液（内环境）中出来后，再一次吸收返回血液中的过程，属于第二次吸收，因此叫作重吸收，第二次吸收是经过肾脏来完成，也就是"少阴为枢"的机制，由此拓展到肢体经脉，也就是足三阴经"一宗二营"结构机制。

足三阴经"一宗二营"中，"一宗"足少阴肾经，从属冲脉分支由上而下循行；"二营"为足太阴脾经、足厥阴肝经，从属冲脉伴脉分支由下而上循行，"一宗"和"二营"之间相向循行，即《外经微言·经脉相行》所讲"足之三阴，皆走于腹，独少阴之脉下行，何也？岂少阴经易逆难顺乎？岐伯曰：不然，天冲脉者，五脏六腑之海也。五脏六腑皆禀焉。其上者，出于颃颡，渗诸阳，灌诸精，下注少阴之大络，出于气冲，循阴阳内廉入胭中，伏行骭骨内，下至内踝之后，属而别其下者，并由少阴经渗三阴，其在前者，伏行出

跗属下，循跗入大指间，渗诸络而温肌肉，故别络邪结则跗上脉不动，不动则厥，厥则足寒矣。此足少阴之脉，少异于三阴而走腹则一也。"足三阴经"一宗二营"起于下而行于上对应手三阴经。手三阴经即手太阴肺经、手厥阴心包经、手少阴心经，因肝脾二经中营气是经由冲脉伴脉而回流入心肺，即《灵枢·营气》所讲"谷入于胃，乃传之肺，流溢于中，布散于外，精专者行于经隧，常营无已，终而复始，是谓天地之纪"。有氧血出心肺后转入冲脉，再向脏腑和四肢循行，故手三阴经皆由宗隧而构成。由此形成了足三阴经和手三阴经的同名异构体。

综合而言，六阴经中手足上下的宗营二隧数量是不对等的，足三阴经中一宗隧二营隧，营多而宗少侧于冲脉伴脉，以此表达"营气者，泌其津液，注之于脉，化以为血，以荣四末，内注五脏六腑，以应刻数焉"。手三阴经皆为宗隧侧于冲脉，以此表达"宗气积于胸中，出于喉咙，以贯心脉（别本作肺），而行呼吸焉"。手足阴经关联于脏，上下手足宗营二隧数量不等，由此表达宗气和营气起源和循行交通机制，即"谷入于胃，乃传之肺，流溢于中，布散于外，精专者行于经隧，常营无已，终而复始，是谓天地之纪"的核心结构机制（图 2-137）。

（3）"六经标本"与手足宗卫关联构成机制：继"知六腑之气街者，能知解结契绍于门户；能知虚实之坚软者，知补泻之所在"之后，经文又讲"能知六经标本者，可以无惑于天下"，此处的"六经标本"已经不是单纯指六腑经脉，而是指手足阳经和阴经之间的关联，故而手足十二经都有"标本"结构的存在。然而，六阳经手足之间宗营二隧数量对等，六阴经手足之间宗隧二隧数量不对等，如何能够形成十二经"标本"？这又出现了机制难题，如果不能解决宗营二隧数量不对等关系机制，也就不能做到"能知六经标本者，可以无惑于天下"。

经脉"标本"是基于"气街"机制而来，又

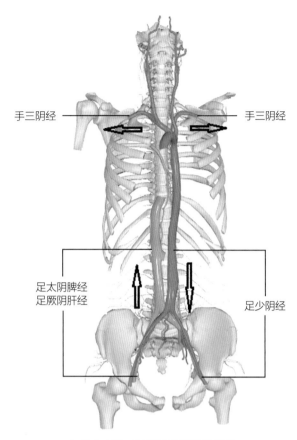

▲ 图 2-137 手足阴经循行结构示意

手三阴经 / 手三阴经
足太阴脾经 / 足厥阴肝经 / 足少阴经

称"气街标本"，而"气街"是由冲脉分支与组织器官关联的主干通路，故"气街"又称"气冲"。气街有四为"四气街"，冲脉为机体主动脉干结构，主体结构纵向分布于头、胸、腹、胫四个部位，故而同名"四气冲"，即《外经微言·经气本标》所讲"岐伯曰：胃气有冲，腹气有冲，头气有冲，胫气.有冲，皆不可刺也。雷公曰:头之冲何所乎？岐伯曰:头之冲，脑也。雷公曰:胸之冲何所乎？岐伯曰：胸之冲，膺与背腧也。喻亦不可刺也。雷公曰：腹之冲何所乎？岐伯曰：腹之冲，背腧与冲脉及左右之动脉也。雷公曰:胫之冲何所乎？岐伯曰：胫之冲，即脐之气街及承山踝上以下"。气冲者，即主动干向头、胸、腹、胫发出的主动脉，由于这些主动脉直接传输来自心脏的有氧血流，血管壁承受血压较高，如果血管壁破裂就会导致有氧血流外溢，故不能损伤破坏，中医学认为这是禁止针刺的部位，即《外经微言·经气本标》

所讲"此皆不可刺也。雷公曰:不可刺止此乎?岐伯曰:大气之抟而不行者,积于胸中,藏于气海,出于肺,循咽喉,呼吸而出入也。是气海犹气街也,应天地之大数,出三入一,皆不可刺也"。

"气街标本"是由冲脉分支由内向外延伸分支关联组织器官而形成。冲脉结构成"土"字形结构,中间纵线是指颈总动脉和胸腹主动脉,其分支内连于脏腑;上下横线是指上下肢主动脉,其分支外连躯干四肢形成"气街标本"。如果按照这样的分析,手足阳经中有三条宗隧(膀胱、胃、胆),手足阴经中有四条宗隧(肺、心、心包、肾脏)。"气街标本"应该共计七处(单侧),但是为什么经典记载十二经脉各具"气街标本"共计十二处呢?《外经微言·经气本标》记载:"雷公问于岐伯曰:十二经气有标本乎?岐伯曰:有之。雷公曰:请言标本之所在。岐伯曰:足太阳之本在跟以上五寸中,标在两络命门。足少阳之本在窍阴之间,标在窗笼之前。足少阴之本在内踝下三寸中,标在背腧。足厥阴之奉在行间上五寸所,标在背腧。足阳明之本在厉兑,标在人迎,颊挟颃颡。足太阴之本在中封前上四寸中,标在舌本乎。太阳之本在外踝之后,标在命门之上一寸。手少阳之本在小指次指之间上二寸,标在耳后上角下外眦。手阳明之本在肘骨中上至别阳,标在颜下合钳上。手太阴之本在寸口中,标在腋内动脉。手少阴之本在锐骨之端,标在背腧。手心主之本在掌后两筋之间二寸中,标在腋下三寸。此标本之所在也"。

中医学是以"三隧说"立论人体体液通路,卫隧处于宗营二隧外侧,又称经水,宗营二隧处于卫隧内侧,统称为经脉。经水和经脉都与体腔内脏腑交通,其结构总体描述为"经脉十二者,外合于十二经水,而内属于五脏六腑"。十二经脉在躯干四肢部位循行分布是以经水通路结构作为中间媒介体形成关联,宗隧中宗气外流和营隧中营气内流都要经过经水通路,即"经脉十二者"和"外合于十二经水"结合结构称为"标本"。肢体远端与经水结合部结合结构称为"本",躯干近

端与经水结合部结构为"标",以此来表达宗隧在躯干四肢部位的远近分布,即十二经脉都具有"气街标本"。现代医学分析就是主动脉干向躯干四肢延伸分布过程中,在躯干四肢部位动静脉血管与淋巴管结构连接部位结构称为"十二经标本"(图2-138)。

3.手部六经"标本"具体结构解析

(1)手太阳经水关联标本结构:手太阳经水标本记载于《灵枢·卫气》中,即"手太阳之本,在外踝之后;标在命门之上一寸也"。"手太阳之本,在外踝之后"在手外踝(腕后尺骨小头部)之后的养老穴位置,此处结合肘淋巴管而成手太阳之本;"标在命门之上一寸也"其标部在命门之上1寸,约当攒竹穴,此结合腮淋巴结而成手太阳之标结构。

(2)手阳明经水关联标本结构:手阳明经水标本记载于《灵枢·卫气》中,即"手阳明之本,在肘骨中,上至别阳,标在颜下合钳上也"。"手阳明之本,在肘骨中,上至别阳"在肘骨之中的曲池穴,由此直上至别阳处,此处结合肘淋巴管而成手阳明之本;"标在颜下合钳上也"在颜下合钳上,约当人迎等穴处,此处结合颈后淋巴管而成手阳明经水之标。

(3)手少阳经水关联标本结构:手少阳经水标本记载于《灵枢·卫气》中,即"手少阳之本,在小指次指之间上二寸;标,在耳后上角下外眦也"。"手少阳之本,在小指次指之间上二寸",在小指次指之间上2寸,约为中渚和阳池,此处结合肘内淋巴结而成手少阳之本;"标,在耳后上角下外眦也"在耳后上角向下至目外眦,约当角孙-丝竹空-瞳子髎部位,此处结合耳后淋巴结而成手少阳之标结构。

(4)手太阴经水关联标本结构:手太阴标本记载于《灵枢·卫气》,即"手太阴之本,在寸口之中;标,在腋内动也"。"手太阴之本,在寸口之中"在寸口,约当太渊处,此处结合肘淋巴结而成手太阴之本;"标在腋内动也"其标部在腋内

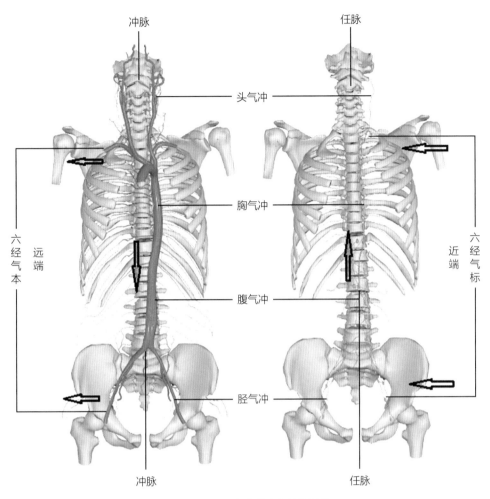

冲脉　　　　　　　任脉

头气冲

胸气冲

六经气本　远端　　　　　　　　　　　　　六经气标　近端

腹气冲

胫气冲

冲脉　　　　　　　任脉

▲ 图 2-138　"气街标本"结构示意

动脉，约当天府穴，此处结合腋间淋巴管而成手太阴经水之标。

（5）手少阴经水关联标本结构：手少阴标本记载于《灵枢·卫气》中，即"手少阴之本，在锐骨之端；标在背腧也"。"手少阴之本，在锐骨之端"即位于掌后锐骨之端的神门穴部位，此处结合手腕部淋巴结而成手少阴经水之本；"标在背腧也"即在背俞、心俞穴部位，结合胸淋巴管而成手少阴之标。

（6）手厥阴经水关联标本结构：手厥阴经水标本记载于《灵枢·卫气》中，即"手心主之本，在掌后两筋之间二寸中；标在腋下下三寸也"。"手心主之本，在掌后两筋之间二寸中"在掌内上腕 2 寸，两筋之间的内关穴处，结合肘间淋巴管而成手厥阴之本；"标在腋下下三寸也"在腋下 3 寸，约天池

穴结合腋间淋巴结而成手厥阴之标结构。

综合分析，手部六经水"标本"结构分布位置，"本"是在上肢肘和腕之间的淋巴管结构，"标"是在头、颈、腋、胸部位的淋巴管结构。淋巴管体液流动是由远端四肢向近端躯干，"本"是上肢淋巴管体液回流起始点，"标"是上肢淋巴液回流到躯干位置的终止点，由此描述出躯干上部淋巴液回流通路与体动脉血管关联机制（表 2-42 和图 2-139）。

4. 足部经脉"标本"结构标识

（1）足太阳经水关联标本结构：足太阳经水标本记载于《灵枢·卫气》中，即"足太阳之本，在跟以上五寸中，标在两络命门。命门者，目也"。"足太阳之本，在跟以上五寸中"在足跟外侧以上 5 寸中，约当跗阳穴结合趾淋巴结而成足太阳经

手部经、水	本		标	
手太阳经、水	外踝之后	肘淋巴管	在命门之上	腮淋巴结
手阳明经、水	肘上至别阳	肘淋巴管	颜下合钳上	颈后淋巴管
手少阳经、水	小次指之间	肘内淋巴结	在耳后上角	耳后淋巴结
手太阴经、水	在寸口之中	肘淋巴结	在腋内动也	腋间淋巴管
手少阴经、水	在锐骨之端	手腕淋巴结	在背腧也	胸淋巴管
手厥阴经、水	掌后两筋间	肘间淋巴管	腋下下三寸	腋间淋巴结

表 2-42　手经"标本"循行位置方向示意表

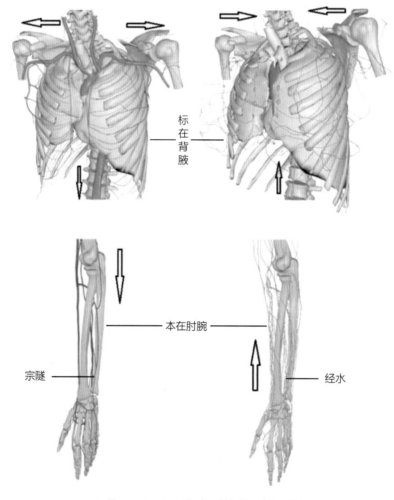

▲ 图 2-139　手经"标本"循行位置方向示意

水之本;"标在两络命门。命门者,目也"在左右两络命门,约为睛明穴结合颞前淋巴结而成足太阳经水之标。

（2）足阳明经水关联标本结构:足阳明经水

标本记载于《灵枢·卫气》中,即"足阳明之本,在厉兑,标在人迎,颊挟颃颡也"。"足阳明之本,在厉兑"在大趾侧、次趾端的厉兑穴与膝下前淋巴结成足阳明经水之本;"标在人迎,颊挟颃颡也"

在结喉两旁的人迎穴结合颈淋巴结而成足阳明经水之标。

（3）足少阳经水关联标本结构：足少阳经水标本记载于《灵枢·卫气》，即"足少阳之本，在窍阴之间；标在窗笼之前。窗笼者，耳也"。"足少阳之本，在窍阴之间"在第四趾外侧端的足窍阴之间部位结合膝下前淋巴结而成足少阳经水之本；"标在窗笼之前。窗笼者，耳也"在窗笼（耳）之前的听宫穴部位结合颞淋巴结而成足少阳经水之标。

（4）足少阴经水关联标本结构：足少阴经水标本记载于《灵枢·卫气》，即"足少阴之本，在内踝下上三寸中，标在背俞与舌下两脉也"。"足少阴之本，在内踝下上三寸中"也就是足少阴肾经的本，在内踝上下三寸复溜穴、交信穴结合膝淋巴管而成足少阴肾经之本结构；"标在背俞与舌下两脉也"者，也就是标，在背部肾俞穴，与舌下两脉廉泉穴颈淋巴结结合而成肾经之标。

（5）足厥阴经水关联标本结构：足厥阴经水标本记载于《灵枢·卫气》，即"足厥阴之本，在行间上五寸所，标在背腧也。足阳明之本，在厉兑，标在人迎，颊挟颃颡也"。肝经之本为"足厥阴之本，在行间上五寸所"，也就是在行间穴上五寸中封穴结合膝后淋巴结而成足厥阴经之本；"标在背腧也"在背部肝俞穴结合背部淋巴结而成肝经之标。

（6）足太阴经水关联标本结构：足太阴经水标本记载于《灵枢·卫气》，即"足太阴之本，在中封前上四寸之中，标在背腧与舌本也"。肝经之本为"足太阴之本，在中封前上四寸之中"在中封穴前上四寸中三阴交结合腹股沟淋巴而成肝经之本；"标在背腧与舌本也"，在背部脾俞与舌根部结合颈淋巴结而成脾经之标。

综合分析足部六经脉和经水"标本"结构分布位置，"本"是在下肢趾和膝之间淋巴管结构，"标"是在颞、颈、背三个部位的淋巴管结构。下肢淋巴管体液流动是从趾和膝部颞、颈、背向躯干，"本"是下肢淋巴管体液回流起始点，"标"

是下肢淋巴液回流到躯干位置的终止点，足部经水之"本"在趾和膝部位，"标"在颞、颈、背部位，由此描述出躯干下部淋巴液回流通路与血管关联结构机制（图 2-140 和表 2-43）。

（二）"根结"与营卫二隧关联标识机制

1. "四关十二原"脏腑经脉关联结构定位机制

（1）"五脏有六腑"与体腔内三气循行机制：人体体液通路由宗、营、卫三隧构成，三隧具有主干和分支区分。三隧干就是冲脉（体动脉干）、冲脉伴脉（体静脉干）和任脉（淋巴干胸导管），宗气源于"五气入鼻，脏于心肺"，沿冲脉循行而法天；营气源于"五味入口，脏于肠胃"沿冲脉伴脉循行而法地；卫气源于脾肾"人禀天地之二气，亦有阴阳，卫气即阳也"，沿任脉"由下焦至中焦以升于上焦，从阴出阳也"循行而法人。三隧主干和三隧分支中体液流动都是基于"心主血脉"，宗隧为"心主血脉"的动力传输通路，三隧中宗营卫三气流动具有一定的顺序和转折机制，如果不明白其中的顺序和转折也就不明白经脉循行根本机制。《灵枢·根结》载："不知根结，五脏六腑，折关败枢，开合而走，阴阳大失，不可复取。"

宗气源于"五气入鼻，脏于心肺"即为天，营气源于"五味入口，脏于肠胃"即为地，宗气出心肺沿冲脉（胸腹主动脉）下交脾胃即天交于地，也就是宗气在脏腑间流动之始末。由此《素问·金匮真言论》中将心肺和六腑都界定为阳"背为阳，阳中之阳，心也；背为阳，阳中之阴，肺也"，"胆、胃、大肠、小肠、膀胱、三焦，六腑皆为阳"；"五味入口，脏于肠胃"后转入"味有所脏，以养五气，气和而生，津液相成，神乃自生"即营气生。营气与卫气以"营卫交重"结构一起由六腑向五脏由下向上回流入心肺，也就是营卫二气在脏腑间流动之始末，由此《素问·金匮真言论》中将五脏都界定为阴"肝、心、脾、肺、肾，五脏皆为阴"。

五脏阴阳属性界定具有两种区分界定。其一，

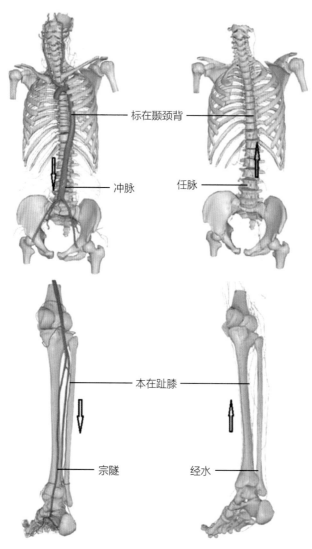

标在颊颈背

冲脉

任脉

本在趾膝

宗隧

经水

▲ 图 2-140　足经"标本"循行方向示意

足部经、水	本		标	
足太阳经、水	跟以上五寸	趾淋巴结	在两络命门	颞前淋巴结
足阳明经、水	本在厉兑	膝下前淋巴	标在人迎	颈淋巴结
足少阳经、水	窍阴之间	膝下前淋巴	在窗笼之前	颞淋巴结
足太阴经、水	中封前四寸	腹股沟淋巴	背腧与舌本也	颈淋巴结
足少阴经、水	内踝上三寸	膝淋巴结	背俞舌下两脉	颈淋巴结
足厥阴经、水	行间上五寸	膝后淋巴结	在背腧也	背部淋巴结

表 2-43　足经"标本"循行方向示意

基于宗气沿宗隧干冲脉由上而下流动，界定为心肺为阳、肝脾肾为阴。"背为阳，阳中之阳，心也；背为阳，阳中之阴，肺也；腹为阴，阴中之阴，肾也，阴中之阳，肝也；腹为阴，阴中之至阴，脾也"。其二，基于冲脉伴脉和任脉由下向上流动界定"肝、心、脾、肺、肾，五脏皆为阴"。

综上所述,"天食人于五气"和"地食人于五味"都是自外而内自上而下进入机体,然后随卫气自下向上流动,由此形成宗、营、卫三气在五脏间的循环流动体液。《外经微言·营卫交重》载:"宗气积于上焦,营气出于中焦,卫气出于下焦。盖有天,有阳气,有阴气。人禀天地之二气,亦有阴阳,卫气即阳也。由下焦至中焦以升于上焦,从阴出阳也。营气即阴也,由中焦至上焦以降于下焦,从阳入阴也。二气并重,交相上下,交相出入,交相升降,而后能生气于无穷也。"《灵枢·九针十二原》言"五脏有六腑",而不能言"六腑有五脏",现代医学分析,就是有氧血无氧血淋巴液在体腔内的循环运动机制(图2-141)。

(2)"六腑有十二原"与宗隧关联始末机制:宗气源于心肺,在"心主血脉"推动下沿着冲脉向全身循行分布,心肺属于脏,宗气沿冲脉体腔内分段(胸腹主动脉)向脏腑流动。六腑是宗隧体腔内循行分布的终点,故而阴阳属性上界定六腑为阳,也就是冲脉沿"胸气有街"和"腑气有街"向六腑发出宗隧连接分支,即"五脏者,皆禀气于胃,胃者五脏之本也。脏气者,不能自致于手太阴,必因于胃气,乃至于手太阴也"。由此形成宗隧与六腑连接的六个结合点称为"六腑之原","原"者即"胃气"。《素问·平人气象论》载:"平

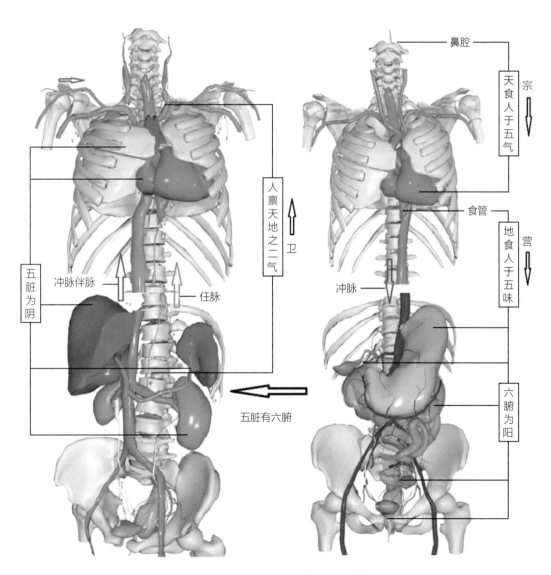

▲ 图 2-141 "五脏有六腑"体腔内三气循行示意

人之常气禀于胃，胃者平人之常气也，人无胃气曰逆，逆者死。"

宗气沿冲脉"胸气有街"和"腑气有街"向六腑流动形成"六原"的同时，沿着冲脉"头气有街"和"胫气有街"向上肢四肢延伸循行分布。

"头气有街"由主动脉弓向头部发出的颈总动脉和向上肢发出的锁骨下动脉构成，由此向远端延伸分布形成头颈部分支宗隧网和上肢分支营隧网结构。其中上肢主干是由肘关节之上腋动脉和肱动脉向远端分化而成，肘关节之下由桡动脉、尺动脉、正中动脉构成，在终端腕关节部位形成动脉终止点，就是心肺二经的原穴，即《灵枢·九针十二原》所讲"阳中之少阴，肺也，其原出于太渊，太渊二。阳中之太阳，心也，其原出于大陵，大陵二"。其一，"阳中之少阴，肺也，其原出于太渊，太渊二"，即肺经原穴，也就是肺经和大肠经的交会点，肺经为宗隧，大肠经为营隧，在左右"太渊"部位形成肺经和大肠经的宗营转换，左右"太渊"也就是大肠经之原，其结构就是桡动脉腕前区桡骨茎突与舟状骨之间的循行分段。其二，"阳中之太阳，心也，其原出于大陵，大陵二"，即心经原穴，心经属于宗隧，小肠经属于营隧，在左右"大陵"部位形成肺经和大肠经的宗营转换，左右"大陵"也就是小肠经之原，其结构就是尺动脉腕掌横纹的中点处，掌长肌腱与桡侧腕屈肌腱之间的循行分段。

"胫气有街"属于"胸气有街，腹气有街"向下肢的延伸结构，主干由左右髂总动脉向下延伸的髂外动脉、股动脉、胫动脉构成，远端结构是由股动脉、腘动脉延伸过膝关节之下胫前动脉、胫后动脉、腓动脉构成；在终端踝关节部位形成动脉的终止点，就是肝脾肾三经"原穴"，即《灵枢·九针十二原》所讲"阴中之少阳，肝也，其原出于太冲，太冲二。阴中之至阴，脾也，其原出于太白，太白二。阴中之太阴，肾也，其原出于太溪，太溪二"。其一，"阴中之少阳，肝也，其原出于太冲，太冲二"者，即肝经原穴，

肝经属于营隧，胆经属于宗隧，左右"太冲"部位形成肺经和大肠经的宗营转换，左右"太冲"也就是胆经之原，其结构是胫前动脉在踇长伸肌腱外缘分支第一跖背侧动脉分段。其二，"阴中之至阴，脾也，其原出于太白，太白二"者，即脾经原穴，脾经属于营隧，胃经属于宗隧，左右"太白"部位形成脾经和胃经的宗营转换，也是胃经之原，其结构就是胫前动脉足内侧缘，足大趾本节（第1跖骨关节）后下方赤白肉际凹陷处的足背动脉分段。其三，"阴中之太阴，肾也，其原出于太溪，太溪二"者，即肾经原穴，肾经属于宗隧，膀胱经属于宗隧，左右"太溪"部位形成肾经和膀胱经的宗营转换也是膀胱经之原，其结构就是内踝后方与脚跟骨筋腱之间的凹陷处胫后动脉分段。

"头气有街"和"胫气有街"向四肢远端延伸循行要通过体腔壁结构，由此二气街从上下端向腹侧发出循行分支。"头气有街"由左右锁骨下动脉向胸壁腹侧发出胸廓内动脉，胸廓内动脉在胸前骨下端向左右两侧延伸成左右肌隔动脉，胸前骨下端左右分化处动脉，即"膏之原，出于鸠尾，鸠尾一"，胸廓内动脉原本属于胃经分支，左右延伸出肌隔动脉实际连于心包经，故而"鸠尾"是心包经的原穴。心包经属于宗隧，三焦经属于营隧，"鸠尾"部位形成心包经和三焦经在躯干上部宗营转换也是三焦经之原。"胫气有街"髂外动脉向腹侧发出的腹壁下动脉，在腹股沟管深环内侧的腹膜外组织内斜向上内，穿腹横筋膜上行于腹直肌与腹直肌鞘后层之间，至脐平面附近与发自胸廓内动脉的腹壁上动脉吻合，这一上下动脉吻合处就是"肓之原，出于脖胦，脖胦一"（气海），"脖胦"实际是三焦经的原穴。古人把心尖脂肪叫"膏"，心脏与隔膜之间叫"肓"，膏肓原穴在体壁腹侧上下位置就是心包下部原穴，"脖胦"部位形成心包经和三焦经在躯干下部宗营转换也是三焦经之原。

综合而言，宗气沿着冲脉循行分成内外两个

路径。内路径是沿着"胸气有街"和"腑气有街"向六腑延伸与六腑关联形成内部"六原";外路径沿着"头气有街"和"胫气有街"向躯干四肢延伸关联形成外部"六原",左右上下共十二处称之为十二原,即《灵枢·九针十二原》所讲"阳中之少阴,肺也,其原出于太渊,太渊二。阳中之太阳,心也,其原出于大陵,大陵二。阴中之少阳,肝也,其原出于太冲,太冲二。阴中之至阴,脾也,其原出于太白,太白二。阴中之太阴,肾也,其原出于太溪,太溪二。膏之原,出于鸠尾,鸠尾一。肓之原,出于脖胦,脖胦一"。内外"六原"皆源于"宗气积于胸中,出于喉咙,以贯心脉,而行呼吸焉",内"六原"通于六腑,外"六原"

通于五脏,即"五脏者,皆禀气于胃,胃者五脏之本也。脏气者,不能自致于手太阴,必因于胃气,乃至于手太阴也","十二原"也就是"平人之常气禀于胃,胃者平人之常气也,人无胃气曰逆,逆者死"。在经脉结构上的表现位置,故冠以"原"字,"原"者开始、本来之意。内"六原"属于腑通"五味入口,藏于肠胃,味有所藏,以养五气,气和而生,津液相成,神乃自生",外"六原"属于脏通"五气入鼻,藏于心肺,上使五色修明,音声能彰"。二者交合于躯干四肢经脉十二处,即"十二原者,五脏之所以禀三百六十五节气味也",故"五脏有六腑,六腑有十二原,十二原出于四关,四关主治五脏"(图 2-142)。

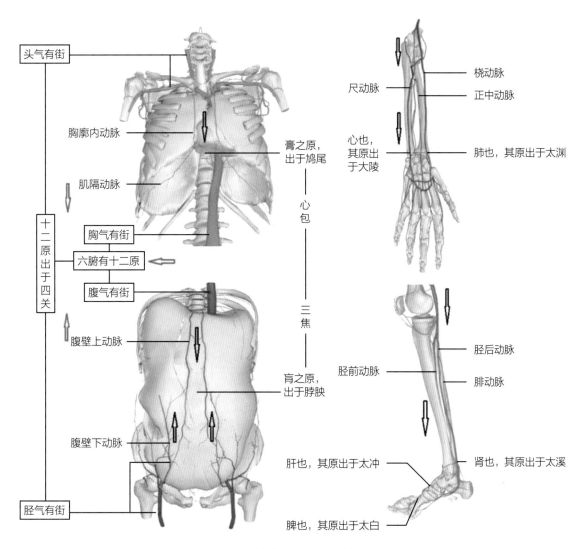

▲ 图 2-142　"四关十二原"躯干肢体结构示意

341

2. "十五络"与经脉六合结构标识

（1）"十五络"与皮穿支结构：十五络者，即络脉，也就是经络。何为络脉？《灵枢·经脉》定义为："经脉十二者，伏行分肉之间，深而不见；其常见者，足太阴过于外踝之上，无所隐故也。诸脉之浮而常见者，皆络脉也。"意思是说十二经脉，都隐伏在体内而行于分肉之间，很深，在体表看不到。平常所能看到的，只有足太阴脾经所经过的足内踝上面的一段，无遮蔽可以看到。诸脉在浅表而常可见到的，都是络脉。络脉分布的具体结构为"诸络脉皆不能经大节之间，必行绝道而出入，复合于皮中，其会皆见于外"，意思是说所有的络脉都不能通过大关节所在的部位，因此在走行到大关节的部位时，络脉都要经过经脉所不到的地方，出于皮表，越过大关节后，再入里而与经脉相合于皮中，此外，相合的部位还都会在皮表部显现出来。现代医学分析，络脉也就是肌皮动脉穿支结构，大动脉在穿出肌肉后穿过深筋膜，以接近垂直的方向进入皮下组织和皮肤，供养肌肉浅面覆盖的皮区结构。根据皮穿支结构与络脉比较，"经脉十二者，伏行分肉之间，深而不见"就是穿行于肌肉之间的大动脉，也就是肌

肉和脉管的连接体，称为肉部和脉部。"诸脉之浮而常见者，皆络脉也"也就是穿行肌肉组织而出的细小脉管结构，"诸络脉皆不能经大节之间，必行绝道而出入，复合于皮中，其会皆见于外"也就是粗大脉管可以穿行而过大骨关节为脉，细小的脉管不能穿越大骨关节，以接近与大脉管垂直的方向穿行到皮肤之中，谓之络脉，即皮穿支结构。故络脉者又称经别（图2-143）。

（2）"十五络"经脉分支关联转折机制：络脉属于经脉末端分支结构，又称"经别"。《灵枢·经脉》载："经脉者，常不可见也，其虚实也，以气口知之。脉之见者，皆络脉也。"机体上络脉多不胜数，根据躯干肢体上主要经脉确立为十五条络脉，称"十五络"，也就是手足十二正经和奇经任督二脉的络脉结构。

手足十二经循行分布于上下肢体，任督二脉循行分布于躯干背腹两侧，二者结合为十四经，每经具有一条络脉共计应该是"十四络"，外加"脾之大络，名曰大包"总称为"十五络"。

①手部经别宗营关联转折结构解析

"手太阴之别，名曰列缺"与桡动脉腕背动脉支。《灵枢·经脉》载："手太阴之别，名曰列

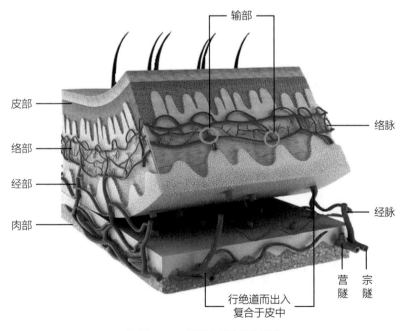

▲ 图2-143　络脉皮穿支结构示意

缺。起于腕上分间，并太阴之经直入掌中，散入于鱼际，别走阳明也。"意思是讲手太阴肺经的别出络脉，名叫列缺络。起于腕上分肉之间，与手太阴经脉并行，直入掌中，散布于鱼际。本络即从此别走手阳明大肠经。

"名曰列缺"又名"列缺络"，位于桡骨茎突上方，当肱桡肌腱与拇长展肌腱之间，有如裂隙处。现代解剖学分析，就是桡动脉分支腕背动脉，是桡动脉别行到手臂背侧的分支，故描述为"起于腕上分间，并太阴之经直入掌中，散入于鱼际，别走阳明也"。手太阴肺经为宗隧，手阳明经为营隧，通过"手太阴之别，名曰列缺"实现肺经宗隧向大肠营隧的别行转折功能。

"手少阴之别，名曰通里"与尺动脉腕背动脉支。《灵枢·经脉》载："手少阴之别，名曰通里。去腕一寸半，别而上行，循经入于心中，系舌本，属目系，别走太阳也"。意思是讲手少阴心经的别出络脉，名叫通里络。起于腕后内侧一寸陷中，别行分出，由此而沿着手少阴心经的正经向上走行，并进入心中，然后再向上循行而联系于舌根，并连属于眼球内，连于脑的脉络。本络由此别走手太阳小肠经。

"名曰通里"又名"通里络"，在前臂掌侧，当尺侧腕屈肌腱的桡侧缘处。现代医学分析就是尺动脉腕背动脉支，故描述为"去腕一寸半"。心经属于宗隧，小肠经属于营隧，通过"手少阴之别，名曰通里"实现心经宗隧向小肠经营隧的别行转折功能。

"手心主之别，名曰内关"与骨间后动脉分支。《灵枢·经脉》载："手心主之别，名曰内关。去腕二寸，出于两筋之间，别走少阳，循经以上系于心包，络心系。"意思是讲手厥阴心包络经的别出络脉，名叫内关络。在腕后内侧二寸处，从两筋的中间别行分出，由此别走手少阳三焦经，主络则沿着手厥阴心包络经的正经向上走行，而联系于心包络，并包绕联络于心脏与其他脏腑相联系的脉络。

"名曰内关"又名"内关络"，位于前臂掌侧，当曲泽与大陵的连线上，腕横纹上2寸，掌长肌腱与桡侧腕屈肌腱之间。现代解剖学分析就是骨间前动脉向背侧发出的背侧分支骨间后动脉，骨间后动脉由手臂腹侧向腹侧延伸分布，即"去腕二寸，出于两筋之间，别走少阳"。心包经为宗隧，三焦经为营隧，通过"手心主之别，名曰内关"实现心包经宗隧向三焦经营隧的别行转折功能。

"手太阳之别，名曰支正"与贵要静脉腹侧分支。《灵枢·经脉》载："手太阳之别，名曰支正。上腕五寸，内注少阴。其别者，上走肘，络肩髃。"意思是讲手太阳小肠经的别出络脉，名叫支正络。起于腕上五寸，向内注于手少阴心经。另有一条支络，上走肘部，再上行络于肩髃穴。

"名曰支正"位置在尺骨背面，尺侧腕伸肌的尺侧缘。现代解剖学分析就是贵要静脉腹侧浅静脉分支结构。"上腕五寸，内注少阴"即贵要静脉腹侧浅静脉，"其别者，上走肘，络肩髃"贵要静脉肘上循行段结构。小肠经为营隧，心经为宗隧，通过"手太阳之别，名曰支正"实现小肠经营隧向心经宗隧的别行转折功能。

"手阳明之别，名曰偏历"与头静脉腕背弓静脉分支。《灵枢·经脉》载："手阳明之别，名曰偏历。去腕三寸，别入太阴。其别者，上循臂，乘肩髃，上曲颊伤齿。其别者，入耳，合于宗脉。"意思是讲手阳明大肠经的别出络脉，名叫偏历络。在手掌后方距离腕关节三寸的部位从本经分出，由此而别行并进入于手太阴肺经的经脉。它的一条别行的支脉，在偏历穴处别行而出，然后就沿着手臂上行，经过肩髃穴所在的部位，再向上走行，而到达曲颊（即颊车穴），进而斜行到牙根部并联络之。另一别出之脉，入耳中，而与耳部的宗脉会合。

"名曰偏历"在桡骨远端，桡侧腕短伸肌腱与拇长展肌腱之间。现代解剖学分析就是有头静脉背弓静脉分支，背弓静脉向手腕腹侧延伸分支与桡静脉关联即"其别者，上循臂，乘肩髃，上曲颊偏齿"，桡静脉与桡动脉（肺经）并行分布即"其别者，入耳，合于宗脉"。肺经为宗隧，大肠经为营隧，通过"手阳明之别，名曰偏历"实现大肠营隧向肺经宗隧的别行转折功能。

"手少阳之别，名曰外关"与贵要静脉分支。《灵枢·经脉》载："手少阳之别，名曰外关。去腕二寸，外绕臂，注胸中，合心主。"意思是讲手少阳三焦经的别出络脉，名叫外关络。在腕后二寸处，向外绕行于臂部，注入胸中，与心包络经相合。

"名曰外关"在尺骨与桡骨之间。现代医学解剖学分析，这个位置存在贵要静脉分支和骨间后静脉分支交会处，"去腕二寸，外绕臂"也就是贵要静脉。三焦经属于营隧，心包经属于宗隧，通过"手少阳之别，名曰外关"实现三焦营隧向心包宗隧的别行转折功能。

综合而言，手部六经各出一络，手部三阳经和手部三阴经相向别行形成六个交会点，标识为手部"六络"；六络者属于六经延伸别行结构，

手阳经主腑，手阴经主脏，阴阳六络关联形成经脉的转换结构。这种关联结构不单单是将手部阴阳经脉连为一体，而且也是脏腑关联在经脉之上的体现机制，故知手足六络别行结构机制，也就是认识把握了经脉对应脏腑的宗营交通转换机制（图2-144）。

②足部经别宗营转折结构解析

"足太阳之别，名曰飞扬"与腓动脉。《灵枢·经脉》载："足太阳之别，名曰飞扬。去踝七寸，别走少阴。"意思是讲足太阳膀胱经的别出络脉，名叫飞扬络。在足外踝上七寸处，别走足少阴肾经的经络。

"名曰飞扬"位于小腿后外侧，外踝尖与跟腱水平连线之中。现代解剖学分析，这个位置存在腓动脉，腓动脉向上与胫后动脉关联，即"去踝七寸，别走少阴"。膀胱属于宗隧，肾经也属于宗隧，通过"足太阳之别，名曰飞扬"实现膀胱经宗隧向肾经宗隧的别行交会。

"足少阳之别，名曰光明"与腓动脉足背穿支。《灵枢·经脉》载："足少阳之别，名曰光明。去

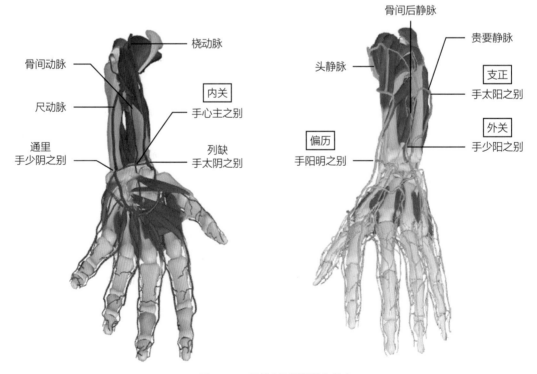

▲ 图2-144　手部六络循行结构示意

踝五寸，别走厥阴，下络足跗。"意思是讲足少阳胆经的别出络脉，名叫光明络。在外踝上五寸，别走足厥阴肝经的经络，并经下行绕络于足背。

"名曰光明"解剖在趾长伸肌和腓骨短肌之间。现代医学分析属于腓动脉足背穿支，"别走厥阴，下络足跗"，即腓动脉足背穿支分布方向。胆经属于宗隧，足厥阴肝经属于营隧，通过"足少阳之别，名曰光明"实现胆经宗隧向肝经宗隧的别行转折。

"足阳明之别，名曰丰隆"与胫前动脉分支。《灵枢·经脉》载："足阳明之别，名曰丰隆。去踝八寸，别走太阴。其别者，循胫骨外廉，上络头项，合诸经之气，下络喉嗌。"意思是讲足阳明胃经的别出络脉，名叫丰隆络。在外踝上八寸，别走足太阴脾经的经络。它有一条别行的支脉，在丰隆穴处别行而出，然后就沿着胫骨的外缘向上走行，一直走到头项部，与其他各经的经气相会合（于缺盆穴中），然后再向下走行，并最终联络于咽喉部。

"名曰丰隆"解剖在趾长伸肌外侧和腓骨短肌之间。现代医学分析，有胫前动脉分支，"其别者，循胫骨外廉，上络头项，合诸经之气，下络喉嗌"者，实际是指与胫前动脉平行分布的胫前静脉，胫前静脉上行并入胫后静脉，属于脾经分支。胃经属于宗隧，脾经属于营隧，通过"名曰丰隆"实现胃经宗隧向脾经营隧的别行转折。

"足太阴之别，名曰公孙"与足背弓静脉。《灵枢·经脉》载："足太阴之别，名曰公孙。去本节之后一寸，别走阳明。"意思是讲足太阴脾经的别出络脉，名叫公孙络。在足大趾本节后一寸处，别走足阳明胃经的经络。它有一条别行的支脉，向上走行，进入腹部而联络于肠胃。

"名曰公孙"在蹈展肌中。现代医学分析此处有足背弓静脉即"本节之后一寸"，足背弓静脉与胫前动脉纵横交叉，即"别走阳明"。脾经属于营隧，胃经属于宗隧，通过"名曰公孙"实现脾经营隧向胃经宗隧的别行转折。

"足少阴之别，名曰大钟"与胫后动脉跟内侧支。《灵枢·经脉》载："足少阴之别，名曰大钟。当踝后绕跟，别走太阳。其别者，并经上走于心包，下外贯腰脊。"意思是讲足少阴肾经的别出络脉，名叫大钟络。在足内踝后绕足跟，别走入于足太阳膀胱经的经络。它有一条别行的支脉，与足少阴肾经的正经并行而上，抵达心包络，然后再向外下方走行，贯穿腰脊。

"名曰大钟"在足内侧，内踝后下方，当跟腱附着部的内侧前方凹陷处。现代医学分析有胫后动脉跟内侧支即"当踝后绕跟，别走太阳"，"其别者，并经上走于心包，下外贯腰脊"即肾经。膀胱和肾经同属于宗隧，通过"名曰大钟"实现肾经宗隧向膀胱经宗隧的别行交会。

"足厥阴之别，名曰蠡沟"与后静脉弓分布路径。《灵枢·经脉》载："足厥阴之别，名曰蠡沟。去内踝五寸，别走少阳。其别者，经胫上睾，结于茎。"意思是讲足厥阴肝经的别出络脉，名叫蠡沟络。在内踝上五寸处，别走足少阳胆经的经络。它有一条别行的支脉，经过胫部而上行至睾丸，并聚结于阴茎。

"名曰蠡沟"在小腿内侧，当足内踝尖上 5 寸，胫骨内侧面中央。现代医学分析存在连接大隐静脉（脾经）和小隐静脉（肝经）的后静脉弓结构，后静脉弓与小腿前浅静脉关联，即"去内踝五寸，别走少阳"，后静脉弓连接小隐静脉（肝经）即"其别者，经胫上睾，结于茎"。肝经属于营隧，胆经属于宗隧，通过"名曰蠡沟"实现肝经营隧向胆经宗隧的别行转折功能。

综合而言，足部六经各出一络，足部三阳经和足部三阴经相向别行，形成六个交会点，标识为足部"六络"；六络属于足部六经的别行延伸结构，足阳经主腑，足阴经主脏，六络关联形成经脉的转换结构。这种结构不单单是将足部阴阳经脉关联为一体，而且也是脏腑关联在经脉之上的体现机制，故知足六络别行结构机制，也就认识把握了足六经对应脏腑的宗营交通转换机制

（图 2-145）。

③任脉经别卫隧关联转折机制

"任脉之别，名曰尾翳"与胸壁深淋巴管结构。《灵枢·经脉》载："任脉之别，名曰尾翳。下鸠尾，散于腹"。意思是讲任脉的别出络脉，名叫尾翳络，起始于胸骨下方的尾翳穴（即鸠尾穴），由此别出下行，散于腹部。

"名曰尾翳"位于脐上七寸，剑突下半寸。现代医学分析此处是左右胸壁深淋巴管交会处，左右胸壁深淋巴管与乳房浅淋巴管关联，淋巴液由下向上胸导管上端开口左静脉角流动，故属于任脉。任脉主体为体腔内淋巴胸导管，左右胸壁深淋巴管属于胸导管胸腔分支，称"任脉之别"，通过"名曰尾翳"实现胸腔部经水向腹腔内任脉的别行汇集。

任脉属于宗隧干胸导管结构，循行结构分布于体腔之内，即《素问·骨空论》所讲"任脉者，起于中极之下，以上毛际，循腹里，上关元，至咽喉，上颐，循面，入目"。胸导管主要引流下肢、

盆部、腹部、左上肢、左胸部和左头颈部的淋巴经左静脉角进入静脉回流入心。"任脉之别，名曰尾翳"即左上肢、左胸部和左头颈部淋巴回流路径，由此形成躯干上下淋巴液回流的完整通路（图 2-146）。

④督脉经别宗隧延伸转折结构

"督脉之别，名曰长强"与髂腰动脉结构。《灵枢·经脉》载："督脉之别，名曰长强。挟脊上项，散头上，下当肩胛左右，别走太阳，入贯膂。"意思是讲督脉的别出络脉，名叫长强络，起始于尾骨尖下方的长强穴处，由此再挟脊上行至项，散于头上，向下行于肩胛左右，别走足太阴膀胱经的经络，并深入体内，贯穿脊柱两旁的肌肉。

"名曰长强"位于尾骨端与肛门之间，又名尾闾。现代医学分析此处是髂正中动脉、前外侧下动脉、臀上动脉、髂腰动脉交会处，左右髂腰动脉上行于脊髓前后动脉关联，脊髓前后动脉为督脉，故左右髂腰动脉别行与臀上动脉交会就是与膀胱经交会即"挟脊上项，散头上，下当肩胛

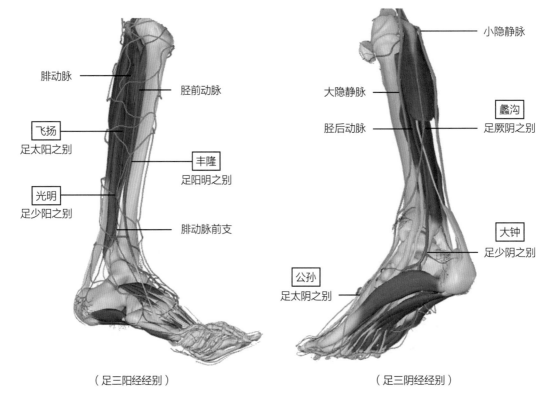

（足三阳经经别）

（足三阴经经别）

▲ 图 2-145　足部经别循行结构示意

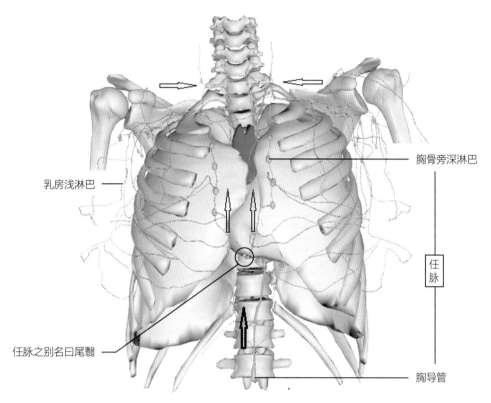

乳房浅淋巴

胸骨旁深淋巴

任脉之别名曰尾翳

任脉

胸导管

▲ 图 2-146　任脉经别循行结构示意

左右，为膀胱经膀胱经"，"别走太阳，入贯膂"
也就是髂腰动脉，即"督脉之别，名曰长强"结构。
通过"名曰长强"实现宗隧督脉向两侧膀胱经宗
隧的别行交会（图 2-147）。

⑤脾经大络营隧关联转折结构

"脾之大络，名曰大包"与胸外侧静脉结构。
《灵枢·经脉》载："脾之大络，名曰大包。出渊
腋下三寸，布胸胁。"意思是讲脾之大络，名叫大
包络，起始于腋下的渊腋穴下方三寸处，由此再
散布于胸胁。

"名曰大包"位在第六肋间隙，前锯肌之间。
现代医学分析此处是肋间静脉和胸外侧静脉交会
处即"出渊腋下三寸，布胸胁"，肋间静脉与胸廓
内静脉关联属于脾经，故肋间静脉和胸外侧静脉
交会为"脾之大络"。肋间动脉、胸廓内动脉与肋
间静脉、胸廓内静脉平行分布，胸廓内动脉属于
胃经宗隧，胸廓内静脉属于脾经宗隧，通过"名
曰大包"实现脾经营隧与胃经宗隧在的胸胁部的
别行转折（图 2-148）。

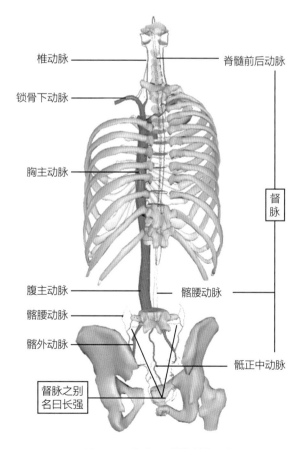

椎动脉

脊髓前后动脉

锁骨下动脉

胸主动脉

督脉

腹主动脉

髂腰动脉

髂腰动脉

髂外动脉

骶正中动脉

督脉之别
名曰长强

▲ 图 2-147　督脉经别循行结构示意

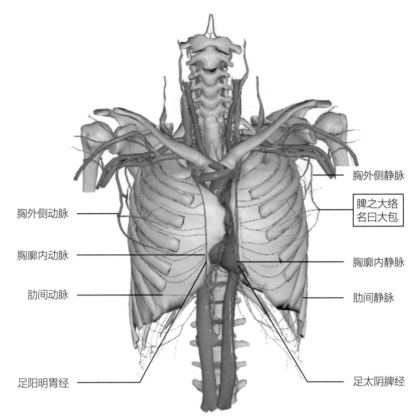

胸外侧静脉

脾之大络
名曰大包

胸外侧动脉

胸廓内静脉

胸廓内动脉

肋间静脉

肋间动脉

足阳明胃经

足太阴脾经

▲ 图 2-148 脾经络脉循行结构示意

脾经具有两条络脉，"足太阴之别，名曰公孙"为脾经足部络脉，"脾之大络，名曰大包"为脾经胸壁络脉。为什么脾经具有两条络脉，《灵枢·经脉》言脾经"上（循）膝股内前廉，入腹，属脾，络胃，上膈，挟咽，连舌本，散舌下"，也就是脾经在胸壁部位存在分支结构。"出渊腋下三寸，布胸胁"者，即脾经胸壁部分支结构，脾经为宗隧与胃经"其支者，从大迎前下人迎，循喉咙，入缺盆，下膈，属胃，络脾"平行分布。脾经为宗隧，胃经为营隧，通过"脾之大络，名曰大包"别行结构，形成脾胃二经在胸腔部位的宗营关联转换功能。

总结而言，"十五络"是经脉别行相关联的转换结构，也就是经脉为纵向循行分布结构。络脉是横向循行分布结构，经脉和络脉使得体液通路呈现纵横关联也就是经脉网结构，这种横向连接纵向经脉的结构就是"十五络"结构机制。经脉属于粗大的体液主干通路，经络属于体液主

干通路末端细小结构，体液流动在末端通过关联转换结构才能形成不同体液流动间的闭合循环通路，也就是"十五络"结构功能。"十五络"结构是连接躯干经脉的别行通路结构，通过这种别行结构使得躯干四肢经脉构成为统一体，也就是经脉六合结构机制。

3."根结"与经脉循行起始结构

（1）"根结"结构的解剖学定位机制："四关十二原"是在"四街标本"基础上的一种延伸结构："四气街"者即"胸气有街，腹气有街，头气有街，胫气有街"，也就是体动脉在头、面、胸、背部位的分支结构，"四气街"体液属于动脉血流，由内向外流动与经水（卫隧）通路发生吻合，故宗卫二隧共构结构分布由近至远出现在躯干和四肢两个区域。近端是躯干部位的关联吻合结构称为"标"，远端是四肢部位的关联吻合结构称为"本"，统称为"四街标本"。在"四街标本"基础上宗隧在躯干四肢部位继续延伸分化形成"四关

十二原"，故"四关十二原"皆属于宗隧，也就是宗气由心肺而出，"四街标本"由内向外传输，远端终止点即"四关十二原"。

"十五络"属于手足十二经和任督二脉远端分支结构，是经脉远端别行转折结构的表达，故又称十五经别。"十五络"中同时具有宗营卫三隧，这一结构中以"任脉之别，名曰尾翳。督脉之别，名曰长强。脾之大络，名曰大包"以络躯干；以"手太阴之别，名曰列缺。手少阴之别，名曰通里。手太阳之别，名曰支正。手阳明之别，名曰偏历。手少阳之别，名曰外关"络手部六经；以"足太阳之别，名曰飞扬。足少阳之别，名曰光明。足阳明之别，名曰丰隆。足太阴之别，名曰公孙。足少阴之别，名曰大钟"络足部六经。

如果比较"四街标本"和"十五络"机制会发现"四街标本"是以心脏和宗隧干冲脉为核心，描述人体宗隧由内向外延伸结构，为经脉气血循行的动力通路结构；"十五络"躯干四肢经脉末端别行通路相互关联，贯通经脉的中间结构，为躯干四肢经脉结构关联吻合结构。"四街标本"和"十五络"各自具有独立的循行分布结构不与十二经脉结构重叠，故出现"四街标本""十五络""十二经"三者各自具有独立结构的现象。换言之，三者之间必须具有另外的一种结构机制存在才能将三者结合为一体，否则十二经就缺少内外交通结构，故而中医学又提出了经脉"根结"机制（表 2-44）。

经脉"根结"首先记载于《灵枢·根结》中，三阳经根结为"太阳根于至阴，结于命门。命门者，目也。阳明根于厉兑，结于颡大。颡大者，钳耳也。少阳根于窍阴，结于窗笼。窗笼者，耳中也"。三阴经根结为"太阴根于隐白，结于太仓。少阴根于涌泉，结于廉泉。厥阴根于大敦，结于玉英，络于膻中"。后世医家据此增补手六经根结，手太阳经根少泽，结在目旁是两络；手阳明经根商阳，结是鼻旁之迎香；手少阳经根关冲，结于耳门应窗笼。手太阴经根少商，结于肺脏位中府；手厥阴经根中冲，结在心包巨阙处；手少阴经根少冲，结在心内膻中主。由此构成了十二经根结，根指根源，结指结聚，十二经脉的"根"部都在四肢远端的井穴，"结"部则在头面、胸、腹三个部位，故而又称"四根三结"。

如果将"四根三结"结构与十二经循行路径分析，四根结构都处于十二经脉结构的远端部位，故"四根"隶属于十二经脉结构，但是"三结"不是全部在十二经脉之上。由此得知，"四根三结"具有独立的结构存在，这一结构机制基于何种机制而来？这是系统认识经脉机制的关键。

人体体液通路由宗、营、卫三隧构成，经脉是由宗营二隧构成，经脉中气血运动的动力来源于"心主血脉"，宗营二隧围绕心肺形成"营气行"循环就是经脉循行，宗隧为体动脉血管，有氧血即宗气，宗气沿着宗隧做离心式流动。反之，营隧为体静脉血管，无氧血即营气，营气沿着营隧

表 2-44　经脉"根结"机制

足六经	根	三　结	结　位		结	根	手六经
太阳	至阴	命门（目）			目旁	少泽	太阳
阳明	厉兑	颡大（面）	头结	头结	迎香	商阳	阳明
少阳	窍阴	窗笼（耳）			窗笼	关冲	少阳
少阴	涌泉	廉泉（喉）			膻中	少冲	少阴
厥阴	大敦	玉英、膻中	胸结	胸结	巨阙	中冲	厥阴
太阴	隐白	太仓（胃）	腹结		中府	少商	太阴

是做回心式流动，由此形成"营气行"循环的中心位置在胸腔部位。十二经脉分布于躯干四肢部位，是由宗营二隧构成。十二经宗营二气流动也存在"离心式"和"回心式"两种流动方式，循行也必须围绕"心主血脉"而展开，由此出现"四根"在经脉末端，"三结"在头、胸、腹三部现象，也就是经脉"四根三结"形成之因。

十二经各自具有独立的循行通路，用"四根"而做标识，围绕"心主血脉"在头、胸、腹部位形成"三结"，也就是对经脉离开本经结构做出的标识。经脉具有阴阳对立区分，阴阳经脉在"三结"部位形成结相关联，也就是十二经阴阳结节的意思。经脉"四根三结"也就是具体"心主血脉"与十二经关联机制，故在《素问·阴阳离合论》中对经脉做标识时，使用"根结"而做标识定位，即"太阳根起于至阴，结于命门，名曰阴中之阳。阳明根起于厉兑，名曰阴中之阳。厥阴之表，名曰少阳。少阳根起于窍阴，名曰阴中之少阳。是故三阳之离合也。太阴根起于隐白，名曰阴中之阴。太阴之后，名曰少阴，少阴根起于涌泉，名曰阴中之少阴。少阴之前，名曰厥阴，厥阴根起于大敦，阴之绝阳，名曰阴之绝阴"。

（2）"四根三结"结构标识解析

① 足六经"根结"结构标识：经脉"根结"理论介绍首见于《灵枢·根结》中，足三阳经"根结"为"太阳根于至阴，结于命门。命门者，目也。阳明根于厉兑，结于颡大。颡大者，钳耳也。少阳根于窍阴，结于窗笼。窗笼者，耳中也"；足三阴经"根结"为"太阴根于隐白，结于太仓。少阴根于涌泉，结于廉泉。厥阴根于大敦，结于玉英，络于膻中"。

足三阳经"根"为"太阳根于至阴。阳明根于厉兑。少阳根于窍阴"，足三阴经"根"为"太阴根于隐白。少阴根于涌泉。厥阴根于大敦"，足三阳经"三根"和足三阴经"三根"各具所主经脉，对足六经之"根"做出界定标识，由此表达足部

六经在肢体末端形成表里关联，也就是足经"根"结构的机制含义。

足三阳经"结"为"太阳，结于命门。命门者，目也。阳明，结于颡大。颡大者，钳耳也。少阳，结于窗笼。窗笼者，耳中也"；足三阴经"结"为"太阴，结于太仓。少阴根于廉泉。厥阴，结于玉英，络于膻中"。足三阳经"三结"和足三阴经"三结"各具所主经脉，由此对足六经之"结"做出标识，"太阳，结于命门"与"少阴根，结于廉泉"形成膀胱经和肾经在头面部的阴阳关联转折结构。"少阳，结于窗笼"与"厥阴，结于玉英，络于膻中"形成肝胆二经在头胸部的阴阳关联转折结构。"阳明，结于颡大。颡大者，钳耳也"与"太阴，结于太仓"形成脾胃二经在头、腹部的阴阳转换结构。

综合而言，足经"六根"用于表达气血在经脉远端处的阴阳转换，足经"六结"用于表达气血在经脉近端的阴阳转换，由此标识出肢体手部六经与躯干头、胸、腹部位结构的关系（图2-149）。

② 手六经"根结"结构标识：在《灵枢·根结》中对手六经"根结"没有给出详细的介绍，只给出了"手太阳根于少泽，溜于阳谷，注于小海，入于天窗、支正也。少阳根于关冲，溜于阳池，注于支沟，入于天牖、外关也。手阳明根于商阳，溜于合谷，注于阳溪，入于扶突、偏历也"介绍，也就是只有手三经"根"的介绍。

根据《灵枢·九针十二原》内容分析，六经"根"都处于"井穴"部位。金元时代针灸家窦汉卿根据《灵枢·逆顺肥瘦》中所讲的"手之三阴，从脏走手；手之三阳，从手走头"手经循行规律，在《标幽赋》中补充了手经"根结"为"手太阳经根少泽，结在目旁是两络。手阳明经根商阳，结是鼻旁之迎香。手少阳经根关冲，结于耳门应窗笼。手太阴经根少商，结于肺脏位中府。手厥阴经根中冲，结在心包巨阙处。手少阴经根少冲，结在心内膻中主"。

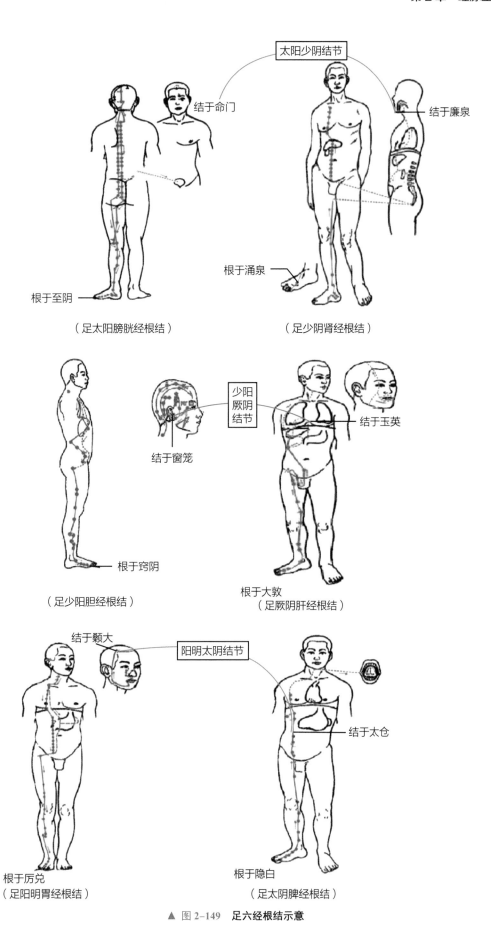

太阳少阴结节

结于命门

结于廉泉

根于涌泉

根于至阴

（足太阳膀胱经根结）　　　　　　（足少阴肾经根结）

少阳厥阴结节

结于窗笼

结于玉英

根于窍阴

（足少阳胆经根结）

根于大敦
（足厥阴肝经根结）

结于颃大

阳明太阴结节

结于太仓

根于厉兑
（足阳明胃经根结）

根于隐白
（足太阴脾经根结）

▲ 图 2–149　足六经根结示意

手三阳经"根"为"手太阳经根少泽。手阳明经根商阳。手少阳经根关冲",手三阴经"根"为"手太阴经根少商。手厥阴经根中冲。手少阴经根少冲",手三阳经"三根"与手三阴经"三根"各具所主经脉,由此对手六经之"根"做出界定标识,表达手部六经在肢体末端关联形成表里相关,也就是手经"根"结构的机制含义。

手三阳经"结"为"手太阳经,结在目旁是两络。手阳明经,结是鼻旁之迎香。手少阳经,结于耳门应窗笼";手三阳经"结"为"手太阴经,结于肺脏位中府。手厥阴经,结在心包巨阙处。手少阴经,结在心内膻中主"。由此对手六经之"结"做出标识,"手太阳经,结在目旁是两络"与"手少阴经,结在心内膻中主"形成小肠经和心经在头胸部的阴阳转折结构。"手少阳经,结于耳门应窗笼"与"手厥阴经,结在心包巨阙处"形成三焦经和心包经在头胸部的阴阳转折结构。"手阳明经,结是鼻旁之迎香"与"手太阴经,结于肺脏位中府"形成大肠经和肺经在头胸部的阴阳转折结构。

综合而言,手经"六根"用于表达气血在手经远端处的阴阳转换,手经"六结"用于表达气血在手经脉近端的阴阳转换,由此标识出肢体手部六经与躯干头、胸、腹部位的结构关联关系(图2-150)。

4．"五输"经脉关联通路结构机制

(1)"根结、标本"统一结构机制:言经脉"根结"只是立足经脉宗营二隧转换机制,然而机体体液通路由宗、营、卫三隧构成。经脉胚胎发生发育顺序为"人始生,先成精,精成而脑髓生,骨为干,脉为营,筋为刚,肉为墙,皮肤坚而毛发长,谷入于胃,脉道以通,血气乃行"。经脉气血循环贯通发生在出生后的"谷入于胃,脉道以通,血气乃行"阶段,故三隧起于"五谷入于胃也,其糟粕津液宗气,分为三隧"。

三隧体液循环流动起于"谷入于胃",然后"脉道以通,血气乃行",也就是三隧干交会于脾胃之间。

三隧中体液流动方向不同,"故宗气积于胸中,出于喉咙,以贯心脉,而行呼吸焉"为有氧血流,经过宗隧干冲脉体腔内分段(胸腹主动脉)下行交会于脾胃。"营气者,泌其津液,注之于脉,化以为血,以荣四末,内注五脏六腑,以应刻数焉"为无氧血流,通过营隧干冲脉伴脉(下腔静脉)上行交会于心肺。"卫气者,出其悍气之慓疾,而先行于四末分肉皮肤之间,而不休者也,昼日行于阳,夜行于阴"为淋巴液,通过卫隧干任脉(胸导管)由肾脏部位上行经过脾胃到达心肺部位(左静脉角)。

三隧循行分布交会于脾胃之间,宗气沿冲脉独立由上向下循行呈现宗气离心式流动,营气沿冲脉伴脉和卫气沿任脉一起由下向上循行分布到达心肺部位时关联(左静脉角)在一起,营卫二气同时做回心式流动。由此形成"足太阴者三阴也,其脉贯胃属脾络嗌,故太阴为之行气于三阴。阳明者表也,五脏六腑之海也,亦为之行气于三阳"经脉循行规律。"太阴为之行气于三阴"者实际是由任脉与冲脉伴脉上段(上腔静脉)结构关联而成的"营卫交重"结构来实现,也就是淋巴管和体静脉结构关联形成淋巴液和无氧血回流通路,淋巴液和体静脉无氧血流分二路同方向回流入心,由此延伸形成躯干四肢卫气(经水)和营气由远端向近端做回流运动形成远近结合部,远端结合结构为"根",近端结合结构为"结"。由于任脉(胸导管)和冲脉伴脉上段(下腔静脉)中营卫二气是由下向上流动,最后任脉(胸导管)中卫气转入冲脉伴脉上段(上腔静脉)回流入心,由此导致营卫二气在从四肢远端向近端回流是集中到头、胸、腹三个部位,也就是"四根三结"。"阳明者表也,五脏六腑之海也,亦为之行气于三阳"实际是以任脉和冲脉关联结构"宗卫交重"结构而实现,"宗卫交重"中没有具体卫隧通路,而是淋巴液进入体动脉随有氧血一起做离心式流动,由此延伸形成躯干四肢卫气(经水)和宗气一起由近端向远端做离心运动形成远、近两个结合部,近端结合结构为之"标",远端结合结构为"本"。

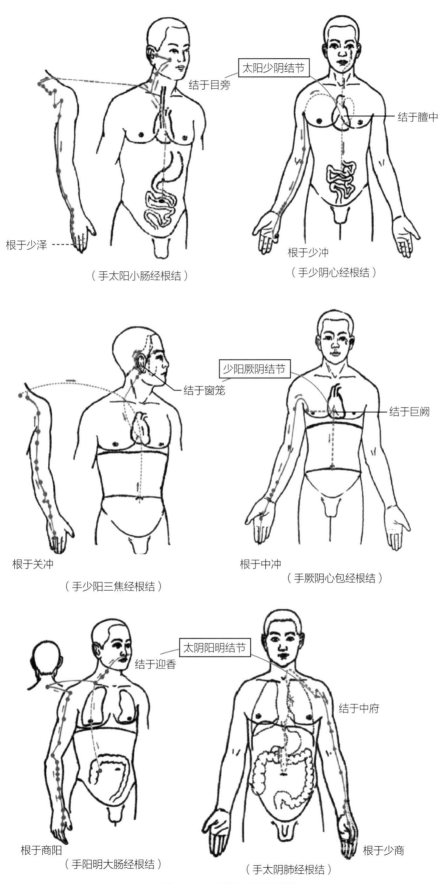

太阳少阴结节

结于目旁

结于膻中

根于少泽

根于少冲

（手太阳小肠经根结）

（手少阴心经根结）

少阳厥阴结节

结于窗笼

结于巨阙

根于关冲

根于中冲

（手少阳三焦经根结）

（手厥阴心包经根结）

太阴阳明结节

结于迎香

结于中府

根于商阳

根于少商

（手阳明大肠经根结）

（手太阴肺经根结）

▲ 图 2–150 手部六经根结示意

卫气在动脉端没有通路结构，卫气隧冲脉宗气一起向外流动，只有在远端位置才与卫隧关联形成回流吻合（淋巴再循环），导致宗卫二气从躯干近端头、胸、腹、胫四个部位向四肢远端灌流，也就是"四街标本"的机制。

"四根三结"和"四街标本"是三隧体液循环通路构成的两个结构。卫隧干为任脉（胸导管）处于冲脉（胸腹主动脉）和冲脉伴脉（上下腔静脉）之间，任脉与冲脉伴脉延伸躯干四肢部位形成"四根三结"结构，也就是"太阴为之行气于三阴"循行路径的结构标识。任脉与冲脉延伸躯干四肢部位形成"四街标本"结构，也就是"阳明为之行气于三阳"循行路径的结构标识。卫隧只与营隧具有关联结构，故只有在"四根"部位才同时具有"四街标本"和"四根三结"共构体，换言之，奇经八脉没有"四根"，也就不具备"四街标本"和"四根三结"结构。这就是《素问·阴阳离合论》中标识经脉"阴阳离合"时，只用正经在"根结"标注经脉"开、阖、枢"的机制。

经脉"开、阖、枢"是基于宗、营、卫三隧共构机制。宗隧和营隧平行，"四街标本"属于宗隧，用"标本"表达宗气推动经脉气血流动力方向；"四根三结"同具有宗营二隧，用"根结"表达宗营二气流动的表里内外进入轨迹；"十五络"同具宗营二隧，用"别行"表达经脉之间的宗营二隧转换；故三者皆是对宗营二隧"营气行"循环机制的描述，也就是对《灵枢·营气》"谷入于胃，乃传之肺，流溢于中，布散于外，精专者行于经隧，常营无已，终而复始，是谓天地之纪"机制的细化描述。

"营气行"是与"卫气行"相对而言，"营气行"分布处于所经组织结构的深层部位，"卫气行"分布处于所经组织结构的浅层部位，二者在肢体部位共构为一体，即"经脉十二者，外合于十二经水，而内属于五脏六腑"。换言之，"四街标本"和"四根三结"之间还存在着卫隧结构。宗隧与卫隧共构成"四街标本"结构，"标"在躯干近端，"本"在躯干远端；营隧和卫隧共构成"四根三结"结构，"根"在躯干远端，"结"在躯干近端。"本"和"根"位于经脉末端并非是直接关联，二者是以中间经水（卫隧）作为中间体而连为一体，由此形成"营气行"循环和"卫气行"循环之间的结构关联。现代医学分析就是淋巴细胞再循环机制，在外周免疫器官的淋巴细胞由输出淋巴管经淋巴干、胸导管或右淋巴导管进入血液循环，这一通路与"四根三结"结构近似（不完全重叠），淋巴细胞再经血液循环到达外周免疫器官后，穿越 HEV，重新分布于全身淋巴器官和组织过程，这一通路与"四根三结"结构近似（不完全重叠），由此得知，整体体液通路是由三隧构成（图2-151）。

（2）"五输"经脉关联通路结构机制：宗隧中的宗气来源于心肺"宗气积于胸中，出于喉咙，以贯心脉，而行呼吸焉"。宗气出于心肺，沿冲脉"头气有街"和"胫气有街"向躯干四肢循行分布，在躯干肢体最远端形成"四关十二原"，"四关十二原"皆为宗隧。"四关十二原"是宗气沿宗隧由内向外以离心方式到达末端位置，也是"五输"机制中的"井穴"，由"井穴"开始向营隧和卫隧转折形成体液回流，即《灵枢·九针十二原》所讲"所出为井，所溜为荥，所注为输，所行为经，所入为合"，简称"五输"。

宗、营、卫三气在三隧通路流动的动力来自于"心主血脉"，血脉最核心的生理功能是为组织器官提供有氧血。宗气核心通路是冲脉"四气街"结构，故"四气街"远端宗隧部位称为"四关十二原"，"原"者经脉动力之源之意。宗气到达"四关十二原"部位，意味着"心主血脉"推动力到了宗隧末端，宗气达到宗隧末端需要与营隧关联形成回流才能完成"营气行"循环。但是由于"营卫交重"结构的存在，宗隧末端结构必须首先要与卫隧结构关联，然后才能与营隧形成血液回流，也就是《灵枢·经水》所讲"夫经水者，受水而行之；五脏者，合神气魂魄而藏之；六腑者，受谷而行之，受气而扬之；经脉者，受

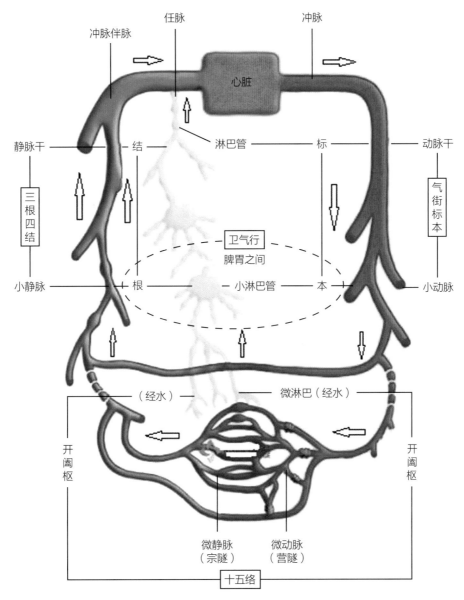

▲ 图 2-151 "根结、标本"统一结构机制示意

血而营之"。"夫经水者，受水而行之"即卫气行；"五脏者，合神气魂魄而藏之"即宗气行；"六腑者，受谷而行之，受气而扬之"即营气行；宗营二隧关联结构为"经脉十二者，伏行分肉之间，深而不见"，经络"诸脉之浮而常见者，皆络脉也"宗营二隧中间由卫隧经水连接，经水由"夫十二经水者，其有大小、深浅、广狭、远近各不同"结构，由此形成三隧共构模式就是"经脉十二者，外合于十二经水，而内属于五脏六腑"。

"经脉十二者，外合于十二经水"中，"经脉十二者"者即宗隧二隧结构，宗隧末端结构，即"四关十二原"，经脉外侧"外合于十二经水"即卫隧末端结构"经水"；三者结合结构称之为经脉"五输"，即《灵枢·本输》所讲"凡刺之道，必通十二经络之所终始，络脉之所别处，五俞之所留，六腑之所与合，四时之所出入，五脏之所溜处，阔数之度，浅深之状，高下所至"。"五俞之所留"形成"四关十二原"，"六腑之所与合"形成经脉"十五络"，二者结合出现"五脏之所溜处，阔数之度，浅深之状，高下所至"，即经脉"五输"

结构。因"五俞之所留，六腑之所与合"，故"五输"者又称"脏腑留合"。"五输"即《灵枢·九针十二原》所讲"所出为井，所溜为荥，所注为输，所行为经，所入为合"，是宗、营、卫三隧循行分布于肢体末端形成的转折共构结构。

"所出为井"者："四关十二原"是心脏宗气沿冲脉"四气街"延伸循行分布于四肢末端而形成，运动轨迹由在离心流动作用下，由深而浅流动到四肢末端，最初到达四肢末端与经水（微细卫隧）结合部结构称为"所出为井"。杨玄操《难经》注"山谷之中，泉水初出之处名之曰井，井者主出之义也"，所出者为之宗气。

"所溜为荥"者：宗隧和卫隧没有共构通路结构，宗隧中同时存在宗气（有氧血）和卫气（淋巴液）。当宗气沿宗隧由深至浅到达经水（微细淋巴）位置时，宗气停止流动，而宗隧中的卫气（淋巴液）流出宗隧向经水（微细淋巴）流动，这一部位称为"所溜为荥"。杨上善《明堂》所注"水溢为荥，谓十二经脉从指出已，流溢此处，故名为荥"，"水溢"者为之经水（淋巴液）。

"所注为输"者：营隧和卫隧在微循环部位具有共构的"营卫交重"结构。"所溜为荥"经水逐渐朝向卫隧做回流运动，这一部位称为"所注为输"。杨上善《黄帝内经·太素》注解为"输，送致聚也"，"送致聚"者为经水（淋巴液）汇流于卫隧（淋巴管）。

"所行为经"者：经水（淋巴液）汇流进入卫隧（淋巴管）后，由于淋巴管逐渐由细变粗，

经水开始逐渐由无管道形流动转入管道流动，这一转折部位称"所行为经"。杨上善《黄帝内经·太素》注解为"经，常也。水大流注，不绝为常"，"水大流注，不绝为常"为经水循行通路而行。

"所入为合"者：宗营二隧"营卫交重"共构体也就是静脉和淋巴管共构结构，淋巴管属于静脉的前身结构。当淋巴液转入淋巴管内流动时，无氧血流也由微静脉端向粗大静脉中流动，也就是开始营气沿营隧由外向内回流，这一营隧转折部位称为"所入为合"。杨上善《黄帝内经·太素》注解为"如水出井以至海为合，脉出指井，至此合于本脏之气，故名为合"，"合于本脏之气"为之营气行。

综合而言，"五输"是由宗、营、卫三隧循行分布于肘膝关节以下形成转折点。三气属于流动性体液，故以水做比喻而命名，各经的五输穴从四肢末端起向肘膝方向依次排列也就是"留合"结构。

"留"者即"五俞之所留"，也就是宗气在肘膝关节以下部位滞留形成"四关十二原"，具体就是出于"所出为井"，行于"所溜为荥"。"合"即"六腑之所与合"，也就是营气在肘膝关节以下部位回流形成"十五络"，具体就是出于"所行为经"，行于"所入为合"。"五俞之所留"和"六腑之所与合"之间有经水通路关联，中间的"所注为输"也就是"四关十二原"结构位置称为"阴经之输并于原"。由此形成三隧远端循行分布的"五输"结构机制，现代医学分析就是微循环结构的一种特殊机制模式，确立了微循环结构的诊疗理论（表2-45和图2-152）。

表 2-45　五输穴

	手太阴肺	手阳明大肠	足阳明胃	足太阴脾	手少阴心	手太阳小肠	足太阳膀胱	足少阴肾	手厥阴心包	手少阳三焦	足少阳胆	足厥阴肝
井	少商	商阳	厉兑	隐白	少冲	少泽	至阴	涌泉	中冲	关冲	窍阴	大敦
荥	鱼际	二间	内庭	大都	少府	前谷	通谷	然谷	劳宫	液门	侠溪	行间
输	太渊	三间	陷谷	太白	神门	后溪	束骨	太溪	大陵	中渚	足临泣	太冲
经	经渠	阳溪	解溪	商丘	灵道	阳谷	昆仑	复溜	间使	支沟	阳辅	中封
合	尺泽	曲池	足三里	阳陵泉	少海	小海	委中	阴谷	曲泽	天井	阳陵泉	曲泉

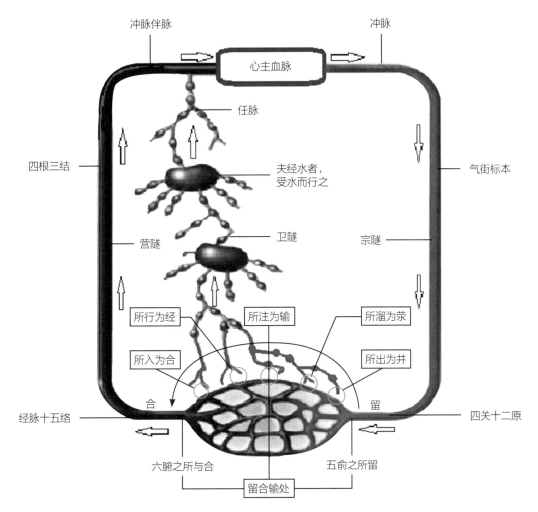

冲脉伴脉

冲脉

心主血脉

任脉

四根三结

夫经水者，
受水而行之

气街标本

营隧

卫隧

宗隧

所行为经

所注为输

所溜为荥

所入为合

所出为井

合

留

经脉十五络

四关十二原

六腑之所与合

五俞之所留

留合输处

▲ 图 2-152　五输结构机制示意

第 3 章

经脉诊断学机制

第一节

"三部九候"脉诊结构机制

一、"三部九候论"与脉诊理论模式原型

（一）"三部九候"与三分九野理论模型

1. "三部九候"与九分为九野历法模型对应关系　脉诊是通过按触人体不同部位的脉搏，以体察脉象变化的切诊方法。显然中医学脉诊机制同于现代医学脉管学机制认识，已经能够区分动脉和静脉的，如《灵枢·动输》所讲"胃为五脏六腑之海，其清气上注于肺，肺气从太阴而行之，其行也以息往来，故人一呼脉再动，一吸脉亦再动，呼吸不已，故动而不止"，并以此确立了诊疗理论。脉诊在我国有悠久的历史，《黄帝内经》是现存最早、保存脉学内容最丰富的古代医学经典，有关脉学理论及诊脉方法的专论，其中《玉版论要》《脉要精微论》《平人气象论》《玉机真脏论》《三部九候论》《论疾诊尺》等篇，内容涉及脉诊方法、时间、部位及脉学的生理、病理变化等许多方面，比较全面地反映了当时的脉学水平，总结诸多的脉诊内容而言，"三部九候"是中医学脉诊理论的整体框架。

现代医学也有脉诊理论，也是根据体表动脉搏动情况来作为诊断的结构基础，这一点同中医学脉诊理论完全相同，但中医学脉诊理论通过脏腑、经脉等理论关联，受到天人合一大理论框架的影响。而脉诊理论立足人体脉动和背景环境统一前提，建立脉诊理论框架，即《素问·三部九候论》所讲"余愿闻要道，以属子孙，传之后世，着之骨髓，脏之肝肺，歃血而受，不敢妄泄，令合天道，必有终始。上应天光星辰历纪，下副四时五行，贵贱更互，冬

阴夏阳，以人应之奈何？愿闻其方！岐伯对曰：妙乎哉问也！此天地之至数。帝曰：愿闻天地之至数，合于人形血气，通决死生，为之奈何"。具体脉诊合于天道为"天地之至数，始于一，终于九焉。一者天，二者地，三者人。因而三之，三三者九，以应九野。故人有三部，部有三候，以决死生，以处百病，以调虚实，而除邪疾"，也就是所谓的脉诊"三部九候"理论框架。

人体脉动合于天道而成脉诊"三部九候"，现代人审视脉诊理论框架可能感觉有点神秘。中医学建立脉动合于天道的脉诊理论是基于古代天文历法学而来，即《素问·六节藏象论》所讲"天以六六之节，以成一岁，人（应为地）以九九制会，计人亦有三百六十五节，以为天地，久矣"。中国上古历法属于作用派历法，其明显特征是同时研究"天度"和"气数"两部分内容。"天度"者即"天度者，所以制日月之行也"，也就是计算日、月的运行轨迹；"气数"者即"气数者，所以纪化生之用也"，也就是标示万物化生之用。历法"天度"与人体变化没有非常具体的关联，但与"气数"关联非常紧密。现代科学分析，"气数"即物候学现象，也就是动植物的生长、发育、活动规律。由此得知，古代医家将脉诊与天道结合并非神秘内容，而是将人体脉动与物候节律统一，考察得出的"三部九候"脉诊框架，要将人体脉动与天道结合需要天度与气数的相对统一。

天度和气数整体模式即"夫六六之节，九九制会者，所以正天之度，气之数也"。天度者即"夫六六之节"，对应《素问·天元纪大论》所讲"寒暑燥湿风火，天之阴阳也，三阴三阳上奉之"。具

体研究对象为"天为阳，地为阴，日为阳，月为阴，行有分纪，周有道理，日行一度，月行十三度而有奇焉。故大小月三百六十五日而成岁，积气余而盈闰矣。立端于始，表正于中，推余于终，而天度毕矣"。三次甲子循环为 360 日，即"三而成天，三而成地，三而成人"。古代历法作用派特点决定天度的考察范畴是"六合之外，圣人存而不论"，天度主要考察对象就是气象，气象"夫六六之节"也就是历法"三部"（图 3-1）。

气数为"九九制会"，具体研究对象为"三而三之，合则为九，九分为九野"，对应《素问·天元纪大论》所讲"木火土金水火，地之阴阳也，生长化收藏下应之"；具体研究对象为"九宫八风"，即《灵枢·九宫八风》所讲"太一常以冬至之日，居叶蛰之宫四十六日，明日居天留四十六日，明日居仓门四十六日，明日居阴洛四十五日，明日居天宫四十六日，明日居玄委四十六日，明

日居仓果四十六日，明日居新洛四十五日，明日复居叶蛰之宫，曰冬至矣。太一日游，以冬至之日，居叶蛰之宫，数所在日，从一处至九日，复返于一。常如是无已，终而复始"。"从一处至九日"为"九九制会"的参数，以这一参数占候九宫之风来测定物候变化节律，即"太一在冬至之日有变，占在君；太一在春分之日有变，占在相；太一在中宫之日有变，占在吏；太一在秋分之日有变，占在将；太一在夏至之日有变，占在百姓。所谓有变者，太一居五宫之日，病（别本作疾）风折树木，扬沙石，各以其所主，占贵贱。因视风所从来而占之，风从其所居之乡来为实风，主生，长养万物；从其冲后来为虚风，伤人者也，主杀，主害者"，物候"九宫八风"也就是历法"九候"（图 3-2）。

天度"夫六六之节"为之"三部"，气数"九九制会"为之"九候"，"夫六六之节，九九制会者，所以正天之度，气之数也"，即历法"三部九候"。

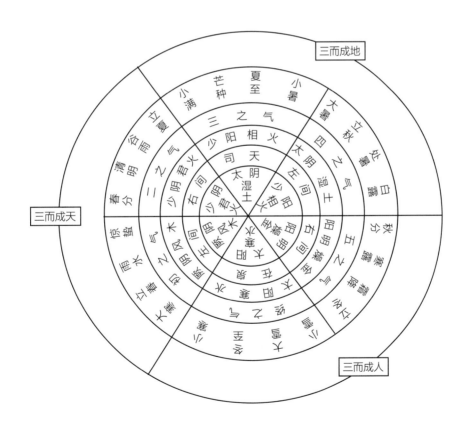

▲ 图 3-1　天度"三部"机制示意

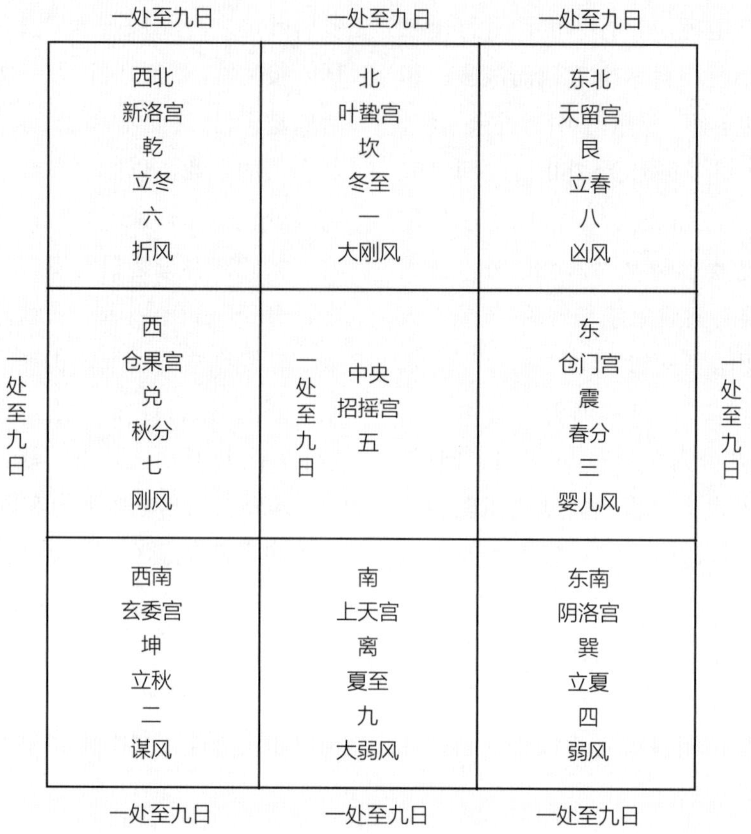

一处至九日	一处至九日	一处至九日
西北 新洛宫 乾 立冬 六 折风	北 叶蛰宫 坎 冬至 一 大刚风	东北 天留宫 艮 立春 八 凶风
西 仓果宫 兑 秋分 七 刚风	中央 招摇宫 五	东 仓门宫 震 春分 三 婴儿风
西南 玄委宫 坤 立秋 二 谋风	南 上天宫 离 夏至 九 大弱风	东南 阴洛宫 巽 立夏 四 弱风
一处至九日	一处至九日	一处至九日

(左侧：一处至九日　右侧：一处至九日)

▲ 图3-2　气数"九候"机制示意

2. "九野为九脏"与历法气数历法模型对应关系　在背景天度和气数条件下，人体属于气数从于地，也就是《道德经》第二十五章所讲"人法地"。关于人体与背景环境的对应原则，为"九九制会"，即《素问·六节藏象论》所讲"三而三之，合则为九，九分为九野，九野为九脏。故形脏四，神脏五，合为九脏以应之也"，"形脏四，神脏五"对应背景"九分为九野"形成人体物候节律机制。

"形脏四，神脏五，合为九脏。"在历史上医家注解多有分歧，关于"九脏"之说最早文字记载于《周礼·天官冢宰·疾医》，即"参之以九脏之动"，郑玄注"正脏五，又有胃、膀胱、大肠、小肠"，也就是"神脏五"为心肝脾肺肾，"形脏四"为胃膀胱大肠小肠，由此而成"合为九脏"。然而这里存在一个基本的机制问题，那就是何为

"神"和"形"，"神"和"形"的界定标准是什么？这是理解"九野为九脏"机制的关键。

《素问·五运行大论》载："夫变化之用，天垂象，地成形，七曜纬虚，五行丽地。地者，所以载生成之形类也。虚者，所以列应天之精气也。形精之动，犹根本之与枝叶也。仰观其象，虽远可知也。"根据这段原文所讲，天度和气数之间的总体关系为"天垂象，地成形"，根据这一原则分析，"神"者"天垂象"，"形"者即"地成形"。

"天垂象"具体为"寒暑燥湿风火，天之阴阳也，三阴三阳上奉之"，对应人体即"五气入鼻，藏于心肺，上使五色修明，音声能彰"。"五气入鼻，藏于心肺"通于天之六气，"上使五色修明"即五脏受纳"天食人以五气"，使得五脏具有"心藏神，肺藏魄，肝藏魂，脾藏意，肾藏志，是谓五脏所藏"，也就是"神脏五"的机制。现代医学分析就是人

体呼吸系统产生有氧血是"神脏五"产生的生理基础。

"地成形"具体为"火土金水火，地之阴阳也，生长化收藏下应之"，对应人体即"五味入口，藏于肠胃，味有所藏，以养五气，气和而生，津液相成，神乃自生"。"五味入口，藏于肠胃"通于地之五行即"胃、膀胱、大肠、小肠"，四个脏器受纳"地食人以五味"，使得五脏形体结构得以正常"味有所藏，以养五气，气和而生，津液相成，神乃自生"，也就是"形脏四"的机制。现代医学分析就是消化系统摄取食物营养是"形脏四"产生的生理基础。

"神脏五"通于"天食人以五气"，"形脏四"通于"地食人以五味"，二者相合成九脏以应天地"三而三之，合则为九，九分为九野"，由此得出"九野为九脏"的对应结论（表3-1）。

表3-1 "九野为九脏"的对应结论		
天地象形	天垂象	地成形
九分为九野	天度：六六之节	气数：九九制会
天地相召	寒暑燥湿风火	火土金水火
天地气味	天食人以五气	地食人以五味
九野为九脏	神脏五	形脏四

"神脏五"为体腔内五脏，"形脏四"为消化道、泌尿道、管腔结构，为腑，二者之间缺少邻近组织关联，就会使"天食人以五气"和"地食人以五味"之间无法进行交通，二者必须结合在一起才能形成完整的脏腑结构。这一结合体也就是"凡十一脏，取决于胆也"，即《素问·六节藏象论》所讲"四脏七腑"结构，"心者，生之本，神之变也，其华在面，其充在血脉，为阳中之太阳，通于夏气。肺者，气之本，魄之处也，其华在毛，其充在皮，为阳中之太阴（《黄帝内经·太素》作少阴），通于秋气。肾者，主蛰，封藏之本，精之处也，其华在发，其充在骨，为阴中之少阴（《黄

帝内经·太素》作太阴），通于冬气。肝者，罢极之本，魂之居也，其华在爪，其充在筋，以生血气，其味酸，其色苍，此为阳中之少阳，通于春气。脾、胃、大肠、小肠、三焦、膀胱者，仓廪之本，营之居也，名曰器，能化糟粕，转味而入出者也，其华在唇四白，其充在肌，其味甘，其色黄，此至阴之类，通于土气，凡十一脏，取决于胆也"。四脏者"心、肝、肺、肾"对应火木金水四行，七腑"脾、胃、大肠、小肠、三焦、膀胱、胆囊"对应土行，二者相合对应"火土金水火，地之阴阳也，生长化收藏下应之"。

"形脏四，神脏五，合为九脏以应之也"，人体结构模型对应"九宫八风"模型。其一，心肝肺肾四脏对应九宫四正为金木水火，脾脏处于四正中央为土，脾土居于中央"招摇宫"，由此构成五行与五脏之间的对应关系。其二，脾土招摇九宫四偶，也就是"胃、大肠、小肠、膀胱"四形脏居于九宫四偶皆属于土行。其三，四正四偶之间由"胆囊，三焦"关联，胆囊连于肝脾之间从木行，三焦连于肺脾之间从金行。通过胆囊和三焦之间的关联，使得"神脏五"和"形脏四"连成统一体。由此得知，"四脏七腑"结构模型也就是"形脏四，神脏五"完整的结构模型（图3-3）。

（二）"三部九候"与脉诊部位划分定位

1. "三部九候"与脏腑对应关系 背景环境"三而三之，合则为九，九分为九野"与人体"九野为九脏"。故形脏四，神脏五，合为九脏以应之也"对应关系的形成，找到了人体脏腑在气象物候下的对应机制。在此基础上就可以找到躯干四肢部位的脉诊部位，生理状态下的对应法则是"惟贤人上配天以养头，下象地以养足，中傍人事以养五脏。天气通于肺，地气通于嗌，风气通于肝，雷气通于心，谷气通于脾，雨气通于肾。六经为川，肠胃为海，九窍为水注之气"。根据脏腑经脉循行在"人上配天以养头，下象地以养足，中傍

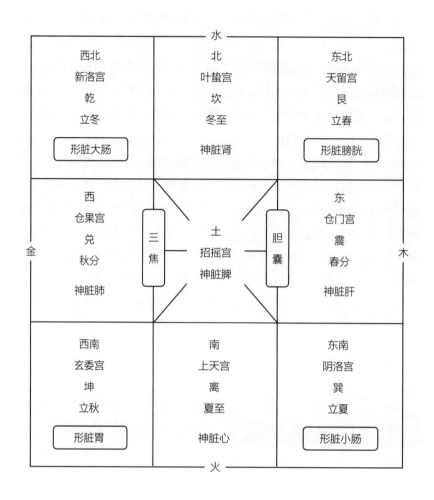

▲ 图3-3 "九野为九脏"结构机制示意

人事以养五脏"三部的循行分布，确定"九野为九脏"的脉诊部位也就是"三部九候"结构定位。《素问·三部九候论》载："有下部，有中部，有上部，部各有三候。三候者，有天、有地、有人也。必指而导之，乃以为真。上部天，两额之动脉；上部地，两颊之动脉；上部人，耳前之动脉。中部天，手太阴也；中部地，手阳明也；中部人，手少阴也。下部天，足厥阴也；下部地，足少阴也；下部人，足太阴也。故下部之天以候肝，地以候肾，人以候脾胃之气。"具体分析如下。

"上配天以养头"对应为上三部"上部天，两额之动脉；上部地，两颊之动脉；上部人，耳前之动脉"，上三部对应上三候为"天以候头角之气，地以候口齿之气，人以候耳目之气"。

"中傍人事以养五脏"对应中三部为"中部天，手太阴也；中部地，手阳明也；中部人，手少阴也"，中三部对应中三候为"天以候肺，地以候胸中之气，人以候心"。

"下象地以养足"对应下三部为"下部天，足厥阴也；下部地，足少阴也；下部人，足太阴也"，下三部对应下三候"下部之天以候肝，地以候肾，人以候脾胃之气"。

根据"人上配天以养头，下象地以养足，中傍人事以养五脏"的体位区分，寻找到头、手、足三个区域的九个脉动切脉点，根据三部九个脉诊点来诊断躯干内脏腑组织器官的变化情况，也就是所谓的"三部九候"的基本脉诊原理（表3-2）。

表 3-2　"三部九候"的基本脉诊原理

上配天以养头	上部天，两额之动脉	天以候头角之气
	上部地，两颊之动脉	地以候口齿之气
	上部人，耳前之动脉	人以候耳目之气
中傍以养五脏	中部天，手太阴也	天以候肺
	中部地，手阳明也	地以候胸中之气
	中部人，手少阴也	人以候心
下象地以养足	下部天，足厥阴也	下部之天以候肝
	下部地，足少阴也	地以候肾
	下部人，足太阴也	人以候脾胃之气

2. "三部九候"动输诊点解剖学定位法则

（1）"动输"与三部九候定位机制：人体体液通路由宗、营、卫三隧构成，现代医学分析也就是动脉、静脉、淋巴管三种体液通路。脉诊定位确立首要条件是三隧中的定位，经脉由宗隧和营隧构成，总称"营气行"，现代医学分析，宗隧属于有氧血通路，营隧属于无氧血通路，只有宗隧（体动脉）结构上才有按触到脉搏的部位，故"三部九候"脉诊部位必须确定在宗隧之上。

宗隧起于心肺二脏，"宗气积于胸中，出于喉咙，以贯心脉，而行呼吸焉"，肺为宗气生成之源，心为宗气运动之力。故言脉诊动输必须基于心肺而言，即《灵枢·动输》所讲"胃为五脏六腑之海，其清气上注于肺，肺气从太阴而行之，其行也以息往来，故人一呼脉再动，一吸脉亦再动，呼吸不已，故动而不止"。

脉诊动输确立基于宗隧，也就是基于心肺二经。肺经"手太阴之脉，出于大指之端；内屈，循白肉际，至本节之后太渊，留以澹；外屈，上于本节下；内屈，与阴诸络会于鱼际，数脉并注，其气滑利，伏行壅骨之下；外屈，出于寸口而行，上至于肘内廉，入于大筋之下；内屈，上行臑阴，入腋下；内屈，走肺"通于宗气生成之源，为"肺者，相傅之官，治节出焉"。

心经"心主之脉，出于中指之端；内屈，循中指内廉以上，留于掌中，伏行两骨之间；外屈，出两筋之间，骨肉之际，其气滑利；上（行）二（别本作三）寸，外屈，出行两筋之间，上至肘内廉，入于小筋之下，留两骨之会，上入于胸中，内络于心脉"通于宗气运动之主，为"心者，君主之官也，神明出焉"。

心肺二经通则君相合明，君相合明方能行"五十营"。故《灵枢·五十营》所讲"五十营"以心肺二经而言之，即"天周二十八宿，宿三十六分；人气行一周，千八分，日行二十八宿。人经脉上下、左右、前后二十八脉，周身十六丈二尺，以应二十八宿。漏水下百刻，以分昼夜。故人一呼脉再动，气行三寸；（一吸脉亦再动，气行三寸，）呼吸定息，气行六寸。十息，气行六尺，日行二分。二百七十息，气行十六丈二尺，气行交通于中，一周于身，下水二刻，日行二十五分。五百四十息，气行再周于身，下水四刻，日行四十分。二千七百息，气行十周于身，下水二十刻，日行五宿二十分。一万三千五百息，气行五十营于身，水下百刻，日行二十八宿，漏水皆尽，脉终矣"。

心肺相合呼吸脉动才能形成脉动，有脉动才能形成"动输"，即《灵枢·动输》所讲"胃为五脏六腑之海，其清气上注于肺，肺气从太阴而行之，其行也以息往来，故人一呼脉再动，一吸脉亦再动，呼吸不已，故动而不止"。故脉诊部位以宗隧"动输"之处而确立，在《素问·三部九候论》中脉诊定位"上部天，两额之动脉；上部地，两颊之动脉；上部人，耳前之动脉"时皆言"动脉"。

有"动脉"就有"静脉"，"静脉"者即营隧，"营气者，泌其津液，注之于脉，化以为血，以荣四末，内注五脏六腑，以应刻数焉"。十二经是由宗"动脉"营"静脉"二隧构成，十二经之上并非全部都有"动输"，如《灵枢·邪客》所讲"黄帝曰：手太阴之脉独无俞，何也？岐伯曰：少阴，心脉也。心者，五脏六腑之大主也，精神之所舍也，其脏坚固，邪弗能容也。容之则心伤，心伤则神去，神去则死矣。故诸邪之在于心者，皆在于心之包络。包络者，心主之脉也，故独无俞焉"。故"三部九候"脉诊定位必须以"动输"为根本。

（2）"三部九候"脉诊部位解剖学定位分析：根据《素问·三部九候论》所讲上部三候的脉诊解剖学定位为"上部天，两额之动脉；上部地，两颊之动脉；上部人，耳前之动脉"。对于这段经文解析后世医家注解不同。明代医家张景岳在《类经·三部九候》讲解为："上部天，两额之动脉（额旁动脉，当颔厌之分，足少阳脉气所行也）；上部地，两颊之动脉（两颊动脉，即地仓大迎之分，足阳明脉气所行也）；上部人，耳前之动脉（耳前动脉，即和之分，手少阳脉气所行也）。"清代医家黄元御在《四圣心源·三部九候脉法》介绍为："上部天，两额之动脉，足少阳之额厌也。上部地，两颊之动脉，足阳明之地仓、大迎也。上部人，耳前之动脉，手少阳之和髎也。"比较二者之间的关系，共同点都认为属于足少阳脉、足阳明脉、手少阳脉三经动输，现代医学分析就是头颈部的三个动脉在体表的脉动点，这样我们就可以根据现代医学脉管学机制给予具体解剖学定位。

①上部三候脉口结构解析

上部天，两额之动脉（额旁动脉，当颔厌之分，足少阳脉气所行也）。"两额之动脉"属于颞浅动脉丛。颞浅动脉在颧弓稍上方发自颞浅动脉的前内侧壁，向深面穿过颞筋膜进入颞肌，在颧弓稍上方发自颞浅动脉的前内侧壁，向深面穿过颞筋膜进入颞肌。

"颔厌之分"属于颞浅动脉丛上部颞中动脉分支处的"动输"结构，由此定位为"上部天"脉口。

上部地，两颊之动脉（两颊动脉，即地仓大迎之分，足阳明脉气所行也）。"两颊动脉"属于面动脉丛结构。面动脉约平下颌角处起始，向前经下颌下腺深面，于咬肌止点前缘绕过下颌骨下

缘至面部，沿口角及鼻翼的外侧迂曲上行至内眦，易名为内眦动脉。面动脉分支布于下颌下腺、面部和腭扁桃体等。面动脉在咬肌前缘绕下颌骨下缘处位置表浅。

"地仓大迎之分"属于面动脉的下唇动脉分支。下唇动脉的起始部位有 2 种类型，一种是在口角水平下起于面动脉主干，然后向上内斜行至下唇，占 48.3%；另一种是在口角水平起于上唇动脉，向下弯绕过口角，再水平行向下唇，占 20%。下唇动脉穿越肌层，走行于黏膜与肌层之间，到达下唇后发出 2～3 支，其分支走形基本是与下唇平行并在下唇中部与对侧同名动脉和颏下动脉吻合，"地仓大迎"也就是面动脉向下唇动脉分支处的"动输"结构，由此定位为"上部地"脉口。

上部人，耳前之动脉（耳前动脉，即和之分，手少阳脉气所行也）。"耳前动脉"属于面横动脉。面横动脉为颞浅动脉供应面部的分支，在腮腺和颧弓之间发自颞浅动脉的前壁，沿咬肌表面前行，营养腮腺和邻近的表情肌。

"即和之分"属于面横动脉和颞浅动脉分支处的"动输"结构，由此定位为"上部人"脉口。

总结而言，上部天、地、人三部脉口确立是根据颈外动脉在头面部的分支做出的区分界定。"上部天，两额之动脉"属于颈外动脉的颞浅动脉分支；"上部地，两颊之动脉"属于颈外动脉的面动脉分支；"上部人，耳前之动脉"属于面横动脉分支。颈外动脉位于颈内动脉前内侧，经其前方转至外侧上行，穿腮腺，在下颌骨髁突颈部后方分为颞浅动脉与上颌动脉，其分支为甲状腺上动脉、舌动脉、面动脉、颞浅动脉、上颌动脉、枕动脉、耳后动脉和咽升动脉。故通过颈外动脉三个分支"动输"脉口诊断，可以了解头面、口咽、耳目部位的血流变化情况，由此对头面部做出生理正常和异常的分析判断，也就是上部三候诊断对象为"天以候头角之气，地以候口齿之气，人以候耳目之气"（图 3-4）。

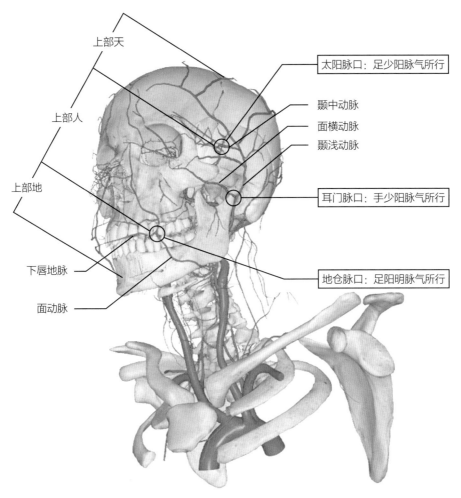

上部天

上部人

上部地

下唇地脉

面动脉

太阳脉口：足少阳脉气所行

颞中动脉

面横动脉

颞浅动脉

耳门脉口：手少阳脉气所行

地仓脉口：足阳明脉气所行

▲ 图 3-4 上部三候结构示意

②中部三候脉口结构解析

中部天，手太阴也（掌后寸口动脉，经渠之次，肺经脉气所行也）。"手太阴也"属于桡动脉。桡动脉属于肱动脉的两个终支之一，先经肱桡肌与旋前圆肌之间，继而在肱桡肌腱与桡侧腕屈肌腱之间下行，绕桡骨茎突至手背，穿第 1 掌骨间隙到手掌，与尺动脉掌深支吻合构成掌深弓。

"掌后寸口动脉"属于桡动脉下段仅被皮肤和筋膜遮盖，是临床触摸脉搏的部位，由此定位为"中部天"脉口。

中部地，手阳明也（手大指次指岐骨间动脉，合谷之次，大肠经脉气所行也）。手太阴肺经属于宗隧（桡动脉），手阳明经与手太阴经表里对应为营隧。手阳明经营隧也就是头静脉，起自手背静

脉网的桡侧，沿前臂下部的桡侧、前臂上部和肘部的前面以及肱二头肌外侧沟上行，再经三角肌与胸大肌间沟行至锁骨下窝，穿深筋膜注入腋静脉或锁骨下静脉。头静脉在肘窝处通过肘正中静脉与贵要静脉交通，头静脉收集手和前臂桡侧浅层结构的静脉血而回流，故手阳明经没有动输结构的存在。

"手大指次指岐骨间动脉，合谷之次"者实际属于桡动脉的分支，桡动脉先经肱桡肌与旋前圆肌之间，继而在肱桡肌腱与桡侧腕屈肌腱之间下行，绕桡骨茎突至手背，穿第 1 掌骨间隙到手掌。桡动脉末端与掌深弓动脉结合部就是"岐骨间动脉，合谷之次"结构，由此定位为"中部地"脉口。

中部人，手少阴也（掌后锐骨下动脉，神门

之次,心经脉气所行也)。"手少阴也"属于尺动脉。尺动脉在尺侧腕屈肌与指浅屈肌之间下行,经豌豆骨桡侧至手掌。其末端与桡动脉掌浅支吻合形成掌浅弓。尺动脉在行程过程中除发支至前臂尺侧诸肌和参与形成肘关节网外,主要分支有骨间总动脉和掌深支。骨间总动脉,又分为骨间前动脉和骨间后动脉,分别沿前臂骨间膜的前、后面下降,沿途分支至前臂肌和尺、桡骨。掌深支,穿小鱼际至掌深部,与桡动脉的末端吻合形成掌深弓。

"掌后锐骨下动脉,神门之次"也就是尺动脉远端与腕掌动脉结合部结构,由此定位为"中部人"脉口。

总结而言,中部天、地、人三部脉口确立是根据肱动脉分支而界定。肱动脉在大圆肌下缘处续接腋动脉,伴正中神经在肱二头肌肌腱的内侧(肘窝向上2厘米臂内侧)经肱二头肌腱膜深面至肘窝,在桡骨颈高度分为桡动脉和尺动脉。肱动脉在肘窝位置表浅,能清楚地摸到搏动,"中部天"脉口和"中部地"脉口是根据桡动脉的分支而界定。"中部人"脉口是根据尺动脉分支而界定,肱动脉属于上肢动脉干,通过其分支形成三个脉口血流变化情况分析,可以对胸腔内心肺生理正常和异常做出判断,也就是中部三候脉诊对象为"天以候肺,地以候胸中之气,人以候心"(图3-5)。

③中部三候脉口结构解析

下部天,足厥阴也(气冲下三寸动脉,五里之分,肝经脉气所行也)。"足厥阴也"为营隧,其循行路径为大隐静脉,起于足背静脉弓内侧端,经内踝前方,沿小腿内侧缘伴隐神经上行,经股骨内侧髁后方约2厘米处,进入大腿内侧部。大

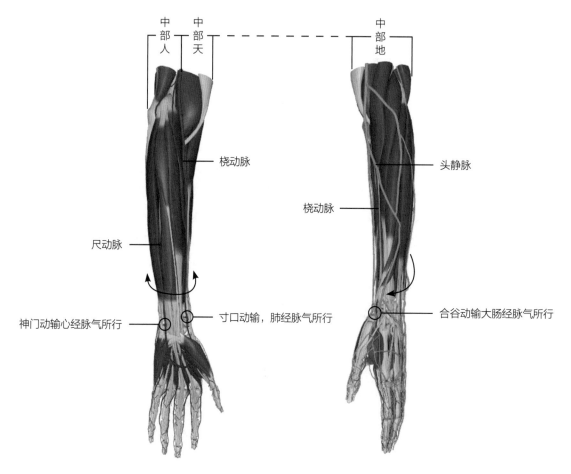

▲ 图3-5 中部三候结构示意

隐静脉属于营隧不是宗隧，故没有动输寸口的存在。

"气冲下三寸动脉，五里之分"实际属于股动脉，股动脉是髂外动脉的直接延续，是下肢动脉的主干，在股三角内下行，穿过收肌管后出收肌腱裂孔至腘窝，移行为腘动脉。在腹股沟韧带中点的稍下方，股动脉位置表浅，在活体上可摸到其搏动。足五里穴处于股动脉与大隐静脉大腿部分支股后内侧静脉、股前外侧静脉交会处，由此可以体现足厥阴肝经的变化情况，由此定位为"下部天"脉口。

下部地，足少阴也（内踝后跟骨旁动脉，太溪之分，肾经脉气所行也）。"足少阴也"者即胫后动脉，胫后动脉为腘动脉的直接延续，在腘肌下缘分出后，向下行于小腿屈肌浅、深两层之间，经内踝后方，通过屈肌支持带深面转入足底，分为足底内侧动脉和足底外侧动脉两个终支，主要营养胫骨和小腿后群肌。

"内踝后跟骨旁动脉，太溪之分"是胫后动脉末端足底内侧动脉、足底外侧动脉的分支处结构，由此定位为"下部地"脉口。

下部人，足太阴也（鱼腹上越筋间动脉，直五里下箕门之分，沉取乃得之，脾经脉气所行也。若候胃气者，当取足跗上之冲阳）。"足太阴也"为营隧，也就是胫后静脉，由足底内、外侧静脉合成的，在小腿处与同名动脉伴行，沿途向上至腘肌下缘与胫前静脉汇合组成腘静脉。营隧不存在动输脉口结构，其动输脉口实际属于股动脉，股动脉是下肢动脉的主干，由髂外动脉延续而来。在腹股沟韧带中点的深面入股三角。在股三角内，股动脉先位于股静脉的外侧，逐渐从外侧跨到股静脉的前方，下行入收肌管，再穿收肌腱裂孔至腘窝，易名腘动脉。股动脉在腹股沟中点处位置表浅，可摸到搏动。

"鱼腹上越筋间动脉，直五里下箕门之分"实际是股动脉和腘动脉结合部结构，由此定位为"下部人"脉口。

腘动脉之下有胫前动脉分支，胫前动脉在小腿上部位于胫骨前肌与趾长伸肌之间，向下则贴胫骨外侧面行于胫骨前肌与姆长伸肌之间，后经姆长伸肌腱深面至其外侧，在足背延续为足背动脉。胫前动脉与足背动脉结合部即"若候胃气者，当取足跗上之冲阳"脉口。

总结而言，下部天、地、人三部脉口是根据股动脉以及其下行前后胫动脉而确立，股动脉是下肢动脉的主干，"下部天"脉口和"下部人"脉口处于胫动脉之上，"下部地"脉口处于胫后动脉之上。通过三个脉口血流变化情况分析，下部之天以候肝（足厥阴脉也，故以候肝），地以候肾（足少阴脉也，故以候肾），人以候脾胃之气（足太阴脉也，脾胃以膜相连，故可以候脾胃之气），也就是"下部之天以候肝，地以候肾，人以候脾胃之气"（图 3-6）。

二、"三部九候"脉诊胚胎学机制解析

（一）"神脏五，形脏四"胚胎发生发育机制

1. "天地之至数"与组织胚胎发生发育机制 "三部九候"根据现代解剖学分析很容易理解，就是根据人体动脉血管在躯干四肢远端暴露的脉动部位为基础，划分成上中下三个脉诊区域，以此来对机体血流变化情况做出诊断，然后确定治疗方案的一套诊断学理论。从生理解剖学层面分析，这一脉诊理论与现代医学脉诊理论在机制上是一致的。但是有一点要特别提示，"三部九候"最原始的理论框架机制并非是立足于生理解剖学层面，而是建立在历法天度、气数层面立论，即《素问·三部九候论》开篇所讲"岐伯对曰：妙乎哉问也！此天地之至数。帝曰：愿闻天地之至数，合于人形血气，通决死生，为之奈何？岐伯曰：天地之至数，始于一，终于九焉。一者天，二者地，三者人。因而三之，三三者九，以应九野。故人有三部，部有三候，以决死生，以处百病，

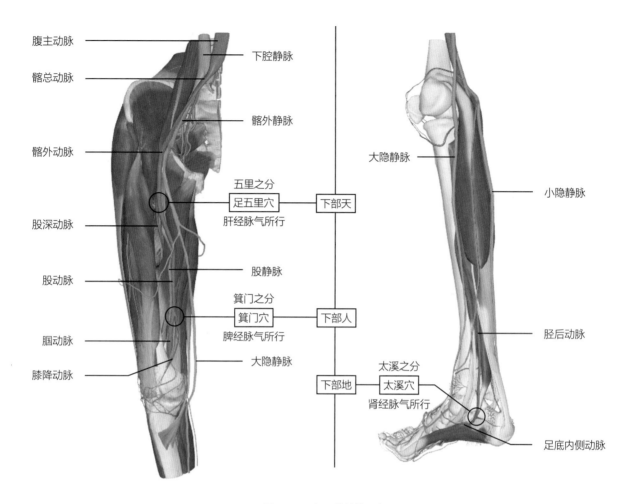

腹主动脉
下腔静脉
髂总动脉
髂外静脉
髂外动脉
大隐静脉
小隐静脉
五里之分
足五里穴 —— 下部天
肝经脉气所行
股深动脉
股静脉
股动脉
箕门之分
箕门穴 —— 下部人
脾经脉气所行
腘动脉
膝降动脉
大隐静脉
太溪之分
下部地 —— 太溪穴
肾经脉气所行
胫后动脉
足底内侧动脉

▲ 图 3-6　下部三候结构示意

以调虚实，而除邪疾"。"三部九候"最原始的理论基础是"天地之至数，合于人形血气"，与《灵枢·九针论》所讲"九针者，天地之大数也，始于一而终于九"原理相同。换言之，"三部九候"是根据"天地之至数"建立的诊断理论，"九针论"是根据"天地之至数"建立的治疗理论，二者结合才能确立完整的医学诊疗体系。从这层含义上分析，中医学"三部九候"脉诊理论与现代医学脉诊理论具有本质区别。

中医学经脉理论是以胚胎发生发育机制为基础，延展到生理结构功能机制为应用，即《灵枢·经脉》所讲"人始生，先成精，精成而脑髓生，骨为干，脉为营，筋为刚，肉为墙，皮肤坚而毛发长，谷入于胃，脉道以通，血气乃行"。换言之，脉诊"三部九候"基于"天地之至数"设立，是根据人体

经脉胚胎发生发育机制而来。

根据方士派经典《太上老君内观经》所讲，人体胚胎发育每一个月为一个阶段，共经历十个阶段，即"天地媾精，阴阳布化，万物以生。承其宿业，分灵道一。父母和合，人受其生。始，一月为胞，精血凝也。二月成胎，形兆胚也。三月阳神为三魂，动而生也。四月阴灵为七魄，静镇形也。五月，五行分脏以安神也。六月，六律定腑用滋灵也。七月，七精开窍，通光明也。八月，八景神具，降真灵也。九月，宫室罗布，以定精也。十月气足，万象成也。元和哺食，时不停也"。在这十个阶段中第九个月是胚胎组织发生发育成熟的阶段，九个月发生发育成熟的组织结构就是所谓的"九丹"。东晋早期上清派重要经典《上清九丹上化胎精中记经》描述为："阳气赤，名曰玄丹。阴气黄，名曰黄精。阴阳交，

二气降，精化神结，上应九天。九天之气则下布丹田，与精合凝，结会命门，要须九过，是为九丹，上化下凝，以成于人。一月受气，二月受灵，三月含变，四月凝精，五月体首具，六月化形，七月神位布，八月九孔明，九月九天气普，乃有音声，十月司命勒籍，受命而生。故人禀九天之气，阴阳之精，名曰九丹，合成人身。"

《素问·三部九候论》载："天地之至数，始于一，终于九焉。一者天，二者地，三者人。因而三之，三三者九，以应九野。"实际是基于人体胚胎九个月中组织分化发育而言，"神脏五，形脏四，合为九脏"者为"九丹"，即《上清九丹上化胎精中记经》所讲"天地交运，二象合真，阴阳降气，上应九玄，流丹九转，结气为精，精化成神，神变成人。故人象天地，气法自然。自然之气，皆九天之精，化为人身，含胎育养，九月气盈，九天气普，十月乃生"。

2. "神脏五，形脏四"发生发育机制 "神脏五，形脏四，合为九脏"中分为胚胎和生理两个阶段。胚胎阶段，由于胎儿尿液排到羊水中后，母体会通过血液循环不断带走羊水中多余的废弃物质尿酸、尿素，"形脏四"由大肠、胃、小肠、胆囊构成。出生后的生理阶段，机体开始消化吸

收食物，需要胆汁参与消化，"形脏四"由大肠、胃、小肠、胆囊构成，即《灵枢·九针论》所讲"一者，天也。天者，阳也。五脏之应天者，肺（也）。肺者，五脏六腑之盖也。皮者，肺之合也，人之阳也。二者，地也。（地者，土也。）人之所以应土者，肉也。三者，人也。人之所以成生者，血脉也。四者，时也。时者，四时八风之客于经络之中，为瘤病者也。五者，音也。音者，冬夏之分，分于子午，阴与阳别，寒与热争，两气相搏，合为痈脓者也。六者，律也。律者，调阴阳四时而合十二经脉，虚邪客于经络而为暴痹者也。七者，星也。星者，人之七窍，邪之所客于经，而为痛痹，合于经络者也。八者，风也。风者，人之股肱八节也。八正之虚风，八风伤人，内舍于骨解、腰脊节、腠理之间为深痹也。九者，野也。野者，人之节解、皮肤之间也。淫邪流溢于身，如风水之状，而留（别本作溜）不能过于机关、大节者也"。总结而言，"一以法天金合于肺，二以法地土合于脾，三以法人火合于心，四以法时木合于肝，五以法音水合于肾，六以法律金合于大肠，七以法星土合于胃，八以法风火合于小肠，九以法野木合于胆"，这种划分法就是"天地之大数也，始于一而终于九"中的"九合一"（表3-3）。

表3-3 "神脏五，形脏四"发生发育机制

胚胎九段		胞胎九丹		九野九脏		
一月为胞	精血凝也	一月受气		肺	皮毛	
二月成胎	形兆胚也	二月受灵	法天	脾	肌肉	
三月阳神	为三魂	三月含变		心	血脉	五神脏
四月阴灵	为七魄	四月凝精		肝	筋腱	
五月五行分脏	以安神也	五月体首具	法地	肾	骨骼	
六月六律定腑	用滋灵也	六月化形		大肠	六腑	
七月七精开窍	通光明也	七月神位布		胃	七窍	
八月八景神具	降真灵也	八月九孔明	法人	小肠	肢体	四形脏
九月宫室罗布	以定精也	九月有音声		膀胱	皮毛	
十月气足	万象成也	十月受命而生		胆囊		

（二）"三关十二结"与三部九候发育机制

在《素问·三部九候论》所讲"三而三之，合则为九，九分为九野，九野为九脏。故神脏五，形脏四，合为九脏"中，"九分为九野"对应"神脏五，形脏四，合为九脏"。按照这样的区分界定只是脏腑与背景环境的对应关系，并不能解析"三部九候"体位区分界定机制，也就是根据"九分为九野"对应"神脏五，形脏四，合为九脏"关系。没有头部结构的对应关系，也就无法全面解析与"三部九候"之间的对应机制。

《上清九丹上化胎精中记经》在提出人体胚胎发育"九丹"理论时，对于人体胚胎组织分化发育机制还提出了"三关十二结"机制，即"凡人生在胞胎之中，皆禀九天之气，凝精以自成人也。既生而胞中有十二结节，盘固五内，五内滞阂，结不可解，节不可灭"，意思是讲人体早胚胎分化发育过程中，是以形式"胞中有十二结节"与五脏关联"盘固五内，五内滞阂，结不可解"形成胚体。"三关"又称三部，每一部上有四结，共计十二结。

1. "上关四结"与感觉器官胚胎发生发育机制 《上清九丹上化胎精中记经》载："胞上部有四结，一结在泥丸中，二结在口中，三结在颊中，四结在目中。"意思是讲胚体头部为"上关"，由泥丸、口、颊、目四个结关联而成，称为"上关四结"。现代医学分析，"一结在泥丸中"是指脑神经下丘脑－垂体分化发育；"二结在口中"是指口腔结构的分化发育；"三结在颊中"是指面颊组织结构分化发育；"四结在目中"是指视器眼睛结构分化发育。四结相互分化关联形成脑神经和感觉器官，也就是"胞上部有四结"背后的胚胎发生发育机制。

2. "中关四结"与脏腑发生发育机制 《上清九丹上化胎精中记经》载："胞中部有四结，一结在五脏中，二结在太仓中，三结在大肠中，四结在小肠中。"意思是讲胚体胸腹部为"中关"，有五脏、太仓、大肠、小肠四个结称为"中关四结"。现代医学分析，"一结在五脏中"指体腔内心肝脾肺肾分化发育；"二结在太仓中"是指胃腑分化发育；"三结在大肠中"指大肠分化发育；"四结在小肠中"指小肠分化发育。四结分化关联形成躯干内脏腑结构，也就是"胞中部有四结"背后的胚胎发生发育机制。

3. "下关四结"与下肢发生发育机制 《上清九丹上化胎精中记经》载："胞下部有四结，一结在膀胱中，二结在阴中，三结在后门中，四结在两足中。"意思是讲胚体盆腔到下肢为"中关"，由膀胱、阴中、后门、两足四个结关联而成，称为"下关四结"。现代医学分析，"一结在膀胱中"指泌尿器官分化发育；"二结在阴中"是指生殖器官分化发育；"三结在后门中"指消化器官肛门分化发育；"四结在两足中"指下肢组织结构分化发育。四结分化关联形成盆腔和下肢结构，也就是"胞下部有四结"背后的胚胎发生发育机制。

总结而言，"三关十二结"也就是人体胚胎阶段组织区域分化发育机制。"上关四结"是感觉器官胚胎发生发育机制，"中关四结"是脏腑发生发育机制，"下关四结"是下肢发生发育机制。胚体通过"三关十二结"分化发育最终发育成熟结构就是"贤人上配天以养头，下象地以养足，中傍人事以养五脏"（图3-7）。

胚体通过"三关十二结"方式分化发育，使得机体呈现出"贤人上配天以养头，下象地以养足，中傍人事以养五脏"结构形态。在这一发生发育中经脉也随着"三关十二结"分化发育呈现出区域分化。

"上关四结"分化发育形成"上部天，两额之动脉；上部地，两颊之动脉；上部人，耳前之动脉"。由此机制可以根据上部三个脉诊部位做出"天以候头角之气，地以候口齿之气，人以候耳目之气"诊疗判断。

"中关四结"分化发育形成"中部天，手太阴也；中部地，手阳明也；中部人，手少阴也"。由此机制可以根据中部三个脉诊部位做出"天以候肺，地以候胸中之气，人以候心"诊疗判断。

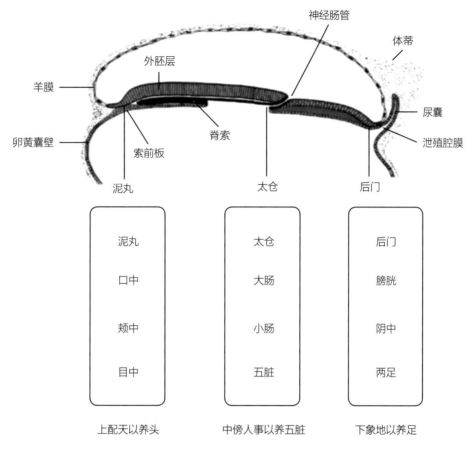

▲ 图 3-7 三关十二结机制示意

"下关四结"分化发育形成"下部天,足厥阴也;下部地,足少阴也;下部人,足太阴也"。由此机制可以根据上部三个脉诊部位做出"下部之天以候肝,地以候肾,人以候脾胃之气"诊疗判断。

由此可知,"三关十二结"是"三部九候"之体,"三部九候"是"三关十二结"之用;"三关十二结"主于内,"三部九候"主于外。通过二者对应关系分析,不但可以了解人体生理机制变化情况,还可以了解机体胚胎机制的变化情况,做到"远者司外揣内,近者司内揣外,是谓阴阳之极,天地之盖",也就是"三部九候"的机制(图 3-8)。

三、"经脉始终"与天地二部合诊机制

(一)"寸口人迎"与天地之纪

脉诊是通过按触人体不同部位的脉搏,以体察脉象变化的切诊方法,又称切脉、诊脉。人体血液运动是血液循环由体循环和肺循环两条途径构成的双循环,所以脉诊有狭义和广义之别。广义脉诊是通过按脉、持脉同时了解体循环和肺循环变化情况。狭义的脉诊就是通过脉诊了解心脏脉率情况。在"三部九候"脉诊体位确立后,只有更为细化的脉诊理论原则确立,才能正确认识应用这一理论。

"三部九候"中,上中下三部又称天、地、人三部,"营气行"循环是由天地二部构成,即《灵枢·营气》所讲"谷入于胃,乃传之肺,流溢于中,布散于外,精专者行于经隧,常营无已,终而复始,是谓天地之纪"。

天纪者即"五气入鼻,藏于心肺,上使五色修明,音声能彰",由此形成宗隧"宗气积于胸中,出于喉咙,以贯心脉,而行呼吸焉"。地纪者即"五

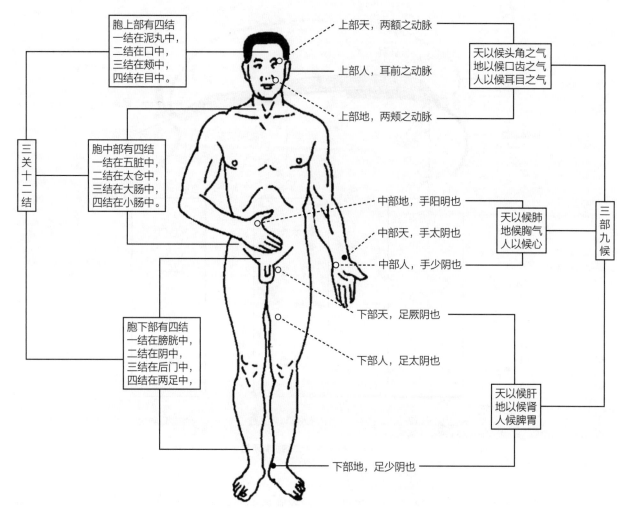

胞上部有四结
一结在泥丸中，
二结在口中，
三结在颊中，
四结在目中。

上部天，两额之动脉

天以候头角之气
地以候口齿之气
人以候耳目之气

上部人，耳前之动脉

上部地，两颊之动脉

三关十二结

胞中部有四结
一结在五脏中，
二结在太仓中，
三结在大肠中，
四结在小肠中。

中部地，手阳明也

天以候肺
地候胸气
人以候心

三部九候

中部天，手太阴也

中部人，手少阴也

下部天，足厥阴也

胞下部有四结
一结在膀胱中，
二结在阴中，
三结在后门中，
四结在两足中。

下部人，足太阴也

天以候肝
地以候肾
人候脾胃

下部地，足少阴也

▲ 图3-8 "三关十二结"脉诊发生发育机制示意

味入口，藏于肠胃，味有所藏，以养五气，气和而生，津液相成，神乃自生"，由此形成营隧"营气者，泌其津液，注之于脉，化以为血，以荣四末，内注五脏六腑，以应刻数焉"。宗营二隧关联共构成"营气行"是为"天地之纪"。

营隧通于"地食人以五味"行于"谷入于胃，乃传之肺"，宗隧通于"天食人以五气"，行于"传之肺，流溢于中，布散于外，精专者行于经隧"，故肺胃相交为经脉之"始终"。现代医学分析就是体循环和肺循环两条途径之交，谓之经脉"始终"，肺行宗气代表肺循环之始，胃行营气代表体循环之始，肺胃二经相交代表体循环和肺循环之"终始"。由此《灵枢·终始》中提出寸口、人迎二部

合参脉诊之法，"终始者，经脉为纪。持其脉口人迎，以知阴阳有余不足，平与不平，天道毕矣"也就是天地二部合参机制。

寸口脉手桡骨茎突处定关，关前为寸，关后为尺，属于肺经之动输，传输宗气"传之肺，流溢于中，布散于外，精专者行于经隧"。由此形成《素问·经脉别论》所讲"脉气流经，经气归于肺，肺朝百脉，输精于皮毛。毛脉合精，行气于府。府精神明，留于四脏，气归于权衡。权衡以平，气口成寸，以决死生"，故《难经》一书中提出"十二经皆有动脉，独取寸口，以决五脏六腑死生吉凶之法"，宗于天纪而言之。

人迎穴位于颈部喉结旁，当胸锁乳突肌的前

缘，颈总动脉搏动处，为胃经之动输，呼吸者非独接受"天食人于五气"，同时也是与"地食人于五味"相交。现代医学分析，肺脏呼吸是同时摄取氧气和排除二氧化碳的过程，肺吸收氧气通于"天食人于五气"，肺呼气通于"地食人于五味"，肺一呼一吸之间通于"天地之纪"。《灵枢·动输》载："阳明胃脉也。胃为五脏六腑之海，其清气上注于肺，肺气从太阴而行之，其行也以息往来，故人一呼脉再动，一吸脉亦再动，呼吸不已，故动而不止。"

寸口脉通于肺是为"天纪"，人迎脉通于胃是为"地纪"，寸口人迎二脉和参，即为参"天地之纪"。《灵枢·终始》载："谨奉天道，请言终始。终始者，经脉为纪。持其脉口人迎，以知阴阳有余不足，平与不平，天道毕矣（图 3-9）。"

（二）"寸口人迎"与经脉循行始终机制

"寸口"为手太阴肺经之动输，"人迎"者即足阳明经之动输，"寸口"与"人迎"合参即候"天地之纪"，天者从上，地者从下，为什么候"天地之纪"在于"寸口"与"人迎"合参？《灵枢·动输》载："黄帝曰：气之过于寸口也，上十焉息，下八焉伏，何道从还？不知其极。岐伯曰：气之

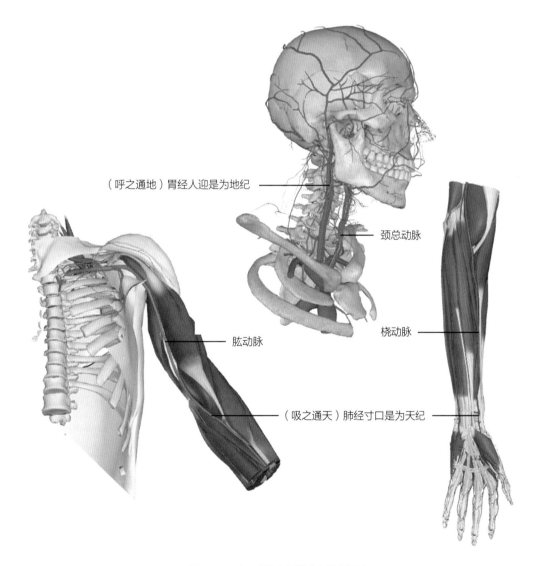

（呼之通地）胃经人迎是为地纪

颈总动脉

桡动脉

肱动脉

（吸之通天）肺经寸口是为天纪

▲ 图 3-9　"寸口人迎"天地之纪机制示意

离脏也，卒然如弓弩之发，如水之下岸，上于鱼以反衰，其余气衰散以逆上，故其行微。黄帝曰：足之阳明，何因而动。"意思是讲手太阴肺经的脉气离开肺脏而循行于经脉中，像离弦之箭一样疾急，如冲决堤岸之洪水一样迅猛，开始时脉势是强盛的，但当脉气到达手鱼际部之后，就呈现由盛而衰的现象。这是因为脉气至此已经衰散，而且是向上逆行，运行的气势就减弱了，怎么能够形成"寸口"与"人迎"合参机制呢？

宗气出于心肺"五气入鼻，藏于心肺"，沿宗隧干冲脉"四气街"向外循行，循"腹气有街"为"气在腹者，止之背腧"，由此形成"阳受之则入六腑"。营气源于"五味入口，藏于肠胃"，流入五脏形成"味有所藏，以养五气，气和而生，津液相成，神乃自生"，沿冲脉伴脉（下腔静脉）由下向上交会于心肺，即《灵枢·营卫生会》所讲"中焦亦并胃中，出上焦之后，此所受气者，泌糟粕，蒸津液，化其精微，上注于肺脉，乃化而为血，以奉生身，莫贵于此，故独得行于经隧，命曰营气"，由此形成"阴受之则入五脏"。换言之，宗气沿冲脉和营气沿冲脉伴脉循行过程中，在"胸气有街，腹气有街，头气有街"形成了平行分布结构，宗气沿冲脉循行形成经脉"阳明者表也，五脏六腑之海也，亦为之行气于三阳"，营气沿冲脉伴脉循行形成"足太阴者三阴也，其脉贯胃属脾络嗌，故太阴为之行气于三阴"。

冲脉循"头气有街"为"气在头者，止之于脑"，由此形成胃经"人迎"动输脉口（颈总动脉），冲脉伴脉在"头气有街"形成"人迎"脉伴脉属于足太阴脾经（颈内静脉）。冲脉在循"胸气有街"为"气在胸者，止之膺与背腧"，延伸到躯干末端形成"寸口"动输脉口，冲脉伴脉与"胸气有街"伴行，延伸到躯干末端形成"寸口"脉伴脉，属于手阳明大肠经（头静脉）。

手太阴肺经和足阳明经都属于宗隧干冲脉分支经脉，故有动输脉口的存在，同时二者也都有各自的伴脉存在。手阳明大肠经属于手太阴肺经的伴行脉，足太阴脾经属于足阳明经的伴行脉，手阳明大肠经和足太阴脾经属于营隧干冲脉伴脉的分支，故而没有动输脉口存在。当宗隧手太阴肺经由近至远到达"寸口"动输位置时，开始向营隧手阳明大肠经转化，即《灵枢·动输》所讲"气之离脏也，卒然如弓弩之发，如水之下岸，上于鱼以反衰，其余气衰散以逆上，故其行微"，也就是手太阴肺经的脉气离开肺脏而循行于经脉中时，像离弦之箭一样疾急，如冲决堤岸之洪水一样迅猛，开始时脉势是强盛的，但当脉气到达手鱼际部之后，就呈现由盛而衰的现象。这是因为脉气至此已经衰散，而且是向上逆行。

手太阴肺经向上逆行对接的是营隧手阳明大肠经，大肠经营气上肢背侧循行，由远至近做回流运动。当到达头颈部时与足阳明脉"人迎"脉口交会，"人迎"脉口是由"胃气上注于肺，其悍气上冲头者，循咽，上走空窍，循眼系，入络脑，出颀，下客主人，循牙车，合阳明，并下人迎，此胃气别走于阳明者也。故阴阳上下，其动也若一"而形成，故手阳明经与足阳明经在头颈部"人迎"脉口交会也就是手太阴肺经和足阳明胃经交会。换言之，"寸口"动输为手太阴肺经宗气循行之终点，"人迎"动输为足阳明宗气循行之起点，通过营隧手阳明大肠经关联，使得宗气始终点连在一起，而手阳明大肠经营气起于六腑下端的大肠腑，故"寸口"和"人迎"合参可以了解宗营二气上下循行的情况，即《灵枢·终始》所讲"所谓平人者不病，不病者，脉口人迎应四时也，上下相应而俱往来也，六经之脉不结动也，本末之寒温之相守司也"（图3-10）。

"人迎"和"寸口"合参可以诊断宗营二气"上下相应而俱往来也"。正常状态时，也就可以以此做出对异常现象的诊断分析，《灵枢·终始》中总结二脉合参具体为五个法则。

1."不称尺寸"法则　"少气者，脉口人迎俱少，而不称尺寸也。如是者，则阴阳俱不足，补阳则阴竭，泻阴则阳脱，如是者，可将以甘药，不（愈）

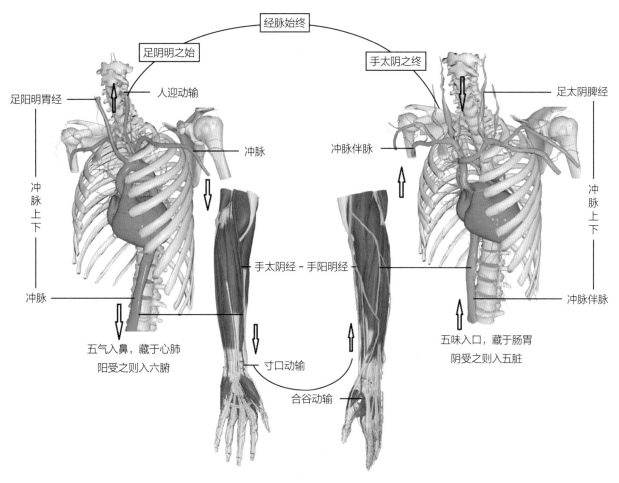

经脉始终

足阴明之始　　　　　　　　　　　　手太阴之终

足阳明胃经　　　　　人迎动输　　　　　　　　　　　　足太阴脾经

冲脉　　　　　　　　　冲脉伴脉

冲脉上下　　　　　　　　　　　　　　　　　　　　　　冲脉上下

冲脉

手太阴经 - 手阳明经　　　　　　　　冲脉伴脉

五气入鼻，藏于心肺　　　　　　　　　　五味入口，藏于肠胃
阳受之则入六腑　　　　　　　　　　　　阴受之则入五脏

寸口动输

合谷动输

▲ 图 3-10　"经脉始终"上下关联机制示意

可饮以至剂，如此者弗灸。不已者因而泻之，则五脏气坏矣。"意思是讲寸口和人迎之处都会出现虚弱无力的脉象，且脉搏的长度也达不到应有的尺寸。倘若出现这种情况，说明患者的阴阳都已不足，如果补其阳气，就会使阴气衰竭；如果泻其阴气，就会使阳气脱陷。对于这种情况，就只能用性味甘温的药物调和，而不能用大补大泻的汤剂去进行治疗。像这种情况的，也不能施行灸法，误用灸法就会耗竭真阴。倘若因为病患日久不愈，改用泻法，那么就会使五脏的精气受到损坏。

现代医学分析就是呼吸功能和消化功能同时衰弱的状态，这种状态必须使用温补法慢慢恢复生理功能，切不可以使用大补大泻之法。

2."溢阳外格"法则　"人迎一盛，病在足少阳，一盛而躁，病在手少阳。人迎二盛，病在足太阳，二盛而躁，病在手太阳。人迎三盛，病在足阳明，三盛而躁，病在手阳明。人迎四盛，且大且数，名曰溢阳，溢阳为外格。"意思是讲人迎脉大于寸口脉一倍的，是病在足少阳胆经；大一倍且兼有躁动的，是病在手少阳三焦经。人迎脉大于寸口脉两倍的，是病在足太阳膀胱经；大两倍且兼有躁动的，是病在手太阳小肠经。人迎脉大于寸口脉三倍的，是病在足阳明胃经；大三倍且兼有躁动的，是病在手阳明大肠经。人迎脉大于寸脉四倍，且其脉象大又快的，是六阳经的脉气偏盛到极点而盈溢于外的表现，这种情况就叫作溢阳。出现溢阳时，由于阳气偏盛至极，就会格拒阴气而使之不能外达，以致出现阳气不能与阴气相交的情况，此时的情形就称为外格。

现代医学分析这种情况是呼吸功能衰弱，消

化功能过强，氧饱和度下降导致的病理现象，表现为脉诊出现"溢阳外格"现象。

3."溢阴内关"法则 "脉口一盛，病在足厥阴；一盛而躁，在手心主。脉口二盛，病在足少阴；二盛而躁，在手少阴。脉口三盛，病在足太阴；三盛而躁，在手太阴。脉口四盛，且大且数者，名曰溢阴。溢阴为内关，内关不通，死不治。"意思是讲寸口脉大于人迎脉一倍的，是病在足厥阴肝经；大一倍且兼有躁动的，是病在手厥阴心包络经。寸口脉大于人迎脉两倍的，是病在足少阴肾经；大两倍且兼有躁动的，是病在手少阴心经。寸口脉大于人迎脉三倍的，是病在足太阴脾经；大三倍且兼有躁动的，是病在手太阴肺经。寸口脉大于人迎脉四倍，且其脉象大且快的，是六阴经的脉气偏盛到极点而盈溢于内的表现，这种情况就叫作溢阴。出现溢阴时，由于阴气偏盛至极，就会使阳气不能内入，而出现阴气不能与阳气相交的情况，此时的情形就称为内关。出现内关，就说明阴阳表里已隔绝不通，这是难以治疗的死症。

现代医学分析这种情况多见气短，气喘，动则喘甚而汗出，呼多吸少等吸气困难表现，面虚浮，脉细无力或虚浮无根，多见于慢性心肺功能不全疾病。

4."阴阳俱溢"法则 "人迎与脉口俱盛三倍以上，命曰阴阳俱溢，如是者不开，则血脉闭塞，气无所行，流淫于中，五脏内伤。如此者，因而灸之，则变易而为他病矣。"意思是讲人迎与寸口部位所出现的脉象都比平常的脉象大三倍以上的，是阴阳两气都偏盛至极而盈溢于脏腑的表现，叫作阴阳俱溢。出现这样的病证，就会内外不能开通；内外不能相通，就会使血脉闭塞，气机不通，真气无处可行而流溢于内，并内伤五脏。像这种情况，如果认为灸法可以开通内外，而妄用灸法进行治疗，就会使病机转化而形成其他的疾患。

现代医学分析这种情况多出现于房颤状态。

目前认为大部分阵发性心房颤动及部分持续性或慢性（永久性）心房颤动皆属于自律性增高的局灶起源性心房颤动；而部分阵发性及部分持续性及慢性心房颤动为心房内、肺静脉、腔静脉局部微折返机制所致。房颤在心率快时可引起脑供血不全，出现眼睛黑蒙、一过性意识丧失等，诱发心肌缺血时可导致心绞痛的发作。如果房颤导致心衰，还会出现呼吸困难，活动后更加明显，严重时在平卧、坐位时也会出现喘憋，如房颤患者的心房壁有血栓形成并脱落时，则会出现血栓栓塞器官等相应的症状。

5."俱盛关格"法则 "人迎与太阴脉口俱盛四倍以上，名曰关格。关格者，与之短期。"意思是讲人迎处与手太阴肺经所属的寸口处所出现的脉象都大于平常脉象四倍以上的，是阴阳两气都偏盛到了极点以致阴阳隔绝相互格拒的表现，这种情况被称作关格。诊察到了关格的脉象，就可以断定患者将在短期内死亡。

现代医学分析这种情况多见心脏本身代偿期。心输出量＝每搏输出量×心率。在一定的范围内，在每搏输出量（stroke volume）不变的情况下，心率（heart rate）的增快可提高心输出量，并可通过提高舒张压，促进冠脉的血液灌流。但这种代偿方式有限，且不经济。当心率过快时（成年人大于 180 次 / 分），因心肌耗氧量增加、舒张期缩短及心脏充盈不足，心输出量反而减少。临床上可用心率加快的程度作为判定心力衰竭严重程度的一项指标（表 3-4）。

表 3-4 二脉合参的五个法则			
合参法则	寸口（阴）	人迎（阳）	诊之所候
不称尺寸	小	小	阴阳俱虚
溢阳外格	小	大	阳多阴少
溢阴内关	大	小	阴多阳少
阴阳俱溢	大三倍	大三倍	阴阳俱盛
俱盛关格	大四倍	大四倍	阴阳亢盛

四、"三脉动输"与天地人三部合参机制

（一）"冲阳脉"结构定位机制

"寸口"与"人迎"合参为天地同参，"寸口"候宗气，"人迎"候营气。《外经微言·营卫交重》言"宗气积于上焦，营气出于中焦"，故二脉合参也就是上焦和中焦同参，人体体液由宗营卫三气构成"宗气积于上焦，营气出于中焦，卫气出于下焦"，故有三脉同参以候三部机制，称为"三脉动输"，即《灵枢·动输》所讲"经脉十二，而手太阴、足少阴、阳明独动不休"。

"二脉动输"即人迎、寸口合参机制，即《灵枢·动输》所讲"胃气上注于肺，其悍气上冲头者，循咽，上走空窍，循眼系，入络脑，出顑，下客主人，循牙车，合阳明，并下人迎，此胃气别走于阳明者也。故阴阳上下，其动也若一"，也就是由冲脉"胸气有街，腹气有街"向"头气有街"循行分布而成。现代医学分析就是以胸腹主动脉和上下腔静脉之间形成的血循环通路为基础，形成的头颈部和上肢动脉搏动合参之法，由此作为胸腔部器官和腹腔部器官之间血液循环的脉诊之法。"三脉动输"即在"寸口"与"人迎"合参基础上再加"趺阳"脉诊，"寸口"候"宗气积于上焦"，"人迎"候"营气出于中焦"，"趺阳"候"卫气出于下焦"，由此参天地人三合，称为三脉合参。

宗气沿冲脉"胸气有街，腹气有街"由上向下循行进入"胫气有街"，"胫气有街"者即"气在胫者，止之于气街，与承山踝上以下"。现代医学分析就是由髂总动脉延伸而下的髂外动脉、股动脉、腘动脉形成的下肢动脉干。这一动脉干在腘动脉之下分成胫前动脉和胫后动脉两个分支。

胫后动脉属于腘动脉直接下行延伸结构，为腘动脉的直接延续。在腘肌下缘分出后，向下行于小腿屈肌浅、深两层之间，经内踝后方，通过屈肌支持带深面转入足底，分为足底内侧动脉和

足底外侧动脉两个终支。胫后动脉属于肾经分支，即《灵枢·经脉》所讲"肾足少阴之脉，起于小趾之下，邪走足心，出于然谷之下，循内踝之后，别入跟中，以上踹内，出腘内廉，上股内后廉，贯脊，属肾，络膀胱"。肾经通路属于宗隧结构，在其末端具有动输脉口结构，也就是《灵枢·动输》所讲"黄帝曰：足少阴何因而动？岐伯曰：冲脉者，十二经之海也，与少阴之大络，起于肾下，出于气街，循阴股内廉，邪入腘中，循胫骨内廉，并少阴之经，下入内踝之后，入足下；其别者，斜入踝，出属跗上，入大趾之间，注诸络，以温足胫，此脉之常动者也"。

胫前动脉属于腘动脉前分向下延伸分支结构，是腘动脉的终支之一。胫前动脉在平对胫骨粗隆处发自腘动脉，随即穿小腿骨间膜至小腿前面，沿骨间膜前面下降，与腓深神经伴行。在小腿上部位于胫骨前肌与趾长伸肌之间，向下则贴胫骨外侧面行于胫骨前肌与踇长伸肌之间，后经踇长伸肌腱深面至其外侧，在足背延续为足背动脉。胫前动脉属于胃经分支，即《灵枢·经脉》所讲"其支者，起于胃口，下循腹里，下至气街中而合，以下髀关，抵伏兔，下膝膑中，下循胫外廉，下足跗，入中趾内间"。

胃经胫前动脉在下肢末端延伸为足背动脉，足背动脉于伸肌上支持带下缘续于胫前动脉足背动脉在踝关节前方行于踇长肌腱和趾长肌腱之间，位置表浅，正常人的足背动脉是可以摸到的，即《灵枢·经脉》所讲"其支者，别跗上，入大趾间，出其端"。肾经在下肢末端直接纵向延伸为足底内侧动脉，即"并少阴之经，下入内踝之后，入足下"，横向分支为内踝前动脉，即"其别者，斜入踝，出属跗上，入大趾之间，注诸络，以温足胫，此脉之常动者也"。胃经下肢末端足背动脉和肾经斜行分支足背上踝关节前横纹的两筋间前一寸五分发生交会，也就是胫前动脉搏动处。换言之，胫前动脉末端分支和胫后动脉末端分支在足背处发生吻合形成动输脉口即"冲阳脉"，又称"趺阳脉"，

是由冲脉"胫气有街"延伸结构肾经分支和胃经分支关联而形成，具体位置即《灵枢·本输》所讲"过于冲阳，冲阳，足跗上五寸陷者中也，为原，摇足而得之"（图3-11）。

（二）"三脉动输"与天地人合参机制

"三部九候"是基于宗隧干冲脉"四气街"和营隧干冲脉伴脉而形成，即《灵枢·邪客》所讲"故宗气积于胸中，出于喉咙，以贯心脉，而行呼吸焉；营气者，泌其津液，注之于脉，化以为血，以荣四末，内注五脏六腑，以应刻数焉"。"胸气有街，腹气有街"在胸腔和腹腔之内，延伸至"头气有街"形成"上部三候"脉口和"中部三候"脉口；延伸至"胫气有街"形成"下部三候"脉口。故"三部九候"是一种全身动脉遍诊结构机制，即《外经微言·脉动》所讲"雷公曰：十二经动脉之穴可悉举之乎？岐伯曰：手厥阴心包经，动脉在手之劳宫也。手太阴肺经，动脉在手之太渊也。手少阴心经，动脉在手之阴郄也。足太阴脾经，动脉在腹冲门也。足厥阴肝经，动脉在足之

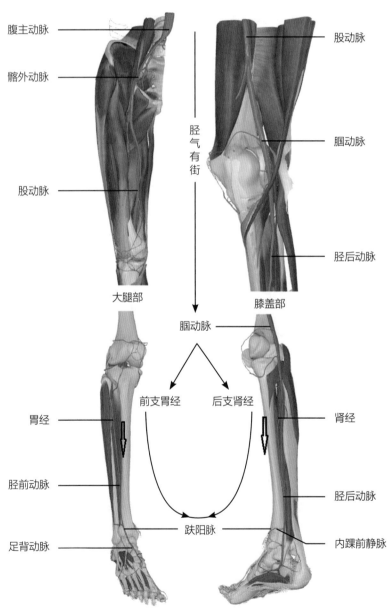

▲ 图 3-11 胫气街冲阳脉结构示意

太冲也。足少阴肾经，动脉在足之太溪也。手少阳三焦经，动脉在面之和髎也。手太阳小肠经，动脉在项之天窗也。手阳明大肠经，动脉在手之阳溪也。足太阳膀胱经，动脉在足之委中也。足少阳胆经，动脉在足之悬钟也。足阳明胃经，动脉在足之冲阳也。各经时动时止，不若胃为六腑之原，肺为五脏之主，肾为十二经之海，各常动不休也"。

人体体液通路由宗、营、卫三隧构成，而宗、营、卫三气出于三焦"宗气积于上焦，营气出于中焦，卫气出于下焦"。"三部九候"者有主次之分，主分者即"三脉动输"。"人迎脉"为"上部三候"之主，主候"宗气积于上焦"；"寸口脉"为"中部三候"之主，主候"营气出于中焦"；"冲阳脉"为"下部三候"之主，主候"卫气出于下焦"。三脉通才能使宗、营、卫三气在三焦之间形成循环流动，这也就是"三脉动输"的真正机制。

脉诊脉口者皆出于冲脉"四气街"，"头气有街"路径为"气在头者，止之于脑"，"胸气有街"路径为"气在胸者，止之膺与背腧"。"头气有街"和"胸气有街"延伸至远端为胃经"人迎"脉口和肺经"寸口"脉口。其一，"人迎"脉主候"上部天，两额之动脉；上部地，两颊之动脉；上部人，耳前之动脉"，人迎脉为宗隧手太阴肺经转向营隧手阳明大肠，由营隧手阳明大肠与宗隧足阳明胃经交会而形成。故宋·朱肱撰《类证活人书》讲："人迎在颈法象天地要会始终之门户。（人迎属太阴肺之经，而黄帝乃云人迎亦胃脉何也。左手关前一分者人迎之位；挟喉咙两旁者人迎之穴。人迎之位属手太阴肺之经，人迎之穴属足阳明胃之经，故素问云人迎亦胃脉也）。"其二，"寸口"脉主候"中部天，手太阴也；中部地，手阳明也；中部人，手少阴也"。《类证活人书》讲："帝曰：气口何以独为五脏主。岐伯曰：胃者水谷之海，六腑之大源也。五味入口，藏于胃以养五气，气口亦太阴也。是以五脏六腑之气味，皆出于胃，变见于气口。

右手关前一分，气口之位。"人迎与寸口合参为之候"天地二纪"。其三，"腹气有街"路径为"气在腹者，止之背腧，与冲脉，于脐左右之动脉者"；"胫气有街"路径为"气在胫者，止之于气街，与承山踝上以下"。"腹气有街"和"胫气有街"远端生成胃经和肾经，二经交会于"冲阳"之处为"冲阳"脉主候"下部天，足厥阴也；下部地，足少阴也；下部人，足太阴也"。《类证活人书》讲："冲阳穴是足阳明胃之经。人受气于谷，谷入于胃，乃传与五脏六腑。脏腑皆受气于胃，其清者为营，浊者为卫。营行脉中，卫行脉外，阴阳相贯，如环无端。胃为水谷之海，主禀四时，皆以胃气为本。是谓四时之变病，死生之要会，故伤寒必诊冲阳。以察其胃之有无也。"故诊"冲阳"者即诊人纪。

人迎候天，寸口候地，冲阳候人，三脉合参候"天地人三纪"，即《外经微言·地气合人》所讲"大挠问曰：天人同气，不识地气亦同于人乎？岐伯曰：地气之合于人气，《素问》《灵枢》已详哉言之。何公又问也？大挠曰：《内经》言地气统天气而并论也，未尝分言地气。岐伯曰：三才并立，天气即合于地气，地气即合于人气，原不必分言之也"。

三脉为冲脉四气街之上中下三部，三脉合参才能认识把握冲脉四街变化之全貌，即《外经微言·营卫交重》所讲"手太阴肺、足阳明胃、足少阴肾，三经之脉常动不休者何也？岐伯曰：脉之常动不休者，不止肺、胃、肾也。雷公曰：何以见之？岐伯曰：四末阴阳之会者，气之大络也。四街者，气之曲径也。周流一身，昼夜环转，气无一息之止，脉无一晷之停也。肺、胃、肾脉独动者，胜于各脏腑耳"。反之，就是诊脉不全。张仲景在《伤寒杂病论》载："相对须臾，便处汤药，按寸不及尺，握手不及足，人迎趺阳，三部不参，动数发息，不满五十，短期未知决诊，九候曾无仿佛，明堂阙庭，尽不见察，所谓窥管而已。夫欲视死别生，实为难矣（图3-12）。"

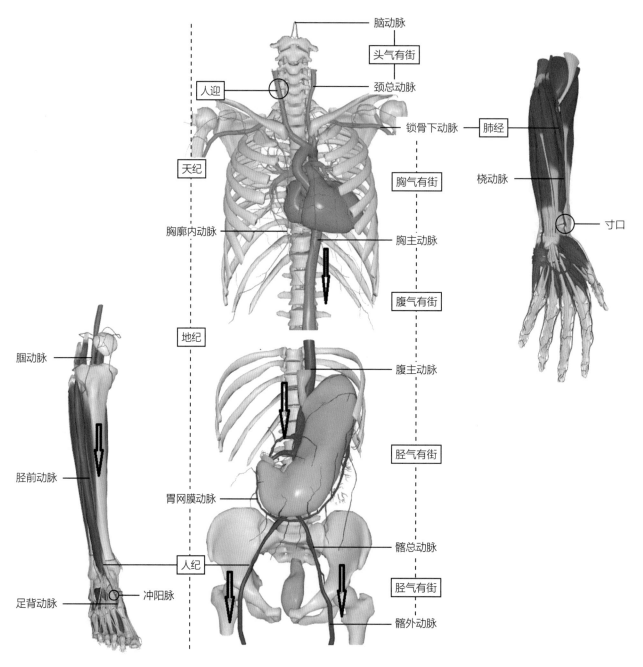

脑动脉

头气有街

人迎

颈总动脉

锁骨下动脉 — 肺经

天纪

桡动脉

胸气有街

胸廓内动脉

胸主动脉

寸口

腹气有街

地纪

腹主动脉

腘动脉

胫气有街

胫前动脉

胃网膜动脉

人纪

髂总动脉

胫气有街

足背动脉 — 冲阳脉

髂外动脉

▲ 图3-12 "三脉动输"结构机制示意

五、"独取寸口"脉诊结构机制

（一）"独取寸口"脉诊机制的来源

1. "独取寸口"正误辨析　关于脉诊之法，《素问·三部九候论》提出"三部九候"基本原理后，同时提出"寸口人迎"二部合参之法和"三脉动输"合参之法，在诸多的脉诊之法中逐渐被"独取寸口"脉诊法所替代。故张仲景在《伤寒杂病论》中公开提出对"独取寸口"脉诊法的反对，即"人迎趺阳，三部不参，动数发息，不满五十，短期未知决诊，九候曾无仿佛，明堂阙庭，尽不见察，所谓窥管而已"，并且把"独取寸口"之法称为"窥管"。这说明从汉代医家已经开始出现轻视"三部九候"，重视"独取寸口"的风气。

"独取寸口"风气流行是受到《难经·一难》影响而产生，即"十二经皆有动脉，独取寸口，以决五脏六腑死生吉凶之法，何谓也？然寸口者，脉之大会，手太阴之脉动也。人一呼脉行三寸，一吸脉行三寸，呼吸定息，脉行六寸。人一日一夜，凡一万三千五百息，脉行五十度，周于身。漏水下百刻，荣卫行阳二十五度，行阴亦二十五度，为一周也，故五十度，复会于手太阴。寸口者，五脏六腑之所终始，故法取于寸口也"。《难经·一难》是对《素问·经脉别论》和《素问·五脏别论》两篇中脉诊之法的注解，故不可能不了解《素问·三部九候论》中"三部九候"基本原理，后世医家根据《难经·一难》原文所讲"独取寸口"内容，逐渐淡化"三部九候"是一种误解。

《素问·经脉别论》关于"寸口"脉诊讲解为："食气入胃，散精于肝，淫气于筋。食气入胃，浊气归心，淫精于脉。脉气流经，经气归于肺，肺朝百脉，输精于皮毛。毛脉合精，行气于腑，腑精神明，留于四脏，气归于权衡。权衡以平，气口成寸，以决死生。"《素问·五脏别论》关于"寸口"脉诊讲解为："胃者水谷之海，六腑之大源也。五味入口，藏于胃，以养五脏气。气口亦太阴也，是以五脏六腑之气味，皆出于胃，变见于气口。"根据上述两段经文关于"寸口"脉诊原理为"皆出于胃，变见于气口"，而且《难经·一难》讲解为"曰：寸口脉平而死者，何谓也？然：诸十二经脉者，皆系于生气之原。所谓生气之原者，谓十二经之根本也，谓肾间动气也。此五脏六腑之本，十二经脉之根，呼吸之门，三焦之原。一名守邪之神。故气者，人之根本也，根绝则茎叶枯矣。寸口脉平而死者，生气独绝于内也"。显然"独取寸口"之法是基于"呼吸之门，三焦之原"而来，言三焦即言"十二脏之相使"，何以"独取寸口"而抛弃"三部九候"？故"独取寸口"实际是一种误解。

2."寸关尺"脉口结构定位机制　"独取寸口"一词实际是"寸关尺"的简称，"寸关尺"是古代度量衡中的长度单位。人体经脉的定位"脉度"是以"骨度"为标准，即《灵枢·骨度》所讲"黄帝问于伯高曰：《脉度》言经脉之长短，何以立之？伯高曰：先度其骨节之大小、广狭、长短，而脉度定矣"。中国古代度量衡随着历史演变出现很多种，《灵枢·九针论》言"夫圣人之起天地之数也，一而九之，故以立九野。九而九之，九九八十一，以起黄钟数焉，以针应数也"。这种度量衡长度单位属于古代"律尺"，也就是以黄钟律的管长为准，以累黍为法，相传黄帝命伶伦造律之尺，一黍之纵长，命为一分，九分为一寸，共计八十一分为一尺是为律尺。

《汉书·律历志》曰："度者……本起黄钟之长。以子谷秬黍中者，一黍之广，度之九十分，黄钟之长，一为一分。""量者……本起于黄钟之龠。用度数审其容，以子谷秬黍中者，千二百实其龠。""权者……本起于黄钟之重。一龠容千二百黍，重十二铢，两之为两。"其主要内容用累黍的方法，与度量衡三个量互相参照，从而把黄钟的管长、管径确定下来。中医脉诊之法具有权衡揆度之法，也就是《素问·脉要精微论》所讲"四变之动，脉与之上下，以春应中规，夏应中矩，秋应中衡，冬应中权。是故冬至四十五日，阳气微上，阴气微下；夏至四十五日，阴气微上，阳气微下，阴阳有时，与脉为期，期而相失，知脉所分，分之有期，故知死时"。

古人以自己身体作为参照来度量。《大戴礼记·王言》载："布指知寸，布手知尺，舒肘知寻。"古人以"尺骨"长度来度量身体部位，即《素问·脉要精微论》所讲"尺内两旁，则季胁也，尺外以候肾，尺里以候腹。中附上，左外以候肝，内以候鬲。右外以候胃，内以候脾。上附上，右外以候肺，内以候胸中，左外以候心，内以候膻中。前以候前，后以候后。上竟上者，胸喉中事也。下竟下者，少腹腰股膝胫足中事也。"故尺者即尺骨。

根据《灵枢·骨度》所讲"黄帝问于伯高曰：《脉

度》言经脉之长短，何以立之？伯高曰：先度其骨节之大小、广狭、长短，而脉度定矣"，人体"脉度"是以"骨度"为标准，而"骨度"者首先要确立"尺"，也就是尺骨长度，然后才能确立"寸"长度。晋代王叔和《脉经·分别三关境界脉候所主》载："从鱼际至高骨，却行一寸，其中名曰寸口。从寸至尺，名曰尺泽，故曰尺寸。寸后尺前名曰关。阳出阴入，以关为界。"《难经·二难》载："尺寸者，脉之大要会也。从关至尺是尺内，阴之所治也；从关至鱼际是寸内，阳之所治也。故分寸为尺，分尺为寸。故阴得尺内一寸，阳得寸内九分。尺寸终始，一寸九分，故曰尺寸也。"现代医学分析，就是尺骨为一尺，以尺骨去度量桡动脉，尺骨上端对应桡动脉和尺动脉分支处为"尺泽"，尺骨下端对应桡动脉和腕掌动脉分支处为"关"；"关"和"尺泽"之间桡动脉为"从关至尺是尺内，阴之所治也"；"关"至掌浅动脉为"寸"，即"从关至鱼际是寸内，阳之所治也"。由此确定脉诊触压三部为"寸关尺"，即"故分寸为尺，分尺为寸。故阴得尺内一寸，阳得寸内九分。尺寸终始，一寸九分，故曰尺寸也"（图3-13）。

（二）"气口独为五脏主"与营气行循环诊断机制

1. "脉度"与经脉解剖学定位机制　脉诊并非单纯按压脉动点做出判断，必须基于整体经脉结构才能做出诊疗判断，这就需要对经脉分布位置和长短做出解剖学定位，称为"脉度"。

测量经脉长度必须先有标准，"脉度"的前提标准是"骨度"。"骨度"就是测定人体周身部位和骨骼的长度、大小的标准数值，并可作为测量人体部位经脉气血多少的重要参考依据，即《灵枢·骨度》所讲"此众人骨之度也，所以立经脉之长短也。是故视其经脉之在于身也，其见浮而坚，其见明而大者，多血；细而沉者，多气也"。

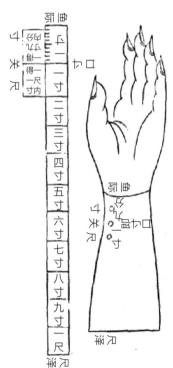

图之寸尺有脉难二

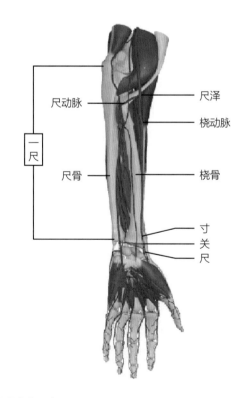

▲ 图3-13　寸关尺定位示意

具体"骨度"数据《灵枢·骨度》记载为："头之大骨围二尺六寸，胸围四尺五寸，腰围四尺二寸。发所覆者，颅至项尺二寸。发以下至颐，长一尺。君子终折。结喉以下至缺盆中，长四寸。缺盆以下至髑骬，长九寸，过则肺大，不满则肺小。髑骬以下至天枢，长八寸，过则胃大，不及则胃小。天枢以下至横骨，长六寸半，过则回肠广长，不满则狭短。横骨长六寸半。横骨上廉以下至内辅之上廉，长一尺八寸。内辅之上廉以下至下廉，长三寸半。内辅下廉，下至内踝，长一尺三寸。内踝以下至地，长三寸。膝腘以下至附属，长一尺六寸。附属以下至地，长三寸。故骨围大则太过，小则不及。 角以下至柱骨，长一尺。行腋中不见者，长四寸。腋以下至季胁，长一尺二寸。季胁以下至髀枢，长六寸。髀枢以下至膝中，长一尺九寸。膝以下至外踝，长一尺六寸。外踝以下至京骨，长三寸。京骨以下至地，长一寸。耳后当完骨者，广九寸。耳前当耳门者，广一尺三寸。两颧之间，相去七寸。两乳之间，广九寸半。两髀之间，广六寸半。足长一尺二寸，广四寸半。肩至肘，长一尺七寸。肘至腕，长一尺二寸半。腕至中指本节，长四寸。本节至其末，长四寸半。项发以下至背（别本作膂）骨，长二（别本作三）寸半。膂骨以下至尾骶，二十一节，长三尺，上节长一寸四分分之一，奇分在下，故上七节至于膂骨，九寸八分分之七（图 3-14）。"

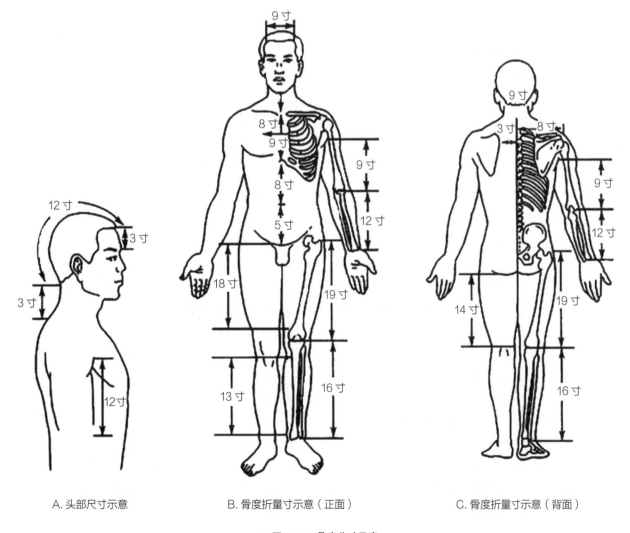

A. 头部尺寸示意　　　　　B. 骨度折量寸示意（正面）　　　　　C. 骨度折量寸示意（背面）

▲ 图 3-14　骨度分寸示意

"骨度"确立后可以解决《灵枢·骨度》所讲"黄帝问于伯高曰：《脉度》言经脉之长短，何以立之？伯高曰：先度其骨节之大小、广狭、长短，而脉度定矣"脉度问题。具体"脉度"数据《灵枢·脉度》记载为"手之六阳，从手至头，长五尺，五六三丈。手之六阴，从手至胸中，三尺五寸，三六一丈八尺，五六三尺，合二丈一尺。足之六阳，从足上至头，八尺，六八四丈八尺。足之六阴，从足至胸中，六尺五寸，六六三丈六尺，五六三尺，合三丈九尺。跷脉从足至目，七尺五寸，二七一丈四尺，二五一尺，合一丈五尺。督脉、任脉，各四尺五寸，二四八尺，二五一尺，合九尺。凡都合一十六丈二尺，此气之大经隧也"。根据上述经文所述，体表可以度量的经脉主要有十二经脉和跷脉、任脉、督脉的长度。

2. "呼吸定息"与经脉气血循行度量 由"骨度"确立"脉度"后，就确立了经脉在体表的循行长度。经脉是人体内气血运行的通路，由宗、营二隧构成。宗隧（有氧血通路）是经脉气血循行的主体，由"宗气积于胸中，出于喉咙，以贯心脉，而行呼吸焉"而生成，经脉气血由"贯心脉，而行呼吸"而流动称为"呼吸定息"。由此生成"五十营"循环机制，即《灵枢·五十营》所讲"黄帝曰：余愿闻五十营奈何？岐伯答曰：天周二十八宿，宿三十六分；人气行一周，千八分，日行二十八宿。人经脉上下、左右、前后二十八脉，周身十六丈二尺，以应二十八宿。漏水下百刻，以分昼夜。故人一呼脉再动，气行三寸；（一吸脉亦再动，气行三寸，）呼吸定息，气行六寸。十息，气行六尺，日行二分。二百七十息，气行十六丈二尺，气行交通于中，一周于身，下水二刻，日行二十五分。五百四十息，气行再周于身，下水四刻，日行四十分。二千七百息，气行十周于身，下水二十刻，日行五宿二十分。一万三千五百息，气行五十营于身，水下百刻，日行二十八宿，漏水皆尽，脉终矣。所谓交通者，并行一数也。故五十营备，得尽天地之寿矣，（气）凡行八百一十丈也"。

"呼吸定息"者即通于"天食人以五气，地食人以五味"。"呼"者通于"地食人以五味"而生宗气，宗气生而能"五气入鼻，藏于心肺，上使五色修明，音声能彰"；"吸"者通于"天食人以五气"而营气，营气生而能"五味入口，藏于肠胃，味有所藏，以养五气，气和而生，津液相成，神乃自生"；一呼一吸之间能行"天食人以五气"和"地食人以五味"交通言为"呼吸定息"（图3-15）。

3. "寸关尺"与经脉气血循行动力诊断机制 脉动为之宗隧"动输"，宗隧起于"宗气积于胸中，出于喉咙，以贯心脉，而行呼吸焉"，营隧起于"营气者，泌其津液，注之于脉，化以为血，以荣四末，内注五脏六腑，以应刻数焉"，宗营二隧关联形成"营气行"循环。《灵枢·营气》载："谷入于胃，乃传之肺，流溢于中，布散于外，精专者行于经隧，常营无已，终而复始，是谓天地之纪。"

"营气行"循环具体就是"五十营"，起于"呼吸定息"。"呼吸定息"者即为肺经，故《素问·五脏别论》讲"胃者水谷之海，六腑之大源也。五味入口，藏于胃，以养五脏气。气口亦太阴也，是以五脏六腑之气味，皆出于胃，变见于气口"。"呼吸定息"必兼之"脉动"，脉动者即为心经，故"呼吸定息"兼"脉动"也就是"宗气积于胸中，出于喉咙，以贯心脉，而行呼吸焉"。

"呼吸定息"应于手太阴肺经"寸口"动输（桡动脉远端脉动部位），"脉动"应于手少阴心经"神门"动输（尺动脉远端脉动部位），"寸口"和"神门"中间为"关"部。"关"部之下腕掌动脉连接"寸口"和"神门"，"关"部对应正中动脉即手厥阴心包经。换言之，肺经、心经、心包经三经皆为宗隧，在掌腕部连在一起，候"寸口"部三部可以同时诊断三经，寸部可以候肺经，关部可以候心包经，尺部可以候心经。寸关尺三部为"宗气积于胸中，出于喉咙，以贯心脉，而行呼吸焉"汇集处，候寸关尺三部即可以候诊"五十营"循行起始动力状况，知起始动力之盛衰就可认识把握十二经循行之盛衰，故《难经·一难》总结为"十二经皆有

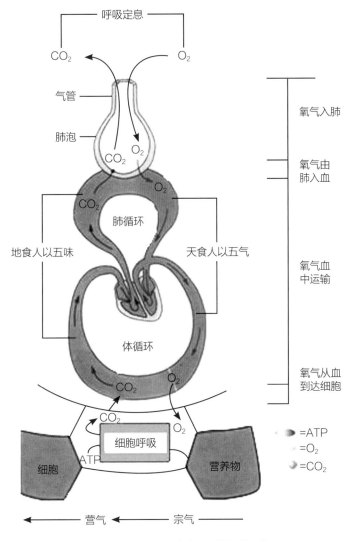

呼吸定息

CO_2　　　O_2

气管

肺泡

CO_2　O_2

肺循环

O_2

CO_2

地食人以五味　　天食人以五气

体循环

CO_2　O_2

细胞呼吸

ATP

细胞　　　营养物

营气　　　宗气

氧气入肺

氧气由
肺入血

氧气血
中运输

氧气从血
到达细胞

=ATP
=O_2
=CO_2

▲ 图 3-15　"呼吸定息"结构机制示意

动脉，独取寸口，以决五脏六腑死生吉凶之法，何谓也？然：寸口者,脉之大会,手太阴之脉动也。……寸口者，五脏六腑之所终始，故法取于寸口也"。这也是"气口独为五脏主"的机制（图 3-16）。

（三）"寸尺合参"与色脉诊法机制

1. "尺诊"与尺诊结构机制　桡动脉属于肱动脉下行分支动脉。肱动脉在大圆肌下缘处续接腋动脉，伴正中神经在肱二头肌肌腱的内侧（肘窝向上 2 厘米臂内侧）经肱二头肌腱膜深面至肘窝，在桡骨颈高度分为桡动脉和尺动脉。肱动脉在肘窝位置表浅，能清楚地摸到搏动，临床上常作为测血压时的听诊部位。桡动脉先经肱桡肌与旋前圆肌之间，继而在肱桡肌腱与桡侧腕屈肌腱之间下行，绕桡骨茎突至手背，穿第 1 掌骨间隙到手掌，与尺动脉掌深支吻合构成掌深弓，由此形成"寸口"脉搏的部位。

"寸口"属于上肢肱动脉、桡动脉动脉干远端部位结构，手三阴经皆属于宗隧（体动脉血管），对应的手三阳经皆为营隧（体静脉血管）。现代医学分析就是有氧血流动（手三阴经）到达远端（寸口）与静脉关联形成循环结构，手阳明大肠经即头静脉和副头静脉，手少阳三焦经即骨间静脉，手太阳小肠经即贵要静脉。手三阴经宗隧与手三阳经营隧对称分布于上肢背腹两侧，手三阴经宗气由尺向寸流动称为"寸诊"，手三阳经营气由寸

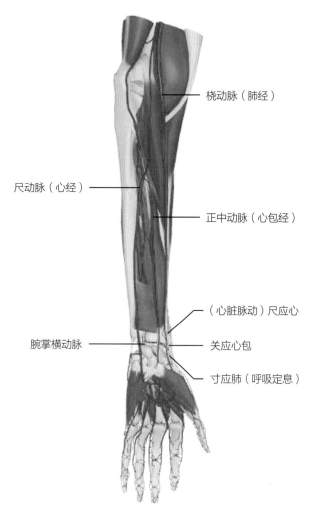

桡动脉（肺经）

尺动脉（心经）

正中动脉（心包经）

（心脏脉动）尺应心

腕掌横动脉

关应心包

寸应肺（呼吸定息）

▲ 图 3-16 "气口独为五脏主"结构机制示意

向尺流动称为"尺诊"。换言之，"寸诊"候宗气行，"尺诊"候营气行，"寸诊"和"尺诊"是相对而言，二诊合参方能知尺寸之宗营（图 3-17）。

2."论疾诊尺"与寸尺合参脉诊机制　"尺诊"与"寸诊"是相对而言，"寸诊"即"寸口"脉诊，"尺诊"属于触诊即"审其尺之缓急、小大、滑涩，肉之坚脆，而病形定矣"，为什么"寸诊"为脉诊，"尺诊"属于触诊？

脉诊是以动脉搏动作为基础，根据现代医学分析，人体上肢动脉主要分布于腹侧（手三阴经皆为宗隧），故"寸诊"为脉诊；上肢静脉主要分布于背侧（手三阳经皆为营隧），静脉没有脉诊搏动结构，故"尺诊"属于触诊。

触诊是通过触、摸、按、压检查局部、以了

解体表（皮肤及皮下组织等）及脏器（心、肺、肝、脾、肾、子宫等）的物理特征。关于"尺"诊，《灵枢·论疾诊尺》讲解为"无视色持脉，独调其尺，以言其病，从外知内"，意思就是不经过望色、切脉，只诊察患者的尺肤部，就可以说出疾病的原因，从外表了解内里的变化。尺部触诊称为"论疾诊尺"，具体诊断原则如下。

（1）"尺诊"与气血通阻诊断原则：《灵枢·论疾诊尺》载："视人之目窠上微痈，如新卧起状，其颈脉动，时咳，按其手足上，窅而不起者，风水肤胀也。"意思是讲人的眼睑上微微浮肿，好像刚刚睡醒起床的样子，颈部人迎脉搏动明显，并且时时咳嗽，再用手指按压患者的手背和足背部，被按之处凹陷不能随着手的离去而复起。具备以上条件，就可以确诊为风水肤胀症（风湿水肿病）。

宗气沿手太阴肺经"寸口"动输后呈现"逆上"状态，即《灵枢·动输》所讲"气之离脏也，卒然如弓弩之发，如水之下岸，上于鱼以反衰，其余气衰散以逆上，故其行微"。"其余气衰散以逆上，故其行微"即手阳明大肠经，手阳明大肠经循行路径为"大肠手阳明之脉，起于大指次指之端，循指上廉，出合谷两骨之间，上入两筋之中，循臂上廉，入肘外廉，上臑外前廉，上肩，出髃骨之前廉，上出于柱骨之会上，下入缺盆，络肺，下膈，属大肠。其支者，从缺盆上颈，贯颊，入下齿中，还出挟口，交人中，左之右，右之左，上挟鼻孔"。现代医学分析就是头静脉、副头静脉、颈外静脉形成的静脉丛结构，颈外静脉靠近"人迎"动输，由此形成"寸口"和"人迎"之间的静脉连接。当桡动脉（手太阴肺经）血流不足时，就会导致头静脉、副头静脉、颈外静脉构成静脉丛血流回流不足，导致水肿症出现。"视人之目窠上微痈，如新卧起状，其颈脉动，时咳"也就是颈外静脉血流郁结出现的水肿症，是由"其支者，从缺盆上颈，贯颊，入下齿中，还出挟口，交人中，左之右，右之左，上挟鼻孔"循行段营气滞留导致的。

"按其手足上，窅而不起者，风水肤胀也"

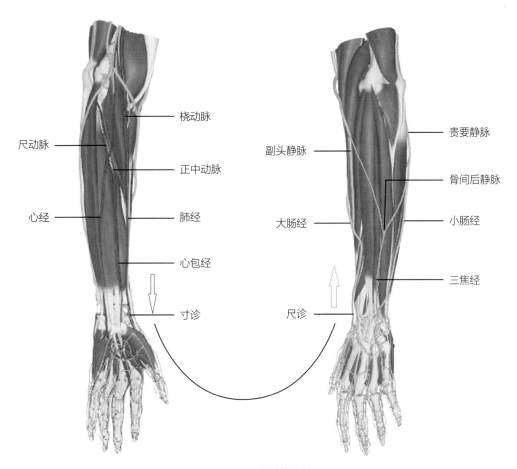

桡动脉
尺动脉
正中动脉
心经
肺经
心包经
寸诊
贵要静脉
副头静脉
骨间后静脉
大肠经
小肠经
三焦经
尺诊

▲ 图 3-17 尺诊结构机制示意

也就是头静脉、副头静脉血流郁结出现的水肿症，是由"大肠手阳明之脉，起于大指次指之端，循指上廉，出合谷两骨之间，上入两筋之中，循臂上廉，入肘外廉，上臑外前廉，上肩，出髃骨之前廉，上出于柱骨之会上，下入缺盆，络肺，下膈，属大肠"循行段营气滞留导致的。

综合而言，尺部背侧手阳明大肠经循行部位出现水肿症，是由手太阴肺经宗气灌流不足导致的，也就是"寸口"脉弱，会出现尺部水肿。由此确立出"寸尺合参"第一诊断原则（图 3-18）。

（2）"尺诊"与气血寒热诊断原则：《灵枢·论疾诊尺》载："尺肤滑，其淖泽者，风也。尺肉弱者，解㑊，安卧，脱肉者，寒热不治。尺肤滑而泽脂者，风也。尺肤涩者，风痹也。尺肤粗如枯鱼之鳞者，水泆饮也。尺肤热甚，脉盛躁者，病温也；其脉甚而滑者，病且出也。尺肤寒，其脉小者，泄、少气（也）。尺肤炬然，先热后寒者，寒热也。尺肤先寒，久大之而热者，亦寒热也。"意思是讲尺肤部的皮肤表面滑润而有光泽，是风病。尺肤部肌肉瘦弱松软，身体倦怠，嗜睡，卧床不起，肌肉消瘦，是寒热虚劳的病症，不容易治愈。尺肤部肌肤滑润如膏脂的，是风病。尺肤部肌肤涩滞不润的，是风痹。尺肤部肌肤粗糙不润，像干枯的鱼鳞，是脾土虚衰、水饮不化的溢饮病。尺肤部肌肤灼热，脉盛大而躁动，是温病；如果脉虽盛大但不躁动而表现滑利的，是病邪将被驱除，正气渐复，病将痊愈的佳兆。尺肤部肌肤寒冷不温，脉细小无力，是泄泻或气虚的病症。尺肤部肌肤高热灼手，先发热后发冷的，属于寒热往来一类的疾病。尺肤部肌肤先觉寒冷，但久按之后感觉发热的，也是寒热往来一类的疾病。

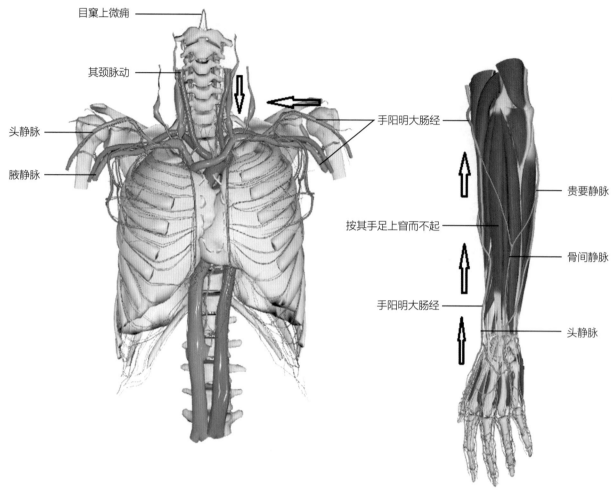

目窠上微痈

其颈脉动

头静脉

腋静脉

手阳明大肠经

贵要静脉

按其手足上窅而不起

骨间静脉

手阳明大肠经

头静脉

▲ 图3-18 "尺诊"气血通阻诊断机制示意

现代医学分析，上肢动脉干肱动脉向尺骨部位分支桡动脉、尺动脉、正中动脉集中于腹侧，相对上肢静脉干肱静脉和头静脉分支副头静脉、贵要静脉集中于背侧。当腹侧桡动脉（手太阴肺经）"寸口"出现强弱变化时，背侧副头静脉、贵要静脉血流发生强弱变化，由此出现尺部组织出现寒热、燥湿变化，根据这些变化可以对全身气血寒热做出诊疗判断，也就是"寸尺合参"第二原则。

（3）"尺诊"与脏腑诊断原则：《灵枢·论疾诊尺》载："肘所独热者，腰以上热；手所独热者，腰以下热。肘前独热者，膺前热；肘后独热者，肩背热。臂中独热者，腰腹热；肘后粗，以下三四寸热者，肠中有虫。掌中热者，腹中热；掌中寒者，腹中寒。鱼上白肉有青血脉者，胃中

有寒。"现代医学分析，"尺"诊部位在肘下尺骨部位，尺骨腹侧以桡动脉（手太阴肺经）为主，属于体动脉血管（宗隧），动脉血流由肘部向手腕部流动形成"寸口"脉诊；尺骨背侧以头静脉副头静脉（手阳明大肠）为主，属于体静脉血管（营隧）；静脉血流由手腕部向肘部回流形成"尺"部触诊。"寸口"脉诊和"尺"部触诊合参就可以判断脏腑气血流动的强弱盛衰情况。

"肘所独热者，腰以上热；手所独热者，腰以下热"为尺部上下两端诊断原则。"肘所独热者，腰以上热"为桡动脉上端尺诊原则候"腰以上热"，"手所独热者，腰以下热"为桡动脉下端尺诊原则候"腰以下热"，综合而言就是手太阴肺经上下尺诊之法。

"肘前独热者，膺前热；肘后独热者，肩背热"为尺部背腹（前后）两侧诊断原则。肘前桡动脉来自于腋下动脉、肱动脉的延伸，动脉血流亢盛时会导致尺部腹侧和胸部发热即"肘前独热者，膺前热"；肱动脉向肘背侧延伸分支为骨间返动脉，当动脉血流亢盛时会通过骨间返动脉导致尺部背侧和肩背发热即"肘后独热者，肩背热"。综合而言也就是手太阴肺经前后侧尺诊之法。

"臂中独热者，腰腹热；肘后粗，以下三四寸热者，肠中有虫"意思是讲手臂的中部发热，标志着腰腹部有热象；肘后皮肤粗糙，而且以下三四寸处发热，标志着肠道中有寄生虫存在。"臂中独热者，腰腹热"对应腹侧手太阴肺经候诊腰

腹，"肘后粗，以下三四寸热者，肠中有虫"对应手背侧手阳明大肠经候诊肠道。综合而言就是尺诊候脏腑之法。

"掌中热者，腹中热；掌中寒者，腹中寒"意思是讲掌心发热，是腹中有热象的表现；掌心寒冷，是腹中有寒象的表现。"掌中热者，腹中热"对应手太阴肺经"寸口"宗气候腹，"掌中寒者，腹中寒"对应手阳明大肠经营气，综合而言就是根据手掌冷热后腹中宗营变化之法。

"鱼上白肉有青血脉者，胃中有寒"意思是讲手鱼际白肉处显青紫脉络的，标志着胃中有寒邪，也就是尺部下端宗营二气转折尺诊之法（图3-19）。

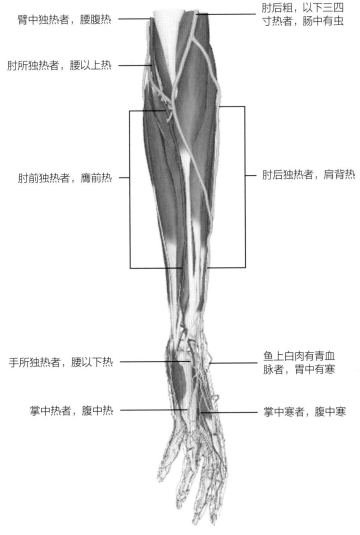

臂中独热者，腰腹热

肘所独热者，腰以上热

肘前独热者，膺前热

手所独热者，腰以下热

掌中热者，腹中热

肘后粗，以下三四寸热者，肠中有虫

肘后独热者，肩背热

鱼上白肉有青血脉者，胃中有寒

掌中寒者，腹中寒

▲ 图 3-19　"尺诊"寒热诊断机制示意

（4）"尺诊"与危症诊断原则：《灵枢·论疾诊尺》载："尺炬然热，人迎大者，当夺血。尺坚大，（人迎）脉小甚，（则）少气；悗有加，立死。"意识是讲尺肤部肌肤高热炙手，并且颈部人迎脉盛大，属于热盛伤阴，营血亏耗的失血症。尺肤部肌肤坚紧，人迎脉细小，则见于气虚元阳不足；如果加有烦闷现象，并且日趋严重，是阴阳俱绝的症状，在短时间内就会死亡，也就是尺诊危症法则。

现代医学分析，"尺炬然热，人迎大者，当夺血"者，即桡动脉（手太阴肺经）血流运动过度亢盛，"寸口"和"人迎"脉同时洪大，说明动脉血流运动太快，动脉血管很容易破裂出现出血症状。"尺坚大，（人迎）脉小甚，（则）少气；

悗有加，立死"者，是指桡动脉（手太阴肺经）血流运动速度过缓，"寸口"和"人迎"脉同时弱小，说明心脏搏动力减弱，静脉血流回流障碍（尺坚大），如果出现胸闷很容易会心力衰竭而死亡。由此可以诊断宗、营二气整体运动盛衰情况，也就是"寸尺合参"危症诊断原则（图3-20）。

六、"真脏脉"与经脉顺逆诊断机制

（一）"平人气象论"与气血脏腑内外交通机制

人体从外界获取食物营养滋养身体，即《素问·六节藏象论》所讲"五味入口，藏于肠胃，

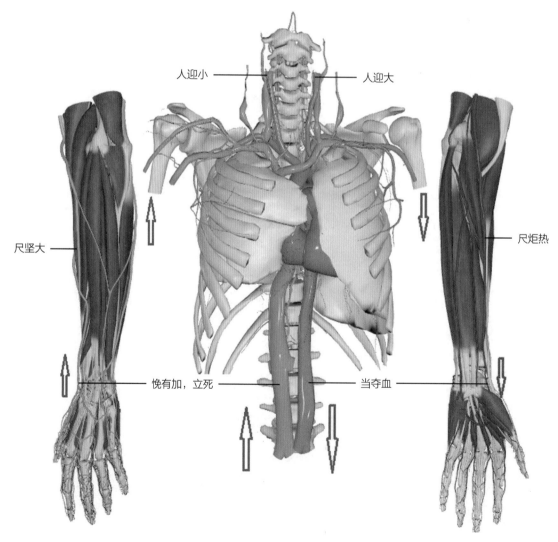

人迎小　　　人迎大

尺坚大　　　尺炬热

悗有加，立死　　　当夺血

▲ 图3-20 "尺诊"危症诊断原则示意

味有所脏，以养五气，气和而生，津液相成，神乃自生"。"五味入口，藏于肠胃"即六腑，六腑接受"地食人以五味"，"味有所藏，以养五气，气和而生，津液相成，神乃自生"也就是胃肠道消化吸收食物营养，五脏收藏"地食人以五味"。根据六腑接受"地食人以五味"和五脏收藏"地食人以五味"的关系，传统医学将六腑界定为阳，五脏界定为阴，也就是《素问·金匮真言论》所讲"言人身之脏腑中阴阳，则脏者为阴，腑者为阳。肝、心、脾、肺、肾，五脏皆为阴，胆、胃、大肠、小肠、膀胱、三焦，六腑皆为阳。""六腑为阳，五脏为阴"界定原则是根据脏腑与背景环境的交通关系而定。

六腑接受"地食人以五味"到五脏收藏"地食人以五味"的过度，也就是营气生成的过程，即《灵枢·营卫生会》所讲"中焦亦并胃中，出上焦之后，此所受气者，泌糟粕，蒸津液，化其精微，上注于肺脉，乃化而为血，以奉生身，莫贵于此，故独得行于经隧，命曰营气"。食物营养由六腑到五脏是经过营隧传输，也就是五脏从于营隧而隶属于阴；六腑接受"地食人以五味"而不脏，六腑从属于"上注于肺脉，乃化而为血，以奉生身"，也就是六腑从属宗隧而归属于阳。六腑为阳五脏为阴的对应关系就是"五味"生成传输过程的描述。

六腑为阳通于宗隧，宗隧通于心肺"五气入鼻，藏于心肺"，五脏为阴通于营隧，营隧通于"五味入口，藏于肠胃"，六腑为阳对应五脏为阴关系，也就是"五气"交会于"五味"。"五气"通于"天食人以五气"，"五味"通于"地食人以五味"，《素问·五运行大论》言"天垂象，地成形"，得"天食人以五气"而成象，得"地食人以五味"而成形。《素问·平人气象论》载："人以水谷为本，故人绝水谷则死，脉无胃气亦死。所谓无胃气。""人以水谷为本，故人绝水谷则死"言胃通"地食人以五味"而成形，"脉无胃气亦死"言胃通"天食人以五气"而成象，胃同时能兼通"五气"和"五味"为之人体"天垂象，地成形"。人体属于有形结构体从于阴性五脏，六腑从于五脏，即《灵枢·九针十二原》所讲"五脏有六腑"。"五脏有六腑"也就是宗营二气生成交通循环机制，五脏有六腑即有胃气，《素问·平人气象论》载："人以水谷为本，故人绝水谷则死，脉无胃气亦死。所谓无胃气者，但得真脏脉不得胃气也（图 3-21）。"

五脏能得胃气即"平人气象"，五脏不得胃气即显"真脏脉"，显"真脏脉"也就是病危绝症。现代医学分析就是肺循环有氧血不能到达胃肠道位置，胃肠道失去有氧血滋养故消化功能消失，导致胃肠道静脉血流不能回流入心肺。由此导致肺循环和体循环不能交通为"真脏"危症，《素问·玉机真脏论》描述为"黄帝曰：见真脏曰死，何也？岐伯曰：五脏者，皆禀气于胃，胃者五脏之本也。脏气者，不能自致于手太阴，必因于胃气，乃至于手太阴也。故五脏各以其时，自为而至于手太阴也。故邪气胜者，精气衰也。故病甚者，胃气不能与之俱至于手太阴，故真脏之气独见。独见者，病胜脏也，故曰死"。

（二）"真脏脉"与经脉顺逆循行机制

宗气来源于"宗气积于胸中，出于喉咙，以贯心脉，而行呼吸焉"，由肺而生成，因心脏搏动而流动，沿宗隧由五脏向六腑而传输，形成六腑为阳，表达即胃之脉气。现代医学分析也就是胃肠道能够得到有氧血营养才能保证消化吸收功能的正常进行。胃得脉气产生消化吸收生理功能就是"中焦亦并胃中，出上焦之后，此所受气者，泌糟粕，蒸津液，化其精微，上注于肺脉，乃化而为血，以奉生身，莫贵于此，故独得行于经隧，命曰营气"。这样胃肠道就产生了宗营二气相向而行的运动形态，《素问·金匮真言论》描述为"故善为脉者，谨察五脏六腑，一逆一从，阴阳表里，雌雄之纪，脏之心意，合心于精，非其人勿教，非其真勿授，是谓得道"。故"谨察五脏六腑，一逆一从，阴阳表里，雌雄之纪"也就是"平人气象"

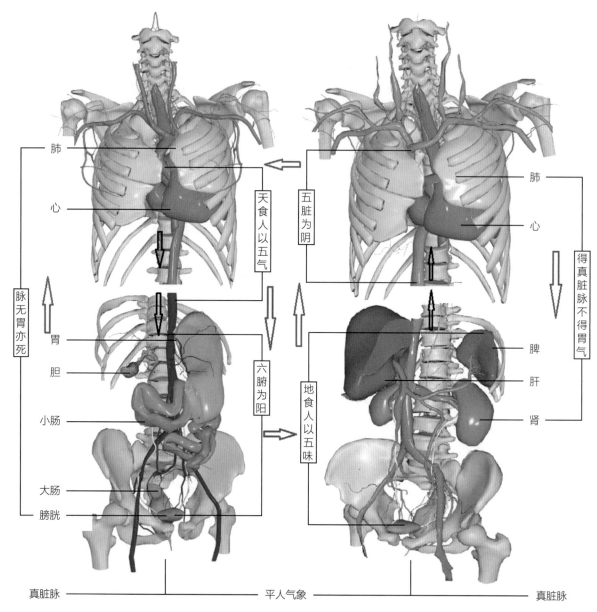

肺
心
胃
胆
小肠
大肠
膀胱

脉无胃亦死

天食人以五气
六腑为阳

五脏为阴
地食人以五味

肺
心
脾
肝
肾

得真脏脉不得胃气

真脏脉 ——————— 平人气象 ——————— 真脏脉

▲ 图3-21 "平人气象论"宗营循环示意

和"真脏脉"机制。

"五脏六腑，一逆一从，阴阳表里，雌雄之纪"即经脉顺逆之理。《灵枢·逆顺肥瘦》描述为："黄帝曰：脉行之逆顺，奈何？岐伯曰：手之三阴，从脏走手；手之三阳，从手走头；足之三阳，从头走足；足之三阴，从足走腹，黄帝曰：少阴之脉独下行，何也？岐伯曰：不然。夫冲脉者，五脏六腑之海也，五脏六腑皆禀焉。其上者，出于颃颡，渗诸阳，灌诸精。其下者，注少阴之大络，出于气街，循阴股内廉入腘中，伏行骭骨内，下

至内踝之后，属而别。其下者，并于少阴之经，渗三阴；其前者，伏行出跗属，下循跗入大趾间，渗诸络而温肌肉。故别络结则跗上不动，不动则厥，厥则寒矣。"经脉顺逆又称经脉相行，现代医学分析就是躯干肢体动静脉血管循行分布方向机制。

经脉由宗营二隧构成"营气行"循环，宗营二隧主干冲脉（体动脉干）和冲脉伴脉（体静脉干）循行分布于体腔之内和四肢近端，二脉结构都呈"土"字形分布但血流方向相反。现代医学

分析，"土"字形纵线宗隧干由胸腹主动脉颈总动脉构成，营隧干由颈总动脉和上下腔静脉构成，上横线是由上肢动脉干（锁骨下动脉、腋动脉）和静脉干（锁骨下静脉、腋静脉）构成，下横线是由上肢动脉干（髂总动脉、髂外动脉，股动脉）和静脉干（髂总静脉、髂外静脉、股静脉）构成。冲脉和冲脉八脉成双"土"字形平行分布。由此延伸至躯干四肢远端形成手足经脉，宗营二气流动方向相反，故形成"脉行之逆顺"机制。现代医学分析也就是上下肢体动静脉血管血流顺逆机制。血液循环是按照一定方向流动而形成，如果出现反方向流动现象就是血循环异常，判断"脉行之逆顺"就是判断"平人气象"和"真脏脉"诊断原则，"平人气象"为经脉体液顺行所导致，"真脏脉"为经脉体液逆行所导致。

1. "手之三阴，从脏走手"顺逆诊疗机制　《灵枢·逆顺肥瘦》中讲"手之三阴，从脏走手"，是指肺经、心经、心包经三经的循行分布体位和体液走向。现代医学分析三经是由上肢动脉干锁骨下动脉、腋动脉延伸到手足部位分支构成，即桡动脉（肺经）、正中动脉（心包经）、尺动脉（心经）三个分支结构（体壁部位从略）。三经都属于体动脉血管也就是宗隧，血流方向是由近端心脏向远端手部流动，也就是三经"从脏走手"背后机制。

三经循行分布于脏和手之间，宗气流动方向由近端向远端流动。"手之三阴"顺逆即《外经微言·经脉相行》描述为"手之阴经，走手为顺，走脏为逆也"，"走手为顺"为宗气正向，"走脏为逆也"为宗气逆向。由宗气顺逆二向判断确立"手之三阴"的诊疗法则，"走手为顺"为三脉"平人气象"，"走脏为逆也"为三经"真脏脉"。

2. "手之三阳，从手走头"顺逆诊疗机制　《灵枢·逆顺肥瘦》中讲"手之三阳，从手走头"，是指大肠、小肠、三焦三经的循序分布体位和体液走向。现代医学分析三经就是由上肢动脉干锁骨下静脉、腋静脉延伸到手足部位分支构成，即头静脉（大肠经）、骨间后静脉（三焦经）、贵要静脉（小肠经）三个分支结构（体壁部位从略）。三经都属于体静脉血管（营隧），血流（营气）方向是由远端手部向近端心脏回流，也就是三经"从手走头"的机制。

三经循行分布于手和头之间，营气流动方向由远端向近端流动，"手之三阴"顺逆即《外经微言·经脉相行》描述为"手之阳经，走头为顺，走手为逆也"，"走头为顺"为之营气正向，"走手为逆也"为营气逆向。由宗气顺逆二向判断确立"手之三阳"的诊疗法则，"走头为顺"为三经"平人气象"，"走手为逆也"为三经"真脏脉"。

3. "足之三阳，从头走足"顺逆诊疗机制　《灵枢·逆顺肥瘦》中讲"手之三阳，从手走头"，是指胃、胆、膀胱三经的循序分布体位和体液走向。现代医学分析三经就是由下肢动脉干髂总动脉、髂外动脉、股动脉延伸分支构成，即足部位的胫前动脉（胃经）、腓动脉足背穿支（胆经）、腓动脉（膀胱经）三个分支结构（体壁部位从略）。三经都属于体动脉血管（宗隧），血流（宗气）方向是由近端头部向远端足部流动，也就是三经"从头走足"的机制。

三经循行分布于头和足之间，宗气流动方向由近端向远端流动，"足之三阳"顺逆，即《外经微言·经脉相行》描述为"足之阳经，走足为顺，走头为逆也"，"走足为顺"为之宗气正向，"走头为逆也"为宗气逆向。由宗气顺逆二向判断确立"手之三阳"的诊疗法则，"走足为顺"为三经"平人气象"，"走头为逆也"为三经"真脏脉"。

4. "足之三阴，从足走腹"顺逆诊疗机制　《灵枢·逆顺肥瘦》中讲"足之三阴，从足走腹"，是指脾、肝、肾三经的循序分布体位和体液走向。现代医学分析，三经就是由下肢动脉干髂总静脉、髂外静脉、股静脉延伸分支和髂总动脉、髂外动脉、股动脉延伸分支而构成，即足部位的大隐静脉（脾经）、后静脉和小隐静脉（肝经）、胫后动脉（肾经）三个分支结构（体壁部位从略）。三经中脾经和肝经属于体静脉血管（营隧），肾经属于体动脉血管（宗隧），三经体液不按照相同方向而流动，脾经和肝经由远端足部向近端腹部做回流运动，即"从足走腹"，而肾经由近端腹部向远端足部做离心运动，即"黄帝曰：少阴之脉独下行，何也？岐伯曰：不然。夫冲脉者，五脏六腑之海也，五脏六腑皆禀焉。其上者，出于颃颡，渗诸阳，灌诸精。其下者，注少阴之大络，出于气街，循阴股内廉入腘中，伏行骭骨内，下至内踝之后，属而别。其下者，并于少阴之经，渗三阴；其前者，伏行出跗属，下循跗入大趾间，渗诸络而温肌肉"。

足三阴经中二营（脾肝）一宗（肾）呈现营多宗少状态，顺逆以二营（脾肝）为主，三经循行分布于腹和足之间，二营（脾肝）营气流动方向由远端足部向远端腹部流动，即《外经微言·经脉相行》所讲的"足之阴经，走腹为顺，走足为逆也"，"走腹为顺"为营气（脾肝）正向，"走足为逆也"为营气（脾肝）逆向。因肾经中宗气流动由近端腹部向远端足部流动"以逆为顺"，即《外经微言·经脉相行》所讲的"雷公曰：足之三阴，皆走于腹，独少阴之脉下行，何也？岂少阴经易逆难顺乎？岐伯曰：不然，天冲脉者，五脏六腑之海也。五脏六腑皆禀焉。其上者，出于颃颡，渗诸阳，灌诸精，下注少阴之大络，出于气冲，循阴阳内廉入腘中，伏行骨行骨内，下至内踝之后，属而别其下者，并由少阴经渗三阴，其在前者，伏行出跗属下，循跗入大指间，渗诸络而温肌肉，故别络邪结则跗上脉不动，不动则厥，厥则足寒矣。此足少阴之脉少异于三阴而走腹则一也"。综上所述，二营（脾肝）顺逆为"走腹为顺，走足为逆也"，一宗（肾）顺逆为"走腹为逆，走足为顺"。由此判断确立"足之阴经"的诊疗法则，二营（脾肝）"走腹为顺"即"平人气象"，"走足为逆也"即"真脏脉"；一宗（肾）"走足为逆也"即"平人气象"，"走腹为顺"为"真脏脉"。

综上所述，人体生理存在是基于"天食人以五气"和"地食人以五味"，也就是"天垂象，地成形"。"天垂象"即宗气源于"五气入鼻，藏于心肺，上使五色修明，音声能彰"；"地成形"即营气源于"五味入口，藏于肠胃，味有所藏，以养五气，气和而生，津液相成，神乃自生"。"五气入鼻，藏于心肺"交于"五味入口，藏于肠胃"即"天垂象，地成形"胃得"天食人以五气"即"平人之常气禀于胃，胃者平人之常气也"；胃得"天食人以五气"而能藏"地食人以五味"即"中焦亦并胃中，出上焦之后，此所受气者，泌糟粕，蒸津液，化其精微，上注于肺脉，乃化而为血，以奉生身，莫贵于此，故独得行于经隧，命曰营气"。故经脉即《素问·玉机真脏论》所讲"五脏者，皆禀气于胃，胃者五脏之本也。脏气者，不能自致于手太阴，必因于胃气，乃至于手太阴也"为之顺行，顺行者为之"平人气象"。胃不得"天食人以五气"而不能藏"地食人以五味"，胃肠"五味入口，藏于肠胃"不能上交"五气入鼻，藏于心肺"为之逆行，逆行者为之"真脏脉"，即《素问·玉机真脏论》所讲"故邪气胜者，精气衰也。故病甚者，胃气不能与之俱至于手太阴，故真脏之气独见。独见者，病胜脏也，故曰死"。现代医学分析就是肺循环能够与体循环交通为"平人气象"，反之为"真脏脉"（图3-22）。

（三）"真脏脉"传变规律机制

1. "真脏脉"脉象判定法则　"五气入鼻，藏于心肺"通于"天食人于五气"，"五味入口，藏于肠胃"通于"地食人于五味"。"五气入鼻"能交"五味入口"能行"天垂象，地成形"为"平人气象"；"五气入鼻"不交于"五味入口"不能行"天垂象，地成形"为"真脏脉"。"真脏脉"者死不治，故诊断"真脏脉"法则也就是脉诊病危症的法则。"真脏脉"具体脉象《素问·玉机真脏论》记载："真肝脉至，中外急，如循刀刃，责责然如按琴瑟弦，色青白不泽，

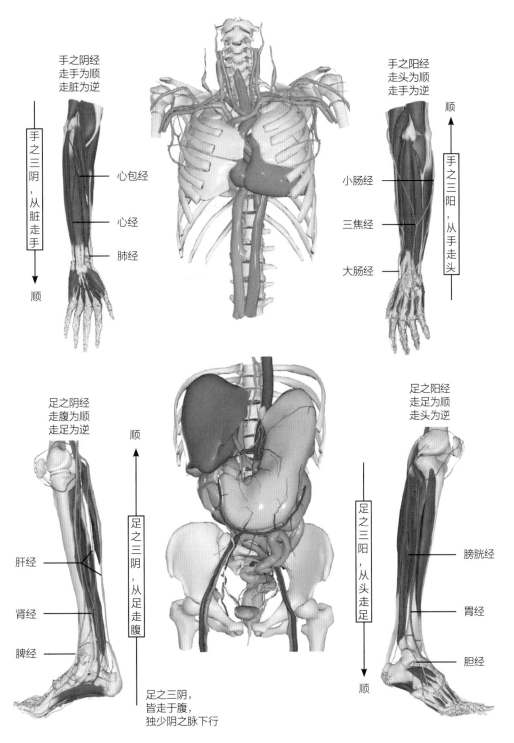

手之阴经
走手为顺
走脏为逆

手之三阴，从脏走手

顺

心包经

心经

肺经

手之阳经
走头为顺
走手为逆

顺

小肠经

三焦经

大肠经

手之三阳，从手走头

足之阴经
走腹为顺
走足为逆

顺

肝经

肾经

脾经

足之三阴，从足走腹

足之三阴，
皆走于腹，
独少阴之脉下行

足之阳经
走足为顺
走头为逆

足之三阳，从头走足

顺

膀胱经

胃经

胆经

▲ 图 3-22　经脉"顺逆"真脏脉机制示意

毛折乃死。真心脉至，坚而搏，如循薏苡子，累累然，色赤黑不泽，毛折乃死。真肺脉至，大而虚，如以毛羽中人肤，色白赤不泽，毛折乃死。真肾脉至，搏而绝，如指弹石，辟辟然，

色黑黄不泽，毛折乃死。真脾脉至，弱而乍数乍疏，色黄青不泽，毛折乃死。诸真脏脉见者，皆死不治也。"意思是讲肝脏之真脏脉至，中外劲急，如按在刀口上一样的锋利，或如按在琴

弦上一样端直而长，面部显青白颜色而不润泽，毫毛枯焦乃死。心脏的真脏脉至，坚硬而搏手，如循薏苡子那样短而圆实，面部显赤黑颜色而不润泽，毫毛枯焦乃死。肺脏的真脏脉至，大而空虚，好像毛羽抚摸人的皮肤一般地轻虚，面部显白赤颜色而不润泽，毫毛枯焦，就要死亡。肾脏的真脏脉至，搏手若转索欲断，或如以指弹石一样坚实，面部显黑黄颜色而不润泽，毫毛枯焦，就要死亡。脾脏的真脏脉至，软弱无力，快慢不匀，面部显黄青颜色而不润泽，毫毛枯焦，就要死亡。凡是见到五脏真脏脉，皆为不治的死候。

2. "真脏脉"传变机制 "真脏脉"是某一脏器进入衰亡的危症表现，同时伴随着其他脏器的衰亡，也就是出现某一脏器"真脏脉"会出现一段病理传变期，然后才到达死亡期。这一病理传变规律记载于《素问·玉机真脏论》中，即"五脏受气于其所生，传之于其所胜，气舍于其所生，死于其所不胜。病之且死，必先传行，至其所不胜，病乃死，此言气之逆行也，故死"，意思是讲五脏疾病的传变，是受病气于其所生之脏，传于其所胜之脏，病气留舍于生我之脏，死于我所不胜之脏。当病到将要死的时候，必先传行于相克之脏，病者乃死。这是病气的逆传，所以会死亡。

"受气于其所生"者即"我生者"，为病变传变第一脏；"传于其所胜之脏"即"我克者"，为病变传变第二脏；"气舍于其所生"为"生我者"，为病变传变第三脏；"死于其所不胜"即"克我者"，为病变传变第四脏。总结而言，以五行对应五脏关系去推测"真脏脉"危症的变化情况，某一脏器发病时，首先出现"我生"和"我克"病理传变现象，然后出现"生我"和"克我"病理传变现象为危症"真脏脉"。

"真脏脉"病理传变规律，《素问·玉机真脏论》记载为"肝受气于心，传之于脾，气舍于肾，至肺而死。心受气于脾，传之于肺，气舍于肝，至肾而死。脾受气于肺，传之于肾，气舍于心，至肝而死。肺受气于肾，传之于肝，气舍于脾，至心而死。肾受气于肝，传之于心，气舍于肺，至脾而死。此皆逆死也，一日一夜，五分之，此所以占死生之早暮也"，意思是讲肝受病气于心脏，而又传行于脾脏，其病气留舍于肾脏，传到肺脏而死。心受病气于脾脏，其病气留舍于肝脏，传到肾脏而死。肺受病气于肾脏，传行于肝脏，病气留舍于脾脏，传到心脏而死。以一日一夜划分为五个阶段，分属五脏，就可以推测死亡的早晚时间（表3-5）。

表3-5 "真脏脉"传变机制				
传变	受气于其所生	传之于其所胜	气舍于其所生	死于其所不胜
生克	我生者	我克者	生我者	克我者
肝真脏脉	肝受气于心	传之于脾	气舍于肾	至肺而死
心真脏脉	心受气于脾	传之于肺	气舍于肝	至肾而死
脾真脏脉	脾受气于肺	传之于肾	气舍于心	至肝而死
肺真脏脉	肺受气于肾	传之于肝	气舍于脾	至心而死
肾真脏脉	肾受气于肝	传之于心	气舍于肺	至脾而死

第二节

"权衡揆度"脉诊法则机制

一、"权衡揆度"脉诊法则机制简析

人体体液通路由宗、营、卫三隧构成，三隧之间相互关联吻合形成"营气行"和"卫气行"两种体液循环通路结构。其一，宗营二隧连成"营气行"循环，即《灵枢·营气》所讲"谷入于胃，乃传之肺，流溢于中，布散于外，精专者行于经隧，常营无已，终而复始，是谓天地之纪"，也就是"夫经水之应经脉也，其远近浅深，水血之多少"中的"血"运动通路，这一通路具体测度方法称为"权衡以平"。其二，卫隧又称经水，处于经脉之外形成相对独立的"卫气行"循环，即"凡此五脏六腑十二经水者，外有源泉，而内有所禀，此皆内外相贯，如环无端，人经亦然"，也就是"夫经水之应经脉也，其远近浅深，水血之多少"中的"水"运动通路，这一通路具体测度方法称为"揆度以常"。两种体液循环是内外统一于脏腑结构"经脉十二者，外合于十二经水，而内属于五脏六腑"，测度之法"权衡以平"和"揆度以常"也必须统一论之，总称"规矩权衡"之法。

（一）"六度"与阴阳大制之法

人体体液三隧形成的"营气行"和"卫气行"两种体液循环中，"营气行"是在呼吸节律运动和脉动节律推动下的一种体液运动，是一种具有自律性的体液运动；"卫气行"循环自身不具有自律性结构，而是在背景温度变化条件下，神经信号导致骨骼肌运动挤压下产生的一种体液运动。但是两种体液循环又呈现出既分又合的"经水之应经脉"的运动状态，故在测度"其远近浅深，

水血之多少"就要寻找到背景环境变化节律和人体体液变化节律的统一测度方法，即《素问·阴阳应象大论》所讲"观权衡规矩，而知病所主；按尺寸，观浮沉滑涩，而知病所生。以治无过，以诊则不失矣"。"观权衡规矩，而知病所主"为背景环境，影响"卫气行"测度之法，"观浮沉滑涩，而知病所生"为人体"营气行"测度之法，二者结合统一才能真正认识把握"经水之应经脉"之理。

"观权衡规矩"又称"权衡规矩"，是中国古代度量衡的简称，古代度量衡具有"绳、准、规、衡、矩、权"六种工具，总称"六度"。"六度"度量衡在古代应用比较广泛，如《礼记·深衣》中讲到制作官衣服方面的应用"古者深衣，盖有制度，以应规、矩、绳、权、衡……袂圜以应规；曲袷如矩以应方；负绳及踝以应直；下齐如权衡以应平。故规者，行举手以为容；负绳抱方者，以直其政，方其义也"。意思是讲古人穿的深衣，是有一定的尺寸样式的，以合乎规、矩、绳、权、衡的要求。圆形的袖口，用以象征圆规。方形的交领如矩，用以象征品行方正。背缝像墨线似的从后背直到脚后跟，用以象征品行正直。裳的下缉如秤杆秤锤，用以象征公平。袖口之所以象征圆规，是为了举手抬脚都合乎礼貌；背缝如墨线与领口如曲尺，是表示为政要正直、品行要端方。

古代"六度"度量衡最原始的发明原理称为"明堂之制"。所谓"明堂之制"者实际是古代天文观象台。传说在远古时代始于黄帝，明堂是专为祭祀昊天上帝而特地设立的，即《素问·五运行大论》所讲"黄帝坐明堂，始正天纲，临观八极，

考建五常"。所谓明堂，即"明正教之堂"，"天子之庙"，后世有多名，夏朝叫"世室"，商朝叫"重屋"，周代才有"明堂"之称，现在称"祈年殿"。"明堂之制"与古代天文历法模型相关，在制作上与"六度"关联，即《淮南子·时则训》所讲"明堂之制，静而法准，动而法绳，春治以规，秋治以矩，冬治以权，夏治以衡，是故燥湿寒暑以节至，甘雨膏露以时降"。

"明堂之制"作为古代天文观象台，其目的是认识把握天地环境下气象物候的变化情况，即《素问·五运行大论》所讲"论言天地之动静，神明为之纪；阴阳之升降，寒暑彰其兆"。在规制上必须严格遵守度量衡制度，《淮南子·时则训》所讲"阴阳大制有六度：天为绳，地为准，春为规，夏为衡，秋为矩，冬为权。绳者所以绳万物也，准者所以准万物也，规者所以员万物也，衡者所以平万物也，矩者所以方万物也，权者所以权万物也"。换言之，"明堂之制"又称"阴阳大制有六度"。

1. "天为绳"与垂直线测定原理 "天为绳"又称"绳度"，也就是度天的工具。《淮南子·时则训》介绍为"绳之为度也，直而不争，修而不穷：久市不弊，远而不忘；与天合德，与神合明；所欲则得，所恶则亡；自古及今，不可移匡；厥德孔密，广大以容，是故上帝以为物宗"。明堂之制言为"动而法绳"。

"绳"作为一种"度天"量具，相当于现代建筑中吊坠工具，拿一根线绳在一头捆绑一个吊坠。在使用时建筑物墙面、柱面（垂直面）与吊坠线平行，利用平行线原理，确立建筑物的上下轴线，称为"绳度"。《礼记·深衣》载："负绳及踝以应直，绳取其直。"故"绳度"是测定上下垂直线的方法，手足绳在上为天，绳坠在下为地，称为"绳之为度也"。"直而不争，修而不穷，是故上帝以为物宗"。

在"明堂之制"中，"天为绳"实际是确立立表定向的测度方法，即《淮南子·天文训》所

讲"日冬至则斗北中绳，阴气极，阳气萌，故曰冬至为德。日夏至则斗南中绳，阳气极，阴气萌，故曰夏至为刑，阴气极则北至北极，下至黄泉，故不可以凿地穿井"。

绳能度天者，即《淮南子·天文训》所讲"欲知天之高，树表高一丈，正南北相去千里，同日度其阴。北表一尺，南表尺九寸，是南千里阴短寸。南二万里则无景，是直日下也。阴二尺而得高一丈者，南一而高五也，则置从此南至日下里数，因而五之，为十万里，则天高也。若使景与表等，则高与远等也"（图3-23）。

2. "地为准"与地平线测定原理 "地为准"又称"准度"，也就是度地的工具。《淮南子·时则训》介绍为："准之为度也，平而不险，均而不阿；广大以容，宽裕以和；柔而不刚，锐而不挫；流而不滞，易而不秽；发通而有纪，周密而不泄，准平而不失；万物皆平，民无险谋谋，怨恶不生，是故上帝以为物平。"明堂之制言为"静而法准"。

"准"作为一种"度地"量具，古代测定水平面的器具，相当于现在建筑中的水准仪、水平。《元史·历志一》曰："旧法择地平衍，设水准绳墨，植表其中，以度其中暑。"测量学中指大地水准面或与之平行的面，唐人李筌在其《太白阴经》中对测量地势所用的"水平"（即"水准仪"），有较为详细的记述。这套测量工具由三部分组成，即水平、照板、度竿。当时使用的水准仪，其构造是"水平槽长二尺四寸，两头中间凿为三池。池横阔间一寸八分，纵阔一寸，深一寸三分。池间相去一尺四寸，中间有通水渠，阔三分，深一寸三分。池各置浮木，木阔狭微小于池，空三分。上建立齿，高八分，阔一寸七分，厚一分，槽下为转关脚，高下与眼等以水注之，三池浮木齐起。眇目视之，三齿齐平，以为天下准。或十步，或一里，乃至十数里，目力所及，随置照板、度竿亦以白绳计其尺寸，则高下丈尺分寸可知也"（图3-24）。

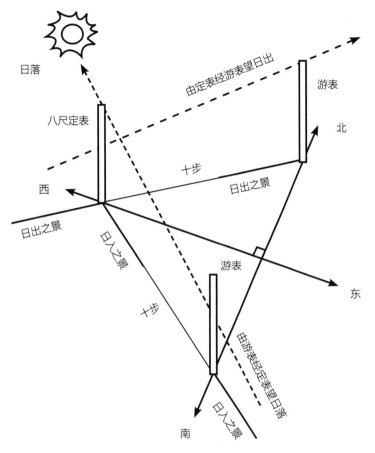

《淮南子·天文训》立表定向示意图

▲ 图 3-23　"天为绳"原理示意

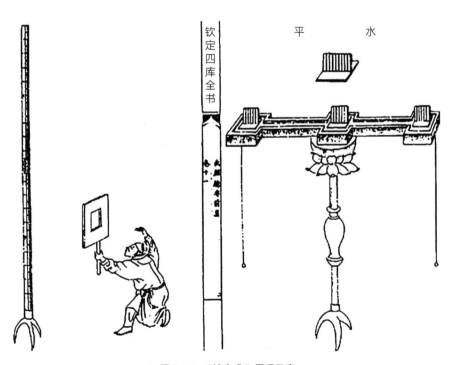

▲ 图 3-24　"地为准"原理示意

3."春治以规"与天圆测绘原理 "春治以规"又称"规度",也就是"春度"的工具。《淮南子·时则训》介绍为:"规之为度也,转而不复,员而不垸;优而不纵,广大以宽;感动有理,发通有纪;优优简简,百怨不起;规度不失,生气乃理。"明堂之制言为"春治以规"。

"规"作为一种量具,转运而不重复,圆滚而不乱转,相当于现在建筑中绘制圆形的圆规。圆规的发明时代尚不明确,考察商代的一些青铜器后,学者们认为早在商代中期,人们就已熟练地应用圆规。也有传说是鲁班提出使用圆规,但究竟如何无从考证。

"规度"为什么言为"春治以规"?

在明堂之制中,以春天东方为起点画圆来确立天文、气象、物候变化的周期。"春治"即《周易·说卦传》所讲"帝出乎震",应"绳之为度也,是故上帝以为物宗"而成"春治以规",也就是在明堂之制中,以立表为中心,以东方春天为起点而做圆周,用于测度年月日周期运动,谓之"春治以规"。"春治以规"也就是"天圆"测度原理(图3-25)。

4."秋治以矩"与地方测绘原理 "秋治以矩"又称"矩度",也就是"秋度"的工具。《淮南子·时则训》介绍为:"矩之力度也,肃而不悖,刚而不惯,取而无怨,内而无害;威厉而不慑,令行而不废;

杀伐既得,仇敌乃克;矩正不失,百诛乃服。"明堂之制中言为"秋治以矩"。"矩"作为一种量具制度,相当于现代测绘工具中的曲尺,属于计量长度和角度的用具,可以画直角形和方形,也可以测度直线长短或估量角度数(图3-26)。

"矩度"为什么言为"秋治以矩"?

"矩之力度也,肃而不悖"应于秋肃,秋肃对应"静而法准",故而"秋治以矩"。换言之,秋天为肃静之节,肃静之方对应"地准",也就是在使用曲尺画方形时,要以水平线为标准放置曲尺而测绘方形为"秋治以矩"。"秋治以矩"也就是"地方"测度机制(图3-27)。

5."冬治以权"与冬脏测度原理 "冬治以权"者,又称"权度",也就是"冬度"的工具。《淮南子·时则训》介绍为:"权之为度也,急而不赢,杀而不割;充满以实,周密而不泄,败物而弗取,罪杀而不赦;诚信以必,坚悫以固;粪除苛匿,不可以曲;故冬正将行,必弱以强,必柔以刚,权正而不失,万物乃藏。"

"权"是称量物体轻重的器具。权,秤砣;衡,秤杆。《墨经》记载了权衡的制作:"衡加重于其一旁必捶(垂),权重(不)相若也,相衡则本短标长,两加焉,重相若,则杆得权也。""权"者俗称秤砣,相当于现代称轻重的器具中的砝码,也就是测度物体重量的标准,延伸至政治比类为"王权"。

"权度"为什么言为"冬治以权"?

中国古代权衡工具设立与天文历法相关,唐代王冰解释为"权谓秤权,衡谓星衡",意思是讲权衡度量衡的设计是根据北斗星而立的,北斗七星(天枢、天璇、天玑、天权、玉衡、开阳、摇光)中,天权掌权衡;玉衡则是衡平轻重。权作为称重工具的砝码,犹如"天为绳"下面的吊坠,垂直于地应"冬至一阳生",即《淮南子·天文训》所讲"日冬至则斗北中绳,阴气极,阳气萌,故曰冬至为德"。"冬治以权"也就是冬藏"万物乃藏"测度原理。

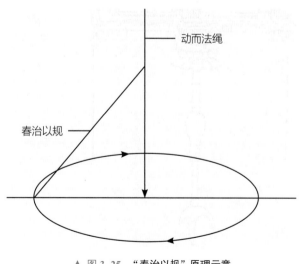

▲ 图3-25 "春治以规"原理示意

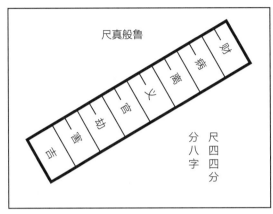

A.《鲁般营造正式》载鲁般真尺图

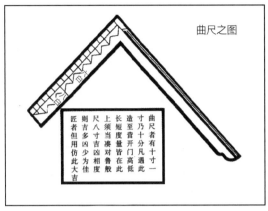

B.《鲁般营造正式》载曲尺图

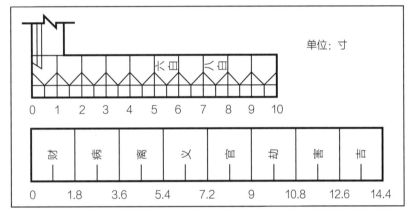

C. "曲尺"和"鲁般真尺"复原图

▲ 图 3-26　古代曲尺

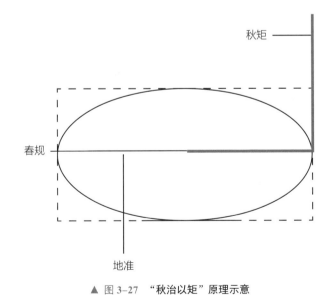

▲ 图 3-27　"秋治以矩"原理示意

6. "夏治以衡"与夏明测度原理　"夏治以衡"者，又称"衡度"，也就是"夏度"的工具。《淮南子·时则训》介绍为："衡之为度也，缓而不后，平而不怨；施而不德，吊而不责；当平民禄，以继不足；勃勃阳阳，唯德是行；养长化育，万物蕃昌；以成五谷，以实封疆；其政不失，天地乃明。"明堂之制中言为"夏治以衡"。

"衡"就是秤杆，古代权衡与现代天平基本道理一样，秤杆的中点系着提挈用的绳子，两端则各固定悬挂一个秤盘。一个秤盘放待称的物品，另一个秤盘放权（砝码）。当时的砝码是一整套大小不一的青铜权。

"衡度"为什么言为"夏治以衡"？

古代称"衡"与天文历法相关，秤杆上以金属镶嵌成的小圆点状花星，是用作计量称重的标志（刻度），叫作秤星。前七颗星代表北斗七星而应"冬权"，后六颗星是南斗六星而应"夏衡"，

403

衡重"天为绳"而应于夏至,即《淮南子·天文训》所讲"日夏至则斗南中绳,阳气极,阴气萌"。"夏治以衡",也就是夏明"天地乃明"测度机制(图3-28)。

明堂属于古天文观象台,严格按照当时的度量衡规制之法建造设立称为"明堂之制",其目的在于认识把握天气气象物候的变化规律,故又称"阴阳大制有六度"。《淮南子·时则训》最后总结"六度"用途为"明堂之制,静而法准,动而法绳,春治以规,秋治以矩,冬治以权,夏治以衡,是故燥湿寒暑以节至,甘雨膏露以时降"。意思是讲明堂的制度,静则以"准"制度,动则以"绳"制度;春天则用"规"制度,秋天就用"矩"制度,冬天则用"权"制度,夏天就用"衡"制度。这样,干燥、潮湿、寒冷、暑热都会按季节适时出现,甘甜雨露也会按时节适时降落。

"阴阳大制有六度"在使用中,准与绳合用定上下轴,规与矩合用定东西轴,权与衡合用定南北轴,三轴构成一个立体直角坐标系,用于天文观测。"明堂之制"是中国古代卜卦台的建造规制,即《史记·龟策列传褚少孙论》所讲"规矩

为辅,副以权衡。四维以定,八封相望"。清代钱大昕在《廿二史考异·史记五·龟策列传》中详细讲解为:"魏相奏事,言东方之神执规司春,南方之神执衡司夏,西方之神执矩司秋,北方之神执权司冬。此云规矩权衡,指四方而言,亦四维为八卦(图3-29)。"

(二)"规矩权衡"与脉度法要机制

1. "观权衡规矩"与知病所主原理 "阴阳大制有六度"在中国古代文化中使用非常广泛,最初为"明堂之制"。随着历史的发展应用于诸多的领域,特别是传统医学产生发展中受到"明堂之制"观念影响很大,由此出现以"天人合一"为核心框架的理论体系,但是所谓的"天人合一",并非是一种抽象的哲学观念,而是在"阴阳大制有六度"基础上出现的一种可以具体测度的理论框架,即《素问·阴阳应象大论》所讲"观权衡规矩,而知病所主;按尺寸,观浮沉滑涩,而知病所生。以治无过,以诊则不失矣"。"知病所主"可以通过"观权衡规矩"而测定,"知病所生"可以通过"按尺寸,观浮沉滑涩"而得之。

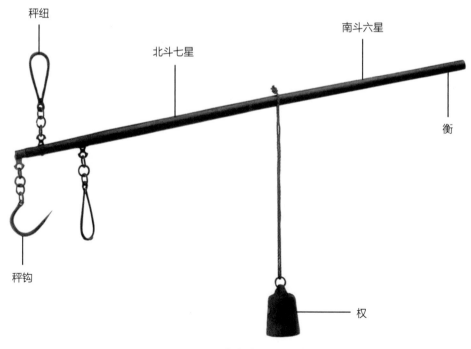

▲ 图 3-28　权衡称量原理示意

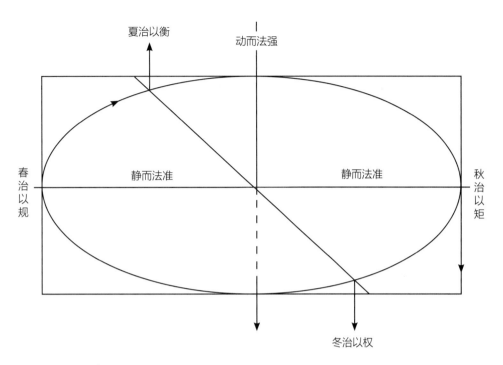

▲ 图 3-29 "明堂之制" 原理示意

人作为天地背景（自然）环境下诞生存在的生物物种，生命内环境不能脱离背景环境而独立存在。背景环境是生命环境的基础，背景环境的变化会直接影响生命环境的存在状态，故知"明堂之制"不但能够测度背景环境之变化，"观权衡规矩"，而且可以测度人体疾病之所在，"而知病所主"。

"观权衡规矩"者也就是"天"的测度规制"明堂之制"。即《淮南子·时则训》载："明堂之制，静而法准，动而法绳，春治以规，秋治以矩，冬治以权，夏治以衡，是故燥湿寒暑以节至，甘雨膏露以时降。""而知病所主"也就是"人"的测度规制"神明为之纲纪"。《素问·阴阳应象大论》载："故天有精，地有形，天有八纪，地有五理，故能为万物之父母。清阳上天，浊阴归地，是故天地之动静，神明为之纲纪，故能以生长收藏，终而复始。惟贤人上配天以养头，下象地以养足，中傍人事以养五脏。天气通于肺，地气通于嗌，风气通于肝，雷气通于心，谷气通于脾，雨气通于肾。六经为川，肠胃为海，九窍为水注之气。以天地为之阴阳，阳之汗，以天地之雨名之；阳

之气，以天地之疾风名之。暴气象雷，逆气象阳。故治不法天之纪，不用地之理，则灾害至矣。""明堂之制"和"神明为之纲纪"之间具有对应关系。

其一，"静而法准，动而法绳"对应"天有精，地有形"，即"惟贤人上配天以养头，下象地以养足"。

其二，"春治以规，秋治以矩，冬治以权，夏治以衡"对应"天有八纪，地有五理"，即"中傍人事以养五脏"。

其三，"阴阳大制有六度"对应"天气通于肺，地气通于嗌，风气通于肝，雷气通于心，谷气通于脾，雨气通于肾"，具体对应关系为："天气通于肺"者应于"动而法绳"，即"五气入鼻，藏于心肺，上使五色修明，音声能彰"。"地气通于嗌"者应于"静而法准"，即"五味入口，藏于肠胃，味有所藏，以养五气，气和而生，津液相成，神乃自生"。"风气通于肝"者应于"春治以规"；"雷气通于心"者应于"夏治以衡"；"谷气通于脾"者应于"秋治以矩"；"雨气通于肾"者应于"冬治以权"。

其四，"是故燥湿寒暑以节至，甘雨膏露以

时降"对应"以天地为之阴阳,阳之汗,以天地之雨名之;阳之气,以天地之疾风名之。暴气象雷,逆气象阳",即"六经为川,肠胃为海,九窍为水注之气"。

"故治不法天之纪,不用地之理,则灾害至矣"也就是对"明堂之制"和"神明为之纲纪"之间对应关系的总结。通过这种对应关系法则,将"天"的测度规制和"人"的测度规制结合起来,由此对应原则建立起"天人合一"系统下的医学体系框架。《素问·阴阳应象大论》载:"余闻上古圣人,论理人形,列别脏腑;端络经脉,会通六合,各从其经;气穴所发,各有处名;溪谷属骨,皆有所起;分部逆从,各有条理;四时阴阳,尽有经纪;外内之应,皆有表里(图3-30)。"

2. "按尺寸,观浮沉滑涩"与知病所生原理 "按尺寸,观浮沉滑涩,而知病所生"是继"观权衡规矩,而知病所主"之后延伸而出的"天人合一"第二对应法则,也就是传统医学脉诊的最核心法要。"按尺寸"对应"规矩","浮沉滑涩"对应"权衡"。传统医学所讲脉诊之法并非简单的根据脉动变化状态而定,而是具有度量衡之下可以测度的理论,即"明堂之制"和"神明为之纲纪"对应关系下的一种深化理论。

"按尺寸"与脉诊测度原理阐述如下。

"尺寸"即度量衡"规矩"之单位。《管子·形势解》言:"以规矩为方圆则成,以尺寸量长短则得,以法数治民则安。""按尺寸"者,度量衡,"规矩"人体上的度量单位,人体有高矮大小,传统医学设立取尺骨为尺做单位,度量人体为"按尺寸"。换言之,"按尺寸"具有"按尺"和"按寸"之分。

"按尺"第一个测度对象,是按照尺骨来度量人体组织结构位置和距离,即《素问·脉要精微论》所讲"尺内两旁,则季胁也,尺外以候肾,尺里以候腹。中附上,左外以候肝,内以候膈。右外以候胃,内以候脾。上附上,右外以候肺,

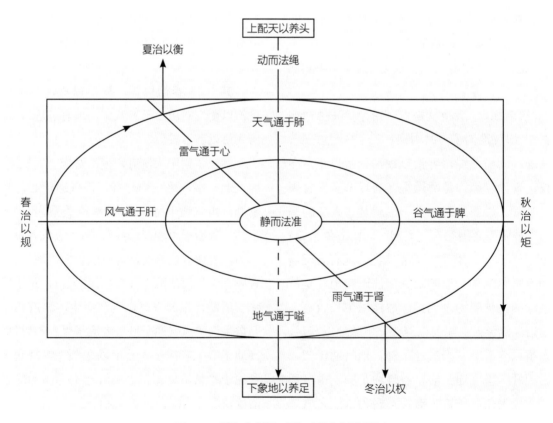

▲ 图3-30 "观权衡规矩,而知病所主"原理示意

内以候胸中，左外以候心，内以候膻中。前以候前，后以候后。上竟上者，胸喉中事也。下竟下者，少腹腰股膝胫足中事也"。意思是讲尺两旁是季胁相应的部位，尺的外侧用来诊察肾，尺的里侧用来诊察腹。两手关部脉，左外诊察肝，左内诊察膈；右外诊察胃，右内诊察脾。两手寸部脉，右外诊察肺，右内诊察胸中；左外诊察心，左内诊察膻中（心包络）。前部用来诊察身之前半部（胸腹部），后部用来诊察身之后半部（背部）。尺肤部以上的部位，可诊察胸喉中的情况；尺肤部以下的部位，可诊察少腹、腰、股、膝、胫、足中的情况。

"按尺"第二个测度对象是利用"规矩"法测定出人体经脉的长度，称为"脉度"，即《灵枢·脉度》所讲"手之六阳，从手至头，长五尺，五六三丈。手之六阴，从手至胸中，三尺五寸，三六一丈八尺，五六三尺，合二丈一尺。足之六阳，从足上至头，八尺，六八四丈八尺。足之六阴，从足至胸中，六尺五寸，六六三丈六尺，五六三尺，合三丈九尺。跷脉从足至目，七尺五寸，二七一丈四尺，二五一尺，合一丈五尺。督脉、任脉，各四尺五寸，二四八尺，二五一尺，合九尺。凡都合一十六丈二尺，此气之大经隧也"。

"按寸"第一个测度对象是确立脉诊部位，称为"脉口"，即《灵枢·终始》所讲"持其脉口、人迎，以知阴阳有余不足，平与不平"。"脉口"诊断也就是测度"营气行"的变化情况，"营气行"为《灵枢·营气》所讲"谷入于胃，乃传之肺，流溢于中，布散于外，精专者行于经隧，常营无已，终而复始，是谓天地之纪"。"谷入于胃，乃传之肺"循营隧而行，"流溢于中，布散于外，精专者行于经隧"循宗隧而行，"营气行"由宗营二隧确立出九个测度"脉口"称为"三部九候"，即《素问·三部九候论》所讲"有下部，有中部，有上部，部各有三候。三候者，有天、有地、有人也。必指而导之，乃以为真。上部天，两额之动脉；上部地，两颊之动脉；上部人，耳前之动脉。中部天，手太阴也；中部地，手阳明也；中部人，手少阴也。

下部天，足厥阴也；下部地，足少阴也；下部人，足太阴也。故下部之天以候肝，地以候肾，人以候脾胃之气"。

"按寸"第二个测度对象是确立能"独为五脏主"的最重要脉口，哪里是"独为五脏主"的脉口呢？"营气行"中营隧通路"胃者水谷之海，六腑之大源也。五味入口，藏于胃，以养五脏气。气口亦太阴也，是以五脏六腑之气味，皆出于胃，变见于气口"。现代医学分析就是胃肠静脉血携带食物营养经下腔静脉回流入心后，经肺动脉入肺中进行气血交换。故手太阴肺经脉口能测度五脏六腑之营气。

"营气行"中宗隧通路为"故五气入鼻，藏于心肺，心肺有病，而鼻为之不利也"。现代医学分析就是氧气经过鼻腔进入肺，然后由肺静脉回流入心，再经过体动脉传输到全身。故手太阴肺经脉口能测度五脏六腑之宗气。

宗营二隧关联于五脏结构，肺脏是"营气行"循环中宗营二气的转换部位，手太阴肺经脉口能同时测度五脏六腑宗营二气之变化，故手太阴肺经脉口"寸口"能"独为五脏主"。《难经·一难》言："寸口者，脉之大会。"张介宾《类经·三卷·藏象类十一》亦注云："气口之义，其名有三：手太阴肺经脉也，肺主诸气，气之盛衰见于此，故曰气口；肺朝百脉，脉之大会聚于此，故曰脉口；脉出太渊，其长一寸九分；故曰寸口。是名虽三，其实则一耳。"综合而言，即《素问·五脏别论》所讲："帝曰：气口何以独为五脏主？岐伯曰：胃者水谷之海，六腑之大源也。五味入口，藏于胃，以养五脏气。气口亦太阴也，是以五脏六腑之气味，皆出于胃，变见于气口。故五气入鼻，藏于心肺，心肺有病，而鼻为之不利也。凡治病必察其上下，适其脉，观其志意，与其病也。"

3. "观浮沉滑涩"与脉要测度原理 "按尺寸，观浮沉滑涩，而知病所生"包含两层含义。"按尺寸"者是指人体脉口部位的测度，包括"三部九候"脉口和"气口独为五脏主"脉口部位的测度确定;"观浮沉滑涩"是对脉口部位经气变化情况的测度判定。换言之,"按尺寸,观浮沉滑涩,而知病所生"是一种广义的脉诊之法,并非单纯指寸口脉诊之法。根据《素问·阴阳应象大论》所讲"观权衡规矩,而知病所主;按尺寸,观浮沉滑涩,而知病所生。以治无过,以诊则不失矣","按尺寸,观浮沉滑涩,而知病所生"是由"观权衡规矩,而知病所主"延伸而来。《素问·脉要精微论》总结为:"请言其与天运转大也。万物之外,六合之内,天地之变,阴阳之应,彼春之暖,为夏之暑,彼秋之忿,为冬之怒。四变之动,脉与之上下,以春应中规,夏应中矩,秋应中衡,冬应中权。是故冬至四十五日,阳气微上,阴气微下;夏至四十五日,阴气微上,阳气微下,阴阳有时,与脉为期,期而相失,知脉所分,分之有期,故知死时。"根据上述经文所讲内容分析,"按尺寸,观浮沉滑涩"是"观权衡规矩"的一种延伸使用法则,总体而言为"其与天运转大也"称为"脉要"。

其一,"万物之外,六合之内,天地之变,阴阳之应,彼春之暖,为夏之暑,彼秋之忿,为冬之怒"为四时气候变化,对应人体为"四变之动,脉与之上下,以春应中规,夏应中矩,秋应中衡,冬应中权"。意思是讲人体脉动不是单纯的经脉气血变化导致的,是自然环境和人体内环境双重作用的结果,故脉诊不能单纯根据脉口的"观浮沉滑涩"而定,还必须结合"观权衡规矩"才能定论。

其二,"四变之动,脉与之上下,以春应中规,夏应中矩,秋应中衡,冬应中权",是指脉动变化节律与背景环境变化节律之间存在关联,通过把握"观浮沉滑涩"与"观权衡规矩"之间的关系,就可以知晓人体疾病之所在。张志聪注解为"观四时所应之脉象,知病之所主者何脏"。具体对应关系为浮脉以"春应中规",对应肝脏;沉脉以"夏应中矩",对应心脏;滑脉以"秋应中衡",对应肺脏;涩脉以"冬应中权",对应肾脏。

其三,"是故冬至四十五日,阳气微上,阴气微下;夏至四十五日,阴气微上,阳气微下,阴阳有时,与脉为期,期而相失,知脉所分,分之有期,故知死时"为"准绳"。"冬至四十五日,阳气微上,阴气微下"中"地之准"对应足;"夏至四十五日,阴气微上,阳气微下"为"天之绳",对应头;"阴阳有时,与脉为期"为脉要之准绳;"期而相失,知脉所分,分之有期,故知死时"脉要非准绳。

"明堂之制"即《淮南子·时则训》所讲"明堂之制,静而法准,动而法绳,春治以规,秋治以矩,冬治以权,夏治以衡"。"制"者,规制标准之意,以明堂规矩权衡而言;"脉要"即《素问·脉要精微论》所讲"四变之动,脉与之上下,以春应中规,夏应中矩,秋应中衡,冬应中权"。"应"者,对应之意,脉要规矩权衡以"中"言之。二者之间是标准和对应的关系,换言之,明堂规矩权衡和脉要规矩权衡虽然用词相同,但二者含意不同(表3-6)。

表3-6 "观浮沉滑涩"与脉要测度原理				
规制	规	矩	权	衡
明堂规制	春治以规	秋治以矩	冬治以权	夏治以衡
脉要规制	春应中规	夏应中矩	冬应中权	秋应中衡

脉要之中"动而法绳"对应"天食人以五气。五气入鼻,藏于心肺,上使五色修明,音声能彰";"静而法准"者对应"地食人以五味。五味入口,藏于肠胃,味有所藏,以养五气,气和而生,津液相成,神乃自生"。"天食人以五气"和"地食人以五味"经宗营二隧传输交会于肺,形成"气口独为五脏主"。"气口独为五脏主"对应"秋应中衡",由此形成了《素问·脉要精微论》所讲"四变之动,脉与之上下,以春应中规,夏应中矩,秋应中衡,冬应中权"脉要原理。

"春应中规"应肝滑脉,言阳气柔软。

"夏应中矩"应心涩脉,言阳气盛强。

"秋应中衡"应肺浮脉，言阴升阳降。

"冬应中权"应肾沉脉，言阳气居下。

总体而言，《素问·阴阳应象大论》所讲"观权衡规矩，而知病所主；按尺寸，观浮沉滑涩，而知病所生。以治无过，以诊则不失矣"，此脉要之大则（图 3-31）。

二、"权衡以平"与经脉诊断机制解析

体液三隧内起始于胃腑，即《灵枢·邪客》所讲"五谷入于胃也，其糟粕津液宗气，分为三隧"，延伸至四肢，即《素问·太阴阳明论》所讲"四肢皆禀气于胃，而不得至经，必因于脾，乃得禀也"。意思是三隧从胃腑开始，由内向外延伸至四肢部位，然后再回流，终止于脾脏位置，由此形成"太阴阳明为表里，脾胃脉也"的结构。"五谷入于胃也"后是沿着三隧由内向外流动至四肢部位，期间必须经过脏腑结构，然后才能到达四肢部位，否则无法形成经脉与脏腑的表里对应关系。这样就需要首先找到三隧内分连脏腑和外连

四肢的测定方法，然后才能确定三隧的阴阳属性，在中医学中称为"权衡揆度"。

（一）"权衡以平"宗营循环结构机制

"五谷入于胃也"是指胃肠道对食物的消化吸收。胃肠道由不同的功能段构成，食物经过不同肠道功能段时被消化吸收的成分不同。中医学界定为"上焦出于胃上口""中焦亦并胃中""下焦者，别回肠，注于膀胱而渗入焉"三段，也就是"三焦说"。"五谷入于胃也"后而中焦生营气，即《灵枢·营卫生会》所讲"中焦亦并胃中，出上焦之后，此所受气者，泌糟粕，蒸津液，化其精微，上注于肺脉，乃化而为血，以奉生身，莫贵于此，故独得行于经隧，命曰营气"，也就是营隧通路循行路径。

营隧是由宗隧和营隧构成，宗营二气沿宗营二隧而行称为"营气行"，即《灵枢·营气》所讲"营气之道，内谷为宝。谷入于胃，乃传之肺，流溢于中，布散于外，精专者行于经隧，常营无已，终而复始，是谓天地之纪"。现代医学分析就是由

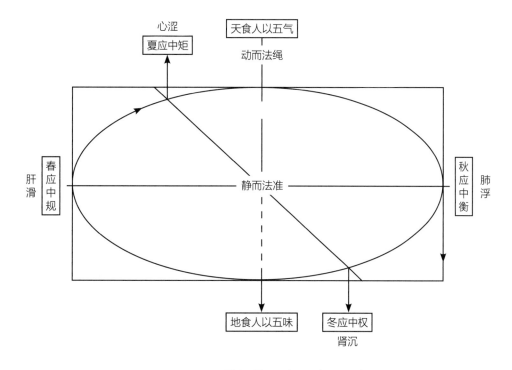

▲ 图 3-31　"观浮沉滑涩"脉要测度原理示意

动静脉构成的血循环结构。

血循环结构由体循环和肺循环构成，中医学对这一机制的论述为"经脉别论"，即《素问·经脉别论》所讲"食气入胃，散精于肝，淫气于筋。食气入胃，浊气归心，淫精于脉。脉气流经，经气归于肺，肺朝百脉，输精于皮毛。毛脉合精，行气于腑，腑精神明，留于四脏，气归于权衡。权衡以平，气口成寸，以决死生"。

1. 营隧与组织关联通路顺序　食物进入消化道被消化吸收后，通过肠系膜静脉、肝静脉血流，转运到肝脏。肝脏是身体内以代谢功能为主的器官，并在身体里面起着氧化、储存肝糖，分泌性蛋白质的合成等作用，故"食气入胃，散精于肝，淫气于筋"为营气循行的第一分段路径。"散精于肝"由肠系膜静脉、肝静脉来实现营气转运，"食气入胃，散精于肝"则能"淫气于筋"，也就是"肝主筋"的机制。

营气出肝脏，经下腔静脉回流入心后，并入肺循环，由此完成营隧向宗隧的交通，即"食气入胃，浊气归心，淫精于脉"，也就是营气循行的第二分段路径。"食气入胃，浊气归心"是由下腔静脉和右心房室实现营气的转运，"淫精于脉"由肺动脉来实现。

营气隧通路由"食气入胃，散精于肝，淫气于筋"和"食气入胃，浊气归心，淫精于脉"两段通路构成。营气通过"食气入胃，散精于肝，淫气于筋"和"食气入胃，浊气归心，淫精于脉"两段通路传输，由胃开始经过肝脏上行至心脏，也就是静脉血流携带食物营养上行进入肺循环，传输路径称为营隧。营气沿着营隧由胃朝向心肺运动，是为了完成"天食人以五气"与"地食人以五味"的交通。其一，"地食人以五味"，即"五味入口，藏于肠胃，味有所藏，以养五气，气和而生，津液相成，神乃自生"，也就是营气生于胃肠。其二，"天食人以五气"，即"五气入鼻，藏于心肺，上使五色修明，音声能彰"，也就是宗气生于心肺。若想"地食人以五味"与"天食

人以五气"交通，则营气需由胃开始经过肝脏上行至心脏，由此形成营隧与胃、肝、心、肺之间的组织关联通路顺序，也就是对食物营养随静脉血流向肺循环通路的描述。

2. 宗隧与组织关联通路顺序　营气通过"食气入胃，散精于肝，淫气于筋。食气入胃，浊气归心，淫精于脉"路径，由胃上行于心脏，然后上行于肺，即"脉气流经，经气归于肺"。现代医学分析就是右心房室中的无氧血经肺动脉进入肺脏之中，肺动脉和肺静脉关联实现无氧血向有氧血的转换。

"肺朝百脉，输精于皮毛"，是指有氧血经肺静脉入心后，经主动脉出心，沿着动脉分支由内向外流动，分布于机体最外层皮肤组织。这是对全身宗隧（有氧血通路）结构的描述，也是"肺主皮毛"的机制。

宗气（有氧血）从心脏而出，经各级动脉传输，由内向外流动，由于六腑属于中空性组织器官，宗气（有氧血）外流同时到达皮毛和六腑，也就是"毛脉合精，行气于腑"的结构机制。

宗气循行呈现"毛脉合精，行气于腑"，与营气循行"食气入胃，散精于肝，淫气于筋"发生了重叠。现代医学分析就是肠系膜动脉、肝动脉形成的动脉丛与肠系膜静脉、门静脉静脉丛，形成"腑精神明，留于四脏，气归于权衡"。

宗隧通路由"脉气流经，经气归于肺""肺朝百脉，输精于皮毛""毛脉合精，行气于腑""腑精神明，留于四脏，气归于权衡"四个分段构成，这一通路主要方向是由肺部向胃肠道输布，也就是"五气入鼻，藏于心肺，上使五色修明，音声能彰"下交于"五味入口，藏于肠胃，味有所藏，以养五气，气和而生，津液相成，神乃自生"关联，由此实现"地食人以五味"向"天食人以五气"的交通，也就是有氧血沿动脉由肺循环向体循环流动。

3. "权衡以平"与宗营二隧关联机制　机体宗营二隧循行分布起源于"食气入胃"，复还于"食气入胃"，由此形成宗营二气的循环运动。营隧循

行通路为"食气入胃，散精于肝，淫气于筋。食气入胃，浊气归心，淫精于脉"，关联组织结构为胃肠、肝筋、心脉。宗隧循行通路为"脉气流经，经气归于肺，肺朝百脉，输精于皮毛。毛脉合精，行气于腑，腑精神明，留于四脏，气归于权衡"，关联组织结构为肺、皮毛、六腑、心肝脾肾四脏。宗营二气循环通路是围绕着"天食人以五气，地食人以五味"而展开，"天食人以五气"是指呼吸功能，"地食人以五味"是指消化功能，呼吸功能和消化功能必须保持平衡状态，才能保证全身组织器官获得有氧血和食物营养，这一机制称为"权衡以平"。权衡者，称量物体轻重的器具，权为秤砣，衡为秤杆，"权衡以平"是指宗营二气交通必须要保持平衡状态才能健康，否则就会产生疾病。《素问·经脉别论》中对宗营二隧循

环机制总结为"权衡以平，气口成寸，以决死生"（图3–32）。

（二）"权衡以平"与脉度诊疗原理

宗营二隧形成的宗营交通路径是"营气行"通路，即《灵枢·营气》所讲"谷入于胃，乃传之肺，流溢于中，布散于外，精专者行于经隧，常营无已，终而复始，是谓天地之纪"。现代医学分析就是血循环通路结构。这一机制需要从流体和非流体两个层面而论。

1. "权衡"与经脉体液流动测度原理 宗营二气属于不同的属性，宗气属于有氧血，营气属于无氧血，宗营二气沿着宗营二隧行形成循环交通。《灵枢·营气》载："故气从太阴出，注手阳明，上行（至面），注足阳明，下行至跗上，注大趾间，

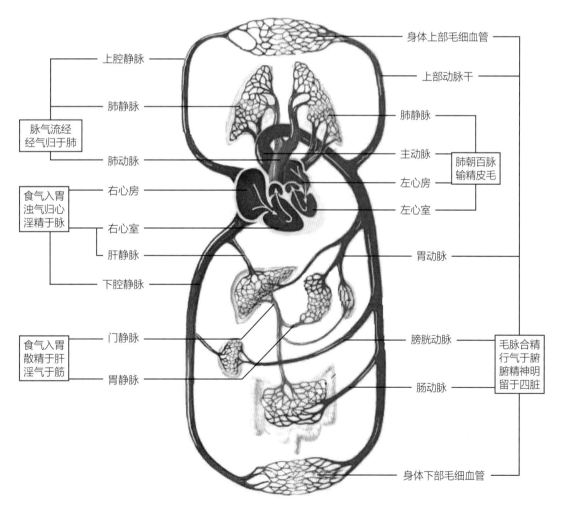

▲ 图3–32 "权衡以平"宗营循环结构机制示意

411

与太阴合。上行抵髀（别本作脾），从髀（别本作脾）注心中。循手少阴，出腋，下臂，注小指（之端），合手太阳。上行乘腋，出颟内，注目内眦，上巅，下项，合足太阳。循脊，下尻，下行注小趾之端，循足心注足少阴。上行注肾，从肾注心，外散于胸中。循心主脉，出腋，下臂，出两筋之间，入掌中，出中指之端，还注小指次指之端，合手少阳。上行注膻中，散于三焦，从三焦注胆，出胁，注足少阳。下行至跗上，复从跗注大趾间，合足厥阴，上行至肝，从肝上注肺。上循喉咙，入颃颡之窍，究于畜门。其支别者，上额，循巅，下项中，循脊，入骶，是督脉也。络阴器，上过毛中，入脐中，上循腹里，入缺盆，下注肺中，复出太阴。此营气之所行也，逆顺之常也。"

2. "权衡"与经脉长度测度原理 宗营二隧属于中空管状结构，其固定的长度可以度量，传统医学称为"脉度"。《灵枢·脉度》载："黄帝曰：愿闻脉度。岐伯答曰：手之六阳，从手至头，长五尺，五六三丈。手之六阴，从手至胸中，三尺五寸，三六一丈八尺，五六三尺，合二丈一尺。足之六阳，从足上至头，八尺，六八四丈八尺。足之六阴，从足至胸中，六尺五寸，六六三丈六尺，五六三尺，合三丈九尺。跷脉从足至目，七尺五寸，二七一丈四尺，二五一尺，合一丈五尺。督脉、任脉，各四尺五寸，二四八尺，二五一尺，合九尺。凡都合一十六丈二尺，此气之大经隧也。经脉为里，支而横者为络，络之别者为孙（络）。"

当把握了宗营二气的流动轨迹和通路长度时，就可以得出"权衡以平，气口成寸，以决死生"这一具体诊疗法则，即"五十营"机制。《灵枢·五十营》载："天周二十八宿，宿三十六分；人气行一周，千八分，日行二十八宿。人经脉上下、左右、前后二十八脉，周身十六丈二尺，以应二十八宿。漏水下百刻，以分昼夜。故人一呼脉再动，气行三寸（一吸脉亦再动，气行三寸）；呼吸定息，气行六寸。十息，气行六尺，日行二分。二百七十息，气行十六丈二尺，气行交通于中，一周于身，

下水二刻，日行二十五分。五百四十息，气行再周于身，下水四刻，日行四十分。二千七百息，气行十周于身，下水二十刻，日行五宿二十分。一万三千五百息，气行五十营于身，水下百刻，日行二十八宿，漏水皆尽，脉终矣。所谓交通者，并行一数也。故五十营备，得尽天地之寿矣，（气）凡行八百一十丈也。"

三、"揆度以常"与经水诊断机制解析

（一）"揆度以常"与卫隧气循环机制

"权衡以平"是"营气行"（血循环）在宗营二隧（动静脉）的诊断法则，也就是脉诊"权衡以平，气口成寸，以决死生"。与"权衡以平"相对的是"揆度以常"，即《素问·经脉别论》所讲"饮入于胃，游溢精气，上输于脾，脾气散精，上归于肺，通调水道，下输膀胱，水精四布，五经并行，合于四时五脏阴阳，揆度以为常也"。

1. "游溢精气"与乳糜池结构功能机制 人体具有宗、营、卫三种体液流动通路称为"三隧"，即《灵枢·邪客》所讲"五谷入于胃也，其糟粕津液宗气，分为三隧"。三隧之间形成两种体液循环通路结构，宗营二隧形成"营气行"循环通路，卫隧独立形成"卫气行"循环通路。两种循环通路形成卫外营内共构结构，也就是"五十营"体液通路结构，即《灵枢·营卫生会》所讲"人受气于谷，谷入于胃，以传与肺，五脏六腑，皆以受气，其清者为营，浊者为卫，营在脉中，卫在脉外，营周不休，五十度而复大会，阴阳相贯，如环无端"。"权衡以平"是"营气行"循环的诊断法则，"揆度以常"是"卫气行"循环的诊断法则。

人体食物营养进入胃肠道后被消化吸收，不是以弥散形式进入"营气行"和"卫气行"两种循环，而是需要特定的通路结构来传输。《灵枢·卫气》载："六腑者，所以受水谷而行化物者也。其气内干（别本作入于）五脏，而外络肢节。其浮气之不循经者，为卫气；其精气之行于经者，为

营气。"意思是讲肠道吸收食物营养首先通过"营在脉中"内传于五脏,然后再外传于躯干四肢,"其气内干(别本作入于)五脏,而外络肢节",由此形成卫外营内的分布状态,"其浮气之不循经者,为卫气;其精气之行于经者,为营气"。换言之,宗营卫三气并非直接由"食气入胃"而来,"食气入胃"进入三隧后与三气交融,是通过"血络"结构进入三隧中为机体组织提供营养的。

宗营二隧形成的"营气行"循环就是血循环结构。宗营二隧有粗细大小之分,粗大宗营称为经脉,细小的宗营隧称为络脉,又称血络;血络并不与组织器官直接连接,而是和组织器官之间存在卫隧(淋巴管)结构。血络与卫隧是"营气行"和"卫气行"之间的结构。现代医学分析就是微血管和微淋巴管构成的微循环结构,即《灵枢·血络论》所讲"黄帝曰:愿闻其奇邪而不在经者。岐伯曰:血络是也。阴阳相得而合为痹者,此为内溢于经,外注于络,如是者,阴阳俱有余,虽多出血而弗能虚也"。

胃肠道壁上存在着血络结构,"食气入胃"后,首先与血络结构(胃肠微血管脉和胃肠微淋巴)接触,向机体内流动,经血络结构产生分流。其一,经胃肠血络(胃肠静脉、肠系膜静脉)进入"卫气行"路径,为"食气入胃,散精于肝,淫气于筋",也就是"六腑者,所以受水谷而行化物者也。其精气之行于经者,为营气"。其二,经胃肠卫隧(胃肠淋巴,肠系膜淋巴)进入"卫气行"通路,为"饮入于胃,游溢精气",也就是"六腑者,所以受水谷而行化物者也。其浮气之不循经者,为卫气"。

"六腑者,所以受水谷而行化物者也。其浮气之不循经者,为卫气",即胃肠淋巴结构功能。胃肠淋巴结构分布于消化道的外周淋巴组织(包括口咽部的扁桃体),弥散分布于胃肠道黏膜及其附属物的淋巴组织和淋巴样细胞,以及具有滤泡和生发中心的派尔集合淋巴结,淋巴液在体外能凝固。小肠壁内的淋巴含有从食物中吸收来的中

性脂肪,称乳糜。乳糜向乳糜池汇流,乳糜池是人体淋巴循环的一部分,收集肠干、左右腰干的淋巴,注入到胸导管中,再注入左静脉角,汇入血液中。胃肠内壁内淋巴含有乳糜,经肠系膜淋巴管流入乳糜池,由此进入淋巴循环,即"饮入于胃,游溢精气"(图 3-33)。

2."脾气散精"与脾脏结构功能　"饮入于胃,游溢精气"为肠道壁内淋巴和肠系膜淋巴向乳糜池汇流通路的生理功能。胃肠淋巴经过这一通路汇流于乳糜池,汇流于乳糜池的淋巴液沿着胸导管结构自下而上流动,即"任脉者,起于中极之下,以上毛际,循腹里,上关元,至咽喉,上颐,循面,入目"循行路径。"上输于脾"是讲胃肠淋巴回流至任脉中,淋巴液沿任脉自下而上流动过程中与脾脏关联。

"上输于脾"不单单是组织结构之间的连接,脾脏还具有"脾气散精"功能。现代医学认为,免疫干细胞或前 B 细胞来源于骨髓,逐步分化为有免疫潜能的 B 细胞。成熟的 B 细胞经外周血迁出,进入脾脏、淋巴结,主要分布于脾小结、脾索、淋巴小结、淋巴索及消化道黏膜下的淋巴小结中,受抗原刺激后,分化增殖为浆细胞,合成抗体,发挥体液免疫的功能。

脾脏的实质分为白髓、红髓和边缘区三部分。白髓由密集的淋巴细胞构成,是机体发生特异性免疫的主要场所。当抗原侵入脾引起体液免疫应答时,白髓内淋巴小结会大量增多。红髓主要由脾血窦和脾索组成,红髓内血流缓慢,使抗原与吞噬细胞的充分接触成为可能,是免疫细胞发生吞噬作用的主要场所。边缘区位于红髓和白髓的交界处,此区淋巴细胞较白髓稀疏,以 B 细胞为主,但有较多的巨噬细胞,是脾内捕获抗原、识别抗原和诱发免疫应答的重要部位。

脾脏边缘区是体液免疫发生部位,即以浆细胞产生抗体达到保护目的的免疫机制。负责体液免疫的是 B 细胞。体液免疫的抗原多为相对分子质量在 10 000 以上的蛋白质和多糖大

分子，病毒颗粒和细菌表面都带有不同的抗原，均能引起体液免疫。"脾气散精"实际是指脾脏边缘区参与体液免疫的生理功能。由此得知，"上输于脾，脾气散精"是对免疫干细胞进入脾脏产生体液免疫作用的描述（图3-34）。

综合而言，"饮入于胃，游溢精气"是指胃肠道淋巴从食物中吸收来的中性脂肪（乳糜）进入淋巴循环；"上输于脾，脾气散精"是指免疫干细胞或前B细胞进入脾脏，分化增殖为浆细胞，合成抗体。"游溢精气"和"脾气散精"是卫气两种组合成分（乳糜和免疫体液），"饮入于胃"和"上输于脾"是卫气两种组合成分流动路径，"饮入于胃，游溢精气，上输于脾，脾气散精"讲述了卫气成分的来源。

3."上归于肺，通调水道"与支气管纵隔淋巴干结构 "饮入于胃，游溢精气"是指胃肠道

中的乳糜进入淋巴管，"上输于脾，脾气散精"是指脾脏中的体液免疫因子进入淋巴管，二者之间的解剖体位是上下结构，中间的结构是淋巴干胸导管通路。换言之，"游溢精气"和"脾气散精"都是流向任脉（胸导管）之中，故"游溢精气"和"脾气散精"就是任脉中"卫气"成分。

任脉循行路径即胸导管结构。胸导管是全身最长的淋巴导管，收纳左半身及腹部、两下肢的淋巴液，汇流于1~2腰椎前方的乳糜池，然后向上穿膈肌主动脉裂孔进入胸腔，注入左静脉角，即《素问·骨空论》所讲"任脉者，起于中极之下，以上毛际，循腹里，上关元，至咽喉，上颐，循面，入目"。"游溢精气"和"脾气散精"沿任脉由下向上流动"至咽喉"，即左右支气管-纵隔淋巴干通路，这一淋巴管丛主要收集胸部淋巴液向胸导管和右淋巴导回

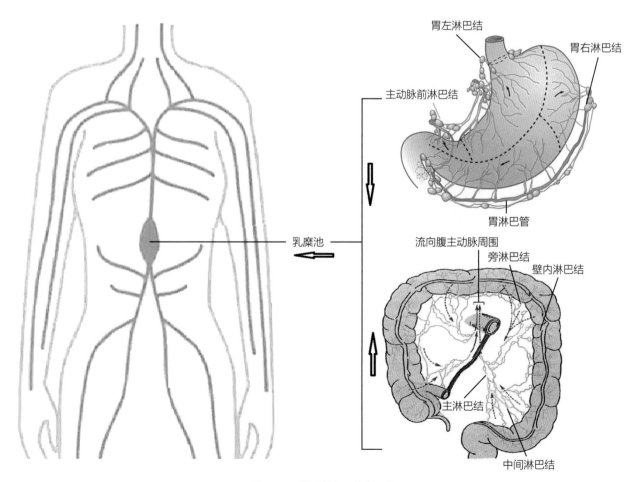

▲ 图3-33 "游溢精气"结构示意

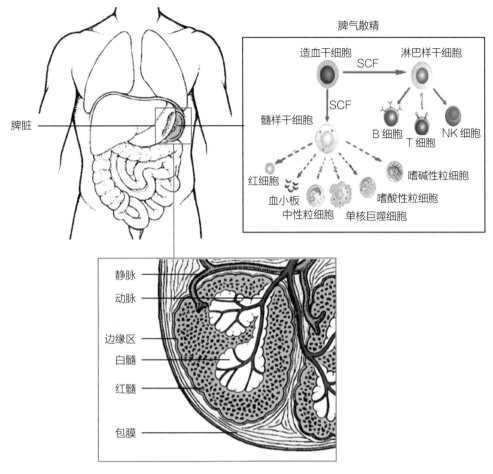

脾气散精

造血干细胞 — SCF → 淋巴样干细胞
SCF ↓   B细胞 T细胞 NK细胞
髓样干细胞
红细胞
血小板   嗜碱性粒细胞
中性粒细胞   单核巨噬细胞   嗜酸性粒细胞

脾脏

静脉
动脉
边缘区
白髓
红髓
包膜

▲ 图3-34 "脾气散精"脾脏结构功能示意

流，也就是"上归于肺，通调水道"结构。

4."下输膀胱，水精四布"与淋巴管分布整体结构 任脉（胸导管）结构是以下、中、上三段结构与卫隧连接为一体，下段为"饮入于胃，游溢精气"，中段为"上输于脾，脾气散精"，上段为"归于肺，通调水道"。当卫气沿着这一路径由下向上到达肺部时，也就到达了体腔的顶端位置，即《灵枢·九针论》所讲"肺者，五脏六腑之盖也"，于是与经脉"脉气流经，经气归于肺，肺朝百脉，输精于皮毛。毛脉合精，行气于腑，腑精神明"产生交会。由此形成"上归于肺，通调水道"向"下输膀胱，水精四布"上下交通机制。①头颈上肢部淋巴液由左右颈淋巴干、左右锁骨下淋巴干、左右支气管纵隔淋巴管干引流，汇集后经胸导管上端开口左静脉角，回流入心上腔静脉。②下肢淋巴腹部淋巴液由左右腰淋巴干和肠淋巴干引流，汇集到乳糜池后，沿胸导管上行至左静脉角，回流入心上腔静脉。由此出现淋巴液由上下两端同时经左静脉角向上腔静脉回流的形态，上端为"上归于肺"，下端"下输膀胱"，上下端结构通路之间是任脉（胸导管）循行结构。任脉中卫气是由下向上流动，下端是膀胱卫隧，卫气首先向任脉回流，也就是"任脉者，起于中极之下，以上毛际，循腹里，上关元，至咽喉，上颐，循面，入目"。其中"起于中极之下，以上毛际，循腹里，上关元"与"下输膀胱，水精四布"相通，"至咽喉，上颐，循面，入目"与"上归于肺，通调水道"相通，由此带动了躯干四肢卫气由远至近的回流，即"上归于肺，通调水道，下输膀胱，水精四布"。通过这一结构通路使得全身卫隧形成内外交通路径，即《灵枢·卫气行》所讲"卫气之在于身也,上下往来不以期"
(图 3-35)。

5. "五经并行,合于四时五脏阴阳"与经脉
经水共构机制 卫隧通路是相对独立的体液通路
结构系统,是与组织间液之间的交通路径结构。
组织间液为血液与组织细胞间进行物质交换的媒
介,绝大部分组织液呈凝胶状态,不能自由流动,
深入组织间隙中的细小卫隧结构成为经脉和组织
结构之间的体液交通媒介,故卫隧又称为经水。《灵
枢·经水》载:"夫经水者,受水而行之。"现代
医学分析,相对独立的粗大淋巴管通路结构称卫
隧,分布于组织间隙中的细小淋巴管结构称经水。

卫气在卫隧中流动形成相对独立的"卫气
行"循环系统,所谓独立性是指卫隧可以形成
独立的体液循环通路"淋巴循环"。《灵枢·经水》
载:"凡此五脏六腑十二经水者,外有源泉,而

内有所禀,此皆内外相贯,如环无端。"所谓相
对性,是指"卫气行"体液循环通路,是基于
宗营二隧形成的"营气行"循环系统而言。淋
巴循环是作为血循环附属结构存在,即《灵枢·经
水》所讲"夫经水之应经脉也,其远近浅深,
水血之多少"。

"卫气行"循环是与"营气行"循环相对而言,
称为"经水之应经脉",经水和经脉解剖学定位法
则。经水分布于经脉之外,即《灵枢·经水》所
讲"经脉十二者,外合于十二经水";经脉有深浅
之分,经水附着于经脉之外也具有深浅分布结构,
即《灵枢·经水》所讲"夫十二经水者,其有大小、
深浅、广狭、远近各不同";经水与经脉形成内外
关联结构,即"经水之应经脉"。肢体四肢有十二
经脉、十二经水相对应,故四肢三隧有十二经脉
和十二经水,共计二十四通路之说。

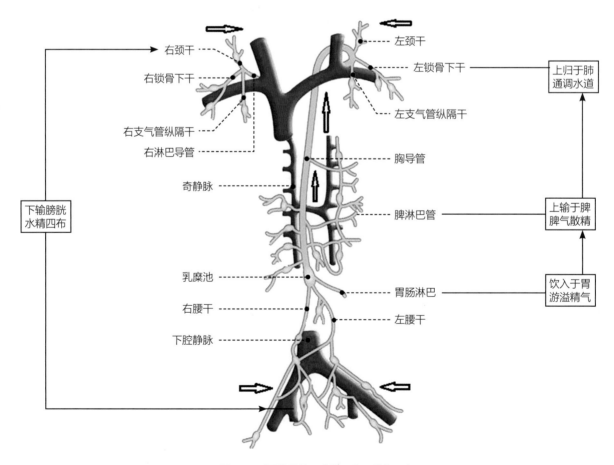

▲ 图 3-35 "下输膀胱,水精四布"结构示意

"卫气行"循环处于"营气行"循环之外，其随经脉深浅分布，由此形成了"卫气行"内通脏腑的结构，即"经脉十二者，外合于十二经水，而内属于五脏六腑"。十二经水内通脏腑结构，即"饮入于胃，游溢精气，上输于脾，脾气散精，上归于肺，通调水道，下输膀胱，水精四布"。十二经水在十二经脉之外，内通脏腑结构，即"食气入胃，散精于肝，淫气于筋。食气入胃，浊气归心，淫精于脉。脉气流经，经气归于肺，肺朝百脉，输精于皮毛。毛脉合精，行气于腑，腑精神明，留于四脏，气归于权衡"。十二经水和十二经脉皆内通于脏腑，也就是"五经并行，合于四时五脏阴阳"的结构机制。

（二）"揆度以为常"与经水诊疗机制

1. "揆度以为常"与经水深浅测度机制　中医学根据体液属性不同将体液循环分成"营气行"和"卫气行"两种类型，同时由于两种体液循环动力不同，在度量上也出现两种方法。①"营气行"是以心脏脉动和肺呼吸周期运动为推动力，度量方法为"权衡以平"，也就是"权衡以平，气口成寸，以决死生"中所讲脉诊之法。②"卫气行"循环是以神经刺激下骨骼肌收缩舒展对卫隧（淋巴管）挤压为推动力，度量方法为"揆度以为常"。

由于经水处于经脉之外，形成相对独立体液循环系统，受到心脏脉动和肺呼吸周期运动影响很小，但受到背景环境温度变化影响很大。外界温度升高时，骨骼肌受到神经兴奋作用而加大对经水的挤压力，从而使得经水流动加快，由此导致与阳性经脉对应的阳性经水处于充盈状态。当外界温度降低时，骨骼肌受到神经兴奋作用而减小对经水的挤压力，从而使经水流动速度减慢，由此导致与阴性经脉对应的阴性经水处于充盈状态。当知道经水流动受到背景环境变化而变化的规律时，就可以根据背景环境温度变化规律认识经水的出入变化规律，也就有"合于四时五脏阴阳，揆度以为常也"之法。

揆度者即揣度、估量之意，经水分布有深浅、表里、脏腑之分，背景环境温度升高时对应浅表腑部经水流速加快；背景环境温度降低时对应深里脏部经水流速加快。经水随外界背景环境温度变化的规律也就是所谓的"合于四时五脏阴阳"。根据"合于四时五脏阴阳"认识环境变化和经水变化的整体规律，也就是所谓的"揆度以为常也"，即《素问·玉版论要》所讲"揆度者，度病之浅深也"。具体揆度法则即《灵枢·卫气行》所讲"黄帝问于岐伯曰：愿闻卫气之行，出入之合，何如？岐伯曰：岁有十二月，日有十二辰，子午为经，卯酉为纬。天周二十八宿，而一面七星，四七二十八星。房昴为纬，虚张为经。是故房至毕为阳，昴至心为阴。阳主昼，阴主夜。故卫气之行，一日一夜五十周于身，昼日行于阳二十五周，夜行于阴二十五周，周于五脏"。

2. "经水之应经脉"与血水测度机制　经水位于卫隧与组织结合部。现代医学分析，微循环结构中的，微细淋巴管处于微动脉和微静脉远端，微细淋巴液也就是经水，微动脉和微静脉也就是经脉。换言之，微细淋巴管在微动脉、微静脉远端结构也就是《灵枢·经水》所讲"经脉十二者，外合于十二经水"结构。

"经脉十二者，外合于十二经水"是讲经水在外、经脉在内的解剖学定位关系；经水和经脉具有内外分布关联结构关系。这一解剖学定位关系是一个结构的两个方面描述，经水和经脉不能分而论之。换言之，经水"揆度以为常"不能隔离经脉"权衡以平"而论之，"经脉十二者，外合于十二经水"虽然结构上有内外之分，但是二者循行结构在体腔内有交会之处。《灵枢·邪客》载："五谷入于胃也，其糟粕津液宗气，分为三隧。""经脉十二者"者是由"故宗气积于胸中，出于喉咙，以贯心脉（别本作肺)，而行呼吸焉"和"营气者，泌其津液，注之于脉，化以为血，以荣四末，内注五脏六腑，以应刻数焉"共同构成，也就是"营气行"循环结构。"外合于十二经水"者是由"卫气者，出其悍气之慓疾，而先行于四末分肉皮肤之间，而不休者也，昼日行于阳，夜行于阴"形成，也就是"卫气行"循环结构。两种循环在体表具有内外之分，但在体腔内具有交会之处。《灵枢·经水》总结为："经脉十二者，外合于十二经水，而内属于五脏六腑"，也就是《灵枢·经水》所讲的"经水之应经脉"结构机制。

"经水之应经脉"，也就是十二经水随十二经脉而动，所以十二经水不单独设立名称，而是以十二经脉之名定十二经水之名。《灵枢·经水》载："此人之所以参天地而应阴阳也，不可不察。足太阳外合于清水，内属于膀胱，而通水道焉。足少阳外合于渭水，内属于胆。足阳明外合于海水，内属于胃。足太阴外合于湖水，内属于脾。足少阴外合于汝水，内属于肾。足厥阴外合于渑水，内属于肝。手太阳外合于淮水，内属于小肠，而水道出焉。手少阳外合于漯水，内属于三焦。手阳明外合于江水，内属于大肠。手太阴外合于河水，内属于肺。手少阴外合于济水，内属于心。手心主外合于漳水，内属于心包。"

十二经水随十二经脉运动而成"经脉十二者，外合于十二经水，而内属于五脏六腑"。经脉在内为血，经水在外为水，"经水之应经脉"也就是言气水深浅多少，不知血水之变化即不知经脉内外出入之理。故《灵枢·经水》载："黄帝曰：夫经水之应经脉也，其远近浅深，水血之多少，各不同，合而以刺之奈何。"经水者，淋巴液运动通路，经脉者，血液运动通路，淋巴循环和血液循环同时存在，知淋巴、血流内外出入变化之全貌，也就是"经水之应经脉"诊疗法则之本质。

"经水之应经脉"，起于"太阴阳明为表里，脾胃脉也"结构。阳经者起于"阳明者表也，五脏六腑之海也，亦为之行气于三阳"；阴经者起于"足太阴者三阴也，其脉贯胃属脾络嗌，故太阴为之行气于三阴"。换言之，宗隧胃经和营隧脾经是宗营二气流动的始终转折通路，形成手足三阴、三阳经脉的"营气行"循环；经水是以阳明胃经水和太阴脾经水作为卫气始终转折通路，形成"卫气行"循环。由此得出"经水之应经脉"机制为《灵枢·经水》所讲"足阳明，五脏六腑之海也，其脉大血多，气盛热壮，刺此者不深勿散，不留不泻也。足阳明刺深六分，留十呼。足太阳深五分，留七呼。足少阳深四分，留五呼。足太阴深三分，留四呼。足少阴深二分，留三呼。足厥阴深一分，留二呼。手之阴阳，其受气之道近，其气之来疾，其刺深者皆无过二分，其留皆无过一呼"。

第 4 章

奇经八脉循行结构机制

第一节

冲脉循行结构机制

一、冲脉循行分布结构机制

（一）冲脉与主动脉干结构机制

冲脉在传统医学中是非常重要的经脉，《灵枢·海论》曰"人有髓海，有血海，有气海，有水谷之海，凡此四者，以应四海也"。其中血海就是冲脉，冲脉又是十二经之海，即"冲脉者，为十二经之海，其输上在于大杼，下出于巨虚之上下廉"。

"冲脉者，为十二经之海"，而四海又都与十二经脉相关，即"人亦有四海、十二经水。经水者，皆注于海；海有东、西、南、北，命曰四海"。冲脉是既与四海关联，又与十二经关联的经脉通路，是具备能够统会躯干组织器官和附肢组织器官的核心体液通路，故冲脉具有超过任督二脉的功能，那么冲脉为什么组织结构具有如此强大的功能呢？

1. 冲脉起始位置　四海，即"胃者，水谷之海也，其输上在气街（冲），下至三里；冲脉者，为十二经之海，其输上在于大杼，下出于巨虚之上下廉；膻中者，为气之海，其输上在于柱骨之上下，前在于人迎；脑为髓之海，其输上在于其盖，下在风府"。四海从上到下的位置，依次是"脑为髓之海""膻中者，为气之海""胃者，水谷之海也""冲脉者，为十二经之海"，它们将机体躯干分成了四部分。

2. 冲脉循行位置　"冲脉者，为十二经之海"，也就是说十二经皆起源于冲脉，而冲脉结构分布为"其输上在于大杼，下出于巨虚之上下廉"。其一，主动脉弓在胸腔后侧靠近脊椎内侧，上行于头部，即"其输上在于大杼"。其二，胸主动脉分布于膈肌之上，分支动脉分布于上肢，即"上下廉"。其三，腹主动脉分布于膈肌之下，分支动脉分布于下肢，即"下出于巨虚"。故所谓的冲脉主体结构是胸腹主动脉以及分支于头部和上下附肢主动脉结构模式，这种结构呈现"土"字形结构，实际是对机体胸腹主动脉血流分流通路的描述。

通过"冲脉者，为十二经之海，其输上在于大杼，下出于巨虚之上下廉"循行路线的描述，所谓的冲脉循行通路并非在机体胸腹腔壁之上，而是在体腔内胸主动脉和腹主动脉构成的主动脉干，分支结构是胸腹主动脉干向头部和上下肢体分支的大动脉干。胚胎阶段脐动脉首先连接到腹侧后端的髂总动脉之上，故定位冲脉在血海位置。出生后生理阶段的脉管结构成为有氧血流主要流动通路，躯干和四肢有氧血流都是从这一结构流出，故"冲脉者，为十二经之海"（图4-1）。

（二）冲脉顺逆胚胎发育机制

《灵枢·海论》所讲"冲脉者，为十二经之海，其输上在于大杼，下出于巨虚之上下廉"，是指冲脉结构的内分部分，现代医学解析就是体腔内胸腹主动脉以及分支到头部、四肢的主动脉血管分布结构模式，但是这并非冲脉的全部结构，还有冲脉的分支结构存在。

关于冲脉分支循行通路，在《针灸甲乙经》中有所讲解，首先论冲脉分支结构是以顺逆而言。"冲脉者，为十二经之海"，十二经循行有顺逆两个方向。十二经与冲脉联系密切，所以冲脉也具备顺逆两个循行方向，即"黄帝问曰：脉行之逆顺奈何？岐伯对曰：手之三阴，从脏走手。手之

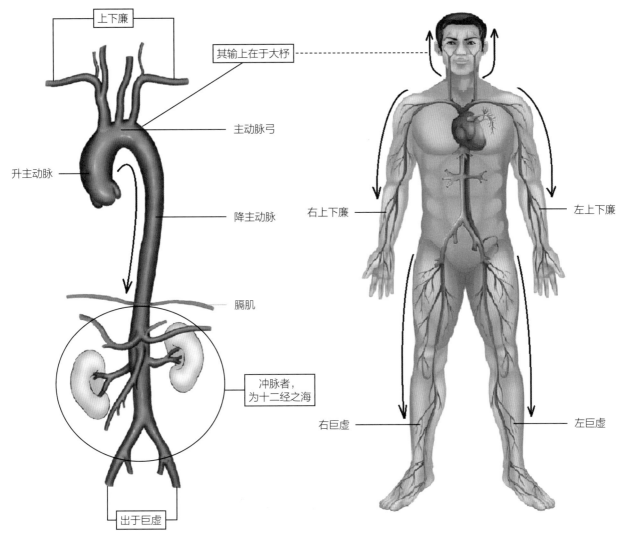

▲ 图 4-1　冲脉十二经之海结构机制示意

三阳,从手走头。足之三阳,从头走足。足之三阴,从足走腹。曰:少阴之脉独下行何也?曰:冲脉者,五脏六腑之海也,五脏六腑皆禀焉。其上者出于颃颡,渗诸阳,灌诸阴。其下者注少阴之大络,出于气冲,循阴股内廉,斜入腘中,伏行骭骨内,下至内踝之后属而别。其下者,并于少阴之经,渗三阴。其前者,伏行出跗属,下循跗入大趾间,渗诸络而温肌肉。故别络结则跗上不动,不动则厥,厥则寒矣"。

1. 冲脉发育与十二经顺逆循行机制　在上段原文中首先提到十二经顺逆机制,"脉行之逆顺奈何?岐伯对曰:手之三阴,从脏走手。手之三阳,从手走头。足之三阳,从头走足。足之三阴,

从足走腹"。十二经顺逆机制是对机体在胚胎分化发育过程中动静脉流动方向的描述,即《外经微言·经脉终始》所讲的经脉顺逆机制:"雷公曰:善,请言顺逆之别。岐伯曰:足三阴自足走腹,顺也;自腹走足,逆也。足三阳自头走足,顺也;自足走头,逆也。手三阴自脏走手,顺也;自手走脏,逆也。手三阳自手走头,顺也;自头走手,逆也。"人体胚胎分化发育早期,动静脉循环结构是由背主动脉和前后主静脉连接脐动静脉而成。"足三阴自足走腹,顺也"是后主静脉血流自后足部向前胎心流动方向,反之就是"自腹走足,逆也";"手三阴自脏走手,顺也"是前主静脉血流从胎心向手足流动方向,反之就是"自手走脏,逆也"。

"手三阳自手走头，顺也"是背主动脉血流从弓动脉出经手向头部流动方向，反之就是"自头走手，逆也"；"足三阳自头走足，顺也"是背主动脉血流从弓动脉出自前向后足部流动方向，反之就是"自足走头，逆也"。

2.冲脉与十二经顺逆流动方向　背主动脉和前后主静脉从血流方向看只有顺而无逆，为什么中医学要用顺逆来描述呢？这是因为胚胎阶段机体体液新陈代谢是通过脐带与母体血流相连而完成，而胚胎发育必须具有体液新陈代谢器官，才能为出生后的生理阶段打好基础，也就是胚胎阶段肾脏脉管结构的发生发育出现，才能完成这一机制。胸腹主动脉从弓动脉自胸主动脉向腹主动脉分化发育过程中，分化发育出肾脏动脉。胚胎

阶段动脉血管中流动的是无氧血，当动脉无氧血流经冲脉胸腹主动脉到达肾脏时，就产生了胚体自身的体液新陈代谢功能，故以静脉顺逆来表达这种机制，即《外经微言·经脉终始》所讲的"夫足之三阴从足走腹，惟足少阴肾脉绕而下行，与肝脾直行者，以冲脉与之并行也，是以逆为顺也"。"惟足少阴肾脉绕而下行"者即肾动脉由冲脉分支而出之意。"足三阴自足走腹，顺也"，是后主静脉前行形成的足三阴经流动方向；"与肝脾直行者，以冲脉与之并行也"，即冲脉腹主动脉分支动脉血管分布于下肢"自腹走足，逆也"之意。综上所述，由于冲脉结构的出现，手足附肢出现了动静脉闭合循环结构，即经脉"以逆为顺也"的机制（图4-2）。

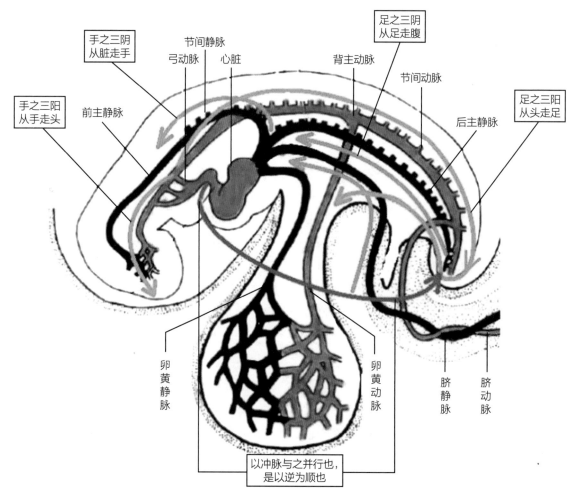

▲ 图4-2　冲脉以逆为顺机制示意

（三）冲脉顺逆生理解剖学机制

胚胎动静脉最初构成并不具备顺逆性，当冲脉胸腹主动脉出现时才具有了顺逆性，这种顺逆性实际是躯干肢体动静脉血流与胸腹主动脉血流内外交通形成的。既然动静脉与冲脉之间形成了顺逆交通通路，而手足经有阴阳之分，若冲脉只是动脉血流，手足经动脉静脉血流如何发生吻合呢？由此推断冲脉不单是由胸腹主动脉这样的动脉血管构成，必然还有与之相反的分支结构存在。故《针灸甲乙经》又言"冲脉者，五脏六腑之海也，五脏六腑皆禀焉。其上者出于颃颡，渗诸阳，灌诸阴。其下者注少阴之大络，出于气冲，循阴股内廉，斜入腘中，伏行骺骨内，下至内踝之后属而别。其下者，至于少阴之经，渗三阴。其前者，伏行出跗属，下循跗入大趾间，渗诸络而温肌肉。故别络结则跗上不动，不动则厥，厥则寒矣"。

1. 冲脉脏腑间顺逆结构机制　"冲脉者，五脏六腑之海也，五脏六腑皆禀焉。"这句话比较容易理解，胸主动脉和腹主动脉结构上下连段分支于上下附肢，形成"冲脉者，为十二经之海"，同时在体腔内还分支连接到体腔内脏腑组织器官之上，生理阶段为脏腑器官提供有氧血，故形成"冲脉者，五脏六腑之海也"（图4-3）。

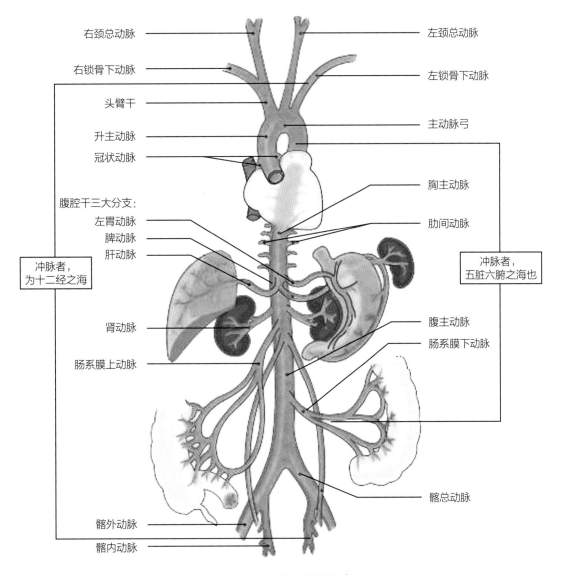

▲ 图 4-3　冲脉二海机制示意

2.冲脉头面部顺逆循行机制 "其上者出于颃颡，渗诸阳，灌诸阴。"这句话很难理解，"其上者出于颃颡"，是指冲脉从主动脉弓位置分支上行到咽上上腭与鼻相通的部位，即软口盖的后部；"渗诸阳，灌诸阴"，根据现代医学分析，是指头面部的动静脉血管结构作用。

"渗诸阳"即头面部动脉血管的作用，具体指冲脉胸主动脉向头部发出动脉分支血管丛，主干部分由颈部的左右颈总动脉、左右颈内动脉、颈外动脉构成，分支部分由颞浅动脉额支、面横动脉、面动脉三支构成。颞浅动脉额支发自颞浅动脉，于颧弓后端行向前上，分布至眼轮匝肌、额肌、帽状腱膜及额部皮肤等。面横动脉是供应面部的分支，在腮腺和颧弓之间，发自颞浅动脉的前壁，沿咬肌表面前行，营养腮腺和邻近的表情肌。面动脉约平下颌角处起始，向前经下颌下腺深面，于咬肌止点前缘绕过下颌骨下缘至面部，沿口角及鼻翼的外侧迂曲上行至内眦，易名为内眦动脉，同时面动脉分支布于下颌下腺、面部和腭扁桃体等。由主动脉弓向头颈部发出的这一动脉血管丛，是向颅腔内脑神经组织和面部感觉器官提供有氧血的通路，故称"其上者出于颃颡，渗诸阳"（图4-4）。

"灌诸阴"，即头面部静脉血管丛的作用，其主干部分由颈部的颈内静脉、颈外静脉、颈前静脉构成，分支部分由面静脉、面横静脉、颞浅静脉构成。面静脉起自内眦静脉，在面动脉的后方下行，在下颌角下方跨过颈内、外动脉的表面，下行至舌骨大角附近，注入颈内静脉。面静脉通过眼上静脉和眼下静脉与颅内的海绵窦交通，并通过面深静脉与翼静脉丛交通，继而与海绵窦交通。颞浅静脉起自颅顶头皮的静脉网，在颞浅筋膜、颧弓的稍上方，耳郭的前方，由前、后两支汇成的静脉。与同名动脉及其分支伴行，位于皮

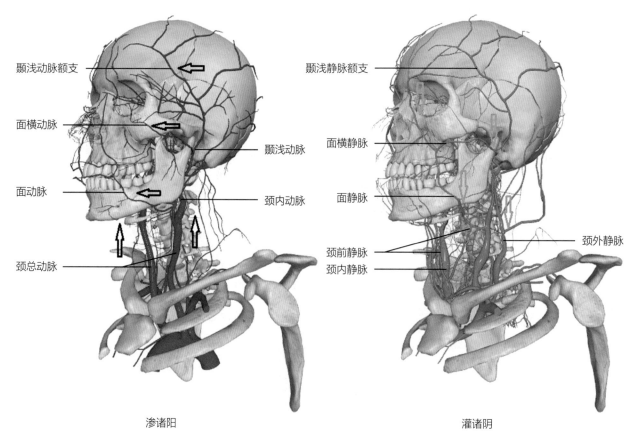

颞浅动脉额支

面横动脉

面动脉

颈总动脉

颞浅动脉

颈内动脉

渗诸阳

颞浅静脉额支

面横静脉

面静脉

颈前静脉
颈内静脉

颈外静脉

灌诸阴

▲ 图4-4 冲脉头面部顺逆机制示意

下，注入下颌后静脉。面横静脉面横动脉的伴行静脉，常为两支，沿咬肌表面后行，注入下颌后静脉。面静脉、面横静脉、颞浅静脉构成头面部血流，经颈内静脉、颈外静脉、颈前静脉干回流入心，也就是所谓的"灌诸阴"（图 4-4）。

3. 冲脉下肢结构顺逆结构机制 "其下者注少阴之大络"即腹主动脉上端肾动脉分支结构。"出于气冲，循阴股内廉，伏行髀骨内，下至内踝之后属而别"，即腹主动脉下端分支而出的左右髂总动脉以及延伸向下的左右股动脉、胫动脉和足背上动脉血管结构。

原文中最难解析的是"其下者，至于少阴之经，渗三阴"，因为"出于气冲，循阴股内廉，伏行髀骨内，下至内踝之后属而别"都属于动脉血管结构，而到"其下者，至于少阴之经，渗三阴"又出现了"渗三阴"静脉结构。这是说在冲脉向下肢分布时也出现了两种体液通路。按照现代医学分析，"其下者，至于少阴之经"实际是指与下肢动脉伴行的大隐静脉血管为主的血管丛。换言之，下肢动脉"其下者注少阴之大络，出于气冲"与下肢经脉"其下者，至于少阴之经，渗三阴"形成动静脉闭环通路，这也就是冲脉下端"渗三阴"的机制原理。

从以上解析得知，中医学所言冲脉结构不单纯以腹主动脉和下肢动脉而论，腹部是以腹主动脉和下腔静脉相对立论，下肢是以髂总动脉、股动脉、胫动脉与大隐静脉血管丛相对立论，两种脉管平行分布，但血流方向相反，呈现出冲脉下端的顺逆机制。从动脉血流由腹主动脉分流于左右髂总动脉，下行于下肢末端为"以逆为顺"，静脉血流由下肢末端经大隐静脉血管丛回流至下腔静脉为"以顺为逆"（图 4-5）。

4. 冲脉胫动脉足背部顺逆循行机制

（1）胫后动静脉伴行结构机制："其下者注少阴之大络，出于气冲，循阴股内廉，斜入腘中，伏行髀骨内，下至内踝之后属而别。其下者，至于少阴之经，渗三阴。"

冲脉在腹部结构是腹主动脉，腹主动脉在盆腔部分为左右髂总动脉，左右髂动脉继续下行延伸分布，成为左右股动脉，成为下肢主动脉干。股动脉是髂外动脉的直接延续，是下肢动脉的主干，在股三角内下行，穿过收肌管后，出收肌腱裂孔至腘窝，移行为腘动脉；而腘动脉在腘窝深部下行，至腘肌下缘分为胫前动脉和胫后动脉，胫后动脉分布走向就是"其下者注少阴之大络，出于气冲，循阴股内廉，斜入中，伏行髀骨内，下至内踝之后属而别"。故胫后动脉即足少阴肾经下肢分布结构。胫后动脉具有伴行的胫后静脉、大隐静脉、小隐静脉静脉丛存在，当胫后动脉自上向下到达下肢末端足部时，就会与伴行的静脉血管丛形成血液回流，即足少阴经伴行通路"渗三阴"机制。

（2）胫前动脉别行机制：胫前动脉是于腘肌下缘由腘动脉分出后，向前穿骨间膜，进入小腿前骨筋膜鞘，紧贴骨间膜前面，伴腓深神经下行。上 1/3 段位于胫骨前肌和趾长伸肌之间，下 2/3 段位于胫骨前肌和拇长伸肌之间，主干下行至伸肌上支持带下缘处，移行为足背动脉。胫前动脉分布位置，也就是足阳明胃经通路位置。胫前动脉分布部位的静脉血管相对比较少，当胫前动脉有氧血流到达足背部时就必须与静脉发生连接，就必须由足背向大隐静脉等静脉血管靠拢，形成动静脉吻合而回流，即条文"其前者，伏行出跗属，下循跗入大趾间，渗诸络而温肌肉"所讲结构。

（3）冲脉下肢部顺逆机制：由于胃经是沿着胫前动脉循行，当到达下肢末端足背动脉区域时，必须向足背后侧位置流动，逐渐靠近胫后静脉、大隐静脉分支静脉血管床，最后形成胫前动脉血流与静脉血流之间的闭合循环通路。足少阴肾经和足阳明胃经都来源于冲脉腹主动脉分支、左右髂总动脉，经髂外动脉到股动脉到下肢位置都为足少阴肾经循行部位，即《外经微言·经脉终始》所讲"夫足之三阴从足走腹，惟足少阴肾脉绕而

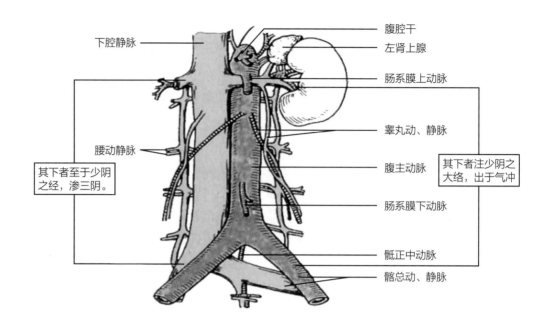

下腔静脉

腰动静脉

其下者至于少阴
之经，渗三阴。

腹腔干
左肾上腺
肠系膜上动脉
睾丸动、静脉
腹主动脉
其下者注少阴之
大络，出于气冲
肠系膜下动脉
骶正中动脉
髂总动、静脉

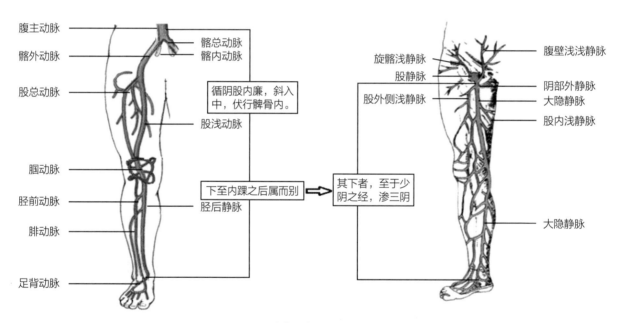

腹主动脉
髂外动脉
股总动脉
腘动脉
胫前动脉
腓动脉
足背动脉

髂总动脉
髂内动脉

循阴股内廉，斜入
中，伏行髀骨内。

股浅动脉

下至内踝之后属而别

胫后静脉

其下者，至于少
阴之经，渗三阴

旋髂浅静脉
股静脉
股外侧浅静脉

腹壁浅浅静脉
阴部外静脉
大隐静脉
股内浅静脉

大隐静脉

▲ 图4-5　冲脉下端内侧支顺逆机制示意

下行，与肝脾直行者，以冲脉与之并行也"结构。当胫动脉到达膝盖关节位置时分成了胫前动脉、胫后动脉、腓动脉三个分支动脉，胫前动脉属于足阳明胃经，胫后动脉属于足少阴肾经，故肾胃两经在胫骨部位都是顺行冲脉，"以逆为顺"而循行，但到达胫骨末端时就发生了结构性的变化。胫前动脉虽然也有伴行的胫前静脉结构存在，但是前后胫动脉都是由上向下向足背动脉方向流动，而胫骨前侧又没有大的静脉干分布，胫前动脉血流到达足背动脉时，并未沿着大隐静脉分支到足背的静脉丛向胫后静脉回流，这样就导致了胫前动脉在足背动脉处的血流产生由前向后的流动，并向胫骨后侧主静脉靠拢，即出现了足阳明胃经"以顺为逆"的循行通路。换言之，足少阴肾经"以逆为顺"和足阳明胃经"以顺为逆"是机体下肢动静脉血流走向（图4-6）。

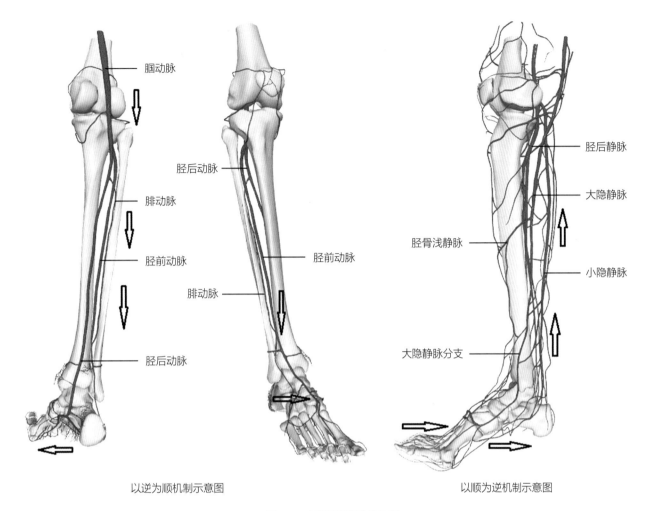

胭动脉

胫后动脉

腓动脉

胫前动脉

胫前动脉

胫后动脉

腓动脉

胫后静脉

大隐静脉

胫骨浅静脉

小隐静脉

大隐静脉分支

以逆为顺机制示意图　　　　　　　　　　以顺为逆机制示意图

▲ 图 4-6　冲脉下肢顺逆机示意

二、冲任督三脉顺逆结构机制

冲脉主体为胸主动脉和腹主动脉，其分支循行结构不单与肢体经脉关联形成"十二经之海"，还分布于胸腹腔壁之上，形成腹侧分支和背部分支。根据中医学理论，任冲督三脉同源于胞中，任督二脉经分布于腹背，冲脉也必须有分支通路与任督二脉相连，否则无法形成督脉阳经之海和任脉阴经之海的关联。

冲脉在腹背部的分支循环路径，在《针灸甲乙经》中载："冲脉任脉者，皆起于胞中，上循脊里，为经络之海。其浮而外者，循腹上行，会于咽喉，别而络口唇"。冲脉起于胞中，下出会阴，并在此分为三支：一支沿腹腔前壁，挟脐上行，

与足少阴经相并，散布于胸中，再向上行，经咽喉，环绕口唇；一支沿腹腔后壁，上行于脊柱内；一支出会阴，分别沿股内侧下行到足大趾间。这也是为大家熟悉的冲脉循行路线（图 4-7）。

从原文记载看，冲脉胸腹两个分支是从下肢分化支延伸而来，所以冲脉躯干部只有两个分支，"起于胞中，上循脊里，为经络之海"段为冲脉背侧支，"其浮而外者，循腹上行，会于咽喉，别而络口唇"段为冲脉腹侧支。讲到这里要特别提示，这里出现了如下几个必须解决的机制问题。其一，督脉在体腔壁背腹两侧都有分支经别通路，现在冲脉在体腔壁背腹两侧也出现了经别通路，而且按照循行分布路线对比后发现两者位置比较接近，那么冲督二脉在体腔壁背腹两侧出现的通路

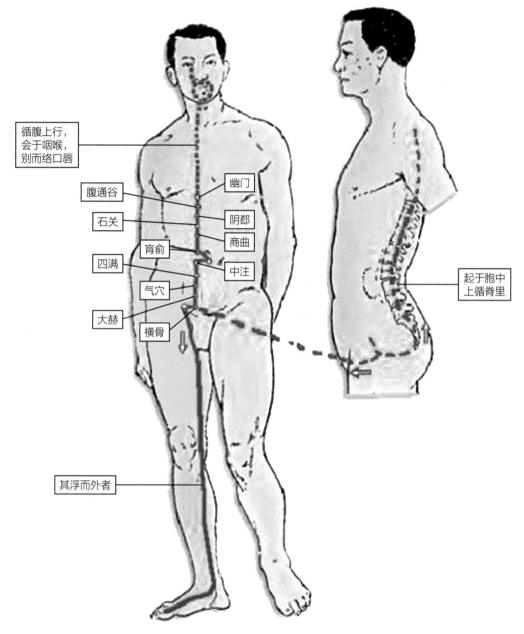

循腹上行，
会于咽喉，
别而络口唇

腹通谷

石关

肓俞

四满

气穴

大赫

幽门

阴郄

商曲

中注

横骨

其浮而外者

起于胞中
上循脊里

▲ 图 4-7　冲脉腹背支原经典记载

是同一结构还是两种结构？其二，冲脉在体腔壁背腹两侧出现的通路是对称的分布，那督脉体腔壁背腹两侧出现的通路是一条还是对称的两条？如果不能区分界定就会出现冲督二脉体腔壁背腹两侧通路重叠，从而就出现了机制混乱现象。

（一）冲任顺逆结构机制

"冲脉任脉者，皆起于胞中，上循脊里，为经络之海。"

"冲脉任脉者，皆起于胞中"，是说冲任二脉起点都与生殖系统相关。按照现代医学分析，腹主动脉分支中的肾上腺中动脉、精索动脉（女性卵巢动脉）、睾丸动脉（女性子宫阴道动脉）分支血管丛以及肾上腺和性腺属于胚胎中肾和后肾发育而来，都与生殖系统相关，故任冲二脉皆起于胞中，都与足少阴肾经相关。对女性而言，冲任二脉在胞中与子宫阴道动脉、腰部骶外动脉、阴部内动脉、臀上下动脉髂外动脉构成的动脉血管丛相关。

1. 冲脉 "起于胞中" 结构机制

（1）冲脉 "起于胞中" 结构机制：冲脉在盆腔腔内主要是由左右髂总动脉、髂外动脉、股动脉构成。

冲脉在胸腹腔内的分支是由腹主动脉分出的左右髂总动脉，沿腰大肌内侧下行至骶髂关节处，分为髂内动脉和髂外动脉。

髂外动脉是冲脉下行结构的主体，沿腰大肌内侧缘下降，经腹股沟韧带中点的深面至股前部；移行为股动脉，髂外动脉在腹股沟韧带的稍上方发出腹壁下动脉，进入腹直肌鞘，与腹壁上动脉交通并分布于腹直肌。此外，髂外动脉还发出旋髂深动脉，斜向外上行，分支营养髂嵴及邻近肌。

延续髂外动脉继续下行的是股动脉，即股动脉是髂外动脉的直接延续，是下肢动脉的主干，在股三角内下行，穿过收肌管后出收肌腱裂孔至腘窝，移行为腘动脉。在腹股沟韧带中点的稍下方，股动脉位置表浅，在活体上可摸到其搏动。

冲脉结构中腹主动脉以及分支髂总动脉、髂外动脉、股动脉结构在向上延伸的过程中，自上向下向生殖系统组织器官发出分支。

首先由肾上腺下动脉开始，肾属于肾动脉供应肾上腺的分支，发自肾动脉起始的上缘，上行供应肾上腺的下部。

肾上腺下动脉之下是肾动脉，属于腹主动脉供应肾脏的成对分支。在第一腰椎平面发自腹主动脉，沿腹后壁行向两侧，在肾门处分为前、后两支，经肾门入肾。

肾动脉之下是卵巢动脉，是腹主动脉供应卵巢的成对动脉分支。在肾动脉起始处的稍下方发自腹主动脉的前壁，沿腹后壁下行入骨盆，分布至卵巢和输卵管等结构。

最下部是阴部内动脉，在臀下动脉的前方下行，穿梨状肌下孔出骨盆，继经坐骨小孔至坐骨肛门窝，发出肛动脉、会阴动脉和阴茎动脉（阴蒂动脉），分布于肛门、会阴部和外生殖器。

阴部外动脉是自股动脉发出的2～3支动脉，向内经耻骨肌和长收肌的浅面，其分支穿出阔筋膜或筛筋膜，一些分支越过精索或子宫圆韧带，分部于阴阜附近的皮肤。

冲脉腹部段向生殖泌尿系统发出的分支结构机制，也就是冲脉 "起于胞中" 结构机制。因为肾脏和生殖系统与在胚胎阶段的中肾后肾是同源异构体，故冲脉 "起于胞中" 分支结构，即足少阴肾经循行通路（图 4-8）。

（2）冲脉伴行结构 "起于胞中" 结构机制："冲脉任脉者，皆起于胞中"，说明任脉和冲脉都起源于生殖系统。冲脉是机体最大的主动脉干（胸腹主动脉）及其分支动脉结构，它在胚胎阶段属于无氧血流动的最大通路，生理阶段是有氧血流动的最大主干，按照中医学所讲，它属于最大的荣气通路。那么 "冲脉任脉者，皆起于胞中" 中的冲脉是以什么结构同任脉并列呢？

①冲脉腹部段伴行结构：冲脉主体是胸主动和腹主动脉，与之伴行结构是上下腔静脉，冲脉下段腹主动脉与生殖系统相连形成动脉丛，同样具有伴行静脉丛和与生殖系统相连的静脉丛。冲脉这段伴行结构主要由下腔静脉、左右髂总静脉、股动脉、大隐静脉上段构成。

下腔静脉由左、右髂总静脉在第4或第5腰椎体右前方汇合而成，沿腹主动脉右侧和脊柱右前方上行，经肝的腔静脉沟，穿膈的腔静脉孔进入胸腔，再穿纤维心包注入右心房。下腔静脉的属支分壁支和脏支两种，多数与同名动脉伴行。

髂总静脉由髂外静脉和髂内静脉汇合而成。双侧髂总静脉伴髂总动脉上行至第5腰椎体右侧，汇合成下腔静脉。左髂总静脉长而倾斜，先沿左髂总动脉内侧，后沿右髂总动脉后方上行。右髂总静脉短而垂直，先行于右髂总动脉后方，后行于动脉外侧。髂总静脉接受髂腰静脉和骶外侧静脉，左髂总静脉还接受骶正中静脉。

股静脉为腘静脉向上的延续。起自收肌腱裂

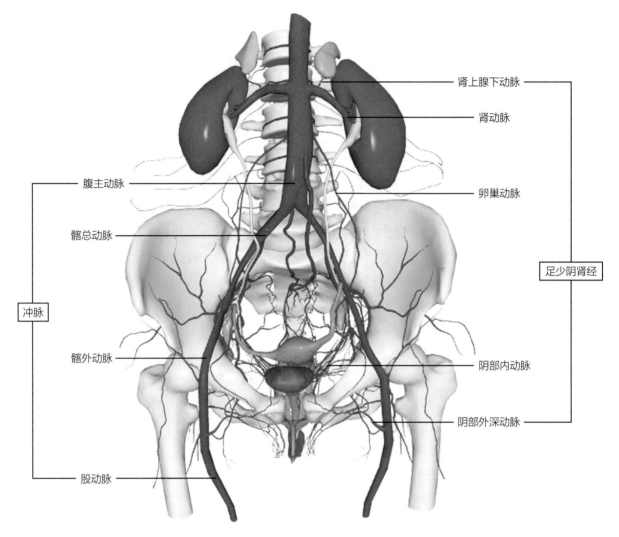

肾上腺下动脉

肾动脉

卵巢动脉

足少阴肾经

阴部内动脉

阴部外深动脉

腹主动脉

髂总动脉

冲脉

髂外动脉

股动脉

▲ 图 4-8　冲脉起于胞中结构机制示意

孔，与股动脉伴行，位于股动脉后方，逐渐转至动脉内侧，继而穿血管腔隙移行为髂外静脉。股静脉除收集大腿深部的静脉外，主要收纳大隐静脉的血液。

②肾经伴行通路结构机制：冲脉伴行下腔静脉向生殖泌尿器官发出的分支主要是肾上腺静脉、肾静脉、卵巢静脉、阴部外静脉、大隐静脉等，实际这一结构也就是足少阴肾经的伴行通路结构。

肾上腺静脉是从肾上腺门穿出，呈垂直方向下降，注入左肾静脉的血管。

卵巢静脉是卵巢动脉的伴行静脉。注入下腔静脉。

阴部外静脉是收纳外阴部的静脉。

大隐静脉腹部端指大隐静脉在注入股静脉之前接受的股内侧浅静脉、股外侧浅静脉、阴部外静脉、腹壁浅静脉和旋髂浅静脉这 5 条属支（图4-9）。

2. 任脉"起于胞中"结构机制　关于任脉循行分布部位在《素问·骨空论》中有所介绍，即"任脉者，起于中极之下，以上毛际，循腹里，上关元，至咽喉，上颐，循面，入目"，这段原文是讲述任脉的全部循行分布路线，任脉起源于中极穴之下，上行经过毛际再到腹部，再上行通过关元穴到咽喉，又上行至颐（下巴），循行于面部而入于目中。常规认为任脉是机体腹侧中轴线位置

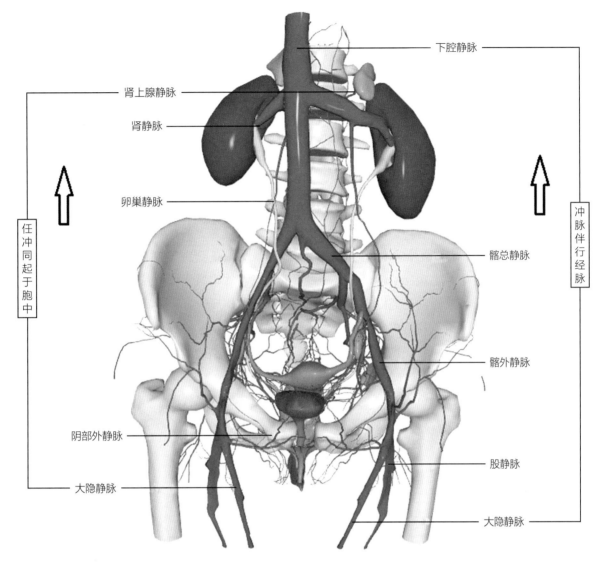

下腔静脉

肾上腺静脉

肾静脉

卵巢静脉

髂总静脉

髂外静脉

阴部外静脉

股静脉

大隐静脉

大隐静脉

任冲同起于胞中

冲脉伴行经脉

▲ 图 4-9　冲脉腹部伴行结构示意

自会阴穴到人中穴之间的一条经脉。《灵枢·经脉》讲："任脉之别，名曰尾翳。下鸠尾，散于腹。"换言之，任脉循行结构不是单纯机体体壁腹侧分布的一条体液流动经脉，而是从鸠尾穴位置开始向腹腔内的延伸分布结构。

冲脉伴行结构由下腔静脉、左右髂总静脉、股动脉、大隐静脉构成，与生殖系统组织器官连接的结构有肾上腺静脉、肾静脉、卵巢静脉、阴部外静脉、大隐静脉等，即主要是静脉血管与腹腔内生殖泌尿系统组织器官的连接结构。下腔静脉血管中的血流在生理阶段属于无氧血，而下腔静脉的无氧血是由分支静脉回流汇集而来。因

此，下腔静脉无氧血回流不但汇集腹腔内的静脉血流，而且汇集腹腔壁静脉和下肢静脉的血流。这样我们就要考虑冲脉伴行静脉结构与腹腔壁静脉、下肢静脉的血流之间关联结构，即"冲脉任脉者，皆起于胞中"的机制问题。

冲脉伴行结构是腹主动脉向腹腔壁发出的分支，由下向上依次是阴部外静脉、腹壁下静脉、腹壁浅静脉。

腹壁浅静脉比较丰富，在脐区，浅静脉细小，彼此吻合形成脐周围静脉网。在脐平面以上，浅静脉逐级汇合成较大的胸腹壁静脉，并经胸外侧静脉注入腋静脉；在脐平面以下，浅静脉经过腹

壁浅静脉或旋髂浅静脉汇入大隐静脉，再回流入股静脉。因此，腹壁的浅静脉构成了上、下腔静脉系统之间的吻合。

阴部外静脉由深浅两种静脉构成，收纳外阴部的静脉。

腹壁下静脉是腹壁下动脉的伴行静脉，向上与腹壁上静脉相连，在腹股沟韧带上方约1厘米处注入髂外静脉。

腹壁这几条血管都以左右对称形态分布于腹壁中轴线两侧，皆属于静脉血管，血流沿着这些静脉血管构成的血管丛，由体壁外向体壁内流动，最后汇集于下腔静脉之中，呈现回心运动。这一静脉血流由腹壁到下腔静脉之间的通路，即冲脉伴行结构向生殖泌尿系统组织器官出发出的分支结构，形成了体壁与生殖泌尿组织器官之间的吻合结构。这一结构即"冲脉任脉者，皆起于胞中"的结构。腹壁静脉血管带属于任脉结构，生殖泌尿器官之上的静脉血管属于肾经结构，下腔静脉

以及大动脉分支属于冲脉伴行结构。所以"冲脉任脉者，皆起于胞中"实际是任脉冲脉和肾经三种通路的交通机制。

腹部中轴线位置的腹壁静脉血管带属于任脉结构，但并不是说这一静脉血管丛就是任脉结构，因为同这一静脉带伴行的还有淋巴结构的存在，即腹壁浅淋巴管、腹股沟淋巴结、髂外淋巴结、腹股沟周浅淋巴群等。这些淋巴道中的淋巴液随着腹部静脉血液回流向腹腔内流动，首先经过生殖泌尿器官之上的淋巴道，然后上行到肾脏淋巴管，最后汇集到胸导管后并入下腔静脉。其中腹壁淋巴管结构属于任脉结构通路，生殖泌尿器官淋巴管结构属于肾经伴行结构通路，下腔静脉周围的淋巴管属于冲脉伴行结构通路，这三段淋巴管结构也是"冲脉任脉者，皆起于胞中"的主体结构（图4-10）。

通过上述现代医学分析，我们就可以总结任脉"起于胞中"的机制原理。

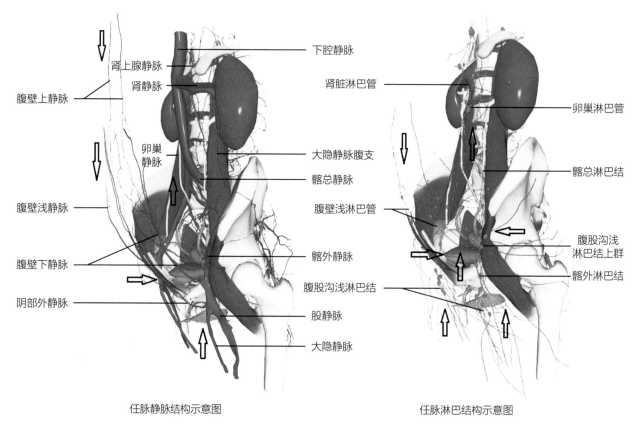

任脉静脉结构示意图　　　　　　　　任脉淋巴结构示意图

▲ 图 4-10　任脉起于胞中结构机制示意

其一，任脉"起于胞中"的结构不是独立存在，而是冲脉伴行结构中下腔静脉结构的一种延伸结构，由静脉和淋巴管构成，体液流动方向是由任脉向冲脉伴行经脉流动。

其二，任脉体液流动首先要经过肾经腹腔内结构，然后才能流入冲脉伴行通路中，故冲任二脉皆"起于胞中"。

其三，"冲脉任脉者，皆起于胞中"是由三段静脉和淋巴管构成，但是体液流动上具有统一性，也就是由任脉向女子胞（男性睾丸）流动，然后转入冲脉伴行结构，由此形成液体三脉的回心通路。

其四，冲脉属于动脉血管结构，与足少阴肾经交汇的腹主动脉是将有氧血流向生殖泌尿系统供血的结构；任脉属于静脉血液和淋巴液回流通路，"起于胞中"的部分是与肾经伴行通路和冲脉伴行的结构通路，而非肾经和冲脉的直接连接。

其五，所谓"冲脉任脉者，皆起于胞中"的结构实际是双重结构，任脉"起于胞中"指腹壁静脉淋巴液经女子胞（生殖泌尿）通路回流下腔静脉；冲脉"起于胞中"指腹主动脉向肾经结构通路和女子胞（生殖泌尿）提供有氧血。这两个结构通路近乎平行分布，但是体液流动方向正好相反，由此形成荣营经水体液在女子胞处（生殖泌尿）的体液循环。

其六，任脉"起于胞中"的结构主要将淋巴液回流到女子胞，淋巴液属于免疫体液，对女子胞具有免疫保护作用。冲脉"起于胞中"的结构主要是将有氧血流注到女子胞，有氧血对女子胞具有营养作用。故女子胞缺少任冲二脉的任何一种体液就会发生病变。《灵枢·五音五味》曰："冲脉任脉皆起于胞中，上循背里，为经络之海，其浮而外者，循腹右上行，会于咽喉，别而络唇口，血气盛则充肤热肉，血独盛者澹渗皮肤，生毫毛。今妇人之生有余于气，不足于血以其数脱血也，冲任之脉，不荣口唇，故须不生焉。"

（二）冲督二脉顺逆结构机制

1. 冲督同起胞中机制　"冲脉任脉者，皆起于胞中，上循脊里，为经络之海。"

"上循脊里，为经络之海"，是说冲脉有一分支与女子胞相连，然后向背侧骶骨位置分布，于背部与督脉吻合为一体，故认为冲督也"皆起于胞中"。

冲脉"起于胞中"指的是腹主动脉向生殖泌尿系统组织器官发出分化支形成的连接通路。生殖系统和泌尿系统组织器官是被包裹在腹腔内的组织器官，腹腔壁腹侧有任脉与女子胞的吻合结构，女子胞与胸腔背侧也有吻合结构，即冲脉"上循脊里"部分。

冲脉在腹部的结构有腹主动脉、左右髂总动脉、髂外动脉、股动脉，冲脉与女子胞的交通结构主要是肾上腺动脉、肾动脉、卵巢动脉、子宫动脉、阴部外深浅动脉等，女子胞不只是女子的子宫结构，而是指整个生殖系统和泌尿系统，中医学是以足少阴肾经论之，故在胞中，肾经是冲督二脉之间的吻合结构。

生殖系统、泌尿系统组织器官与体液流动结构之间的通路并不是独立的，而是与周围体壁结构的体液通路共构。冲脉自腹主动脉发出，与生殖泌尿组织器官交通，同时也向腹腔背侧发出分支，周围壁结构主要有骶正中动脉、髂腰动脉、臀上动脉、臀下动脉、会阴动脉等。

骶正中动脉发自腹主动脉分叉处的稍后上方，营养骶骨及其周围结构。

髂腰动脉发自后干，有 1～2 支，向外上进入腰大肌的深面，分布于髂肌和腰大肌等。

臀上动脉为后干的延续，向下经腰骶干和第 1 骶神经前支间，穿梨状肌上孔出盆腔至臀区，分支至臀部肌。

臀下动脉起自前干，多在第 2、3 骶神经之间，经梨状肌下孔穿出至臀部，分支营养下部臀肌和髋关节。

会阴动脉是阴部内动脉在坐骨肛门窝内的分支。穿入会阴浅隙，分为会阴横动脉和阴囊后支或阴唇后支。

这些动脉和生殖泌尿器官动脉一样，都是从腹主动脉分支而出，在盆腔部位向机体背侧腰骶部分布，与髓腔内外动脉丛发生吻合，即与冲脉在腰背部的分支结构吻合。因这一结构通过有生殖泌尿器官存在的盆腔结构，故认为冲督"皆起于胞中"（图4-11）。

2. 冲脉腹侧顺逆结构机制 "其浮而外者，循腹上行，会于咽喉，别而络口唇。"

这段原文描述了冲脉循行路，即冲脉沿腹腔前壁，挟脐上行，散布于胸中，再向上行，经咽喉，环绕口唇。其共分为三段，"其浮而外者"为下端，在下肢部近内侧部位；"循腹上行"为中段，分布于腹腔壁中轴线两侧部位；"会于咽喉，别而络口唇"为上段，分布于胸腔内壁到口鼻中轴线两侧部位。

冲脉以及分支都属于动脉血管结构，任脉起于胞中，是冲脉伴行结构中的下腔静脉向腹腔内的组织和腹壁结构发出的分支结构，属于静脉血管以及淋巴管结构。任脉在腹侧中轴线位置分布，只有淋巴液和静脉血回流，而无动脉血流吻合，缺少动脉血管结构的存在，任脉结构无法形成体液运动的闭合循环，故中医学提出了冲脉"其浮而外者，循腹上行，会于咽喉，别而络口唇"。从这段描述来看，冲脉与任脉的循行路径几乎重叠，如果不明白其机制很容易误解。

冲脉主体是胸腹主动脉结构，冲脉与女子胞的吻合结构属于冲脉下端的腹主动脉发出的分支。胸腹主动脉是一条脉管。不仅下部腹主动脉有"皆起于胞中，上循脊里"的分支结构存在，上部的胸主动脉也有分支结构存在，故冲脉"其浮而外者，循腹上行，会于咽喉，别而络口唇"，即胸腹主动脉也有向机体腹侧和胸腹壁的分支结构。

"其浮而外者，循腹上行"，按照现代医学分析，该结构属于左右腹壁浅动脉和左右腹壁下动脉构成的动脉血管丛。

腹壁浅动脉起自股动脉，越过腹股沟韧带内1/3交界处走向脐部。

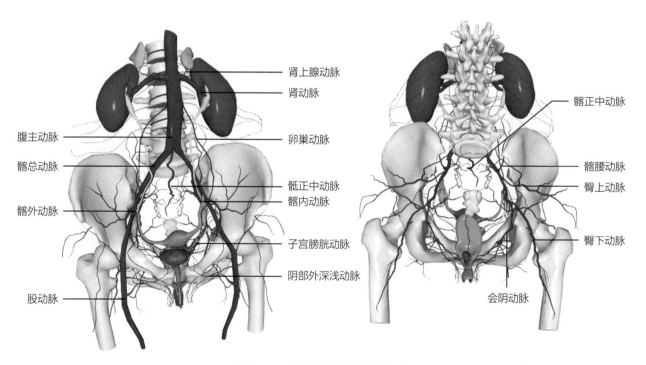

▲ 图4-11 冲督二脉同起胞中机制示意

腹壁下动脉在近腹股沟韧带中点稍内侧处发自髂外动脉，在腹股沟管深环内侧的腹膜外组织内斜向上内，穿腹横筋膜上行于腹直肌与腹直肌鞘后层之间，至脐平面附近与发自胸廓内动脉的腹壁上动脉吻合，并与肋间动脉的终支在腹直肌外侧缘吻合。

腹壁浅动脉和腹壁下动脉分布于腹腔壁中轴线两侧，血液方向是由股主动脉和髂外动脉分段处流向腹部。腹壁浅动脉与腹壁下动脉与任脉结构的腹壁浅静脉和腹壁下静脉形成伴行分布状态。

"会于咽喉，别而络口唇"，按照现代医学分析，该分段包括左右胸廓内动脉和颈总动脉向头面部的左右颈动脉、舌动脉、咽升动脉、面动脉构成的纵向动脉丛。这些动脉通路结构都是由胸主动脉上端的主动脉弓发出，故属于冲脉的分支结构。

胸廓内动脉起于锁骨下动脉的下面，椎动脉起点的相对侧，向下入胸腔，沿第1~6肋软骨后面（距胸骨外侧缘约1厘米）下降，分支布于胸前壁、心包、膈和乳房等处。胸廓内动脉行至第6肋间隙发出两终支，其中较大的终支为腹壁上动脉。该动脉为胸廓内动脉的直接延续，穿膈进入腹直肌鞘，在腹直肌的深面下行，到脐附近与腹壁下动脉吻合，分支营养腹直肌和腹膜。但要特别注意，胸廓内动脉血流方向是自上向下流动，而腹壁下动脉是自下向上运动，两种动脉血流相向而行，形成血流吻合。

"会于咽喉"的是由颈内动脉发出的左右舌动脉，左右舌下动脉等构成的动脉血管丛。

舌动脉舌背支起自舌动脉第二段的分支，通常为2~3个小血管，向上延伸至舌背部，为黏膜、腭舌弓、扁桃体、软腭和会厌供血，与对侧的舌背动脉吻合。

"别而络口唇"的是左右面动脉和左右面横动脉形成的血管丛。

面动脉约平下颌角处起始，向前经下颌下腺深面，于咬肌止点前缘绕过下颌骨下缘至面部，沿口角及鼻翼的外侧迂曲上行至内眦，易名为内眦动脉。面动脉分支布于下颌下腺、面部和腭扁桃体等。

面横动脉是颞浅动脉供应面部的分支，在腮腺和颧弓之间，发自颞浅动脉的前壁，沿咬肌表面前行，营养腮腺和邻近的表情肌。

根据上述分析，我们就可以总结冲脉在机体腹侧部体表分布的结构，"其浮而外者，循腹上行，会于咽喉，别而络口唇"，表明该部分冲脉实际是由三段构成。其一，腹壁段是由腹壁下动脉构成，血流反向自下向上流动与来自胸部的胸廓内动脉血流吻合，属于冲脉下端腹主动脉分流而来。其二，胸壁段由胸廓内动脉而来，胸廓内动脉血流方向是自胸部主动脉弓而出，经锁骨下动脉向胸壁腹侧分布，血流方向是自上向下流动与腹壁下动脉血流吻合。其三，颈面部段由左右面动脉和左右面横动脉血管构成，是由主动脉弓而出，经颈总动脉和颈内动脉上行与头面部为之冲脉头面部分支段。三个分段结构构成了冲脉分支在头面部、胸壁部和腹壁部的结构关联，同时也完成了冲脉和任脉两种不同体液通路之间的结构关联，即冲脉这一段的分支也是任脉通路的伴行结构（图4-12）。

三、冲脉与"肾者，胃之关也"机制

（一）胚胎供血与手足太阳经发生发育机制

人体胚胎早期组织分化发育是以卵黄囊供血为主，卵黄囊动静脉从胚体腹侧中段中肠蒂位置向胚体前后和背侧延伸分化，与胚胎自身发育的动静脉发生吻合。卵黄静脉关联心脏后与前后主静脉连为一体，卵黄动脉连接到背主动脉，由此完成胚胎最初的动静脉血液循环闭合通路。由于卵黄静脉中流动的是有氧血，腹侧向背侧沿前后主静脉流动，中医学将这种静脉有氧血流动称之为经脉顺行；背主动脉中流动是无氧血流，无氧血流由背侧沿卵黄囊动脉向卵黄囊回流，中医学

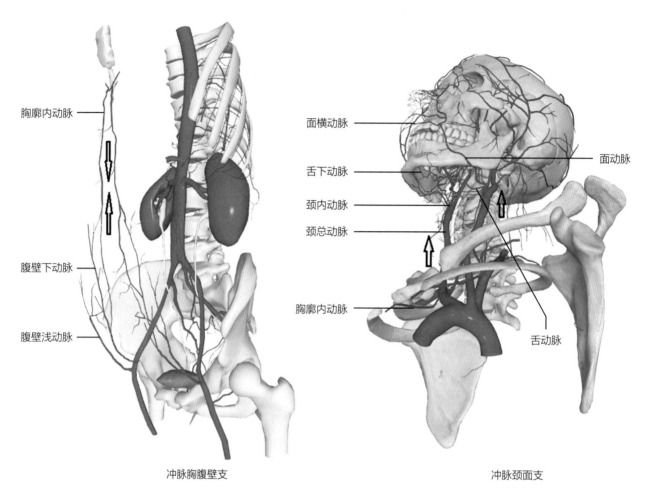

胸廓内动脉

腹壁下动脉

腹壁浅动脉

面横动脉

舌下动脉

颈内动脉

颈总动脉

胸廓内动脉

面动脉

舌动脉

冲脉胸腹壁支

冲脉颈面支

▲ 图 4-12　冲脉体壁腹侧支结构机制示意

将这种动脉无氧血流动称之为经脉逆行。用现代医学分析中医学这种经脉顺逆原理，实际就是机体动脉血流相向而行机制。

当卵黄囊供血被脐带供血替代后，脐带结构连接到胚胎后端尿囊之上，从发育顺序上看胚体动静脉血流丛呈现两个血流中心。

1.卵黄囊血流中心　卵黄囊动静脉从中肠位置发出连接胚胎动静脉结构，卵黄囊静脉连接心脏后将血流灌注到前后主静脉，形成胚胎有氧血供应。卵黄囊静脉向背部分化连接到背主动脉，背主动脉前后端无氧血经卵黄动脉回流到卵黄囊，形成胚胎无氧血回流。胚体血液循环围绕卵黄囊展开，卵黄囊蒂连接位置为中肠，就是后来的小肠结构，故卵黄囊动脉连接背主动脉的吻合

结构就是最初的手太阳小肠经。因卵黄动脉从背主动脉中间吻合，动脉血前后相向回流到卵黄脉，这时的手太阳小肠经是前后两条分布于背主动脉（督脉）两侧。

2.脐带血流中心　脐带动静脉从后肠尿囊位置发出，连接胚胎动静脉结构，胚体血流循环围绕脐带展开。在胚胎两个血流中心转换的过程中，卵黄囊蒂所在位置（中肠）就是后来的小肠结构，脐带所在位置尿囊就是后来的膀胱，卵黄囊供血被背脐带供血替代，即供血中心由小肠部位转移到了膀胱部位。脐带结构出现后，脐静脉有氧血从尿囊位置发出，经肝原基前行分化连接到心脏与前后主静脉吻合为一体，这就是脐带结构最早有氧血供应。背主动脉血流由于卵黄动脉被脐动

脉替代而消失，背主动脉血流不再前后相向汇集沿卵黄动脉回流，而是自前向后流动，经脐动脉回流入母体之中，故卵黄囊供血阶段形成的后段，手太阳小肠经变成了足太阳膀胱经，前段仍然称之为手太阳小肠经，用于区分两个胚胎供血中心转移过程中经脉的发育重构机制（图4-13）。

手足太阳两经都是由背主动脉而来，但不是背主动脉，而是由背主动脉在胚体背腹内卷和前后内旋过程中分化分布于背主动脉两侧的动脉血管。背主动脉也就是中医学中督脉正经部分，手足太阳经分布循行于背主动脉两侧，即督脉最初统会的阳经。又因两条经脉都是起源于背主动脉，故而前端在头部组织关联吻合，即《灵枢·卫气》中所讲的标本机制。前端手太阳小肠经者"手太阳之本，在外踝之后，标在命门之上一寸也"，即手太阳经脉之本，在手外踝之后的养老穴，其标在命门的睛明穴上一寸处。后端足太阳膀胱经者"足太阳之本，在跟以上五寸中，标在两络命门。命门者，目也"，即足太阳经脉之本，在足跟以上五寸处，其标在左右两络命门的睛明穴。命门，指眼。手足太阳经之标皆起于"命门者，目也"，

所谓"命门者，目也"即胚胎期最早的头部感觉器官"眼点"，因脐静脉前行经过肝脏连接前后主静脉，有氧血最初到达的位置是眼点，故而称之为"命门者，目也"。

（二）冲脉"肾者，胃之关也"发生发育机制

卵黄囊供血时间非常短，很快就被脐带供血替代。脐带供血结构是通过脐动静脉结构将胚体脉管和母体脉管连接起来，利用母体有氧血液滋养胚胎组织器官，提供生长发育所需营养。这种胚胎供血机制比卵黄囊供血机制先进很多，脐带对胚体有氧血供应是靠脐静脉传输实现的，脐静脉由胚体后端尿囊位置开始向前分化，经肝脏原基后继续向前分化连接到心脏与前后主静脉吻合为一体；脐动脉则从尿囊位置开始向背侧后端连接到背主动脉后端。

由于胚体供血机制由前端中肠位置的卵黄囊结构向后端尿囊位置的脐带结构转换，导致胚胎在组织前后内旋和背腹内卷发育运动中出现一条纵贯胚胎前后的大动脉血管，也就是由背主动脉前端的动脉弓发出的胸主动脉和背主

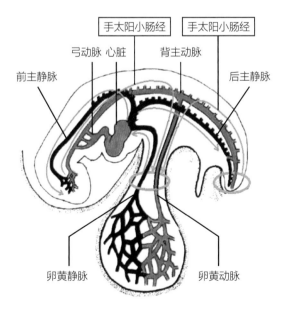

卵黄囊供血阶段

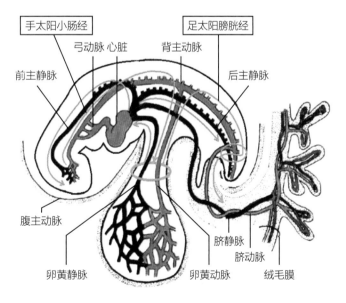

脐带供血阶段

▲ 图 4-13 手足太阳经发生发育机制示意

动脉，按照中医理论分析，即出现冲脉主体结构；同时背主动脉随着冲脉胸腹主动脉的分化发育，也由背侧向腹侧发生分支重构，即督脉由正经向经别结构延伸分化发育。

1. 胚体前端　在胚体出现冲脉胸腹主动脉和背主动脉发生分化重构的同时，卵黄囊蒂被卷入体腔内部的中肠位置，形成中肠与胎心的连接通路，即中医学所讲心与小肠表里结构的出现，在心和小肠之间是胃结构，胸主动脉分支结构首先吻合到胃结构之上，也就是冲脉和胃经最早关联结构出现，即明·王九思《难经集注·奇经八脉第三》中所讲"冲脉起于气冲并足阳明之内"。同时冲脉从主动脉弓位置开始延伸分化向头面部颈总动脉、口咽动脉，也就是冲脉胃经上端部、面部吻合结构出现，即《针灸甲乙经》所讲冲脉"会于咽喉，别而络口唇"。

2. 胚体后端　脐动脉分化发育首先连接背主动脉后端，当腹主动脉出现时也发生结构关联。腹主动脉和背主动脉发生结构吻合也就是冲脉背侧支结构出现，即《针灸甲乙经》所讲"冲脉任脉者，皆起于胞中，上循脊里，为经络之海"。同时腹主动脉的肾动脉支和精索动脉支从前向后分化发育，经盆腔部位一直延伸分化发育到下肢部位，也就是冲脉与肾经最早关联结构出现，即《灵枢·逆顺肥瘦》中所讲"其下者，并于少阴之经，渗三阴"的结构。

胸主动脉和腹主动脉是冲脉正经，正经最早出现四支经别结构，四支经别结构受到胚体前后内旋和背腹内卷发育带动，在分布位置上不但出现前后分化规律，而且出现了内外分布规律。

由于胚胎阶段动脉血管中流动的是无氧血，胸腹主动脉结构分化发育必须向有氧血来源的脐静脉靠近，前端向头部发出的分支是向前主静脉靠近分化的颈总动脉，与前主静脉头部结构发生结构关联吻合形成动静脉闭合。后端向背部分支是向后主静脉靠近分化的左右髂中动脉，胸腹主动脉在胚体前后形成的分支动脉结

构也就是冲脉与任督二脉结构的雏形。前端是后来任脉经正部分的发育起点，后端是督脉经正部分的发育起点，这也就是冲脉前后分化规律。

当胸腹主动脉前后向头尾部分化发育时，胚胎背腹内卷化运动还没有完成左右对接结构。此时胸腹主动脉开始向脏腑分化发育，前端由胸主动脉向胃腑发出分支，向早期卵黄囊静脉血管丛靠近发生动静脉关联吻合，即胃主动脉结构出现；后端由腹主动脉向腰骶部发出分支，向后主静脉靠近发生动静脉关联吻合，即肾主动脉结构形成。因为胸腹主动脉血流是自前向后流动，首先到达胃动脉，然后到达后端肾动脉，而肾脏具有重吸收功能，故形成了动脉血流起于胃而终于肾的机制。这在中医学中称为"肾者，胃之关也"，《素问·水热穴论》中对此有所讲解。

黄帝问曰：少阴何以主肾？肾何以主水？岐伯对曰：肾者，至阴也，至阴者，盛水也。肺者，太阴也，少阴者，冬脉也，故其本在肾，其末在肺，皆积水也。帝曰：肾何以能聚水而生病？岐伯曰：肾者，胃之关也，关门不利，故聚水而从其类也。上下溢于皮肤，故为胕肿，胕肿者，聚水而生病也。

这段原文首先提出一个疑问，"少阴何以主肾？肾何以主水"，现代医学对这一提问在作用机制上已经很清楚。肾脏属于泌尿器官，具有生成尿液和重吸收功能，对于全身体液运动具有调节作用，故肾主水。

中医学认为肾脏对体液主导调节作用，并非单纯以肾脏泌尿功能论，而是立足肾肺连带功能而言，即"肾者，至阴也，至阴者，盛水也。肺者，太阴也，少阴者，冬脉也，故其本在肾，其末在肺，皆积水也"。胸腹主动脉结构中，上端起源于背部主动脉的弓动脉。弓动脉后来发育成主动脉弓，即冲脉主体结构的最前端，主要功能是传输心肺循环中的有氧血到达胸腹主动脉，而有氧血来自

于肺脏，故中医学将主动脉弓与肺脏联系起来。胸主动脉血流自前上向后下流动到肾脏，肾脏泌尿功能中的重吸收功能导致体液回流，也就是冲脉主体端体液流动结束，故中医学将主动脉弓与肾脏联系。"肾者，至阴也，至阴者，盛水也"，肾脏重吸收的体液是顺下腔静脉回流入心，入心后并入肺循环，故原文言"肺者，太阴也，少阴者，冬脉也，故其本在肾，其末在肺，皆积水也"。按照现代医学分析，实际是体循环和肺循环连接。与现代医学有所不同，中医学是以冲脉的胸腹腔主动脉为主体参照物来观察肺循环和体循环动静脉闭合，肺循环连接冲脉上端胸主动脉，故而从肺；体循环连接冲脉下端腹主动脉，故而从肾；肺循环和体循环以冲脉伴行的前后主静脉（上下腔主静脉）连为一体，故认为"其本在肾，其末在肺，皆积水也"。

肺肾者体液循环之本末，肺肾为脏不为腑，体液从何而来？不知体液之源，如何能知体液循环之本末？故原文又提出疑问"肾何以能聚水而生病"。肺肾者水液之本末，而水液来自胃腑所纳水谷，胃为水液之源，故"肾者，胃之关也，关门不利，故聚水而从其类也"。然而此处不能理解为水喝多了就会因肾能聚水而生病，而是"肾者，胃之关也，关门不利"导致"上下溢于皮肤，故为胕肿，胕肿者，聚水而生病也"病理现象出现，也就是其水液在人体上下泛溢于皮肤，才形成浮肿。浮肿的成因，就是水液积聚。心肺之间形成的肺循环和体循环的循环机制，用现代医学可以解析。但是为什么浮肿症与胃相关，会出现"上下溢于皮肤，故为胕肿，胕肿者，聚水而生病也"的现象呢？

胸腹主动脉在胚胎发生发育过程中，胸主动脉首先发出一分支胃主动脉，也就是卵黄静脉和心脏之间的动脉结构，后来在胚胎背腹内卷发育过程中形成纵贯机体背侧到下肢的最长经脉，即足阳明胃经（胸廓内动脉、腹壁上下动脉、股动脉、胫动脉）。胸腹主动脉血流自前向后流动，首先

经过胃经，然后下行到达膀胱经，当膀胱经体液流动不畅受阻时，体液就会沿着膀胱经上行于头背部，沿着足阳明胃经上行于足腹部，同时出现背腹部位水肿现象，也就是"肾者，胃之关也，关门不利，故聚水而从其类也"的机制所在。

所谓"肾者，胃之关也"，并非单纯指胃经和肾经之间的关联，而是指脾经和肾经之间的关联。浮肿现象的出现，与两经有关。胃为腑，经脉属于阳经；肾为脏，经脉属于阴经，二者之间如何能够形成结构的病理关联呢？

帝曰：诸水皆生于肾乎？岐伯曰：肾者，牝脏也，地气上者属于肾，而生水液也，故曰至阴。勇而劳甚则肾汗出，肾汗出逢于风，内不得入于脏腑，外不得越于皮肤，客于玄府，行于皮里，传为胕肿，本之于肾，名曰风水。所谓玄府者，汗空也。

腹主动脉在向胃部发出胃动脉分支时，伴随着由后主静脉分化发育出脾静脉，由此产生了"太阴阳明为表里，脾胃脉也"的结构。腹主动脉向膀胱部发出膀胱分支动脉时，伴随着后主静脉后端分化发育出肾静脉。即冲脉分化发育出胃和膀胱两条经脉，进入生理阶段，胃经和膀胱经两条分支都属于阳性荣道，将荣气由内脏腑向外传输到达体表。同时冲脉伴行结构上下腔静脉向脾肾发出前后伴行经脉，进入生理阶段，脾经和肾经都属于阴性营道，将体表营气由外向内引流回脏腑。因此形成机体荣营在脏腑和体表之间的两种内外交通的闭合通路。胃经和脾经之间的荣营交通路径主要分布于机体上端，膀胱经和肾经之间的荣卫交通路径主要分布于机体下端，由此形成荣营在机体前后交通闭合通路。由于冲脉胸腹主动脉血流是自前向后流动，到肾膀胱位置终止回流，故肾脏和膀胱之间形成的荣卫通路是体液内外交通的主体，即原文所言"肾者，牝脏也，地气上者属于肾，而生水液也，故曰至阴"。而肾脏

与膀胱相表里，膀胱经外行主表，肾经内行主里，当体表受寒汗孔收缩荣气郁结时，首先引起肾经营血回流受阻，出现皮水症，即"勇而劳甚则肾汗出，肾汗出逢于风，内不得入于脏腑，外不得越于皮肤，客于玄府，行于皮里，传为胕肿，本之于肾，名曰风水。所谓玄府者，汗空也"。故皮水症者非为膀胱经体液瘀积而成，实乃肾经营血回流受阻而成。

皮水症出现时，还应分清是由肾引起还是肺引起，皮水症初期是冲脉下端肾膀胱荣营不通引起，不可立足肺主皮脉而论，故对皮水症诊疗，《素问·水热穴论》讲："肾俞五十七穴，积阴之所聚也，水所从出入也。尻上五行，行五者，此肾俞。故水病下为胕肿，大腹，上为喘呼不得卧者，标本俱病。故肺为喘呼，肾为水肿，肺为逆不得卧，分为相输俱受者，水气之所留也。伏菟上各二行，行五者，此肾之街也。三阴之所交结于脚。踝上各一行，行六者，此肾脉之下行也，名曰太冲。凡五十七穴者，皆脏之阴络，水之所客也。"译义为肾俞五十七个穴位，是阴气所积聚的地方，也是水液从此出入的地方。尾骨之上有五行，每行五个穴位（指督脉的脊中、悬枢、命门、腰俞、长强五穴；足太阳膀胱经的大肠俞、小肠俞、膀胱俞、中膂俞、白环俞穴和胃仓、肓门、志室、胞肓、秩边穴，左右二十穴）。水病表现在下部则为浮肿、腹部胀大，表现在上部为呼吸喘急、不能平卧，这是肺与肾标本同病。所以肺病表现为呼吸喘急，肾病表现为水肿，肺病还表现为气逆，不得平卧；肺病与肾病的表现各不相同，但二者之间相互影响着。肺、肾都发生了病变，是由于水气停留于两脏。伏兔上方各有两行，每行五个穴位（指足少阴肾经的中注、四满、气穴、大赫、横骨穴；足阳明膀胱经的外陵、大巨、水道、归来、气冲穴，二经左右共二十穴），它们构成肾气循行的重要道路。足三阴经交结在脚上。足内踝上方各有一行，每行六个穴位（指照海、水泉、大钟、太溪、然谷、涌泉穴，左右

共十二个穴位），它们构成肾的经脉下行于脚的通路。以上共五十七个穴位，都藏在阴经之中，也是水液容易停聚的地方。

肾经和膀胱经体液通路中的体液发生郁结导致体表水肿症出现，久治不愈就会上行累及脾胃经内外通路，导致体液郁结。《素问·太阴阳明论》说脾胃者"阴受之。阳受之则入六腑，阴受之则入五脏。入六腑则身热不时卧，上为喘呼；入五脏则瞋满闭塞，下为飧泄，久为肠澼。"即由皮水症转成脏腑水肿症；又说："足太阴者三阴也，其脉贯胃，属脾，络溢，故太阴为之行气于三阴。阳明者表也，五脏六腑之海也，亦为之行气于三阳。脏腑各因其经而受气于阳明，故为胃行其津液。"也就是由脏腑水肿症转化成全身性水肿症即冲脉肾膀胱分支通路不通，导致冲脉前端脾胃分支通路体液瘀积。故对脾胃水肿症诊疗，《素问·水热穴论》讲："头上五行，行五者，以越诸阳之热逆也。大杼、膺俞、缺盆、背俞，此八者，以泻胸中之热也。气街、三里、巨虚上下廉，此八者，以泻胃中之热也。云门、髃骨、委中、髓空，此八者，以泻四肢之热也。五脏俞旁五，此十者，以泻五脏之热也。凡此五十九穴者，皆热之左右也。"译义为头上有五行，每行五个穴位（中间为督脉的上星、囟会、前顶、百会、后顶穴，次两旁为足太阳膀胱经的五处、承光、通天、络却、玉枕穴，又次两旁为足少阳胆经的头临泣、目窗、正营、承灵、脑空穴），共二十五穴，能泄越诸阳经上逆的热邪。大杼、膺俞、缺盆、背俞（风门穴的别称）左右共八个穴位，可以泄除胸中的热邪。气冲、三里、上巨虚、下巨虚左右共八个穴位，可以泄出胃中的热邪。云门、肩髃、委中、髓空（悬钟的别称）左右共八个穴位，可以泄出四肢的热邪。五脏的俞穴在脊椎的两旁各五个（指魄户、神堂、魂门、意舍、志室穴），左右共十穴，是泄五脏之热的腧穴。以上共五十九个穴位，都是治疗热病的腧穴。综上所述，冲脉下端膀胱肾脏皮水症累及冲脉上端的脾胃水肿症。

"肾者，胃之关也"原理并非单纯指肾胃之间体液流动不畅所致，而是指冲脉上端脾胃荣营交通支和冲脉下端肾膀胱荣营交通支不能上下内外交通。冲脉主干胸腹主动脉在胚胎发育过程中，体腔内只要分化发育出前后两个荣营交通支，前端荣营脾胃二脉交通支，通于《素问·六节藏象论》所讲"五味入口，藏于肠胃，味有所藏，以养五气，气和而生，津液相成，神乃自生"的结构；后端荣营交通支为膀胱肾二经交通支，通于《素问·六节藏象论》所讲"五气入鼻，藏于心肺，上使五色修明，音声能彰"的结构。冲脉脾胃和肝肾两个交通支的发育完成了机体"天食人以五气"和"地食人以五味"机体内部的通路交通结构，即"天食人以五气"下通于肾经和膀胱经，"地食人以五味"下通于脾经和胃经。故肾经和膀胱经交通不畅出现皮水症，即"肾者，胃之关也，关门不利"；皮水症内传于脾胃经不畅出现全身水肿，即"上下溢于皮肤，故为胕肿，胕肿者，聚水而生病也"。

现代医学分析，从胚胎阶段转入生理阶段，静脉血由有氧血转变为无氧血，动脉无氧血变为了有氧血流，由于腹主动脉的肾膀胱动脉血管分支血流不畅，导致机体下腔静脉回流受阻，出现初期的水肿症；下腔静脉回流受阻，久治不愈就会累及肝门静脉回流受阻，由此引起体腔内积水，即脾胃水肿症，继续加重累及心肺循环病变，出现危症心肺水肿症。中医学认为，这是因为膀胱肾二经关门不利，上传脾胃积水，最后累及口鼻头部水肿即"肾者，胃之关也，关门不利，故聚水而从其类也"的机制（图 4-14）。

四、冲脉与"三脉动输"分化发育机制

人体胚胎在背腹内卷和前后内旋分化发育运动中，逐渐发育成夹壁形中空管状结构，也就是真体腔结构。真体腔结构是由内侧中胚层和内胚层共同构成腔壁，人体胚胎真体腔结构内的脏器也是由内胚层和中胚层构成，肝肺和

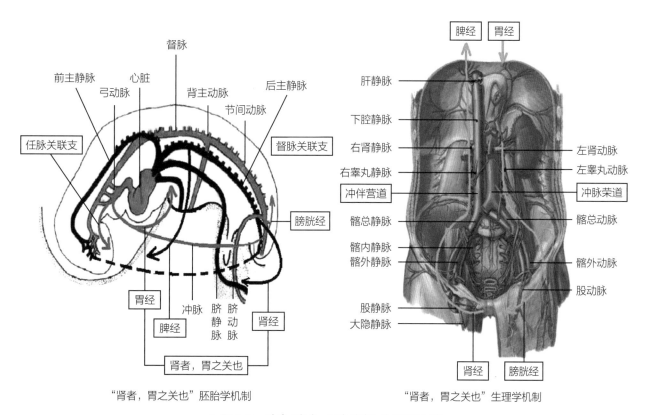

"肾者，胃之关也"胚胎学机制　　　　"肾者，胃之关也"生理学机制

▲ 图 4-14　冲脉"肾者，胃之关也"分化机制示意

消化道、泌尿道组织脏器由内胚层分化发育而来，心脾肾以及体腔内浆膜层结构由中胚层分化发育而来。体腔内的这些组织脏器在分化发育过程中需要大量的有氧血供应营养，前后主静脉需要承担大量来自母体的有氧血传输，这加重了动脉回流的负担，胚体需要在体腔内形成新的动脉血管来承担血液回流的负荷，于是出现了胸腹主动脉结构。胸腹主动脉发出的很多分支结构与体腔内组织器官吻合，将脏器新陈代谢中产生的非营养物质转运出胚体，由此保证胚胎组织器官的正常分化发育。出生后的生理阶段，胸腹主动脉成为机体最大的有氧血流传输通道，纵贯于体腔之内，故传统医学称之为"冲脉"，冲者要冲之意。

冲脉结构分化发育于体腔之内，首先需要将胚胎体腔内最重要的脏腑器官连接起来，然后再逐渐连接次要的脏器，因此体腔内脏腑器官分化发育时间轴上具有先后属性。

其一，胚胎前后两个供血结构卵黄囊和脐带结构都是在内胚层原肠胚分化而来，胃是原肠腔发育的最大器官，冲脉分支分化发育首先要与胃结构关联吻合，由此保证机体组织器官分化获得血流营养供应。

其二，无论卵黄囊供血还是脐带供血，都是以动静脉结构与胚体动静脉形成关联结构来实现的。这是因为机体组织分化发育既需要有氧血供应，又需要将组织细胞新陈代谢中产生的废弃物排出体外。在胚胎阶段脐静脉向机体提供有氧血，脐动脉将机体废弃物转运出机体，由此实现胚体体液的新陈代谢过程，这一过程是通过母体完成的，非胚体自身新陈代谢功能。但是胚体发育要为发育成熟进入生理阶段做好机体自身体液新陈代谢功能的准备，于是冲脉向肺脏分化支体腔开始分化发育。

其三，在胚体脐带供血阶段，体液新陈代谢功能是通过动静脉与母体血流通道连接来实现的。脐动脉将无氧血转运到母体后，通过母体肾脏泌尿功能将废弃体液排出体外，而胚胎发育要想独立存在也必须具有肾脏的泌尿功能，于是冲脉向肾脏分化支体腔开始分化发育。

胚胎阶段的胚体自身的动脉无氧血运动起源于胎心，而出胎心首先经过的是主动脉弓，由于需要将动脉无氧血转运出胚体，而脐动脉出于胚体腹侧后端，故从胎心分化发育而出的主动脉弓由前向后逐渐靠近脐动脉分化发育，胸腹主动脉首先发出分支与肺胃肾脏连接起来，由此完成体腔内脏腑无氧血向母体转归的最早脉管通路。当机体进入生理阶段后，动脉血管中的血流由无氧血变为有氧血，由胸腹主动脉发出的这三条分支血管也就成为机体组织器官获得有氧血供应的最重要通路，这就是《灵枢·经别》中所讲的"三脉动输"原理。

（一）冲脉与手太阴肺经动输机制

1.肺经动输发生发育机制　关于手太阴肺经动输，《灵枢·动输》中有记载如下。

黄帝曰：经脉十二，而手太阴、足少阴、阳明，独动不休，何也？岐伯曰：是明胃脉也。胃为五脏六腑之海，其清气上注于肺，肺气从太阴而行之，其行也，以息往来，故人一呼，脉再动，一吸脉亦再动，呼吸不已，故动而不止。黄帝曰：气之过于寸口也，上十焉息，下八焉伏，何道从还？不知其极。岐伯曰：气之离脏也，卒然如弓弩之发，如水之下岸，上于鱼以反衰，其余气衰散以逆上，故其行微。"

"经脉十二，而手太阴、足少阴、阳明，独动不休，何也"，原文首先提出一个问题，即在附肢十二正经之中，为什么唯独有手太阴、足少阴、足阳明三经可以从机体体表触摸到经脉循行的脉动变化，而剩下的九条经脉于体表触摸不到脉动的变化呢？

"胃为五脏六腑之海，其清气上注于肺，肺

气从太阴而行之，其行也，以息往来，故人一呼，脉再动，一吸脉亦再动，呼吸不已，故动而不止。以息往来，故人一呼，脉再动，一吸脉亦再动，呼吸不已，故动而不止。"为什么手太阴肺经会随呼吸而出现脉动（寸口脉），原文说是因为"胃为五脏六腑之海，其清气上注于肺，肺气从太阴而行之"，换言之，手太阴肺经所处的上肢桡动脉的寸口脉动源于胃经气血流动。桡动脉血管上端是锁骨下动脉，而锁骨下动脉直接来源于主动脉弓，为何说与胃相关呢？

人体胚胎阶段内胚层分化发育首先从呼吸消化同源开始，故大多数器官都由原始消化管分化而成。肺脏的出现是在胚胎第4周时，原始咽的尾端底壁正中出现一纵行浅沟，称喉气管沟。此沟逐渐加深，并从其尾端开始愈合，愈合过程向头端推移，最后形成一个长形盲囊，称气管憩室，它是喉、气管、支气管和肺的原基。在呼吸系统组织器官原基分化过程中，主动脉弓延伸分化动脉与之发生吻合，形成肺动脉结构。在肺动脉分化发育过程中，主动弓同时向上肢分化发育出锁骨下动脉及其分支动脉丛。桡动脉属于锁骨下动脉延伸最平直的动脉血管，在生理阶段，桡动脉血液流动情况就可以体现出主动脉弓血流变化情况，桡动脉分布路线就是中医学中所讲的手太阴肺经路线，故通过桡动脉寸口脉诊就可以知道肺脏血流的变化情况，即原文所言"黄帝曰：气之过于寸口也，上十焉息，下八焉伏，何道从还？不知其极。岐伯曰：气之离脏也，卒然如弓弩之发，如水之下岸，上于鱼以反衰，其余气衰散以逆上，故其行微"。这也就是原文所讲手太阴肺经动输的机制（图4-15）。

2. 肺经动输生理结构定位

（1）手太阴肺经胸颈分段：手太阴肺经起源胚层原肠胚前端，是胸主动脉向原肠腔前端口咽、食管、肺部和胃部发出的分化动脉血管丛。《灵枢·经别》记载："手太阴之正,别入渊腋少阴之前,

入走肺，散之太阳，上出缺盆，循喉咙，复合阳明，此六合也。"

根据现代医学分析，肺经这一部分分为三个分支。其一，"手太阴之正，别入渊腋少阴之前"属于胸壁膈肌分支，包括锁骨下动脉、腋下动脉、肩胛下动脉、膈上动脉等供应胸腔壁和呼吸肌动脉血管丛。其二，"入走肺"属于肺内动脉丛，主要由肺上动脉、肺下动脉及其细化分支而构成。其三，"散之太阳，上出缺盆，循喉咙，复合阳明"属于颈部前后动脉血管丛，颈后部由颈深动脉、枕动脉降支、肩胛背动脉、椎动脉构成；颈前部由颈动脉、喉咽动脉构成（图4-16）。

（2）肺经肢体分段与寸口动输机制：原肠胚肺芽是向体腔内分化发育，当与心脏分化吻合成肺循环时，动脉血经弓动脉向外流动，弓动脉演变为主动脉弓，主动脉弓向上肢发出锁骨下动脉干。其中锁骨下动脉向上肢远端延伸分化发出臂深动脉、肱动脉、尺动脉、桡动脉、骨间动脉。肺经胸腔段沿着锁骨下动脉到达肘下，沿桡动脉分布到手掌部拇指和食指内侧一线，组成肺经的外分部分。但是《灵枢·经脉》中肺经循行路线并非如此简单，内部下络大肠上通肺脏外走桡动脉有很长的一条循行路线，即"肺手太阴之脉，起于中焦，下络大肠，还循胃口，上膈属肺，从肺系横出腋下，下循臑内，行少阴心主之前，下肘中，循臂内上骨下廉入寸口，上鱼，循鱼际，出大指之端；其支者，从腕后直出次指内廉出其端。"根据上述原文，肺经分布通路可以分为两个分段。

①肺经大肠连接段，即"肺手太阴之脉，起于中焦，下络大肠"。

按照现代医学分析，腹主动脉上端分化向膈肌发出的膈下动脉和胃网膜左动脉支，因为膈下动脉和膈上动脉都属于呼吸肌、膈肌的动脉血管，故隶属于肺经。"起于中焦"者即胃网膜左动脉，起于脾动脉末端或其脾支，经胃动脉韧带入大网膜前两层腹膜间，沿胃大弯右行，终支多与胃网

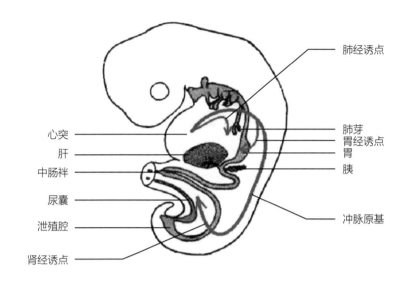

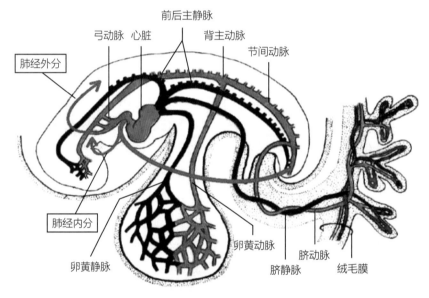

▲ 图 4-15 肺经动输胚胎发生发育机制示意

膜右动脉吻合，形成胃大弯动脉弓，行程中分支到达胃前、后壁和大网膜。"下络大肠"者胃网膜左动脉之下的左右回结肠动脉，以右结肠动脉为例，在回结肠动脉上方发自肠系膜上动脉，行走在腹壁膜后方，跨过右睾丸（卵巢）动静脉和右输尿管后，在近升结肠内侧缘发出升、降两支，分别与中结肠动脉及回结肠动脉的分支吻合。升、降支再分支供应升结肠的上 2/3 和结肠右曲。这段结构也就是肺与大肠相表里的结构机制（图4-17）。

②肺经上肢段，即"还循胃口，上膈属肺，从肺系横出腋下，下循臑内，行少阴心主之前，下肘中，循臂内上骨下廉，入寸口，上鱼，循鱼际，出大指之端"。

根据原文分析，"还循胃口，上膈属肺，从肺系横出腋下，下循臑内，行少阴心主之前"，这是胸颈分段，与《灵枢·经别》中记载的"手太阴之正，别入渊腋少阴之前，入走肺，散之太阳，上出缺盆，循喉咙，复合阳明，此六合也"循行路线的不同描述。

444

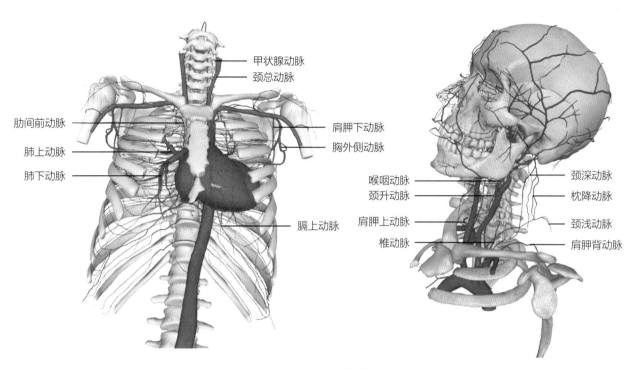

甲状腺动脉
颈总动脉

肋间前动脉
肺上动脉
肺下动脉

肩胛下动脉
胸外侧动脉

膈上动脉

喉咽动脉
颈升动脉
肩胛上动脉
椎动脉

颈深动脉
枕降动脉
颈浅动脉
肩胛背动脉

▲ 图 4-16　肺经胸部支段结构机制示意

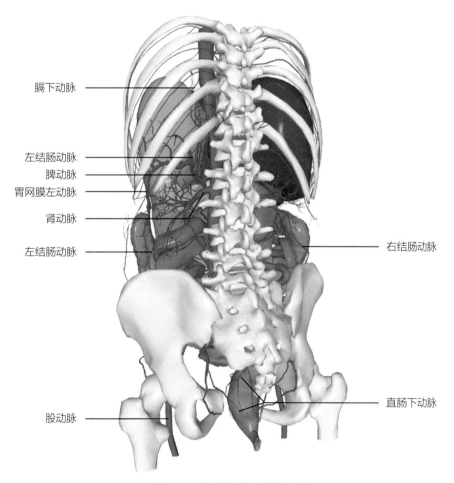

膈下动脉

左结肠动脉
脾动脉
胃网膜左动脉
肾动脉

左结肠动脉

右结肠动脉

直肠下动脉

股动脉

▲ 图 4-17　肺经大肠连接端结构机制

"下肘中，循臂内上骨下廉入寸口，上鱼，循鱼际，出大指之端"，即肺经由胸颈分段延伸到上肢分段。现代医学分析，也就是由胸外侧动脉分布位置延伸向上肢远端分布的锁骨下动脉分支结构，肱动脉有尺动脉和桡动脉两个分支，其中桡动脉通过肱桡肌和旋前圆肌之间，继而在肱桡肌腱与桡侧腕屈肌腱之间下行，绕桡骨茎突至手背，穿第1掌骨间隙至手掌，其末端与尺动脉掌深支吻合形成掌深弓。桡动脉的下段仅被皮肤和筋膜覆盖，是临床触摸脉搏的常用部位，可在桡骨茎突的内上方触摸到其脉搏。故而得知桡动脉触摸脉搏部位也就是手太阴肺经动输"寸口"结构（图4-18）。

（二）冲脉与足阳明胃经动输结构机制

1. 胃经内分经别发生发育机制　谈到胃经

动输机制，动输者也就是现代医学所讲的脉搏，即体表可触摸到的动脉搏动。人体循环系统由心脏、血管、血液所组成，负责人体氧气、二氧化碳、养分及废物的运送。血液经由心脏的左心室收缩挤压，流入主动脉，随即传递到全身动脉。动脉为富有弹性的结缔组织与肌肉所形成管路。当大量血液进入动脉使动脉压力变大而使管径扩张，在体表较浅处动脉可感受到此扩张，即所谓的脉搏。脉动的动力来自左心室收缩产生的挤压力，故无论现代医学或中医学都必须从内部向外部顺序思考，手太阴肺经比较容易理解，心脏搏动将动脉血流经主动脉弓沿桡动脉送达寸口脉动位置。但是胃经就比较难以理解，因为胃经在体表分布循行路线主要在躯干腹侧和下肢部位，心脏如何把动脉血流传输到胃经动输脉口呢？要想

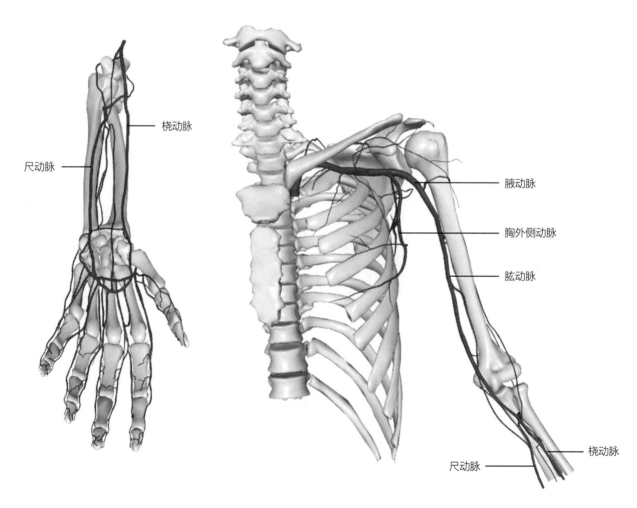

桡动脉

尺动脉

腋动脉

胸外侧动脉

肱动脉

桡动脉

尺动脉

▲ 图4-18　肺经寸口动输结构机制示意

探明这一机制就必须先把胃经体内循行结构搞清楚。胃经在体腔分布的经别循行路线，《灵枢·经别》有记载："足阳明之正，上至髀，入于腹里属胃，散之脾，上通于心上循咽出于口，上頞颅，还系目系，合于阳明也。"

原文是指足阳明胃经经正部分在下肢前侧，从经正位置开始进入体腔之内开始出现经别，译为足阳明胃经的经正，上行至髀部，进入腹里，属于胃本腑。散行至脾脏，上通于心，沿咽部出于口，上行鼻头鼻梁，还绕目系，合于足阳明胃经脉。按照原文所讲，足阳明胃经经别纵贯于体腔内之内，连接所有脏腑，甚至上行连接到头部。什么结构能够如此分布呢？

人体胃的发生从原始消化管开始，胚胎发育至第4周，在前肠尾端出现一前后略凸、左右稍扁的梭形膨大，这就是胃的原基。起初胃原基紧靠原始横膈下方，其背系膜短，腹系膜长。之后，随着咽和食管的伸长，胃也向尾侧移动，其背侧缘生长迅速，形成胃大弯；腹侧缘生长缓慢，形成胃小弯。胃大弯的头端膨出，形成胃底。在胃原基分化发育过程中，主动脉弓之下的胸腹主动脉向胃部组织的血管分化，胃的血液供应主要来自腹腔干，起自脾动脉的胃短动脉分布于胃底。同时伴随着脾静脉的分化发育，脾的血液供应来自脾动脉，即腹腔干的最大分支，脾动脉迂曲行向脾门，并发出终末支入脾。也就是《素问·太阴阳明论》所讲"太阴阳明为表里，脾胃脉也"。

然而中医学关于"脾胃脉"的论述并非局限于脾胃动静脉，而是将"脾胃脉"拓展到整个体腔内的组织器官，以及体腔干和肢体结构，经脉分布于很大的范围，根据《素问·太阴阳明论》所讲，"脾胃脉"延展到整个体腔内脏腑组织，"阳受之则入六腑，阴受之则入五脏"；延展到头面部即"喉主天气，咽主地气。故阳受风气，阴受湿气"；延展到头尾躯干部位即"阴气从足上行至头，而下行循臂至指端；阳气从手上行至头，而下行至足"；延展到四肢部位即"足太阴者三阴也，其脉

贯胃，属脾，络溢，故太阴为之行气于三阴。阳明者表也，五脏六腑之海也，亦为之行气于三阳。脏腑各因其经而受气于阳明，故为胃行其津液。四肢不得禀水谷气，日以益衰，阴道不利，筋骨肌肉，无气以生，故不用焉"。"脾胃脉"具有如此广的循行范围，那么是根据什么而得出如上结论呢？

（1）原肠腔动静脉发育与三丹田机制：原肠管结构属于胚胎内胚层分化的组织结构，由于内胚层结构不能分化发育出脉管结构，最初原肠管、脉管结构起源于卵黄囊脉管结构的分化。原肠则明显地分成胚内的原肠和胚外的卵黄囊，卵黄囊内包有大量的卵黄。卵黄囊壁由胚外内胚层和胚外中胚层构成。其一，胚外内胚层指在羊膜类的胚胎发育中，于胚体外区形成与胚胎形成无关的内胚层，参与形成卵黄囊和尿囊，也就是最初胚体原肠腔的分化发育起点。其二，人卵黄囊上的胚外中胚层在第3周便形成许多血岛，它是胚胎最早形成血管和血细胞的部位，成为早期胚胎（10周前）的造血场所，卵黄囊动、静脉将参与肠系膜动脉及肝门静脉的形成。中胚层的出现和分化更为复杂，脊索两侧的背部中胚层形成体节板，随后形成体节，再进一步分化为生肌节、生皮节和生骨节。侧部中胚层分裂为两层，外层接触外胚层，为体壁中胚层，内层接近原肠，为腔壁中胚层。两层之间的腔即为体腔。

人体胚胎动静脉血管结构最早起源于胚外内胚层和胚外中胚层结构的分化，然后由卵黄囊位置向胚体延伸分化吻合而成。胚外内胚层与胚内内胚层分化组织发生吻合形成原肠腔，胚外中胚层形成的卵黄动静脉向体内分化吻合，卵黄静脉前行连接胎心，胎心连接前后主静脉。因此有氧血由卵黄静脉进入心脏而分流于前后主静脉之中；卵黄动脉连接到背主动脉，使动脉无氧血流由背主动脉前后沿卵黄动脉回流入卵黄之中，形成早期胚胎动静脉循环结构。该循环结构是由胚外内胚层连接胚胎原肠结构和胚外中胚层连接胚胎脉

管构成的,所以最初的脉管结构首先在原肠管结构上分化发育。

有氧血通路前后主静脉,也就是后来发育的前后主静脉分布于原肠腔之上,所以胚胎有氧血首先集中于前后主静脉连接的原肠管结构之上,而无氧血通路为背主动脉,分布于脊髓腔中(脊索两侧的背部中胚层形成体节板)。因此,胚体动静脉血流出现三个吻合区域:前端是头动静脉吻合区域;中端是心区动静脉吻合区域;后端是后肾动静吻合区域,也就是中医学所谓的上中下三丹田。胚体三丹田,就是最初胚体动静脉吻合区域。由于三个区域的动静脉关联结构都是围绕卵黄囊动静脉展开的,故胚胎分化发育出现前后内旋和背腹内卷的分化发育运动现象。这也是胚体为了以最短距离接近卵黄囊获得卵黄囊血流供应而出现的发育现象。

胚胎出现前后内旋和背腹内卷的分化发育运动时,由于有氧血存在于卵黄静脉和前后主静脉之中,而这种静脉血管又都与内胚层分化的原肠管相连,故动脉血管也必须分化出动脉血管与原肠腔结构发生关联,并形成原肠腔动脉静脉血管的关联吻合结构,实现原肠管脉管动静脉与卵黄

囊动静脉之间的闭合通路(图4-19)。

(2)胚胎动静脉重构与冲脉结构发生发育机制:卵黄囊退化被脐带结构替代是一个逐渐变化的过程,由于供血结构位置的转换,胚体脉管结构开始分化重构。

背主动脉开始有一对,位于原始肠管的背侧,后从咽至尾端的左、右背主动脉合并成为一条,沿途发出许多分支,从腹侧发出数对卵黄动脉,分布于卵黄囊,还有一对脐动脉,经体蒂分布于绒毛膜。从背侧发出许多成对的节间动脉,从两侧还发出其他一些分支。在胚胎头端还有六对弓动脉,分别穿行于相应的鳃弓内,连接背主动脉与心管头端膨大的动脉囊。

前主静脉1对,收集上半身的血液。后主静脉1对,收集下半身的血液。两侧的前、后主静脉分别汇合成左、右总主静脉,分别开口于心管尾端静脉窦的左、右角。卵黄静脉和脐静脉各1对,分别来自卵黄囊和绒毛膜,均回流于静脉窦。

背主动脉和前后主静脉是胚胎早期分化发育而出的主要动静脉结构,由于卵黄囊和脐带结构都是在胚体内胚层原肠管原基位置与胚胎脉管发生脉管吻合,故最初的位置都是处于原肠管背

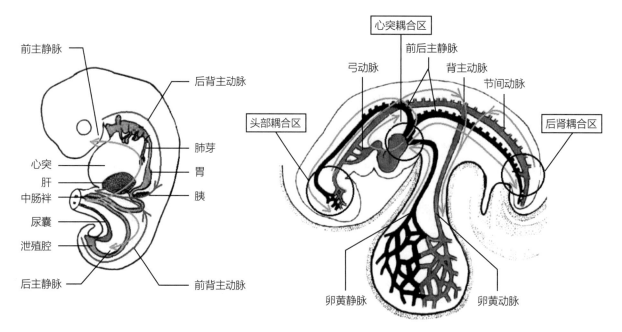

▲ 图4-19 原肠腔动静脉早期分化发育示意

侧，与卵黄囊和脐带结构呈现背腹对称形态。这种结构分布主要是为胚胎上胚层原肠胚提供血液供应。随着脊髓腔结构逐渐形成，动静脉结构形态产生分化重构，背主动脉发育重构结果就是督脉三个分支结构形成（此处不再重复）。背主动脉分化重构同时伴随着前后主静脉结构的分化重构，人体胚胎的这种分化重构现象实际是动物分化发育重演现象，在人体胚胎发育过程中存在的时间非常短暂，故很难观察到这一过程。前后主静脉在动物发育发生学中被称为脊椎动物的静脉主干，分为前主静脉和后主静脉。有时也将前者称为颈静脉，只将后者称为主静脉。在鱼类，前主静脉为一对颈静脉，而在高等脊椎动物前主静脉分别形成一对内颈静脉和一对外颈静脉。这两对静脉汇合的部分称颈总静脉。内颈静脉承担从脑部及头上部回流的静脉血的输送任务，外颈静脉则承担从头部表面肌肉回流的静脉血的输送任务。在哺乳类动物的内外两颈静脉之间往往见到融合的情况。在鱼类，后主静脉将从两肾来的静脉血输送到身体前部，与前述的颈静脉合在一起，形成顾维尔氏管，通入心脏。在两栖类动物，后主静脉发达，因为从两肾来的血液主要靠它输送，所以后主静脉退化甚至完全消失，高等脊椎动物全都没有后主静脉。换言之，人体胚胎发育早期出现过前后主静脉结构，随着胚胎的组织逐渐分化发育，前后主静脉逐渐分化、重构、消失，变为与背主动脉分化重构伴行的静脉血管结构，故前后主静脉分化重构后的结构就是生理阶段看到的脊髓腔内外静脉以及肋间静脉血管结构。如此分析得知，胚胎时期的前后主静脉到了生理阶段就是督脉三个分支的伴行结构。因为督脉三个分支属于动脉通路，属于荣气通路，属阳，与之伴行的前后主静脉通路三个分支结构属于营气通路，属阴，故督脉结构实际是由六个分支结构共同构成。

背主动脉和前后主静脉的分化重构、发育发生是胚胎分化发育的一种内在需求。胎体组织分化发育首先是从外胚层神经胚分化发育开始，背主动脉和前后主静脉结构的出现主要是为脊髓腔结构内外结构分化提供血液供应；而神经胚细胞分化发育不局限在脊髓腔中，而是在分化发育过程中向内胚层和中胚层迁移，完成神经胚细胞与中胚层内胚层细胞之间的吻合，产生神经纤维和感受器之间的关联结构。这就导致胚体分化发育出现背腹内卷和前后内旋发育运动。胚体背腹内卷和前后内旋发育，也就是胸腹腔结构的形成过程。随着胸腹腔结构的形成，内脏器官也逐渐开始分化发育，这就需要整个机体动静脉血管结构发生一次大的分化重构，否则无法满足体腔内组织器官分化发育所需的血液供应。由于胚体静脉血管传输有氧血，故胚体体腔内脉管分化重构，首先从静脉端开始。

由于胚体前主静脉分别形成一对内颈静脉和一对外颈静脉，而后主静脉退化甚至完全消失，于是胚体后端随着背主动脉分化出现了后主静脉，后主静脉直接连接肾门脉系统接受来自尾部、后肢、肾脏的血液，上行更与来自肝静脉的血液合流，进入心脏；胚体前端出现了前主静脉，前主静脉是由胚胎的顾维尔氏管（总静脉管）变化而来。前主静脉也是一对，但一般只有右主静脉残存，左侧的顾维尔氏管残留形成心壁的冠状静脉。

顾维尔氏管（总静脉管）是脊椎动物静脉系基本系统中的一个重要部分。从身体前方通向心脏的前主静脉及从身体后方通向心脏的后主静脉，左右分别成对，这些于心脏基位结合成一对粗短的静脉干，即为顾维尔氏管（总静脉管）。在多数的哺乳类中，顾维尔氏管的左侧逐渐退化，残存为冠静脉窦；在右侧，左右颈静脉和锁骨下静脉合为前主（上）静脉。换言之，前后大静脉分化发育是从前后两端向心脏靠拢发育，最后一起与心脏脉管吻合为一体。后主静脉生理阶段就是下腔静脉，主要由左、右髂总静脉汇合而成，沿途中接受腰静脉、肾静脉、肝静脉，最后注入右心房。前主静脉生理阶段就是上腔静脉，上腔静脉是一条粗短的静脉干，由左右头臂静脉，在右侧第1肋软骨与胸骨结合处的后方汇合而成，向下至第3胸骨关节的下缘处注入右心房。主要收集头颈部、上肢和胸壁的静脉血。

胚胎前后大静脉分化出现的结果就是使得脐静脉中的有氧血集于体腔之内，大量的有氧血集中于体腔之内，使得体腔内脏腑组织获得有氧血供应而迅速分化发育，这时就需要产生与前后大静脉相配的动脉血管将脏腑产生代谢产物运转出胚体。于是从主动脉弓位置分化出一条纵贯胚体体腔前后的大动脉血管，也就是胸主动脉和腹主动脉，实际是一条大动脉血管纵贯分布于体腔之内，也就是前后主静脉伴行的动脉结构。这一体腔内动静脉伴行结构在功能上有出生前后功能的转换，胚胎阶段前后主静脉流动的是有氧血液，胸腹主动脉内流动的是无氧血，所以是以前后主静脉为主。出生后的前后主静脉流动的是无氧血液，胸腹主动脉内流动的是有氧血，故而，中医学将胸腹主动脉结构称之为冲脉，前后主静脉为

冲脉伴行脉（图4-20）。

2. 冲脉发生与胃经结构关联机制

（1）冲脉与脾胃脉关联吻合结构：冲脉胸腹主动脉通路以及伴行前后主静脉结构的形成，使得胚胎动静脉血流与组织器官连接成为四个区域。即《灵枢·海论》所讲的四海结构，"人有髓海，有血海，有气海，有水谷之海，凡此四者，以应四海也"。髓海者，即脑髓神经组织结构，"脑为髓之海，其输上在于其盖，下在风府"。血海者，即胸腹主动脉以及分支血管，"冲脉者，为十二经之海，其输上在于大杼，下出于巨虚之上下廉"。气海者，即心肺构成的肺循环，"膻中者，为气之海，其输上在于柱骨之上下，前在于人迎"。水谷之海者，即脾胃动静脉连接的消化器官，"胃者，水谷之海也，其输上在气冲"。四个组织器官区划是以生理功能做出的一种划分，按照现代医学也就是神经系统区划、呼吸系统区划、消化系统区划、循环系统区划。这四种功能区划虽然在功能上有所划分，但在结构上不能分开论。四海区域之间存在着一种能够将四个功能组织结构区域串

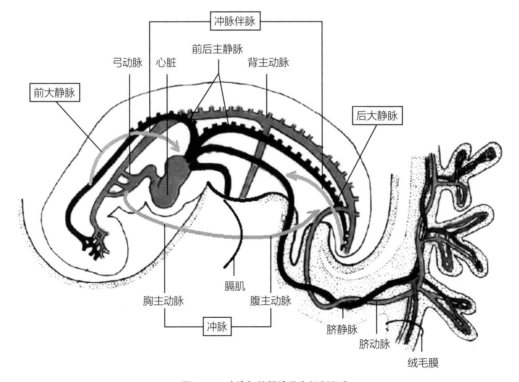

▲ 图4-20　冲脉与伴行脉发生机制示意

联起来的结构。那么将四海结构连接起来的到底是什么结构呢？

冲脉胸腹主动脉以及伴行的上下腔静脉是全身动静脉血流运动的核心主干通路，是全身动静脉的出入循环的要冲结构，无论体腔内脏腑还是躯干肢体体液流动都要受到冲脉以及其伴行结构的节制，所以先要弄懂以下几点。其一，冲脉是通过什么样的结构连接而成为"冲脉者，为十二经之海"？其二，冲脉经脉循行是通过什么机制实现了次第顺序，也就是根据什么结构机制为十二经作阴阳定性定位？其三，体表经脉通路是基于什么结构与躯干内脏腑形成了对应连接？三个机制问题不能解决，所谓的"冲脉者，为十二经之海"原理就成为但有言辞而无实义的空洞理论工具。

胸腹主动脉结构以及伴行的前后主静脉结构是在胚胎阶段形成的，由于最初的动静脉脉管结构起源于胚外中胚层，延伸到胚体动静脉结构。而这一分化发育位于原肠腔之外，当原肠内外组织结构发生发育时，胸腹主动脉结构以及其伴行的前后大静脉结构就必须向体腔内脏腑组织发出分化支形成连接，否则体腔内脏腑原基因无法获得血液供应而出现凋零死亡。故冲脉以及其伴行结构分支的发育首先从体腔内开始。

胚胎阶段的冲脉以及其伴行结构中，前后主静脉内流动的是有氧血，从前后两端相向而行，分化发育与心脏发生结构上的吻合，胸主动脉和腹主动脉成为无氧血流流动的最大脉管。冲脉以及伴行结构中，前后主静脉、脐静脉为有氧血灌流通道，有氧血流从腹侧后端向背腹两侧静脉流动，故前后主静脉血流就是冲脉的顺行通路，冲脉胸腹主动脉无氧血流向脐动脉回流，是冲脉的逆行通路。当进入生理阶段，脐静脉有氧血供应被肺循环有氧血供应替代，前后主静脉形成的上下腔静脉成为无氧血，从机体前后两端传输无氧血流回流入心，而胸腹主动脉成为传输有氧血流出心的核心主干通路，相对于胚胎阶段的无氧血

流传输而言就是"冲脉以逆为顺"。因为机体动静脉运动具有冲脉的顺逆机制，故才有了十二经顺逆原理的存在。

冲脉以逆为顺原理立足于生理阶段血流变化，生理阶段的胸腹主动脉是向全身组织器官提供有氧血的主干通络，分支通路就是《灵枢·卫气》所讲"故气在头者，止之于脑；气在胸者，止之膺与背腧；气在腹者，止之背腧，与冲脉于脐左右之动脉者；气在胫者，止之于气街，与承山踝上以下"的四气街结构。因为人体脉管通路发生源于卵黄囊和脐带结构，而两种供血结构都是首先连接到内胚层原肠胚，然后与胚体中胚层分化发育的脉管结构吻合形成血液循环结构，故冲脉以及伴行结构的分支结构首先从胸气街和腹气街开始，即"气在胸者，止之膺与背腧；气在腹者，止之背腧，与冲脉于脐左右之动脉者"，然后向头街和胫街延伸，即"气在头者，止之于脑"，"气在胫者，止于气街，与承山踝上以下"。

"气在胸者，止之膺与背腧"即胸主动脉以及分支结构。

胸主动脉又称主动脉胸部，是降主动脉位于胸腔后纵隔内的一段，平第 4 胸椎体下缘的左侧高度，续主动脉弓。起始段位于脊椎的左侧，逐渐移向其前面下降，达第 12 胸椎体高度，穿膈的主动脉裂孔进入腹腔，移行为腹主动脉。胸主动脉的沿途分支有脏支、壁支两种。脏支较细小，主要有心包支、支气管动脉和食管动脉等，分布于心包、支气管、肺和食管等胸腔脏器。壁支主要分布到胸、腹壁的肌和皮肤，第 1～2 肋间隙的肋间后动脉来源于锁骨下动脉，肋间后动脉（9对），走行在第 3～11 肋间隙内。中医学将胸主动脉主体结构即冲脉上段结构，分支而出的脏壁支脉管结构定位为胃经经别的上段结构，即《灵枢·经别》所记载"上通于心上循咽出于口，上颐颅，还系目系，合于阳明也"分段。

"气在腹者，止之背腧，与冲脉于脐左右之动脉者"，即腹主动脉以及分支结构。

腹主动脉系降主动脉在腹腔的部分，位于腹膜的后面，椎体的前方，稍偏左侧。腹主动脉又称主动脉腹部，是降主动脉位于腹腔内的一段，平第12胸椎体高度，自膈的主动脉裂孔处续胸主动脉，沿脊椎的左前方下降至第4腰椎体下缘高度分为左、右髂总动脉和骶中动脉。腹主动脉居于腹膜之后方，其右侧有下腔静脉，前方有十二指肠下部、胰、小肠系膜根。腹主动脉的沿途分支也有壁支和脏支两种。

壁支较细小，主要有膈下动脉和腰动脉，它们主要分布于膈的下面、腰部、腹前外侧的肌肉、皮肤和脊髓及其被膜等处，中医学将腹主动脉定位为冲脉下段结构，而将分支动脉定位为胃经经别，即《灵枢·经别》所记载"足阳明之正，上至髀"分段。

脏支比较粗大，分为成对与不成对的脏支两种，每种各有三支。成对的脏支自上而下有肾上腺中动脉、肾动脉和精索内动脉或称睾丸动脉（女性为卵巢动脉）。不成对的脏支自上而下有腹腔动脉、肠系上动脉和肠系下动脉。它们主要分布于腹腔内不成对的脏器（肝、胆、胰、脾和胃肠）。中医学将腹主动脉脏支定位为胃经经别，即《灵枢·经别》所记载"入于腹里属胃，散之脾"分段。

腹主动脉分化的壁支和脏支统一起来就是"足阳明之正，上至髀，入于腹里属胃，散之脾"背后的结构循行分段。"入于腹里属胃，散之脾"的机制，在《素问·太阴阳明论》有所讲解。"太阴阳明为表里，脾胃脉也。生病而异者何也？岐伯对曰：阴阳异位，更虚更实，更逆更从，或从内或从外，所从不同，故病异名也。"所谓的"脾胃脉也"并非单纯指脾胃间的动静脉血管，而是指整个胸腹腔内动静脉与脏腑的连接结构。冲脉分支动脉连接于腑，冲脉伴行上下腔静脉分支连接于脏，故形成"阳受之则入六腑，阴受之则入五脏"结构机制。

冲脉以及伴行结构分支连接脏腑后，"阳受之则入六腑，阴受之则入五脏"结构形成，然后

就向头街和胫街延伸分布。因此脏腑器官经脉肢体经脉的内外对应结构出现，即《素问·太阴阳明论》所讲"足太阴者三阴也，其脉贯胃，属脾，络溢，故太阴为之行气于三阴。阳明者表也，五脏六腑之海也，亦为之行气于三阳"结构机制。故得知，"阳明者表也，五脏六腑之海也，亦为之行气于三阳"是由"足阳明之正，上至髀，入于腹里属胃"结构延伸而来，"足太阴者三阴也，其脉贯胃，属脾，络溢，故太阴为之行气于三阴"是由"散之脾"结构而来（图4-21）。

（2）胃经经别与脾经结构之间关联：胃经经别结构是人体胚胎分化发育过程中，冲脉胸腹主动脉向体腔内脏腑结构发出的连接分支动脉结构，这种结构分化发育是在胚胎背–腹内卷和前–后内旋发育运动中逐渐形成的。这一通路结构首先在体腔内发生发育，故而称为胃经经正。《灵枢·经别》讲："足阳明之正，上至髀，入于腹里属胃，散之脾，上通于心上循咽出于口，上颊颅，还系目系，合于阳明也。"当胚体胚胎背–腹内卷和前–后内旋发育结束形成体腔结构时，胃经经别结构随着体腔结构的形成分布于体壁之上，即胃经在体表位置发出分支结构。

胃经经正是在胚胎阶段冲脉胸腹主动脉向原肠管发育的动脉分支结构，这一结构与冲脉伴行的前后主静脉向五脏结构发出静脉分支结构是同时形成的，故有了由"太阴阳明为表里，脾胃脉也"到"阳受之则入六腑，阴受之则入五脏"的结构延伸。故胃经由体腔内结构延伸到躯干位置时，也必须出现其与脾经在体表的伴行结构，否则也就无法与"太阴阳明为表里，脾胃脉也"产生对应关系。胃经与脾经在体表结构的关联结构就是胃经之别，即《灵枢·经脉》所讲"足阳明之别，名曰丰隆。去踝八寸。别走太阴；其别者，循胫骨外廉，上络头项，合诸经之气，下络喉嗌"结构。足阳明胃经的别出络脉，名为丰隆。在外踝上八寸，别走足太阴脾经的经络；它的别出之脉，沿着胫骨外缘，上行络于头部，会合诸经之

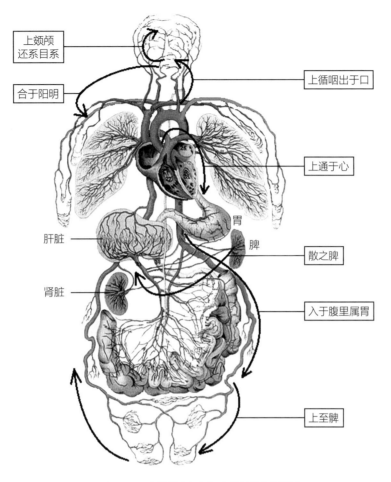

上颌颅
还系目系

合于阳明

上循咽出于口

上通于心

肝脏

胃

脾

散之脾

肾脏

入于腹里属胃

上至脾

▲ 图 4–21　冲脉发生与胃经内分结构机制示意

气于缺盆中，向下络于喉咽。要想明白胃经之别，还要回到胃经之正在体表位置的分布。

《灵枢·经脉》讲："胃足阳明之脉，起于鼻之交頞中，旁纳太阳之脉，下循鼻外，入上齿中，还出挟口，环唇，下交承浆，却循颐后下廉，出大迎，循颊车，上耳前，过客主人，循发际，至额颅；其支者，从大迎前下人迎，循喉咙，入缺盆，下膈，属胃，络脾；其直者，从缺盆下乳内廉，下挟脐，入气街中；其支者，起于胃口，下循腹里，下至气街中而合，以下髀关，抵伏兔，下膝膑中，下循胫外廉，下足跗入中指内间；其支者，下廉三寸而别，下入中趾外间；其支者，别跗上，入大趾间出其端。"依照原文，胃经的前部循行通路分为六个结构分段。

第一段："胃足阳明之脉，起于鼻之交頞中，

旁纳太阳之脉，下循鼻外，入上齿中，还出挟口，环唇，下交承浆，却循颐后下廉，出大迎，循颊车，上耳前，过客主人，循发际，至额颅"。

按照现代解剖学分析，这实际是头面部的血管丛，"起于鼻孔两旁的迎香穴，由此而上，左右相交于頞中，旁入足太阳经脉"者，即左右眶下动脉、左右面动脉构成的动脉血管丛结构；"下循鼻外，入上齿中，还出挟口，环唇，下交承浆"者，即左右颌下动脉、颈下动脉、颈总动脉构成的血管丛；"却循颐后下廉，出大迎，循颊车，上耳前，过客主人，循发际，至额颅"者，即左右颞动脉构成的血管丛（图 4-22）。

第二段："其支者，从大迎前下人迎，循喉咙，入缺盆，下膈，属胃，络脾"，译为它的支脉，从大迎穴之前，向下走至人迎穴，沿喉咙入缺盆，

453

下贯膈膜，入属于胃腑，与脾脏相联系。按照现代解剖学分析，"从大迎前下人迎，循喉咙，入缺盆"者，即左右颈总动脉、甲状腺动脉、锁骨下动脉构成的动脉血管丛。"下膈，属胃，络脾"者，即胸膈下动脉、胃动脉、脾动脉构成的动脉血管丛（图4-23）。

第三段："其直者，从缺盆下乳内廉，下挟脐，入气街中"，译为其直行的脉，从缺盆下行于乳房的内侧，再向下挟脐而入于毛际两旁的气街中。按照解剖学分析，这是由胸壁部的胸廓内动脉腹壁上动脉和腹壁下动脉构成的动脉血管丛（图4-24）。

第四段："其支者，起于胃口，下循腹里，下至气街中而合，以下髀关，抵伏兔，下膝膑中，下循胫外廉，下足跗入中指内间"。译为又一支脉，起于胃的下口，下循腹里，到气街前与直行的经脉相合，再由此下行至髀关穴，过伏兔，下至膝盖，沿胫骨前外侧，下至足背，入中趾内侧。按照现代解剖学分析，"其支者，起于胃口，下循腹

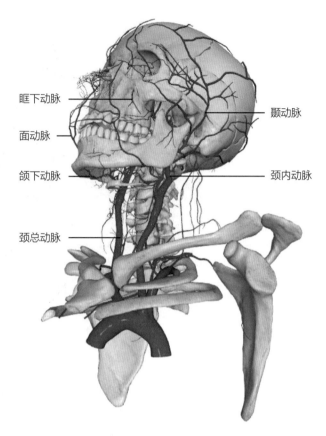

▲ 图 4-22　胃经头颈部结构示意

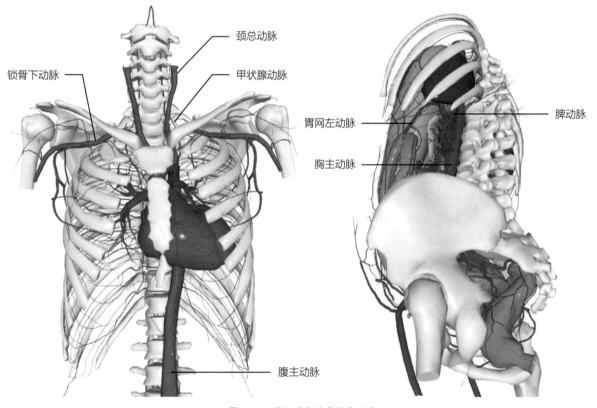

▲ 图 4-23　胃经胸部分布结构示意

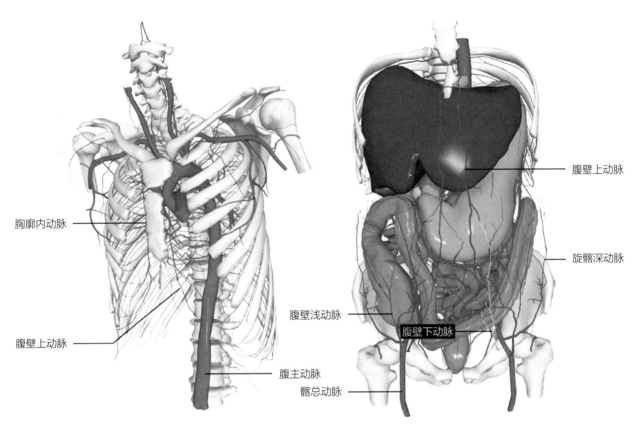

胸廓内动脉

腹壁上动脉

腹壁浅动脉

腹壁下动脉

腹主动脉

髂总动脉

腹壁上动脉

旋髂深动脉

▲ 图 4-24　胃经胸腹壁支结构示意

里，下至气街中而合，以下髀关"者，即腹腔内胃网膜左右动脉下行连接股动脉段的血管丛；"抵伏兔，下膝膑中，下循胫外廉，下足跗入中指内间"

者，即髂外动脉下行股动脉与前行髋骨下的股前动脉足背动脉血管形成的血管丛（图 4-25）。

第五段："其支者，下廉三寸而别，下入

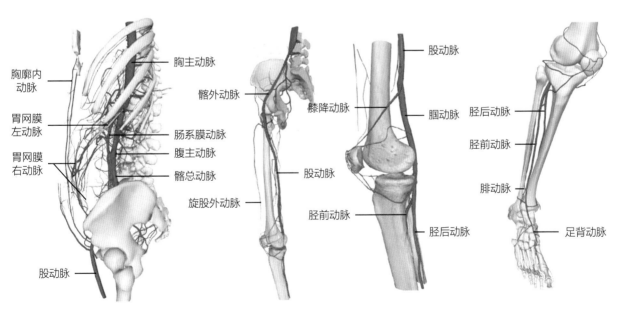

胸廓内动脉

胃网膜左动脉

胃网膜右动脉

股动脉

胸主动脉

髂外动脉

肠系膜动脉

腹主动脉

髂总动脉

旋股外动脉

股动脉

股动脉

膝降动脉

胫前动脉

胫后动脉

腘动脉

胫后动脉

胫前动脉

腓动脉

足背动脉

▲ 图 4-25　胃经下肢分支结构示意

455

中趾外间。"译为另一支脉，从膝下三寸处分别而行，下至足中趾外侧。按照现代解剖学分析，"其支者，下廉三寸而别"者，即胫前返动脉并入胫前动脉；"下入中趾外间"者，即外踝前动脉形成的足背动脉丛。

第六段："其支者，别跗上，入大趾间出其端。"又一支脉，从足背进入足大趾，直出大趾尖端，与足太阴脾经相接。按照现代解剖学分析，"其支者，别跗上"者，即第一趾足背动脉；"入大趾间出其端"者，即第一趾足背动脉与足背内侧缘静脉并入大隐静脉足太阴脾经的下肢主干（图4-26）。

足阳明胃经属于阳经经脉，在下肢足部出现分支时开始向阴经足太阴经转折，也就是出现足阳明经别结构，即《灵枢·经脉》所讲"足阳明之别，名曰丰隆。去踝八寸。别走太阴；其别者，循胫骨外廉，上络头项，合诸经之气，下络喉嗌"结构。足阳明胃经的别出络脉，名叫丰隆。在外踝上八寸，别走足太阴脾经的经络。它的别出之脉，沿着胫骨外缘，上行络于头部，会合诸经之

气于缺盆中，向下络于喉咽。

足阳明胃经和足太阴脾经是在胚胎阶段从冲脉胸腹主动脉和伴行前后主静脉同时分化而出的经脉，既然体腔内是对应伴行分布，在躯干肢体上也应该对应伴行分布结构。胃经动脉血流是从体腔内向躯干四肢做离心运动，只有以最短的距离构成动静脉吻合，才能实现脾胃经脉由体腔之外向体腔内脏腑静脉血液回流，从而形成脾胃脉之间体液流动闭合循环通路。

胃经经别，也就是别走分布与脾经结合的经脉结构，换言之，胃经经别不是一条连续的脉管结构，而是两种血管结构并行但血流方向相反构成经脉的别行结构。"足阳明胃经的别出络脉，名叫丰隆"中的"丰隆"穴位于人体的小腿前外侧，外踝尖上八寸，条口穴外一寸，距胫骨前缘二横指（中指）部位。这个部位有胫前动脉分支通过小腿外侧，在足背部有腓动脉穿支经过。而"其别者，循胫骨外廉"指足阳明经由外向后达到胫骨外侧缘接足太阴脾经。

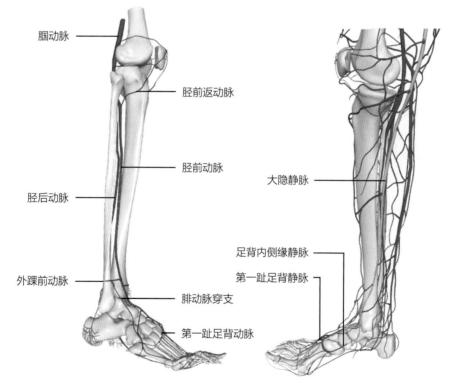

▲ 图4-26 胃经足背支结构示意

这是说有小隐静脉和足背浅静脉通过，静脉血经小隐静脉汇集到大隐静脉，大隐静脉就是在太阴脾经，故胫前动脉与小隐静脉构成的动脉并行结构也就是足阳明胃经别行足太阴脾经的结构机制（图 4-27）。

（3）冲脉伴脉与脾经结构机制：当我们理解足阳明胃经别行脾经机制后，就需要解析胃经与脾经上部人迎脉动关联的机制了，如果没有脾经与胃经在上部的吻合，也无法理解胃经动输的机制。这是因为胃经是动脉血管，胃经有动输出路，就必须有动输回路，故需搞清脾胃二经在动输部位的吻合结构机制。

足太阴脾经经正循行通路，在《灵枢·经脉》中有所介绍。

"脾足太阴之脉，起于大趾之端，循趾内侧白肉际，过核骨后，上内踝前廉，上端内，循胫骨后，交出厥阴之前，上膝股内前廉，入腹，属脾，络胃，上膈，挟咽，连舌本，散舌下；其支者，复从胃，别上膈，注心中"。直译为脾足太阴经脉，

起于足大趾的尖端，沿着大趾内侧赤白肉分界处，经过大趾后的核骨，上行于内踝的前方，再上行于小腿肚的内侧，沿胫骨后方，与厥阴肝经交叉出于其前，上行膝股内侧的前缘，直达腹内，入属脾脏，连络胃腑，上过隔膜，挟行咽喉，连于舌根，散于舌下。它的支脉，又从胃腑分别而行，注于心中，与手少阴心经相接。

从上述原文看，脾经经正通路由两段构成。

第一段结构，即"脾足太阴之脉，起于大趾之端，循趾内侧白肉际，过核骨后，上内踝前廉，上端内，循胫骨后，交出厥阴之前"。根据现代医学分析，脾经在下肢这一循行分支结构，属于大隐静脉通过的部位，大隐静脉起于足背静脉弓内侧端，经内踝前方，沿小腿内侧缘伴隐神经上行，经股骨内侧髁后方约 2 厘米处，进入大腿内侧部，与股内侧皮神经伴行，逐渐向前上，在耻骨结节外下方穿隐静脉裂孔，汇入股静脉，其汇入点称为隐股点。故脾经下肢段实际是小隐静脉和大隐静脉形成的静脉血管带结构。

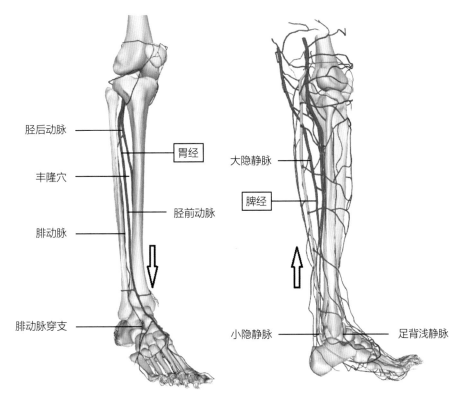

▲ 图 4-27　胃经别行脾经结构机制示意

"上膝股内前廉，入腹，属脾，络胃，上膈，挟咽，连舌本，散舌下。"根据现代医学分析，脾经胸腹段沿股动脉进入腹腔即"膝股内前廉"，腹腔内是胃网膜静脉和脾静脉即"入腹，属脾，络胃"，然后上行经膈肌进入胸腔即奇静脉。奇静脉在右膈脚处起自右腰升静脉，沿食管后方和胸主动脉右侧上行，至第4胸椎体高度向前勾绕右肺根上面，注入上腔静脉。奇静脉沿途收集右侧肋间静脉、食管静脉、支气管静脉和半奇静脉的血液，还包括胫前动脉、颌下动脉、舌下动脉形成的静脉血管丛，即"上膈，挟咽，连舌本，散舌下"结构。奇静脉上连上腔静脉，下借右腰升静脉连于下腔静脉，是沟通上腔静脉系和下腔静脉系的重要通道之一（图4-28）。

第二段结构，即"其支者，复从胃，别上膈，注心中"。根据现代医学分析，脾经这一分段实际是从奇静脉连接的另一个分支，从腰椎奇静脉端上行到奇静脉心脏部位，连接胸廓内静脉，心包膈静脉以及心包大静脉构成静脉血管丛。脾经这一分段非常重要，因为"别上膈，注心中"，意味着脾经所指示的静脉血管丛无氧血流已经回流入心，也就是脾经体液循行的终结（图4-29）。

3. 胃经人迎动输结构机制　当我们分析脾胃经经别到脾经终始结构后，我们发现胃经和脾经

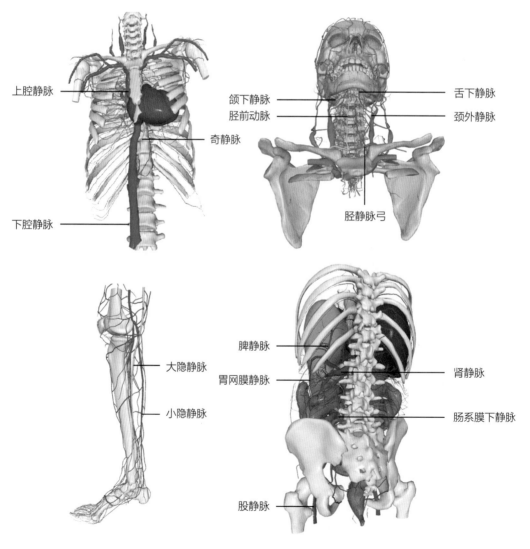

▲ 图4-28　冲脉伴脉与脾经结构耦合机制

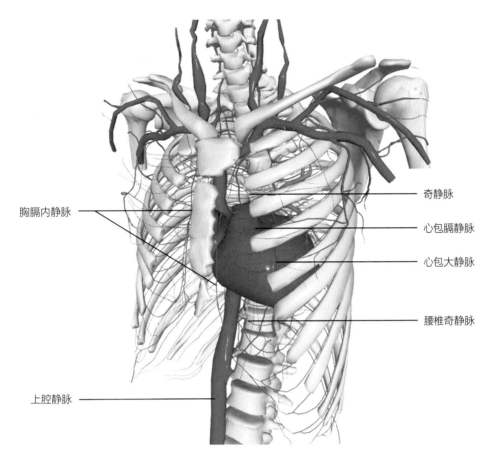

胸膈内静脉

上腔静脉

奇静脉

心包膈静脉

心包大静脉

腰椎奇静脉

▲ 图 4-29　脾经胸心支结构示意

是近乎平行的分布，脾胃二经由冲脉以及伴行结构延伸而来，冲脉胸腹主动脉是动脉血流通路，冲脉伴行结构上下腔静脉是静脉无氧血流通路。胃经为动脉血流出心通路通于冲脉，脾经为静脉血流回流通路通于冲脉伴行通路。脾胃二经结构分布近乎平行分布，都由下肢起始，经胸腹腔上行于头颈部。因胃经为出心动脉血流，脾经为回心静脉血流，故胃经出现的脉动机制就是脾经动输机制。

关于足阳明胃经动输，于《灵枢·动输》言："黄帝曰：足之阳明，何因而动？岐伯曰：胃气上注于肺，其悍气上冲头者，循咽，上走空窍，循眼系，入络脑，出颃，下客主人，循牙车，合阳明，并下人迎，此胃气别走于阳明者也。故阴阳上下，其动也若一。故阳病而阳脉小者，为逆；阴病而阴脉大者，为逆。故阴阳俱静俱动，若引绳相倾

者病"。

（1）胃经人迎动输与颈动脉窦血压调节机制：根据以上原文，胃气向上流注于肺，它的本经干气上冲于头部的，沿着咽喉上行，走入七窍，又循着眼球深处的脉络向内而幕络于脑，接着又出于颃部，下至客主人穴，再沿牙车，合于足阳明本经，并下行至于人迎。按照现代医学分析，"胃气上注于肺"指主动脉弓部位向外发出颈总动脉和锁骨下动脉两条大动脉，颈总动脉属于胃经，锁骨下动脉属于肺经；"其悍气上冲头者，循咽，上走空窍，循眼系，入络脑，出颃，下客主人，循牙车，合阳明，并下人迎"指颈总动脉头颈部分支与颈内静脉、颈外静脉分支形成的动静脉并行结构，动脉血流沿颈总动脉分支流向头面部，头面部静脉血流经颈内静脉回流入心，且头面部动静脉血流出心回心两种血流运动交会于颈动脉

459

窦位置。颈动脉窦位于平甲状软骨上缘处，其管壁的外膜下有丰富的感觉神经末梢，末梢膨大，在电镜下呈若干层的椭圆形结构，一般称为压力感受器，与血压调节功能有关。故主颈动脉窦具有血压调节功能，即胃经动输的原理（图4-30）。

（2）人迎寸口动输合参机制："此胃气别走于阳明者也。故阴阳上下，其动也若一。故阳病而阳脉小者，为逆；阴病而阴脉大者，为逆。故阴阳俱静俱动，若引绳相倾者病。"

原文意思是讲，胃气别行而走向足阳明本经的情形。手太阴的寸口脉，与足阳明的人迎脉，阴阳上下相应，其搏动是一致的。阳病而阳脉反而小的，叫做逆，阴病而阴脉反而大的，也叫作逆。所以，寸口脉与人迎脉阴阳应合，静则俱静，动则俱动，就象牵引同一根绳子似的；如果二者之间失去平衡，出现偏象，就会生病。

现代医学分析，主动脉弓有氧血流出分流于锁骨下动脉和颈总动脉动脉血流，锁骨下动脉血流循行走肺经属于阴经，颈总动脉血流循

行走胃经属于阳经，也就是所谓的"故阴阳上下，其动也若一"。颈动脉流经胃经人迎，上行头部路径较短，经很短时间就会并入静脉产生回流，即"故阳病而阳脉小者，为逆"；锁骨下动脉血流向上肢远端流动分流于桡动脉为肺经，肺经距离很长，经过很长时间才能并入静脉回流入心，即"阴病而阴脉大者，为逆"。胃经颈动脉人迎动输和肺经桡动脉虽然同出于主动脉弓，但是因为循行路径的长短不同，与静脉回流出现时间差，因此，通过对人迎和寸口动输动静合参，就能知道肺胃二经的变化情况，由此可以判断出脾肺是否正常，即"故阴阳俱静俱动，若引绳相倾者病"（图4-31）。

（三）冲脉与足少阴肾经动输机制

关于足少阴肾经动输，《灵枢·动输》言："黄帝曰：足少阴何因而动？岐伯曰：冲脉者，十二经之海也，与少阴之大络，起于肾下，出于气街，循阴股内廉，斜入腘中，循胫骨内廉，并少阴之经，

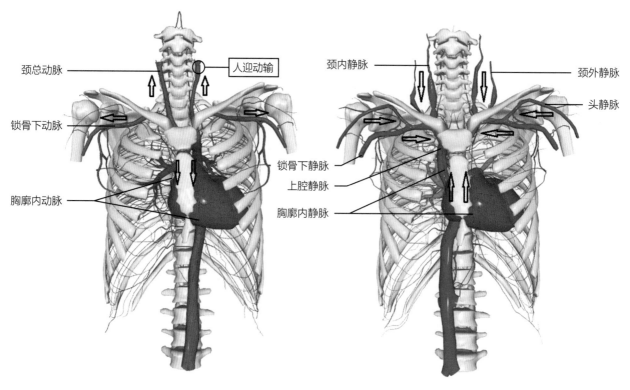

▲ 图4-30　胃经人迎动输机制示意

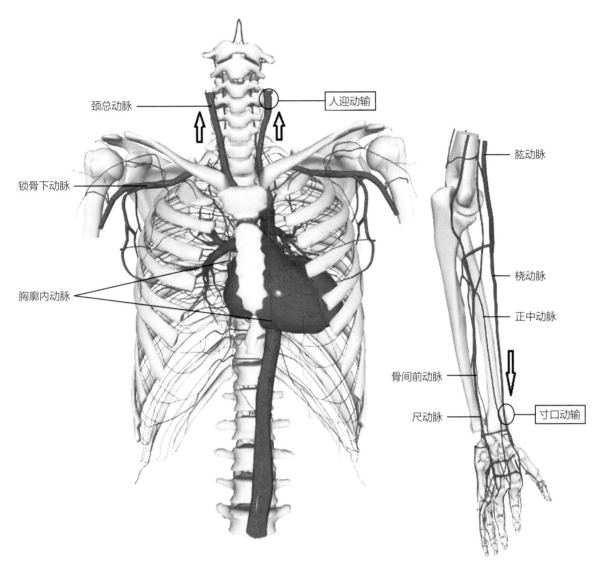

颈总动脉

人迎动输

肱动脉

锁骨下动脉

桡动脉

正中动脉

胸廓内动脉

骨间前动脉

尺动脉

寸口动输

▲ 图 4-31　人迎寸口合参机制示意

下入内踝之后。入足下，其别者，邪入踝，出属附上，入大指之间，注诸络，以温足胫，此脉之常动者也。”

这段经文描述的是冲脉结构的主体部分，是立足《灵枢·海论》所讲的"血海"而论的，即"冲脉者，为十二经之海，其输上在于大杼，下出于巨虚之上下廉"中"下出于巨虚"部分。这也描述了足少阴肾经动输的机制。

1. 冲脉与肾经共构结构　"冲脉者，十二经之海也，与少阴之大络，起于肾下，出于气街，循阴股内廉。"

足少阴肾经动输动力源不是直接来源于肾经，而是冲脉分流于肾经，然后经过肾经由腹腔外传于肾经肢体末端，形成肾经动输。肾经起源于冲脉，而冲脉在腹腔分段就是腹主动脉，由此我们就可以用现代医学分析冲脉与肾经之间的共构机制。腹主动脉在腹腔内分支首先发出的是肾上腺下动脉，它们是肾动脉供应肾上腺的分支，发自肾动脉起始的上缘，上行供应肾上腺的下部。其次是左右肾动脉，它们是腹主动脉供应肾脏的成对分支，在第 1 腰椎平面发自腹主动脉，沿腹后壁行向两侧，在肾门处分为前、后两支，经肾门入肾。最后是卵巢动脉（女性卵巢动脉）是腹主动脉供应卵巢的成对动脉分支，在肾动脉起始处的稍下方发自腹主动脉的前壁，沿腹后壁下行入骨盆，分布于卵巢和输卵管等结构。腹主动脉发出的肾上腺下动脉、肾动脉和卵巢动脉（女性卵巢动脉）三支动脉血管连接结构，就是胚胎阶段的中肾后肾结构，即"冲脉者，十二经之海也，与少阴之大络，起于肾下"的结构。又因睾丸精索动脉非常长，由肾脏部位一直延伸穿越盆腔到达睾丸部位，与髂外动脉、髂内动脉、闭孔动脉、阴部内外动脉、膀胱动脉等一起构成盆腔动脉丛。动脉丛来源于腹主动脉下分支左右髂总动脉，即原文所言"起于肾下，出于气街，循阴股内廉"。由此得知，肾经是由冲脉分支结构而成，伴行冲脉经过腹部而下行腿部，腹腔内的核心结构也就是由肾上腺动脉、肾动脉、睾丸动脉（女性卵巢动脉）、膀胱上下动脉（子宫动脉）构成，即形成冲脉与肾经共构同行的结构机制（图4-32）。

2. 胃肾二经交会与跃阳动输机制　足少阴肾经从冲脉腹主动脉上端分化而出，经腹部到盆腔底部穿行而出，向下肢分布，即原文所言"邪入腘中，循胫骨内廉，并少阴之经，下入内踝之后"。足少阴肾经在腹腔内随冲脉下行，腹主动脉在盆腔部位出后依次经过左右髂总动脉，沿腰大肌内侧下行至骶髂关节处，分为髂内动脉和髂外动脉。髂外动脉之下是股动脉，股动脉是髂外动脉的直接延续，是下肢动脉的主干，在股三角内下行，穿过收肌管后出收肌腱裂孔至腘窝，移行为腘动脉。腘动脉在腘窝深部下行，至腘肌下缘分为胫前动脉和胫后动脉，腘动脉在腘窝内发出数条关节支和肌支至膝关节及邻近肌，并参与膝关节网的形成。股动脉最大的分支为股深动脉，于腹股沟韧带下方3～5厘米处起自股动脉的后外侧，向内下行于长收肌和大收肌之间，沿途发出旋股内、外侧动脉，数条穿动脉及肌支，同时参与髋周围及膝关节动脉网的组成。由髂总动脉、髂外动脉、股动脉、腘动脉构成的动脉血管丛在大腿部的内后侧，腘动脉在膝盖之下分为胫前动脉、胫后动脉、腓动脉三个分支。胫前动脉是足阳明胃经循行的通路，那么足少阴肾经是小腿后侧的胫后动

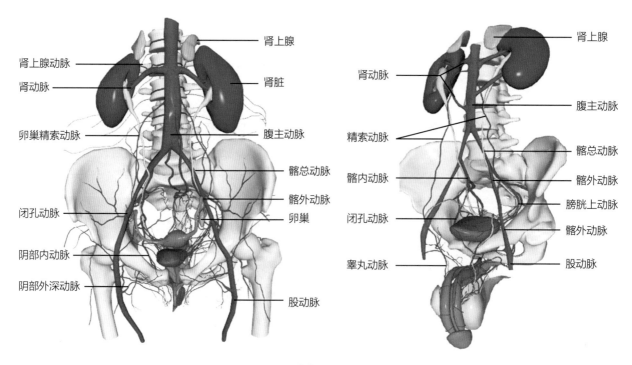

▲ 图4-32　冲脉肾经共构机制示意

脉还是腓动脉？足少阴肾经动输部位在哪里？

"斜入腘中，循胫骨内廉，并少阴之经，下入内踝之后"，按照现代医学分析，即胫后动脉沿大腿内侧，向下斜行入于腘中，沿胫骨内侧，与足少阴经并行，下行进入于内踝之后，入于足下。

胫后动脉沿小腿后面浅、深层肌之间下行，经内踝后方转至足底，分为足底内侧动脉和足底外侧动脉两终支。跗内侧动脉在足舟骨或楔骨平面从足背动脉的内侧发出的动脉。足底外侧动脉是胫后动脉较粗的终支，经足底方肌与趾短屈肌之间，至第 5 跖骨底处发出小趾足底固有动脉后，转向内侧经踇收肌斜头与第 2～4 骨间肌之间，至

第 1 跖骨间隙近端与足背动脉的足底深支构成足底弓，跗内侧动脉和足底外侧动脉血流自内侧向外侧足背部流动，正好与胫前动脉在踝关节背侧相遇，即原文所讲的"入足下，其别者，邪入踝，出属跗上，入大趾之间，注诸络，以温足胫，此脉之常动者也"路线，故所谓的肾经动输位置也就是足阳明和胫后动脉交汇之处。两条动脉血管血流交汇于此，血流流动湍急出现脉动，故足少阴肾经动输即足部的"跗阳脉"脉口，是胃经和肾经在足部的交汇处，正好反映冲脉向下肢流动远端的血流情况。故跗阳脉又称冲阳脉，属足阳明胃经的经脉，实际它还是足少阴肾经动输（图 4-33）。

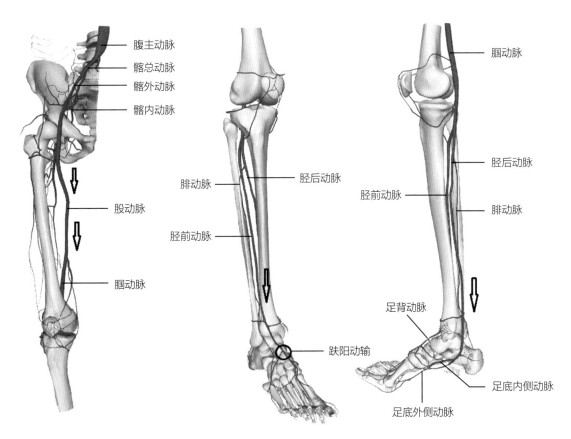

▲ 图 4-33　肾经跗阳动输结构机制示意

第二节

带脉循行结构机制

一、带脉循行路径和生理功能经典记载

（一）带脉循行路径的经典描述

带脉者为奇经八脉之一，中医学经典中很早就有记载，最早见于《素问·痿论》中，"阴阳揔宗筋之会，会于气街，而阳明为之长，皆属于带脉，而络于督脉"。该经文对带脉循行路径没有具体描述，但《难经·二十八难》有所补充，"带脉起于季胁，为回身一周"。这是带脉经典记载最早描述，大体定位为带脉在腰部呈圆弧形分布，但是没有经脉穴的标注定位。晋代皇甫谧《针灸甲乙经》描述同于《难经·二十八难》（图4-34）。

关于带脉具体骨度定位，隋唐时期的杨上善于《黄帝内经太素》中描述，"足少阴之正，至腘中，别走太阳而合，上至肾，当十四椎，出属带脉"，即从"当十四椎"开始环绕腰部一周谓之带脉，这一骨度定位法一直延续到明代，王九思（公元1505年）《难经集注》记载："带脉者，起于季胁，回身一周。丁曰：季胁下一寸八分，是其带脉之穴也。回身一周，是奇经之四脉也。杨曰：带之为言束也。言总束诸脉，使得调柔也。季胁在肋下，下接于骨之间是也。回，绕也；绕身一周，犹如束带焉。此奇经之四脉也。"

带脉的腧穴定性定位比较晚，一直到明代才出现，李时珍《奇经八脉考·带脉》描述"带脉者，起于季胁足厥阴之章门穴，同足少阳循带脉穴，围身一周，如束带然"，开始出现带脉腧度"章门穴"定位。

（二）带脉的生理功能记载

1. 带脉与带下医　中医学经典中对于带脉定位的记载并不多，但是对于带脉的生理功能描述比较多，甚至曾经将带脉与妇科联系起来，故有"带下医"。《史记·扁鹊仓公列传》记载"扁鹊名闻天下。过邯郸，闻贵妇人，即为带下医"。带下指腰带以下或带脉以下的部位。妇女多"带下"病，所以古代称专门治疗妇产科疾病的医生为带下医。

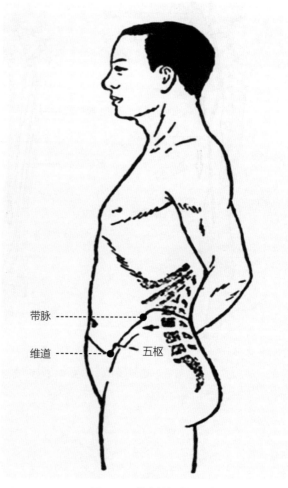

带脉 - - - - - -

维道 - - - - - -　　五枢

▲ 图4-34　带脉循行路径示意

何为带下？狭义的带下是指润泽妇女阴道和阴户的黏液，即生理性白带。妇女阴道流出一种黏性液体，连绵不断，其状如带，名为带下，出自《素问·骨空论》，"任脉为病，男子内结七疝，女子带下瘕聚"，有白带、青带、黄带、赤带、黑带、赤白带下、五色带下等。《黄帝内经太素》"足少阴之正，至腘中，别走太阳而合，上至肾，当十四椎，出属带脉"，带脉与足少阴肾经交会，故带脉与生殖系统相关。古代医学对于带脉非常重视，带脉具有调节女性生理的功能。

2. 带脉总束诸脉功能 杨上善《黄帝内经太素》中言"既言一周，亦周腰脊也，故带脉当十四椎，束带腰腹，故曰带脉也"，即带脉循行路径环绕腰部一周，因带脉具有"束带腰腹"的功能，故《儒门事亲》说："冲任督三脉，同起而异行，一源而三歧，皆络带脉"。意思是带脉具有维系、约络冲任督三脉的生理功能。《黄帝内经太素》又言"阳明以为脏腑海。冲脉血气壮盛，故为经脉之海，主渗灌骨肉会处，益其血气"。

3. 带脉总宗筋之会功能 带脉在环绕腰背一周，在腹侧与足阳明胃经交会，因为足阳明经为五脏六腑之海，故而带脉具有宗筋之会的功能，杨上善《黄帝内经太素》言"阳明主于水谷，故为脏腑之海，能润宗筋，约束骨肉，利诸机关也""阳明谷气虚少，则宗筋之茎施纵，带脉不为牵引，则筋脉施舒，故足痿"。

（三）带脉循行共构路径机制

1. 带脉与肝胆二经共构机制 《奇经八脉考·带脉》描述带脉循行路径为"带脉者，起于季胁足厥阴之章门穴，同足少阳循带脉穴，围身一周，如束带然"。即带脉与足厥阴肝经和足少阳胆经在腰部交会形成共构。

带脉循行路径从十四椎开始左右环绕于腹前成为带状结构，现代医学分析，带脉路径循行分布的结构段中，体液流动管道通路有以下分布。

（1）动脉血管分布由旋髂深动脉和腰动脉构成。腰动脉是腹主动脉供应腹后壁的节段性分支。通常为 4 对，与肋间后动脉及肋下动脉同源，行向外侧分布腹后壁。旋髂深动脉在腹股沟韧带的后方或稍上方从髂外动脉发出，沿腹股沟韧带外侧半后方斜向外上的分支。营养髂嵴及邻近肌和皮肤。

（2）静脉血管分布由腰静脉和旋髂深静脉构成。腰静脉有 4 对，收集腰部组织的静脉血，汇入下腔静脉。左侧腰静脉走行于腹主动脉的后方。腰静脉与椎外静脉丛有吻合，并借之与椎内静脉丛相通。各腰静脉之间纵行的交通支称为腰升静脉。两侧的腰升静脉分别经左、右膈脚入后纵隔，左侧移行于半奇静脉，右侧移行于奇静脉，最后汇入上腔静脉。

旋髂深静脉是旋髂深动脉的伴行静脉。两支静脉在近端汇合为一干，在腹股沟韧带上方约 2cm 处，越过髂外动脉注入髂外静脉。

带脉循行通路结构不是由单一结构构成，而是由荣道腰动脉和营道腰静脉共同构成。带脉腰动静脉环绕腰部一周，故纵向通过腰部位置的体表动静脉都并与之发生交会，故带脉具有维系诸脉的生理功能。

带脉由腰动脉和腰静脉构成，二脉平行分布而血液流动相反，形成闭环结构，腰动脉与旋髂深动脉纵横形成交叉。旋髂深动脉即足少阳胆经体壁循行段结构，是带脉与足少阳胆经交会结构；腰静脉属于带脉伴行脉，与旋髂深静脉在腰侧纵横形成交叉。旋髂深静脉是足厥阴肝经体壁循行段结构，即带脉与足厥阴肝经交会结构。这种带脉腰动静脉与旋髂深动静脉形成的交会结构，即"带脉者，起于季胁足厥阴之章门穴，同足少阳循带脉穴，围身一周，如束带然"的结构机制（图 4-35）。

2. 带脉与肾膀胱二经共构机制 中医学将带脉当作妇科定位的标准，称妇科大夫为"带下医"，最大的原因是认为带脉与足少阴肾经具有共构吻合结构存在，即《黄帝内经太素》所讲"足少阴

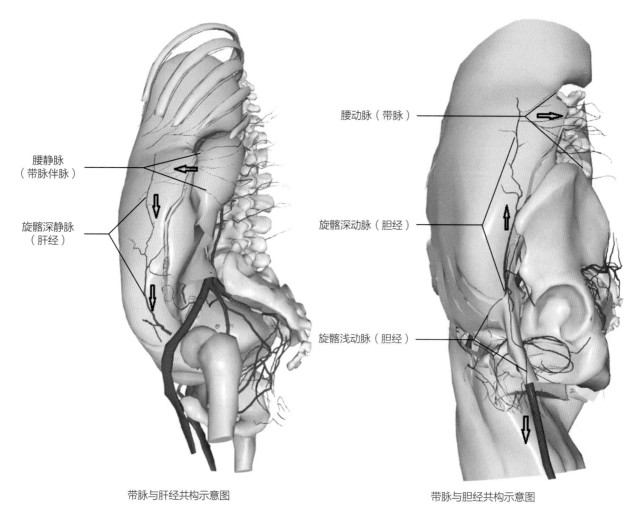

腰静脉
（带脉伴脉）

旋髂深静脉
（肝经）

腰动脉（带脉）

旋髂深动脉（胆经）

旋髂浅动脉（胆经）

带脉与肝经共构示意图　　　　　　带脉与胆经共构示意图

▲ 图 4-35　带脉与肝胆经共构示意

之正，至腘中，别走太阳而合，上至肾，当十四椎，出属带脉"。

根据上段原文，带脉从机体十四椎位置开始以左右弧形向腹侧循行，形成环绕腰腹的带状路径，腹侧与足少阴肾经发生交会共构，背侧与足太阳膀胱经发生交会共构。因为足少阴肾经和足太阳膀胱经都与生殖泌尿系统相关，所以产生的带脉具有调节生殖系统的生理功能。

（1）带脉与足少阴经共构机制：关于足少阴肾经循行路径，《灵枢·经脉》记载："肾足少阴之脉，起于小趾之下，斜走足心，出于然谷之下，循内踝之后，别入跟中，以上踹（腨的通假字）内，出腘内廉，上股内后廉，贯脊，属肾，络膀胱。其直者，从肾上贯肝膈，入肺中，循喉咙，挟舌本。

其支者，从肺出络心，注胸中。"

根据原文，足少阴肾经循行路径分为四段。

下肢循行段："肾足少阴之脉，起于小趾之下，斜走足心，出于然谷之下，循内踝之后，别入跟中，以上踹（腨的通假字）内，出腘内廉。"

腹腔循行段："上股内后廉，贯脊，属肾，络膀胱。"

胸腔循行段："其直者，从肾上贯肝膈，入肺中，循喉咙，挟舌本。"

心包络循行段："其支者，从肺出络心。"

带脉与足少阴肾经交会是在腹腔循行段："上股内后廉，贯脊，属肾，络膀胱"。现代医学分析该段属于髂外动脉脏支壁支结构。髂外动脉沿腰大肌内侧缘下行，穿血管腔隙至股部，这一分段结构就是肾经"上股内后廉"分段结构。

髂外动脉脏支起始部的前方为输尿管，其外侧在男性有睾丸动、静脉及生殖股神经与之伴行，其末段的前方有输精管越过。在女性，髂外动脉起始部的前方有卵巢动、静脉经过，其末段的前上方有子宫圆韧带斜向越过，属于肾经"贯脊，属肾，络膀胱"的分段结构。

髂外动脉壁支近腹股沟韧带处发出腹壁下动脉和旋髂深动脉，后者向外上方贴髂窝走行，分布于髂肌和髂骨等。在腹壁下动脉和旋髂深动脉之间的腹壁浅动脉分支，是肾经体表"其直者，从肾上贯肝膈"分支段结构。

带脉腰动脉以左右弧形结构环绕分布于腰髂部位形成带状结构，这种环状结构在腰部前后横向分布，即《难经·二十八难》所讲"带脉起于季胁，为回身一周"形态结构。带状腰动脉这种横向分布结构与纵向的髂外动脉形成纵横网状结交叉结构。腰动脉在腹侧内部与髂外动脉脏支发生吻合，也就是带脉与肾经交会共构成"贯脊，属肾，络膀胱"路径；腰动脉在腹侧外部与髂外动脉壁支的腹壁浅动脉交会共构成"其直者，从

肾上贯肝膈"分支段路径。腰动脉与髂外动脉的脏支、壁支交会结构就是带脉与足少阴肾经的交会结构。由于髂外动脉脏支主要是连接生殖器官和生殖腺体的结构，带脉腰动脉与髂外动脉脏支交会共构为一体，故带脉血流出现异常，就会导致髂外动脉脏支发生异常，并导致生殖器官和生殖腺体荣气有氧血流供给不畅。这就是中医学将带脉当作妇科定位标准的机制（图 4-36）。

（2）带脉与足太阳膀胱经共构机制：带脉与足少阴肾经交会结构分布在带脉腹侧，带脉是环状分布结构，足少阴肾经和足太阳膀胱经是表里关系，故带脉与足太阳膀胱经必然也存在交会共构结构。《黄帝内经太素》言"足少阴之正，至腘中，别走太阳而合，上至肾，当十四椎，出属带脉"，意思是讲足太阳膀胱经从肾循行背部时与带脉发生交会。

带脉即腰动脉，属于腹主动脉供应腹后壁的节段性分支，共 4 对，与肋间后动脉及肋下动脉同源，行向外侧，分布于腹后壁。故血流运动是从腹主动脉腰动脉干而出，首先到达第 14 椎处，然后左右沿弧形路径向腹侧体壁流动。

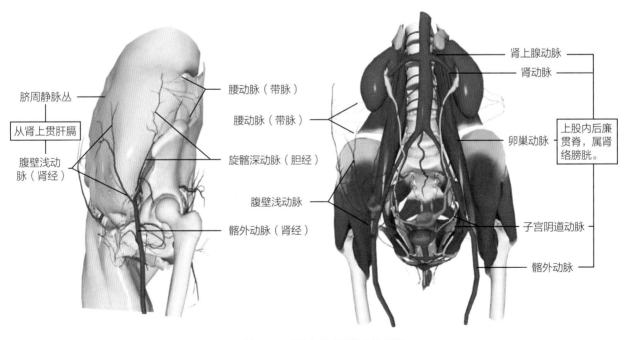

▲ 图 4-36 带脉与足少阴经共构示意

在腰部第14椎位置，存在着纵横两种动脉血管丛分布，横向的就是环状分布的腰动脉血管丛，即带脉路径结构；纵向分布的是由臀下动脉、阴部内动脉、臀上动脉、髂腰升动脉形成的血管丛，即足太阳膀胱经腰部路径结构。带脉路径结构和足太阳膀胱经路径结构在第14椎位置形成纵横交叉结构，这种二脉共构通路一起为髂腰部组织提供有氧血供应。当带脉腰动脉丛血流发生异常时，足太阳膀胱经连接的膀胱腑会发生病变，也就是泌尿系统疾病发生，或女性的妇科经带病出现，故中医学"带下"者，还指带脉与膀胱经交会共构机制（图4-37）。

3. 带脉与冲任督三脉共构机制

（1）带脉与督脉交会共构机制　《儒门事亲》中讲："冲任督三脉，同起而异行，一源而三歧，皆络带脉"。意思是说带脉与奇经八脉中的冲任督三脉都有交会，因为带脉起始于14椎，而14椎属于督脉循行部位，故而带脉环形结构首先与督脉发生交会。

带脉即腰动脉，腰动脉起源于腹主动脉，属

于供应腹后壁节段性分支动脉血管。腹后壁节段性动脉还有纵向分布的髂腰动脉，髂腰动脉发自后干，有1～2支，向外上进入腰大肌的深面，分布于髂肌和腰大肌等，髂腰动脉也就是督脉的在髂腰部的循行段结构。带脉腰动脉与督脉髂腰动脉在腰背侧是纵横交叉共构体，也就是《素问·痿论》中所讲带脉"而络于督脉"的结构机制。

督脉在髂腰壁的循行路径由骶外侧动脉阴部内动脉、会阴动脉、闭孔动脉构成。骶外侧动脉沿骶骨外侧缘前面下行，分布至盆壁肌；阴部内动脉在坐骨肛门窝外侧壁发出，穿阴部管的分支，供应肛管及肛门周围肌肉和皮肤；会阴动脉在坐骨肛门窝内的分支，穿入会阴浅隙分为会阴横动脉和阴囊后支或阴唇后支。闭孔动脉起自前干，与同名静脉和神经伴行，沿骨盆侧壁行向前下，穿闭孔膜至大腿内侧，分支至大腿内侧群肌和髋关节。带脉血流发生异常，就会引起督脉这些血管丛血流发生异常，并引起整个督脉连接组织发生病变，这就是带脉与督脉交会共构体的机制（图4-38）。

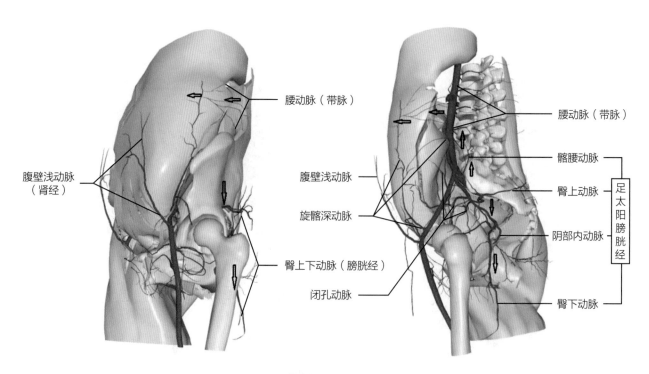

▲ 图4-37　带脉与足太阳膀胱经共构示意

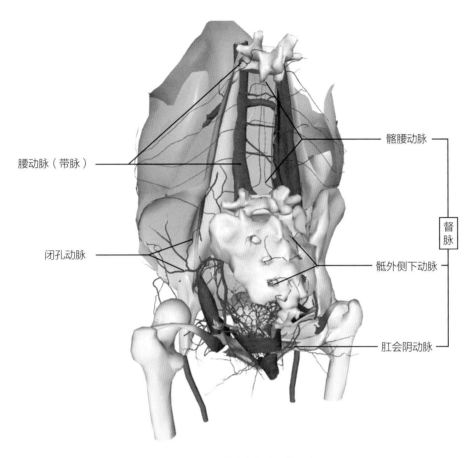

腰动脉（带脉）

闭孔动脉

髂腰动脉

骶外侧下动脉

肛会阴动脉

督脉

▲ 图 4-38　带脉与督脉共构示意

（2）带脉与冲脉交会共构机制：带脉即腰动脉，为腹主动脉的壁支，共 4 对，从腹主动脉后壁的两侧发出，横越腰椎体前面和侧面，与腰静脉伴行，在腰大肌内侧缘分出背侧支和腹侧支。其中背侧支分布到背部的肌肉、皮肤及脊柱，腹侧支分布到腹壁，并与腹前外侧壁其他动脉吻合。

腹主动脉属于冲脉分段结构，腹主动脉是人体的大动脉，直接延续于发自左心室的主动脉、胸主动脉。沿脊柱左侧下行的是降主动脉的腹段，又称主动脉腹部，为胸主动脉的延续。在第 12 胸椎下缘前方，经膈的主动脉裂孔进入腹膜后隙，沿脊柱左前方下行，到达第 4 腰椎下缘分为左、右髂总动脉。

带脉腰动脉属于腹主动脉向腰部发出的分支动脉，腹主动脉血流首先流注到脊柱十四椎附近，

然后沿着左右腰动脉向腹侧做弧形流动，最后在腹壁中轴线位置左右吻合形成环带轨迹路径，即带脉与冲脉交会共构体，主要负责腰骶壁和腹壁的血液供应（图 4-39）。

（3）带脉与任脉交会共构机制：《儒门事亲》中讲："冲任督三脉，同起而异行，一源而三歧，皆络带脉。"意思是讲带脉与冲任督三脉都有交会共构结构存在，但是冲任督三脉阴阳属性不同，故还涉及带脉阴阳属性定位问题。换言之，如果带脉与三脉阴阳属性不合，也就无法形成交会共构体。

带脉者为腰动脉，属于荣道有氧血通路，与之平行分布的是营道腰静脉血管，腰动脉和腰静脉血流方向相反，由此构成腰部的荣营体液通路的吻合，腰静脉属于带脉的伴行脉通路。

冲脉属于荣气有氧血动脉血管，同样也具有

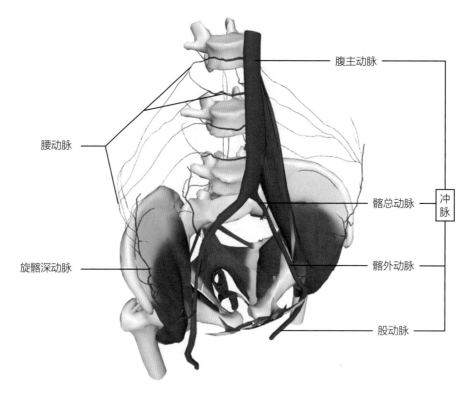

▲ 图 4-39 带脉与冲脉交会共构示意

伴行脉上下腔静脉带脉腰动脉与冲脉腹主动脉端交会共构为一体，带脉伴行脉腰静脉是与冲脉伴行脉下腔静脉交会形成共构体，腰静脉营气无氧血流从腹侧向背侧流动，最后回流到下腔静脉。带冲伴行二脉共构通路中的营气无氧血流回流有两个通路。一个通路是沿着腰静脉由腹侧向背侧流动汇入下腔静脉；另一个通路是沿着旋髂深静脉下行流动进入腹腔，经髂外静脉回流进入下腔静脉。

在带冲伴行二脉共构通路旋髂深静脉段中，旋髂深静脉血流回流同时引流腹股沟淋巴、腹壁浅淋巴管中的淋巴液进入腹腔之中。进入体腔中的淋巴液具有自己独立的回流通路，首先与腹部淋巴管中的淋巴液汇流一起进入乳糜池，然后沿着胸导管向胸部流动。在这一通路中，腹壁浅淋巴管属于任脉体表循行路径，腹部淋巴管和胸导管属于任脉体腔内循行路径，带脉伴行脉营气无氧血液回流带动任脉内外通路中经水淋巴液回流形成的通路结构，也就是带脉与任脉交会共构体

通路。

带脉与任脉交会共构通路属于经水营气通路，带脉与冲督二脉交会形成的共构通路属于荣气有氧血通路，两种交会共构通路中流动的体液属性不同，而且体液流动方向相反，由此才能构成带脉连接、组织荣气、营气、经水三种体液完整流动网，这就是"冲任督三脉，同起而异行，一源而三歧，皆络带脉"的机制（图 4-40）。

二、带脉宗筋之会体位分布机制

（一）带脉与足阳明胃经交会共构机制

《素问·痿论》讲："阳明者，五脏六腑之海，主润宗筋，宗筋主束骨而利机关也。冲脉者，经脉之海也，主渗灌溪谷，与阳明合于宗筋。阴阳总宗筋之会，会于气街，而阳明为之长，皆属于带脉，而络于督脉。故阳明虚，则宗筋纵，带脉不引，故足痿不用也。"

足阳明胃经是五脏六腑营养的源泉，能濡养

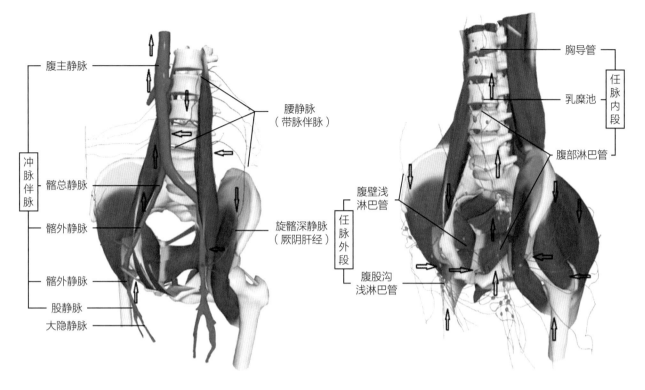

▲ 图 4-40　带脉与任脉交会共构示意

宗筋，宗筋主管约束骨节，使关节运动灵活。冲脉为十二经气血汇聚之处，输送气血以渗透灌溉分肉肌腠，与足阳明胃经会合于宗筋。三阴三阳十二经脉都总汇于宗筋，再会合于足阳明经的气街穴（即气冲穴），故阳明经是它们的统领。诸经又都连属于带脉，系络于督脉。所以阳明经气血不足则宗筋失养而弛缓，带脉也不能收引诸脉，就使两足痿弱不能用了。

何为"宗筋之会"？筋者，肌腱或附着在骨头上的韧带。肌腱和韧带汇集之处，谓之宗筋之会。中医学认为宗筋之会与足阳明经相关，即"阳明者，五脏六腑之海，主润宗筋，宗筋主束骨而利机关也"。

《灵枢·经脉》中介绍胃经循行路径为"胃足阳明之脉，起于鼻之交頞中，旁纳太阳之脉，下循鼻外，入上齿中，还出挟口环唇，下交承浆，却循颐后下廉，出大迎，循颊车，上耳前，过客主人，循发际，至额颅。其支者，从大迎前下人迎，循喉咙，入缺盆，下膈，属胃，络脾。其直者，从缺盆下乳内廉，下挟脐，入气街中。其支者，起于胃口，下循腹里，下至气街中而合，以下髀关，抵伏兔，下膝膑中，下循胫外廉，下足跗，入中趾内间。其支者，下廉三寸而别，下入中趾外间。其支者，别跗上，入大趾间，出其端"。根据原文描述胃经由五个分段构成。

第一段，颈面部分段，"胃足阳明之脉，起于鼻之交頞中，旁纳太阳之脉，下循鼻外，入上齿中，还出挟口环唇，下交承浆，却循颐后下廉，出大迎，循颊车，上耳前，过客主人，循发际，至额颅"。

第二段，胸腔内部段，"其支者，从大迎前下人迎，循喉咙，入缺盆，下膈，属胃，络脾"。

第三段，腹壁结构段，"其直者，从缺盆下乳内廉，下挟脐，入气街中"。

第四段，腹内下肢段，"其支者，起于胃口，下循腹里，下至气街中而合，以下髀关，抵伏兔，下膝膑中，下循胫外廉，下足跗，入中趾内间"。

第五段，足踝循行段，"其支者，别跗上，

入大趾间，出其端"。

五个分段中，腹壁结构段、腹内下肢段、足踝循行段三段结构与宗筋之会相关。

1. 冲督胃三脉体壁交会共构机制　胃经腹壁结构循行路径是"其直者，从缺盆下乳内廉，下挟脐，入气街中"，按照现代医学分析，该段由左右胸廓内动脉、左右腹壁上动脉和左右腹壁下动脉三支动脉血管构成。

胸廓内动脉和左右腹壁上动脉起于锁骨下动脉的下壁，为其上段结构，向下入胸腔，距胸骨外缘约1厘米处贴胸壁内面垂直下降；穿膈肌胸肋角续为腹壁上动脉，在腹直肌后鞘与腹直肌间下降，至脐附近与腹壁下动脉相吻合。此外，还发出肌膈动脉、心包膈动脉等。胸廓内动脉布于肋间肌前部、膈肌、腹直肌、乳房、心包及部分胸、腹膜，即原文所讲"其直者，从缺盆下乳内廉"。

左右腹壁下动脉为其下段结构，在近腹股沟韧带中点稍内侧处发自髂外动脉，在腹股沟管深环内侧的腹膜外组织内斜向上内，穿腹横筋膜上行于腹直肌与腹直肌鞘后层之间，至脐平面附近与发自胸廓内动脉腹壁上动脉吻合，并与肋间动脉的终支在腹直肌外侧缘吻合。腹壁下动脉是髂外动脉向腹部发出的分支结构，属于髂外动脉的一个分支，髂外动脉属于冲脉下端的循行分支段结构，即原文所讲的"下挟脐，入气街中"。

胸廓内动脉和腹壁上动脉实际是督脉的胸壁荣气循行路径，荣气有氧血流自锁骨下动脉开始由上向下流动；腹壁下动脉属于胃经荣气循行路径，荣气有氧血流自髂外动脉开始由下向上流动，两段血流从相向而行汇集于脐带周围。

锁骨下动脉和髂外动脉属于冲脉循行段结构，胸廓内动脉和腹壁上动脉属于督脉腹侧循行段（肋间动脉）结构，腹壁下动脉属于胃经腹壁循行段结构。综合分析上述通路结构，"其直者"为冲脉锁骨下动脉段，"从缺盆下乳内廉"者为督脉胸腹段廓内动脉和腹壁上动脉，"下挟脐"者为胃经腹壁下动脉段，"气街中"者为冲脉髂外动脉段，因此"其直者，从缺盆下乳内廉，下挟脐，入气街中"实际是指冲督胃三脉在胸腹壁交会共构为一体（图4-41）。

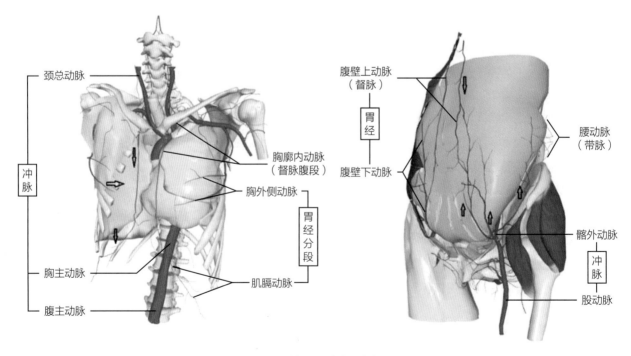

▲ 图4-41　冲督胃三脉脉体壁交会共构

2. 冲胃二脉腹内交会共构机制 足阳明胃经在腹内和下肢有循行分段为"其支者,起于胃口,下循腹里,下至气街中而合,以下髀关,抵伏兔,下膝膑中,下循胫外廉,下足跗,入中趾内间",这一分段是从腹腔之内向下肢分布,主要分布结构在腹腔之内,故我们称之为腹内循行段。按照现代解剖学分析腹内循行段如下。

(1)"其支者,起于胃口",是指左右胃动脉形成的血管丛。胃左动脉起于腹腔干,向左上方经胃胰襞深面至贲门附近,转向前下,在肝胃韧带内循胃小弯右侧下行,终支多与胃右动脉吻合;胃左动脉在贲门处分出食管支营养食管。胃右动脉起于肝固有动脉,也可起于肝固有动脉左支、肝总动脉或胃十二指肠动脉,下行至幽门上缘,转向左上,在肝胃韧带内沿胃小弯走行,终支多与胃左动脉吻合成胃小弯动脉弓,沿途分支至胃前、后壁。

(2)"下循腹里",是指胃网膜右动脉,胃网膜右动脉发自胃十二指肠动脉,在大网膜前两层腹膜间沿胃大弯左行,终支与胃网膜左动脉吻合,沿途分支营养胃前、后壁和大网膜。网膜右动脉不单向胃壁分布,还向下分布于横结肠系膜之上,横结肠系膜是将横结肠连于腹后壁横行的双层腹膜结构,故言"下循腹里"。

(3)"下至气街中而合",是指胃网膜右动脉丛,胃网膜右动脉沿横结肠系膜下行分布,到腹股沟内侧位置与髂外动脉分支动脉丛发生交会实现血流吻合,髂外动脉属于冲脉结构,故言胃经"下至气街中而合"。

(4)"以下髀关,抵伏兔,下膝膑中,下循胫外廉,下足跗,入中趾内间",是指由髂外动脉向下肢外侧分布的血管丛,因为分布于大小腿的外侧,故称之为胃经下肢段。

"以下髀关,抵伏兔,下膝膑中"段,是由大腿部位旋股外侧升支、旋股外侧降支构成。旋股外侧动脉升支是在股直肌后面上升的旋股外侧动脉分支,分布于阔筋膜张肌、臀中肌和髂前外

侧。旋股外侧动脉降支是股深动脉或股动脉直接发出的分支,在股直肌后方,继而于股直肌与股外侧肌之间下降,分支分布于股外侧肌、股前外侧部皮肤和膝关节,并与膝上外侧动脉吻合。

"下循胫外廉,下足跗,入中趾内间"段,是由小腿部位膝下外侧动脉、胫前返动脉、胫前动脉、足背动脉构成。膝下外侧动脉自腘动脉发出,向外行被腓肠肌外侧头遮盖,经腓侧副韧带与胫骨外侧髁之间至膝关节前面,参与构成膝关节网,并分支至腓骨上端。胫前返动脉是由胫前动脉穿过小腿骨间膜之后发出的动脉。向前上方行,在胫骨前肌内上升,分支分布至附近诸肌和髌韧带,并与膝下内、外侧动脉吻合,参与膝关节网和髌网的构成。胫前动脉于腘肌下缘由腘动脉分出后,即向前穿骨间膜,进入小腿前骨筋膜鞘,紧贴骨间膜前面,伴腓深神经下行。足背动脉是胫前动脉的直接延续,经踇长伸肌腱和趾长伸肌腱之间前行,至第1跖骨间隙近侧,发出第1跖背动脉和足底深支两终支。

胃经腹腔内循行段和下肢循行段属于荣气有氧血体液通路,而胃经这些由动脉形成的动脉血管丛属于冲脉分支结构。其中腹腔内循行段左右胃动脉、胃网膜右动脉是由冲脉腹主动脉段发出的分支;大腿循行段旋股外侧升支、旋股外侧降支是冲脉股动脉发出的分支;小腿循行段膝下外侧动脉、胫前返动脉、胫前动脉、足背动脉是由冲脉股动脉沿腘动脉向小腿外侧发出的分支。

胃经腹内段和下肢段是由冲脉腹主动脉段和股动脉段发出的分支结构,而冲脉主体胸腹主动脉血流是由上向下流动,因此带动胃经有氧血流由腹内段向下肢段流动,即《素问·痿论》讲的"冲脉者,经脉之海也,主渗灌溪谷,与阳明合于宗筋"机制,这也就是胃冲二脉在腹腔内部交会共构的机制。

胃冲二脉在腹腔下部交会主要集中于盆腔之内,向下肢是左右分流形式分布,冲脉在大腿部位有分段结构存在,即左右股动脉。胃经一直沿

着小腿外侧延伸分布到足背位置。冲胃二脉的这种同向分布形态，导致二脉中的荣气有氧血流同时自腹部沿着下肢流动，成为腹腿部位有氧血供应的主要通路。特别是胃经小腿部位分布段直接延续冲脉血流到达足部，成为小腿足部关节组织结构的主要有氧血供应通路。故《素问·痿论》讲"阳明者，五脏六腑之海，主润宗筋，宗筋主束骨而利机关也"（图 4-42）。

3. 脾胃冲带督五脉交会结构机制

（1）脾胃二经足部交会结构：胃经在足踝循行段为"其支者，别跗上，入大趾间，出其端"。

胃经又一支脉，从足背进入足大趾，直出大趾尖端，与足太阴脾经相接，在足部形成胃脾二经的表里结构。

根据现代医学分析，胃经在足踝循行段结构是由胫前动脉足背动脉构成。胫前动脉于腘肌下缘由腘动脉分出后，即向前穿骨间膜，进入小腿前骨筋膜鞘，紧贴骨间膜前面，伴腓深神经下行。上 1/3 段位于胫骨前肌和趾长伸肌之间，下 2/3 段位于胫骨前肌和踇长伸肌之间。主干下行至伸肌上支持带下缘处，移行为足背动脉。足背动脉是胫前动脉的直接延续，经踇长伸肌腱和趾长伸肌腱之间前行，至第 1 跖骨间隙近侧，发出第 1 跖背动脉和足底深支两终支。

与上述胃经循行段结构对称的脾经，是由内侧缘静脉和大隐静脉构成的小腿内侧静脉丛。大隐静脉起于足背静脉弓内侧，经内踝前方，沿小腿内侧上行，经过膝关节内后方，沿大腿内侧转至大腿前面上行，于耻骨结节下外方 3～4 厘米处，穿过阔筋膜的隐静脉裂孔注入股静脉。内侧缘静脉位于足内侧缘，与足背静脉弓的内侧端相移行。该静脉丛即《灵枢·经脉》所讲"脾足太阴之脉，起于大趾之端，循趾内侧白肉际，过核骨后，上内踝前廉，上踹（腨的通假字）内，循胫骨后，交出厥阴之前，上（循）膝股内前廉"的循行段结构。

胃经属于荣气有氧血通路，处于小腿外侧，

体液流动方向是由上胫前动脉向下足背动脉流动；脾经属于营气无氧血通路，位于小腿内侧，体液流动方向是由下内侧缘静脉向上大隐静脉流动。脾胃二经在足背内外分布，也就是脾胃经最远端的荣营表里吻合。

（2）脾胃表里与带督四脉交会结构：脾胃脉在小腿内外侧分布循行通路上通于腰骶部。胃经小腿部荣气有氧血由髂外动脉经股动脉、腘动脉而来，即胃经下肢段起于髂外动脉与带脉、腰动脉交会形成共构体；脾经胃经小腿部营气无氧血流由内侧缘静脉开始，经大隐静脉向上流动，至骶髂关节前方与髂外静脉汇合成髂总静脉，即脾经下肢段终于髂内静脉，与带脉伴脉腰静脉交会形成共构体。因此以冲脉、腹主动脉和伴行脉下腔静脉为中轴，脾胃二脉在髂外动静脉处形成带脉及伴行脉的交会共构体通路，这种结构是腰部荣营通路与下肢荣营通路结构的体液交通。其中的荣道通路也就是带脉与胃经下肢段的交会结构，即《素问·痿论》讲的"阴阳总宗筋之会，会于气街，而阳明为之长，皆属于带脉，而络于督脉。故阳明虚，则宗筋纵，带脉不引，故足痿不用也"结构。

"阴阳总宗筋之会，会于气街"，指胫前动脉上行股动脉通路结构，即胃经与冲脉二经在腰腹部交会通路。

"阳明为之长，皆属于带脉，而络于督脉"，指腹壁下动脉和腰动脉形成的环状动脉丛，即胃带督三脉腰部交会通路。

"故阳明虚，则宗筋纵，带脉不引，故足痿不用也"，指胫前动脉旋股外侧动脉升降支与腰动脉形成的血管丛，即胃经下肢段与腰部带脉交会通路。

胃经与冲带督在腰部和下肢交会，四经都属于荣气通路，荣气有氧血体液通过四经交会结构由上向下流动，为髂腰部位和下肢组织器官提供有氧血流，故言"阳明者，五脏六腑之海，主润宗筋，宗筋主束骨而利机关也"（图 4-43）。

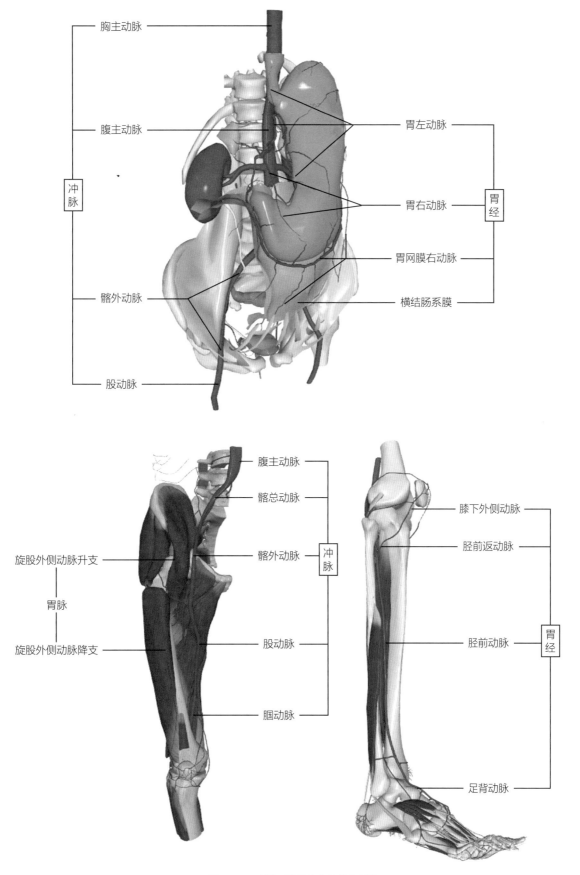

▲ 图 4-42　冲胃二脉腹内交会共构示意

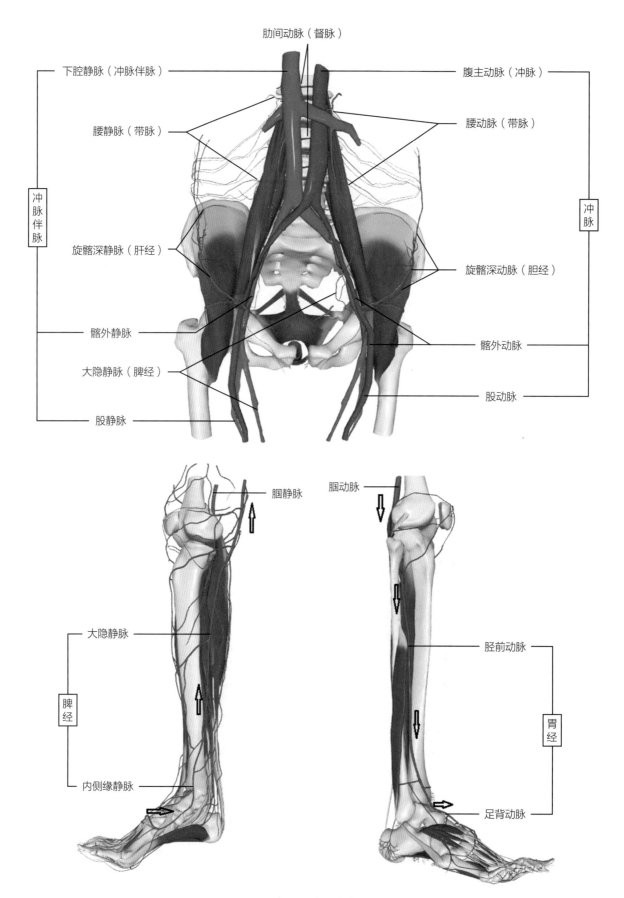

肋间动脉（督脉）

下腔静脉（冲脉伴脉）

腹主动脉（冲脉）

腰静脉（带脉）

腰动脉（带脉）

冲脉伴脉

冲脉

旋髂深静脉（肝经）

旋髂深动脉（胆经）

髂外静脉

髂外动脉

大隐静脉（脾经）

股动脉

股静脉

腘静脉

腘动脉

大隐静脉

胫前动脉

脾经

胃经

内侧缘静脉

足背动脉

▲ 图 4-43　脾胃冲带督五脉交会结构示意

（二）带脉与宗筋之会结构机制

1. 胃经宗筋交会结构机制　按照中医学所讲，人的肢体组织由皮毛、血脉、筋膜、肌肉、骨髓五种结构构成，称为"五体论"，即《素问·痿论》所讲"肺主身之皮毛，心主身之血脉，肝主身之筋膜，脾主身之肌肉，肾主身之骨髓"。五体之为病者，即"故肺热叶焦，则皮毛虚弱，急薄，着则生痿躄也。心气热，则下脉厥而上，上则下脉虚，虚则生脉痿，枢折挈，胫纵，而不任地也。肝气热，则胆泄口苦，筋膜干，筋膜干则筋急而挛，发为筋痿。脾气热，则胃干而渴，肌肉不仁，发为肉痿。肾气热，则腰脊不举，骨枯而髓减，发为骨痿"。

"肝主身之筋膜"者即筋，"心主身之血脉"与"肝主身之筋膜"关联机制就是所谓的"经筋"原理，故而有"十二经筋"之说；"宗筋之会"是由"经筋"原理而来，若干肌腱的集合处，即经脉循行会合于富有肌腱的大关节部位（如髋、膝关节）称为"宗筋之会"。

脾胃冲带督五脉交会是以胃经为纵轴，带脉为横轴，结合冲督脾三脉与胃带二脉关联性，描述腰部和下肢的动静脉荣营通路的分布循行结构模式。然而我们知道，脾胃冲带督五脉交会模式只是不同体液通路间的吻合结构，不属于筋膜结构。

根据《素问·痿论》中记载，"阳明者，五脏六腑之海，主润宗筋，宗筋主束骨而利机关也"，足阳明胃经是五脏六腑营养的源泉，能濡养宗筋，宗筋主管约束骨节，使关节运动灵活。根据前文脾胃冲带督五脉交会中胃经为纵轴"宗筋之会"原理的描述，足阳明胃经宗筋有三个分段结构。

（1）腹内分段宗筋结构：胃经腹腔内分段结构是由胃动脉、胃网膜动脉构成，在为胃壁组织提供荣气有氧血的同时，也为与胃相关的前纵韧带和肝胃韧带提供荣气有氧血。

前纵韧带是椎体前面延伸的一束坚固的纤维束。宽而坚韧，上自枕骨大孔前缘，下达第 1 或第 2 骶椎椎体。其纵行的纤维牢固地附着于椎体和椎间盘，有防止脊柱过度后伸和椎间盘向前脱出的作用。

肝胃韧带从肝门向下延伸到胃小弯的左侧小网膜，内有胃左血管、胃右血管、淋巴结、神经等。

胃经腹腔内分段中，胃动脉、胃网膜动脉为前纵韧带和肝胃韧带提供荣气有氧血，形成胃经腹内分段宗筋机制。

（2）胃经腹壁段宗筋结构：胃经腹壁段结构是由左右腹壁下动脉构成，左右腹壁下动脉在为腹壁组织提供荣气有氧血的同时，还为腹壁相连的脐内侧韧带、脐正中韧带、腹股沟韧带、耻骨上韧带提供有氧血。

脐内侧韧带是腹前壁后面脐以下由脐动脉索及其表面腹膜形成的皱襞。

脐正中韧带是脐尿管遗迹形成的皱襞。借此将膀胱尖连于脐。

腹股沟韧带是腹外斜肌腱膜下缘卷折形成的韧带，连髂前上棘与耻骨结节。

耻骨上韧带连于两侧耻骨之间，中部与耻骨间纤维软骨板愈合，向两侧延伸至耻骨结节的韧带。

腹壁下动脉为腹壁韧带提供荣气有氧血，形成胃经腹壁段宗筋机制。

（3）胃经下肢段宗筋结构：胃经大腿循行段是由旋股外侧升支、旋股外侧降支构成，在为大腿外侧肌肉组织提供有氧血的同时，也为大腿髌骨位置的髌韧带、髌内侧支持带、髌外侧支持带提供有氧血。

髌韧带是股四头肌腱的下续部分。肥厚而坚韧，位于关节囊的前部，起自髌骨下缘，止于胫骨粗隆。内、外侧分别移行为髌内、外侧支持带。

髌内侧支持带是股内侧肌腱的一部分。起自股内侧肌腱膜及髌底，沿髌韧带向下内侧止于胫骨上端的内侧面。

髌外侧支持带是股外侧肌腱的一部分。起自股外侧肌腱及髌底，沿髌底韧带向下外侧止于胫骨上端的外侧面，外侧与髂胫束愈合。

胃经小腿循行段是由膝下外侧动脉、胫前返动脉、胫前动脉、足背动脉构成，在为经过的肌肉组织提供有氧血的同时，也为小腿骨骼的髂胫束小腿骨间膜伸肌下支持带提供有氧血。

髂胫束是包绕大腿的深筋膜－阔筋膜的外侧增厚部分。起自髂嵴前份的外侧缘，其上分为两层，包裹阔筋膜张肌，并与之紧密结合不宜分离。下部的纵行纤维明显增厚呈扁带状，后缘于臀大肌肌腱相延续。髂胫束下端附着于胫骨外侧髁、腓骨头和膝关节囊。

小腿骨间膜是连于胫、腓骨骨间缘之间的坚韧纤维膜。

伸肌上支持带又称小腿横韧带，呈宽带状位于踝关节前上方，连于胫、腓骨下端之间。其深面有两个间隙，内侧者有胫骨前肌腱、胫前血管和腓深神经通过；外侧者有拇长伸肌腱、趾长伸肌腱和第3腓骨肌通过。

伸肌下支持带又称"小腿十字韧带"。位于伸肌上支持带下方，呈横置的"Y"型的韧带。其外侧端附于跟骨上面，内侧端以上、下两束分别附着于内踝和足内侧缘并与足底深筋膜融合。

胃经下肢循行路径为相关筋腱韧带提供荣气有氧血，形成胃经下肢段宗筋机制。

荣气有氧血由腹腔内分段自上向下流动，到达腹腔下部时分成上下两段，上行流动段为腹壁循行通路，下行段为下肢循行通路，胃经通过三段通路结构为通过组织部位的韧带提供有氧血营养，韧带是以弹性纤维为主的致密结缔组织，附着于骨骼的可活动部分。当胃经三段结构荣气有氧血流不畅时，相关筋腱韧带就会因为缺血缺氧而发生病变，无法牵动骨骼运动，即《素问·痿论》中讲"阳明者，五脏六腑之海，主润宗筋，宗筋主束骨而利机关也"现象，也就是胃经"宗筋之会"的机制（图4-44）。

2. 带脉前阴宗筋之会结构机制

（1）宗筋之会纵横原理：根据《素问·痿论》所讲宗筋之会原理，宗筋之会与"五痿论"中的"筋痿"密切相关，即原文所讲的"肺主身之皮毛，心主身之血脉，肝主身之筋膜，脾主身之肌肉，肾主身之骨髓。故肺热叶焦，则皮毛虚弱，急薄，着则生痿躄也。心气热，则下脉厥而上，上则下脉虚，虚则生脉痿，枢折挈，胫纵，而不任地也。肝气热，则胆泄口苦，筋膜干，筋膜干则筋急而挛，发为筋痿。脾气热，则胃干而渴，肌肉不仁，发为肉痿。肾气热，则腰脊不举，骨枯而髓减，发为骨痿"。

机体躯干四肢结构由皮毛、血脉、筋膜、肌肉、骨髓这五体构成，而五体为五脏所主，即"肺主身之皮毛，心主身之血脉，肝主身之筋膜，脾主身之肌肉，肾主身之骨髓"。五脏不能主五体而生"五痿"，也就是皮痿、脉痿、筋痿、肉痿、骨萎。

"宗筋之会"相关的痿证属于"五痿"之中的筋痿，宗者即宗气，心肺之所主；筋者即筋膜，肝脏之所主，宗气与筋膜交会称为"宗筋之会"。换言之，宗筋之会符合宗气荣道通路与筋膜结构吻合机制。

宗气通路为荣道，也就是动脉有氧血通路，筋膜即骨骼肌肉间起连接作用的筋膜结构，荣气有氧血不能滋养筋膜结构就会导致骨骼肌肉失去牵拉作用力，也就是所谓的"筋痿"。由于荣气有氧血通路有纵横两种分布形态，故而宗筋之会也有纵横之分。

纵向宗筋之会最集中的部位是足阳明胃经宗筋之会，即《素问·痿论》所讲的"阳明者，五脏六腑之海，主润宗筋，宗筋主束骨而利机关也。冲脉者，经脉之海也，主渗灌溪谷，与阳明合于宗筋。阴阳总宗筋之会，会于气街，而阳明为之长，皆属于带脉，而络于督脉。故阳明虚，则宗筋纵，带脉不引，故足痿不用也"。

横向宗筋之会最集中的部位是带脉宗筋之会，即《素问·厥论》所讲的"前阴者，宗筋之所聚，太阴阳明之所合也"。《素问·痿论》："入房太甚，宗筋弛纵，发为筋痿，及为白淫。"《灵枢·五音五味》："宦者去其宗筋，伤其冲脉……故须不生。"

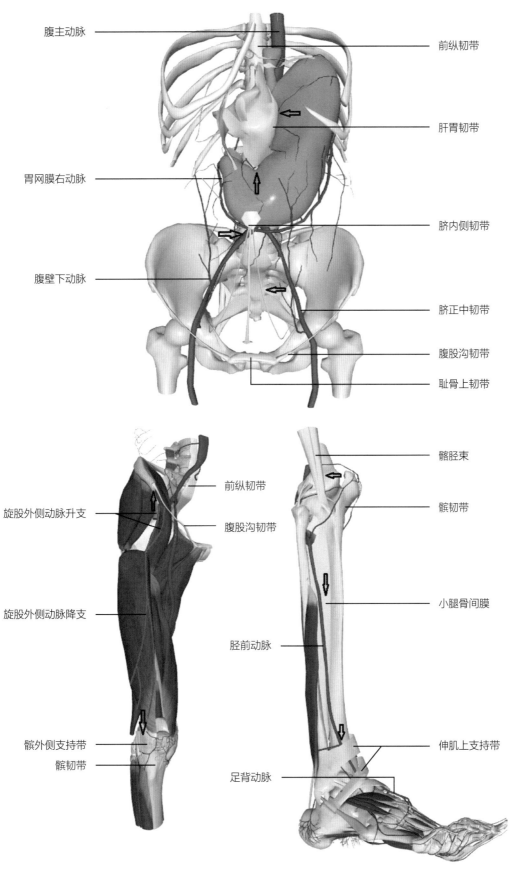

腹主动脉

前纵韧带

肝胃韧带

胃网膜右动脉

脐内侧韧带

腹壁下动脉

脐正中韧带

腹股沟韧带

耻骨上韧带

髂胫束

前纵韧带

髌韧带

旋股外侧动脉升支

腹股沟韧带

旋股外侧动脉降支

小腿骨间膜

胫前动脉

髌外侧支持带

伸肌上支持带

髌韧带

足背动脉

▲ 图 4-44 胃经宗筋交会结构示意

（2）带胃宗筋交会结构机制：按照中医学所讲，纵向宗筋之会是足阳明胃经宗筋之会，足阳明胃经和足太阴脾经表里关系，都在腹壁部和下肢部循行段结构，纵向分布的脾胃二经在腹部前阴部位与带脉发生交会，由此而形成脾胃带三脉共构体，也就是所谓的前阴宗筋之会，滋养前阴部位的筋膜韧带。

足阳明胃经在腹壁部位循行通路为左右腹壁下动脉由髂外动脉发出，血流方向形成由下向上流动，同时与胃经纵向分布的还有胆经和足少阴肾经。胆经即由髂外动脉发出的旋髂深动脉，肾经即由股动脉发出的腹壁浅动脉。胃胆肾三经都属于荣气有氧血通路，纵行分布于腹壁。带脉腰动脉属于腹主动脉供应腹后壁的节段性分支，与肋间后动脉及肋下动脉同源，行向由外侧分布向腹后壁，故有氧血流做横行流动。腰动脉血流横向流动首先与胆经旋髂深动脉发生吻合，经肾经腹壁浅动脉到达胃经腹壁下动脉而终止，由此形成带脉与胃胆肾三经的纵横动脉网。

带胃胆肾四经在腰腹部吻合形成的动脉血管网结构中，主体通路结构是胃经和带脉，二脉都源于冲脉腹主动脉段。胃经来源于冲脉髂外动脉段，带脉来源于冲脉腹后壁的节段带。胃经出冲脉纵行于腹侧，生理功能为"阳明者，五脏六腑之海，主润宗筋，宗筋主束骨而利机关也"。带脉出冲脉顺督脉（肋间动脉）横行背侧，生理功能为"冲脉者，经脉之海也，主渗灌溪谷"。也就是说冲脉通过胃经"主润宗筋"，冲脉通过带脉"主渗灌溪谷"。

带脉"主渗灌溪谷"者，即带脉荣气有氧血流自背侧向腹侧做左右弧形流动，经胆肾交会吻合，最后在腹侧交于足阳明胃经而终止。胃经"主润宗筋"者，即腹侧腹壁下动脉血流在腹侧纵向流动过程中，分支血流由腹侧向背侧横向流动，最后在背侧交督脉而终止。带脉和胃经在腰部腹背纵横交通，由此实现带脉"主渗灌溪谷"和胃经"主润宗筋"的交会，即《素问·痿论》所讲"阳明为之长，皆属于带脉，而络于督脉"。

冲脉胸腹主动脉是荣气有氧血最大传输通路，主体结构循行于体腔之内，血流方向由体腔内向体腔壁背部督脉流动。胃经为荣气有氧血之源，胃经体液流动方向由体腔内向体壁腹侧流动。带脉体液由体壁背侧督脉开始向体壁腹侧流动终止于腹壁胃经，也就是荣气最大传输通路与荣气生成之源相会于体壁腹侧前阴胃经部位，即《素问·痿论》讲的"冲脉者，经脉之海也，主渗灌溪谷，与阳明合于宗筋。"

带胃二脉相会体壁腹侧前阴处，为体壁腹侧筋膜肌腱提供有氧血供应，即所谓"阴阳总宗筋之会"作用。根据现代医学分析，该宗筋交会结构主要由腹股沟韧带、子宫圆韧带、脐内侧韧带、脐正中韧带、耻骨上韧带构成。

腹股沟韧带是腹外斜肌腱膜下缘卷折增厚形成的韧带，连于髂前上棘与耻骨结节之间。腹股沟韧带内侧端的一小部分纤维向下后方，并向外侧转折，形成腔隙韧带（陷窝韧带）。腔隙韧带向外侧延续附着于耻骨梳的部分，称为耻骨梳韧带。

子宫圆韧带是结缔组织和平滑肌纤维组成的圆索，起于子宫体前面上外侧，在阔韧带前叶的覆盖下向前外侧弯行，穿经腹股沟管，止于阴阜和大阴唇皮下，功能是维持子宫前倾（男性阴茎韧带）。

脐内侧韧带是腹前壁后面脐以下由脐动脉索及其表面腹膜形成的皱襞。

脐正中韧带是脐尿管遗迹形成的皱襞，借此将膀胱尖连于脐。

带胃二脉交会于腹壁前阴处，为以上筋腱韧带提供有氧血滋养，起"阴阳总宗筋之会"作用。如果带胃二脉不能为腹壁前阴处提供有氧血供应，女性则"入房太甚，宗筋弛纵，发为筋痿，及为白淫"（《素问·痿论》）。男性则"宦者去其宗筋，伤其冲脉……故须不生"（《灵枢·五音五味》）（图4-45）。

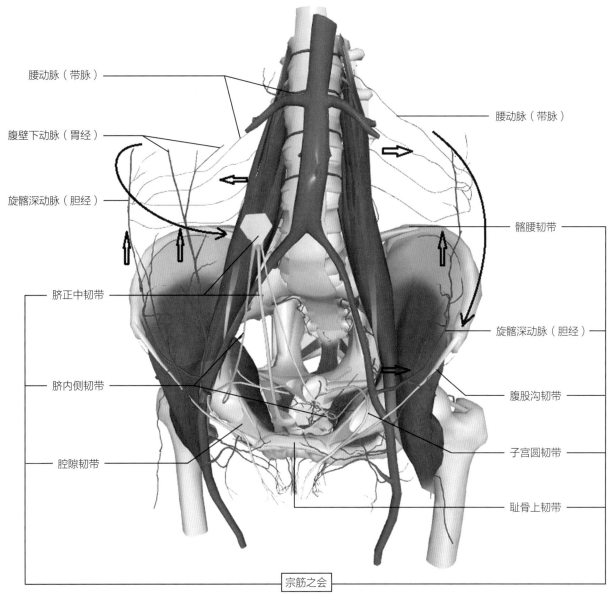

腰动脉（带脉）
腹壁下动脉（胃经）
旋髂深动脉（胆经）
脐正中韧带
脐内侧韧带
腔隙韧带

腰动脉（带脉）
髂腰韧带
旋髂深动脉（胆经）
腹股沟韧带
子宫圆韧带
耻骨上韧带

宗筋之会

▲ 图 4-45 带胃宗筋结构示意

（3）带脾前阴宗筋交会结构机制：带胃二脉都属于荣气有氧血通路，二脉交会于腹壁前阴处，如果不具有回流通路就会荣气郁结，故具有回流通路才能形成体液循环运动。

脾经分布于腹壁处，脾经为腹壁下静脉为营气无氧血通路，属于髂外静脉的分支。腹壁向上分布成为腹壁下动脉的伴行静脉，在腹股沟韧带上方约 1 厘米处注入髂外静脉。因此形成在腹壁处的脾胃二经表里结构。

带脉伴行脉为腰静脉，腰静脉 4 对，收集腰部组织的静脉血，汇入下腔静脉。左侧腰静脉走行于腹主动脉的后方。腰静脉与椎外静脉丛有吻合，并借之与椎内静脉丛相通。各腰静脉之间纵行的交通支称为腰升静脉。两侧的腰升静脉分别经左、右膈脚入后纵隔，左侧移行于半奇静脉，右侧移行于奇静脉，最后汇入上腔静脉。因此，腰升静脉也是沟通上、下腔静脉系统间的侧支循环途径之一。

腰动脉和腹壁下动脉纵横交会形成腰部环形动脉网，也就是带胃二脉交会共构体，为腰髂部

481

组织提供有氧血。腰静脉和腹壁下静脉纵横交会形成腰部环形静脉网，也就是带脾二经交会共构体。带胃二脉交会共构体和带脾二经交会共构体结构平行分布血流方向相反，由此形成腰骶部环状动静脉闭合循环网，故言"阳明者，五脏六腑之海，主润宗筋"，"阴阳总宗筋之会"与《素问·厥论》所讲的"前阴者，宗筋之所聚，太阴阳明之所合也"同理（图4-46）。

3. 带脉后阴宗筋之会结构机制

（1）冲督共构宗筋交会结构：带脉腰主动脉以及伴行脉腰静脉由背侧向腹侧分布，在腹壁中轴线两侧位置与脾胃二经发生吻合，由此形成腹部前阴部位筋膜肌腱组织供血结构，称为"前阴宗筋之会"。带脉腰主动脉属于冲脉腹主动脉发出的分支，通常为4对，与肋间后动脉及肋下动脉同源，行向外侧分布腹后壁。带脉伴行脉腰静脉与椎外静脉丛有吻合，并借之与椎内静脉丛相通。也就是说带脉以及伴行脉发出端都与督脉通路结构关联。督脉主体段脊髓内外动脉结构纵贯分布于背部中轴线位置，带脉及伴行脉由肋骨下督脉段发

出向腹侧环绕分布。带脉血流首先流注到腰骶背侧筋膜筋腱位置，并形成腰骶背侧筋膜筋腱供血结构，称为"后阴宗筋之会"。

带脉环绕腰部背腹两侧形成前后"宗筋之会"结构，实际是与冲脉及伴行脉分支结构形成的。冲脉主体段结构是胸腹主动脉以及向上下肢发出主动构成"土"字形结构。由头颈部左右颈总动脉、颈总动脉和体腔内胸腹主动脉构成纵向通路；由胸主动脉发出左右锁骨下动脉构成冲脉上肢通路；由腹主动脉发出的左右髂总动脉、髂外动脉构成冲脉下肢通路。

冲脉主体段胸腹主动脉分布贴近脊柱内侧，向脊柱发出肋间前后动脉、腰动脉、肋下动脉、脊髓后动脉、脊髓前动脉、髂腰动脉等分支，冲脉发出的这些分支中，呈横向分布的是肋间后动脉、肋下动脉、腰动脉；成纵向分布的是脊髓后动脉、脊髓前动脉、髂腰动脉纵向分布。

中医学对于体腔壁背侧这种动脉血管纵横分布结构认识，是以第11对肋间后动脉下方发出的分支肋下动脉作为分界线，划分成了上下两个区

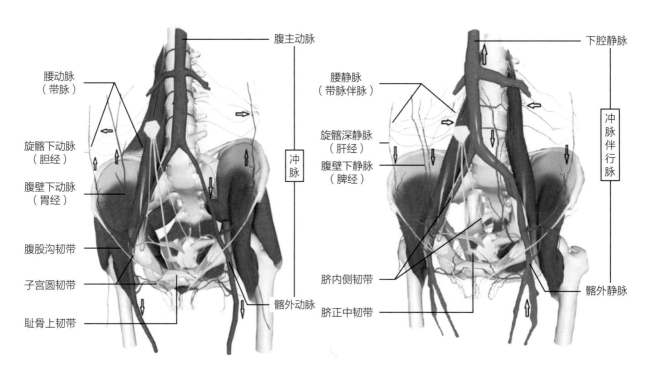

▲ 图4-46 带脾宗筋交会结构示意

域。肋下动脉之上是以肋间前后动脉为纵，以脊髓后动脉、脊髓前动脉为横，纵横动脉交会构成动脉丛属于督脉通路结构区，主要为胸腔壁组织结构提供有氧血。肋下动脉之下是以髂腰动脉为纵，腰动脉为横，纵横动脉交会构成动脉丛属于带脉通路结构区，主要为腹腔壁组织结构提供有氧血。

在上下两个动脉纵横区域中，由脊髓后动脉、脊髓前动脉、髂腰动脉构成纵向动脉丛，向项韧带、棘突上韧带、骶尾背侧浅韧带、肋横突上韧带、前纵韧带（前侧）提供有氧血；由肋间前后动脉、肋下动脉、腰动脉构成横向动脉丛，向横突间韧带提供有氧血。这种脊背部纵横动脉网向连接脊柱骨韧带供血结构，也就是督脉“宗筋之会”。

（2）带脉后阴宗筋之会结构：肋下动脉之下的带脉通路结构区，是以髂腰动脉为纵腰动脉为横构成。髂腰动脉为纵，属于督脉结构；腰动脉为横，属于带脉结构，两者纵横形成交会，共构网为背侧的髂腰韧带、骶髂背侧长短韧带、骶髂背侧长韧带、骶结节韧带、骶尾背侧浅韧带提供有氧血，同时为腹侧的髂腰韧带、前纵韧带、骶棘韧带提供有氧血。这一肋下动脉之下的带脉通路为腰骶内外部筋膜韧带提供有氧血，即构成中医学所讲带脉后阴宗筋之会机制（图 4-47）。

“前阴宗筋之会”和“后阴宗筋之会”是根据体位背腹两侧做出的区分，实际前后宗筋之会结构是统一体。之所以要区分前后宗筋之会，是因为带脉下的宗筋结构与经脉交会结构不同。带脉腰动脉是横向环状分布结构，“后阴宗筋之会”

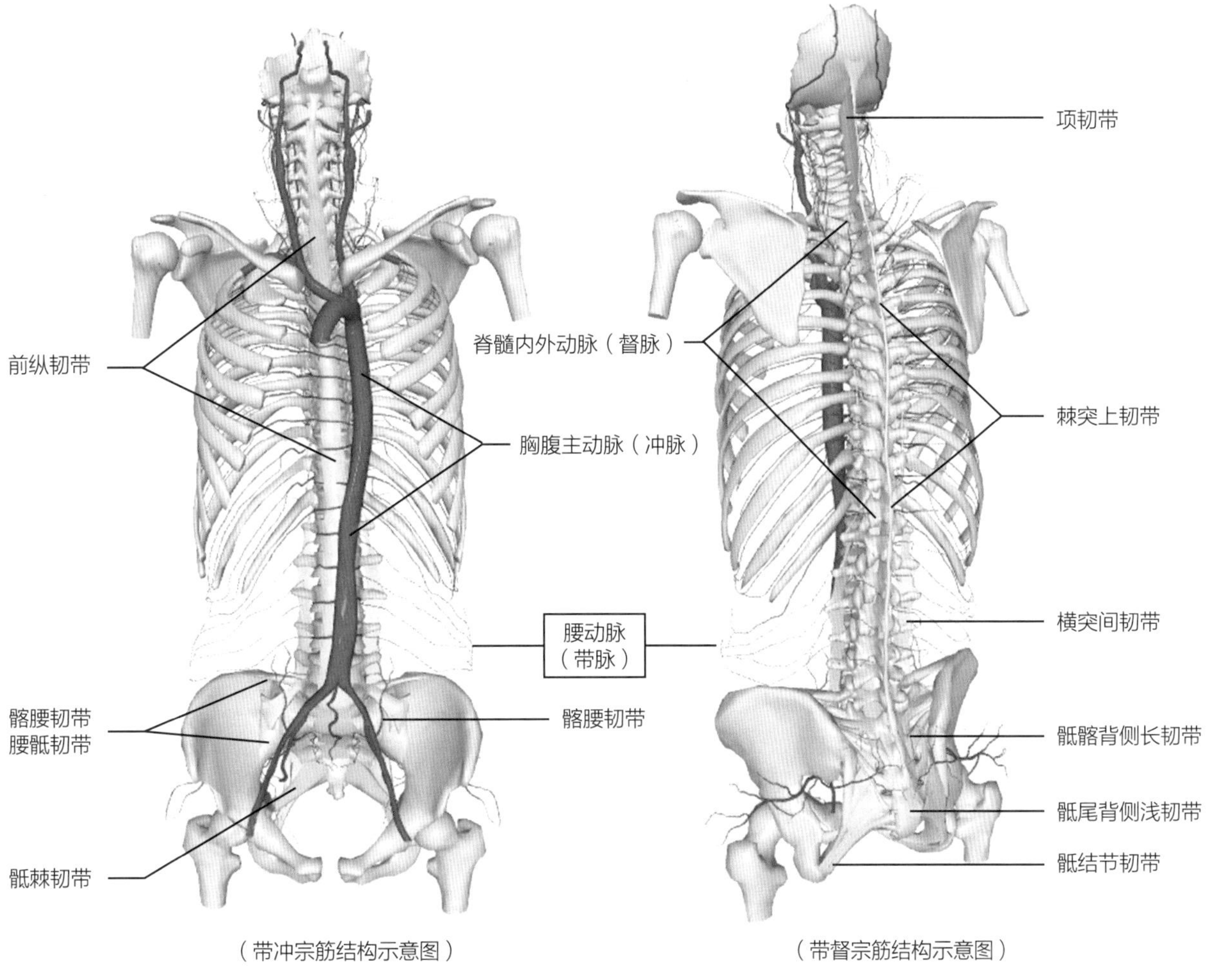
前纵韧带
胸腹主动脉（冲脉）
腰动脉
（带脉）
髂腰韧带
腰骶韧带
髂腰韧带
骶棘韧带
（带冲宗筋结构示意图）
项韧带
脊髓内外动脉（督脉）
棘突上韧带
横突间韧带
骶髂背侧长韧带
骶尾背侧浅韧带
骶结节韧带
（带督宗筋结构示意图）

▲ 图 4-47　**带脉后阴宗筋之会结构示意**

主要是带脉和督脉共构通路向脊背前后侧韧带提供荣气有氧血。"前阴宗筋之会"主要是带脉与腹侧胃经共构通路向腹侧下韧带提供荣气有氧血。前后宗筋交会集中于盆腔部位，是生殖泌尿器官和盆腔骨骼之间的连接，故前后宗筋之会生理功能都与生殖系统相关。女性带脉宗筋之会异常，会出现《素问·痿论》中讲的"入房太甚，宗筋弛纵，发为筋痿，及为白淫"证候。男性带脉宗筋之会异常，会出现《灵枢·五音五味》中讲的"宦者去其宗筋，伤其冲脉……故须不生"证候。所谓宗筋之会机制并非单纯对女性而言，而是机体经脉和筋膜之间相互关系机制。

三、带脉宗筋奇正交通机制

带脉宗筋之会机制并非只局限于肋下动脉之下的带脉通路结构区，机体大多数经脉是纵向分布形态，带脉是横向环状分布于腰部背腹两侧，当纵向经脉通过腰部时就与带脉发生纵横交会，故带脉宗筋之会是一个非常复杂的生理结构。首先，带脉和诸经具有纵横交会，纵横交会中的经脉体液流动方向各不相同。其次，带脉属于奇经八脉之一，带脉与奇经交会宗筋很自然，因为又与十二正经交会，故有结构机制问题存在。如果不能知晓带脉与奇正两种经脉交会的体液性质和流动方向，这一理论就不具备清晰的机制，也就无法建立具体合理的医学诊疗体系。

（一）带脉奇经三脉体液宗筋机制

1. 冲督荣润宗筋机制　带脉结构主要是指左右腰动脉穿行髂腰部肌肉时形成的横向环状动脉网结构，带脉属于荣气有氧血通路，与之平行伴行分布的还有腰静脉结构，腰静脉为带脉伴行脉营气无氧血通路。两种脉管结构平行分布而内部体液流动方向相反，由此形成腰部荣营通路的闭环吻合，所以谈带脉结构功能时，必须同时言带脉伴行脉的结构功能。

带脉腰动脉血流来源于腹主动脉发出的腹后壁的节段性分支，与肋间后动脉及肋下动脉同源，行向外侧分布腹后壁。按照中医学分析，腹主动脉属于冲脉分段结构，腹后壁节段性分支动脉属于督脉分段结构，荣气有氧血就是从冲脉腹主动脉而出，经督脉腹后壁节段性分支到达带脉腰动脉，由此形成了横向带脉与纵向冲督二脉的交会共构体。

带脉腰动脉和腹后壁节段性分支动脉都属于荣气有氧血通路，因二者血流都来源于冲脉腹主动脉，故二者交会也就是带脉与冲督荣道交会，形成共构体，三条通路是宗筋之会荣气有氧血的通路。

2. 冲督伴脉营润宗筋机制　带脉伴行脉4对腰静脉，收集腰部组织的静脉血汇入下腔静脉。左侧腰静脉走行于腹主动脉的后方。腰静脉与椎外静脉丛有吻合，并借之与椎内静脉丛相通。各腰静脉之间纵行的交通支称为腰升静脉。两侧的腰升静脉分别经左、右隔脚入后纵隔，左侧移行于半奇静脉，右侧移行于奇静脉，最后汇入上腔静脉。因此，腰升静脉也是沟通上、下腔静脉系统间的侧支循环途径之一。

纵行分布的椎内静脉、椎外静脉丛、腰升静脉与脊柱纵相分布的动脉丛平行分布而体液流动方向相反。按照中医学分析，椎内静脉、椎外静脉丛、腰升静脉构成的静脉丛属于督脉伴行脉，腰静脉与腰升静脉在腰背侧交会形成共构体，也就是带脉伴行脉与督脉伴行脉交会结构。

奇静脉在右隔脚处起自右腰升静脉，沿食管后方和胸主动脉右侧上行，至第4胸椎体高度向前勾绕右肺根上面，注入上腔静脉。半奇静脉在左隔脚处起自左腰升静脉，沿胸椎体左侧上行，约达第8胸椎体高度经胸主动脉和食管后方向右跨越脊柱，注入奇静脉。副半奇静脉沿胸椎体左侧下行，注入半奇静脉或向右跨过脊柱前面注入奇静脉，副半奇静脉收集左侧上部的肋间后静脉的血液。按照中医学分析，奇静脉、半奇静脉、副半奇静脉构成的静脉丛血流回流于上下腔静脉。因上下腔静脉属于冲脉胸腹主动脉的伴行脉，腰静脉与半奇静脉在腰部交会形成共构体，也就是带脉伴行脉与冲脉伴行脉分支段交会结构。

带脉伴行脉为腰静脉，督脉伴行脉为腰升静脉，冲脉伴行脉为半奇静脉，三者都属于静脉无氧血通路，三者之间的交会结构也就是带脉伴行脉与冲督二脉营道交会共构通路。在中医学中，营道不是单纯指静脉无氧血，而是指携带胃肠道消化吸收的营气，三条经脉是为宗筋之会提供食物营养营气的主要通路。

3. 任脉经水宗筋机制　胸导管是全身最粗大的淋巴管道，其下端起自乳糜池。胸导管起始后经主动脉裂孔入胸腔，沿脊椎右前方上行，至第5胸椎高度向左侧斜行，然后沿脊柱左前方上行，出胸廓上口至颈根部，呈弓形弯曲注入左静脉角。按照中医学分析，胸导管属于任脉主体段通路，

腰静脉与胸导管下端的乳糜池引流的腹部淋巴管交会形成共构体，也就是带脉伴行脉与任脉的交会结构，两条经脉是为宗筋之会提供经水、淋巴液的主要通路。

4. "一源而三歧，皆络带脉" 宗筋之会机制　带脉及伴行脉横向环状结构分布于腰骶部位，不但与体表经脉发生交会，而且与体内经脉发生交会，构成经脉体液内外之间的循环交通。中医学对于脉管通路结构认识分为荣营经水三种：横向带脉与纵向冲督二脉的交会共构体属于荣气有氧血通路；带伴脉与冲督伴行脉二脉营道交会共构体属于营气无氧血通路；带脉伴行脉与任脉的交会共构体属于经水通路。带脉及伴行脉与冲督任三脉及伴行脉交会形成的三种共构通路，也就是机体腰部荣营经水三种体液循环通路结构，三者缺一不可，即《儒门事亲》中讲的"冲、任、督三脉同起而异行，一源而三歧，皆络带脉"（图4-48）。

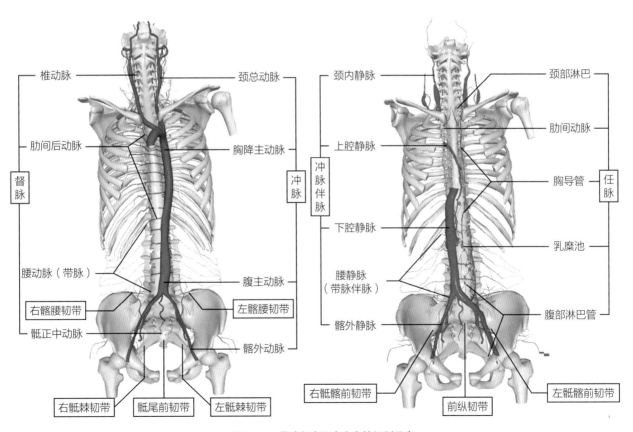

▲ 图 4-48　带脉与奇经交会宗筋机制示意

带脉在腰部形成的"一源而三歧，皆络带脉"结构，是腰部组织存在所需"荣营经水"三种体液的来源通路，这个体液结构通路不但为腰部内外肌肉骨骼皮肤内脏组织提供荣营经水三种体液，而且为相关组织结构连接的筋膜韧带提供体液营养。

其一，带脉与冲督荣道交会共构通路相关筋膜韧带由头颈部项韧带、背部棘突上韧带、骶尾背侧浅韧带构成。如果这一通路荣气有氧血流动不畅，就会导致脊柱背侧筋腱韧带因失去体液营养而出现背部筋痿证。

其二，带伴脉与冲督营道交会共构通路相关筋膜韧带由前纵韧带、骶尾前韧带构成。如果这一通路营气无氧血流动不畅，整个脊柱内外侧静脉回流就会受阻，使得脊柱内侧筋腱韧带血流郁结出现病变，背部内侧出现筋痿证。

其三，带脉与任脉经水通路交会共构通路相关筋膜韧带由髂腰韧带、腰骶带骶髂前韧带、骶结节韧带、骶棘韧带构成。如果这一通路经水淋巴液回流不畅，就会导致盆腔内侧筋腱韧带因淋巴液郁结出现病变，盆腔内侧出现筋痿证。

由此得知，腰部形成的"一源而三歧，皆络带脉"结构功能，也就是带脉与奇经八脉共构形成的带脉宗筋之会机制。

（二）带脉与正经交会体液宗筋机制

1. 带肾膀胱三经荣润宗筋机制　带脉隶属为奇经八脉之一，冲督任三脉也隶属于奇经八脉，故带脉与奇经八脉交会共构成一体宗筋是必然的，即"冲、任、督三脉同起而异行，一源而三歧，皆络带脉"为带脉宗筋之会之根本。因带脉宗筋之会不只局限于奇经八脉范围内，带脉具有与生殖相关的"带下"功能，故带脉与肾、膀胱两条正经交会体液的宗筋功能也非常重要。

带脉与肾、膀胱两条正经交会机制，即《黄帝内经太素》所讲"足少阴之正，至腘中，别走太阳而合，上至肾，当十四椎，出属带脉"。

膀胱经腰部分支段结构是髂腰动脉，髂腰动脉是髂内动脉的分支，有1～2支，向外上进入腰大肌的深面，分布于髂肌和腰大肌等。髂腰动脉上下到腰部第14椎位置与带脉腰动脉发生交会形成共构通路，也就是带脉与膀胱经交会结构。

足少阴肾经腰部分支段结构是腹壁浅动脉，起自股动脉，越过腹股沟韧带内1/3交界处走向脐部。腹壁浅动脉在脐下分支与腰动脉前旋分支交会形成共构通路，也就是带脉与肾经交会结构。

带脉与膀胱经交会结构分布于腰背侧，带脉与肾经交会结构分布于腰腹侧，肾经和膀胱经具有表里关系，故与带脉共构形成的结构就是"足少阴之正，至腘中，别走太阳而合，上至肾，当十四椎，出属带脉"结构。

（1）带膀胱二经交会体液宗筋机制：带、肾、膀胱三经都交会分布于腰背侧，经过连接的筋膜韧带有黄韧带、横突间韧带、髂腰韧带、骶髂后长短韧带、骶结节韧带、骶尾后浅韧带。

黄韧带是连接相邻椎弓板间的韧带。起于上位椎弓板下缘前面，止于下位椎弓板上缘后面，参与围成椎管。

横突间韧带是连接相邻椎骨横突之间的纤维束。

髂腰韧带是起于第5腰椎横突，止于髂窝后缘和髂嵴后部内唇的强韧、肥厚的三角形韧带。

骶髂后长韧带起自第3、4骶椎棘突，止于髂后上棘和髂嵴后段的内侧唇韧带。外侧与骶结节韧带相接，内侧连接胸腰筋膜。

骶结节韧带位于骨盆后方，起自骶、尾骨的侧缘，呈扇形，集中附着于坐骨结节内侧缘。

骶尾后浅韧带是棘上韧带的延续，自骶管裂孔的边缘沿尾骨后面下降。

肛尾韧带是肛管后连接尾骨与肛管之间的结缔组织束，主要由外括约肌的深部和浅部肌纤维组成，在临床上可分隔为肛门后深、浅间隙。

带脉，膀胱经都属于荣气有氧血通路，为腰背侧筋膜韧带群提供有氧血营养，形成带脉与膀胱经体液交互宗筋机制，所润宗筋之会即由黄韧带、横突间韧带、髂腰韧带、骶髂后长短韧带、骶结节韧带、骶尾后浅韧带构成的韧带群（图 4-49）。

（2）带肾二经交会荣润宗筋机制：带脉与肾经交会结构分布于腰腹侧，经过连接的筋膜韧带有腹股沟韧带、子宫圆韧带、腔隙韧带。

腹股沟韧带是腹外斜肌腱膜下缘卷折增厚形成的韧带，连于髂前上棘与耻骨结节之间。

子宫圆韧带是结缔组织和平滑肌纤维组成的圆索，起于子宫体前面上外侧，在阔韧带前叶的

覆盖下向前外侧弯行，穿经腹股沟管，止于阴阜和大阴唇皮下，功能是维持子宫前倾。

腔隙韧带又称"陷窝韧带"，是位于腹股沟韧带内侧端的一小束腱纤维，向下后方反折至耻骨梳。

带脉肾经都属于荣气有氧血通路，为腰腹侧筋膜韧带群提供有氧血营养，形成带脉与肾经体液交会宗筋机制，所润宗筋之会也就是腹股沟韧带、子宫圆韧带、腔隙韧带构成的韧带群。

肾经和膀胱经循行分布于腰部背腹两侧，肾经与生殖器官关联，膀胱经与泌尿器官关联，带

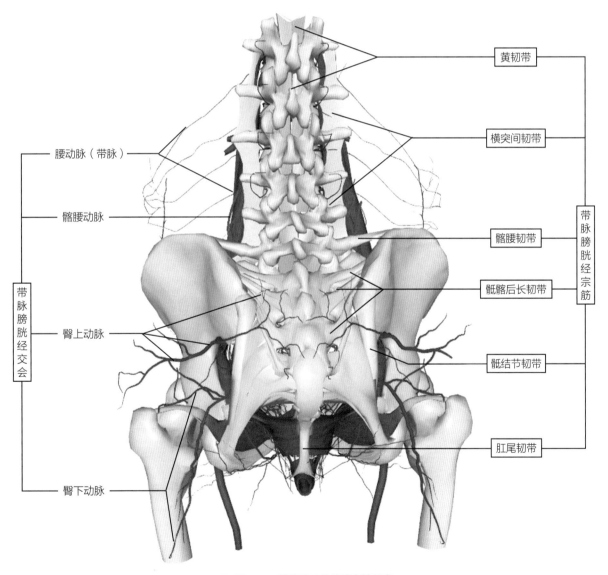

▲ 图 4-49　带膀胱二经体液宗筋示意

脉与肾、膀胱两经交会形成荣气通路共构体，故带脉发生异常，就会使肾、膀胱二经发生异常，生殖泌尿器官得不到荣气有氧血滋养，从而导致"带下"病发生，同时与生殖泌尿器官的筋膜韧带群也出现"筋痿"现象。这就是带脉与肾、膀胱二经荣气宗筋机制（图4-50）。

2. 带肝胆三经荣营宗筋机制

（1）肝主筋与宗筋的聚散分布机制：《灵枢·经脉》言："黄帝曰：人始生，先成精，精成而脑髓生，骨为干，脉为营，筋为刚，肉为墙，皮肤坚而毛发长，谷入于胃，脉道以通，血气乃行。"机体五体结构中"筋为刚"，筋是骨脉肉皮四体

的连接结构，筋异常就是所谓的"筋痿"现象。故筋结构全身都有，即《灵枢·邪气脏腑病形》所讲"黄帝问于岐伯曰：首面与身形也，属骨连筋，同血合于气耳"。

《灵枢·经脉》云："肝者，筋之合也；筋者聚于阴器"。"肝者，筋之合也"者，即肝脏是筋的主宰。"筋者聚于阴器"者，即肝筋集聚交会处是生殖器官位置。而带脉宗筋之会"聚于阴器"。

机体宗筋属于五体之一，宗筋是骨骼和肌肉之间的连接组织结构，只要有骨骼和肌肉地方都有宗筋组织存在，故宗筋具有一种全身弥散存在

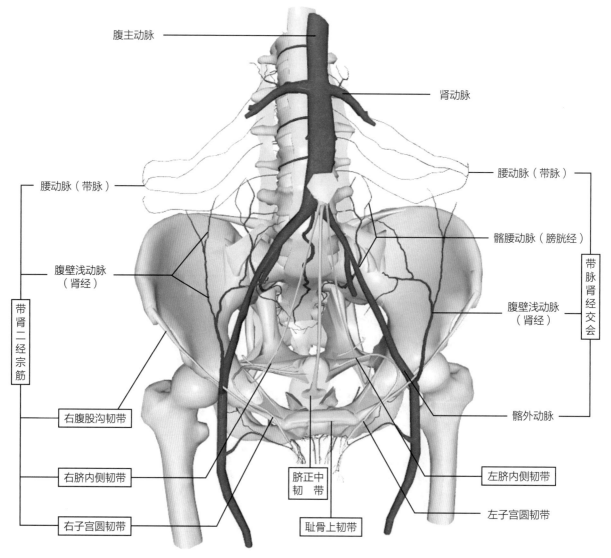

▲ 图4-50 带肾二经体液宗筋示意

的状态。五脏和五体之间还具有内外对应关系，即《素问·痿论》所讲"肺主身之皮毛，心主身之血脉，肝主身之筋膜，脾主身之肌肉，肾主身之骨髓"。其中"肝主身之筋膜"，即全身筋膜为肝脏所主宰统摄肝有经脉循行于体表，肝经通过宗筋交会部位，宗筋又有集聚现象存在，即《灵枢·经筋》云"足厥阴之经筋，结于阴器，络诸筋"。

（2）带脉肝经营润宗筋结构机制：带脉与肝经交会循行结构分布，即《奇经八脉考·带脉》讲的"带脉者，起于季胁足厥阴之章门穴"。根据现代解剖学分析，季胁位置只有旋髂深静脉和旋髂深动脉存在，足厥阴肝经属于阴经，当为旋髂深静脉，足少阳胆经属于阳经，当为旋髂深动脉。

旋髂深静脉属于髂外静脉的分支，左髂外静脉沿髂外动脉的内侧上行，右髂外静脉先沿髂外动脉的内侧，后沿动脉的后方上行，至骶髂关节前方与髂内静脉汇合成髂总静脉。髂外静脉接受腹壁下静脉和旋髂深静脉的静脉血流汇聚于下腔静脉之中。

纵向分布的旋髂深静脉在腰肋侧与横向分布的腰静脉形成纵横交叉结构，旋髂深静脉即足厥阴肝经分段结构，腰静脉属于带脉的伴行脉结构，两条静脉吻合成的静脉网也就是带脉与肝经的交会共构体，即"带脉者，起于季胁足厥阴之章门穴"。带脉与肝经交会而成的共构体实际是带脉伴行脉与肝经共同构成的，带脉伴行脉腰静脉分布区域的静脉血经肝经旋髂深静脉向体腔内回流，回流到体腔内的静脉血流经肝门静脉入肝，最后出肝再回流到下腔静脉。

肝经是肝脏的正经，带脉伴行脉与肝经形成的交会共构体自然与肝脏相通，二经都是营道静脉通路，当带脉伴行脉发生血流异常时，就会由肝经累及肝脏发生病变，肝主身之筋膜，由此就会引起全身筋痿现象出现。故带脉肝经交会结构是带脉体液宗筋机制的核心。肝经循行经过部位的韧带也就是宗筋最集中的部位，即《灵枢·经筋》中所讲的"足厥阴之经筋，结于阴器，络诸筋"。

带脉腰静脉宗筋由前纵韧带、髂腰韧带构成。肝经宗筋由腹股沟韧、带子宫圆韧带构成，二脉所宗肌腱韧带就是带肝二脉宗筋之会（图4-51）。

（3）带胆二经荣润宗筋结构机制：胆经与带脉交会段为旋髂深动脉，是在腹股沟韧带的后方或稍上方从髂外动脉发出，沿腹股沟韧带外侧半后方斜向外上的分支。旋髂深动脉与旋髂深静脉伴行与带脉相交，故《奇经八脉考·带脉》言"带脉者，起于季胁足厥阴之章门穴，同足少阳循带脉穴，围身一周，如束带然"。

胆经即旋髂深动脉，有氧血由髂外动脉发出，经髂深动脉上行与腰动脉有氧血流交会，即带脉与胆经经脉之交，交会于腰髂，为季胁部提供有氧血。带脉所润宗筋为黄韧带、横突间韧带。胆经所润宗筋为髂腰韧、带骶髂后长短韧带。二脉同属于有氧血荣气通路，润荣腰髂外侧季胁部位的筋膜韧带，也就是带胆二经宗筋之会机制结构。

肝经与带脉伴行脉交会，同属营气通路，因营气无氧血流做回流运动，故肝经与带脉伴行脉润养腰髂腹侧肌腱筋膜。胆经与带脉交会同属荣气通路，因荣气有氧血是做出流运动，故胆经与带脉润养腰髂腹侧肌腱筋膜。但肝胆经与带脉宗筋机制并非是带脉与肝胆二经交会体液宗筋机制，而是带脉及伴脉同肝胆交会分别润养腰髂背腹两侧肌腱、筋膜两种机制。肝经与带脉伴行脉为阴经，主腰腹侧宗筋之会，胆经与带脉为阳经，主腰背侧宗筋之会，背腹两侧宗筋之会相合构成带肝胆三经荣营宗筋机制（图4-52）。

3. 带脾胃三经荣营宗筋机制

（1）带胃二经荣润宗筋机制：《素问·痿论》讲："阳明者，五脏六腑之海，主润宗筋，宗筋主束骨而利机关也。冲脉者，经脉之海也，主渗灌溪谷，与阳明合于宗筋。阴阳总宗筋之会，会于气街，而阳明为之长，皆属于带脉，而络于督脉。故阳明虚，则宗筋纵，带脉不引，故足痿不用也。"

"阳明者，五脏六腑之海，主润宗筋，宗筋主束骨而利机关也。"阳明胃脏是脏腑营卫生成之

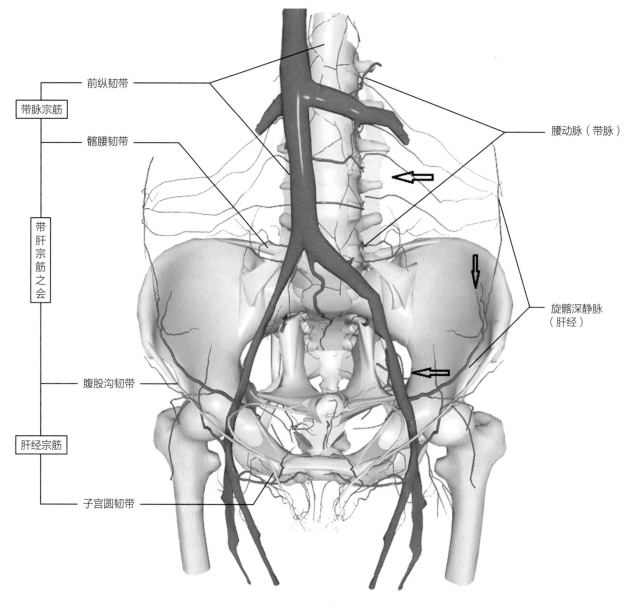

前纵韧带

带脉宗筋

髂腰韧带

带肝宗筋之会

腹股沟韧带

肝经宗筋

子宫圆韧带

腰动脉（带脉）

旋髂深静脉（肝经）

▲ 图 4-51　带肝二经体液营润宗筋示意

源，可以润泽滋养骨脉肉筋皮五体。现代医学分析，胃肠道消化吸收的营养是一切脏腑肢体组织生理存在的基础。

"冲脉者，经脉之海也，主渗灌溪谷，与阳明合于宗筋。"冲脉是一切经脉营卫运动之源，冲脉可以传输阳明胃产生的营卫之气而润泽滋养骨脉肉筋皮五体。现代医学分析，有氧血是通过胸腹主动脉及分支动脉传输到躯干肢体脉管中，由此产生躯干肢体组织的有氧血供应。

"阴阳总宗筋之会，会于气街，而阳明为之长，皆属于带脉，而络于督脉。"阳明胃是营卫生发之源，阳明宗筋之会功能主要是通过冲脉"会于气街"实现的，同时还通过带脉和督脉传输营卫二气起到宗筋之会的作用。故宗筋之会机制的核心部分是胃经和带脉交会的宗筋机制。

胃腑为五脏六腑之海，冲脉为经脉之海，阳明胃经之交就是二海之交，二海之交即"阴阳总宗筋之会，会于气街"结构，气街者，见《灵枢·卫气》"胸气有街，腹气有街，头气有街，胫气有街"。现代医学分析，胃腑所生荣卫之气（有氧血和组

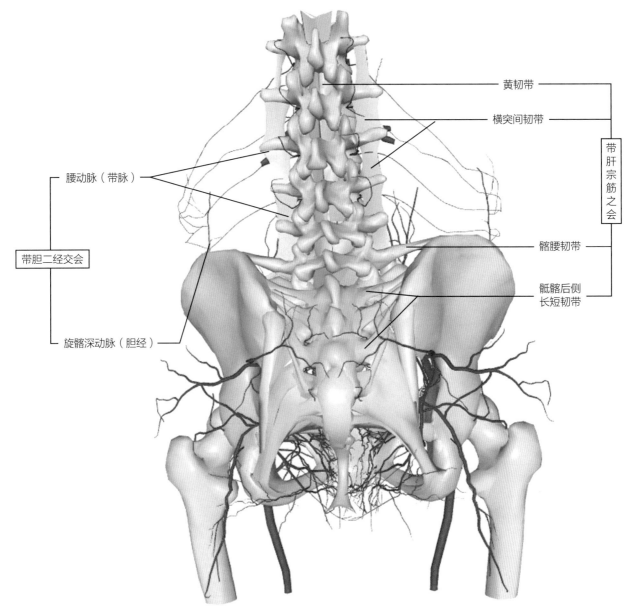

黄韧带

横突间韧带

带肝宗筋之会

腰动脉（带脉）

髂腰韧带

骶髂后侧长短韧带

带胆二经交会

旋髂深动脉（胆经）

▲ 图 4-52　带胆二经荣气宗筋示意

织体液）通过胸腹主动以及上下分支向躯干四肢传输，以润养全身筋膜韧带。然而躯干肢体筋膜韧带并非是平均分布的，因为韧带是骨骼连接组织，而骨骼主要集中于背部和腰腿部。故宗筋之会所在位置是带脉和督脉交会处，现代解剖学分析，宗筋之会就是脊椎骨和盆腔骨交会处的筋腱韧带。

宗筋之会集中于脊椎骨和盆腔骨交接处，按照体位划分应在腰骶部带脉环状结构的背侧，而胃经在体壁循行段是在带脉环状结构的腹侧，故

而胃经与带脉交会宗筋结构状态是"阳明为之长，皆属于带脉，而络于督脉"。

阳明胃经腹壁段结构即腹壁下动脉，在近腹股沟韧带中点稍内侧处发自髂外动脉，在腹股沟管深环内侧的腹膜外组织内斜向上向内，穿腹横筋膜上行于腹直肌与腹直肌鞘后层之间，至脐平面附近与发自胸廓内动脉腹壁上动脉吻合，并与肋间动脉的终支在腹直肌外侧缘吻合。胃经与带脉交会处是在左右肋间动脉终支的腹直肌外侧缘，肋间动脉属于督脉分支结构，故在带脉腹壁

段也具有"阳明为之长,皆属于带脉,而络于督脉"的结构。

带胃督三脉交会于腹直肌外侧缘,荣润的肌腱韧带主要是横突间韧带、前纵韧带、脐内侧韧带、脐正中韧带、子宫圆韧带,形成带胃二经荣润宗筋之会的机制(图4-53)。

(2)带脾二经营润宗筋机制:胃,"阳明者,五脏六腑之海",胃经为阳经之首始。《素问·太阴阳明论》讲:"阳明者表也,五脏六腑之海也,亦为之行气于三阳。"

脾胃之间由荣营二道相通形成脾胃表里结构,即"太阴阳明为表里,脾胃脉也"。胃经"阳明者表也,五脏六腑之海也,亦为之行气于三阳",相对脾经"足太阴者三阴也,其脉贯胃属脾络嗌,故太阴为之行气于三阴"。这是说胃经为三阳正经之始,脾经为三阴正经之始。脾经在腹壁循行段结构为腹壁下静脉,即腹壁下动脉的伴行静脉,向上与腹壁上静脉相连,在腹股沟韧带上方约1厘米处注入髂外静脉。按照中医学分析,腹壁下静脉与腹壁下动脉平行分布而体液流动方向相反,形成脾胃二经在腹壁部位的表里结构。

脾经腹壁下静脉在腹侧壁与腰静脉发生交会吻合结构通路,也就是脾经和带脉交会结构,所润养的筋膜韧带与胃经相同,即《素问·厥论》

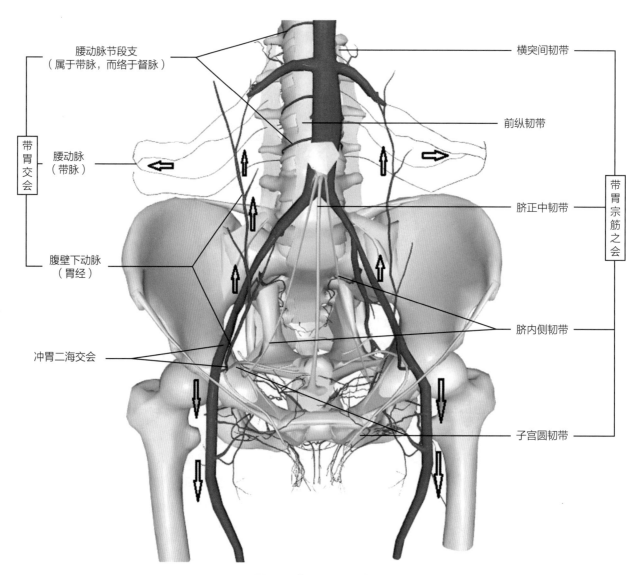

▲ 图4-53　带胃二经荣润宗筋示意

所讲"前阴者，宗筋之所聚，太阴阳明之所合也"。但是与胃经体液性质相反。胃经和带脉交会结构属于荣气通路，为所经宗筋提供荣气润养（有氧血）；脾经和带脉伴行交会结构属于营气通路，为所经宗筋提供营气润养（食物成分），同时脾经连通淋巴器官脾，也为所经宗筋提供淋巴液经水润养（免疫保护），形成带脾二经营润宗筋机制（图 4-54）。

4. 带脉宗筋之会原则总结　带脉宗筋之会是机体一个非常复杂的生理结构，并非简单的带脉环形分布结构能够诠释的生理系统。

（1）带脉与奇正经脉交会原则：带脉以横向环状形态分布于腰部位置，带脉属于奇经八脉之一，带脉与诸经之交原理中，必须首先要认识把握带脉与奇经八脉交会结构机制，在此基础上才能继续认识把握带脉与手足正经交会的结构机制。这种关系如果颠倒也就导致在认识上出现经脉奇正之分的混乱颠倒，由此产生带脉交会通路

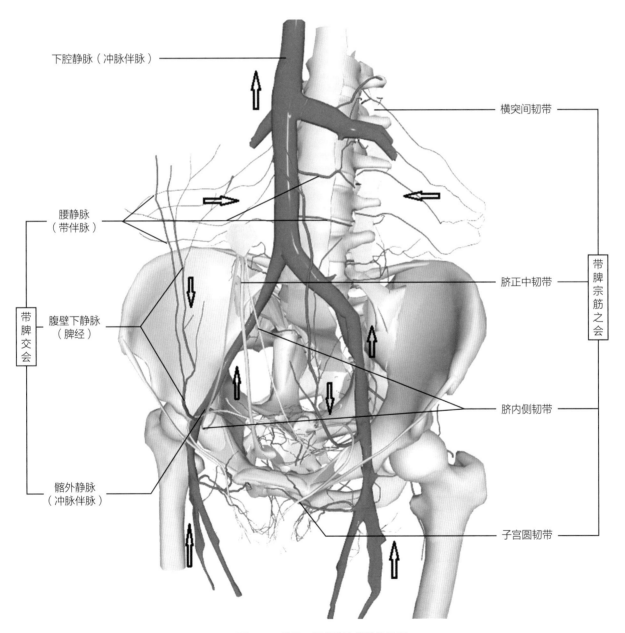

下腔静脉（冲脉伴脉）

横突间韧带

腰静脉（带伴脉）

脐正中韧带

带脾宗筋之会

带脾交会

腹壁下静脉（脾经）

脐内侧韧带

髂外静脉（冲脉伴脉）

子宫圆韧带

▲ 图 4-54　带脾二经营润宗筋结构示意

结构中体液流动顺序机制的混乱，导致诊疗体系原则的混乱。

（2）带脉诸经交会体液属性原则：带脉在腰背部向腹侧环绕与纵向分布诸经交会，带脉不是单向体液分布结构，而是具有伴行脉结构，带脉腰动脉属于荣气有氧血通路，带脉伴行脉腰静脉属于营气无氧血通路。只有带脉及伴行脉平行分布而体液流向相反方向的结构存在，带脉结构才能具有与阴阳诸经交会形成共构体的结构基础。如果不能分清带脉体液属性，也就无法认识带脉与诸经交会的真正结构功能机制。经脉有阴阳之分，带脉与诸经之交不是简单的结构之交，也有阴阳之分。经脉阴阳之分是因经脉中流动体液具有不同属性，如果不能认识经脉交会中不同体液之间流动吻合关系，所谓的带脉与诸经之交之说就变为单有言说而无实意的空洞理论。故要想认识带脉诸经交会原理，不同经脉的体液属性认识是核心法则。如果没有这一法则，带脉诸经交会的任何生理功能也就无从谈起，诊疗体系也无从建立。

（3）带脉宗筋之会结构界定法则：带脉与诸经交会时体液通路之间的吻合结构，宗筋之会是骨连接的筋膜韧带的集聚结构，二者之间的关系是诸经交会为宗筋之会提供生理存在所需要的体液，故而谈带脉宗筋之会必须分清二者之间结构区别和关联结构之异同，在此基础上才能正确认识带脉宗筋之会的不同生理功能。

（4）带脉诸经之交体液方向原则：中医学关于体液流动方式有荣气、营气、经水、卫气四种，荣气流动行于荣道，荣气为有氧血流，上通心肺；营气流动行于营道，营气为携带食物营养成分的无氧血流，中通于脾胃；经水流动行于细小卫道，经水即微循环结构中的淋巴液；卫气流动行于粗大卫道，胃气即淋巴管中的淋巴液，下通于肝肾。带脉与诸经交会是四种体液流动形式的交会，四种体液流动形式都属于管道形式，由此形成宗筋之会结构。四种体液具有各自的流动方向，而且不同的体位也有不同的流动方向，故而要想真正认识带脉宗筋之会的机制，必须理清不同体液通路流向之间的吻合关系，具体把握了带脉诸经之交体液方向原则，然后才能真正把握带脉宗筋之会机制。

第三节

督脉循行结构机制

一、督脉三段分布结构机制

（一）经典记载督脉三段循行通路复原

《素问·骨空论》认为机体有任脉、冲脉和督脉三条经脉经过躯干"骨空"形成体液内外交通机制。通过上述任冲二脉机制分析知道，

任冲交通是人体最大主动脉血管与最大淋巴管结构机制，那么任督二脉交通背后机制又是什么呢？

《素问·骨空论》中讲解督脉循行路线，"督脉者，起于少腹以下骨中央。女子入系廷孔，其孔溺孔之端也，其络循阴器，合篡间，绕篡后，

别绕臀，至少阴，与巨阳中络者，合少阴上股内后廉，贯脊属肾。与太阳起于目内眦，上额交巅上，入络脑，还出别下项，循肩膊内，挟脊抵腰中，入循膂络肾。其男子循茎下至篡，与女子等。其少腹直上者，贯齐中央，上贯心，入喉，上颐环唇，上系两目之下中央"。根据上段原文分析，督脉不是单纯分布于躯干背侧中轴位置，而是一种相当复杂的结构（图 4-55）。

其一，督脉起始位置，"督脉者，起于少腹以下骨中央"，即起于小腹之下的横骨中央。

其二，下行到泄殖腔部位，"女子入系廷孔，其孔溺孔之端也，其络循阴器，合篡间"，即在女子则入内系于廷孔，廷孔就是尿道的外端，从这里分出的络脉，循着阴户会合于阴部。

其三，别行于背部，"绕篡后，别绕臀，至少阴，与巨阳中络者，合少阴上股内后廉，贯脊属肾"，即分歧别行绕臀部，到足少阴经与足太阳经中的络脉，与足少阴经相结合上行尾骨端内后面，贯穿脊柱，连属于肾脏。

其四，上行于头部，"与太阳起于目内眦，上额交巅上，入络脑"，即与足太阳经共起于目内眦，上行至额部，交会于头顶，内入于脑。头部下行复会于小腹，"还出别下项，循肩膊内，挟脊抵腰中，入循膂络肾。其男子循茎下至篡，与女子等"，即返还出脑，下行到颈项，循行于肩膊处，挟脊柱抵达腰中，入内循膂络于肾，其在男子，则循阴茎，下至会阴，与女子相同。

其五，由小腹上行心脑"其少腹直上者，贯

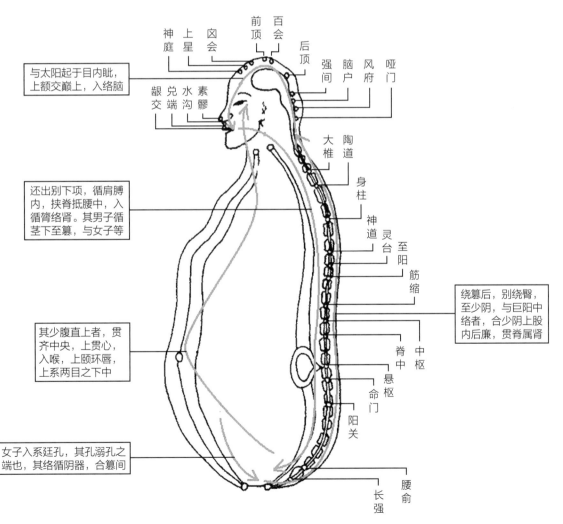

▲ 图 4-55 督脉循行路径结构示意

齐中央，上贯心，入喉，上颐环唇，上系两目之下中央"，即从小腹部直上的支脉，穿过脐中央，再上贯心脏，入于喉，上行到颐并环绕口唇，再上行系于两目中央之下。

按照原文所讲，督脉循行路线是小腹（下行）—背部（上行）—头部（下行）—胸腔背侧（下行）—腹部背侧（下行）—心脑（上行）循行路线，即起于小腹内胞宫，体表出曲骨穴，向下过会阴部，向后行于尾骶部的长强穴，沿人体后背上行，经项后部至风府穴，进入脑内，沿头部正中线，上行至巅顶百会穴，经前额下行鼻柱至鼻尖的素髎穴，过人中，至上齿正中的龈交穴这样的循行路线。到底是什么体液通路结构构成了督脉如此复杂的循行路线？这就必须对原文背后所讲内容做深入细化的机制解析才能搞清。

（二）督脉起始段与髂内动脉结构关联机制

"冲脉者，为十二经之海，其输上在于大杼，下出于巨虚之上下廉"，冲脉者是机体最大的主动脉结构。一切经脉分布都与冲脉相关，督脉和任脉一样，结构分布也基于冲脉。冲脉"其输上在于大杼，下出于巨虚之上下廉"结构，也就是胸主动脉和腹主动脉分支于头部动脉和上下肢动脉构成的"土"字形结构。督脉起始位置也就是冲脉内分"土"字形部分的下端结构，大体位置就是腹主动脉到左右髂总动脉位置。"督脉者，起于少腹以下骨中央"，这种描述也是一种大体位置界定。

"女子入系廷孔，其孔溺孔之端也，其络循阴器，合篡间"，现代医学分析督脉起始结构应该是髂内动脉，髂内动脉为一个短干，于骶髂关节前方由髂总动脉分出后，斜向内下进入盆腔。其前外侧有输尿管越过，后方邻近腰骶干，髂内静脉和闭孔神经行于其内侧。主干行至坐骨大孔上缘处一般分为前、后两干，前干分支多至脏器，后干分支多至盆壁，符合"督脉者，起于少腹以下骨中央"的位置。髂内动脉分为脏支和壁支。

髂内动脉脏支包括卵巢动脉、膀胱上动脉、子宫动脉、脐动脉、直肠下动脉以及阴部内动脉等。骶正中动脉亦分布于盆部。即"女子入系廷孔，其孔溺孔之端也，其络循阴器，合篡间"。

髂内动脉壁支分为五支。髂腰动脉起自后干，向后外方斜行，分布于髂骨、髂腰肌、腰方肌和脊髓等。骶外侧动脉起自后干，沿骶前孔内侧下行，分布于梨状肌、尾骨肌、肛提肌和骶管内诸结构。臀上动脉起自后干，多在腰骶干与第1骶神经之间，向下穿梨状肌上孔至臀部，分布于臀肌及髋关节。臀下动脉起自前干，多在第2、3骶神经之间，向下穿梨状肌下孔至臀部，分布于邻近结构。闭孔动脉起自前干，与同名静脉和神经伴行，沿盆侧壁经闭膜管至股部，分布于邻近诸肌及髋关节。髂内动脉壁支即"绕篡后，别绕臀，至少阴，与巨阳中络者，合少阴上股内后廉，贯脊属肾"结构。

综合而言，督脉起始于腹腔下端的盆腔位置，然后向背侧分布吻合到经正部分，这一机制由三个结构机制构成。

其一，督脉起始段由冲脉下端腹主动脉分化发育而出，腹主动脉下行向盆腔位置发出髂内动脉脏支和壁支，其中脏支多与生殖泌尿系统结构连接，也是冲脉和足少阴经在体腔内的连接结构，即"女子入系廷孔，其孔溺孔之端也，其络循阴器，合篡间"结构。

其二，腹主动脉在向髂内动脉发出脏支的同时也发出壁支结构，也是冲脉向盆腔体壁发出的分支结构，主要朝向背侧腰骶部方向分布。因髂内动脉脏支、壁支又是同源异构，故督脉起始段实际是足少阴经向腰骶部发出的分支结构，即"绕篡后，别绕臀，至少阴，与巨阳中络者，合少阴上股内后廉，贯脊属肾"结构。

其三，督脉在腹腔内部的起始段结构，实际是冲脉向足少阴肾经发出分支，然后足少阴肾经向督脉腰骶部发出分支，故督脉在腹部段实际是冲脉、肾经、督脉三条经脉通路的吻合结构（图4-56）。

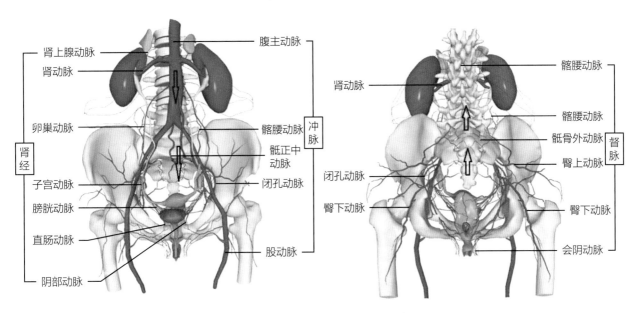

▲ 图 4-56　督脉起始段结构机制示意

（三）督脉经正与脊髓动静脉丛结构

1. 督脉经正与脊髓动脉丛结构　督脉在背部的分支被认为是督脉循行的核心部分，也就是所谓的督脉经正。《灵枢·经脉》中所讲的"督脉之别，名曰长强。挟脊，散头上，下当肩胛左右，别走太阳，入贯膂"，意思是讲督脉在腹腔内部的起始结构为督脉经别，即"督脉之别，名曰长强"；督脉经正部分就是"挟脊，散头上，下当肩胛左右，别走太阳，入贯膂"结构。

按照现代医学分析，督脉经正分支也就是循行于脊柱为主的结构部分，脊柱是身体的支柱，位于背部正中即"挟脊"，上端接颅骨即"挟脊上行至项，散于头上"，下端达尾骨尖即"督脉之别，名曰长强"。督脉属于体液经脉不属于骨骼，那么脊椎骨之间怎样的体液通路构成了督脉经正结构？《灵枢·经脉》中介绍，督脉出现异常会有如下症状，"实则脊强，虚则头重高摇之，挟脊之有过者。取之所别也"。也就是说督脉发生病变，属实证，脊柱强直，不能俯仰；属虚证，头部沉重。根据现代医学分析，这些病变是脊髓动脉丛供血异常导致的神经异常反射现象。经脉属于体液通道，故督脉之正与脊髓动脉丛相关。脊髓动脉有

两个来源：椎动脉和节段性动脉。

（1）椎动脉发出脊髓前、后动脉：①脊髓前动脉是由左右椎动脉各发出一条脊髓前动脉后，二者合成的一条动脉干，沿脊髓前正中裂下行，沿途不断接受来自颈、胸、腰各部节段性动脉分出的前髓动脉，延伸至脊髓圆锥。脊髓前动脉的血流方向是自上而下，到脊髓下端，脊髓前动脉血流经交通支引流至脊髓后动脉，再返流向上。脊髓前动脉供应脊髓前 3/4。

②脊髓后动脉是由椎动脉或小脑下后动脉发出的左右两条脊髓动脉，沿脊髓后外侧下行，沿途接受后髓动脉的补充。脊髓后动脉供应脊髓后 1/4。

（2）节段性动脉：髓动脉为颈、胸、腰各部的节段性分支，经相应的椎间孔进入椎管，形成根动脉，其中到达脊髓称为髓动脉，营养脊髓。髓动脉又分为前髓动脉和后髓动脉。

脊髓的血液供应一般分为上、中、下三个区。

上区（颈胸区）相当于颈髓和上胸髓（第 1～3 胸椎），血液供应来源于颈升动脉、椎动脉等分支形成的前髓动脉，即"与太阳起于目内眦，上额交巅上，入络脑"结构。

中区（中胸区）相当于第4~8胸椎，血液供应主要来源于肋间动脉分支形成的前髓动脉。该区的动脉细、数量少、血运差，也就是"合少阴上股内后廉，贯脊属肾"结构。即与足少阴经相结合上行尾骨端内后面，贯穿脊柱，连属于肾脏。

下区（髂腰区）由下胸髓至脊髓圆锥，血液供应主要来源于腰动脉、髂腰动脉和骶外侧动脉分支形成的前髓动脉。下区也就是"绕篡后，别绕臀，至少阴，与巨阳中络者"结构，即别行绕臀部，到足少阴经与足太阳经中的络脉（图4-57）。

由上述结构解析得知，所谓的督脉经正结构实际是脊髓动脉丛分布结构，这一动脉丛是紧靠胸腹壁内侧的胸主动脉和腹主动脉向脊髓腔内外组织结构发出的分支结构，而胸腹主动脉在中医学中属于冲脉，故督脉经正结构实际是冲脉结构向背侧督脉经正发出的分支结构。

2. 督脉经正伴行结构机制 督脉头背循行段是胸腹主动脉分支脊髓动脉丛，循行通路中流动体液属于有氧血流，督脉在背侧的主体结构由脊髓动脉的椎动脉和节段性动脉构成，主要分布于脊髓腔内部和外部内侧位置。因此脊柱位置的动脉血流主要集中于脊髓腔内，机体背侧中轴线位置体表结构中并没有很大的动脉血管存在。但有动脉就有静脉伴行，故机体背侧中轴线位置体表结构静脉血管分布比较广泛，这些静脉血管也就是督脉经正的伴行脉络。

脊椎位置的静脉血管除了有与脊髓内动脉伴行的脊髓内静脉外，背侧体表位置主要还有纵贯脊柱的椎外静脉丛和头颈部的枕静脉丛分布，这些静脉丛都是微小静脉结构，比较粗大的静脉结

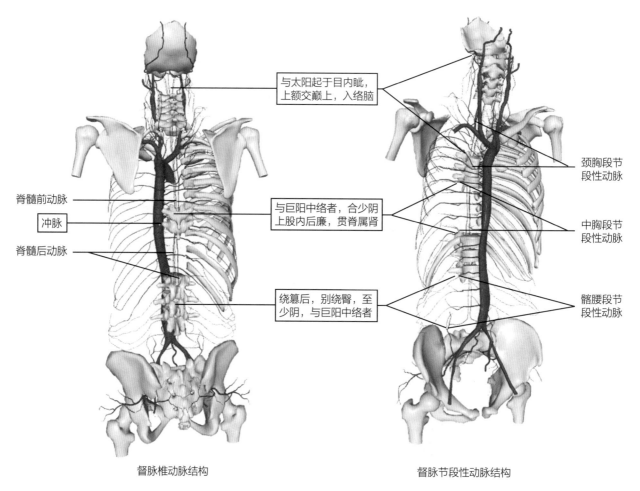

督脉椎动脉结构　　　　　　　　督脉节段性动脉结构

▲ 图4-57　督脉头背支脊髓动脉丛结构示意

构主要分布于脊椎内右侧位置，由奇静脉、颈内动脉、腰升静脉、髂腰静脉、臀上静脉构成。

（1）督脉头颈段伴行结构：颈内静脉于颈静脉孔处续于乙状窦，在颈动脉鞘内沿颈内动脉和颈总动脉外侧下行，至胸锁关节后方与锁骨下静脉汇合成头臂静脉。颈内静脉的颅内属支有乙状窦和岩下窦，收集颅骨、脑膜、脑、泪器和前庭蜗器等处的静脉血。颅外属支包括面静脉、舌静脉、咽静脉、甲状腺上静脉和甲状腺中静脉等。

枕静脉起自枕部的静脉丛，穿过斜方肌在枕骨的附着点至枕下三角，通常与耳后静脉相汇合注入颈外静脉。

颈内静脉和枕静脉构成的静脉丛也就是督脉头颈段"与太阳起于目内眦，上额交巅上，入络脑"的伴行结构。

（2）督脉腰背段伴行结构：奇静脉在右膈脚处起自右腰升静脉，沿食管后方和胸主动脉右侧上行，至第4胸椎体高度向前勾绕右肺根上面，注入上腔静脉。奇静脉沿途收集右侧肋间静脉、食管静脉、支气管静脉和半奇静脉的血液。奇静脉上连上腔静脉，下借右腰升静脉连于下腔静脉，是沟通上腔静脉系和下腔静脉系的重要通道之一。奇静脉结构也就是督脉腰背段"与巨阳中络者，合少阴上股内后廉，贯脊属肾"的伴行结构。

（3）督脉髂腰段伴行结构：髂腰静脉由腰支和髂支汇合成。腰支收集腰大肌与腰方肌的静脉血，常与腰升静脉下端相连，髂支收集髂肌的静脉血，多注入髂总静脉或髂内静脉。

臀上静脉是臀上动脉的伴行静脉，有两支。收纳同名动脉营养区域的静脉血，经梨状肌上孔入骨盆，两支静脉可单独或合成一干注入髂内静脉。

髂腰静脉和臀上静脉构成的静脉丛，也就是督脉腰髂段"绕篡后，别绕臀，至少阴，与巨阳中络者"的伴行结构。

督脉经正的伴行经脉就是脊髓腔内外的静脉

血管网结构，血流方向分三段向上下腔静脉回流。头颈段经头部经脉回流入上腔静脉；胸腹段是半奇静脉和副半奇静脉经过奇静脉回流上腔经脉；腰骶端是经过髂总动脉回流入下腔静脉。督脉经正的三个伴行经脉是静脉回心血流，而督脉经正三段经脉是动脉出心血流，两者伴行分布而血流方向相反，由此形成督脉体液运动的闭合循环通路（图4-58）。

（四）督脉体壁背支结构机制

《素问·骨空论》中介绍督脉第三段循行路线是头部下行复会于小腹，即"还出别下项，循肩膊内，挟脊抵腰中，入循膂络肾。其男子循茎下至篡，与女子等"结构，原文直译为督脉经过头背部后，由脑下行到颈项，循行于肩膊处，挟脊柱抵达腰中，入内循膂络于肾，其在男子，则循阴茎，下至会阴，与女子相同。从原文描述内容分析，督脉这条分段不在躯干结构体壁之上，而是在躯干体腔内部，循行方向和路线是由头部经颈部位置进入体腔之内，沿着胸腹腔后侧下行到生殖泌尿生殖器官位置。督脉这一分支由于分布于体腔之内，没法进行针刺应用，故后世医家常忽略督脉这一分支结构的存在。

传统医学理论中督脉是基于冲脉而言的，冲脉主要是由胸主动脉和腹主动脉构成的机体主动脉结构，督脉头背支和体腔内壁支是由胸腹主动脉向背侧脊柱内外分布的动脉血管。但是要特别提示，胸腹主动脉这一结构向背侧脊椎组织分布不是直线性结构形态，因为脊椎骨同肋骨、髂骨构成的是圆形筒状结构，背腹主动脉向背侧脊椎位置的血管分布，既有直线形血管外形态，也有弧形分布形态。整体而言，督脉自背部中轴向内外侧起始（督脉外侧头背支和督脉体腔内壁支），沿肋骨弧形结构方向由背侧向腹侧左右分布，在胸腹壁中轴线位置形成汇集区。故有督脉背侧体腔内壁背支，就一定有体腔内壁腹支结构的存在。

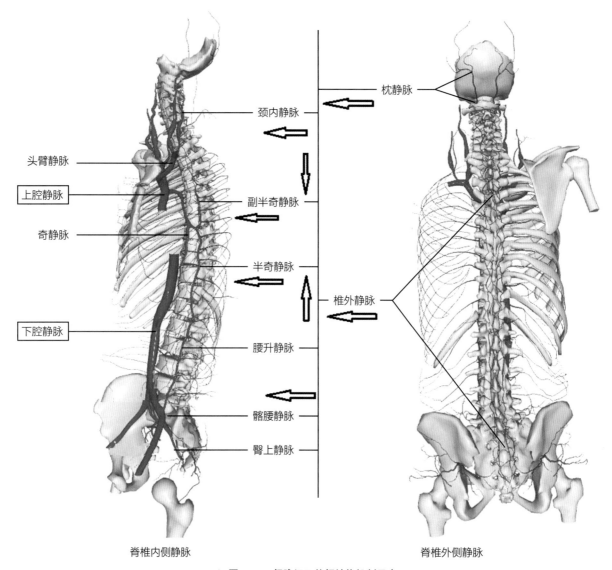

枕静脉

颈内静脉

头臂静脉

上腔静脉

副半奇静脉

奇静脉

半奇静脉

椎外静脉

下腔静脉

腰升静脉

髂腰静脉

臀上静脉

脊椎内侧静脉

脊椎外侧静脉

▲ 图 4-58　督脉经正伴行结构机制示意

1. 督脉颈干肋间动脉分支段结构　督脉头背支是脊髓动脉丛结构，胸腹主动脉向背侧分支的动脉不只是脊髓动脉，还包括肋间动脉。其中，肋颈干由锁骨下动脉第二段发出，至颈深肌和第1、2 肋间隙后部，营养相关结构。胸主动脉发出的第 3～11 对肋间后动脉，与胸廓内动脉相应肋间隙发出的肋间前动脉吻合成动脉环，营养相应肋间隙。肋颈干肋间动脉血管丛就是"还出别下项，循肩膊内"的结构。因为肋间动脉都可看作由胸主动脉发出，分布于脊柱内侧，故隶属为督脉循行分布结构。

2. 督脉肋间后动脉分支段结构　胸主动脉在胸腔内位置，在第 4 胸椎下缘处接主动脉弓，沿脊柱下行，首先从近脊柱位置发出分支，然后沿肋骨前行分布肋间后动脉分支。肋间后动脉共 9 对，起自胸主动脉，行于第 3～11 肋间隙的胸内筋膜与肋间内膜之间，在肋角处发出一较小的下支，沿下位肋上缘前行。本干又称上支，在肋间内肌与肋间最内肌之间沿肋沟前行。

肋间后动脉的上、下支行至肋间隙前部与胸廓内动脉的肋间前动脉吻合。肋间后动脉沿途分支供应胸前区和胸外侧区，第 2～4 支较大，营养乳房。肋间后动脉这一分支也就是督脉的"还出别下项，循肩膊内，挟脊抵腰中"分布段。

督脉结构不但有纵向脊髓内动脉结构，而且有横向肋间后动脉分布。胸腔骨架结构是由脊柱与肋骨共同构成，如果只有纵向的脊髓内动脉存在，那么肋骨以及相关肋间肌肉、肋间神经等组织如何获得有氧血供应？故这一肋间后动脉结构支是督脉结构不可缺少的部分。

3.督脉髂内动脉分支段结构　胸主动脉和腹主动脉是一条动脉的两个分段，由于胸腹腔结构的不同，导致二者发出的分支结构在形态上差距很大。胸主动脉外部的胸腔是由肋骨构成筒状结构，胸主动脉发出的分化支首先分布于脊柱内侧位置，然后左右分开沿肋骨间肌肉环绕向胸前部位；腹腔结构没有像胸腔一样肋骨筒状结构，腹主动脉发出的分支在盆腔部位发出了髂内、髂外、髂正中三个分支。髂内动脉血管丛连接生殖泌尿以及肛门等组织结构，属于足少阴肾经；外分出

臀上动脉、髂腰动脉连同髂正中动脉一起向背侧髂腰部分布，与脊髓内动脉血管丛吻合为一体。这也就是督脉"挟脊抵腰中，入循膂络肾"分段背后的机制。

综上所述，督脉体壁背支分支是不可缺少的部分。机体主动脉血流是从主动脉弓流出，有氧血经过胸腹主动脉分支——脊髓内动脉，流注到脊髓腔内营养神经组织，故督脉经正在机体背侧头背部中轴线位置循行；脊髓腔和胸腹腔结构是一体的结构，胸腹主动脉血流首先经过体腔壁背侧动脉干，然后才能进入脊髓腔，故颈干肋间动脉、肋间后动脉、髂内动脉后分支形成的体壁背支结构是冲脉和督脉经正之间的吻合结构。如果没有这一分支阶段的存在，冲脉有氧血血流就不会进入到脊髓腔内，督脉循行结构内也就失去了有氧血来源。故督脉体壁背分支段、督脉头背部经正分布段是内外对称而又不能分开的统一结构，二者共同完成脊髓腔内外组织的有氧血供应（图4-59）。

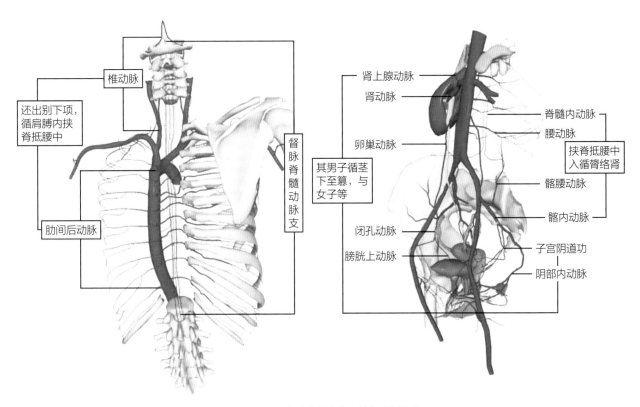

▲ 图 4-59　督脉背侧内分支结构机制示意

（五）督脉体壁腹侧支结构机制

《素问·骨空论》中关于督脉循行路线图最难理解的是腹侧分支，原文描述途径为："其少腹直上者，贯齐中央，上贯心，入喉，上颐环唇，上系两目之下中央。"

直译为督脉腹侧分布支，从小腹部直上的支脉，穿过脐中央，再上贯心脏，入于喉，上行到颐并环绕口唇，再上行系于两目中央之下。

督脉这条腹侧分支病理变化与冲疝不孕症等生殖系统疾病相关。"此生病，从少腹上冲心而痛，不得前后，为冲疝。其女子不孕，癃，痔，遗溺，嗌干。"督脉具有与腹侧支和背侧支对称结构的存在，在诊疗体系上还需分而论之，即《素问·骨空论》中所讲的"督脉生病治督脉，治在骨上，甚者在齐下营"。"治在骨上"者即背侧支，"骨上"者即背侧脊椎骨部位。"甚者在齐下营"即腹侧支，"在齐下营"者即腹侧脐部血管部位。由"骨上"和"在齐下营"区分界定督脉腹侧支和背侧支的对称位置。

这条督脉分支介绍非常奇怪，单从原文描述路线看，好似与任脉循行路线重叠，原文描述可分为"其少腹直上者，贯齐中央""上贯心，入喉""上颐环唇，上系两目之下中央"三段结构分布。

1.督脉小腹动脉分支　督脉为什么在小腹部位有分支结构？现代医学分析，冲脉腹主动脉在髂部分为左、右髂总动脉后，继续在盆腔部位基础分化，髂内动脉和髂正中动脉向背侧腰骶部位分化，与督脉头背部结构发生吻合，也就是督脉体壁背支段结构，而髂外动脉向腹部方向发出腹壁浅动脉和腹壁下动脉。左右腹壁下动脉在近腹股沟韧带中点稍内侧处发自髂外动脉，在腹股沟管深环内侧的腹膜外组织内斜向上内，穿腹横筋膜上行于腹直肌与腹直肌鞘后层之间，至脐平面附近与发自胸廓内动脉腹壁上动脉吻合，并与肋间动脉的终支在腹直肌外侧缘吻合。腹壁下动脉的体表投影为腹股沟韧带中点稍内侧与脐的连

线，也就是督脉"其少腹直上者，贯脐中央"的结构。

督脉在小腹部的这条分支段是与腹壁浅静脉、腹壁下静脉、腹壁上静脉以及附脐静脉伴行分布。这一督脉伴行结构就是任脉的分支结构，即《灵枢·经脉》中所讲的"任脉之别，名曰尾翳。下鸠尾，散于腹"结构。"散于腹"即髂外静脉三个分支结构中的静脉血流沿着髂总静脉、腰升静脉、半奇静脉、奇静脉回流入心的通路结构。

督脉"其少腹直上者，贯齐中央"分布段与任脉"下鸠尾，散于腹"分布段是在相同位置分布的伴行结构，血流形式和流动方向相反，督脉血流属于有氧血，由下向上流动，任脉血流自上向下流动，两者相向流动发生两种体液的闭环吻合，故原文言督脉为"少腹直上"，言任脉为"下鸠尾"（图4-60）。

督脉和任脉在小腹部伴行分布，形成了两种不同体液循环的闭合回路。髂外动脉起始部的前方有输尿管跨过，在男性其外侧有睾丸动、静脉及生殖股神经与之伴行，至其末段的前方有输精管越过。在女性，髂外动脉起始部的前方有卵巢动、静脉越过，其末段的前上方有子宫圆韧带斜向越过。髂外动脉近腹股沟韧带处发出腹壁下动脉和旋髂深动脉，后者向外上方贴髂窝走行，分布于髂肌和髂骨等。如果两种伴行通路结构血流上下流动不畅，就会累及脐动脉和闭孔动脉部位的动脉丛，出现生殖泌尿系统病变，即"此生病，从少腹上冲心而痛，不得前后，为冲疝。其女子不孕，癃，痔，遗溺，嗌干"。

2.督脉头胸部分支　督脉在机体腹侧分布结构的第二段是"上贯心，入喉"，即督脉腹侧分支由小腹部"其少腹直上者，贯齐中央"开始，向上分布到头胸部，整体分布路线就是从小腹部直上的支脉，穿过脐中央，再上贯心脏，入于喉中。

督脉分布结构由胸主动脉和腹主动脉而出，分布于体腔壁前侧有上下两个分支。下分支由腹

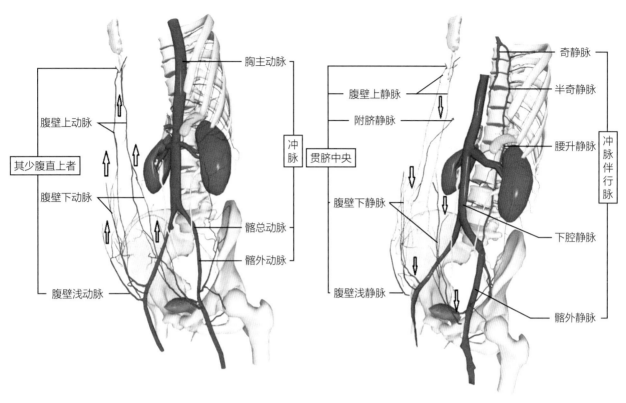

▲ 图 4-60　督脉小腹段结构机制示意

主动脉分化而来，由下向上循行，即"其少腹直上者，贯齐中央"；上分支由胸主动脉分化而来，由上向下循行，从主动弓而出。下行分支为锁骨下动脉向胸部分布，由胸廓内动脉构成。胸廓内动脉起于锁骨下动脉的下壁，向下入胸腔，距胸骨外缘约 1 厘米处贴胸壁内面垂直下降；穿膈肌胸肋角续为腹壁上动脉，在腹直肌后鞘与腹直肌间下降，至脐附近与腹壁下动脉相吻合。怎么会出现"上贯心，入喉"这样的通路结构呢？

实际上"上贯心，入喉"描述的是胸廓内动脉在体腔内分支动脉结构。胸廓内动脉在沿着胸廓中轴线两侧下行分布的同时，还向体腔内组织器官发出肌膈动脉、心包膈动脉、食管动脉分支。

肌膈动脉行于第 7～9 肋软骨后面，穿膈后终于最下两个肋间隙，分支布于下 5 个肋间隙前部、腹壁诸肌及膈。

心包膈动脉是胸廓内动脉的主要分支之一。与膈神经伴行，分布到心包、膈肌上面的前部。

食管动脉中食管胸部上段的动脉主要来自第 1、2 肋间后动脉和支气管动脉的食管支，另外还有甲状腺下动脉和肋颈干发出的食管支分支到食管上胸段。食管下胸段的动脉主要来自胸主动脉的食管支和第 3～7 肋间后动脉的食管支。

"其少腹直上者，贯齐中央"是指左右腹壁上下动脉在腹壁自下向上的分布结构，"上贯心，入喉"是膈动脉、心包膈动脉、食管动脉分支在胸腔内的分布结构。这两个分段结构构成了督脉在体壁前侧的分布。而且督脉"其少腹直上者，贯齐中央"分段与任脉"下鸠尾，散于腹"分段是伴行分布结构，上段"上贯心，入喉"的结构也具有伴行结构的存在，伴行静脉由肌膈静脉、心包膈静脉脉、食管静脉构成。伴行脉管结构属于静脉血管，体液流动方向与督脉"上贯心，入喉"段流动方向相反，经奇静脉、半奇静脉、副半奇静脉进入上腔静脉回流入心。这就是"上贯心，入喉"的机制（图 4-61）。

503

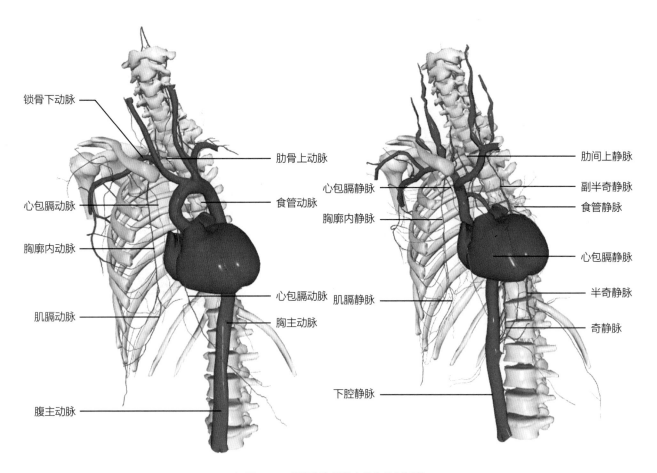

▲ 图 4-61　督脉头胸部分支结构机制示意

3. 督脉头面分支段与面部危险三角区

（1）督脉体壁腹侧支结构：第三段分布是"上颐环唇，上系两目之下中央"，按照现代医学分析，这是指颈外动脉及其分支循行的部位。

颈外动脉位于颈内动脉前内侧，经其前方转至外侧上行，穿腮腺，在下颌骨髁突颈部后方分为颞浅动脉与上颌动脉。其分支有甲状腺上动脉、舌动脉、面动脉、颞浅动脉、上颌动脉、枕动脉、耳后动脉和咽升动脉。

"上颐环唇，上系两目之下中央"就是左右面动脉的分布区域。面动脉平下颌角起自颈外动脉，经下颌下腺深面至咬肌前缘，绕过下颌骨下缘至面部，经口角部位即"上颐环唇"，鼻翼外侧上行到内眦，移行为左右内眦动脉，即"上系两目之下中央"。

"上颐环唇，上系两目之下中央"不只是指面动脉，而是以面动脉为标志来描述头面部的动脉血管丛。该段还包括颞浅动脉和上颌动脉。颞浅动脉在外耳门前方上行，越颧弓根至颞部皮下；上颌动脉在下颌颈深面至颞下窝，经翼内，外肌之间至翼腭窝。该段主要分支有脑膜中动脉，向上穿棘孔入颅腔，分前、后支，贴颅骨内面走行，分布于颅骨和硬脑膜。

（2）颈外静脉与督脉头面分支伴行结构：督脉这一段分支段也具有伴行结构，也就是与颈外动脉伴行的颈外静脉分支静脉丛相应，包括面静脉、内眦静脉、面横静脉、颞浅静脉额支、面静脉交通支等。颈外静脉主要收集头皮和面部分支静脉中的无氧血注入锁骨下静脉或静脉角，由此实现与督脉头面分支动脉血之间的闭合循环。

督脉头面部分支与其伴行结构之间的关系非常重要，因为这种结构经过消化道和呼吸道上端的口咽部位，一旦与伴行通路不能闭合循环，就会导致呼吸系统病变的发生。督脉头面部的这一分布段现代医学称为面部危险三角区。面部危险三角区通常指的是两侧口角至鼻根连线所形成的三角形区域。当面部发生炎症，尤其在这三角区域内有感染时，易在面前静脉内形成血栓，影响正常静脉血回流，并且逆流至眼上静脉，经眶上而通向颅内蝶鞍两侧的海绵窦，将面部炎症传播到颅内，产生海绵窦化脓性血栓性静脉炎的严重并发症。

中医学根据督脉头面部这一分支的认识，已经知道了面部危险三角区的存在，确立了如下诊疗原则，"其上气有音者，治其喉中央，在缺盆中者。其病上冲喉者，治其渐，渐者，上侠颐也"。患者气逆上而呼吸有声的，治疗取其喉部中央的天突穴，此穴在两缺盆的中间。病人气逆上充于咽喉，治疗取其渐（指大迎穴），渐者在面部两旁夹颐之处（图 4-62）。

二、督脉分布与体腔吻合机制

（一）骨空论与督脉分布结构机制

1. 骨空结构与经脉分布　前面已分析了督脉三段结构机制，但为什么传统医学要将督脉划为三段？背后依据的标准是什么？实际当我们分析督脉三段结构分布后，就会发现督脉三段结构并非是线状分布，而是由动脉血管形成的一种立体结构，这种立体结构是立足于机体脑髓腔、胸腔、腹腔而论的。

冲脉胸腹主动脉结构是机体最大的动脉血管干，有氧血经主动脉弓进入胸腹主动脉后，沿着胸腹主动脉的分支结构通路向组织器官提供血流供应。机体重要内脏组织器官分布于由骨骼、肌肉构成的腔体内，冲脉胸腹主动脉分支结构要想为腔体内的组织器官提供血液，就必须通过骨骼间隙穿行分布到腔体，也就有了《素问·骨空论》中所讲的"骨空论"。骨空者，即骨骼之间的空隙，

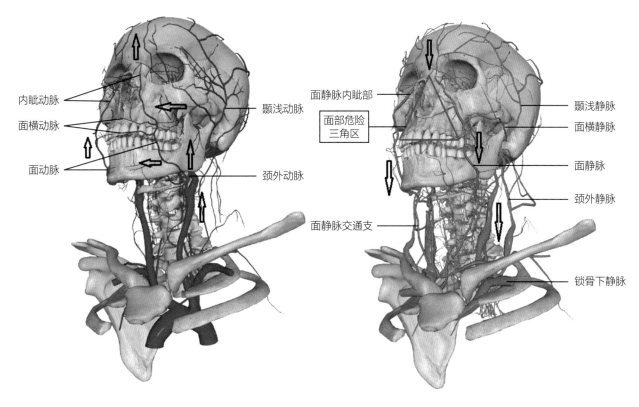

内眦动脉　面横动脉　面动脉　颞浅动脉　颈外动脉

面静脉内眦部　面部危险三角区　面静脉交通支　颞浅静脉　面横静脉　面静脉　颈外静脉　锁骨下静脉

▲ 图 4-62　督脉头面支结构示意

现代医学分析，血管通过骨骼空隙穿行延伸分布。《素问·骨空论》记载有十一处骨空结构。

其一：髓空，即"髓空，在脑后三分，在颅际锐骨之下；一在龂基下；一在项后中，复骨下；一在脊骨上空，在风府上。"

其二：脊骨下空，即"脊骨下空，在尻骨下空。"

其三：数髓空，即"数髓空，在面侠鼻，或骨空在口下，当两肩。"

其四：2个髃骨空，即"两髃骨空，在髃中之阳。"

其五：臂骨空，即"臂骨空在臂阳，去踝四寸，两骨空之间。"

其六：股骨上空，即"股骨上空，在股阳，出上膝四寸。"

其七：胻骨空，即"胻骨空，在辅骨之上端。"

其八：股际骨空，即"股际骨空，在毛中动下。"

其九：尻骨空，即"尻骨空，在髀骨之后，相去四寸。"

其十：扁骨空，即"扁骨有渗理凑，无髓孔，易髓无空。"

骨骼结构是机体躯干部位三个腔体构成的主干，与肌肉、筋膜等组织结构一起构成腔体结构，主要脏腑组织就存在于三个腔体之中。

颅腔是由头部的皮肤、肌肉和8块脑颅骨（额骨1、顶骨2、蝶骨1、枕骨1、筛骨1、颞骨2）围成的腔。颅腔内有脑。脑和椎管里的脊髓相连。脑和脊髓是指挥、调节人体各种生理活动的中枢。

胸腔是由胸廓与膈围成，上界为胸廓上口，与颈部相连。胸腔下界以膈与腹腔分隔。胸腔内有中间的纵隔和左右两侧的肺以及胸膜腔。

腹腔是人体生理解剖学中躯干腹部的腔，内衬腹膜，由体壁、横隔膜和盆底围成，其内容纳胃、肝、胆囊、脾脏、胰、肾脏、肠、阑尾、膀胱、泌尿系和妇科（子宫、附件）等其他内脏器官。

根据《灵枢·经脉》所讲"人始生，先成精，精成而脑髓生，骨为干，脉为营，筋为刚，肉为墙，皮肤坚而毛发长，谷入于胃，脉道以通，血气乃行"，人体骨骼腔和内部组织器官是在胚胎期形成的，出生后由经脉实现与外界的能量交通。

2.督脉分布与腔体吻合机制　又根据《素问·骨空论》中所讲，人体经脉中任督二脉都是通过"骨空"形成的，其中督脉是最典型的骨空结构。督脉在机体背部具有两个分支段，在背部有脊髓腔和胸腹腔的吻合部位，胸腹主动脉分支结构要想背侧脊髓腔延伸分布时，必须穿越脊椎骨空隙才能进入脊髓腔，这样分支动脉结构就首先与胸腹壁连接，然后进入脊髓腔中。这样我们就需要搞清督脉与三个体腔结构之间的关系。

其一：从胸腹腔看冲脉胸腹主动脉分布于胸腹腔内背侧中轴向左的位置，胸腹主动脉向脊椎骨位置发出分支形成肋间后动脉，肋间后动脉脊椎后侧左右分开沿肋骨肌肉向腹侧分布，也就是督体腔内背侧分支段结构，但该分支不是一条上下纵向的脉管结构。

其二：冲脉向脊髓腔内发出的分支是脊髓前后内动脉，脊髓后动脉是椎动脉供应脊髓的分支，沿脊髓后外侧沟下行营养脊髓；脊髓前动脉是椎动脉颅内部的分支。左、右两脊髓前动脉，常合成一条，沿脊髓前正中裂下行，营养脊髓。椎动脉起于前斜角肌内侧，向上穿第6颈椎横突孔直至第1颈椎横突孔，经枕骨大孔入颅腔，分支布于脑与脊髓。椎动脉和脊髓前后内动脉纵向分布于髓腔之内，也就是督脉头背支结构。

冲脉向胸腹腔和脊髓腔延伸分布形成的两段分支也就是督脉背侧内外支结构，内侧分支主要是通过肋间后动脉实现对胸腔壁的有氧血供应（图4-63）。

其三：冲脉向督脉发出的分支具有纵横两个方向，横向分布分支是体腔内背侧支，因为肋间后动脉横向分布到腰椎内侧，然后随肋骨做环形分布，故而为横向分布支；督脉头背分支段是由前后椎动脉延伸到脊髓腔内开始，由脊髓前后内

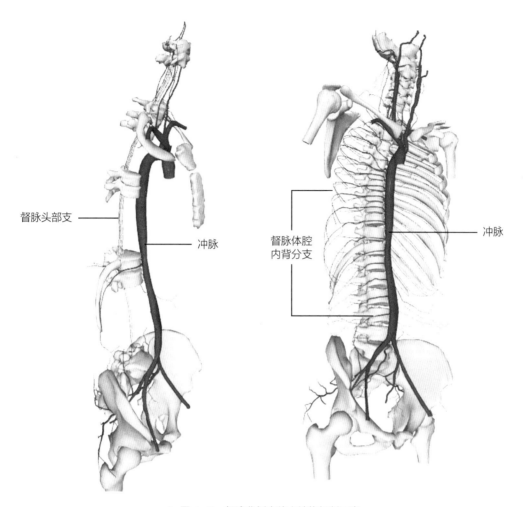

督脉头部支 —— 冲脉

督脉体腔内背分支 —— 冲脉

▲ 图 4-63　督脉背侧内外支结构机制示意

动脉纵向分布状态。督脉在背侧的内外两个分支段共构形态只完成了脊髓腔脉管供血结构，而没有在胸腹腔形成完整的供血结构，故还应有督脉腹侧分支段结构的存在，这样才能形成完整的胸腹壁有氧血供血通路结构。

督脉腹侧分支胸部段是由胸主动脉分支、锁骨下动脉向下发出的胸廓内动脉以及分支肋间前动脉构成，肋间前动脉和肋间后动脉共同构成肋间动脉。督脉腹侧支腹部段是由腹主动脉分支左右髂外动脉分化而来，左右髂外动脉向腹部发出左右腹壁下动脉，与来自胸廓内动脉延伸下行的左右腹壁上动脉吻合成一体，构成腹侧下段部分。整体而言，所谓督脉腹侧端分支段也就是由胸腹主动脉从上下两端发出分支，上下端分

支循腹壁上下相向而行，吻合于腹壁中轴线位置而形成。

督脉腹侧分支结构与督脉背侧内分支段结构吻合为一体，构成冲脉、督脉胸腹壁结构上的完整脉络，加之督脉头背支脊髓腔动脉网，由此构成了冲脉分支与脊髓腔、胸腔、腹腔三个腔体内组织结构的关联，这就是督脉三个分段背后真正机制（图 4-64）。

（二）体腔浆膜与督脉分布结构

当我们明白督脉三个分支段与腔体结构关系后，我们还要探讨督脉分布结构与腔体膜状组织之间的关系。机体三个腔体除由骨骼肌肉构成外，还有一个很重要的结构——膜。三个腔体能够

507

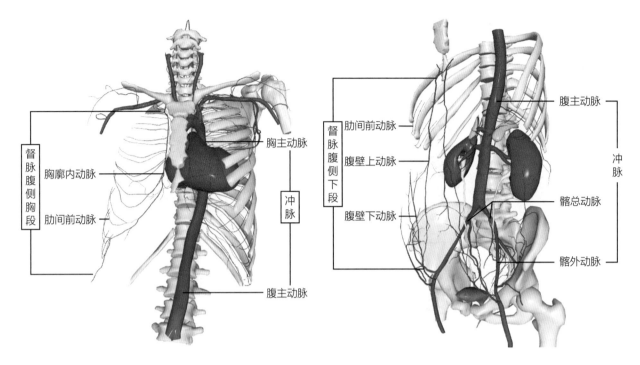

▲ 图 4-64　督脉腹侧分支腔体关联结构示意

分开形成相对独立的单位，就因为有膜状结构存在。膜结构是区分不同腔体定位的最基本标准，最为明显的是胸腹腔结构。从骨骼角度看，胸腹腔是一个腔体，因中间具有膈肌结构分为两个腔体，而膈肌上下的肌膜又将其划分为上下腔体。

机体的三个腔体膜状结构是一种相对独立的单位，脑髓腔膜被称为脑膜，胸体腔内膜被称为胸膜，腑体腔内膜被称为腹膜。这三种膜状结构将腔体内软组织结构包裹其中，脉管结构要想分布进入腔体内软组织器官与之发生关联，就要穿越和分布于膜状结构，这样就应研究主动脉血管经过膜状结构与腔体内组织器官关联的结构机制。又因督脉三个分支结构段与三个腔体相关，所以也要搞清其与三个腔体膜结构之间结构关系。

1. 督脉头背支与脊髓腔膜吻合机制　督脉头臂支循行分布于脊髓腔，主要由椎动脉和脊髓前后动脉构成。脉管以及连接组织都是在脑髓腔膜结构之中，以脑膜为例，脑膜指的是颅骨与脑间的三层膜，由外向内为硬脑膜、蛛网膜和软脑膜，

这三层膜合称脑膜。硬脑膜，是一厚而坚韧的双层膜。外层是颅骨内面的骨膜，仅疏松地附于颅盖，特别是在枕部与颞部附着更疏松，称为骨膜层；内层较外层厚而坚韧，与硬脊膜在枕骨大孔处续连，称为脑膜层。督脉头背支脉管被包裹在脑髓腔浆膜之内，与胸腹腔分开形成相对独立结构，中医学将督脉头背支定位为经正（图 4-65）。

2. 督脉背侧内支与胸膜吻合机制　督脉背侧内支的肋间后动脉分布是胸腰筋膜和背阔肌膜同构的。

腰背筋膜为腰背部的固有筋膜，分为深浅两层，共同围成骶棘肌的肌纤维鞘，包绕骶棘肌和背部深部短肌。该筋膜在胸背部较薄，呈透明状。胸腰筋膜可分三层：浅层位于背阔肌和下后肌的深面，竖脊肌的表面；胸腰筋膜中层与腰椎的棘突及横突等结构组成了腰骶部骨筋膜室，其内容纳竖脊肌；胸腰筋膜深层位于腰方肌前面，又称腰方肌筋膜，它与前方的腰大肌筋膜相续，也是腹内筋膜的一部分。

背阔肌连同肌膜是位于胸背区下部和腰区浅

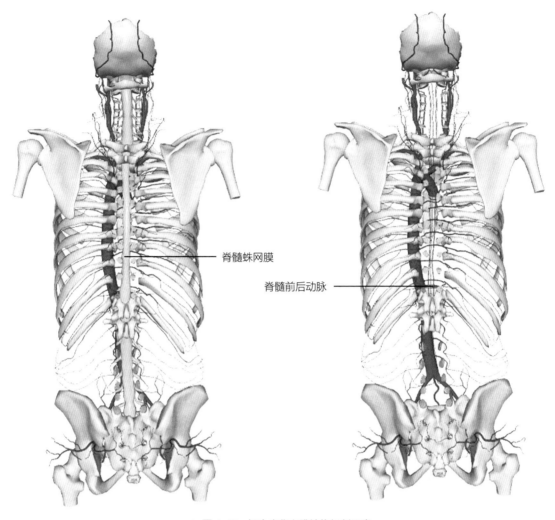

脊髓蛛网膜

脊髓前后动脉

▲ 图 4-65 督脉头背支膜结构机制示意

层较宽大的扁肌，位于腰背部和胸部后外侧皮下，为全身最大的阔肌，呈直角三角形，上内侧部被斜方肌遮盖，以腱膜起自于下 6 个胸椎棘突、全部腰椎棘突和髂嵴外侧唇后 1/3。

节段动脉和腰动脉附着穿越分布于腰背筋膜连接到脊柱内侧部位；肋间后动脉附着穿越于背阔肌肌膜连接到肋间组织之上，依次形成了胸腹腔背侧与脊髓之间的相对隔离形态，这就定位了督脉背侧内支（图 4-66）。

3. 督脉腹侧支与体腔浆膜吻合机制 督脉背侧内支与胸膜吻合结构形成了胸腹腔壁背侧动脉与浆膜层结构的关联，又因督脉腹侧支与体腔浆膜吻合结构的存在构成了完整的体腔壁动脉血流

供应结构。督脉腹侧支与体腔浆膜吻合结构主要由胸部胸膜和腹部的壁腹膜构成。

（1）督脉腹侧支与胸膜吻合结构：胸膜是衬覆在胸壁内面和肺表面的浆膜，分为壁层和脏层两部，两层之间的密闭间隙称胸膜腔。

①壁胸膜：衬覆胸腔内表面及纵隔两侧的名为壁胸膜。两部分在肺根部互相反折延续，围成左右两个完全封闭的潜在性腔，名为胸膜腔。随衬覆部位的不同，壁胸膜有不同的名称，即胸膜顶、肋胸膜、膈胸膜和纵隔胸膜。胸膜顶（颈胸膜），紧贴肺尖上前方，其最高点，从前方看，位于锁骨内侧 1/3 上方约 2.5 厘米处（第 1 肋骨上方 3～4 厘米），后方不超过第 1 肋，颈胸膜顶

常由胸膜上膜和小斜角肌增强。胸膜上膜是由从第 7 颈椎横突前缘张至第 1 肋内缘的胸内筋膜增厚而形成，小斜角肌不恒定，仅存在于一侧者约 2/3 的人；起自第 7 颈椎前缘，止于第 1 肋内缘的锁骨下动脉沟以后的部分。胸膜上膜肌收缩可以增加膜的紧张度。肋胸膜借疏松结缔组织贴附于胸壁内面，易于剥离。膈胸膜紧密地覆盖在膈的上面，不易剥离。纵隔胸膜是覆被介于二肺之间所有器官的胸膜，借包绕肺根和构成肺韧带的胸膜移行于肺胸膜（脏胸膜），在肺根下方移行部的胸膜，介于纵隔和肺之间，向下与膈胸膜相

续，即肺韧带，前后两层之间无肺根结构。

②脏胸膜：覆盖肺表面的脏层名为脏胸膜，脏胸膜与肺实质紧密结合并折入肺裂内。

因为胸膜结构有壁层和脏层，故督脉腹侧支结构不只是局限于胸腔壁层结构之上。在胸膜壁层结构上有左右胸廓内动脉分布，在胸膜脏层结构上有心包膈动脉在浆膜心包上分布，在肺脏浆膜上有肺动脉分布，在膈肌浆膜上有膈肌动脉的分布。换言之，督脉腹侧支是一种由外部胸腔壁膜向内部胸腔脏膜延伸分布的结构形态，即《素问·骨空论》中所讲督脉"其少腹直上者，贯齐

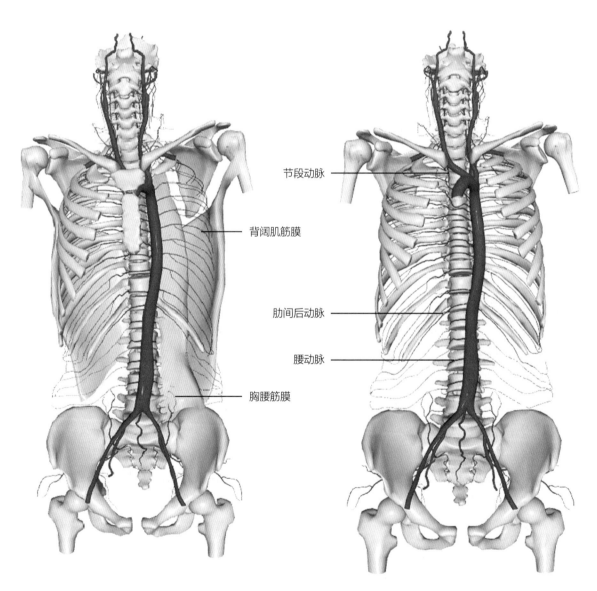

节段动脉

背阔肌筋膜

肋间后动脉

腰动脉

胸腰筋膜

▲ 图 4-66　督脉背侧内支筋脉吻合机制示意

中央，上贯心，入喉，上颐环唇，上系两目之下中央"中上段的结构机制。

（2）督脉腹侧支与腹膜吻合结构：胸腹腔膜状结构外层是统一的，在胸部称为胸筋膜；在腹部称为壁腹膜，是衬于腹、盆腔壁内表面的腹膜。

壁腹膜是衬于腹、盆腔壁内表面的腹膜，壁腹膜之下就是连接胃大弯至横结肠的腹膜，呈围裙状遮被空、回肠的大网膜，以及胃脏膜和肝脏膜结构，故督脉腹侧支的腹壁下动脉和腹壁内动脉结构直接分布于壁腹膜中轴线两侧，到深层的壁层结构就分离开了。

腹壁下动脉在近腹股沟韧带中点稍内侧处发自髂外动脉，在腹股沟管深环内侧的腹膜外组织内斜向上内，穿腹横筋膜上行于腹直肌与腹直肌鞘后层之间，至脐平面附近与发自胸廓内动脉腹壁上动脉吻合，并与肋间动脉的终支在腹直肌外侧缘吻合。腹壁下动脉的体表投影为腹股沟韧带中点稍内侧与脐的连线。

腹壁上动脉不是来自腹部，而是胸廓内动脉的两个终支之一，沿胸前壁下行至腹前壁进入腹直肌鞘，供应腹直肌。

腹壁上动脉与腹壁下动脉在壁腹膜上分布发生微循环结构上吻合，并形成督脉腹侧支在胸腹两端的结构吻合，即形成了"其少腹直上者，贯齐中央，上贯心，入喉，上颐环唇，上系两目之下中央"结构机制。但是这里要特别提示，督脉腹侧支分支中的左右胸廓内动脉和左右腹壁上下动脉属于足阳明胃经通路结构，所谓督脉腹侧支实际是腹侧左右足阳明胃经吻合结构带。这是因为阳明胃经直接来源于冲脉胫气街，同时胃经导致"阳受之则入六腑"（《素问·太阴阳明论》）。又"脏腑各因其经而受气于阳明，故为胃行其津液"（《素问·太阴阳明论》），故督脉也受气于足阳明胃经，即左右胃经对应关联而成督脉腹侧支（图4-67）。

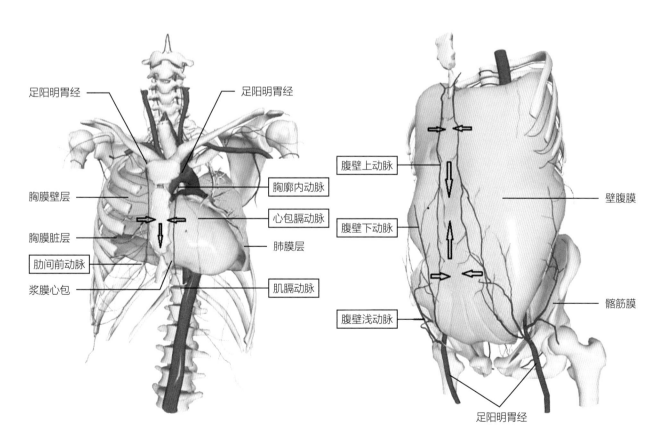

▲ 图 4-67　督脉背侧内支筋脉耦合机制示意

三、督冲二脉同构机制

（一）冲督关联的"四气冲"机制

通过现代医学对督脉三段分布结构解析得知，督脉三段分布结构并非是单一线状分布结构。督脉是机体脊髓腔、胸腔、腹腔的有氧血供应通路，督脉三段对应三腔分布结构，故督脉是一种立体网络结构，经典记载的三段循行分布路径只是督脉立体网络结构的主体结构。督脉整体网络通路分布非常广泛，包含整个机体躯干结构。督脉三段分布结构面积非常广大，供血对象也非常多，那么督脉三段通路中有氧血从何而来？督脉三段结构并非与心脏直接连接，心脏有氧血流是如何传输到督脉三段通路的？

人体有氧血流通路中最核心通路是从主动脉弓延伸而出的胸主动脉和腹主动脉，胸主动脉和腹主动脉是一条主动脉干，即冲脉。督脉三段通路属于冲脉分支结构，督脉中的有氧血来源于冲脉。冲脉与督脉三分段之间的关联还具有主要的衔接部位，这些衔接部位中医学称为"气冲"结构，又称"四气冲"。

"四气冲"原理记载于《外经微言·经气本标》中"岐伯曰：胃气有冲，腹气有冲，头气有冲，胫气有冲，皆不可刺也。雷公曰：头之冲何所乎？岐伯曰：头之冲，脑也。雷公曰：胸之冲何所乎？岐伯曰：胸之冲，膺与背腧也。腧亦不可刺也。雷公曰：腹之冲何所乎？岐伯曰：腹之冲，背腧与冲脉及左右之动脉也。雷公曰：胫之冲何所乎？岐伯曰：胫之冲，即脐之气街及承山踝上以下。此皆不可刺也。雷公曰：不可刺止此乎？岐伯曰：大气之抟而不行者，积于胸中，脏于气海，出于肺，循咽喉，呼吸而出入也。是气海犹气街也，应天地之大数，出三入一，皆不可刺也"。

冲脉和督脉交通形成的"气冲"是由大动脉血管构成，这些大动脉血管是向机体组织器官传输有氧血流的主要通路，一旦破裂就会出现大出血，故中医学将冲脉与督脉交接部位称为"气冲"，

"气冲"位置禁止使用针刺法，以防止动脉血管破裂出血。即《外经微言·经气本标》所讲"雷公曰：其不可刺，何也？岐伯曰：气各有冲，冲不可刺也"。

冲脉主体结构为胸腹主动脉，分布于体内，即冲脉之正；督脉主体结构为脑髓腔内动脉，分布于脊髓腔内，即督脉之正。冲脉之正和督脉之正之间经别结构吻合的部位就是所谓的"气冲"。根据《外经微言·经气本标》所讲，有四"气冲"，即"雷公曰：请言气冲。岐伯曰：胃气有冲，腹气有冲，头气有冲，胫气有冲，皆不可刺也"。

1. 头气冲结构机制 "雷公曰：头之冲何所乎？岐伯曰：头之冲，脑也。"

脑为头部气冲，即冲脉和督脉在头部的吻合连接结构，脑是督脉之正的核心，也就是脑神经中枢的动脉血管，不能针刺，一旦刺破脑动脉就会出现脑溢血。头气冲具体位置即《素问·骨空论》所讲"髓空，在脑后三分，在颅际锐骨之下；一在龂基下；一在项后中，复骨下；一在脊骨上空，在风府上"。

"髓空，在脑后三分，在颅际锐骨之下"者，根据现代解剖学分析，这个位置属于左右颈外动脉干在颅腔的分支部位。颈外动脉干位于颈内动脉前内侧，经其前方转至外侧上行，穿腮腺，在下颌骨髁突颈部后方分为颞浅动脉与上颌动脉。

"一在龂基下"者，根据现代医学人体解剖学分析，这个位置属于左右颈外动脉分支面动脉干颌骨分布部位。面动脉约平下颌角处起始，向前经下颌下腺深面，于咬肌止点前缘绕过下颌骨下缘至面部，沿口角及鼻翼的外侧迂曲上行至内眦，易名为内眦动脉。

"一在项后中，复骨下"者，根据现代人体解剖学分析，这个位置通过的血管属于左右颈内动脉。颈内动脉是经颈总动脉发出后垂直上升至颅底，经过颈动脉管入颅腔，分支分布于视器和脑的动脉。颈内动脉主要分支有大脑前动脉、大脑中动脉、脉络丛前动脉、后交通动脉、眼动脉。

"一在脊骨上空,在风府上"者,根据现代人体解剖学分析,这个位置属于左右枕动脉干动脉位置。枕动脉在头上斜肌之上发出分支,分浅支和深支,供应斜方肌和颈深肌。

根据上述分析,头气冲实际是指颈总动脉,颈总动脉在颈后部发出颈外动脉干、面动脉干、颈内动脉干、枕动脉干四个分支动脉干。这四条动脉干是冲脉和督脉分支在头部的吻合连接结构,是动脉有氧血灌流于头面部位的主要通路,也就是头气冲的结构。如果这四条血管破裂出血就会导致如脑溢血等病证出现,故禁止针刺(图4-68)。

2. 胸气冲结构机制 "雷公曰:胸之冲何所乎?岐伯曰:胸之冲,膺与背腧也。腧亦不可刺也。"

胸气冲也就是冲脉和督脉在胸腔壁吻合连接结构,督脉背支和胸前支主动脉干不能针刺。

"膺"者是指胸,膺气冲即左右胸廓内动脉,冲脉腹主动脉经胸廓内动脉分布于胸腔腹侧,该段也就是督脉腹侧支的脉络主干。胸廓内动脉破裂就会导致血流流入胸腔,出现胸腔瘀血

症,甚至出现心包瘀血和肺瘀血症,故胸之冲"膺"不可刺。

"背腧"者即背气冲,冲脉分支动脉延伸到脊髓腔椎动脉前后脊髓动脉构成督脉头背支,冲脉分支肋间后动脉节间动脉构成督脉体腔背侧支,督脉这两条分支段在脊椎骨外侧都有穿行的骨空结构,这些骨空结构称之为"背腧"。如果针刺导致这些血管出现破裂,出血就会流入脊髓腔内,导致脊髓腔瘀血,损伤脊髓神经组织。

所谓胸气冲者,也就是督脉背侧支结构和腹侧支分布结构,前后两侧脉管结构由胸主动脉前后分布于胸腔背腹两侧,故称为胸气冲。如果这一结构针刺破裂就会引起胸腔积血和脊髓腔积血,也就是督脉三段分支结构在胸腔部位出现病变,故胸之冲禁止针刺(图4-69)。

3. 腹气冲结构机制 "雷公曰:腹之冲何所乎? 岐伯曰:腹之冲,背腧与冲脉及左右之动脉也。"

腹气冲者,也就是冲脉和督脉在腹部的吻合结构,由"背腧""冲脉""左右之动脉"三个分支段构成。

腹气冲"背腧"者,也就是督脉头背支髂腰段部位脊髓前后内动脉和骶骨处髂正中动脉骨空结构,即督脉头背支和督脉体腔背侧支主干腰骶部骨空位置。这些位置不能针刺,如果针刺导致血管出血,就会引起脊髓瘀血和腹腔瘀血。

腹之冲"冲脉"者,实际是指冲脉下段腹主动脉下行分布的股动脉位置。股动脉是髂外动脉的直接延续,是下肢动脉的主干,在股三角内下行,穿过收肌管后出收肌腱裂孔至腘窝,移行为腘动脉。在腹股沟韧带中点的稍下方,股动脉位置表浅,在活体上可摸到其搏动。当下肢出血时,可在该处将股动脉压向耻骨上支进行压迫止血。如果针刺导致血管破裂会引起腹主动脉大流血,导致人体迅速死亡,故而此处不可针刺。

腹之冲"左右之动脉"者,也就是由腹主动脉分支左右髂外动脉向腹部上行分布的左右腹壁

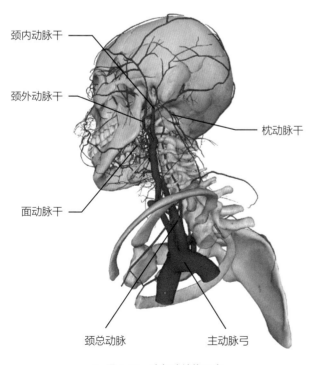

颈内动脉干

颈外动脉干

枕动脉干

面动脉干

颈总动脉　　主动脉弓

▲ 图 4-68 头气冲结构示意

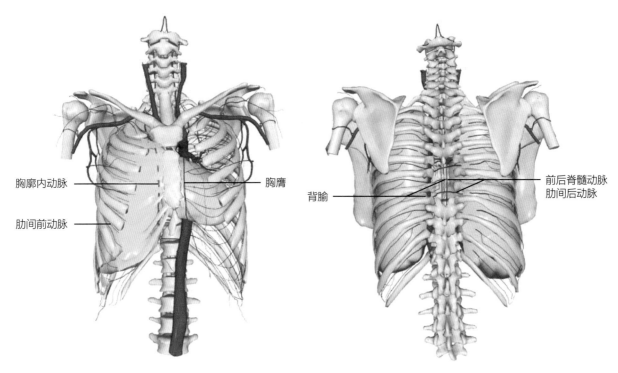

胸廓内动脉 —— 胸膺

肋间前动脉

背腧 —— 前后脊髓动脉
肋间后动脉

▲ 图 4-69　胸气冲结构机制示意

下动脉。腹壁下动脉在近腹股沟韧带中点稍内侧处发自髂外动脉，在近腹股沟韧带中点稍内侧处发自髂外动脉，在腹股沟管深环内侧的腹膜外组织内斜向上内，穿腹横筋膜上行于腹直肌与腹直肌鞘后层之间，至脐平面附近与发自胸廓内动脉腹壁上的动脉吻合，并与肋间动脉的终支在腹直肌外侧缘吻合，该段也是督脉体腔腹侧分支。 如果左右腹壁下动脉被针刺而破裂，血流就会向腹腔内流动导致腹腔出血症和瘀血症，故腹之冲"左右之动脉"不可针刺。

冲脉腹主动脉在盆腔部位分化为左右髂总动脉，髂总动脉又分为髂内动脉、髂正中动脉、髂外动脉三个分支。其中髂内动脉主要分支连接在盆腔内的组织脏器之上，形成足少阴肾经；髂正中动脉经过骶骨孔连接到髂腰部，即腹气冲"背腧"；髂外动脉向腹侧部分化出腹部下动脉循行于腹部，即腹之冲"左右之动脉"；髂外动脉下行为左右股动脉即腹之冲"冲脉"。故所谓的腹气冲结构实际是冲脉下段腹主动脉在腹部向督脉前后分支发出的结构（图 4-70）。

4. 胫气冲结构机制　"雷公曰：胫之冲何所乎？岐伯曰：胫之冲，即脐之气街及承山踝上以下。此皆不可刺也。"

（1）"脐之气街"结构机制：《灵枢·卫气》记载："胸气有街，腹气有街，头气有街，胫气有街。"《灵枢·动输》又指出："四街者，气之径路也。"这说明有头、胸、腹、胫四气街。但是上段原文中却出现"脐之气街"，也就是说机体气街可能不是四个，而是五个。那么"脐之气街"是什么结构呢？如果不能解析"脐之气街"，自然胫气冲结构也无从谈起。

为什么有"脐之气街"的原理呢？这是因为机体胚胎阶段，胚体有氧血是通过脐静脉连接肝脏，然后通过下腔静脉流入心脏。进入生理阶段后，脐静脉变为附脐静脉，附脐静脉起自脐周静脉网，沿肝圆韧带向肝前下面走形，注入肝门静脉的血管。这种结构使得脐周周围静脉回流出现了三个分支，其一，腹壁上静脉下行到达脐部随脐静脉回流进入肝门静脉；其二，脐周无氧血直接经脐静脉回流肝门静脉；其三，脐周无氧血直

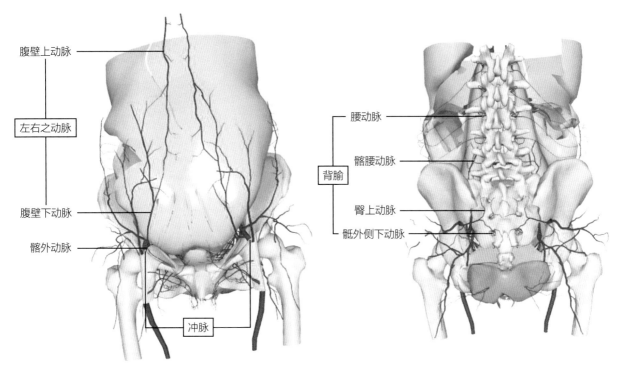

腹壁上动脉

左右之动脉

腹壁下动脉

髂外动脉

冲脉

腰动脉

髂腰动脉

背腧

臀上动脉

骶外侧下动脉

▲ 图 4-70　腹气冲结构机制示意

接经腹壁下静脉回流至髂外静脉，然后进入下腔静脉回流入心。

　　附脐静脉与腹壁上下静脉形成的这种特殊结构，同样导致脐周动脉分布也出现相应的特殊的结构形态，即脐周位置出现来自三个方向的动脉血管在此汇集。其一，上部胸廓内动脉有氧血流经腹壁上动脉流注到脐周组织位置；其二，腹壁下动脉血流循小腹上行到脐周组织位置；其三，脐动脉由髂内动脉向腹部延伸到达脐周组织位置。在脐周位置的三支动脉血管来源于胸主动脉和腹主动脉的上中下三个位置，也就是冲脉与督脉之间的一种特殊的吻合结构，这种结构也就是"脐之气街"的机制。因为这种结构是机体胚胎时期形成的，故不列入"四气街"中。但是这一气街还是非常重要的，也不能针刺导致其破裂（图4-71）。

　　（2）胫气冲动脉干结构：胫气冲结构的第二个分段是从小腹下侧到下肢"承山穴"的位置。虽然原文"胫之冲，即脐之气街及承山踝上以下"

中没有介绍，但是从"脐之气街"到"承山踝上以下"之间不可缺少中间结构，而成这一结构段是胫气冲的核心结构，否则，不能定名为"胫气冲结构"。

　　冲脉腹主动脉段向下发出左右髂总动脉，髂总动脉之下有两个分支：髂内动脉和髂外动脉。"脐之气街"是髂内动脉和髂外动脉共同构成的，髂外动脉主体结构出腹腔后向下肢分布就是股动脉。股动脉是髂外动脉的直接延续，是下肢动脉的主干，在股三角内下行，穿过收肌管后出收肌腱裂孔至腘窝，移行为腘动脉。

　　腘动脉在腘窝深部下行，至腘肌下缘分为胫前动脉和胫后动脉。胫后动脉沿小腿后面浅、深层肌之间下行，经内踝后方转至足底，分为足底内侧动脉和足底外侧动脉两终支。胫前动脉于腘肌下缘由腘动脉分出后，即向前穿骨间膜，进入小腿前骨筋膜鞘，紧贴骨间膜前面，伴腓深神经下行，上 1/3 段位于胫骨前肌和趾长伸肌之间，下 2/3 段位于胫骨前肌和姆长伸肌之间。根据"即

515

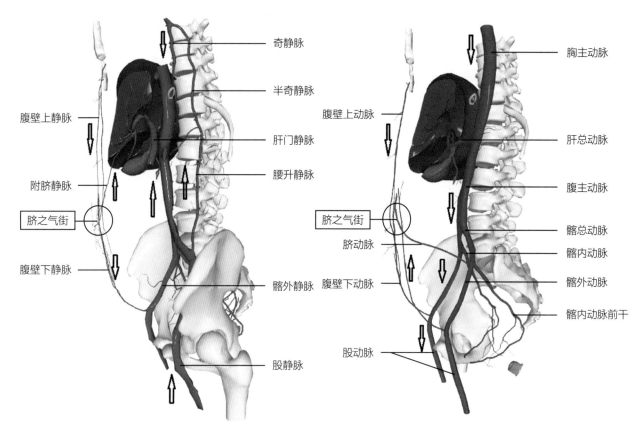

▲ 图 4-71　脐气街结构机制示意

脐之气街及承山踝上以下"位置，故知胫之冲结构是指胫后动脉。

胫后动脉是股动脉的一种延伸结构，而股动脉又是髂外动脉的延伸结构，脐气街结构中的腹壁下动脉也是来源于髂外动脉，由此形成脐气街与胫动脉的结构连接，故从髂外动脉经股动脉到胫动脉干是胫气冲动脉干结构（图 4-72）。

（3）胫气冲腓动脉结构：胫气脉有前后两个分支结构，胫气冲者是以胫后动脉定名，但是胫气冲在下小腿部位的结构并非胫后动脉。根据对原文"承山踝上以下"的现代医学分析，承山穴位于小腿后区腓肠肌两肌腹与肌腱交角处，这是腓动脉的分布位置。腓动脉在腓骨头尖下 6.4 厘米处发出，向外下方斜行越过胫骨后肌上部的后面，于腓骨后面与踇长屈肌之间下降，至外踝终于跟外侧支的动脉。"踝上"是指外踝，故腓动脉在承山到外踝结构段，属于胫气冲结构。胫动脉

向小腿远端分布，到达腘动脉下端是分成胫前动脉、胫后动脉和腓动脉三个分支。腓动脉与胫动脉形成一条直线，腓动脉成为胫动脉血流最平直的血管分支，血流速度也由此呈现出快速且湍急的流动状态，故将腓动脉定性为胫气冲结构。如果出现结构破裂，冲脉主干胸腹主动脉中的血流就会流出体外，直接减少全身有氧血流供应导致机体死亡，故胫气冲"此皆不可刺也"（图 4-73）。

（二）冲督"出三入一"模式

中医学很早就已经认识到胸主动脉和腹主动脉结构功能，但没有将其命名为胸主动脉和腹主动脉，因为古人解剖看到的是一条脉管穿过膈肌结构纵贯于胸腹腔中间，故将胸腹主动脉及其分支结构统称为冲脉。督脉结构则成为冲脉的从属分支结构，这样就有了冲督二脉的结合机制，即"四气冲"机制。

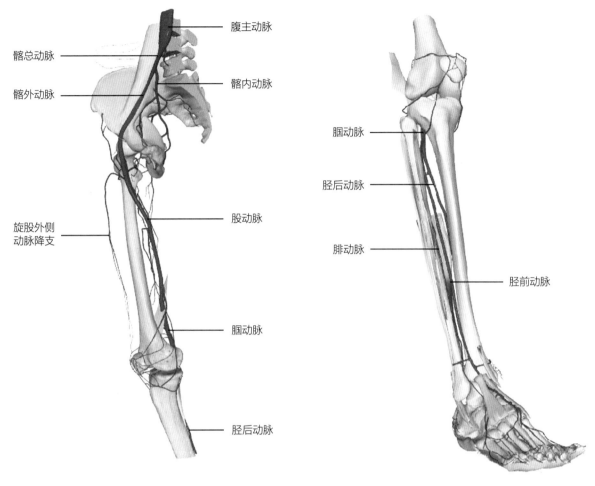

腹主动脉

髂总动脉

髂内动脉

髂外动脉

腘动脉

胫后动脉

股动脉

腓动脉

旋股外侧动脉降支

胫前动脉

腘动脉

胫后动脉

▲ 图 4-72　胫气冲动脉干结构示意

1.冲督四气街机制　立足冲脉而言，有氧血从主动脉弓出心后进入胸动脉和腹动脉，然后沿着胸腹主动脉分支流向全身。这种以胸主动脉和腹主动脉血流分支分布的模式就是中医学所讲的"四气街"结构，即《灵枢·卫气》记载的"胸气有街，腹气有街，头气有街，胫气有街"。四气街属于脉管结构，是向组织器官提供有氧血流的通路，供血组织器官也就是"四海"部位，即《灵枢·海论》所讲的"胃者，水谷之海也，其输上在气冲，下至三里；冲脉者，为十二经之海，其输上在于大杼，下出于巨虚之上下廉；膻中者，为气之海，其输上在于柱骨之上下，前在于人迎；脑为髓之海，其输上在于其盖，下在风府"。四气街脉管结构连接四海组织区域，可以总称为四海

气街。四气街即胸腹主动脉的上下分支脉管结构，四海即胸腹主动脉的上下分支脉管连接的组织器官区域界定，故四海气街也就是冲脉胸腹主动脉干向水谷海（消化系统）、经脉海（运动系统）、气海（呼吸系统）、髓海（神经系统）供血的结构。这种结构实际就是冲脉与督脉所经区域的一种分布结构（图 4-74）。

立足督脉，督脉是胚胎阶段早期最大的动脉干，随着胚胎分化发育被冲脉胸腹主动脉所替代，督脉主动脉干在被冲脉主动脉干替代过程中呈现出结构重构运动，由胚体背侧中轴线脑脊髓腔位置督脉经正向腹侧位置分化发育，随胚体背腹内卷和前后内旋运动分化出现督脉经别通路。督脉经别就是由冲脉胸腹主动脉结构向胸腹腔壁背腹

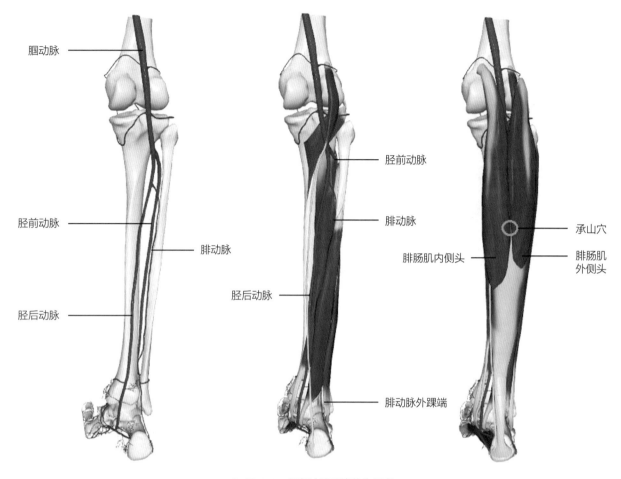

胭动脉

胫前动脉

腓动脉

胫后动脉

胫前动脉

腓动脉

胫后动脉

腓动脉外踝端

承山穴

腓肠肌内侧头

腓肠肌外侧头

▲ 图 4-73　胫气冲腓动脉结构示意

延伸分化而出的动脉血管，胸腹主动脉向背侧脊髓腔内侧壁延伸分化发育，形成督脉体壁背侧分支段，也就是以脊髓前动脉和肋间动脉丛为主的结构带。胸腹主动脉向腹侧延伸分化发育，形成督脉体壁腹侧分支段，也就是以左右胸廓内动脉和腹壁上下动脉组成的结构带，督脉经正和经别结构成为内连胸腹主动脉干，外环绕胸腹腔壁的动脉分布带，冲督二脉吻合结构也就是四气冲结构。四气冲通路就是冲脉胸腹主动干与胸腹腔体壁动脉之间连接通路。生理阶段有氧血流经过胸腹主动脉干时，通过四气冲结构将冲脉中的有氧血传输到督脉经正和经别的位置，为胸腹腔壁结构提供有氧血供应，这是冲督二脉吻合"四气冲论"机制。

2. 冲督耦合"出三入一"机制　四气街和四

气冲实际是统一结构，中医学之所以起不同的名称，是基于观察对象不同而言，因为冲脉主体结构属于动脉血管，脉管中流动的是组织器官所需要的有氧血，故立足冲脉供血对象组织器官而言称之为"四气街"，而立足冲脉本身血流而言称为"四气冲"。

冲脉和督脉都属于荣道，传输的体液都属于荣气有氧血，而荣气有氧血都来自于肺部，故冲督二脉吻合结构都是"气海"的传输通路，即《外经微言·经气本标》所讲的"大气之抟而不行者，积于胸中，藏于气海，出于肺，循咽喉，呼吸而出入也。"故称之为"气冲"。督脉三个分支围绕于冲脉周围，实际是冲脉胸腹主动脉干在胸腹腔壁上的分支结构，即《外经微言·经气本标》所讲的"是气海犹气街也，应天地之大数，出三入一，

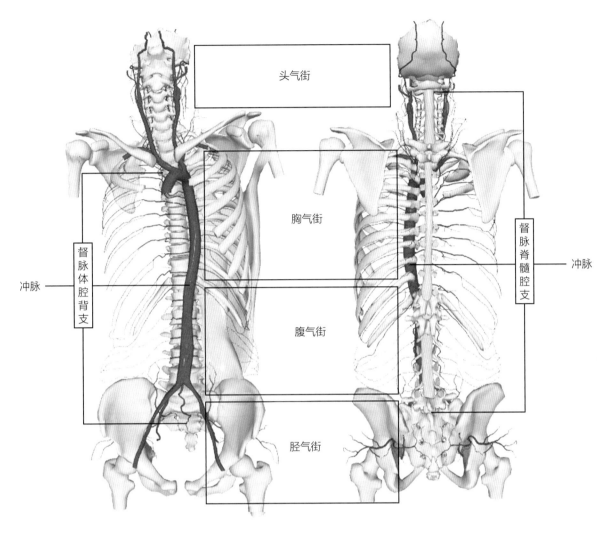

头气街

胸气街

腹气街

胫气街

督脉体腔背支

冲脉

督脉脊髓腔支

冲脉

▲ 图 4-74　冲督关联四气街机制示意

皆不可刺也"。其中督脉三分支结构为"三入"，冲脉胸腹主动脉为"入一"，督脉三分支与冲脉吻合就是所谓的"出三入一"（图 4-75）。

四、督冲同构与心肾交通机制

（一）督脉"阳脉之都纲"发生发育机制

常规认识督脉循行路线，是根据《灵枢·经脉》所讲的"督脉之别，名曰长强。挟膂，散头上，下当肩胛左右，别走太阳，入贯膂"路线，也就是督脉循行分布于头背至中轴线位置。任脉循行路线就是《灵枢·经脉》所讲的"任脉之别，名曰尾翳。下鸠尾，散于腹"路线，也就是任脉

主要循行分布于腹壁中轴线位置。但是这种任督二脉循行分布界定存在很大的机制问题，任督二脉循行分布于胸腹腔壁背腹两侧相隔距离很大，如何能够形成对立关联结构呢？中间如果没有连接结构任督二脉是不可能发生对应关联。其实《灵枢·经脉》中所讲任督的循行分布路线之前，已经做出了说明，任督二脉腹背循行分布只是"督脉之别"和"任脉之别"，并非属于任督之正。督脉之正实际是《素问·骨空论》所讲的督脉循行分布路线，是分布于整个胸腹腔壁前后结构，将颅腔、胸腔、腹腔连为一体的动脉血管网结构。只有这种结构才能督统全身阳脉，特别是足阳明胃经分布于胸腹腔腹侧，如果督脉只是循行分布

519

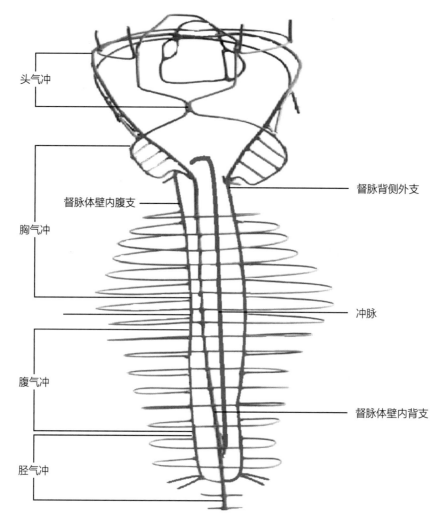

头气冲

胸气冲

腹气冲

胫气冲

督脉体壁内腹支

督脉背侧外支

冲脉

督脉体壁内背支

▲ 图 4-75　冲督"出三入一"模式示意

于背侧，如何能督统足阳明胃经呢？

《素问·骨空论》中已经讲述了督脉的整体循行分布路径，但是为什么历史上主流思想都将任督二脉定位在躯干背腹两侧中轴线位置呢？这是因为督脉不但具有生理解剖学机制，而且具有胚胎发生发育机制，两种机制认识差距导致了定位上的不同。《灵枢·经脉》中讲解经脉循行分布路径，开章明义就已经讲明是立足胚胎发生发育而来"人始生，先成精，精成而脑髓生，骨为干，脉为营，筋为刚，肉为墙，皮肤坚而毛发长，谷入于胃，脉道以通，血气乃行"。当我们理清了督脉生理解剖学层面的循行分布路径后，还需要深入解析督脉胚胎阶段发生发育机制。

1."诸阳之海"与背主动脉发育机制　胚胎发育过程中，血管系统的建立始于两种方式：血管发生和血管新生。机体血循环脉管是由少到多逐渐增多发育而成的，而且在发育过程中会出现发生重构演变现象。胚胎阶段血流供应经历卵黄囊供血和脐带供血两个阶段，因为前后两个供血源所在位置的置换，血管分化发生也就会出现发育重构现象。

胚胎早期的供血来自卵黄囊，卵黄囊位置在胚体腹侧中肠附近，卵黄囊动静脉血管沿着由腹侧向背侧方向胚体分化发育。卵黄囊静脉连接心脏后并入胚体前后主静脉，卵黄囊动脉连接背主动脉，由此形成胚胎最早的动静脉闭合循环结构，也就是胚体最早出现的血循环系统。如果按照这一时期的体液循环结构分析，胚体自身出现背主动脉和前后主静脉两大体液分流通路，背主动脉是最大最长的纵贯胚体前后的动脉通路。由于胚胎期静脉血流是有氧血，动脉血流是无氧血，按照传统医学理论分析，胚胎期的背主动脉为营道，前后主静脉为荣道。

背主动脉在前后主静脉之上，且背主动脉处于胚体背侧，前后主静脉在胚体腹侧。外胚层神经胚首先分化发育需要获得有氧血供应，外胚层神经细胞向前后主静脉附近迁移，胚体呈现出前后内旋和背腹内卷发育运动。背主动脉被包裹进脊髓腔内，产生最初的督脉头背脊髓动脉支结构的发生发育；前后主静脉被包裹于脊髓腔之下，发育为后来的上下腔主静脉。卵黄囊的血管即脐肠系膜动脉及脐肠系膜静脉，卵黄囊动静脉由胃肠道部位向背主动脉和前后主静脉延伸分化，在

生理阶段血流成分发生了变化。背主动脉中变为有氧血流，脐肠系膜动脉连通于脊髓腔内动脉。脊髓腔内动脉分为左右两支，左、右脊髓前动脉在延髓腹侧合成一干，沿前正中裂下行至脊髓末端。脊髓前动脉行至第 5 颈椎下方开始由节段性动脉发支补充加强，即《素问·骨空论》中所讲督脉头背脊髓动脉支结构的最初发生发育结构，并分化分布于机体背侧。血流自腹侧肠系膜动脉开始流注于背侧，之后随着胚胎内卷和前后内旋发育运动，不同部位的肠系膜动脉与背主动脉其他分支动脉分化发育，由此形成腑经循行分布于人体背侧背后的结构，这也就是督脉头背支分段结构的发生发育机制。生理阶段这一通路结构成为脊髓腔内主要有氧血供应通路，故而明·王九思《难经集注》（公元 1505 年）中总结为"督脉起于下极，上入属于脑。吕氏曰：诸阳之海也"（图 4-76）。

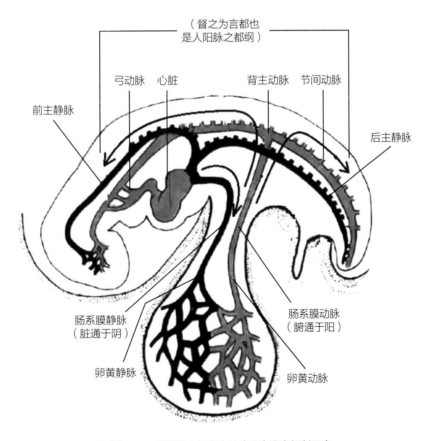

▲ 图 4-76 督脉背支与背主动脉发生发育机制示意

卵黄囊静脉血流在生理阶段变为静脉无氧血，静脉血流由背侧前后主静脉向腹侧回流，流经体腔内五脏结构，随着胚胎背腹内卷运动闭合汇集于腹侧中轴线位置形成淋巴胸导管结构，也就是中医学所讲任脉结构通路。任脉在腹侧中轴线位置，统会阴经（后讲）。

2."阳脉之都纲"与主动脉弓分化重构机制　人体胚胎卵黄囊供血阶段非常短暂，很快就被脐带供血所替代。退化消失后的卵黄囊蒂被胚体内卷到中肠位置，卵黄囊静脉连通于心脏，也就形成中医学所讲的心与小肠表里结构的发生发育机制。当卵黄囊及其血管退化，脐动脉和脐静脉就发达起来，脐带结构位于胚胎腹侧后端位置，通过尿囊膜的血管与胚体动静脉发生连接。脐动脉分化出两条动脉连接到背主动脉后端，将胎儿体内含代谢废物的血液输送到胎盘进行物质交换；脐静脉由尿囊部位延伸连接到肝原基静脉，然后延伸连接到心脏，脐静脉将胎盘的新鲜血液送至胎儿体内，供胚胎生长发育所需的养料。由此完成了胚体由卵黄囊供血阶段向脐带供血阶段的脉管分化发育重构。

脐带供血阶段的脉管分化发育重构完成后，首先引起的胚体脉管分化重构部位是背主动脉前端的主动脉弓，动脉弓就是由腹主动脉在咽的部位发出的6对动脉管，其连接着背主动脉和腹大动脉。因其一般呈弓形，故称动脉弓。弓动脉先后共发生6对，都从动脉囊发出，分别走行各对鳃弓内，绕过前肠的外侧，通连于同侧的背主动脉。6对弓动脉并不同时存在，常常在后一对出现时，前一对已退化消失或发生演变，各对弓动脉的演变结果分化出三个分支区。

第一分支，头臂干分区。①第1对弓动脉：在第3对弓动脉形成时便退化消失。②第2对弓动脉：继第4对弓动脉形成和增大之后退化，但与第2对弓动脉相连的头侧背主动脉并不消失。③第3对弓动脉：左、右第3号动脉各发出一个分支，即左、右颈外动脉。以颈外动脉起始点为界，

第3号动脉被分成近侧段和远侧段，近侧段成为颈总动脉，远侧段及与其相延续的背主动脉共同形成颈内动脉。

主动脉弓头臂干分区完成了头部、背部、心脏三个部位的动脉关联，在胚胎阶段，这种脉管内流动的是无氧血流，到生理阶段变为有氧血流，心脏有氧血通过颈总动脉和背主动脉流向头背部，使得脊髓腔内脑神经、脊髓神经组织获得有氧血供应。由于颈总动脉和背主动脉血流都来源于胸腹主动脉，胸腹主动脉即中医学所讲的冲脉主体结构，督脉头背支是冲脉的一个分支结构，故颈总动脉和肾主动脉被称为"督脉之别"，即《灵枢·经脉》中所讲的"督脉之别，名曰长强。挟膂，散头上，下当肩胛左右，别走太阳，入贯膂"分段。

第二，左锁骨下动脉干分区。第4对弓动脉左、右侧变化不同。左侧第4号动脉和动脉囊左半共同形成主动脉弓，左侧背主动脉背侧发出的第7节间动脉形成左锁骨下动脉。右侧第4号动脉及与其相连的尾侧背主动脉和右侧第7节间动脉共同组成右锁骨下动脉。右侧第7节间脉起点至左、右背主动脉汇合处之间的一段背主动脉消失。动脉囊右半形成头臂干。两侧第3和第4号动脉之间的一段背主动脉消失。

主动脉弓这种脉管分化发育将心脏、上肢动脉和背主动脉连接为一体，背主动脉纵贯于胚胎前后两端，也就是督脉头背支经脉与肢体经脉发生发育形成关联结构，即《素问·骨空论》所讲的"与太阳起于目内眦，上额交巅上，入络脑，还出别下项，循肩膊内"督脉分支路径。

第三分区，肺部分区。①第5对弓动脉：发育不完全，很快消失。②第6对弓动脉：左、右第6号动脉各发出一分支到肺芽。两侧的分支分别与同侧第6号动脉的近侧段共同形成左、右肺动脉。右第6号动脉的远侧段消失；左第6号动脉的远侧段保留，连接于左肺动脉与主动脉弓之间，即动脉导管。随着动脉干的分隔，肺动脉与肺动脉干通连。

主动脉弓分化发育出肺部分支血管丛与头臂干分区、左锁骨下动干分区连为一体，使头、背、肢体、心与肺脏连接起来，这一结构非常重要。肺脏是生理阶段替代脐静脉有氧血供应的器官，肺脏有氧血回流到心脏后再经主动脉弓分流到头、背、肢体动脉血管中。这种结构可以看作背主动脉分化发育延伸到了肢体和胸腔内部，即督脉体腔内壁腹支"其少腹直上者，贯齐中央，上贯心，入喉，上颐环唇，上系两目之下中央。"，中的"上贯心，入喉，上颐环唇，上系两目之下中央"的部分。

主动脉弓分化发育除发出三个分支区外，它还会往下延续形成胸主动脉及腹主动脉。胸腹主动脉也就是中医学所讲冲脉内"土"字形结构核心纵线部分。由于生理阶段冲脉结构成为机体最大的动脉血管结构通路，脏腑躯干和四肢动脉血管都与胸腹主动脉相连，故冲脉结构形成了连接四海区域的四气街结构。自然督脉结构也不例外与冲脉连接，且主动脉弓结构分化发育过程也就是冲督二脉上部吻合结构发生发育机制。

主动脉弓结构分化的主体结构是呼吸系统相关通路，即有氧血发生通路。冲督二脉在生理阶段都属于动脉有氧血荣道，督脉三个分段结构都与主动脉弓分支段相连，形成头气冲和胸气冲结构。督脉通过头胸的气冲通路将有氧血流由冲脉

通路转到体壁之上，手足十二经属于体壁附肢结构上的经脉，受督脉统会，这就是中医学将督脉定性为"阳脉之海"和"阳脉之都纲"的原因，故明·王九思《难经集注》（公元 1505 年）讲"督脉阳维所会，奇经之一脉也。吕曰：督脉者，阳脉之海也。杨曰：督之为言都也，是人阳脉之都纲。人脉比于水。故吕氏曰阳脉之海。此为奇经之一脉也"（图 4-77）。

（二）心肾交通与督冲吻合发生发育机制

1. 冲督通心与胸主动脉分支分化发育机制　主动脉弓是机体所有动脉有氧血流的起点，主动脉弓向下延伸分化发育成胸主动脉和腹主动脉，即中医学所讲冲脉的主体结构，主动脉弓分化发育出的三个动脉血管丛成为冲脉的上端分支。但是这里要特别提示，主动脉弓结构在胚胎早期是背主动脉前端一部分结构，主动脉弓三个动脉分化区分化属于胚胎背主动脉前端部分分化结构。因背主动脉是督脉的主体结构，故主动脉弓三个分化支背支、头背支、头胸支实际是原始督脉结构分化而出的分支结构，即胚体背主动脉受到背腹内卷和前后内旋分化发育运动中形成的分支结构，其中背支是原始结构，头背支和头胸支是延伸分化结构。

胚体背腹内卷和前后内旋两种分化发育运动

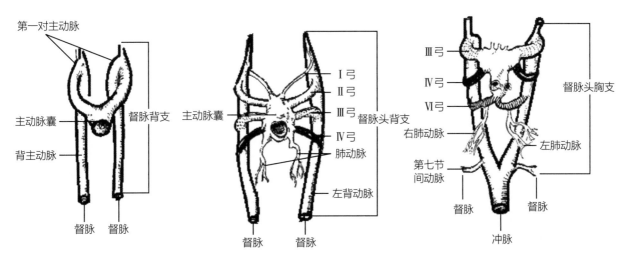

▲ 图 4-77　主动脉弓分化与督脉分支结构机制示意

是同时进行的，当胚体前端主动脉弓出现分化发育时，胚体后端也同时出现脉管分化发育。胚体前后内旋相向分化发育结局就是体腔内胸主动脉和腹主动脉的出现，也就是背主动脉受到背腹内卷和前后内旋发育运动影响，在体腔内形成了前后对接连通脉管通路的胸主动脉和腹主动脉。这两条主动脉根据分布位置不同定义命名，实际是一条动脉血管。换言之，胸腹主动脉结构是背主动脉在胚胎背腹内卷和前后内旋中分化重构出的一条动脉结构，这一动脉血管出现将背主动脉和体腔内动脉结构连为一体。按照中医学而言，胸主动脉和腹主动脉就是冲脉核心主干结构，背主动脉是督脉的核心主干结构。胸腹主动脉与背主动脉是内外连通的脉管结构，由此又分化出不同的分支结构，故研究督脉机制不能只局限在督脉核心主干结构上，还要兼顾分支结构。特别是督冲二脉结构相通，在胚胎阶段冲脉由督脉而生，生理阶段督脉血流由冲脉灌流，二脉不可分而论之。

胸主动脉，又称主动脉胸部，是降主动脉位于胸腔后纵隔内的一段，平第4胸椎体下缘的左侧高度，续主动脉弓。其起始段位于脊椎的左侧，逐渐移向其前面下降达第12胸椎体高度，穿隔的主动脉裂孔进入腹腔，移行为腹主动脉。

胸主动脉的前面从上至下与左肺根、左心房、心包和食管相邻。开始时，食管在胸主动脉的右侧，平第8～9胸椎高度越过前面转至左侧。后面胸主动脉与半奇静脉和脊柱等结构相邻，右侧与胸导管、右肺和右胸膜相邻，左侧与左肺和左胸膜相邻。胸主动脉也就是《灵枢·海论》中所讲的"气海"区域，即"膻中者，为气之海，其输上在于柱骨之上下，前在于人迎"结构。

胸主动脉的沿途分支有脏支、壁支两种。脏支较细小，主要有心包支、支气管动脉和食管动脉等，分布于心包、支气管、肺和食管等胸腔脏器。

壁支有膈上动脉、纵隔动脉和肋间动脉等，主要分布于膈的上面、纵隔和胸壁等处。肋间动

脉共有10对，上9对行于第3～11肋间内，因第1～2肋间隙由肋颈干分支分布，最下的一对肋间动脉位于第12肋下方，故又称为肋下动脉。每条肋间动脉又分为前后两支，后支细小，分布于背部肌、皮肤和脊髓及其被膜等处。前支为肋间动脉的本干，在肋间内、外肌之间前行，沿途发出分支分布于肋间肌、皮肤和乳房等处，其末端与胸廓内动脉相吻合。下几对肋间动脉的前支在肋弓处穿出肋间隙，达腹前外侧壁。胸廓内动脉与膈上动脉、纵隔动脉和肋间动脉吻合形成的脉管分布带也就是督脉胸前上支结构，即《素问·骨空论》中讲的"其男子循茎下至篡，与女子等。其少腹直上者，贯齐中央，上贯心，入喉，上颐环唇，上系两目之下中央"中"上贯心，入喉，上颐环唇，上系两目之下中央"的结构。

按照中医学分析，胸主动脉也就是冲脉上段结构，胸主动脉分化结构的脏支心包支、支气管动脉和食管动脉，也就是《素问·骨空论》中讲督脉"上贯心，入喉，上颐环唇，上系两目之下中央"结构；胸主动脉壁支膈上动脉、纵隔动脉和肋间动脉等，也就《素问·骨空论》中督脉"其少腹直上者，贯齐中央，上贯心"结构。胸主动脉脏支分布于胸腔内组织之上，壁支分布于胸腔内壁结构之上，由此完成了冲脉分支结构与胸腔内外组织结构间的关联，这一关联结构就是《灵枢·卫气》中所讲"胸气有街"结构。

"胸气有街"结构主要是由督脉体腔腹侧支和体腔背侧支上段共构而成，有氧血流荣气来源于心肺，经冲脉胸主动脉流入督脉两个分段结构通路中，由此实现冲脉荣气向"胸气有街"结构的灌注。故督冲二脉在胸腔部位的关联结构实际是心脏结构的一种延伸结构，督冲通心结构机制是督冲二脉关联结构实现生理功能的真正机制。冲督通心结构机制的存在，使督脉具备"阳脉之都纲"的生理功能（图4-78）。

2.冲督通肾与腹主动脉分支分化发育机制

腹主动脉是人体的大动脉，直接延续于发自左心

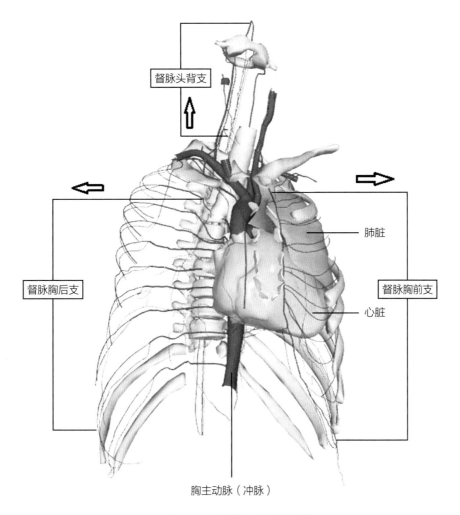

督脉头背支

督脉胸后支

督脉胸前支

肺脏

心脏

胸主动脉（冲脉）

▲ 图 4-78 冲督通心结构机制示意

室的主动脉、胸主动脉，沿脊柱左侧下行，主要负责腹腔脏器和腹壁的血液供应，腹主动脉分支分为壁支和脏支构成。

壁支有膈下动脉，腰动脉，骶正中动脉构成，也就是《素问·骨空论》中介绍督脉起点分支分布结构，即"督脉者，起于少腹以下骨中央。女子入系廷孔，其孔溺孔之端也，其络循阴器，合篡间，绕篡后，别绕臀，至少阴，与巨阳中络者，合少阴上股内后廉，贯脊属肾"分段。

脏支由肾上腺中动脉、肾动脉、睾丸动脉、腹腔干（胃左动脉、肝总动脉、脾动脉）、肠系膜上动脉（胰十二指肠下动脉、空肠动脉和回肠动脉、回结肠动脉、右结肠动脉、中结肠动脉）、

肠系膜下动脉（左结肠动脉、乙状结肠动脉、直肠上动脉）构成。脏支也就是《素问·骨空论》中介绍督脉腹壁支分布结构，"挟脊抵腰中，入循膂络肾。其男子循茎下至篡，与女子等"。

腹主动脉结构分支结构的分化发育，壁支分支由腹腔内延伸分布于骶背部与背头支合为一体，因为督脉头背部分支是督脉之正，故腹主动脉到骶骨分支在《灵枢·经脉》中被称为"督脉之别，名曰长强"。但是督脉之别并非只由腹主动脉到骶骨分支构成，因腹主动脉壁支和腹主动脉脏支是不能分割共同存在的结构，故具有与"督脉之别，名曰长强"对应的循行分布结构存在，即督脉腹侧下部分支循行带。督脉背侧骶骨分支是督脉循

行起点，督脉腹侧小腹分支是督脉的循行的终点，督脉终始点在腹腔下端对接于冲脉。督脉循行始终不能对接就会影响冲脉血流运动异常，故生病时称为"冲疝"而不言"督疝"，即《素问·骨空论》所讲的"此生病，从少腹上冲心而痛，不得前后，为冲疝。其女子不孕，癃，痔，遗溺，嗌干。督脉生病治督脉，治在骨上，甚者在齐下营"机制。

腹主动脉是冲脉的下段结构。腹主动脉脏支主要是指肾上腺中动脉、肾动脉、睾丸动脉（女子为卵巢动脉、子宫动脉），也就是足少阴肾经体腔内结构段；壁支指膈下动脉、腰动脉、骶正中动脉，即督脉头背支骶腰部结构。壁支腰动脉前行由背侧前行环绕分布于腹壁前侧，即督脉体腔背侧支下段结构。腹部前侧的左右腹壁下动脉与来自背侧的腰动脉吻合为一体，即督脉体腔腹侧支结构。冲脉与督脉三个分支段都产生了关联结构，冲督连接通过中间的肾脏结构，这种结构是冲、肾、督三经共构形成的，即腹气冲结构。

为什么腹气冲形成了冲、督、肾三脉共构结构呢？这是因为冲、督二脉中的血流都是来自于心脏的有氧血，有氧血流经胸腹主动脉到达肾脏时，与泌尿系统发生了关联。泌尿系统由肾脏、输尿管、膀胱及尿道组成，其主要功能为排泄。排泄是指机体代谢过程中，所产生的各种不为机体所利用或者有害的物质向体外输送的生理过程。冲脉有氧血经过肾脏时必须经过肾脏排泄有害物质，然后才能将无害的有氧血经督脉三段结构向外传输，故督、冲二脉在腹腔部位关联结构实际是肾脏结构的一种延伸结构，督、冲通肾结构是督、冲二脉在腹部关联结构实现生理功能的基础。只有冲督通肾结构机制存在，督脉才能具备腹部"阳脉之都纲"的生理功能（图4-79）。

五、任督二脉吻合机制

（一）冲督伴脉与体壁动静脉吻合机制

1. 奇静脉发生与督脉经正伴脉通路　督脉循

行分布结构具有正别之分，督脉之正循行分布于头背部中轴线位置，督脉之别循行分布于体腔腹侧和体腔内背侧。督脉之正和督脉之别都与冲脉相连，故督脉是一个分布区域非常宽广的经脉循行带。这种循行分布结构是如何得知的？这让后世医家一直困惑不解，且许多后世医家提及督脉都只谈督脉之正，而不谈督脉之别。

督脉如此复杂的循行分布结构是在胚胎组织分化发育过程中逐渐形成的。人体胚胎三胚层分化发育从外胚层开始，外胚层分化发育又从神经皮肤呼吸同源性开始。其中神经胚分化发育是外胚层细胞分化主体，神经胚从胚胎背侧前端开始分化发育神经细胞，该分化需要获得有氧血供应。早期胚胎有氧血供应来自卵黄囊静脉，卵黄囊静脉自胚体腹侧向背侧延伸分化连接到胚体脉管。前后主静脉形成最早的有氧血通路，相对的动脉血管就是背主动脉，背主动脉连接着卵黄囊动脉属于无氧血流通道。卵黄囊动静脉连接背主动脉和前后主静脉，形成胚体最早的血液循环通路。背主动脉分布于胚体背部，纵贯胚体背部前后端，也就是督脉之正最初的发生发育结构。前后主静脉发育于胚体腹侧，最后发育为上下主静脉，是与督脉背侧同时分化发育的脉管结构。

神经胚细胞为了获得前后主静脉有氧血供应，展开细胞迁移，神经胚细胞迁移后就会与中胚层内胚层分化细胞耦合。由于神经胚细胞分化区域在头背侧，受到中内胚层分化细胞的诱导，胚体出现背腹内卷和前后内旋运动。中胚层和内胚层分化细胞也需要有氧血供应，于是在脐带供血阶段胚体脉管出现了结构重构分化发育运动。

脐静脉从尿囊壁位置延伸分化到肝原基之上，然后再延伸分化连接到心脏之上，与前后主静脉形成一体，这就有了下腔静脉结构雏形的出现。脐动脉从尿囊壁位置延伸分化连接到背主动脉的后端。于是出现了有氧血沿着脐静脉自前向后流动通路，无氧血经背主动脉自前向后流动通路。这两条不同血管通路在腹侧后端通过脐动静

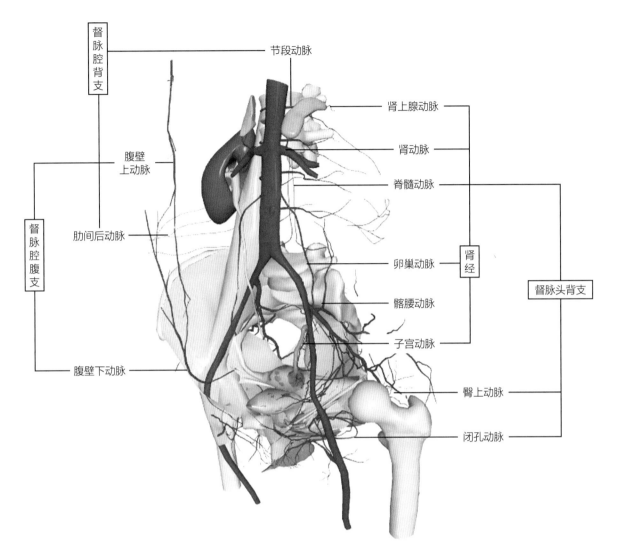

▲ 图 4-79 冲督通肾结构机制示意

脉与母体血流通路连接起来。脐静脉将 O_2 和营养物质从胎盘运送给胎儿，脐动脉将胎儿代谢的废物运送至胎盘，最后由子宫静脉将来自胎儿的代谢废物运走。脐动静脉与胚胎动静脉构成的这种血液循环结构，随着胚胎逐渐分化发育，背主动脉逐渐分化重构成椎动脉和脊髓前后动脉结构，前后主静脉发育成上下腔主静脉，背主动脉和前后主静脉之间发生关联。于是出现了椎静脉和脊髓前后静脉结构，即督脉头背支伴行结构。

督脉头背支结构和伴行结构的吻合结构在胚胎阶段非常重要，这种结构分布于胚体背侧神经胚细胞分化部位，外胚层神经细胞获得血流循环

供应而迅速分化发育，从而也加快了外胚层神经胚细胞向胚胎中胚层和内胚层迁移速度，这就导致椎静脉和脊髓前后静脉成为向胚体神经胚提供有氧血的主体通路。椎静脉和脊髓前后静脉血流来源于前后主静脉结构，前后主静脉结构又演变为上下腔静脉，于是在上、下前静脉干和脊髓前后静脉之间出现了奇静脉、半奇静脉、副半奇静脉结构。上下腔静脉有氧血流首先进入奇静脉，然后沿着分支半奇静脉和副半奇静脉流注到椎静脉和脊髓前后静脉之中，故奇静脉分支静脉丛是胚胎阶段督脉头背支的主体结构。

当机体进入生理阶段后，由于动静脉血管中

有氧血和无氧血的转化，背主动脉演变成椎动脉和脊髓前后动脉替代了椎静脉和脊髓前后静脉的有氧血供应功能。故椎动脉和脊髓前后动脉即督脉头背分支段的主体结构，奇静脉分支静脉丛结构即成为督脉头背支伴行结构的主体，最早形成的前后主静脉即冲脉的伴行结构（图4-80）。

2. 上下腔静脉与督脉经别伴脉通路　胚胎阶段脐静脉传输的有氧血流到达心脏后流注到前后主静脉，前后主静脉是最大的有氧血流动通路。最初，背主动脉与前后主静脉是构成胚体动静循环的主要通路。随着胚体体腔内组织器官的发生发育，需要大量有氧血供应到体腔内组织位置，这时前后主静脉结构就发出向体腔内脏腑的分支结构，有氧血供应也重新发生分配，由头背部脊髓组织腔向体腔内组织器官分流。体腔内脏腑获得前后主静脉有氧血供应后迅速分化发育，大量

的代谢产物随之产生。胚体脉管系统必须重构出新的结构才能将脏腑发育产生的代谢废物转运出胚体外，这时胸腹主动脉结构开始出现。胸腹主动脉与上下腔静脉干伴行，使得胸腹腔主动脉与前后主静脉成为胚体最大的动静脉通路。

当机体进入生理阶段后，由于动静脉血流成分的转换，胸腹主动脉成为有氧血流最大出心通路，故被称为冲脉；上下腔静脉成为机体无氧血流最大的回心通路，也就是冲脉伴行经脉。胸腹主动脉与上下腔主静脉分布于体腔内背侧靠近脊柱处，最近距离分支结构是与体腔脏腑发出的连接结构，即《素问·太阴阳明论》中所讲的"太阴阳明为表里，脾胃脉也，阳受之则入六腑，阴受之则入五脏"结构。"阳受之则入六腑"即指胸腹腔主动脉连接结构，"阴受之则入五脏"即指上下腔静脉分支连接结构，故《灵枢·逆顺肥瘦》讲：

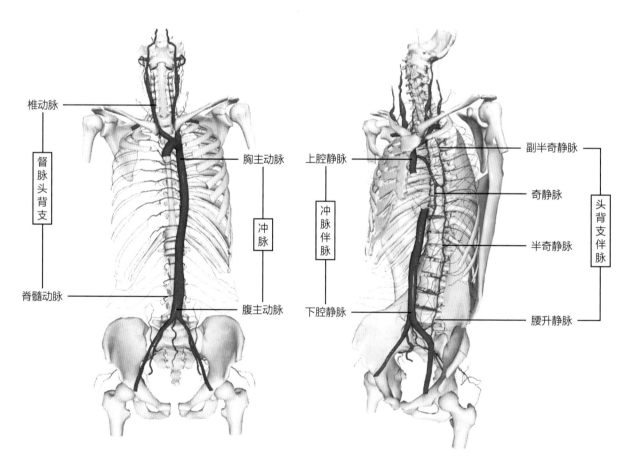

▲ 图 4-80　督脉经正伴脉奇静脉机制示意

"夫冲脉者，五脏六腑之海也，五脏六腑皆禀焉。"

胸腹主动脉和上下腔静脉是机体最大的动静脉主干，分支结构并非只存在体腔内脏腑之间，而是继续向躯干四肢结构延伸分化出现了两种结构。其一，胸腹主动向胸腹腔体壁延伸分化出现的结构就是"四气冲"结构。其二，胸腹主动向四肢延伸分化出现的结构，即《灵枢·海论》所讲的"冲脉者，为十二经之海，其输上在于大杼，下出于巨虚之上下廉"结构。但是这里要特别提示，"四气冲"和十二经都是由冲脉胸腹主动脉和伴行经脉上下腔静脉分支而出，故"四气冲"和十二经都有其伴行经脉的存在，即《灵枢·五十营》中所讲的"人经脉上下左右前后二十八脉"机制。"二十八脉"中，荣道十四脉为动脉血管，营道十四脉为静脉血管，荣营合成二十脉，这些是中医学对动静脉循环的总结。

荣道十四脉也就是手足十二经加任督二脉的动脉血管构成部分，为冲脉所统会，即"冲脉者，为十二经之海"。那么营道十四脉又是什么机制呢？这就需要深入探讨冲脉伴行结构的结构模式。

中医学对胸腹主动脉与上下腔静脉交通机制的认识，是以心肾交通机制而立论。胸主动脉上连心脏，胸主动脉下连肾脏，有氧血出心脏后经胸主动脉到达腹主动脉上端连接的肾脏。当血液运输到肾脏，流经肾小球时，除血细胞和大分子蛋白质外，血浆的一部分水、无机盐、葡萄糖、维生素和尿素等经由肾小球滤过到肾小囊腔中，形成原尿。原尿流经肾小管时，被进一步吸收，称为重吸收。重吸收的对象是原尿中全部的葡萄糖，大部分的水和大部分的氨基酸、维生素和部分无机盐等，这些物质会被重新吸收到毛细血管中。无机盐中 67% 的钠离子和一定数量的氯离子被主动转运出去。99% 的水会被重吸收。原尿最终仅有 1% 会成为尿液。肾脏的重吸收功能保证了血液营养成分和血容量的稳定性，且动静脉血流以心肾交通为运动中心展开。冲脉"四气冲"

以心脏为中心，是有氧血离心出流的核心通路；冲脉伴行结构是以肾脏为中心，是无氧血流回流的核心通路。

（1）上腔静脉与督脉经别伴行脉通路：冲脉上端以心脏为中心，在胸部发出两个分支，也就是督脉体腔壁有两个分支结构，其中上段通路结构，与之伴行的静脉通路也同样具有两个分支。其一，督脉体腔内背侧支伴行的是左右椎静脉、奇静脉、半奇静脉和副半奇静脉以及肋间后静脉形成的静脉丛，这一静脉丛收集经过组织的静脉血，由脐静脉回流上腔静脉而入心。其二，督脉体腔内腹侧支伴行的是由左右头臂静脉干向下延伸分布的左右胸骼内静脉以及左右肋间前静脉构成的静脉丛，这一静脉丛收集经过组织的静脉血，经头臂静脉回流上腔静脉而入心。督脉体腔前后两个分支伴行脉基本与督脉两个分支段结构平行而血流方向相反，由此构成了督脉体腔背腹两个分支段血流运动的闭合循环结构（图 4-81）。

（2）下腔静脉与督脉经别伴行脉通路：下督脉经正头背支下段伴行经脉是下腔静脉，下腔静脉由前后两个分支分布，与督脉体腔背腹支分别对应。背侧伴脉主干由半奇静脉、奇静脉和左右腰升静脉构成，三条静脉干收集肋间后静脉、腰静脉以及旋骼深静脉血，经三大主干流入下腔静脉回流入心，与督脉体腔背侧支出心动脉血流相向而行，形成动静脉闭环。

腹侧伴行脉由腹壁上静脉、腹壁下静脉和阴部内静脉构成，收集腹侧壁静脉血，转入左右骼内静脉并入下腔静脉干回流入心。与督脉体腔腹侧支出心动脉血流相向而行形成动静闭环（图 4-82）。

（二）任督与淋巴循环机制

1. 任督二脉腹部关联结构 胚体背腹内卷和前后内旋分化发育运动最后在腹侧中轴线位置形成对接吻合，使胚体形成筒状结构，这一筒状结构也就是体腔壁结构。在胚体体腔壁结构形成过

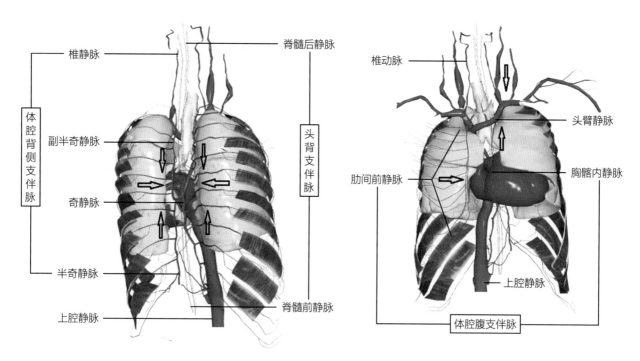

▲ 图 4-81　督脉经别伴脉胸腔通路机制示意

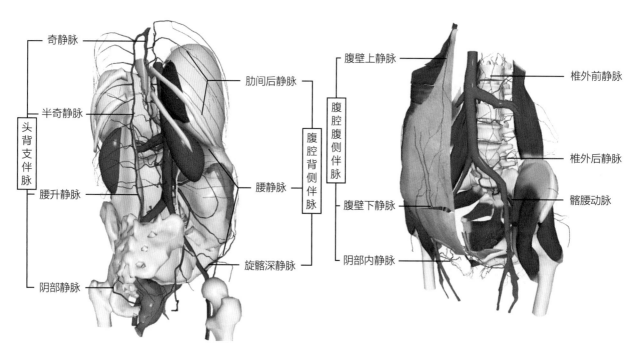

▲ 图 4-82　督脉经别伴脉腹腔通路机制示意

程中，同时伴随着动静脉血管结构分化发育呈现背腹内卷和前后内旋分化发育运动，形成的结构即中医学所讲的督脉体腔腹侧分支段和背侧分支段结构。

为什么胚体组织分化和脉管分化发育都呈现背腹内卷和前后内旋分化发育运动？这是因为脐带位于胚体腹侧，母体有氧血流是通过脐静脉连接胚体静脉为胚体组织发育提供有氧血，组织器官分化发育须向脐带位置靠拢，以求以最短距离获得有氧血供应。

脐带结构最初分化发育于内胚层原肠胚后端尿囊位置，脐静脉向体腔内分化，连肝门静脉成为下腔静脉的一个分支，当胚体背腹内卷和前后内旋分化发育成筒状体腔结构时，脐静脉暴露在体壁部位形成脐周静脉丛。脐周静脉丛与左右腹壁上下静脉和左右胸廓内静脉形成一体，意味着督脉腹侧支伴行脉通路结构的发育结束。出生后生理阶段，由于动静脉血液成分的转化，故左右腹壁上下动脉和左右胸廓内动脉共构动脉带，形成督脉体腔腹侧分支段结构。既然督脉体腔腹侧分支段结构分布于体腔腹侧中轴线位置，那么，体腔腹侧中轴线位置的任脉结构又是什么结构？

其一，脐带结构是由脐静脉和脐动脉构成。胚胎阶段，脐静脉属于有氧血通路，脐动脉属于无氧血通路。当进入生理阶段后，脐动脉变为有氧血通路，在体壁与左右腹壁上下动脉和左右胸廓内动脉合为一体，即督脉体腔腹侧支结构。为什么将体壁腹侧这一动脉结构带归为督脉结构呢？这是因为在胚胎时期，脐动脉是由背主动脉发出的一对尿囊动脉演变而成，而背主动脉是督脉经正通路的原始结构，故将脐动脉连接的左右腹壁上下动脉和左右胸廓内动脉都归为督脉分支结构。

其二，当进入生理阶段，脐静脉变为连接脐周静脉和肝脏的附脐静脉。附脐静脉起自脐周静脉网，沿肝圆韧带向肝前下面走行，注入肝门静脉的血管。这样就出现了左右腹壁上下静脉和左右胸廓内静脉血流回流通路和回流方向的问题。从脐周静脉看有两个静脉回流通路：腹壁下静脉向下并入髂内静脉到达下腔静脉回流入心，附脐静脉从脐周位置向内分布连接到肝脏然后并入下腔静脉回流入心。这也就是督脉体腔腹侧支伴行静脉与冲脉伴行脉吻合结构。

其三，脐动脉由背主动脉发出的一对尿囊动脉演变而形成，这种连接结构是督脉头背支和体腔腹侧支关联结构。附脐静脉和腹壁下静脉向内

与下腔静脉的连接结构是督脉体腔腹侧支和冲脉伴行脉的关联结构，即形成冲督二脉和伴行脉的闭环吻合结构。在督冲二脉和伴行脉闭环吻合结构之间还有一种结构存在，那就是与督脉体腔腹侧支伴行分支同行的淋巴结构。淋巴结构属于静脉的前身结构，故督脉体腔腹侧支伴行都有淋巴通路伴行。

（1）腹壁下淋巴结沿腹壁下静脉排列的 3 个或 4 个淋巴结，接受下腹壁的输入淋巴管，其输出淋巴管注入到髂外淋巴结。

（2）髂外淋巴结沿髂外血管排列，引流腹前壁下部、膀胱、前列腺（男）或子宫颈和阴道上部（女）的淋巴，并收纳腹股沟浅、深淋巴结的输出淋巴管，其输出淋巴管注入髂总淋巴结。

（3）髂总淋巴结沿髂总静脉血管排列，收纳上述 3 群淋巴结的输出淋巴管，其输出淋巴管注入腰淋巴结最后汇入乳糜池。

（4）乳糜池通常在第 12 胸椎下缘到第 1 腰椎体的前面，是由左右腰干及肠干汇合而成的梭形膨大，收集肠干，左右腰干的淋巴，注入到胸导管中。

（5）胸导管是全身最粗大的淋巴管道，其下端起自乳糜池，起始后经主动脉裂孔入胸腔，沿脊椎右前方上行，至第 5 胸椎高度向左侧斜行，然后沿脊柱左前方上行，出胸廓上口至颈根部，呈弓形弯曲注入左静脉角。胸导管在注入静脉角之前还接纳左颈干、左锁骨下干和左支气管纵隔干。因此腹部前侧腹壁下淋巴结开始向体腔内连接髂外淋巴结，然后依次经髂总淋巴结乳糜池胸导管，形成由下向上的淋巴回流运动，最后又经静脉角并入上腔静脉回流入心。这一淋巴通路也就是中医学所讲的任脉通路，即《素问·骨空论》所讲的"任脉者，起于中极之下，以上毛际，循腹里，上关元，至咽喉，上颐，循面，入目"结构。

综上所述，在腹侧中轴线位置，实际是出现了淋巴、动静脉三种体液通路。其中左右腹壁上下静脉属于督脉体腔腹侧支伴行结构，与之吻合

的淋巴通路就是任脉，这两种结构的分布位置看起来是相同的，故在《素问·骨空论》中对任督二脉的循行路线的记载有看似重叠的部分。任脉循行即"任脉者，起于中极之下，以上毛际，循腹里，上关元，至咽喉，上颐，循面，入目"，督脉循行即"其少腹直上者，贯齐中央，上贯心，入喉，上颐环唇，上系两目之下中央"。但是任督二脉在腹侧发生分布重叠并非是同一个结构，而是在腹侧中轴线位置产生的两条并行通路结构。任脉是引流淋巴液回流的胸导管，督脉是向腹侧中轴线位置组织器官供给有氧血的动脉血管，二者重叠伴行分布结构正是荣气通路与经水通路的闭合循环结构。任脉通路隶属于督脉体腔腹侧支伴行结构，故任脉由外分布于里的结构实际是荣营经水三种体液在腹侧中轴线位置形成的转化吻合通路结构（图4-83）。

2. 任督二脉胸部关联结构机制　督脉体腔腹侧支与腹部下淋巴结伴行。无氧血流和淋巴液一起向下到达髂部进入腹腔之内，淋巴液在体内具有独立的通路，即胸导管结构通路。胸导管结构通路是任脉的主干结构，胸导管结构分为两段结构。乳糜池之下为下段，位于第11胸椎至第1~2腰椎的前面，由左、右腰干和肠干淋巴汇合而成。乳糜池向上穿膈的主动脉裂孔进入胸腔后为上段，即胸导管在乳糜池起始后，沿脊柱右前方和胸主动脉与奇静脉之间上行，至第5胸椎高度经食管与脊柱之间向左侧斜行，再沿脊柱左前方上行，经胸廓上口至颈部。这样任脉结构就存在了上、下两个分段。胸导管在左颈总动脉和左颈内静脉的后方转向前内下方，注入左静脉角。这样要想掌握任脉的全貌，还要掌握胸导管与胸壁淋巴之间的结构关系。

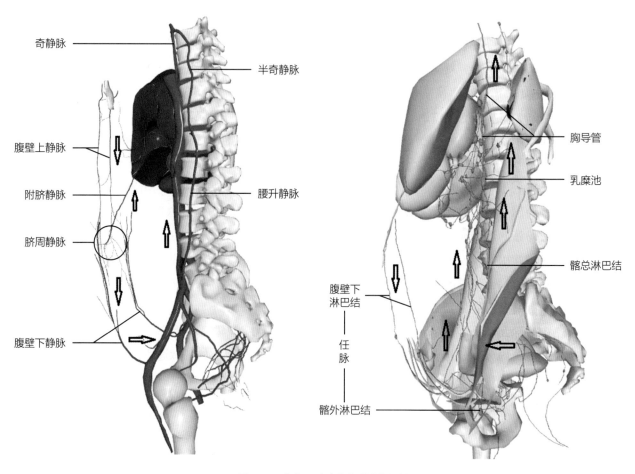

▲ 图4-83　任督二脉腹壁关联结构机制

胸导管上端出胸廓上口至颈根部，呈弓形弯曲注入左静脉角。胸导管在注入静脉角之前还接纳左颈干、左锁骨下干和左支气管纵隔干。

（1）胸骨旁淋巴结沿胸廓内血管排列，引流胸腹前壁和乳房内侧部的淋巴，并收纳膈上淋巴结的输出淋巴管，其输出淋巴管参与合成支气管纵隔干。

胸骨旁淋巴结与胸廓内静脉伴行头臂静脉，头臂静脉由颈内静脉和锁骨下静脉在胸锁关节后方汇合而成。左头臂静脉比右头臂静脉长，向右下斜越过左锁骨下动脉、左颈总动脉和头臂干的前面，至右侧第 1 胸肋结合处后方，与右头臂静脉汇合成上腔静脉。头臂静脉还接受椎静脉、胸廓内静脉、肋间最上静脉和甲状腺下静脉等。

（2）尖淋巴结，沿腋静脉近侧段排列的淋巴结，引流乳腺上部的淋巴，并收纳中央淋巴结、胸肌淋巴结、外侧淋巴结和肩胛下淋巴结输出淋巴管，合成锁骨下干。

尖淋巴结与锁骨下静脉伴行，锁骨下静脉在第 1 肋外侧缘续于腋静脉，向内行于腋动脉的前下方，至胸锁关节后方与颈内静脉汇合成头臂静脉。两静脉汇合部称静脉角，是淋巴导管的注入部位。锁骨下静脉的主要属支是腋静脉和颈外静脉。

（3）中央淋巴结位于腋窝中央疏松结缔组织中的淋巴结，收纳胸肌淋巴结、外侧淋巴结和肩胛下淋巴结，输出淋巴管，输出淋巴管注入尖淋巴结。

中央淋巴结与腋静脉伴行。腋静脉外侧有腋动脉，两者之间有臂丛内侧束、尺神经及前臂内侧皮神经等。腋静脉内侧有臂内侧皮神经，远端有腋淋巴结外侧群，近端有腋淋巴结尖群。当上肢外展时，腋静脉位于腋动脉的前方。腋静脉的属支与腋动脉的分支同名并伴行。

在三支淋巴干和静脉的伴行结构中，胸廓内静脉和胸骨旁淋巴结伴行回流到头臂静脉，由颈内静脉和锁骨下静脉在胸锁关节后方汇合而成。左头臂静脉比右头臂静脉长，向右下斜越过左锁

骨下动脉、左颈总动脉和头臂干的前面，至右侧第 1 胸肋结合处后方，与右头臂静脉汇合成上腔静脉。头臂静脉还接受椎静脉、胸廓内静脉、肋间最上静脉和甲状腺下静脉等。上腔静脉由左、右头臂静脉汇合而成。沿升主动脉右侧下行，至右侧第 2 胸肋关节后方穿纤维心包，平第 3 胸肋关节下缘注入右心房。胸骨旁淋巴结与胸廓内静脉伴行结构与任脉结构关系最大，胸廓内静脉就是督脉体腔腹侧支伴行结构，胸骨旁淋巴结就是任脉胸腔部位结构通路。胸骨旁淋巴结与胸廓内静脉伴行结构的伴行回流通路也就是任督二脉在胸腔腹侧的吻合结构，即《外经微言·任督死生》所讲的"止于龈交者未尝不过承浆，止于承浆者未尝不过龈交，行于前者亦行于后，行于后者亦行于前，循环周流彼此无间，故任督分之为二，合之仍一也"的结构机制（图 4-84）。

六、冲任督三脉共构发生机制

（一）任督二脉共构发生机制

腹壁下静脉与腹壁淋巴管关联结构是任督二脉交通的开始段，这一结构并非任督二脉之间的直接连接，而是督脉体腔腹前支伴脉与任脉结构的吻合。腹壁下静脉属于胚胎时期的顺行通路（出脐血流），腹壁下动脉属于胚胎时期的逆行通路（回脐血流）。两种脉管结构并行而血流方向相反，也就是督脉顺逆机制。当生理阶段血流转换后，腹壁下静脉顺行通路中血流变为无氧血，腹壁下动脉逆行通路中血液变为有氧血。故腹壁下动脉属于督脉分支结构，腹壁下静脉属于督脉分支的伴行结构。

腹壁下动脉和腹壁下静脉分布于腹壁中轴线两侧，都隶属督脉结构，而中间伴随的左右胸壁下淋巴则属于任脉结构。因为腹部胸壁下淋巴体液随静脉回流进入体腔后，沿淋巴胸导管由下向上流动形成了任脉结构，任脉这种淋巴液运动是随冲脉伴行脉运动形成的，而且这

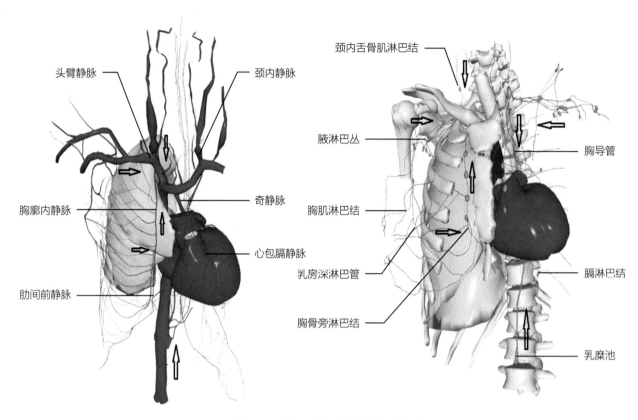

头臂静脉　　　　　颈内静脉

胸廓内静脉　　　　奇静脉

　　　　　　　　　心包膈静脉

肋间前静脉

颈内舌骨肌淋巴结

腋淋巴丛

胸肌淋巴结

乳房深淋巴管

胸骨旁淋巴结

胸导管

膈淋巴结

乳糜池

▲ 图 4-84　任督二脉胸壁关联结构机制示意

种体液流动是由体腔外向体腔内流动。任脉循行的主体结构主要集中于体腔内，就是淋巴胸导管。冲脉与督脉构成机体动脉血管网主体结构，任脉与冲脉伴行通路上下腔静脉构成机体静脉网和淋巴网的主体结构。冲脉胸腹主动脉与其伴行的上下腔静脉在心脏处吻合，完成了机体体液脉管循环中内外之间的闭合回路。这一机制与现代医学人体循环系统机制相同，现代人认识这一机制，是立足人体胚胎发生发育机制得出的结论，即明·孙一奎在《医旨绪余》所讲的"任与督，一源而二岐"。

1.任督经正同构发生发育机制　人体胚胎组织分化发育受到脐带供血机制影响，经脉分化发育出现了结构性的顺逆阴阳定性定位机制。脐带结构位于胚体腹侧后端，脐静脉携带有氧血由腹后侧向背前侧流动称为顺，背主动脉携带无氧血由背前侧流向腹后侧称为逆。胚体最初这种有氧血流在下、无氧血流在上的分布结构使胚体后期

出现背腹内卷分化发育运动，任督二脉原始结构也同时出现。

头背侧是背腹内卷运动的起始位置，头背侧最早出现的背主动脉就是督脉的原始结构。出生后生理阶段，动脉血流成为有氧血，形成督脉头背支结构通路，即《灵枢·经脉》所讲的"挟脊，散头上，下当肩胛左右，别走太阳，入贯膂"循行路径。尾腹侧是背腹内卷运动的终止位置，尾腹侧脐周静脉两侧最早出现的左右腹壁淋巴结就是任脉的原始结构。出生后生理阶段，左右腹壁淋巴结伴行腹壁下静脉血流变为无氧血，形成任脉腹尾部的结构通络，即《灵枢·经脉》所讲的"下鸠尾，散于腹"循行路径。

经脉有经正和经别之分，经正者是经脉主干，经别者是经脉分支。背主动脉和腹壁淋巴结是胚体背腹两侧最早形成的经脉，即"挟脊，散头上，下当肩胛左右，别走太阳，入贯膂"循行路径称为督脉经正；"下鸠尾，散于腹"循行路径称为任

脉经正。督脉经正和任脉经正分别出现在背腹两侧，成为经脉阴阳顺逆的界定标准，从督脉经正的经脉为逆为阳，从任脉经正的经脉为顺为阴。经脉顺逆阴阳最早出现在背腹两侧，任督二脉经正出现在背腹两侧，即任督二脉最初是背腹内卷发生发育形成的结构。

经脉有正就有别。任脉之别路径即《外经微言·任督死生》所讲的"任脉起于中极之下，以上毛际，循腹里，上关元，至咽咙上颐，循面入目眦，此任脉之经络也"，也就是淋巴胸导管结构。督脉之别路径即《外经微言·任督死生》中所讲的"督脉起于少腹，以下骨中央，女子入系廷孔，在溺孔之际，其络循阴器合篡间，统篡后，即前后二阴之间也，别绕臀至少阴，与巨阳中络者合

少阴，上股内后廉，贯脊属肾与太阳。起于目内眦，上额交巅上，入络脑，至鼻柱，还出别下项，循肩膊挟脊抵腰中，入循膂络肾。其男子循茎下至篡，与女子等，其少腹直上者，贯脐中央，上贯心，入喉上颐环唇，上系两目之下中央，此督脉之经络也"，也就是体腔内冲脉胸腹主动脉向体腔背腹两侧延伸分布而出的督脉体腔背、腹两个分支结构段。

任督二脉经正分布于机体背腹两侧，距离非常远，通过任督二脉的经别结构，任督经正吻合为一体，故任督二脉经别结构是任督二脉经正之间的交通结构。经正、经别共同构成了任督二脉的全部结构，形成动脉血流与淋巴体液之间的交通机制（图 4-85）。

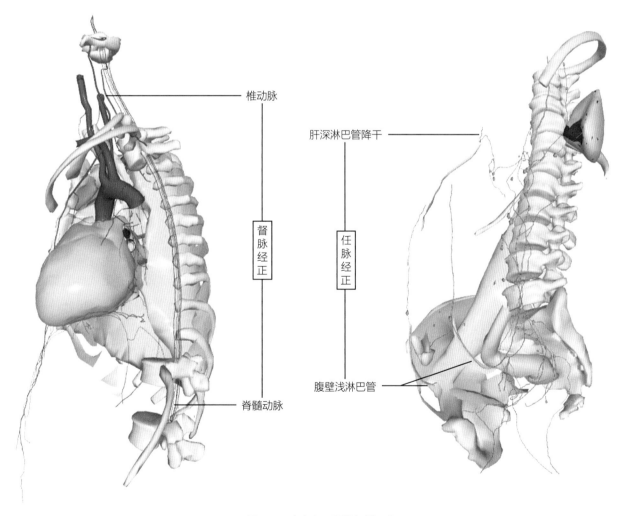

椎动脉

脊髓动脉

督脉经正

肝深淋巴管降干

腹壁浅淋巴管

任脉经正

▲ 图 4-85 任督经正同构机制示意

2. 任督经别同构发生发育机制　胚胎组织前后内旋分化发育使任督二脉在首尾吻合，即《外经微言·任督死生》所讲的"虽督脉止于龈交，任脉止于承浆，其实二脉同起于会阴"。然任督首尾之交并非交于躯干背腹两侧，而是交会于体腔内外。任督前端交汇从"龈交"处开始，即《外经微言·任督死生》所讲的"止于龈交者未尝不过承浆，止于承浆者未尝不过龈交，行于前者亦行于后，行于后者亦行于前，循环周流彼此无间，故任督分之为二，合之仍一也"。

"行于前者亦行于后"即任脉上端经龈交处也是胸导管上端连接的左颈干，左颈干下连胸导管，胸导管沿着脊柱下行到乳糜池进入腹腔，乳糜池下连腹主动脉旁淋巴管下行延伸到左右髂淋巴结，由此构成了上连"龈交"下连"会阴"的任脉经别结构。

"行于后者亦行于前"指的是督脉腹侧支，由背侧肋间后动脉后支开始即"行于后者"，沿肋间后动脉由背侧向腹侧做弧形分布即"亦行于前"。肋间后动脉后支和肋间后动脉上端连接颈动脉分支，连接牙龈处即督脉上交"龈交"，下端连接髂内动脉干即督脉下交"会阴"。由此构成了上连"龈交"下连"会阴"的督脉经别结构。

任督二脉经别，上连"龈交"下连"会阴"，都是分布在体腔内背侧脊椎前侧，这种结构也就是胚体前后内旋分化发育运动中最早形成的动脉通路和淋巴通路关联结构，二脉伴行循行于体腔之内吻合为一体，即《外经微言·任督死生篇》所讲的"任督分之为二，合之仍一也"结构。

（二）督任冲三脉内外共构发育机制

1. 任督冲三脉共构发育机制　任督二脉胚胎发生发育皆起于脐带结构，脐带结构位于胚体腹侧后端。脐静脉连接胚体前后主静脉为胚胎组织发育提供有氧血，有氧血是由胚体腹侧后端向胚体背侧前端流动。当胚胎背腹内卷和前后内旋闭合形成筒状体腔结构时，脐静脉形成由脐周静脉连接肝脏的附脐静脉通路，有氧血由脐周静脉位置开始向外向内沿着附脐静脉进入肝脏后并入胚胎静脉。胚体所有静脉有氧血都来源于附脐静脉，脐周静脉和附脐静脉是腹壁淋巴管和肝深淋巴管的伴行通路，而腹壁淋巴管和肝深淋巴管又内连胸导管结构，故形成任脉内外通路，即腹壁淋巴管为任脉经正，体腔内淋巴胸导管为任脉经别。

胚胎阶段，附脐静脉和腹壁下静脉中传输的是有氧血流，有氧血携带淋巴液同时由体壁向体腔内组织流动，这是一种完全不同于生理阶段的体液结构形态。胚胎阶段有氧血和淋巴液混合一起在胚胎内流动，有氧血对组织器官发育有营养作用，淋巴液对组织器官分化发育具有免疫保护作用，两种体液混合后同时流向组织器官，对于胚胎阶段的组织器官分化发育具有决定性的作用。两种体液同时经附脐静脉和腹壁下静脉流动到下腔静脉到达心脏，然后分流于上腔静脉。上下腔静脉属于冲脉的伴行结构，腹壁淋巴管和胸导管属于任脉，下腔静脉与胸导管吻合结构也就是任脉冲脉的关联结构，即《外经微言·任督死生》所讲的"任脉由阳行于阴，故脉名阴海"发生发育机制。有氧血为阳，行于静脉和淋巴管中为阴，故言"任脉由阳行于阴"。

胚胎阶段的脐动脉和背主动脉中流动的是无氧血流，脐动脉、背主动脉的后端是将胚体组织分化发育中代谢废物转运出胚体的通路。当冲脉胸腹主动脉出现后，背主动脉演变的椎动脉和脊髓前后动脉为督脉经正，而脐动脉又连接髂内动脉为督脉经别结构，督脉经正、经别结构的无氧血流都随冲脉血流由前向后流动到脐周动脉处，流出胚体进入母体血流中。这样就出现了督脉与冲脉的关联机制，即《外经微言·任督死生》中所讲的"督脉由阴行于阳，故脉名阳海"机制。有氧血为阴，行于动脉血管中为阳，故言"督脉由阴行于阳"。

胚胎阶段，静脉通路和淋巴通路将母体有氧血和淋巴液由外向内输送给胚体组织器官，即"任脉由阳行于阴，故脉名阴海"；动脉血管将胚体中的无氧血携带的代谢残物由胚体内传输到胚体外（进入母体），即"督脉由阴行于阳，故脉名阳海"。

任督二脉发生发育都起于脐带结构，任脉通路与下腔静脉发生结构关联，督脉通路与腹主动脉发生结构关联，因为腹主动脉和下腔静脉又是冲脉和伴行脉结构，故又是任脉与冲脉伴脉关联，督脉与冲脉关联结构，即形成任督冲三脉共构机制。且任督二脉都是在盆腔内与冲脉发生关联，也就是《外经微言·任督死生》所讲的"夫会阴者，至阴之所也。任脉由阳行于阴，故脉名阴海。督脉由阴行于阳，故脉名阳海"。"夫会阴者，至阴之所也"即冲脉腹主动脉和伴行脉下腔静脉下部位置，由此得知，任督二脉的吻合机制是以冲脉阳经和伴行阴经为中介体而论。这一理论《黄帝内经》中很少涉及，多以任督二分合一而论，实际是任督冲三脉三分合一机制（图 4-86）。《外经微言·任督死生》中最后特别提示："雷公曰：神哉论也。请载《外经》，以补《内经》未备。"

2. 任督冲三脉生理结构机制　任督冲三脉共构结构是在胚胎发生发育过程中形成的，三脉共构结构分布在体腔之内，但是要特别提示，三脉的结构虽然在出生前后是固定不变的，但是血流性质发生了变化。任脉结构属于淋巴液通路，主体胸导管结构与冲脉伴行脉下腔静脉关联，胚胎阶段是有氧血和淋巴液通路。

当机体进入生理阶段后，由于静脉中的血流由有氧血流变成了无氧血流，任脉通路中的淋巴液开始随着静脉血流向下腔静脉回流。任脉通路中出生前后的血流性质改变对于机体组织器官非常不利，就需产生另一种结构通路来实现有氧血和淋巴的混合，这一结构就是督脉与冲脉的共构结构。冲脉胸腹主动脉和督脉及其分支结构都属于动脉有氧血通路，有氧血从动脉弓分流于督脉和冲脉通路中，其中冲脉胸腹主动脉血流自上向下流动，到达盆腔时即到达任冲督三脉分化发育的"夫会阴者，至阴之所也"位置，并完成了任脉淋巴液和有氧血的再次融合（图 4-87）。

任督冲三脉共构机制非常重要，在中医学中，

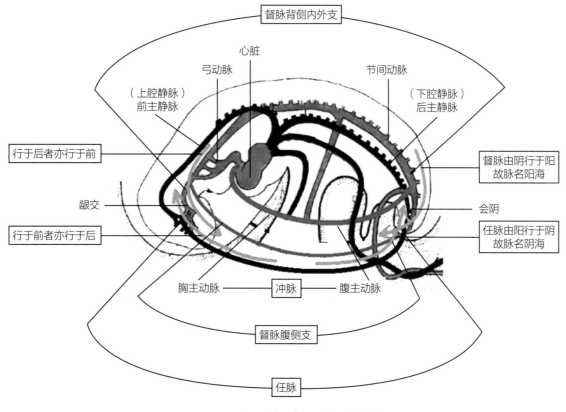

▲ 图 4-86　任督冲三脉共构发育机制示意

静脉无氧血归属营气，动脉有氧血归属荣气，淋巴体液归属经水，这一分类与现代医学研究结论基本相同。淋巴管隶属于静脉前身结构，中医学将冲督荣道和经水淋巴道作为经脉阴阳划分的标准，将荣气和经水作为经脉阴阳划分的标准，得出了手足阴阳十二经的结论。淋巴通路主要集中于机体腹侧，把手足腹侧划分为阴经，是以"任脉由阳行于阴，故脉名阴海"为标准，把手足经背侧划分为阳经，是以"督脉由阴行于阳，故脉名阳海"为标准。

3.任督冲三脉共构返还机制　根据"任脉由阳行于阴，故脉名阴海。督脉由阴行于阳，故脉名阳海"，手足十二经是按体腔外部体液通路阴阳定性定位来划分，外部阴阳定性定位还须以体腔内经脉阴阳为最根本的标准。躯干内部经脉阴阳定位标准，是以冲脉胸腹主动脉和伴行经脉上下腔静脉为最根本标准。生理阶段，冲脉胸腹主动脉是有氧血荣气流出的主干通路，伴行脉上下腔静脉是营气回流的主干通路，任脉胸导管中的淋巴液随冲脉伴行脉上下腔静脉流动，督脉三个分

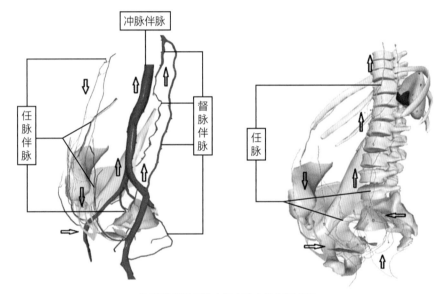

胚胎阶段淋巴液有氧血融合机制示意图

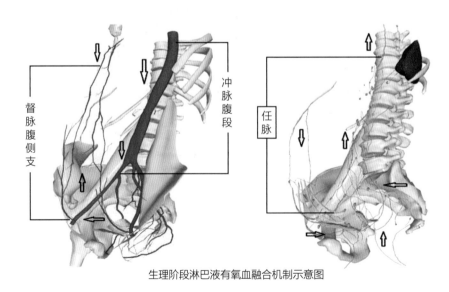

生理阶段淋巴液有氧血融合机制示意图

▲ 图 4-87　有氧血淋巴液融合机制示意

支段荣气有氧血随冲脉胸腹主动脉血流而流动。故冲脉是任督冲三脉同构机制中的核心。

机体胚胎阶段是以脐静脉传输的有氧血和淋巴液作为存在的基础，以附脐静脉和腹壁下静脉连接下腔静脉为主干通路，由外向内为胚胎组织器官提供有氧血和淋巴液。按照中医学讲，任脉和冲脉伴行脉是胚胎阶段的荣卫通路。而当机体进入生理阶段后，由于有氧血来源于肺循环，于是冲脉胸腹主动脉就成为了荣气有氧血传输的主干通路，有氧血流经胸腹主动脉由上向下流动到达会阴位置时形成任脉胸导管淋巴液与冲脉有氧血之间的融合，一种新的机体有氧血和淋巴液供应结构通路出现。这种有氧血供应通路结构就替代了下腔静脉传输有氧血的功能，对于人体生理功能十分重要。如果有氧血流集中在头胸部不能下行到会阴部位，就会导致胚胎阶段静脉有氧血和淋巴液融合功能的快速丧失，由此引起全身组织器官发生发育运动的快速结束。任督冲三脉同构体，首先受到影响的就是任督二脉，"夫会阴者，至阴之所也。任脉由阳行于阴，故脉名阴海。督脉由阴行于阳，故脉名阳海"。若此功能丧失，则可能导致《外经微言·任督死生》所讲的"岐伯曰：肾之气必假道、于任督二经，气闭则肾气塞矣。

女不受妊，男不射精，人道绝矣。然则任督二经之脉络，即人死生之道路也"情况出现。

荣气有氧血能够通过冲脉胸腹主动脉下行，在会阴位置呈现类似胚胎阶段静脉有氧血和淋巴液融合状态，引起任督冲三脉结构的重新分化发育。这在中医学方士派经典中被称为"返还之道"，即《外经微言·奇恒》中所讲的"斯六者至要者则胞与脑也，脑为泥丸，即上丹田也；胞为神室，即下丹田也。骨藏髓，脉藏血，髓藏气，脑藏精，气血精髓尽升泥丸，下降于舌，由舌下华池，由华池下廉泉玉英，通于胆，下贯神室。世人多欲，故血耗气散，髓竭精亡也。苟知藏而不泻，即返还之道也"。其一，"斯六者至要者则胞与脑也，脑为泥丸，即上丹田也；胞为神室，即下丹田也"，即冲脉胸腹主动脉上下连段结构定位和功能定性。其二，"下降于舌，由舌下华池，由华池下廉泉玉英，通于胆，下贯神室"，即冲脉荣气经胸腹主动脉下行到会阴处。其三，"骨藏髓，脉藏血，髓藏气，脑藏精，气血精髓尽升泥丸"，即任督发生发育功能的重新恢复。其四，"世人多欲，故血耗气散，髓竭精亡也。苟知藏而不泻，即返还之道也"，即任脉发生发育功能的重新恢复。这也就是任督冲三脉共构机制的应用法则。

第四节

任脉循行结构机制

一、任脉四段结构机制

（一）任脉四段内外分结构

关于任脉循行分布部位，在《素问·骨空论》

中有所介绍，即" 任脉者，起于中极之下，以上毛际，循腹里，上关元，至咽喉，上颐，循面，入目"。这段原文是讲述任脉的循行分布路线，任脉起源于中极穴的下面，上行经过阴毛际再到腹部，再上行通过关元穴到咽喉，又上行至颐（下巴），循行于面部而入于目中。从上文看，任脉似乎是机体腹侧中轴线位置自会阴穴到人中穴之间的一条经脉，然而事实并非如此，《灵枢·经脉》中讲到，"任脉之别，名曰尾翳。下鸠尾，散于腹"。任脉循行结构不是单纯在机体体壁腹侧分布的一条体液流动通路，而是在胸骨剑突下凹陷处从鸠尾穴位置开始向腹腔内延伸的体液通路结构。这就需要我们重新审视任脉循行结构的机制。

任脉在中医学中是非常重要的经脉，任督冲三脉共构于会阴处，中间为冲脉，背侧为督脉经正通路，腹侧为任脉经正通路。冲脉主干在体腔之内，任督二脉要想与冲脉形成共构，就要存在由外向内的分支结构，故任督二脉都具有内外之分。任脉的内外之分在《灵枢·五音五味》中有所记载，"冲脉任脉皆起于胞中，上循背里，为经络之海，其浮而外者，循腹右

上行，会于咽喉，别而络唇口，血气盛则充肤热肉，血独盛者澹渗皮肤，生毫毛。今妇人之生有余于气，不足于血以其数脱血也，冲任之脉，不荣口唇，故须不生焉"。

按照上述原文所讲，任脉分布结构有如下特点。其一，任脉和冲脉是一种关联结构，都与生殖泌尿器官连接，即"冲脉任脉皆起于胞中"。其二，任脉在体腔内有向背侧的延伸结构存在，即"上循背里，为经络之海"。其三，任脉在体壁的结构分布为"其浮而外者，循腹右上行，会于咽喉，别而络唇口"。其四，任脉与肺和皮脉结构相连，即"血气盛则充肤热肉，血独盛者澹渗皮肤，生毫毛"。

由于任脉下端起于胞中，上端终止于肺和皮肤，故产生了"今妇人之生有余于气，不足于血以其数脱血也，冲任之脉，不荣口唇，故须不生焉"的生理功能（图4-88）。

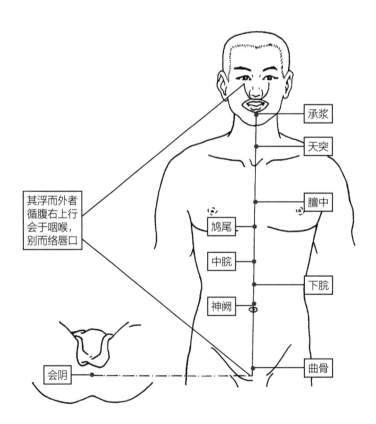

▲ 图4-88　任脉四段分布结构示意

（二）任脉四段循行的解剖学解析

1. 任脉盆腔段与腹腔淋巴结构　《灵枢·五音五味》记载，"冲脉任脉皆起于胞中"，意思是任脉和冲脉同起始于女子胞中，也就是冲任二脉都起始于生殖系统，冲任二脉是同源异构体。

冲脉主干为胸腹主动脉，冲脉下端腹主动脉向生殖系统发出分支肾上腺动脉、肾动脉、卵巢动脉（睾丸动脉），该分支动脉丛为足少阴肾经，也就是冲脉起于胞中的结构。冲脉不是单一的脉管通路，而是有伴行经脉上下腔静脉，冲脉伴行脉中的下腔静脉也向生殖系统发出分支肾上腺静脉、肾静脉、卵巢静脉（睾丸静脉），它们组成的静脉丛结构，也就是足少阴肾经的伴行脉结构。

与足少阴肾经伴行脉相连的还有生殖泌尿器官相关淋巴通路，即肾脏淋巴管、输尿管淋巴管、卵巢淋巴管、腹部淋巴管、子宫淋巴管、髂外淋巴管、膀胱淋巴管、阴道淋巴管等。这一淋巴丛与生殖泌尿静脉伴行，但不属于足少阴肾经，而是属于任脉结构，也是任脉起于胞中的结构。

与冲脉伴行脉同行相连的还有主动脉外侧淋巴结、髂外淋巴结、股骨沟浅淋巴结，这些淋巴结体液向胸导管回流，即任脉起于胞中结构。

因为冲脉伴脉下腔静脉和足少阴肾经伴脉都有淋巴通路，这些淋巴通路都隶属于任脉，且足少阴肾经伴行淋巴管隶属于女子胞，故中医学将这些淋巴通路结构都归为任脉结构。因为任脉这一分段集中于女子胞所在的盆腔位置，故我们称之为任脉盆腔段，言"冲脉任脉皆起于胞中"（图 4-89）。

2. 任脉上循背里段与胸导管结构　冲脉主干是胸腹主动脉，任督二脉在冲脉结构的背腹两侧，而冲任督三脉又是同源异构体，这说明冲脉与任督二脉之间具有体腔内的吻合结构。冲脉胸腹主动脉属于荣气路，与督脉形成同构通路，即体腔壁动脉网主干结构；冲脉伴行脉上下腔静脉属于营气通路，是体腔壁静脉网主干结构，也是督脉的伴行脉结构。督脉经正经别三段分布结构同时也有伴脉结构。按道理讲，督脉三段结构的伴行

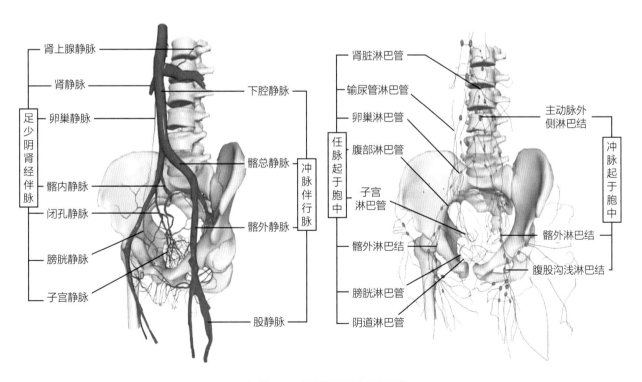

▲ 图 4-89　冲任起于胞中机制示意

脉络应该属于任脉通路结构，但事实并非如此。中医学理论对体液管状通路结构的定性定位原则，有氧血脉管通路为荣道，无氧血脉管通路为营道，淋巴体液通路为经水道，用现代医学分析就是将淋巴管通路当作体液循环通路中间转换通路。故任脉"上循背里，为经络之海"。但这不是体表结构能够具有的功能，故了解任脉的结构是搞清任脉机制的关键。

冲脉伴行脉上下腔静脉中，下腔静脉在盆腔部位与生殖泌尿器官淋巴通路共构，形成"冲脉任脉皆起于胞中"结构。因为下腔静脉和腹部淋巴体液都是自下而上向心脏做回流运动，故任脉须具有"循腹里"结构才能与冲脉伴脉上下腔静脉相匹配。

腹主动脉和背主动脉在脊椎位置有一个特殊的分支奇静脉丛。奇静脉丛由半奇静脉和副半奇静脉构成，在腹腔内脐静脉丛首先从腰升静脉开始。腰升静脉下端与髂外静脉或髂总静脉外侧壁相连，沿腰椎侧前方上升，接受各腰静脉外侧端和左、右肋下静脉后，汇入奇静脉和半奇静脉。腰升静脉之上是半奇静脉，半奇静脉起于左腰升静脉，向上穿左膈脚入后纵隔，沿胸椎体的左侧上升，收纳第8～11左肋间后静脉和食管静脉血的血管，再跨第7～10胸椎体前方，经胸主动脉、食管和胸导管的后方注入奇静脉。奇静脉在右膈脚处起自右腰升静脉，沿食管后方和胸主动脉右侧上行，至第4胸椎体高度向前勾绕右肺根上面，注入上腔静脉。

腰升静脉和奇静脉丛分布于脊椎内侧，按照中医学分析属于督脉头背支结构的伴行脉结构，与这一静脉血管段同时伴行的还有胸导管。胸导管是全身最粗大的淋巴管道，长30～40厘米。其下端起自乳糜池。胸导管起始后经主动脉裂孔入胸腔，沿脊椎右前方上行，至第5胸椎高度向左侧斜行，然后沿脊柱左前方上行，出胸廓上口至颈根部，呈弓形弯曲注入左静脉角。

在淋巴胸导管结构中，乳糜池结构是胸导管结构的上下分段界定点，乳糜池在第12胸椎下缘到第1腰椎体的前面，乳糜池收集肠干、左右腰干的淋巴后注入到胸导管中，即任脉"起于胞中"；乳糜管之上的胸导管，不但引流下肢、盆部、腹部部位淋巴，而且引流左上肢、左胸部和左头颈部的淋巴，即任脉"上循背里，为经络之海"（图4-90）。

3. 任脉其浮而外与体壁淋巴结构　当我们搞清了任脉上循背里段与胸导管结构机制后，我们就明白了任脉具有内外两种分布通路结构，内外之分是以体壁为定位标准。体腔之内胸导管结构为内分，分布于体腔壁结构段为外分，外分就是"其浮而外者，循腹右上行，会于咽喉，别而络唇口"部分。

根据上段原文所讲，任脉外分结构并非在机体腹侧中轴线位置呈"直线型"体液通路结构，而是一种自右向左的斜线分布结构，即右侧在下端为"其浮而外者，循腹右上行"，左侧在上端为"会于咽喉，别而络唇口"。为什么任脉外分结构是一种斜线分布结构？这是由于任脉内分段胸导管结构导致的。

其一，胸导管结构不是平行脊椎分布结构，而是一种由右向左斜线分布结构，胸导管结构分布是沿脊柱右前方和胸主动脉与奇静脉之间上行，至第5胸椎高度经食管与脊柱之间向左侧斜行，再沿脊柱左前方上行，经胸廓上口至颈部，在左颈总动脉和左颈内静脉的后方转向前内下方，注入左静脉角。胸导管结构是体壁淋巴回流集中的核心区域，这种上下斜线分布状态，自然也就导致任脉外分出现斜线分布状态。

其二，胸导管结构属于淋巴干结构，机体内外淋巴都要向胸导管汇集，但是这种淋巴液收集回流运动也不是直线形回流运动，而是向心形回流运动，"其浮而外者，循腹右上行"是指乳糜池收集肠干、左右腰干的淋巴，注入到胸导管中，再注入左静脉角，汇入血液中。"会于咽喉，别而络唇口"是指胸导管与肋间淋巴结、气管支气

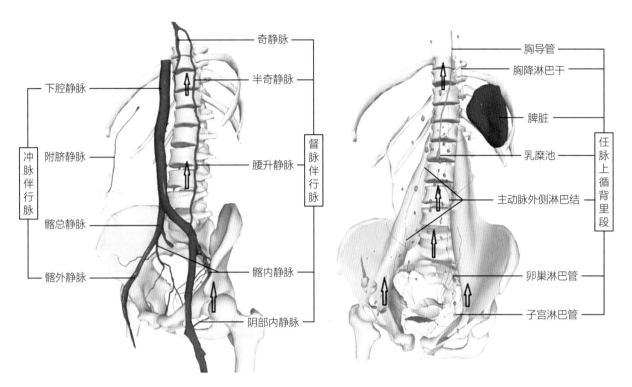

▲ 图 4-90 任脉上循背里胸导管机制示意

管淋巴结和左锁骨上淋巴结之间存在广泛的淋巴侧支通路,在汇入静脉角处收纳左支气管纵隔干、左颈干和左锁骨下干。由于胸导管上端左支气管纵隔干、左颈干和左锁骨下干淋巴回流静脉角形成夹角,故描述胸导管乳糜池下端为右,即"其浮而外者,循腹右上行",乳糜池上端为左,即"会于咽喉,别而络唇口"。

其三,胸导管是引流收集躯干四肢淋巴液回流的核心淋巴干,乳糜池下端除收集乳糜池、肠干、左右腰干的淋巴外,还收集引流腹壁下静脉伴行的左右腹壁浅淋巴,使之回流到胸导管之中。左右腹浅淋巴管就是任脉腹部"其浮而外者"的结构;胸导管上端收集引流左上肢、左胸部和左头颈部的淋巴注入左静脉角。其中与胸壁内静脉伴行的左右胸壁深淋巴管和左右颈淋巴干结构就是任脉"会于咽喉,别而络唇口"的结构;腹部左右腹浅淋巴管、胸部左右胸壁深淋巴管,以及左右颈淋巴干结构构成的淋巴管即"任脉其浮而外"的结构,这一结构分布于体腔腹侧中轴线两

旁,向中间汇集,也就是任脉经正通路结构。但要特别提示,任脉外分通路结构中,由于上下与胸导管上下端连接,故淋巴液是上下分流运动,下部左右腹浅淋巴是向下流动经髂外淋巴结回流于胸导管中,上段胸壁深淋巴管中淋巴液是由下向上注入左静脉角,回流入上腔静脉,左右颈淋巴干中淋巴体液由上向下回流进入左静脉角,再回流入上腔静脉。整体而言,任脉"其浮而外者,循腹右上行,会于咽喉,别而络唇口"(图 4-91)。

4. 任脉腹侧分支与肺淋巴结构 从经典记载看,督脉在体腔内的分布有两个分支。第一个分支就是《针灸甲乙经·奇经八脉》所讲的"冲脉任脉者,皆起于胞中,上循脊里,为经络之海"。第二个分支就是《灵枢·营气》描述的"络阴器,上过毛中,入脐中,上循腹里,入缺盆"。两个分支段结构的区别,前者是"上循脊里",后者是"上循腹里"。故任脉延伸到体腔内有背腹两个分支段,一支在体腔内背侧,一支在体腔内腹侧。

"血气盛则充肤热肉,血独盛者澹渗皮肤,

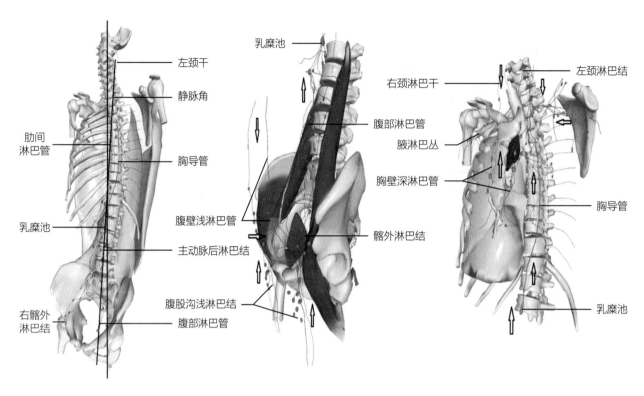

▲ 图 4-91　任脉外分结构示意

生毫毛"属于任脉体腔内腹侧支分段，根据《灵枢·营气》中所讲任脉"络阴器，上过毛中，入脐中，上循腹里，入缺盆。下注肺中，复出太阴"的记载，体腔内腹侧支由两个分段结构构成，一为"入于脐中"，二为"下注肺中"。

其一，"入于脐中"结构段，即"络阴器，上过毛中，入脐中，上循腹里，入缺盆"。用现代医学分析，"络阴器，上过毛中"即与腹壁下静脉伴行的腹壁下淋巴结；"入脐中"即与附脐静脉伴行的肝深淋巴干结构；"上循腹里，入缺盆"即胸导管上端左胸部淋巴管和左头颈部的淋巴管。这条分支段结构是由胚胎时期的脐静脉向肝门静脉分化形成的伴行淋巴结构，也是由脐周静脉处向体腔内延伸分布与胸导管的吻合结构。

其二，"下注肺中"结构段，即"下注肺中，复出太阴"。用现代医学分析，"下注肺中"也就是气管淋巴管结构与和肺深淋巴结构成的呼吸器官淋巴结构，因为这一淋巴结构也与胸导管吻合，故同属于任脉。气管淋巴管结构与肺深淋巴结构

属于肺结构，淋巴由肺回流到胸导管，即"复出太阴"。

将"入于脐中"结构段和"下注肺中"结构段结合起来，我们就会看到任脉在机体腹侧存在着内外通路分支。这一分支是从脐周静脉处开始，收集腹壁下静脉淋巴液，经附脐静脉向腹腔内流动，然后与气管淋巴管结构与肺深淋巴结汇合为一体，最后汇入胸导管之中。因为这一分支起始于腹壁脐周位置，由外向内连接胸导管，故称之为任脉腹侧分支（图 4-92）。

二、任脉通路与淋巴内外交通机制

（一）任脉上下中心与免疫器官交通机制

通过对任脉分布四段结构的分析，我们发现中医学所讲任脉通路并非是循行于机体腹侧中轴线位置的简单体液通路，而是由体表通路与体腔内脏腑内外吻合的体液交通通路。从整体通路结构看，可以将其描述为两个中心区域。第一个中

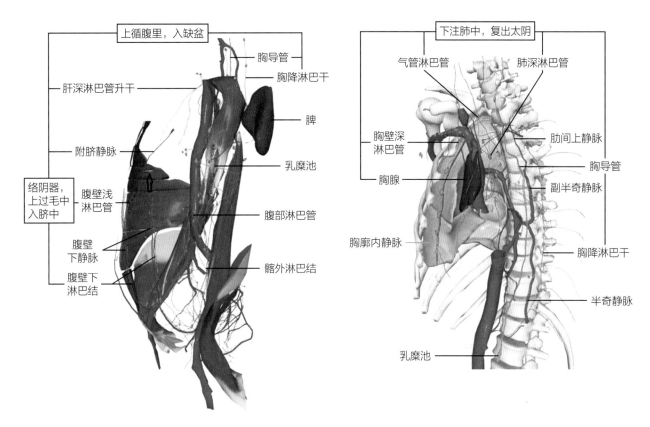

上循腹里，入缺盆

胸导管
胸降淋巴干
肝深淋巴管升干
脾
附脐静脉
乳糜池
络阴器，
上过毛中
入脐中
腹壁浅
淋巴管
腹部淋巴管
腹壁
下静脉
腹壁下
淋巴结
髂外淋巴结

下注肺中，复出太阴

气管淋巴管
肺深淋巴管
胸壁深
淋巴管
肋间上静脉
胸导管
胸腺
副半奇静脉
胸廓内静脉
胸降淋巴干
半奇静脉
乳糜池

▲ 图 4-92 任脉腹侧支结构示意

心区域，以任脉"胞中"为起点，形成以"胞中"为中心，外连腹壁内"脊里"的结构分布形态，即《针灸甲乙经·奇经八脉》所讲的"冲脉任脉者，皆起于胞中，上循脊里，为经络之海"形态。

第二个中心区域，任脉以"脐中"为起点，形成以"肺中"为中心，外连腹壁内连"腹里"的结构分布形态，即《灵枢·营气》描述的"络阴器，上过毛中，入脐中，上循腹里，入缺盆。下注肺中，复出太阴"形态。

淋巴系统像遍布全身的血液循环系统一样，也是一个网状的液体系统。该系统由淋巴组织、淋巴管道及其中的淋巴液组成。淋巴结的淋巴窦和淋巴管道内含有淋巴液，是由血浆变成，但比血浆清，水分较多，能从微血管壁渗入组织空间。淋巴器官包括淋巴结、脾、胸腺和腭扁桃体等。按照中医学分析，任何经脉的循行都与体腔内的脏腑具有交通对应关系，任脉属于淋巴道结构，淋巴道与淋巴器官之间的体液交通也和其他经脉

一样，具有经脉与脏腑间的对应交通关系。任脉循行路径是以"胞中"和"肺中"两个区域为中心展开，但不是以生殖系统女子胞和呼吸系统肺脏为经脉与脏腑的交通部位，因为女子胞和肺脏不属于淋巴器官。虽然淋巴管道与女子胞和肺脏有连接结构，但是不能以任脉与脏腑的对应关系而定位。

1. 任脉"下注肺中"与胸腺中心机制　人体免疫器官是以淋巴组织为主的器官，按其功能不同分为中枢性免疫器官和外周免疫器官。中枢免疫器官是免疫细胞发生、分化和成熟的场所，中枢免疫器官又称一级免疫器官，于人体而言主要包括骨髓、胸腺。中枢免疫器官主导免疫活性细胞的产生、增殖和分化成熟，对外周淋巴器官发育和全身免疫功能起调节作用。

从结构发生发育角度分析，胸腺结构是在胚胎分化发育过程中随脐静脉分化发育形成的，脐静脉发生首先连接到内胚层尿囊位置，然后经

肝脏原基前连心脏，与胚体前后主静脉吻合为一体。前主静脉有氧血供应的组织就是头胸部组织器官，其中包括胚胎期最重要的淋巴器官——胸腺结构。胸腺是一个淋巴上皮器官，其上皮细胞主要来源于双侧第3、4咽囊的内胚层，由咽囊发出向尾侧延伸的细长管状突起降入胸腔，另有第3鳃沟底部的部分外胚层和神经嵴成分参与。胸腺是人体胚胎最早发育而成的免疫器官，在人体胚胎期和初生期，骨髓中的一部分多能干细胞或前T细胞迁移到胸腺内，在胸腺激素的诱导下分化成熟，成为具有免疫活性的T细胞。成熟的T细胞经血流分布至外周免疫器官的胸腺依赖区定居，并可经淋巴管、外周血和组织液等进行再循环，发挥细胞免疫及免疫调节等功能。T细胞的再循环有利于广泛接触进入体内的抗原物质，加强免疫应答，较长期保持免疫记忆。整体而言胸腺具有以下3种功能：①T细胞分化、成熟的场所；②免疫调节，对外周免疫器官和免疫细胞具有调节作用；③自身免疫耐受的建立与维持。也就是说胸腺结构的出现，使得机体组织器官在胚胎时期就具有了调节作用。

当机体胚胎发育结束进入生理阶段后，脐静脉演变为附脐静脉，附脐静脉在外部与脐周静脉吻合为一体，脐周静脉结构分为三个分支：上部静脉丛，由腹壁上静脉和胸廓内静脉构成；下部静脉丛，由腹壁下静脉、下连髂总动脉构成；内部静脉丛，由附脐静脉内部连接肝门静脉右支汇入下腔静脉而成。

单就胸腔位置看，脐周静脉上部静脉丛血流由腹壁上静脉经胸廓内静脉连接到头臂静脉回流进入上腔静脉，这种静脉血回流同时带动淋巴液发生回流运动，即淋巴液由胸壁深淋巴管开始，经胸腺淋巴管、气管淋巴管、肺深淋巴管向胸导管汇集流动。在这种淋巴回流通路中，胸壁深淋巴管即"络阴器，上过毛中，入脐中"通路结构，胸腺淋巴管和气管淋巴管即"上循腹里，入缺盆"通路结构，肺深淋巴管即"下注肺中，复出

太阴"通路结构，最后汇集于胸导管中，共形成任脉通路结构。这一淋巴液流动通路中，胸腺产生成熟的T淋巴细胞离开胸腺，沿着这一淋巴通路进入淋巴管和血管之中。《灵枢·营气》言任脉"络阴器，上过毛中，入脐中，上循腹里，入缺盆。下注肺中，复出太阴"。按照原文分析，任脉以"脐中"为起点，形成以"肺中"为中心的结构形态，实际是以胸腺中心形成中枢免疫器官与淋巴通道之间的关联结构机制（图4-93）。

2. 任脉"起于胞中"与脾脏中心机制 任脉通路第二个中心区域，即《针灸甲乙经·奇经八脉》所讲的"冲脉任脉者，皆起于胞中，上循脊里，为经络之海"形态。任脉以"胞中"为起点，形成以"胞中"为中心，外连腹壁内"脊里"的结构分布形态。这与任脉"下注肺中"胸腺中心机制相同。"起于胞中"并非指女子胞而是任脉脏腑中心，因为女子胞是指男女生殖和泌尿器官，而不属于淋巴系统，故不能与任脉形成脏腑对应关联结构。任脉在体腔内主干结构就是淋巴胸导管结构，因经言"冲脉任脉者，皆起于胞中，上循脊里，为经络之海"，在腹腔部位任脉即腹主动脉，冲脉伴行脉即下腔静脉，那么任脉腹腔内这一分支段也就是乳糜池之下的淋巴管结构相关。

冲脉伴行脉是下腔静脉，下腔静脉由左、右髂总静脉在第4或5腰椎体右前方汇合而成，沿腹主动脉右侧和脊柱右前方上行，经肝的腔静脉沟，穿膈的腔静脉孔进入胸腔，再穿纤维心包注入右心房。下腔静脉的属支分壁支和脏支两种。

壁支中的髂外静脉接受腹壁下静脉和旋髂深静脉中的静脉血流，同时引流腹壁浅淋巴、髂外淋巴由体表向腹腔内流动，即形成任脉腹壁分支段"络阴器，上过毛中，入脐中"结构。

脏支自下而上与右髂总动脉、小肠系膜根部、右精索内动脉、十二指肠第三段、胰、门静脉和肝相邻；后方与脊柱腰段、右肾动脉、右腰动脉、右肾上腺动脉和右膈下动脉相邻；左侧下部与腹

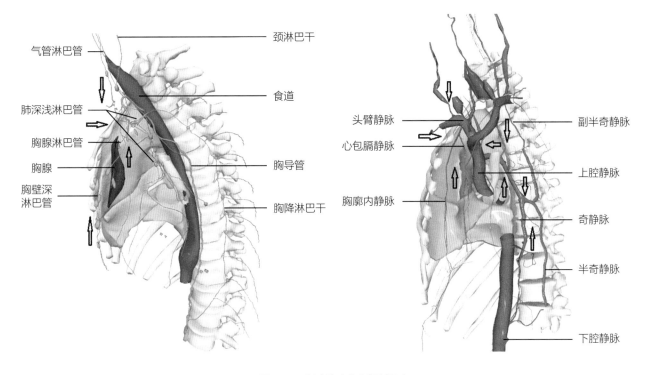

▲ 图 4-93　任脉胸腺中心机制示意

主动脉相邻而伴行；上部与肝尾叶和右膈脚相邻。下腔静脉脏支血流自下而上回流，同时带动子宫淋巴管、腹部淋巴管、主动脉前淋巴管中淋巴液向乳糜池流动，最后经乳糜池向上回流到胸导管之中。这一淋巴回流通路也就是任脉"皆起于胞中，上循脊里，为经络之海"的结构机制。以乳糜池为分界点，乳糜池主要收集肠干、左右腰干的淋巴，同时也收集腹壁浅静脉淋巴，即"起于胞中"机制，淋巴液出乳糜池后注入胸导管中，再注入左静脉角，汇入血液中，即"上循脊里，为经络之海"机制。

任脉背支段通路是腹壁和盆腔淋巴液在乳糜池和胸导管引流下，自下向上的流动路径。这一通路都属于淋巴管结构，流动方向指向机体最大的淋巴器官脾脏结构，"皆起于胞中，上循脊里"即胸导管乳糜池到脾脏的结构段。脾脏位于左季肋区胃底与膈之间，恰与第9～11肋相对，其长轴与第10肋一致。

脾脏在胚胎早期曾是一个造血器官，人在出生后，脾只产生淋巴细胞，不能生成其他血细胞。脾脏在免疫作用上具有两个显著的特点。①产生抗体，脾富含 B 细胞和浆细胞，因此是全身最大的抗体产生器官，尤其是产生 IgM 和 IgG，其数量对调节血清抗体水平起很大作用。②分泌体液因子，脾可以合成补体（C_5 和 C_8 等）和备解素等重要的免疫效应分子，还能产生一种白细胞激肽，促进粒细胞的吞噬作用。

当任脉背支段淋巴液经"起于胞中，上循脊里"到达脾脏位置时，脾脏产生的抗体和免疫效应分子就流入到胸导管中，使全身淋巴通路中的淋巴液都具有了免疫功能。这就是任脉"上循脊里，为经络之海"背后的结构机理（图 4-94）。

（二）任脉内外交通与免疫分类机制

1. 任脉循行结构发生发育机制　根据上述任脉上下两个中心机制分析我们知道，任脉结构循行路径由两个中心四条路径构成。

两个中心："下注肺中"者，即胸腺为中心

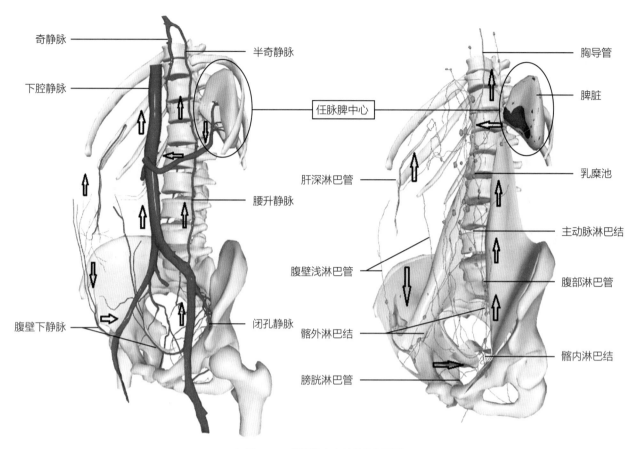

▲ 图 4-94　任脉脾中心结构机制示意

形成的淋巴管网结构；"起于胞中"者，即脾脏为中心形成的淋巴网结构。

　　四条通路："上循背里"者，即胸导管乳糜池之下淋巴管通路结构；"上循腹里"者，即胸导管乳糜池之上淋巴通路结构；"其浮而外者，循腹右上行"者，即脐周静脉下腹壁浅淋巴管结构；"会于咽喉，别而络唇口"者即脐周静脉之上胸壁浅淋巴管结构。

　　任脉这种上下两中心、四通路结构是以脐周静脉为中心，以胸腹腔结构为定位做出的一种关于淋巴液回流运动的描述。胸腔部位即以脐周静脉为起始点，外浮"会于咽喉，别而络唇口"，内通"上循腹里"，上交"下注肺中"汇集于胸腺。腹腔部位以脐周静脉为起始点，外浮"其浮而外者，循腹右上行"，内通"上循背里"，上交于"起于胞中"汇集于脾脏。中医学论述任脉为什么会提出两个中心四条路径？这是基于任脉的胚胎发

生发育机制而来。

　　（1）任脉"起于胞中"生殖泌尿淋巴结构：胚胎阶段有氧血流来自脐静脉，脐静脉起始端在尿囊位置，终止端在心脏位置，中间经过肝原基。这种有氧血流动通路中有氧静脉血流是自后向前的运动方式，依次经过尿囊肝脏到达心脏，静脉血流运动同时引流沿线胚胎淋巴液回流。因为这一淋巴回流起始端的尿囊淋巴结后来发育成生殖泌尿器官相关的淋巴组织，故任脉"起于胞中"，生理功能即《难经集注·奇经八脉第三》所讲的"任者，妊也。此是人之生养之本"，出现病变即《针灸甲乙经·奇经八脉》所讲的"任脉为病，男子内结七疝，女子带下瘕聚"。

　　（2）任脉"上循背里"与胸导管结构：脐静脉终止端为心脏，脐静脉连接心脏后有氧血流进入前后主静脉之中。

　　前主静脉前行到达头颈部为终止点，当有氧

血经过肺和口咽原基位置后，肺脏和胸腺在胸腔同时发生发育，由此形成肺淋巴和胸腺之间的淋巴通路连接。故任脉"下注肺中"是指胚体前端头颈部淋巴液向肺脏和胸腺流动。

后主静脉后行到达中肾后肾为终止点，即生殖泌尿器官，在形成静脉结构与前后肾连接后，脾脏和乳糜池在腹腔内同时发生发育，由此形成脾脏和乳糜池之间的淋巴管通路连接。故任脉后"起于胞中""上循背里"是指胚体后端淋巴液向乳糜池和脾脏流动的通路。

（3）任脉"经络之海"与冲任二脉同构结构：前主静脉以及伴行淋巴管在胚体前端形成肺胸腺中心，后主静脉以及伴行淋巴管在胚体后端形成脾脏和乳糜池中心，两个中心是由两种通路关联，其一，前后主静脉，后来演变为上下腔静脉成为冲脉伴行脉；其二，胸导管结构。"上循背里"指胸导管前连胸腺，后连乳糜池，是任脉的体腔内主体段通路结构。胸导管中的淋巴液随前后静脉血流而流动。因为前后主静脉后来演变为上下腔主静脉，成为全身静脉血流的主干通路，故胸导管也随之成为全身淋巴液流动的主干。静脉血流和淋巴液在体腔内大量汇集，形成回流通路，于是出现纵贯体腔的胸腹主动脉结构。胸腹主动脉后连脐动脉，胚胎产生的代谢废物经过胸腹主动脉和脐动脉转运出胚体外，由此完成上下腔静脉血流和胸导管淋巴液闭合回路结构。其中胸导管即任脉主干结构，上下腔静脉即冲脉伴行脉结构，胸腹主动脉即冲脉结构。

胚胎阶段，上下腔静脉中的血流是有氧血，胸导管中流动体液是淋巴液，有氧血和淋巴液是机体组织器官存在必要的两种体液。当进入生理阶段后，由于静脉中血液变为了无氧血，就须有替代结构来承接实现有氧血和淋巴液供应组织器官的功能，故冲脉胸腹主动脉成为有氧血流主干，冲脉胸腹主动脉与胸导管吻合结构成为有氧血和淋巴液流动的主干。这就是"冲脉任脉皆起于胞中，上循背里，为经络之海"的胚胎发生发育机制。

所谓任冲为"经络之海"者，即有氧血流和淋巴液汇集融合之意，这是中医学立论淋巴系统与现代医学最大差别之处，也是我们认识任脉功能的核心要点。

（4）任脉"与足厥阴会"与肠道淋巴结构：任脉结构最初发生发育起于脐静脉。因脐静脉上连肝脏，引流体腔内腹部淋巴、肠道淋巴向胸导管回流，故任脉同肝经同行，即《难经集注·奇经八脉第三》所讲的"任脉起于会阴穴。上毛际者。乃是曲骨穴。在少腹下毛际。与足厥阴会于此"。

（5）任脉"其浮而外者"与体腔腹侧淋巴结构：冲脉胸腹主动脉出现以后，胸腹主动脉与上下腔静脉成为伴行结构，由此导致动脉静脉血流集中于体腔之内。体腔内脏腑组织迅速展开分化发育，且快速分化发育的前提是形成体腔结构，于是胚体开始加快前后内旋和背腹内卷发育运动，最终胚胎形成筒状结构将脏腑组织包裹其中。

胚体背腹内卷发育运动以左右内卷腹侧中轴线位置吻合作为结束的标志，在筒状体腔结构发生发育过程中，脉管分化同时出现纵横两种分化运动。其一，随着胚体背腹内卷发育运动出现横向弧形分布的肋间前后动静脉结构分化发育，最后在腹侧中轴线位置发生结构吻合。其二，随着胚体前后内旋分化发育运动，出现纵向分布的左右胸廓动静脉和左右腹壁上下动静脉结构分布。胚体体腔壁动静脉管这种纵横结构的分布，将体腔壁背腹和前后连接起来，由此形成胚胎胚体背腹阴阳极性和前后极性。

胚胎阶段的静脉血流是有氧血，母体淋巴液随脐静脉血流进入胚体，故脐周静脉位置成为母体淋巴液进入胚体的起始部位。当进入生理阶段时，脐周静脉位置淋巴液向胚体流动出现两个通路。第一通路为脐周静脉向下连接随腹壁下静脉回流髂外静脉，然后经左右髂总静脉回流进入下腔静脉，在静脉回流过程中同时引流腹壁深浅淋巴向髂外淋巴结管流动，再经腹部淋巴管回流进入乳糜池，即进入胸导管结构之中。这就是《灵枢·营气》中描述的任脉"络阴器,上过毛中,入脐中,上循腹里,入缺盆"的运动轨迹。第二通路为脐周静脉上端胸廓内静脉和腹壁下静脉上行进入头臂静脉,然后进入上腔静脉,在静脉回流过程中同时引流胸壁深淋巴管经左颈淋巴干进入胸导管之中,即《灵枢·五音五味》中记载的任脉"会于咽喉,别而络唇口"结构。

中医学所讲的任脉两个中心、四个段结构属于淋巴通路,这种结构不但具有生理结构机制,而且具有胚胎发生发育机制。用现代医学分析《灵枢·五音五味》中有所记载的任脉循行路径:其一,"冲脉任脉皆起于胞中,上循背里,为经络之海",即体腔内淋巴胸导管结构和胸腹主动脉共构机制。其二,"其浮而外者,循腹右上行,会于咽喉,别而络唇口",即体腔腹侧中轴线附近的淋巴管结构由外向内连接胸导管上下端分布结构。其三,"血气盛则充肤热肉,血独盛者澹渗皮肤,生毫毛",即体表淋巴道和有氧血流融合生理功能

体现。其四,"今妇人之生有余于气,不足于血以其数脱血也,冲任之脉,不荣口唇,故须不生焉",即体内任脉胸导管淋巴液和冲脉胸腹主动脉有氧血融合生理功能体现。由四点分析得知,中医学所讲任脉结构并非简单的分布于机体腹侧的一种体液循行结构,而是根据人体胚胎发生发育机制对整个机体淋巴干结构功能的一种认识归纳(图4-95)。

2. 任脉上下交通与免疫级别发生发育机制:当我们明白任脉循行路线的两个中心和四段路径的发生发育机制后,我们自然想到任脉循行路径实际是关于人体淋巴系统的另一种描述,任脉循行路径具有两大特点。

第一个特点是内外交通,两个中心在躯干之内,四个循行分段结构将两个中心与躯干连接起来,由此形成任脉循行的内外交通机制,即《灵枢·五音五味》中描述的"其浮而外者,循腹右上行,会于咽喉,别而络唇口"。

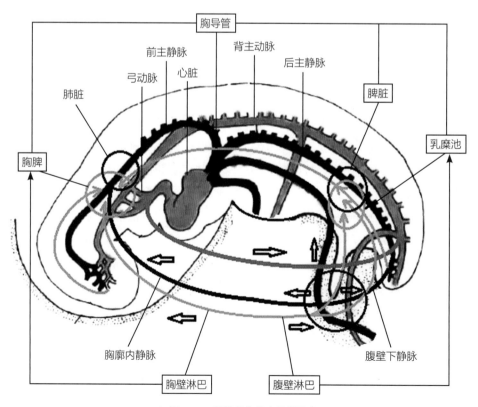

▲ 图4-95 任脉发生发育机制示意

第二个特点是上下交通，两个中心分别位于胸腔和腹腔之内，体腔内由中间通路胸导管将两个中心上下连接为一体，由此形成任脉上下交通机制，即《灵枢·营气》中描述的"络阴器，上过毛中，入脐中，上循腹里，入缺盆"。

由于任脉属于淋巴管结构，淋巴液流动随静脉血流做回流运动，故在内外交通和上下交通机制中，任脉被认为是由外向内、由下而上的运动轨迹。但按照《灵枢·经脉》中所讲的"任脉之别，名曰尾翳。下鸠尾，散于腹"，任脉循行路径中的体液是先由体表自上向下流动，进入体腔后按照《灵枢·营气》中所讲的"络阴器，上过毛中，入脐中，上循腹里，入缺盆"路径，形成由下向上的运动轨迹。即任脉是由"下鸠尾，散于腹"和"络阴器，上过毛中，入脐中，上循腹里，入缺盆"构成上下内外之间的循行闭合回路。

如果我们仔细分析任脉上下交通路径，就会发现其与任脉内外交通路径不能重叠，这样就出现了机制层面的矛盾。其实这一问题背后是两个层面机制，言任脉是内外交通结构是任脉胚胎阶段发生发育机制，而言任脉上下交通结构是生理阶段存在机制，当明白两个层面的具体内容时这一矛盾自然就会迎刃而解。中医学同时立论任脉胚胎发生发育机制和生理机制，是立足发生发育时间轴先后性来的。中医学认为，人体任何组织结构都是在胚胎结构形成的，生理阶段的组织脏器只是胚胎阶段发育组织结构的一种功能展现，同样的任脉结构发生发育和功能展现也是这个道理。

中医学理论中的任脉结构和功能不同于现代医学，现代医学基于体液循环机制，将淋巴循环列入静脉结构之中，即淋巴循环属于静脉的前身结构。换言之，现代医学是以无氧血和淋巴液同向回流作为立论淋巴系统机制；中医学是以有氧血和淋巴液交融对组织器官的作用机制而立论淋巴系统机制。

人体胚胎阶段，由于静脉血流来自于脐静脉有氧血，淋巴管属于静脉的前身结构，故当脐静脉向胚体静脉传输有氧血时，引发淋巴体液流动，由此形成有氧血和淋巴液同时流动的状态。脐静脉由胚胎腹侧后端向胚体前端背侧流动注入心脏，经前后主静脉传输到前后主静脉为胚体组织发育提供有氧血。由于胚体组织分化发育从外胚层神经胚开始，而神经胚发育起点是胚体背侧前端的脑神经部位，故前端的淋巴器官胸腺首先分化发育，也就是任脉"下注肺中，复出太阴"结构出现；然后胚体后端淋巴器官脾脏开始发生发育，即任脉"起于胞中"结构出现。前后两个免疫器官发生发育的同时，出现淋巴干结构将两个免疫器官连接起来，即任脉主体胸导管"络阴器，上过毛中，入脐中，上循腹里，入缺盆"结构出现。

任脉主体段胸导管结构上下连接的淋巴器官的发生发育时间是不同的，胸腺发生在前，脾脏发生在后。二者之间这种发育先后性导致功能出现了不同，现代医学研究认为胸腺是免疫细胞发生、分化、成熟的场所，故定性为中枢免疫器官；脾脏是T、B淋巴细胞定居、增殖的场所及发生免疫应答的主要部位，故为定性为外周免疫器官。

作为免疫细胞发生、分化、成熟的场所胸腺，主要功能是产生T淋巴细胞。造血干细胞经血流迁入胸腺后，先在皮质增殖分化成淋巴细胞。其中大部分淋巴细胞死亡，小部分继续发育进入髓质，成为近于成熟的T淋巴细胞。成熟的T细胞经血流分布至外周免疫器官的胸腺依赖区定居，并可经淋巴管、外周血和组织液等进行再循环，发挥细胞免疫及免疫调节等功能。T细胞的细胞膜上有许多不同的标志，主要是表面抗原和表面受体。整个淋巴器官的发育和机体免疫力都必须有T淋巴细胞，胸腺为周围淋巴器官正常发育和机体免疫所必需。当T淋巴细胞充分发育，迁移到周围淋巴器官后，胸腺重要性逐渐减低。

外周免疫器官又称二级免疫器官，是成熟淋巴细胞定居的场所，也是这些细胞在外来抗原刺激下产生免疫应答的重要部位之一。外周免疫器官包括淋巴结、脾脏、黏膜相关淋巴组织，如扁桃体、阑尾、肠集合淋巴结以及在呼吸道和消化道黏膜下层的许多分散淋巴小结和弥散淋巴组织。这些免疫器官都可以防止入侵的毒素及微生物。其中脾是重要的外周淋巴器官，脾脏的实质分为白髓、红髓和边缘区三部分。白髓由密集的淋巴细胞构成，是机体发生特异性免疫的主要场所，当抗原侵入脾引起体液免疫应答时，白髓内淋巴小结会大量增多。红髓主要由脾血窦和脾索组成，红髓内血流缓慢，使抗原与吞噬细胞的充分接触成为可能，是免疫细胞发生吞噬作用的主要场所。边缘区位于红髓和白髓的交界处，此区淋巴细胞较白髓稀疏，以 B 细胞为主，但有较多的巨噬细胞，是脾内捕获抗原、识别抗原和诱发免疫应答的重要部位。

胸腺是机体最大的中枢免疫器官，脾脏是机体最大的外周免疫器官，但两种免疫器官功能不是独立的。胸腺产生的成熟 T 淋巴细胞穿过毛细血管后微静脉的管壁，循血流，再迁移到周围淋巴结的弥散淋巴组织中，此处称为胸腺依赖区。胸腺依赖区在淋巴结中为副皮质区，在脾中为动

脉周围淋巴鞘，两种免疫器官依靠胸腺依赖区实现免疫功能的协同性，并可经淋巴管、外周血和组织液等进行再循环。这种现象在中医学中就是任脉循行路径中的上下交通机制。

胸腺在胸腔部位，产生的 T 淋巴细胞由上而下经淋巴管下行，就是《灵枢·经脉》所讲的"任脉之别，名曰尾翳。下鸠尾，散于腹"通路，即由左右胸壁深淋巴管和左右腹壁浅淋巴管构成，分布于腹侧轴中轴线位置的淋巴管通路结构，循胸壁腹侧下行腹壁腹侧，然后转入腹腔内部与脾脏贯通。

脾脏位于腹腔部位，脾脏产生 B 淋巴细胞由下向上流动，就是《灵枢·营气》所讲的"络阴器，上过毛中，入脐中，上循腹里，入缺盆"通路，即由乳糜池下端淋巴丛和胸导管构成，分布于体腔内背侧中轴线位置的淋巴管通路结构，循行腹腔内背侧向胸腔内背侧，向上与胸腺贯通。

任脉胸腹腔壁腹侧路径自上向下循行，任脉体腔内背侧循行路径自下向上，整体呈现逆时针循环轨迹，即《灵枢·五音五味》中描述的"其浮而外者，循腹右上行，会于咽喉，别而络唇口"轨迹。这也就是任脉上下循行通路的机制原理（图4-96）。

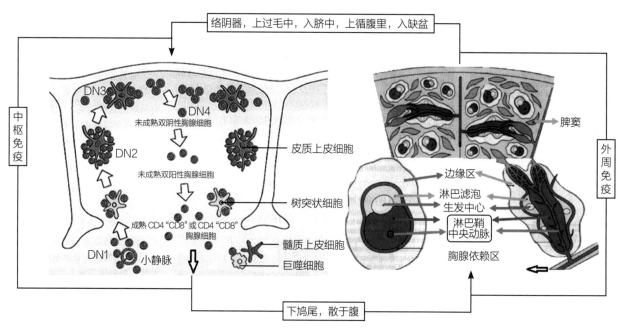

▲ 图 4-96　任脉与胸腺脾脏交通机制示意

（三）冲督任三脉共构与淋巴交通机制

1. 冲任体液交通与任脉生理功能 从任脉的胚胎发生发育机制分析知道，任脉结构是在胚胎发生发育阶段随着脐静脉向胚体静脉传输有氧血时，分化发育出的淋巴系统通路结构。胚胎静脉有氧血流和伴行的淋巴液是保证胚体组织分化发育的基础条件。静脉有氧血流保证组织器官分化发育的有氧血供应，淋巴液的免疫功能保证组织器官分化发育不受外来病原微生物的感染破坏，由此创造出胚胎组织分化发育的安全环境。出生后的生理阶段，由于脐带血流中断，静脉中血流由有氧血变为无氧血流，淋巴液就随静脉无氧血流做回流运动，这就完全打破了胚胎时期有氧血和淋巴液协同作用构成的组织细胞安全环境，出现了出生前后任脉体液机制的转化。出生后的任脉淋巴液必须结合动脉有氧血才能继续延续胚体阶段组织细胞安全环境，如果有氧血和淋巴液不能融合，就会引起组织细胞的缺氧和被病原微生物感染而凋零死亡。

胚胎阶段，淋巴液随脐静脉和体壁腹侧静脉血流由外向内流动，形成任脉浮外通路，进入体腔后随着冲脉伴行脉上下腔静脉血流而流动，汇入胸导管中，形成任脉沉内通路。脐带结构在胚胎腹侧后端，脐静脉有氧血从腹侧后端向胚体背体前端输送，引淋巴液由躯干腹侧淋巴管向胸导管流动是胚胎时期任脉体液循行的主要轨迹，即《灵枢·五音五味》描述的"其浮而外者，循腹右上行，会于咽喉，别而络唇口"通路。

生理阶段，有氧血来源于肺脏，有氧血进入冲脉胸腹主动脉中，沿着上下腔静脉血流相反的方向流动，这就形成了冲脉与任脉"其浮而外者，循腹右上行，会于咽喉，别而络唇口"相向而行的流动形态，即生理阶段有氧血和淋巴液交融机制。这一机制比胚胎阶段的静脉血流和淋巴液同向流动形式更为有效。

这一机制即冲任同构机制，在中医经典中介绍不多，主要记载于《灵枢·五音五味》："冲脉任脉皆起于胞中，上循背里，为经络之海，其浮而外者，循腹右上行，会于咽喉，别而络唇口，血气盛则充肤热肉，血独盛者澹渗皮肤，生毫毛。今妇人之生有余于气，不足于血以其数脱血也，冲任之脉，不荣口唇，故须不生焉。"后世医家常常认为冲任二脉只是在"女子胞"部位有所同构，后面的"上循背里，为经络之海，其浮而外者，循腹右上行，会于咽喉，别而络唇口"通路只是任脉通路。其实不然，从原文描述看，任脉和冲脉在体腔内主干部分是平行分布的，因为任脉属于阴经，如果没有阳性的冲脉伴行通路，就不能有"血气盛则充肤热肉"的生理功能。用现代医学分析，任脉体液属于淋巴液，隶属静脉前身结构体液，静脉血流为凉血，而冲脉体液属于有氧血流，有氧血流为热血，只有任冲二脉伴行结构存在，任脉才具有"血气盛则充肤热肉"的功能，这也说明了任脉体腔内分布段的生理机制。

2. 任督体液交通与任脉生理功能

（1）任冲二脉伴行共构分支于胸腔部位分布段：左右胸骨旁淋巴结体液由下向上运动，到达颈肩部汇合颈部淋巴，同时引流胸腺和肺深淋巴一起汇入胸导管之中；而相反方向的动脉血流由左右头臂动脉分支发出的左右胸廓内动脉和腹壁上动脉构成。以上结构中有氧血流自上向下流动与淋巴液自下向上流动发生相向交融。此结构为胸壁组织提供所需有氧血和淋巴液，这也是任脉胸腔部位分布段的生理功能机制。

（2）任冲二脉伴行共构分支于腹腔部位分布段：左右腹壁浅淋巴向下流动经髂外淋巴结进入腹腔，然后循左右髂内淋巴上行腹部淋巴汇入乳糜池，然后引流脾淋巴一起进入胸导管；而相反方向的动脉血流由腹主动脉首先分支于脾动脉，然后下行分流于左右髂总动脉，再经左右髂外动脉延伸到左右腹壁下动脉。以上结构中有氧血流由上向下然后出于外，淋巴液由外向内然后由下向上流动发生相向交融。此结构为腹壁组织结构提供所需有氧血和淋巴液，这也是任脉腹壁部位分布段的生理功能机制。

任脉在体腔腹侧的分布结构中，由胸部的胸廓内动脉和腹部的腹壁上下动脉构成，属于督脉腹侧部分支段结构；胸腔腹侧胸骨旁淋巴结和腹壁浅淋巴构成的结构，属于任脉浮外分支段结构。动脉血管和淋巴管在体腔腹侧中轴线位置的吻合结构，也就是任督二脉在体壁的共构结构。任督二脉这一共构结构实现了任督体液交通，这也是任脉腹侧部分支段生理功能机制。

作为淋巴体液循环的任脉通路并非是独立存在的，现代医学将之归属为静脉的前身结构是基于生理学解剖学层面而立论，中医学是立足于淋巴循环的胚胎和生理统一机制而立论，因此产生既有差别又有雷同的交叉机制。胚胎阶段任脉随同静脉发育而形成，故任脉体液循行随静脉回流，进入生理阶段后，动静脉血流性质的改变，导致任脉必须符合胚胎阶段有氧血和淋巴液融合机制，故中医学将淋巴通路任脉与有氧血通路胸腹主动脉冲脉对应而论，得出任冲二脉共构机制。任冲共构结构也就是胸导管和胸腹主动脉伴行结构，这一结构分布于体腔之内，故中医学将这一结构描述为冲任二脉"上循背里，为经络之海"。

任脉作为淋巴通路，由外向内回流，故出现了体壁淋巴和动脉血流之间的交融机制，任脉胸腹壁上的淋巴通道与胸腹部动脉平行分布，胸腹部动脉隶属于督脉在体腔壁的分支结构段，二者构成了任脉和督脉在体壁的结构吻合，故中医学将任脉体腔壁结构称为"阴经之海"。这也是形成与督脉头背支"阳经之海"的对应机制（图4-97）。

三、任脉"任者、妊也"与生殖功能机制

（一）冲任二脉与性征发生发育机制

中医学立论生殖系统和男女性征机制与现代医学不同。现代医学理论立论生殖是将生殖有

关的器官归属为一类，称之为生殖系统，即生殖系统是生物体内和生殖密切相关的器官成分的总称。生殖系统的功能是产生生殖细胞，繁殖新个体，分泌性激素和维持副性征。中医学生殖和男女性征理论是以经脉与脏腑之间的关系而立论，是以奇经八脉中的冲督任三脉与足少阴肾经共构机制而立论。其中冲督任三脉同起于女子胞理论，与现代医学机制不同，它的基本机制是从胚胎发生发育而来。

人体胚胎发生发育阶段，脐带结构是胚胎有氧血供应和无氧血回流的中心，脐带动静脉结构最初发育在尿囊位置。脐静脉自尿囊位置向肝脏延伸连于心脏，进入心脏后分流于前后主静脉，前后主静脉就是后来生理阶段的上下腔静脉即冲脉伴行脉。与冲脉伴行脉同时分化发育的是淋巴胸导管结构，也就是任脉体腔内的分支结构。冲脉伴行脉属于有氧血通道，任脉属于淋巴液通道，有氧血和淋巴液到达尿囊位置才能保证尿囊原基向实质性组织器官分化发育。因此，冲脉伴行脉和任脉是最早与女子胞关联的经脉结构。

最初的冲脉伴行脉是与背主动脉并行的，背主动脉是胚体最初无氧血回流于脐动脉出胚体的通路，即督脉头背支分段的原始结构。冲脉伴行脉和督脉头背支分段的最初连接是以脐带动静脉作为共构体，而脐带动静脉所处的尿囊位置也就是最初的女子胞位置（男性睾丸）。女子胞连接的动脉也就是最初的足太阳膀胱经在体腔内的原始结构。由此形成了冲督二脉与女子胞结构关联的雏形。

当尿囊位置出现中肾和后肾结构后，出现连接心脏和中后肾的胸腹主动脉结构，也就是胚胎时期的冲脉结构。胸腹主动脉中的血流自前向后流动，将脑垂体分泌的性促激素传输到中肾和后肾位置，中肾发育成生殖器官，后肾发育成泌尿系统肾脏，同时发育出与生殖系统相关的肾上腺、卵巢（男性睾丸）等性腺结构动脉分支。冲脉向中肾、后肾发出的动脉血管也就是最初的肾经结

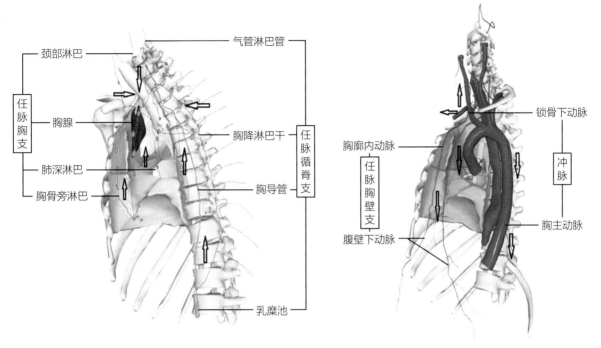

任脉胸腔部位体液交通机制示意图

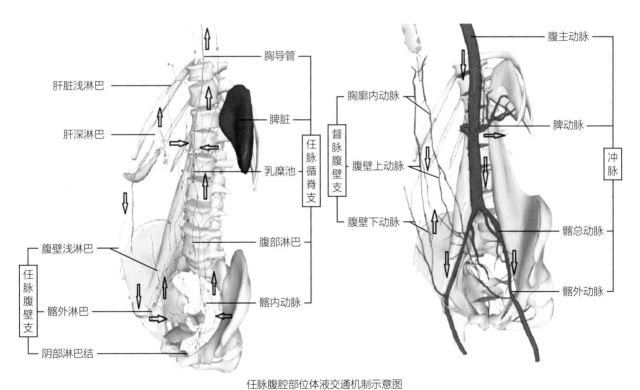

任脉腹腔部位体液交通机制示意图

▲ 图 4-97　任督冲三脉共构与体液交通机制示意

构，由此形成冲脉和肾经在女子胞位置的结构关联的雏形，第一性征的发生发育也由此开始。

　　冲脉结构出现后，冲脉胸腹主动脉以及伴

行脉上下腔静脉向脏腑发出连接分支，使得脏腑组织原基因具有了动静脉结构分布后迅速分化发育，同时也导致胚胎前后内旋和背腹内卷运动迅速分化发育，形成体腔结构将脏腑包裹其中。在体腔结构形成过程中，体壁腹侧出现动静脉结构，体腔腹侧中轴线左右位置的胸廓内动脉、腹壁上下动脉属于督脉在腹壁的分支段结构，同时平行分布的胸廓内静脉和腹壁上下静脉属于督脉腹壁支的伴行脉。督脉腹壁支以及伴行脉同时与脐周动静脉发生关联，由此形成了督脉与女子胞在腹壁侧端连接。

督脉腹壁支段由左右胸廓内动脉和左右腹壁上下动脉构成，隶属于荣道通路，督脉腹壁分支段伴行脉由左右胸廓内静脉和左右腹壁上下静脉构成属于营道通路，荣卫通道之间的淋巴管结构隶属于经水通路即任脉胸腹壁分支段通路结构。

当这条淋巴带通路在胸腹壁腹侧形成后，受到胚体前后内旋分化发育运动的带动，前后端与体腔内的胸导管结构发生吻合，淋巴液由胸导管结构前后端相向流向胸腹壁分支段通路中，由此形成了任脉淋巴液的内外循环通路。

任脉淋巴液的内外循环通路形成，使得淋巴液由胸导管前后端流出并相向而行汇集到胸腹壁分支段通路，最后在脐周附近随脐静脉回流体腔内，即肝脏深浅淋巴管结构形成，这一淋巴通路使得任脉与女子胞（生殖泌尿）形成了内外两个区域，外部区域为脐周静脉丛以及淋巴丛，内部区域为尿囊静脉丛以及淋巴丛，即脐静脉体表组织吻合区和体内组织吻合区。由于任脉形成的这两个组织关联吻合区都在腹腔位置，也就是女子胞结构内外部位，故形成了任脉内外支与女子胞的结构关联。任脉内外分支结构通路吻合形成后，又使得淋巴液呈现前后内外流动形态。淋巴结构是静脉的前身结构，胚胎时期的性腺分泌出的性激素进入这一通路，然后随静脉血流循环于体内。前端下丘脑垂体分泌的性促激素由前端淋巴道传输进入后端，促使后端性腺发生发育，性腺激素分泌后作用于生殖器官，导致第一性征继续分化发育。

当机体进入生理阶段后，由于脐带血流中断，动静脉血流发生相反的转换，故任冲二脉体液流动发生机制转换。其一，冲脉胸腹主动脉保持血流原始方向继续由前向后流动，血液由无氧血变为有氧血，这种转换将来自肺中的有氧血直线式灌流到生殖系统位置，保证生殖系统有氧血的充分供应，成为以后女子胞妊娠滋养胎儿的供血基础。男性冲脉直接下通睾丸和阴茎，为交媾阴茎勃起提供有氧血流供应。这就是冲脉起于胞中的生理机制。

男女第一性征的发育需要一定的时间，根据中医学记载，第一性征发育一直延续到出生后的三岁时段，即《外经微言·初生微论》所讲"人之初生，目不能睹，口不能餐，足不能履，舌不能语，三月而后见，八月而后食，期岁而后行，三年而后言，其故何也？岐伯曰：人之初生，两肾水火未旺也。三月而火乃盛，故两目有光也。八月而水乃充，故两龈有力也。期岁则髓旺而膑生矣"。

性激素的产生不但有腹部中后肾结构，而且包括头面部的脑垂体结构。脑垂体产生性促激素和生殖腺产生性激素共同构成下丘脑 - 垂体 - 性腺轴，才能形成男女第二性征。下丘脑 - 垂体 - 性腺轴功能的完全体现是在出生后的生理阶段，即《外经微言·初生微论》所讲"男十六天癸通，女十四天癸化。容成曰：男以八为数，女以七为数，子知之矣。天师于二八、二七之前，《内经》何未言也？岐伯曰：《内经》首论天癸者，叹天癸难生易丧也。男必至十六而天癸满，年末十六皆未满之日也。女必至十四而天癸盈，年未十四皆未满之日也。既满既盈，又随年俱耗，示人宜守此天癸也。容成曰：男八八之后犹存，女七七之后仍在，似乎天癸之未尽也。天师何以七七、八八之后不再言之欤？岐伯曰：予沦常数耳，常之数可定，变之数不可定也。予所以论常不论变耳"。

下丘脑 - 垂体 - 性腺轴内任何一个部位发生功能紊乱或疾病，都会影响到人体性激素的分泌，由此出现一系列不同的临床病证。下丘脑 - 垂体 -

睾丸轴调节着男性激素水平，维系男性性功能，对体内大部分激素的水平有调节、控制的功能。中医学基于冲任督三脉与足少阴肾经之间的共构关系，立论了男性第二性征机制，说明了当冲督任三脉任何一条经脉与肾经不能体液交通，就会引起生理阶段第二性征的变化产生。

《灵枢·五音五味》中讲解女性为何不生胡须现象机制，即"今妇人之生有余于气，不足于血以其数脱血也，冲任之脉，不荣口唇，故须不生焉"。意思是讲女性侧重于任脉，月经脱血导致气多而血少，冲脉血少，故而不生胡须。

《针灸甲乙经·奇经八脉》中讲解男性不生胡须现象机制，即"人有伤于阴，阴气绝而不起，阴不为用，髭须不去，宦者独去，何也？曰：宦者去其宗筋，伤其冲脉，血泻不复，皮肤内结，唇口不营，故无髭须。夫宦者，其任冲之脉不盛，宗筋不成，有气无血，口唇不营，故髭须不生。（督脉者经缺不具，见于营气，曰上额循巅，下项中，循脊入，是督脉也）"。意思是讲冲脉荣血和任脉天癸水俱盛，男性虽然没有月经现象，但是有性激素分泌，故"人有伤于阴，阴气绝而不起，阴不为用，髭须不去"。但是"宦者独去，何也"？解释为"宦者去其宗筋，伤其冲脉，血泻不复，皮肤内结，唇口不营，故无髭须"。意思是讲男性性腺睾丸被阉割后，冲脉荣血在睾丸处中断，荣血不能带动营气到达头面部，由此引起胡须不生的现象发生。宦者阉割睾丸后并非没有性激素，而是因为"任冲之脉不盛，宗筋不成，有气无血，口唇不营，故髭须不生"。这是说睾丸和阴茎被阉割后，阴茎冲脉荣血在阴部中断，睾丸阉割后行任脉经水在阴部中断，阴部荣血和经水不能反流回头面部，故胡须不生，即第二性征变化。现代医学分析，太监在被阉割之后，身体缺少分泌雄性激素的器官，雄性激素不能分泌，下丘脑-垂体-性腺轴不能产生正负反馈，引起胡须不生的现象。

由以上中医学关于第一性征和第二性征的机制解析得知，冲任二脉的共构结构是性征出现机制，具有胚胎层面机制内含，在胚胎发育过程中冲脉的"头气冲"连接下丘脑-垂体，下丘脑-垂体分泌促激素后经"头气冲"进入冲脉胸腹主动脉，终点到达中肾和后肾部位导致性腺分化发育，性腺分泌性激素后引起第一性征的发生发育；当任脉结构形成后，因为任脉淋巴管结构属于静脉的前身结构，性激素分泌后进入任脉淋巴道随冲脉伴行脉上下腔静脉回流，到达脑部后形成下丘脑-垂体-性腺轴负反馈，由此导致第二性征的出现。综上所述，冲任二脉与肾经关联先后出现两个区域，胚胎在早期出现的任冲二脉与肾经形成的内部吻合区域是第一性征产生的结构，也就是下丘脑-垂体-性腺轴正反馈机制；胚胎后期冲任二脉与肾经形成的外部吻合区域是第二性征产生的结构，也就是下丘脑-垂体-性腺轴负反馈机制，冲任二脉与肾经吻合共构的两个区域也就是中医学关于男女性征的理论（图4-98）。

（二）冲任交通对生殖腺体调节机制

当我们明白任督冲三脉共构机制后得知，任脉中的淋巴体液循行并非独立存在，而是以冲督二脉中的有氧血流形成相向交通形态而存在，由此实现有氧血和淋巴液交融机制，这种三脉共构结构分布形态：冲脉胸腹主动脉以及伴行脉上下腔静脉在体腔中间分布，督脉经正脊髓前后内动脉在背侧中轴线位置分布，任脉经正胸腹壁淋巴管在腹侧中轴线位置分布。在这种三脉共构分布形态中由于督脉经正处于脊髓腔中，任脉和冲脉结构分布胸腹腔结构之中，故就体腔而言，任冲二脉共构结构就成为伴行形态，故在《针灸甲乙经·奇经八脉》中同时立论冲任二脉的循行，即"冲脉任脉者，皆起于胞中，上循脊里，为经络之海。其浮而外者，循腹上（一作右）行，会于咽喉，别而络唇口。血气盛则充肤热肉，血独盛则渗灌皮肤，生毫毛"。现代医学分析就是胸腹腔主动脉和胸导管结构的伴行分布结构。

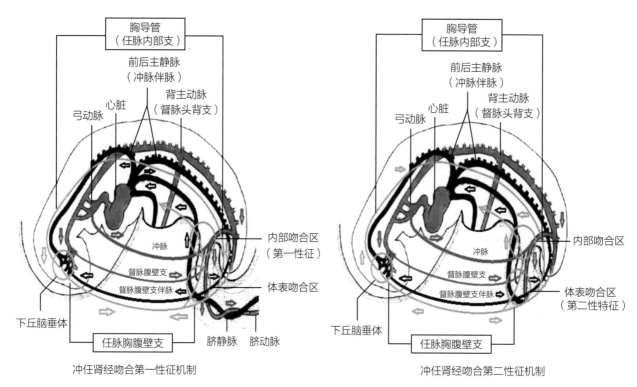

▲ 图 4-98　冲任二脉与性征发生发育机制示意

任脉经正通路主干即任脉外浮循行结构，也就是左右腹壁浅淋巴管结构，分布于腹部中轴线位置，即《灵枢·经脉》所讲"任脉之别，名曰尾翳。下鸠尾，散于腹"。任脉内沉循行结构即胸导管结构，即《素问·骨空论》所讲"任脉者，起于中极之下，以上毛际，循腹里，上关元，至咽喉，上颐，循面，入目"。任脉淋巴体液自腹部外浮段结构（腹壁浅淋巴）向内沉段结构（胸导管）流动，形成由外向内的流动形态。而冲脉胸腹腔主动脉有氧血流自上向下流动外出，与腹部左右腹壁下动脉形成由内而外流动形态。任冲二脉这种顺逆相向流动形态，使得腹部成为有氧血和淋巴液交融的集中区域，故而"冲脉任脉者，皆起于胞中，上循脊里，为经络之海"。

但是，任冲二脉体液交通并非是单纯淋巴液和有氧血流之间的交融，而是伴随着激素体液的交通机制，冲脉腹主动脉血流自上而下流动过程中，同时向生殖器官腺体分流，依次如下。

肾上腺下动脉：肾动脉供应肾上腺的分支。

发自肾动脉起始的上缘，上行供应肾上腺的下部。

肾动脉：腹主动脉供应肾脏的成对分支。在第一腰椎平面发自腹主动脉，沿腹后壁行向两侧，在肾门处分为前、后两支，经肾门入肾。

卵巢动脉：腹主动脉供应卵巢的成对动脉分支。在肾动脉起始处的稍下方发自腹主动脉的前壁，沿腹后壁下行入骨盆，分布至卵巢和输卵管等结构。

子宫动脉：发自髂内动脉的内侧壁，进入子宫阔韧带两层之间，沿子宫的外侧缘分布至子宫及其邻近结构，在子宫颈外侧约 2 厘米处跨越输尿管前上方的动脉。

阴部内动脉：在臀下动脉的前方下行，穿梨状肌下孔出骨盆，继经坐骨小孔至坐骨肛门窝，发出肛动脉、会阴动脉和阴茎动脉（阴蒂动脉），分布于肛门、会阴部和外生殖器。

在生殖系统动脉血流流动过程中，生殖腺体肾上腺卵巢（睾丸）等分泌的激素体液也进入动脉血流中去，激素体液随冲脉血流由上向下流动，冲脉向生殖腺体发出的动脉分支结构也就是足少阴肾经在体腔内循行结构，足少阴肾经生殖腺体分支血流与任脉胸导管淋巴液回流方向正好形成相向而行的形态，由此形成冲任二脉对足少阴肾经的体液调节功能，即《针灸甲乙经·奇经八脉》所讲的"冲脉者，起于气冲，并少阴之经，挟脐上行，至胸中而散"。冲任二脉对生殖系统体液调节产生三个机制。

1. 任冲二脉对动静血流的调节作用　冲脉和肾经都属于动脉血流有氧体液，任脉属于淋巴体液，任脉淋巴体液随冲脉伴行脉上下腔静脉而流动，由此形成腹腔部位动静脉血流和淋巴液循环，如果这种循环受阻就会导致生殖系统导致体液循环障碍性疾病发生，也就是《针灸甲乙经·奇经八脉》中所讲的"任脉为病，男子内结七疝，女子带下瘕聚"。

2. 任冲二脉对性腺激素体液调节作用　冲任二脉体液相向而行，同时带动足少阴肾经相关性腺激素体液流动循行，当冲任二脉体液出现异常时，就会影响性腺激素体液的流动，由此引起性腺激素对生殖器官调节作用产生异常，由此引起的疾病就是《针灸甲乙经·奇经八脉》中所讲的"妇人有余于气，不足于血，以其月水下，数脱血，任冲并伤故也"。

3. 任冲二脉对生殖器官神经调节作用　任冲督三脉都是"起于女子胞"，女子胞者属于足少阴肾经。任冲督三脉都与肾经在腹壁连接，当冲任二脉血流异常引起肾经体液流动异常时，就会引起督脉体液流动发生异常，督脉经正为头背部分段脊髓前后内动脉，当脊髓前后内动脉血流引动异常时就会引起脑髓神经信号反射产生异常，即《针灸甲乙经·奇经八脉》所讲的"冲脉为病，逆气里急。督脉为病，脊强反折"。"冲脉为病，逆气里急"即腹主动脉血流受阻；"督脉为病，脊强反折"即督脉脊髓前后内动脉血流缺少引起的角弓反张神经症状。角弓反张是指项背高度强直，使身体仰曲如弓状的病证。

由任冲督三脉对足少阴肾经的调节机制分析得知，任脉对性腺器官的调节作用实际是通过任脉与足少阴肾经交通机制实现的，足少阴肾经体腔内结构段连接胚胎中肾和后肾，中肾后肾都具有产生激素体液功能，足少阴肾经与冲督任三脉形成共构，冲督任三脉体液流动异常都会引起性腺激素体液调节作用发生异常，特别是任脉淋巴液对生殖腺体具有免疫保护作用，生殖腺体一旦失去任脉淋巴液保护作用就会产生疾病，由此使机体失去生殖功能，即《难经集注·奇经八脉第三》中所讲的"任者、妊也。此是人之生养之本。"机制（图 4-99）。

（三）任脉对男女头面第二性征调节机制

冲督任三脉作为机体经脉体液流动的核心，都具有内外和上下之分。冲任二脉腹腔部的共构机制能够调节机体下部的生殖系统，具有调节机体上部与生殖系统相关的机制存在。冲脉内分结构是由胸腹主动脉和伴行脉上下腔静脉构成，冲脉以及伴行脉结构是全身荣营体液流动的主干通路。冲脉胸腹主动脉是荣气有氧血外出主干通路，伴脉上下腔静脉是营气无氧血流的回流主干通路。冲脉伴行脉还有前身淋巴胸导管结构存在，故中医学将胸导管和胸腹主动脉对应而言。任脉与冲脉的结构吻合不是以胸腹主动脉与胸导管为共构体，而是以伴行脉上下腔静脉与胸导管为共构体。这是因为冲脉胸腹腔结构发出分支向远端组织结构提供有氧血，而上下腔静脉血流和胸导管淋巴是由周围组织向体腔内回流，所以冲任二脉的共构结构实际是冲脉伴行脉上下腔静脉和胸导管结构的吻合结构。故《难经集注·奇经八脉》讲："冲脉者，起于气冲，并足阳明之经。挟齐上行，至胸中而散也。　吕曰：冲脉者阴脉之海。丁曰：冲脉起于气冲。并足阳明之内，挟任脉之外。上行至胸中而散，皆起于两间。此者是三焦行气之府也。故吕氏云：一本曰冲者。此之谓也。杨曰：经云冲脉者，十二经之海也。如此则不独为阴脉

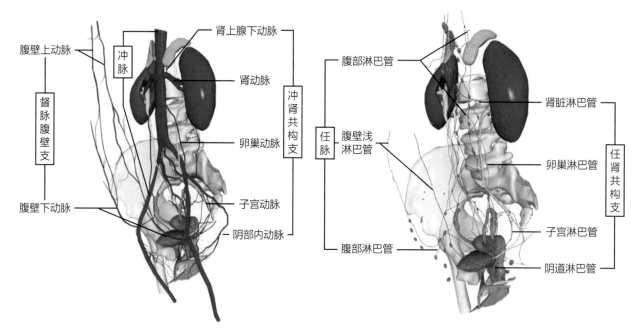

▲ 图 4-99　任脉生殖腺体调节机制示意

之海,恐吕氏误焉。冲者、通也。言此脉下至于足,上至于头,通受十二经之气血。故曰冲焉。"

该段原文是讲冲脉既是阳脉之海,也是阴脉之海。冲脉与督脉共构成为"阳经之海",冲脉伴脉与任脉共构形成"阴经之海"。冲脉这种同时为"阳经之海"和"阴经之海"机制也就是任督二脉内分结构存在的基础,同时也是手足十二经体液流动的基础。按照现代医学分析,胸腹主动脉干和上下腔静脉干是一切体液循环的基础。冲脉胸腹主动脉和伴行脉上下腔静脉是纵贯于体腔内的动静脉干,因此冲督任三脉都有上下分支结构。

冲督任三脉下部分支就是冲任督三脉同起于女子胞,其中冲脉胸腹主动脉是机体最大有氧血动脉通路,其分布形态以"土"字形结构分布于颅腔、胸腔和腹腔之内,即《灵枢·海论》中所讲的"冲脉者,为十二经之海,其输上在于大杼,下出于巨虚之上下廉"。这一结构分段主体在头部的分支段,也就是所谓的"头气冲"结构,即《外经微言·经气本标》中所讲的"雷公曰:头之冲何所乎?岐伯曰:头之冲,脑也"。具体而言,也就是《素问·骨空论》所讲的"髓空,在脑后三分,

在颅际锐骨之下;一在龂基下;一在项后中,复骨下;一在脊骨上空,在风府上"。现代医学分析,头气冲就是颈外动脉和颈内动脉向头面部发出的动脉血管丛。

冲脉胸腹主动脉有其伴行脉上下腔静脉存在,上下腔静脉是机体静脉血流回心的核心主干通路,与冲脉胸腹主动脉结构伴行,是上腔静脉系,下腔静脉系(包括门静脉系)和心静脉系三大系统组成体循环静脉。其中上腔静脉收集头颈、上肢、胸壁及部分胸腔脏器回流膈以上上半身的静脉血,经上腔静脉回流入右心房,上腔静脉的颈内静脉支和颅外支分布于头面部。颈内静脉回流头颈部的静脉血,上端于颈静脉孔处与乙状窦相续,行于颈动脉鞘内,注入头臂静脉,其属支包括颅外支和颅内支。颈内静脉支和颅外支与冲脉"头气冲"结构伴行构成冲脉在头部的荣(有氧血)营(无氧血)循环结构。

头面部位的动静脉干都属于冲脉结构,其中头面部动脉干属于冲脉"头气冲"结构,头面部静脉干属于"头气冲"的伴行脉。与头面部静脉干同行的淋巴干结构属于任脉结构,具体是指胸

导管上部连接的颈部淋巴管和面部淋巴管结构。这一结构与胸腹壁中轴线位置的淋巴管形成一条纵向分布带，也就是《素问·骨空论》所讲的"任脉者，起于中极之下，以上毛际，循腹里，上关元，至咽喉，上颐，循面，入目"结构。

任脉"至咽喉，上颐，循面，入目"分段结构属于颈部淋巴管和面部淋巴管，与之同行的结构是主动脉弓发出的颈总动脉干和面动脉，颈总动脉干和面动脉属于冲脉的"头气冲结构"，二者

构成了冲任二脉在头面部的共构体（图 4-100）。

冲任二脉在头面部的共构结构与冲任二脉在下端腹部结构是上下对应的。冲任在下端与足少阴肾经相连，足少阴肾经与性腺结构相连。《灵枢·经脉》讲："肾足少阴之脉，起于小趾之下，斜走足心，出于然谷之下，循内踝之后，别入跟中，以上踹内，出腘内廉，上股内后廉，贯脊，属肾，络膀胱；其直者，从肾上贯肝膈，入肺中，循喉咙，挟舌本；其支者，从肺出络心，注胸中。"

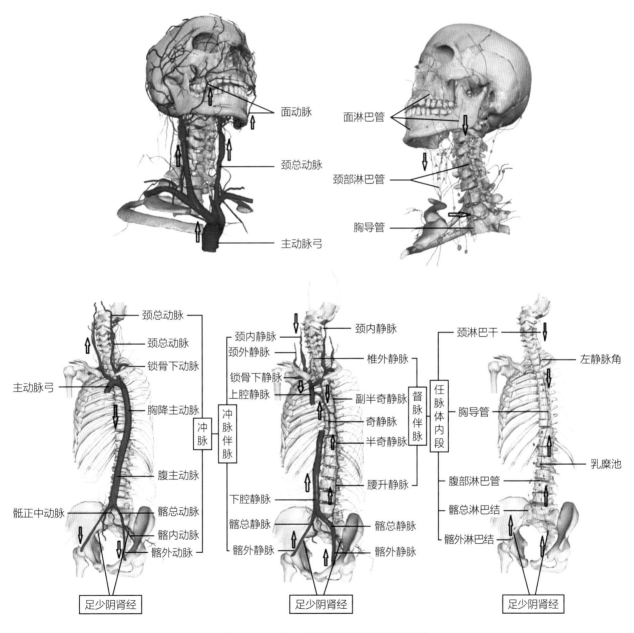

▲ 图 4-100　冲任二脉调节头面部性征机制示意

足少阴肾经也"循喉咙，挟舌本"，故冲任和肾经三脉同时汇集于头面部的体液循环结构。性腺分泌激素从下部流入冲任和肾经三脉中，后上输到头面部导致男女第二性征出现。当下端冲任二脉与足少阴肾经不能交通时，性激素不能上传到头面，就会导致第二性征不能出现，故《灵枢·五音五味》记载："今妇人之生有余于气，不足于血以其数脱血也，冲任之脉，不荣口唇，故须不生焉。"这就是冲任二脉调节第二性征的机制原理。

四、任脉"阴经之海"与淋巴回流机制

（一）任脉"经水论"与淋巴管机制

1. 荣气经水与体液通路分类　中医学经脉理论是以四海论为总体核心，荣道和营道说是基于气海和水谷海交通机制而言。从水谷海胃肠道静脉端静脉血管为营道，从气海动脉端脉管为荣道，营道和荣道闭合交通也就是所谓的"营卫生会说"。"营卫生会说"是由"脾胃脉"到"阳受之则入六腑，阴受之则入五脏"延伸而来。现代医学机制分析，它是以动静脉结构标准来界定脏腑属性，从静脉端血管者为五脏，即"阴受之则入五脏"；从动脉血管者为六腑，即"阳受之则入六腑"。这一机制与脾胃间动静脉结构相关是肯定的，因为没有动静脉循环结构，血液不能形成离心回心运动，微循环组织液也不可能出现与血液之间的交通机制，中医学所谓的经脉循行机制也不可能成立，故由动静脉连接脾胃机制立论"阳受之则入六腑，阴受之则入五脏"，扩展到肢体经脉的"荣营二十八脉"结论。"荣营二十八脉"是纯粹的动静脉血循环机制，与现代医学血循环机制是相同的，但是非常奇怪，既然中医学已经知道了动静脉血循环机制，经脉应该确立为二十八条，为什么又得出了手足二十经脉的结论呢？

（1）荣营交通与"二十八脉"机制：《灵枢·海论》中讲"冲脉者，为十二经之海，其输上在于

大杼，下出于巨虚之上下廉"。肺中有氧血经过心脏后出弓动脉，主干为胸腹主动脉，有氧血经行胸腹主动脉由胸腔进入腹腔，胸腹主动脉机体最大的动脉干，故而"冲脉者，为十二经之海"；胸腹主动脉在腔腹腔位置都发出分支结构形态如"土"字形，冲脉向四肢头部发出的分支解剖学定位就是"其输上在于大杼，下出于巨虚之上下廉"。冲脉以及分支通路中体液就是有氧血，冲脉是机体最大的荣气通路。故而"冲脉者，为十二经之海"也就是四肢动脉血管无疑。

冲脉属于有氧血的最大通路，血流方向由体腔内主动脉干逐渐向脏腑和四肢微循环方向流动，为组织器官提供营养，当组织器官得到有氧血供应时就会产生代谢物转入静脉血流中去，这样就出现了无氧血静脉回流通路，而静脉血流由微循环静脉端逐渐向主静脉干做回心运动，这样就在体腔内出现了上下腔主动静脉干，上下腔静脉干与胸腹主动脉干近乎并行分布，也就是冲脉的伴行脉结构通路。

冲脉与其伴行脉形成闭合循环通路，也就是动静脉循环机制，这一结构具有两个转折点：其一为心脏动静脉转折点；其二为微循环动静脉转折点。两个转折点之间的动脉通路称之为荣道，荣道通路以冲脉为中心。反之，两个转折点之间的静脉通路称之为营道，由此形成了机体荣营交通通路。按照中医学经典记载荣营交通通路主干道是"二十八脉"，即《灵枢·五十营》中所讲"人经脉上下左右前后二十八脉"。

冲脉为荣道主干，冲脉伴脉为营道主干，荣道与营道之间不是直接连接，而是中间具有淋巴通路作为中介结构，中医学对于机体体液通道交通理论有两种：其一，荣营交通，所谓荣道者也就是动脉血管，营道者即静脉血管，荣营道交通理论基于冲脉和伴行脉形成荣营闭合循环回路，因此荣营二十八脉是等同于现代医学中所讲动静脉循环结构，是一切经脉的整体结构模式。其二：除荣营二十八脉之外，还有一种体液通路结构，

那就是淋巴通路结构，现代医学将淋巴道属于静脉的前身结构，从静脉血流而回流，但是中医学划分不是如此划分，而是将淋巴通路独立划分出来定位为经水通路，"经水"通路机制即《灵枢·经水》所讲"夫经水者，受水而行之；五脏者，合神气魂魄而藏之；六腑者，受谷而行之，受气而扬之；经脉者受血而营之"。

（2）荣水交通与十二经脉机制：淋巴通路有别于动静脉通路，具有自己独立的体液流动方式，即"夫经水者，受水而行之"。淋巴通路不是独立存在的，与静脉通路交通，即"五脏者，合神气魂魄而藏之"，与动脉通路交通，即"六腑者，受谷而行之，受气而扬之"。淋巴通路属于静脉的前身结构，从属于营道，即"经脉者受血而营之"。"经水"通路中的体液也就是淋巴液，淋巴管内流动的透明无色液体与水分外观相似，故而中医学称之为"经水"。

用现代医学分析，将淋巴道当作动静脉之间的中间过渡通路来立论，动静脉几乎平行分布的，故荣营二十八脉中，一半十四脉是动脉荣道，另一半是静脉营道。淋巴管通路与动静脉结构都不伴行，故而将其独立定位为经水通路是比较合理的。

将淋巴通路定位为经水通路是以经水，而淋巴道通路连通体腔内淋巴器官脾脏，故而定位淋巴通路的定位首先从体腔内脾胃脉开始，即《素问·太阴阳明论》中所讲的"太阴阳明为表里，脾胃脉也"，胃经属于冲脉发出的荣道，属于有氧血动脉血管，脾脉者即脾脏淋巴导管，荣道和经水道从"脾胃脉"在体腔内展开，荣道胃脉连接腑器官形成"阳受之则入六腑"，即六腑动脉血管网，而经水脾脉连接脏器形成"阴受之则入五脏"，即五脏淋巴网结构，"阳受之则入六腑，阴受之则入五脏"也就是脏腑间动脉网和淋巴网共构结构描述，即荣气和经水在脏腑间的交通结构。（此处从略）

淋巴道体液通路中的体液是随静脉血流做回

心运动的，也就是从躯干肢体淋巴道向体腔内回流的，故而荣气和经水通路是不能界定在脏腑之间，必须从全身体液范围内观察界定，由此就产生了体腔内脏腑和躯干四肢动脉和淋巴道之间的机制问题，动脉有氧血流从胸腹主动脉而出，体腔内连脏腑，外连躯干四肢，当有氧血流到达脏腑躯干四肢微循环结构时，就开始转入淋巴管结构做回流运动，必定经过脏腑，由此就形成了脏腑经脉和四肢经脉之间的关联结构，也就是《素问·太阴阳明论》中所讲的"足太阴者三阴也，其脉贯胃属脾络嗌，故太阴为之行气于三阴。阳明者表也，五脏六腑之海也，亦为之行气于三阳"结构机制。体腔内脏腑和四肢形成的十二经脉是动脉血流和淋巴通路共构而成的结构通路。"阳明者表也，五脏六腑之海也，亦为之行气于三阳"，故形成的手足三阳经是以动脉通路为主，"足太阴者三阴也，其脉贯胃属脾络嗌，故太阴为之行气于三阴"。形成的手足三阴经是以淋巴通路为主。由此在动静脉荣营二十八脉基础上又划分出十二经脉通路，称之荣气经水荣水交通十二经脉机制。

淋巴道体液是随静脉血液做回流引动的，为什么中医学特别重视荣气经水交通十二经机制呢？原因有二。其一，荣卫胚胎交通机制。人体胚胎阶段，静脉血管中流动的体液是有氧血，淋巴液随静脉血流流动是按照荣气和经水交通机制进行的。这一机制是人体胚胎分化发育的体液基础，故中医学虽然知道生理阶段的动静脉循环结构形成的荣营交通"二十八"机制，但是为了延续胚胎时期的体液交通机制，仍然按照有氧血和淋巴液形成的荣气经水交通"十二经"作为根本。其二，荣水生理交通机制。生理阶段机体静脉无氧血通路对应中医学营道，静脉营血向体腔内回流最后要集中于冲脉伴脉上下腔静脉干。上腔静脉收集机体上部无氧血回流入心，下腔静脉收集机体下部无氧血回流入心。上下腔静脉干并不与冲脉结构平行分布，反倒是淋巴主干胸导管结构与冲脉胸腹主动脉结构平行分布。这正好符合胚胎期有氧血荣气和淋巴液经水交通机制。故中医学以经水为标准而划分出十二经水理论，即《灵枢·海论》讲的"冲脉者，为十二经之海"，实际是说冲脉和任脉共构成荣气经水交通的十二条体液通路。

2. 任脉与经水通路机制

（1）荣营水卫四种体液通路界定：中医学将体液有形管道通路，分为荣道、营道和经水三种。还有一种无形的体液通路，那就是动静脉通过肌肉结构时，渗透到肌肉筋膜结构的组织液通路，中医学称之为卫气通路。卫气的躯干部位分布位置即《灵枢·本脏》所讲的"卫气者，所以温分肉、充皮肤、肥腠理、司开合者也"。卫气躯干内分布结构位置即《素问·痹论》中讲的"卫者，水谷之悍气也，其气慓疾滑利，不能入于脉也，故循皮肤之中，分肉之间，熏于肓膜，散于胸腹"。中医学四种体液通路的提出，让后世医家产生了很多误区，其实核心结构就是三种，即宗营卫隧。其一，宗隧即有氧通路，又称荣道；其二，营隧即无氧血通路，又称营道；其三，卫隧即淋巴通路。经文中，淋巴管有粗细之分，粗大淋巴管称为脉，如任脉，细小淋巴管称为卫隧，又称经水。故从经文层面来看，是四种通路，但实际上是三种体液通路。

（2）两个体液交汇转换区机制：荣道有氧血是由主动脉血管向微循环流动，荣道中的体液流动方向是朝向卫气位置，中医学称之为荣卫交通，也就是《素问·热论》中所讲的"五脏已伤，六腑不通，荣卫不行"。卫气处于荣营二道之间，不但与荣道发生吻合，而且与营道发生吻合，中医学称为营卫交通，即《灵枢·营卫生会》所讲的"营在脉中，卫在脉外，营周不休，五十而复大会，阴阳相贯，如环无端"。荣卫交通是有氧血由胸腹主动脉逐级向微循环动脉端流出，营卫交通是由微循环静脉端逐级向上下腔静脉回流。动静脉血流相向而行就出现了两个交汇转折区域。

第一个肺脏交汇转换区域：上下腔静脉血流回流到心脏右心房，胸腹主动脉血流出左心房，动静脉交汇转折点是由左心室向肺发出的肺动脉（无氧血）和右心室发出的肺静脉（有氧血）。在这个动静转换区域结构中，还伴随淋巴器官胸腺淋巴液的回流，即荣营卫三种体液在肺部形成一个集中区域。因为这个体液集中区域是在肺部，我们称之为肺体液交汇集中区。

第二个脾脏交汇转换区域：荣卫交通和营卫交通在体腔外组织的微循环端发生吻合，构成第二个交汇转化区域。在这一动静脉转换区域结构中，还伴随着淋巴器官脾脏淋巴液的回流。因为荣营卫三种体液是在体表位置交汇，我们称之为体表交汇集中区。

这两个交汇转换区域，一个分布于肺部，一个分布于体表。肺主皮毛，但是表里之间需要中间连接通路，这一通路也就是任脉主体段胸淋巴管。胸淋巴管起于第一腰椎前方的乳糜池，向上穿膈的主动脉裂孔进入胸腔，沿脊柱右前方和胸主动脉与奇静脉之间上行，至第5胸椎高度经食管与脊柱之间向左侧斜行，再沿脊柱左前方上行，经胸廓上口至颈部，在左颈总动脉和左颈内静脉的后方转向前内下方，注入左静脉角。因此胸导管成为前后两者体液交汇集中区域的淋巴液通路，也是任脉最核心的结构。

任脉胸导管上下连接两个体液的交汇转换区是淋巴管道通路结构，如果没有淋巴器官的存在就不会产生免疫作用。胸导管中间段上连胸腺，下连脾脏，胸腺和脾脏产生的免疫因子进入胸导管才使得淋巴体液具有了免疫作用。这就是中医学将肺经和脾经同称为太阴经的原因，也是肺经原本属于上肢桡动脉血管，反而被定位为太阴经背后的原因。这是从与任脉胸导管结构关联角度做出的划分归类（图4-101）。

（二）任脉与体液阴阳定性原则

1. 任脉与微循环体液阴阳定性原则　中医学将机体体液分为荣营卫三种，根据现代医学分析：

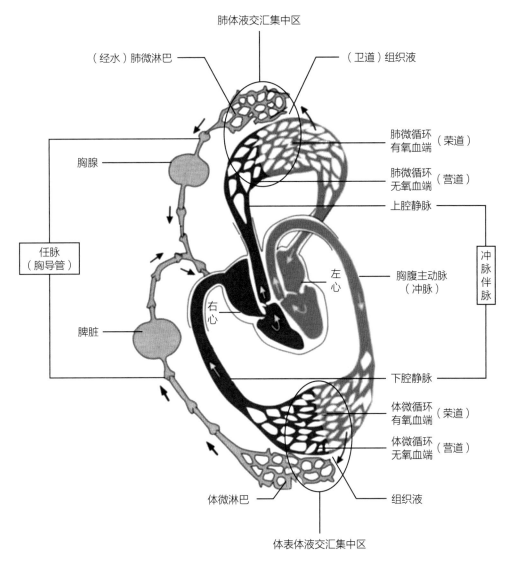

肺体液交汇集中区

（经水）肺微淋巴

（卫道）组织液

肺微循环（荣道）
有氧血端

肺微循环（营道）
无氧血端

上腔静脉

胸腺

任脉
（胸导管）

左心

胸腹主动脉
（冲脉）

冲脉
伴脉

右心

脾脏

下腔静脉

体微循环（荣道）
有氧血端

体微循环（营道）
无氧血端

体微淋巴

组织液

体表体液交汇集中区

▲ 图 4-101　体液交汇转换区机制示意

有氧血流称为荣气，无氧血流称为营气，淋巴液称为经水，也称卫气。人体体液流动是一种闭环式循环运动，既然将人体体液分成了三种，那就出现了二种体液如何归属到闭环式循环位置的问题。这就涉及中医学所讲的经脉阴阳定位定性。

中医学体液属性定位也是经脉阴阳的定性定位原则，不是简单根据体位进行的，即不是以背为阳、腹为阴这样的体位阴阳定性，来界定经脉的阴阳属性。譬如足太阳胃经属于阳经，但它循行位置是在腹侧部位。相反，机体结构部位的阴阳定性定位是根据经脉的阴阳定性定位延伸而来的。这种阴阳定性定位原则不能颠倒。

中医学关于经脉阴阳属性定位定性原则，又是基于体液的顺逆原则，即《外经微言·顺逆探原》所讲的"高太师问于岐伯曰：天师言颠倒之术，即探阴阳之原也，其旨奈何？岐伯不答，再问曰，唯唯三问。岐伯叹曰：吾不敢隐矣。夫阴阳之原者，即生克之道也。颠倒之术者，即顺逆之理也。知颠倒之术，即可知阴阳之原矣"。

阴阳顺逆是基于机体胚胎阶段的动静脉血流而立论，胚胎阶段有氧血来自于卵黄囊静脉和脐静脉，由腹侧部向背侧部流动。与卵黄和脐静脉相连的胚体静脉为顺为阳；以卵黄动脉和脐动脉连接的胚体动脉为逆为阴。因为动静脉血流相向流动分布于组织器官之上，故总结为"夫阴阳之原者，即生克之道也。颠倒之术者，即顺逆之理也"。具体描述即《外经微言·经脉相行》所讲的"雷公曰：逆顺若何？岐伯曰：手之阴经，走手为顺，走脏为逆也；手之阳经，走头为顺，走手为逆也；足之阴经，走腹为顺，走足为逆也；足之阳经，走足为顺，走头为逆也"。（此处从略）

动静脉血流在出生前后要发生一次属性的转换，胚胎阶段静脉血管是传输有氧血的通路，动脉血管是传输无氧血的通路。当出生后脐带血流终止后，有氧血由肺脏产生，经弓动脉而出，弓动脉连接的胸主动脉和腹主动脉干成为有氧血向外传输的主干通路，故称为冲脉。冲脉在生理阶段属于有氧血流主干道，此结构导致体动脉中的体液由胚胎时期的无氧血通路变为了有氧血通路，呈现出"以逆为顺"机制，即《外经微言·经脉终始》所讲的"雷公曰；善，请言顺逆之别。岐伯曰：足三阴自足走腹，顺也；自腹走足，逆也。足三阳自头走足，顺也；自足走头，逆也。手三阴自脏走手，顺也；自手走脏，逆也。手三阳自手走头，顺也；自头走手，逆也。夫足之三阴从足走腹，惟足少阴肾脉绕而下行，与肝脾直行者，以冲脉与之并行也，是以逆为顺也。"具体而言，胚胎期以卵黄囊静脉和脐静脉传输有氧血为标准定为顺为阳，反之为阴为逆；进入生理是以弓动脉以及延伸的胸腹主动脉为标准定性为顺为阳，反之为阴为逆。（此处从略）

生理阶段以冲脉胸腹主动脉为标准定性为顺为阳，胚胎阶段以卵黄囊静脉和脐静脉传输有氧血为标准定性经脉顺为阳，故形成了"以逆为顺"。这一机制也就是机体出生前后体液性质的转换机制，即《外经微言·顺逆探原》所讲"知颠倒之术，即可知阴阳之原矣"。生理阶段的经脉阴阳定性定位是以冲脉为阳性标准，以冲脉伴行脉上下腔静脉为阴性标准，然后展开其他经脉的阴阳属性的定位定性。

冲脉胸腹主动脉向周围组织器官发出分支呈

现的模式就是冲脉"土"字结构形态，有氧血沿着冲脉"土"字形分支动脉血管由内向外流动，血流到达的终点就是组织器官的微循环部位。微循环由微动脉、微静脉、微淋巴管三种结构构成，三种微管道通路与组织液以渗透压形式发生体液交换，这是现代医学研究结论。中医学对微循环体液交换机制的论述基本近似，不同之处是，中医学将组织细胞外层膜状层结构当成是一种体液通路，称为卫气通路，将荣卫经水三种微管道通路与卫气非管道通路间的体液交换机制当作微循环机制，称为"膜原小络说"。

"膜原小络说"者，即《外经微言·小络》所讲的"应龙问于岐伯曰：膜原与肌腠有分乎？岐伯曰：二者不同。应龙曰：请问不同？岐伯曰：肌腠在膜原之外也。应龙曰；肌腠有脉乎？岐伯曰：肌腠膜原皆有脉也，其所以分者，正分于其脉耳。肌腠之脉，外连于膜原，膜原之脉，内连于肌腠。应龙曰：二脉乃表里也，有病何以分之？岐伯曰：外引小络痛者，邪在肌腠也。内引小络痛者，邪在膜原也。应龙曰：小络又在何所？岐伯曰：小络在膜原之间也"。荣营二脉同时穿行于肌肉之中，肌肉外层结构称为膜原，膜原与肌腠不是同一结构。现代医学分析，肌腠就是现代医学所讲，邻近肌腹之间形成的组织间隙，膜原就是筋膜。

肌腠与膜原之间有脉管关联，"肌腠之脉，外连于膜原，膜原之脉，内连于肌腠"，这是说肌腠与膜原之间的脉管有两种结构。"肌腠之脉，外连于膜原"即肌肉中的动脉血管，血流由内向外流动，属于有氧血通路，"膜原之脉，内连于肌腠"即肌肉筋膜上的静脉血管，血流由外向内流动，属于无氧血通路。换言之，肌腠和膜原之间有微动静脉血管相连，膜原上的微静脉和肌腠上的微动脉，两种血管中的血流相反，流动构成了膜原小络结构。由此得知，"膜原小络说"也就是中医学理论的微循环机制。

在"膜原小络说"微循环结构中，肌腠之上的微动脉血流来自于体腔主动脉，为冲脉所统摄的阳性荣通路。荣气从冲脉而出，到达肌腠微动脉与组织液部位终止，有氧血和组织液的融合体称为荣卫。膜原上的微静脉通于上下腔静脉，将组织液中携带废弃物的体液转运到静脉，经上下腔静脉流入右心终止，无氧血和组织液的融合体称为营卫。按照荣卫和营卫机制分析，卫气处于荣营通道中间，应该是经脉阴阳区分界定的标准，但是并非如此。在微循环动静脉之间还有微淋巴管结构的存在，微淋巴管体液回流通于胸导管，为任脉所统摄，称为经水。淋巴液随静脉而回流，故经水属阴。根据上述机制，中医学在经脉阴阳定性定位原则上出现了两个标准。其一，从卫气者定性定位为阳经，也就是从荣气和卫气的经脉归属为阳经。其二，从经水者定性定位为阴经，也就是从营气和经水的经脉归属为阴经。由此得知，从传统医学对躯干四肢经脉阴阳定位定性是

以卫气和经水为标准（图 4-102）。

2. 任脉与经脉阴阳定性原则　在微循环结构阴阳定位定性中，有氧血流由主动脉向微循环动脉端流动于组织间液交通，中医学称为荣卫通路归属为阳性；无氧血流由微循环静脉端向主静脉回流，中医学称为营卫通路，归属为阴性；微淋巴液随静脉而回流，故经水属阴。根据微循环结构四种体液通路看，只有卫气通路不是管道形通路，管道形通路只有荣营经水三种。荣道与冲脉胸腹主动脉相通，营道与冲脉伴脉上下腔静脉相通，经水通路与任脉胸导管相通，这样就出现了经脉阴阳划分的另一标准。

淋巴通路中的淋巴液随静脉回流，胚胎阶段静脉中流动的是有氧血，淋巴液随静脉有氧血回流，荣气和经水处于交融状态。当进入生理阶段后，由于静脉血流变为无氧血，淋巴液随静脉无

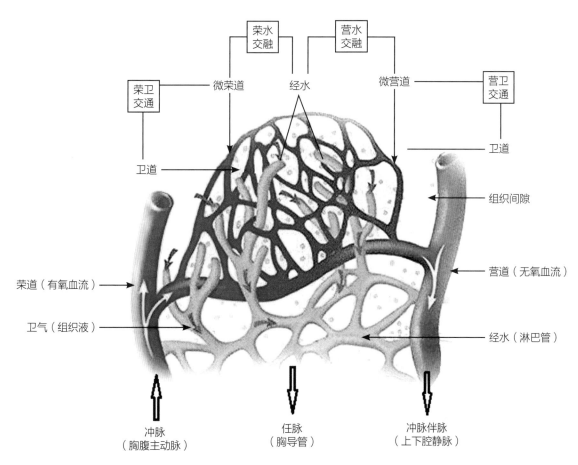

▲ 图 4-102　微循环体液阴阳定性机制示意

氧血回流，这样经水和荣道就成为经脉阴阳定性定位的标准。

（1）冲脉与经脉阴阳定性标准：冲脉以及伴脉是机体最大的动静脉干，冲脉胸腹主动脉是最大的阳经，冲脉伴脉上下腔静脉是最大的阴经。故冲脉以及伴脉是脏腑躯干附肢一切经脉阴阳定性定位的基本标准。

（2）督脉"阳经之海"与经脉阳性标准：冲脉胸腹腔主动脉位于体腔内，具体位置在脊椎前侧。冲脉向脊髓腔和胸腹腔发出分支，形成督脉三段结构。脊髓前后动脉形成督脉头背支，肋间后动脉形成督脉体腔脊背支，肋间前动脉汇集于胸廓内动脉，腹壁上动脉与腹壁下动脉吻合形成督脉腹侧支。这种结构由冲脉而出到达头背部，然后以弧形绕行到腹部中轴线位置，形成体腔壁动脉血管网结构，附肢生长在体壁结构之上。手足阳经是督脉的一种延伸结构，故督脉为"阳经之海"，由此延伸从督脉者为之阳经。

（3）任脉"阴经之海"与经脉阴性标准：冲脉向体壁发出动脉分支形成督脉三段结构的同时，冲脉伴脉也发出静脉血管与督脉三段形成对应结构，也就是督脉伴脉结构，即体壁静脉网结构。与督脉三段伴行脉结构吻合的体壁淋巴管，由于胚胎时期脐静脉供血结构影响，所以主要集中于体壁腹侧位置。它由腹侧左右胸壁深浅淋巴管和腹壁腹侧左右腹壁浅淋巴管构成，也就是任脉腹壁支结构；任脉腹壁支淋巴液受到体腔壁静脉回流带动，由外向内向胸导管流动汇集，因此形成任脉的内外分结构。胸壁深浅淋巴管和腹壁腹侧左右腹壁浅淋巴管为任脉外分段，胸导管淋巴干为任脉内分段，淋巴液由外分段向内分段流动，同时引流收集手足淋巴液向体内胸导管流动汇集，故任脉为"阴经之海"。由此延伸，从任脉者为之阴经。

（4）任督交汇与经脉阴阳交通机制：冲脉以及伴行脉向体壁分支，冲脉分支集中于督脉头背支形成"阳经之海"，冲脉伴行脉分支集中于任

脉胸腹壁支形成"阴经之海"。督脉"阳经之海"体液属于有氧血流，任脉"阴经之海"体液属于淋巴液。二者由督脉伴脉（体壁静脉）连为一体，形成体壁背侧为"阳经之海"、腹侧为"阴经之海"的对称结构。这种结构就是胚胎阶段的有氧血和淋巴液交融机制的一种异构体，由冲脉"以逆为顺"机制而来。生理阶段任督交汇，即符合有氧血和淋巴液交融机制。故《外经微言·任督死生说》言："任脉行胸之前，督脉行背之后也。任脉起于中极之下，以上毛际，循腹里，上关元，至咽咙上颐，循面入目眦，此任脉之经络也。督脉起于少腹，以下骨中央，女子入系廷孔，在溺孔之际，其络循阴器合篡间。统篡后，即前后二阴之间也，别绕臀至少阴，与巨阳中络者合少阴，上股内后廉，贯脊属肾与太阳。起于目内眦，上额交巅上，入络脑，至鼻柱，还出别下项，循肩膊挟脊抵腰中，入循膂络肾。其男子循茎下至篡，与女子等，其少腹直上者，贯脐中央，上贯心，入喉上颐环唇，上系两目之下中央，此督脉之经络也。虽督脉止于龈交，任脉止于承浆，其实二脉同起于会阴。止于龈交者未尝不过承浆，止于承浆者未尝不过龈交，行于前者亦行于后，行于后者亦行于前，循环周流彼此无间，故任督分之为二，合之仍一也。夫会阴者，至阴之所也。任脉由阳行于阴，故脉名阴海。督脉由阴行于阳，故脉名阳海。非龈交穴为阳海，承浆穴为阴海也。阴交阳而阴气生，阳交阴而阳气生，任督交而阴阳自长，不如海之难量乎，故以海名之。"如果任督不能交汇，即有氧血和淋巴液不能交融，机体组织结构就失去了繁殖生育能力。故《外经微言·任督死生说》中又言："二经气行则十二经之气通，二经气闭则十二经之气塞，男则成疝，女则成瘕，非遗溺即脊强也。雷公曰：病止此乎？岐伯曰：肾之气必假道、于任督二经，气闭则肾气塞矣。女不受妊，男不射精，人道绝矣。然则任督二经之脉络，即人死生之道路也。"

①三脉共构与任脉体液方向：任脉为"阴经

之海"，任脉经正行于体腔外侧腹侧中轴线位置。督脉为"阳经之海"，督脉经正行于体腔外侧背侧中轴线位置。督脉经正侧重有氧血荣气，任脉经正侧重淋巴液经水，督脉荣气由背侧中轴线位置向腹侧流动，最后在腹侧中轴线位置交汇于任脉。任脉者属于淋巴液经水通路，经水淋巴液随静脉由外向内回流，向胸淋巴管汇集，最后进入上下腔静脉而入心，重新与冲脉发生吻合。故督脉为"阳经之海"和任脉为"阴经之海"是说冲脉胸腹主动脉和其伴行脉上下腔静脉的一种延伸结构，即形成冲督任三脉共构机制。明白了冲督任三脉共构机制，自然也就明白了任脉为"阴经之海"的机制原理（图 4-103）。

②任脉统摄手足阴经机制：任脉结构的主体是胸导管结构，分布于体腔之内。体表淋巴液从上下两端向胸导管回流汇集，下端是起于第一腰椎前方的乳糜池，收集肠干、左右腰干的淋巴，注入胸导管中，再注入左静脉角，汇入血液中；上端是左静脉角，静脉角共有两个，左侧有胸导管（左淋巴导管）注入，右侧有右淋巴导管注入。此处的血液走向是将颈内静脉血液和锁骨下静脉血液汇集为头臂静脉，送入上腔静脉，再进入右心房，同时引流带动机体上部的淋巴液回流到右心房。四肢结构之上的淋巴液向躯干腹侧流动，然后经上部左静脉角和下端乳糜池，汇集于胸导管中。这就是任脉统摄手足阴经的机制原理。

五、任脉与附肢经脉阴阳定性原则

（一）任脾共构与手足阴经定性机制

人体淋巴结构分布有一特殊的分布状态，那就是体表淋巴结构主要分布于机体的腹侧位置。这是由于胚胎时期，有氧血经脐静脉由腹侧向背侧流动过程中，同时引发淋巴结构由腹侧向背侧分化发育，由此形成体表淋巴结构主要分布于腹侧位置的现象。这就是任脉为"阴经之海"的成因。同样，四肢之上的淋巴结构分布也是腹侧多

于背侧。

任脉结构外分段分布于体腔壁腹侧中轴线左右位置，内分段胸导管结构分布于脊椎内侧位置。任脉中流动的体液属于淋巴液经水，随静脉营气由外向内流动。这一淋巴液回流运动不但引流体腔壁淋巴由外向内流动，而且同时引流四肢淋巴液由四肢远端向近端做向心形流动，呈现由四肢部向体腔壁腹侧任脉外分段汇集，然后转入内分段胸导管中的运动轨迹。任脉胸导管分段结构纵贯于胸腹腔中，上下端具有开口结构，因此导致肢体淋巴液回流，自然出现两个回流通路。

1. 上肢淋巴液回流通路　胸导管上端开口是静脉角，胸导管上段与肋间淋巴结、气管支气管淋巴结和左锁骨上淋巴结之间存在广泛的淋巴侧支通路。

该通路在汇入静脉角处收纳左支气管纵隔干、左颈干和左锁骨下干淋巴的同时，引流胸壁和上肢淋巴液回流。胸壁淋巴回流即胸壁深淋巴液回流向静脉角，也就任脉胸部支段的经水回流。上肢淋巴回流即桡深淋巴管、上肢浅淋巴管、腋淋巴管丛、锁骨下淋巴管中的淋巴液回流，也就是手阴经经水回流。

2. 下肢淋巴液回流通路　胸导管下端开口是乳糜池，肠道的淋巴液来源于肠道吸收食物营养后产生的大分子脂肪和蛋白，其外观呈牛奶样，因此医学上称之为乳糜液。乳糜液由肠淋巴管吸收后经集合淋巴管汇合成肠干，经乳糜池、胸导管汇入左侧的颈静脉角，进入静脉回流，这一过程称为乳糜回流。

该通路在乳糜池引流肠道淋巴液回流的同时，引腹壁和下肢淋巴液回流。腹壁淋巴液回流即腹壁浅淋巴、腹部淋巴管向乳糜池回流，也就是任脉腹壁支经水回流。下肢淋巴回流即腿部浅淋巴、腹股沟深浅淋巴、髂外淋巴、腹部淋巴向乳糜池回流，也就是下肢足阴经经水回流。

根据中医学经水理论分析，淋巴道经水通路主要集中于机体腹侧，分为三层。

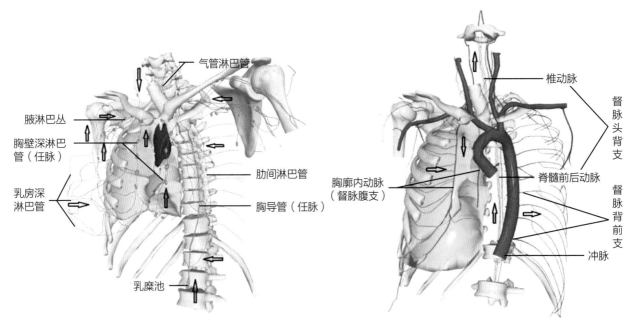

气管淋巴管

椎动脉

腋淋巴丛

胸壁深淋巴管（任脉）

督脉头背支

肋间淋巴管

胸导管（任脉）

脊髓前后动脉

乳房深淋巴管

胸廓内动脉（督脉腹支）

督脉背前支

乳糜池

冲脉

任脉荣气经水胸部交通机制

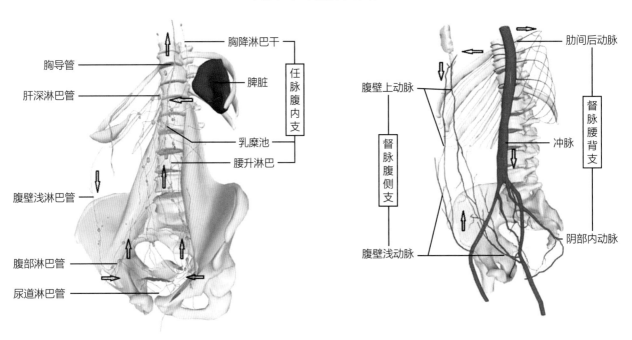

胸降淋巴干

肋间后动脉

胸导管

脾脏

腹壁上动脉

任脉腹内支

肝深淋巴管

冲脉

乳糜池

督脉腹侧支

督脉腰背支

腰升淋巴

腹壁浅淋巴管

腹部淋巴管

阴部内动脉

尿道淋巴管

腹壁浅动脉

任脉荣气经水腹部交通机制

▲ 图 4-103　任脉荣气经水交通机制示意

第一层为体腔内任脉胸导管经水主干，机体所有经水都向胸导管回流，属于与体腔内脏腑连接通路。

第二层为躯干胸腹腔淋巴管，主要集中于腹侧中轴线位置和四肢交接处，属于奇经八脉中阴经构成结构，四肢淋巴经躯干淋巴管才能回流到胸导管。

第三层为四肢淋巴管，主要分布集中于四肢腹侧位置，淋巴液都是由四肢远端向近端流动，属于手足阴经构成结构。

淋巴液回流先由四肢远端开始向近端回流，

经过体腔结构时形成上下两个回流路径，与任脉腹壁结构吻合，然后向体内回流，最后汇集于任脉主干胸导管中。淋巴液在四肢躯干和体腔内三层结构上形成了整体回流通路，这一通路结构是任脉与附肢淋巴管共构体。

附肢淋巴躯干淋巴由外向内回流，从胸导管上端开口左静脉角和下端开口乳糜池进入胸导管中，上端携带中枢免疫器官胸腺，即携带胸腺分化的 T 细胞和分泌的胸腺激素及激素类物质进入胸导管。下端携带脾脏制造的免疫球蛋白、补体等免疫物质进入胸导管，使经水体液具有免疫功能。这也就是任脾二经共构。

任脉属于奇经"阴经之海"，但没有脏腑对应关系，故中医学将四肢腹侧经水通路与脾脏联系，由脾脉"阴受之则入五脏"延伸出"足太阴

者三阴也，其脉贯胃属脾络嗌，故太阴为之行气于三阴"。这种任脾共构结构符合手足阴经定性定位机制（图 4-104）。

（二）督胃共构与手足阳经定性定位机制

1.督胃二经共构机制　附肢淋巴躯干淋巴由外向内回流进入胸导管，然后经奇静脉回流进入上腔静脉流入心脏，淋巴液和无氧血进入心脏后，转入肺脏，开始气血交换。无氧血在肺中变为有氧血后，再经肺动脉回流入心，然后经弓动脉出心，进入胸腹主动脉，即进入了冲脉通路之中。冲脉胸腹主动脉中的有氧血流自上向下流动，首先发出分支连接到胃，形成"脾胃脉"中的"胃脉"。"胃脉"属于有氧血通于"天食人以五气"。

冲脉发出分支上连鼻腔即"天食人以五气"，

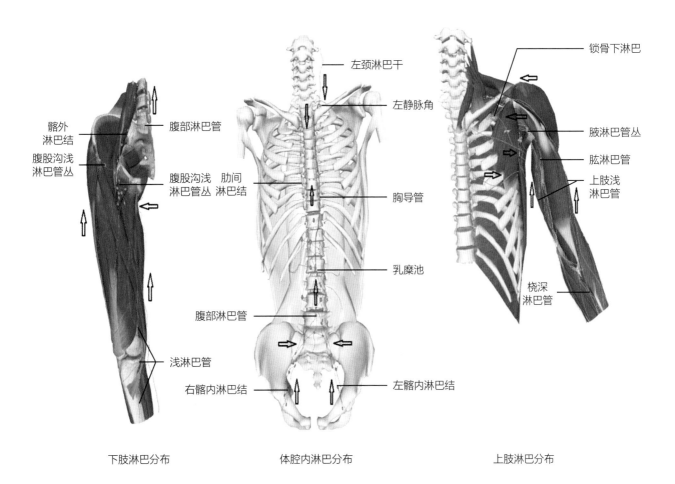

下肢淋巴分布　　　　　　体腔内淋巴分布　　　　　　上肢淋巴分布

▲ 图 4-104　任脾共构与手足经阴性定性定位示意

中连于胃即"胃脉",下连六腑即"阳受之则入六腑";同时向脊椎和脊髓腔发出分支,由下而上为臀上动脉、髂腰动脉、腰动脉、脊髓前后动脉、肋间后动脉、椎动脉等。这些动脉血管构成的动脉丛,也就是督脉结构头背分支段。冲脉在脊柱前侧分布同时向胸腹腔内组织器官和脊髓腔内外发出分支,胸腹腔内分支即体腔内脏腑动脉网,为胃经所统摄;脊髓腔内外分支即脊柱肋间和脊髓腔内动脉网,为督脉所统摄,由此形成督脉和胃经的共构结构(图4-105)。

2.督胃共构与手足阳经定性定位法则 有氧血经冲脉胸腹主动脉自上向下流动的过程中,向体腔内和脊髓腔内发出分支,形成督脉和胃经同构结构。冲脉有氧血流向体腔外腔内脏腑流动的同时,也向脊髓腔和四肢流动。

(1)冲脉上段,有氧血流经锁骨下动脉向上肢远端,经腋动脉、肱动脉、尺动脉、桡动脉等

向上肢组织提供有氧血。从结构上看,上肢动脉血管由腹侧向背侧分布,也就是有氧血流由上肢阴部流向阳部,故形成的上肢背侧经脉为手阳经。

(2)冲脉中段,有氧血经肋间前后动脉向胸部壁流动,经脊髓前后动脉向脊髓腔内组织流动,腰动脉和髂腰动脉向腰背部流动,臀上动脉向臀部流动。这些动脉构成的血管网是以背侧中轴线为中心,向体腔壁和脊髓腔组织提供有氧血,属于督脉结构通路。

(3)冲脉下端,腹主动脉接近下肢位置分化为左右髂总动脉,髂总动脉下行分为髂外动脉,髂外动脉沿腰大肌内侧缘下降,经腹股沟韧带中点的深面至股前部移行为股动脉。股动脉继续下行为腘动脉,腘动脉在腘窝深部下行,至腘肌下缘分为胫前动脉和胫后动脉,由此形成下肢结构主动脉干。从结构分布上看,由髂外动脉下行的股动脉和腘动脉,是由下肢腹侧向背侧分布,故

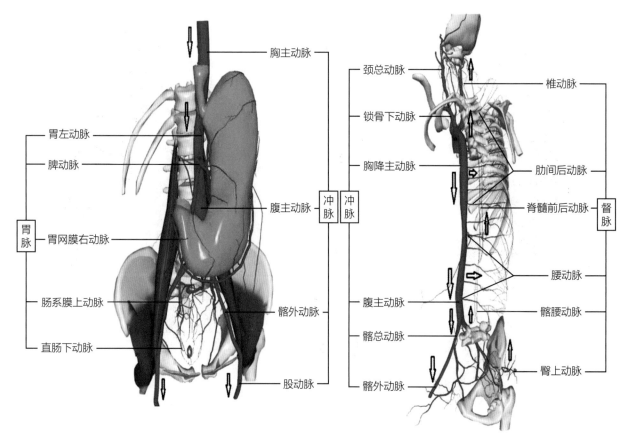

▲ 图4-105　督胃二经共构机制示意

有氧血流也由阴侧向阳侧流动，形成的下肢背侧经脉为足阳经。

在冲脉发出的三个分段结构中，中段结构为督脉"阳经之海"所统摄。上肢分段和下肢分段结构为胃经"阳受之则入六腑"所统摄。由此形成的督脉和胃脉共构结构，分布于机体背侧。体壁结构上的经脉，从督脉者为奇阳经；四肢结构上的经脉，从胃经者为正阳经。即《素问·太阴阳明论》所讲的"阳明者表也，五脏六腑之海也，亦为之行气于三阳"机制（图 4-106）。

六、任督共构与体位阴阳定性机制

（一）体腔内外阴阳定性机制

中医学理论体系与现代医学理论体系比较，二者之间最大差异之处就是中医学具有一种基本"阴阳"的概念。阴阳概念出现在各种机制描述中，

这是受到古代天文历法观念影响。人们为描述天人合一理论，将"阴阳"的概念引入医学理论中来，故"阴阳"的概念具有多重含义。历史上，阴阳多作为类比归纳多种机制层面内容的标准来使用。但是这种类比归纳法用作天文历法学中气象物候归纳可以，简单机械用作医学的归纳标准，就可能缺少归纳项之间的连接机制。特别是延伸到人体不同组织器官之间，就必须有具体的结构做基础，才能实现不同组织器官功能的归纳。

单就机体组织的阴阳归纳有四种：第一种是组织结构体位的阴阳归纳，比如背为阳腹为阴等；第二种是经脉阴阳归纳，比如足阳明经和足太阴经等；第三种是脏腑阴阳归纳，比如六腑为阳，五脏为阴等；第四种是体液属性归纳，比如营为阴，卫为阳等。如此多层次内容的阴阳归纳到底是以何种归纳标准作为最基础的归纳标准而展开的？这就需要做出机制说明。如果不能做出机制

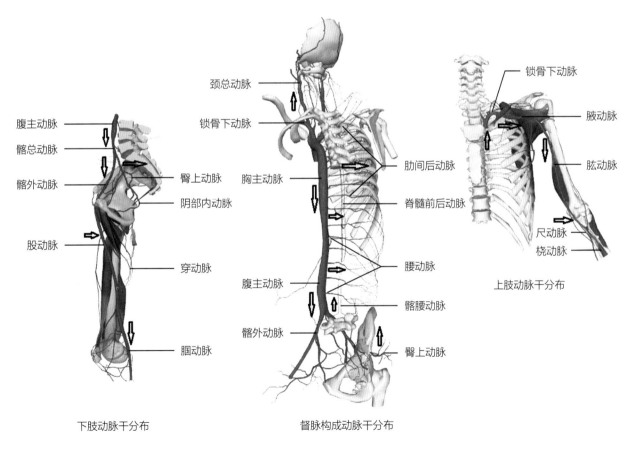

下肢动脉干分布　　　　督脉构成动脉干分布　　　　上肢动脉干分布

▲ 图 4-106　督胃共构与手足经阳性定性机制示意

说明，多层次机制归纳项之间就缺少机制间的关联，也就无法形成真正的诊疗理论体系。

机体不同机制层面之间最基本的归纳标准是什么？根据《外经微言·顺逆探原》所讲，是"顺逆颠倒"，即"伯高太师问于岐伯曰：天师言颠倒之术，即探阴阳之原也，其旨奈何？岐伯不答，再问曰，唯唯三问。岐伯叹曰：吾不敢隐矣。夫阴阳之原者，即生克之道也。颠倒之术者，即顺逆之理也。知颠倒之术，即可知阴阳之原矣"。所谓的阴阳归类判定的最基本"顺逆颠倒"原则标准，按照现代医学分析有两种机制。

1. 胚体动静脉分布标准　所谓顺逆者，即脐静脉连接的胚体静脉为顺，因为胚体静脉血流为有氧血荣气，故为阳为顺；脐动脉连接的胚体动脉为逆，因为胚体动脉血流为无氧血营气，故而为阴为逆。胚体静脉有氧血为阳为顺，胚体动脉无氧血营气为阴为逆，统称为"顺逆颠倒"。

2. 生理动静脉分布标准　由于出生后的生理阶段发生了动静脉血流转化，体静脉血流为无氧血营气，体动脉血流为有氧血荣气。且冲脉胸腹主动脉是最大的有氧血荣气通路主干，体动脉有氧血通路为阳为顺，体静脉血流通路为阴为逆。这就是所谓荣气流动"以逆为顺"，营气流动"以顺为逆"的机制。

生理阶段的"以逆为顺"机制，也就是由体腔内的冲脉胸腹主动和伴行脉上下腔静脉为主体，向外延伸发出的动静脉闭合循环结构，由于动脉循环之间还有淋巴循环的存在，故中医学确立了荣、营、经水三种管道形体液通路，在划分体液属性机制上是以有氧血荣气为阳，淋巴体液经水为阴，将此作为最基本的阴阳划分标准展开经脉脏腑体位阴阳的划分。

机体最大的荣气通路是冲脉胸腹主动脉，最大的经水通路是任脉内分段胸导管结构。这两种体液通路结构都分布于体腔之内，但是体液流动方向相反。阳性的冲脉胸腹主动脉有氧血是由内向外流动，阴性的任脉胸导管淋巴液是由外向内

流动，由此得出体腔内阴外阳原则。体腔外为阳者从冲脉血流向外流动而定位，体腔内为阴从任脉淋巴液向内回流而定位，即《素问·金匮真言论》所讲的"夫言人之阴阳，则外为阳，内为阴"机制（图 4-107）。

（二）体壁阴阳定性机制

冲脉荣气通过分支结构由内向外流动，淋巴液由体壁四肢淋巴管向体腔内任脉淋巴干胸导管回流，荣气和经水出现了体位不平衡分布形态。淋巴液经水通路主要集中于胸腹壁腹侧位置，而荣气有氧血通路主要集中于督脉背侧。两种体液的背腹分布不平衡性，导致出现了体壁位置的背腹极性。背侧荣气偏多、经水偏少，为阳；荣气来源于冲脉，由内向外流动集中于背侧，故体壁背侧为阳。腹侧经水偏多、荣气偏少，为阴；经水由四肢躯干汇集于腹侧，然后沿任脉胸壁支向体腔内任脉主干胸导管回流，故体壁腹侧为阴。

体壁背侧为阳，腹侧为阴的体位定性是由荣气和经水分布的多少而定。这也就是任脉主腹侧为"阴经之海"，督脉主背侧为"阳经之海"的机制原理，即《素问·金匮真言论》所讲的"言人身之阴阳，则背为阳，腹为阴"机制（图 4-108）。

（三）附肢体位阴阳定性机制

附肢体位的阴阳定性具有两个机制法则。

1. 任督阴阳定性法则　任脉主腹侧为"阴经之海"，督脉主背侧为"阳经之海"，并由此确立体壁背腹两侧的阴阳属性。上下附肢附着于躯干体壁之上，上下肢淋巴集中于腹侧，淋巴液回流由四肢腹侧，向躯干腹侧流动，经体壁腹侧的任脉腹部分段向胸导管回流，故四肢腹侧体位定性为阴性。上下肢背侧淋巴管分布较少，主要有氧血荣气通路分布，上下肢背侧荣气通路为督脉头背部荣气通路所统摄，故上下肢背侧为阳。这确立了四肢背腹两侧的阴阳属性，机制同于体壁背腹，即《素问·金匮真言论》中所讲的"言

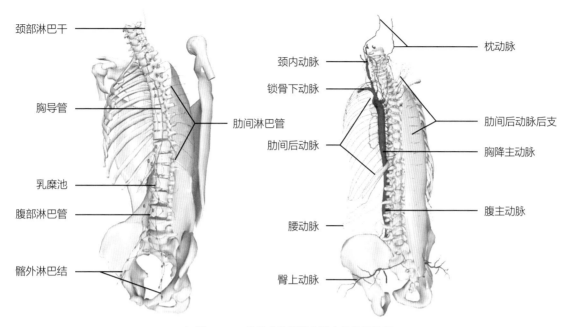

颈部淋巴干

胸导管

肋间淋巴管

乳糜池

腹部淋巴管

髂外淋巴结

枕动脉

颈内动脉

锁骨下动脉

肋间后动脉

腰动脉

臀上动脉

肋间后动脉后支

胸降主动脉

腹主动脉

▲ 图 4-107　体腔内外阴阳定性定位机制示意

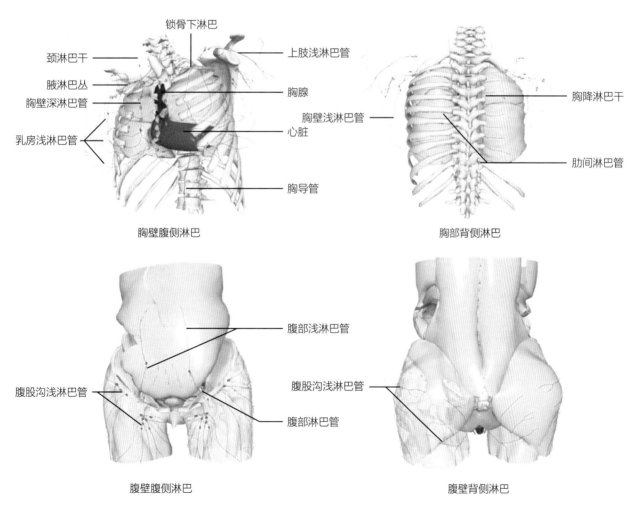

锁骨下淋巴

颈淋巴干

腋淋巴丛

胸壁深淋巴管

乳房浅淋巴管

上肢浅淋巴管

胸腺

胸壁浅淋巴管

心脏

胸导管

胸壁腹侧淋巴

胸降淋巴干

肋间淋巴管

胸部背侧淋巴

腹部浅淋巴管

腹股沟浅淋巴管

腹部淋巴管

腹壁腹侧淋巴

腹股沟浅淋巴管

腹壁背侧淋巴

▲ 图 4-108　体壁阴阳定性机制示意

575

人身之阴阳，则背为阳，腹为阴"机制。

2.脾胃脉阴阳定性法则　冲脉和伴行脉向体腔内脏腑发出分支，形成以"太阴阳明为表里，脾胃脉也"为起点，拓展到"阳受之则入六腑，阴受之则入五脏"的脏腑阴阳定性机制，在此基础上拓展到上下肢结构，即"足太阴者三阴也，

其脉贯胃属脾络嗌，故太阴为之行气于三阴。阳明者表也，五脏六腑之海也，亦为之行气于三阳"的经脉阴阳定性机制。

附肢体外根据任督阴阳定性法则和脾胃脉阴阳定性法则，确立了以附肢背侧为阳、腹侧为阴的体位阴阳定性（图4-109）。

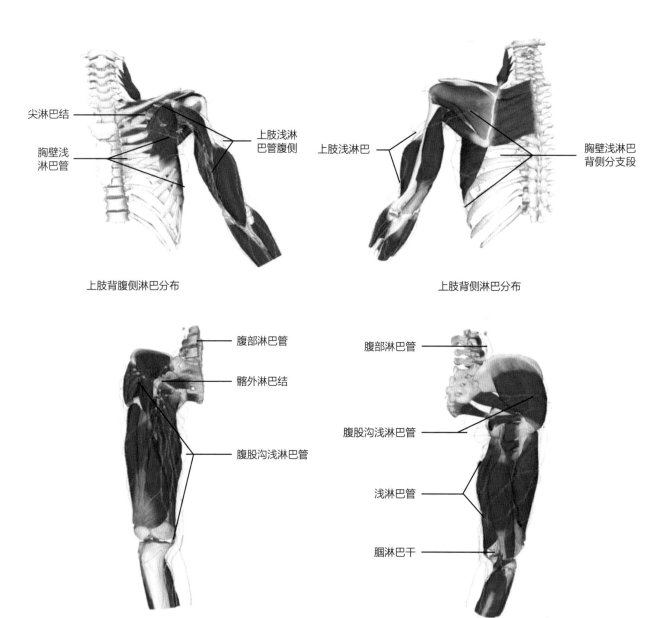

上肢背腹侧淋巴分布

上肢背侧淋巴分布

下肢腹侧淋巴分布

下肢背侧淋巴分布

▲ 图4-109　附肢体位阴阳定性机制示意

第五节

阴阳跷脉循行结构机制

一、阴跷脉的循行通路分布

（一）阴跷脉循行路径

1. 阴跷脉循行三段结构　经典记载中的跷脉循行路径最早见于《灵枢·脉度》中的"跷脉者，少阴之别，起于然骨之后。上内踝之上，直上循阴股，入阴，上循胸里，入缺盆，上出人迎之前，入頄，属目内眦，合于太阳，阳跷而上行，气并相还，则为濡，目气不荣，则目不合"。根据原文记载，阴跷脉循行结构分为三个分段（图 4-110）。

（1）下肢远端分段："跷脉者，少阴之别，起于然骨之后。上内踝之上，直上循阴股"，意思是讲阴跷脉是足少阴肾经的别脉，起始于然骨后的照海穴处，上行内踝的上方，直向上行，沿着阴股内侧入阴器。

（2）体腔内分段："入阴，上循胸里，入缺盆"，意思是讲从阴器进入腹腔之内，然后再上行于胸里入缺盆。

（3）颈面部分段："上出人迎之前，入頄，属目内眦"，意思是讲上出人迎的前方，入颧骨部，连于眼内角，与足太阳膀胱经脉会合而上行。

根据经文记载，阴跷脉是纵贯机体腹侧下肢体腔和头面部的一条很长的经脉，阴跷和阳跷二气相接，并行环绕于目，阴盛则目泪濡湿，阳盛则目不能闭合。

2. 阴跷脉关联经脉结构　所谓跷脉者，跷，举足行高也。《难经集注》讲："跷，捷疾也。言此脉是人行走之机要，动足之所由，故曰跷脉焉。"意思是讲跷脉是机体体液流动比较急速的通路，是手足关联的经脉通路，即"动足之所由"。为什

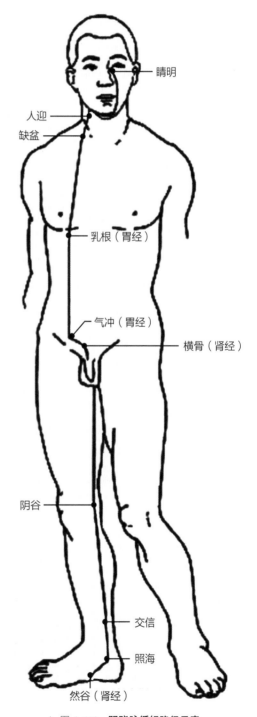

▲ 图 4-110　阴跷脉循行路径示意

么跷脉生理上能够支配足部动作？中医学认为，阴跷脉与多条经脉吻合，能够影响这些相关经脉的体液流动，产生"人行走之机要"的生理功能，故而言为跷脉。

（1）阴跷脉与足少阴肾经吻合：《灵枢·脉度》"跷脉者，少阴之别，起于然骨之后"，意思是讲阴跷脉起始于下肢脚踝部内踝下，连接足少阴肾经，属于足少阴肾经的别行通路。故阴跷脉在下肢具有与足少阴经的吻合结构。

（2）阴跷脉与足太阳膀胱经吻合：《灵枢·脉度》"上出人迎之前，入頄，属目内眦，合于太阳"，意思是讲阴跷脉在头面部与足太阳膀胱经具有吻合结构。

（3）阴跷脉与冲脉吻合：《难经》中言"阴跷脉者，亦起于跟中，循内踝上行，至咽喉，交贯冲脉"，意思是讲阴跷脉与冲脉具有吻合结构。

根据上述经典记载内容总结，阴跷脉者与足少阴肾经、足太阳膀胱经和冲脉三条经脉连接，具有调节三条经脉功能的功能，故称为跷脉。

（二）阴跷脉循行段结构机制

1.阴跷脉胫后淋巴干段结构机制　阴跷脉"起于然骨之后"，《难经集注》讲"阴跷脉者，亦起于跟中，循内踝"，阴跷脉起于足跟内侧足少阴经的照海穴，通过内踝上行，然后"上内踝之上，直上循阴股"。整体而言，该段从脚踝内侧开始，顺足少阴肾经上行，到达大腿内侧腹股沟位置进入腹腔之内。

阴跷脉为"少阴之别"，其结构是荣营经水中的哪种结构？

从中医学经典记载的"三脉动输"机制分析知道，足少阴肾经是由肾上腺动脉、肾脏动脉、卵巢（精索）动脉、子宫动脉以及下部胫后动脉构成的动脉丛，属于冲脉生殖泌尿器官发出的动脉分支，与冲脉血流方向相同，都是"以逆为顺"。假设"跷脉者，少阴之别"者属于荣气有氧血流

通路，根据现代医学分析，在小腿下脚踝内侧只有一条胫后动脉通过，与胫后动脉伴行的是大隐静脉，大隐静脉和胫后静脉血流相反。有氧血和无氧血不能融合在一起而论，故"跷脉者，少阴之别"应当是脚踝内侧的淋巴结。

在下肢脚踝内侧胫后动脉分布位置存在的淋巴结构是足部浅淋巴结，胫后动脉和胫后淋巴干在"照海"穴位置发生吻合。由此推断所谓"跷脉者，少阴之别"结构只有胫后淋巴干结构与之对应。胫后淋巴干中淋巴液属于经水，胫后动脉中有氧血流属于荣气，经水和荣气在下肢末端交汇，也就是"跷脉者，少阴之别"功能所在。

"跷脉者，少阴之别"起于胫后淋巴干脚跟内踝处，胫后淋巴干中淋巴液由内踝腹侧位置开始沿着胫后动脉向上流动，经腘动脉、股动脉回流集聚到髂外动脉附近的腹股沟浅淋巴丛位置，即《灵枢·脉度》所讲的"跷脉者，少阴之别，起于然骨之后。上内踝之上，直上循阴股"结构段通路，是下肢浅淋巴回流通路。这一淋巴通路与胫后动脉结构平行，体液流动方向相反，由此构成下肢荣气经水的相向交汇功能，为下肢组织结构提供有氧血荣气营养和淋巴液免疫保护作用。这就是阴跷脉对下肢结构的生理调节功能，即《难经集注》讲的"跷，捷疾也。言此脉是人行走之机要，动足之所由，故曰跷脉焉"（图4-111）。

2.阴跷脉与足少阴经共构机制　《外经微言·阴阳二跷》讲"阴跷脉，足少阴肾经之别脉也"，既然阴跷脉是足少阴之别脉，那么结构不但在下肢吻合，在体腔之内也有吻合结构，否则不符合经脉和脏腑关联机制。

足少阴肾经在体腔内的结构是由肾上腺动脉、肾脏动脉、卵巢（精索）动脉、子宫动脉以及下部胫后动脉构成的动脉丛，与足少阴肾经体内分段结构对应的是腹股沟浅淋巴之上的子宫淋巴管、卵巢（精索）淋巴管、输尿管淋巴管、肾脏淋巴管以及腰升淋巴干结构。

足少阴肾经体腔内端动脉血管网与生殖泌尿

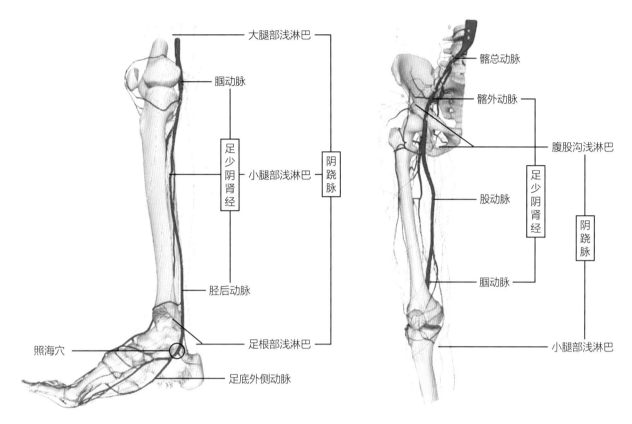

▲ 图 4-111 阴跷脉下肢段结构机制示意

系统淋巴管结构形成对应的吻合结构，这种结构完成了生殖泌尿系统的有氧血和淋巴液供应。这就是"阴跷脉足少阴肾经之别脉也"在体腔内结构机制，实际就是阴跷脉在腹部的分支段结构（图 4-112）。

3.阴跷脉胸降淋巴干段结构机制 "入阴，上循胸里，入缺盆"者，阴跷脉是从腹腔内部从下向上循行到达胸腔缺盆位置而终止。阴跷脉在腹部结构段与足少阴肾经结构段对应，胸部结构段也必须有与之对应的结构。那么"入阴，上循胸里，入缺盆"段对应结构是什么呢？

足少阴肾经体腔内结构是由冲脉向生殖泌尿器官发出的分支通路，足少阴肾经之上就是冲脉胸主动脉结构，即《难经集注》所讲的阴跷脉"上行至咽喉，交贯冲脉"。阴跷脉是以什么结构通路与冲脉发生吻合呢？

阴跷脉在腹部，是指生殖泌尿器官上的淋巴丛结构，再向上部除去胸导管结构，只有胸降淋

巴干结构存在，故阴跷脉"交贯冲脉"实际是指胸降淋巴干。胸降淋巴干中的淋巴液随胸导管上行到左静脉角流入上腔静脉，也就是"入阴，上循胸里，入缺盆"结构。

阴跷脉腹部生殖泌尿器官淋巴管体液上行汇集于乳糜池，然后经任脉胸导管上行，同时引阴跷脉胸降淋巴干段体液上行到达胸腔上部，与胸腔壁结构上的胸壁深淋巴管、腋下淋巴丛淋巴液回流发生交汇。这也就是所谓的阴跷脉"上循胸里，入缺盆"循行段的机制。

阴跷脉胸部段结构既然属于胸降淋巴干通路，胸降淋巴干与胸壁肋间前后动脉对应，胸壁肋间前后动脉属于督脉分支段结构。阴跷脉胸部分段的淋巴液和督脉分支段肋间前后动脉中的有氧血交会，形成胸壁结构处的荣气经水交汇（图4-113）。

4.阴跷脉颈面淋巴管结构机制 《灵枢·脉度》讲，"上出人迎之前，入頄，属目内眦"，是讲阴

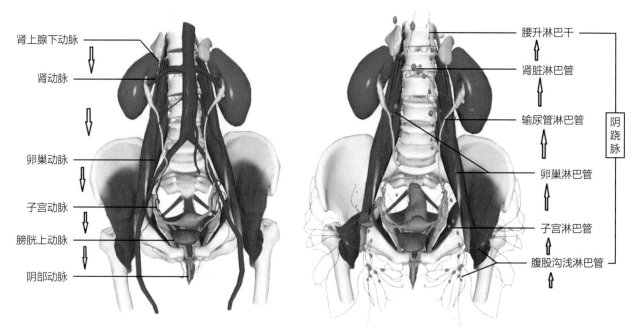

▲ 图 4-112 阴跷脉腹段支结构机制示意

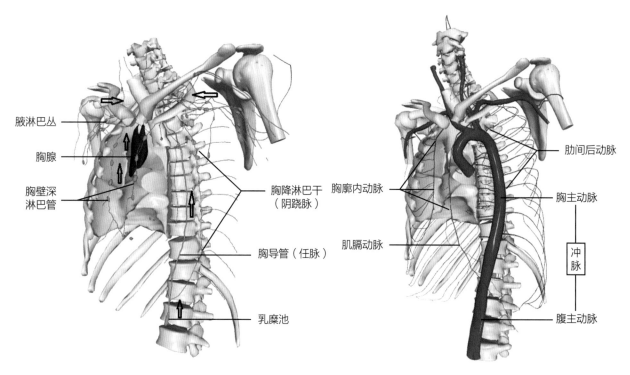

▲ 图 4-113 阴跷脉胸降淋巴干段机制示意

跷脉在头面部的循行路径为上出人迎的前方，入颧骨部，连于眼内角。

　　阴跷脉在颈部的循行通路是颈淋巴干，由颈深下淋巴结的输出管组成。左、右颈淋巴干分别

入胸导管或右淋巴导管，有时可直接入静脉角、锁骨下静脉或颈内静脉。与颈淋巴干平行分布的是颈总动脉干，颈总动脉干在中医学中属于足阳明胃经的循行部位，故言阴跷脉"上出人迎之前"。

颈部淋巴组织来自鼻、鼻窦、咽、喉、口腔和面部的淋巴回流。故阴跷脉在头面部的循行通路属于面部淋巴丛结构，头面部淋巴丛上端与内眦动脉平行分布，内眦动脉属于太阳膀胱经，故在内眦处阴跷脉与膀胱经吻合，即《外经微言·阴阳二跷》所讲的“上出入迎之前，入于目下鸠，属于目眦之睛明穴，合足太阳膀胱之阳跷而上行，此阴跷之脉也”。

阴跷脉循行于内眦部，而阳跷脉也循行于内眦部，故阴阳跷脉也在内眦壁发生吻合，即《灵枢·脉度》所讲的“阳跷而上行，气并相还，则为濡，目气不荣，则目不合”。

阴跷脉在颈面部分布结构非常复杂，与多条经脉吻合，称为“五脉交会”，即《奇经八脉考》所讲的“上出人迎之前，至喉咙，交贯冲脉，入鼽内廉，上行属目内眦，与手足太阳、足阳明、阳跷五脉会于睛明而上行”。五经之中，只有阴跷脉属于阴行经水，其他四经属阳行荣气，四阳经荣气不通，即颈面部组织缺血缺氧，阴跷脉经水不通，颈面部组织缺少淋巴液失去免疫保证作用，阴跷脉一阳四阴，故言阴跷脉“跷，捷疾也”（图 4–114）。

（三）阴跷脉交会关联结构机制

1. 阴跷脉体腔内“四脉交会”结构机制　用现代医学分析阴跷脉循行路径，阴跷脉的主体结构属于体腔内脊椎前侧的左右胸降淋巴干。按照中医学分类，阴跷脉属于经水通路，经水淋巴通路属于静脉的前身结构，处于动静脉荣营之间。故阴跷脉不能独立循行，必须与荣营通路吻合才能保证经水的流动。

（1）阴跷脉为任脉“阴经之海”统摄机制：阴跷脉降淋巴干段结构主要是收集肋间淋巴管中的淋巴液。胸降淋巴干上段连接左右静脉角，下段连接乳糜池，此结构引淋巴液向任脉胸导管流动，形成阴跷脉与任脉吻合结构，故阴跷脉为任脉“阴

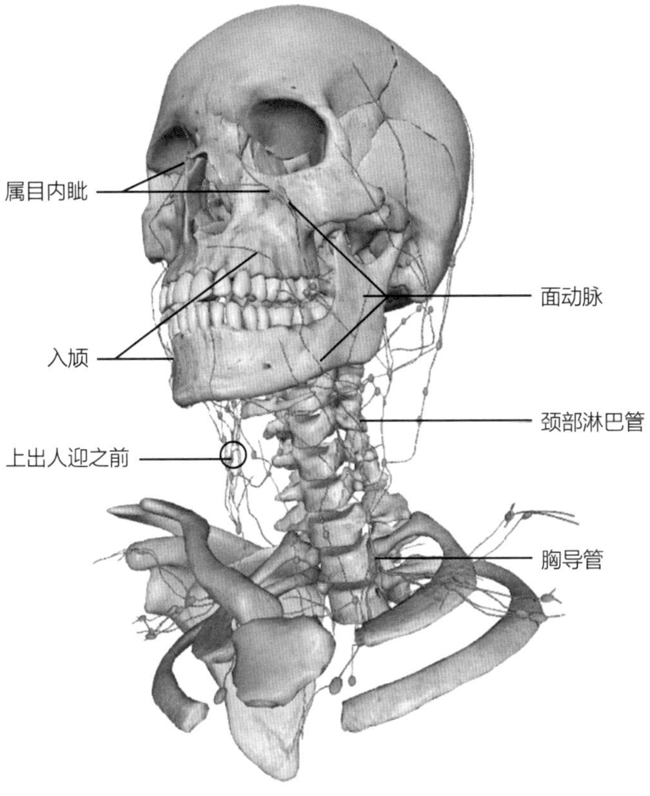
属目内眦
入颃
上出人迎之前
面动脉
颈部淋巴管
胸导管

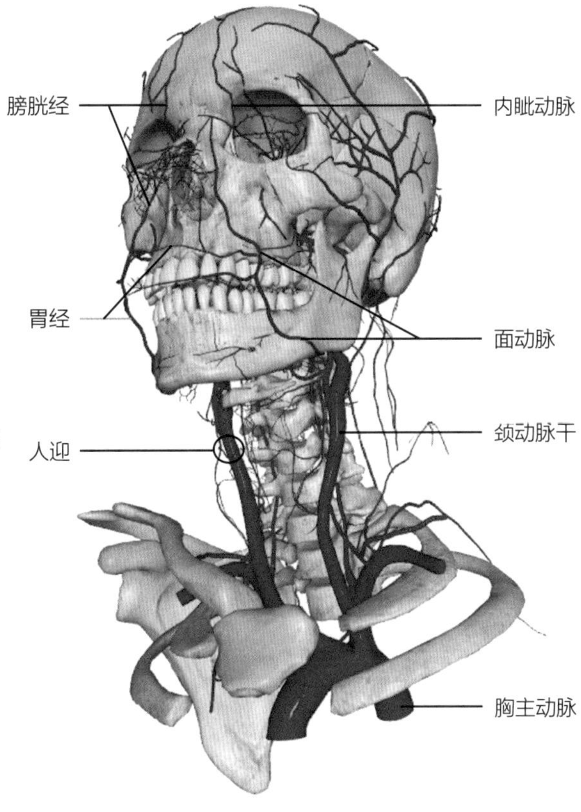
膀胱经
胃经
人迎
内眦动脉
面动脉
颈动脉干
胸主动脉

▲ 图 4–114　阴跷脉颈面部循行结构示意

经之海"所统摄。

（2）阴跷脉与督脉"荣水交会"共构机制：中医学理论是以荣气和经水交通作为体液交换的基本立足点，也就是以荣气和经水作为阴阳界定标准。阴跷脉属于经水通路，与督脉分支结构肋间后动脉血管形成共构结构。督脉属于荣气通路，阴跷脉属于经水通路，二者共构产生荣气和经水的交融体液，以保证体腔壁结构获得有氧血的营养供应，和淋巴液的免疫保护作用。故阴跷脉体腔内分段具有与督脉"荣水交会"共构结构的存在。

（3）阴跷脉与冲脉伴脉交贯回流机制：《难经》言："阴跷脉者，亦起于跟中，循内踝上行，至咽喉，交贯冲脉。"意思是阴跷脉与冲脉具有交贯关联结构，但我们知道冲脉属于有氧血主动脉干，按照中医学体液分类，冲脉体液属于荣气，阴跷脉体液属于经水。

按现代医学分析，冲脉胸腹主动脉与阴跷脉降淋巴干之间并没有直接的连接结构，阴跷脉降淋巴干淋巴液向督脉背侧伴行脉半奇静脉流动，半奇静脉引降淋巴干淋巴液回流，最后回流于胸导管中。胸导管淋巴液在上下腔静脉引流下回流入心，故阴跷脉"交贯冲脉"实际是与冲脉伴行脉具有交贯回流结构。

通过现代医学对阴跷脉主体段结构分析得知，阴跷脉主体段结构是一种综合性结构。阴跷脉体液成分属于淋巴液经水，与任脉体液相同，故任脉是阴跷脉连接的主体经脉。阴跷脉淋巴液经水与冲督二脉荣气形成荣水交融，这是阴跷脉核心的生理功能，故冲督二脉关联结构是实现阴跷脉生理功能的基础。阴跷脉淋巴液随冲督伴行脉回流，故冲督伴行脉是阴跷脉经水流动的引流通路。故阴跷脉主体段结构是与冲督任三脉共构形成的体液复合型通路结构，我们称之为"阴跷四会"（图4-115）。

2. 阴跷脉"五脉交会"结构机制 《奇经八脉考》讲："阴跷者，足少阴之别脉，与手足太阳、足阳明、阳跷五脉会于睛明而上行。"意思是讲，

阴跷脉与足少阴肾经、手足太阳、足阳明、阳跷形成在眼睛部位的"五脉交会"结构。那么这种"五脉交会"是什么？

（1）阴跷脉与肾经足部交会结构机制：阴跷脉在"五脉交会"中分为足部和面部两部分，阴跷脉和足少阴肾经交会于足根部，谓之两会。这也就是前面所讲的胫后淋巴干段和胫后动脉在足跟内踝部位的吻合结构，是下肢淋巴回流与胫后动脉有氧血流下行于脚部的交汇融合。（此处从略）

（2）阴跷脉与胃经头面部交会结构机制：胃经在头颈部的循行分支段结构，即《灵枢·经脉》所讲的"胃足阳明之脉，起于鼻之交頞中，旁纳太阳之脉，下循鼻外，入上齿中，还出挟口，环唇，下交承浆，却循颐后下廉，出大迎，循颊车，上耳前，过客主人，循发际，至额颅"。用现代医学分析，就是左右颈总动脉向头面部发出的分支结构，由左右颞浅动脉、颞浅动脉额支、颧眶动脉、眶动脉、泪腺动脉颧支面动脉构成。

阴跷脉在颈面部的循行分支段结构，即《灵枢·脉度》所讲的"跷脉者，上出人迎之前，入頄，属目内眦"，由颈部淋巴管、头皮耳淋巴管、面淋巴管构成。

阴跷脉和胃经在颈面部的分支结构接近平行分布，但是体液流动方向相反。胃经属于动脉荣道通路，有氧血经胃经由面部向内眦部位流动；阴跷脉属于淋巴经水通路，淋巴液由内部向颈部淋巴干向流动，由此实现头面部的有氧血供应和淋巴液免疫功能（图4-116）。

（3）阴跷脉与膀胱经头面部交会结构：《灵枢·脉度》讲："跷脉者，少阴之别，入頄，属目内眦，合于太阳。"意思是讲阴跷脉下端与足少阴肾经关联，下端与足太阳膀胱经关联，由此成为肾经和膀胱经的中间连接结构。

足太阳膀胱经属于阳经荣道，现代医学分析，足太阳膀胱经在头面部的分布结构：头部背侧由左右椎动脉、左右枕动脉构成，头部腹侧由左右

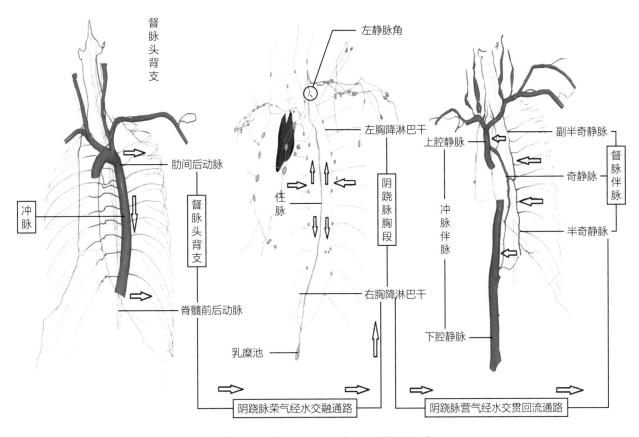

▲ 图 4-115　阴跷脉"四脉交会"结构机制示意

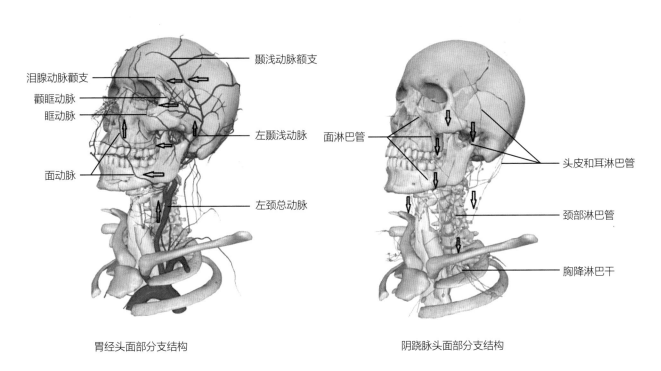

胃经头面部分支结构

阴跷脉头面部分支结构

▲ 图 4-116　阴跷脉与胃经头面部交会结构示意

眶上动脉、左右滑车动脉、左右内眦动脉构成。头部背侧两侧动脉都是由左右颈总动脉发出，荣气有氧血流由颈部向头面背腹两侧流动，即《灵枢·脉度》所讲的"膀胱足太阳之脉，起于目内眦，上额交巅；其支者，从巅至耳上角"循行路径。

阴跷脉属于经水通路，在颈面部循行通路为"上出人迎之前，入頄，属目内眦"。头面部背侧分支由左右头皮淋巴管和耳后淋巴管构成，头面腹侧由面左右淋巴管构成，背腹两侧淋巴液都沿颈部淋巴管方向回流。由此形成足太阳膀胱经和阴跷脉在头面部的吻合，为头面部提供有氧血和淋巴液，即形成"上出人迎之前，入頄，属目内眦，合于太阳"的机制原理（图4-117）。

（4）阴跷脉与手太阳之脉头面部交会结构：手太阳小肠经在头面部的循行路径，《灵枢·脉度》说："其支者，从缺盆循颈上颊，至目锐眦，却入耳中；其支者，别颊上𬮱，抵鼻，至目内眦，斜络于颧。"

手太阳小肠经属于营道无氧血通路，现代医学分析手太阳小肠经面部的分布结构："其支者，从缺盆循颈上颊，至目锐眦，却入耳中"，即由左颈外静脉、左右上颌静脉、耳后静脉构成；"其支者，别颊上𬮱，抵鼻，至目内眦，斜络于颧"，即由下牙槽静脉、上下唇静脉、鼻翼静脉、鼻背静脉、眶上静脉构成。

手太阳小肠经属于营道通路，与阴跷脉经水通路共构成无氧血和淋巴回流通路，其中还缺少动脉血流推动，手少阴心经与手太阳小肠经相表里，手少阴心经在头面部的荣道分支与阴跷脉分支形成吻合，也就是阴跷脉与手太阳经在头面部的交会结构（图4-118）。

（5）阴跷脉与阳跷脉头面部交会机制：《奇经八脉考》言"阴跷者，上出人迎之前，至喉咙，交贯冲脉，入𬶭内廉，上行属目内眦，与手足太阳、足阳明、阳跷五脉会于睛明而上行"，其中讲到阴跷脉与阳跷脉在眼睛部位交会。

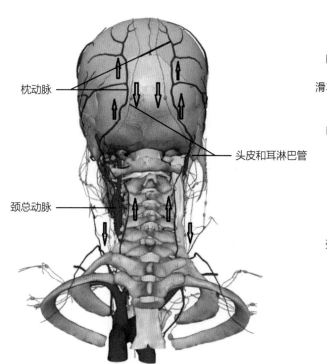

枕动脉

头皮和耳淋巴管

颈总动脉

阴跷脉足太阳脉头部背侧关联结构

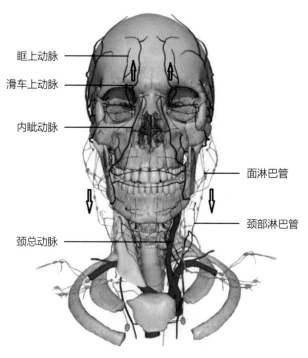

眶上动脉

滑车上动脉

内眦动脉

面淋巴管

颈部淋巴管

颈总动脉

阴跷脉足太阳脉头部腹侧关联结构

▲ 图4-117　阴跷脉与足太阳交会结构示意

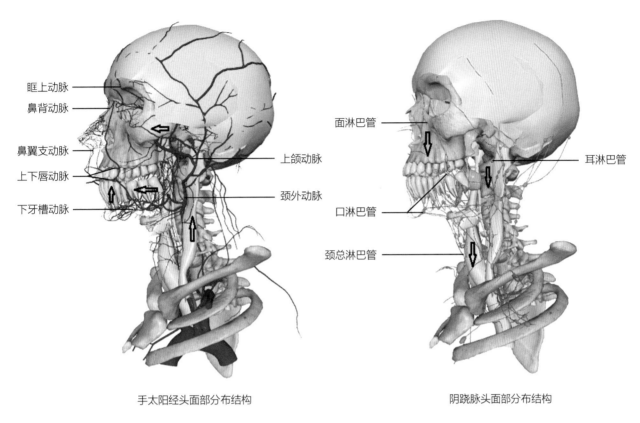

眶上动脉
鼻背动脉
鼻翼支动脉
上下唇动脉
下牙槽动脉

上颌动脉
颈外动脉

手太阳经头面部分布结构

面淋巴管
口淋巴管
颈总淋巴管

耳淋巴管

阴跷脉头面部分布结构

▲ 图 4-118　阴跷脉与手太阳头面部交会结构示意

阳跷脉在头面部的循行路径在《难经集注》有记载，"阳跷脉者，上入风池穴者，项后发际陷中"。按照现代医学分析，"入风池穴者"为颈深动脉，是由肋颈干发出的动脉，上行至颈背部，行向头半棘肌，供养邻近肌肉。"项后发际陷中"，由左耳后动脉、耳后动脉枕支、颞浅动脉构成。

阳跷脉与阴跷脉同属于经水淋巴通路，阳跷脉头面部分支即头面背侧淋巴管，阴跷脉头面部分支即头面腹侧淋巴管，阴阳跷脉实为同一结构，由此形成二跷脉在头面部的交会（图 4-119）。

二、阳跷脉的循行结构机制

（一）阳跷脉循行"三段六会"路径

1. 阳跷脉循行"三段"路径　据《难经·二十八难》记载，阳跷脉循行路线为"阳跷脉者，起于跟中，

循外踝上行，入风池"。据《外经微言·阴阳二跷》记载，阳跷脉循行路线为"阳跷脉足太阳膀胱之别脉也，亦起于然骨之下申脉穴，出外踝下，循仆参，郄于附阳，与足少阳会于居髎，又与手阳明会于肩髃及巨骨，又与手太阳阳维会于臑俞，与手足阳明会于地仓及巨髎，与任脉足阳明会于承泣，合足少阴肾经之阴跷下行，此阳跷之脉也"。

根据两段原文记载，阳跷脉循行路径分为三个分段。

（1）阳跷脉下肢分段："阳跷脉足太阳膀胱之别脉也，亦起于然骨之下申脉穴，出外踝下，循仆参，郄于附阳，与足少阳会于居髎"，是指阳跷脉起始于足根外侧，循下肢外侧上行于髋部"居髎"穴位置。这是阳跷脉循行第一段通路。

（2）阳跷脉肋部分段："与足少阳会于居髎，又与手阳明会于肩髃及巨骨"，是指阳跷脉有纵贯肋部的循行结构段。

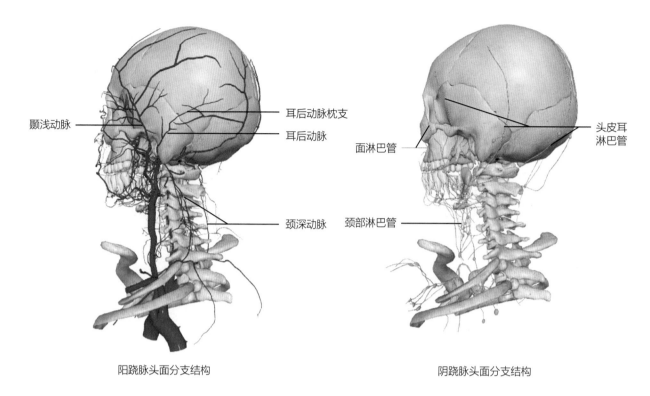

颞浅动脉

耳后动脉枕支

耳后动脉

颈深动脉

面淋巴管

头皮耳淋巴管

颈部淋巴管

阳跷脉头面分支结构

阴跷脉头面分支结构

▲ 图4-119　阴跷脉与阳跷脉头面部交会结构示意

（3）阳跷脉颈面部分段："又与手太阳阳维会于臑俞，与手足阳明会于地仓及巨髎，与任脉足阳明会于承泣。合足少阴肾经之阴跷下行，此阳跷之脉也"，是指阳跷脉有在颈面部的循行结构段。

2. 阳跷脉循行"六会"结构　阳跷脉循行路径自足跟外侧的申脉穴起始，经外踝上行腓骨后缘，沿股部外侧，经髋、胁，至肩膊外侧，沿颈上至口角，到目内眦，与太阳、阴跷脉会合，再上行经额，与足少阳经合于风池。

阳跷脉循行路径中有与六条经脉的吻合结构。交会腧穴有申脉、仆参、跗阳（足太阳膀胱经）、居髎（足少阳胆经）、臑俞（手太阳小肠经）、肩髃、巨骨（手阳明大肠经）、天髎（手少阳三焦经）、地仓、巨髎、承泣（足阳明胃经）、睛明（足太阳膀胱经），所以称阳跷脉"六会"（图4-120）。

（二）阳跷脉循行"三段"结构机制

1. 阳跷脉下肢分布段结构　"阳跷脉足太阳膀胱之别脉也，亦起于然骨之下申脉穴，出外踝下，循仆参，郄于附阳，与足少阳会于居髎"，是指阳跷脉起始于足根外侧，循下肢外侧上行于髋部"居髎"穴位置。这是阳跷脉循行于下肢通路。

《灵枢·脉度》讲："跷脉者，合于太阳，阳跷而上行，气并相还，则为濡，目气不荣，则目不合。"阴跷脉和阳跷脉为相同结构，阴跷脉属于淋巴管经水通路，自然我们也会想到阳跷脉属于淋巴经水通路结构。

《灵枢·脉度》讲："跷脉者，少阴之别，起于然骨之后。"

《外经微言·阴阳二跷》讲："阳跷脉足太阳膀胱之别脉也，亦起于然骨之下申脉穴，出外踝下。"

根据上两段原文所讲，阴跷脉起始于足部内踝处，与足少阴肾经交会，阳跷脉起始于足部外踝处，与足太阳膀胱经交会。阴阳跷脉在足部内外踝关节处起始，阳跷脉起点"申脉穴"在足外侧部，外踝直下方凹陷中。"申脉穴"附近动脉血

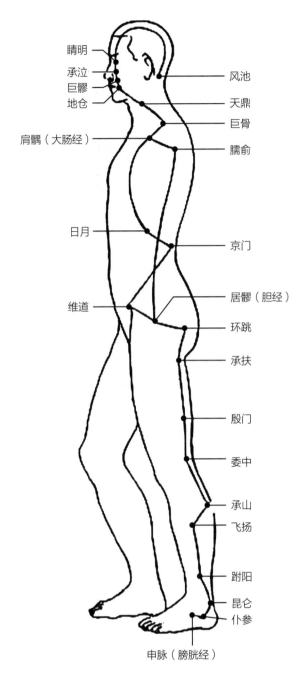

睛明
承泣
巨髎
地仓
肩髃（大肠经）

日月

维道

风池
天鼎
巨骨
臑俞

京门

居髎（胆经）
环跳
承扶

殷门

委中

承山
飞扬

跗阳
昆仑
仆参

申脉（膀胱经）

▲ 图 4-120　阳跷脉"五段六会"示意

管有胫前动脉和腓动脉穿支。静脉有小隐静脉分支、足部浅静脉和小隐静脉足部分支。淋巴管是胫淋巴下端的外踝浅淋巴。外踝浅淋巴处于腓动脉穿支和小隐静脉足部分支之间，故外踝浅淋巴是阳跷脉的起点。

阳跷脉从申脉穴位置开始，然后"循仆参，郄于附阳，与足少阳会于居髎"。

仆参穴位于外踝后下方，昆仑直下，跟骨外

侧，赤白肉际处。

附阳穴在小腿外踝后区，昆仑直上 3 寸，腓骨与跟腱之间。

居髎穴在髋部，当髂前上棘与股骨大转子最凸点连线的中点处。

这三个穴位之间由外踝浅淋巴管、胫侧淋巴管、腹股沟浅淋巴管构成淋巴丛，也就是阳跷脉下肢分布结构。阳跷脉与之相关的荣气通路由腓动脉穿支、胫前动脉、旋股外侧动脉升支构成。

"阳跷脉，足太阳膀胱之别脉也，亦起于然骨之下申脉穴，出外踝下，循仆参，郄于附阳，与足少阳会于居髎"，阳跷脉同时与两条经脉交会。"亦起于然骨之下申脉穴，出外踝下，循仆参，郄于附阳"，是与足太阳膀胱经交会。"与足少阳会于居髎"，是与足少阳胆经交会（图 4-121）。

2. 阳跷脉肋部分段结构　"与足少阳会于居髎，又与手阳明会于肩髃及巨骨"，是指阳跷脉有纵贯肋部的循行路径。

居髎穴在髋部，当髂前上棘与股骨大转子最凸点连线的中点处。

肩髃穴此穴在肩端部肩峰与肱骨大结节之间。

巨骨穴在肩上部，当锁骨肩峰端与肩胛冈之间凹陷处。

阳跷脉循行经过的三个穴位连线是在左右肋部外侧位置，与足少阳胆经和手阳明大肠经交会。按照现代医学分析，这一循行路径结构的阳跷脉由左右下肢浅淋巴、腹股沟浅淋巴、肋部外侧淋巴、肩胛浅淋巴构成；与之对应的动脉是臀上动脉浅支、髂腰动脉腰支、肩胛下动脉、胸外侧动脉、旋肩胛动脉（肩胛下动脉的终支之一，穿三边孔至肩背部，分布至邻近肌肉）、肩胛背动脉（锁骨下动脉的分支，常起自颈横动脉，即颈横动脉的深支）构成。二者构成淋巴经水和荣气有氧血之间的交融，为肋部外侧提供有氧血营养供应和淋巴免疫保护作用。

阳跷脉肋部分支结构下接足少阳胆经，上连手阳明大肠经，三经吻合在肋间外侧部位，

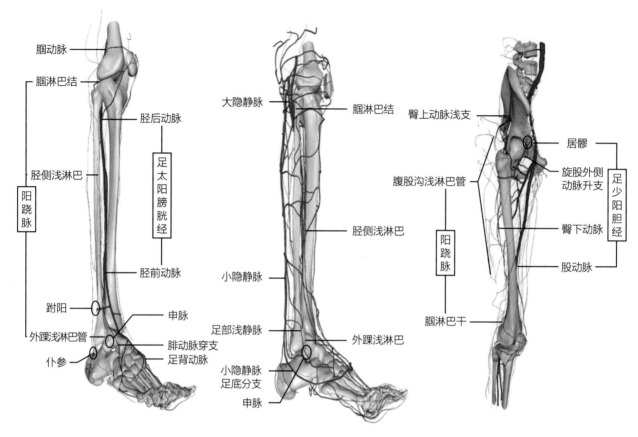

▲ 图 4-121　阳跷脉下肢循行结构示意

有调节体腔内胆腑和大肠腑生理功能的作用（图4-122）。

3. 阳跷脉颈面部分段结构　"又与手太阳阳维会于臑俞，与手足阳明会于地仓及巨髎"，是指阳跷脉有在颈面部的循行结构段。

臑俞穴在肩部，当腋后纹头直上，肩胛冈下缘凹陷中。

地仓穴在面部，口角外侧，上直对瞳孔。

巨髎穴在面部，瞳孔直下与鼻翼下缘相平的凹陷处。

承泣穴在面部，瞳孔直下，当眼球与眶下缘之间。

四个穴位连接起来就是阳跷脉颈面部的循行路线，从左右肩胛外侧向面前部延伸，分布于鼻腔左右两侧。现代医学分析，阳跷脉头颈部循行结构由腋淋巴管开始，即"又与手太阳阳维会于臑俞"；经颈淋巴管向面部前行到达面部上下颌淋

巴，即"与手足阳明会于地仓及巨髎"，达眶下淋巴。淋巴液流动方向是从颈面部淋巴向胸导管上端回流，即"与任脉足阳明会于承泣"。与阳跷脉颈面部经水通路结构相反的是颈面部荣气动脉丛，由肩胛背动脉、颈浅动脉、枕动脉降支、上下颌动脉、眶下动脉构成。

阳跷脉颈面部淋巴由头面部向颈浅淋巴回流，最后回流到胸导管中。与之伴行的动脉血管丛血流由主动脉弓流出，经颈浅动脉向头面部流动。经水淋巴液和荣血有氧血流相向而行，为头颈面部组织器官提供有氧血供应和淋巴免疫体液（图 4-123）。

（三）阳跷脉循行"六会"结构机制

1. 阳跷脉与足太阳膀胱经交会机制　阳跷脉起于足太阳膀胱经，从足部外踝关节"申脉穴"起始，循行于下肢外侧。阳跷脉属于经水淋巴液

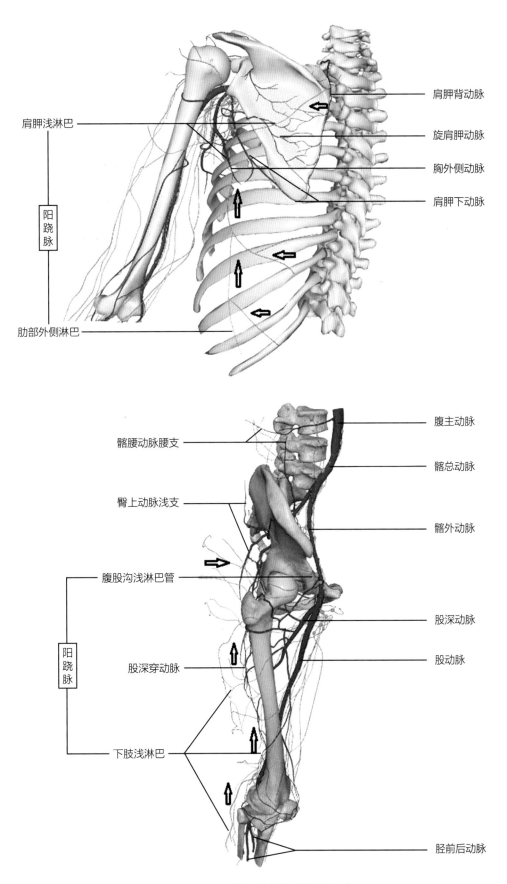

肩胛浅淋巴

阳跷脉

肋部外侧淋巴

肩胛背动脉

旋肩胛动脉

胸外侧动脉

肩胛下动脉

髂腰动脉腰支

臀上动脉浅支

腹股沟浅淋巴管

阳跷脉

股深穿动脉

下肢浅淋巴

腹主动脉

髂总动脉

髂外动脉

股深动脉

股动脉

胫前后动脉

▲ 图 4-122　阳跷脉肋部循行结构机制示意

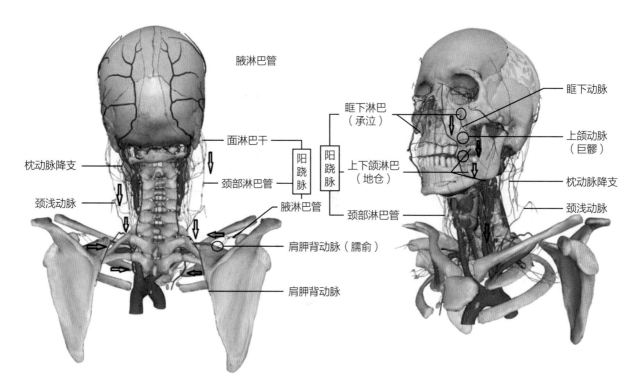

▲ 图 4-123　阳跷脉颈面部结构示意

通络，经水流动方向是由下向上流动。与之方向相反的是足太阳膀胱经，足太阳膀胱经属于荣气有氧血通路，以腓动脉为主。足太阳膀胱经腓动脉下端的腓动脉踝外侧支，起于外踝正下缘五分骨陷中之申脉穴。"申脉穴"是阳跷脉和足太阳膀胱经的交汇点。

足太阳膀胱经下肢腓动脉支荣气循行路径：从"申脉穴"开始，再往后下斜至足跟之仆参穴，由后脚跟仆参穴直上行，经昆仑穴（外踝后跟腱前凹陷处）、跗阳穴、飞扬穴，再转小腿后面的承山穴，循腿背上行经委中穴、殷门穴、承扶穴，再往上行与足少阳胆经交络。现代医学分析，足太阳膀胱经就是由股动脉、腘动脉、腓动脉构成的动脉血管丛。

阳跷脉下肢经水循行路径从踝外淋巴结开始，向上连接小腿外淋巴管，有小腿外侧浅淋巴管，膝外侧淋巴管，大腿外侧淋巴管。淋巴液向上回流经腹股沟淋巴进入体腔内，最后汇于胸导管中（图 4-124）。

足太阳膀胱经荣气自上向下流动，为下肢外侧提供有氧血，阳跷脉经水自下向上流动，为下肢外侧提供免疫淋巴液，二经交会于足部外踝"申脉穴"处，此处也是下肢外侧有氧血流和淋巴液相向流动的交汇区域。如果二脉在"申脉穴"处不能交融，下肢外侧就缺少有氧血供应，失去营养，或者失去淋巴液的免疫保护作用，下肢外侧就会出现疾病。这就是阳跷脉与足太阳膀胱经交会于"申脉穴"的生理机制。

2. 阳跷脉与足少阳胆经交会机制　阳跷脉循行于体腔的路径是从居髎穴开始。居髎，经穴名，出自《针灸甲乙经》，属足少阳胆经，为阳跷脉与足少阳之会，在髋部，当髂前上棘与股骨大转子最凸点连线的中点处。

阳跷脉由承扶穴上行，与足少阳胆经交络，上行至腹胁软骨末端下八寸处，即髂骨侧与足少阳胆经之居髎穴，然后循腹外侧上行至肩部，与手阳明大肠经相络。按照现代医学分析，阳跷脉在肋部外侧的循行路径是由上下两段构成。下端

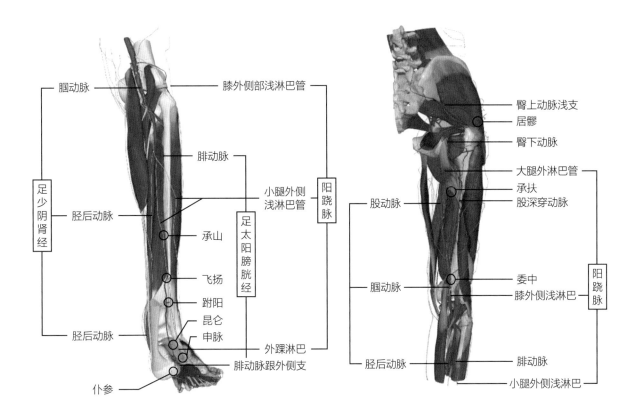

▲ 图 4-124 阳跷脉与膀胱经交会结构示意

是由腹股沟浅淋巴和臀外浅淋巴构成的淋巴丛，淋巴液从臀外浅淋巴向腹股沟浅淋巴回流，最后经乳糜池回流入胸导管中。上段由肋部外侧淋巴和肩背浅淋巴构成，淋巴液从肩背浅淋巴向肋部外侧淋巴回流，最后经左静脉角流入胸导管中。

与阳跷脉肋部上下段循行结构对应的是足少阳胆经结构。胆经下段结构由臀部上下动脉、旋髂深动脉（在腹股沟韧带的后方或稍上方从髂外动脉发出，沿腹股沟韧带外侧半后方斜向外上的分支，营养髂嵴及邻近肌和皮肤）、腰动脉（腰动脉为腹主动脉的壁支，共 4 对，从腹主动脉后壁的两侧发出，横越腰椎体前面和侧面，与腰静脉伴行，在腰大肌内侧缘处分出背侧支和腹侧支。其中背侧支则分布到背部的肌肉、皮肤及脊柱，腹侧支分布到腹壁，并与腹前外侧壁其他动脉吻合）构成。上段结构由胸外侧动脉、肩胛下动脉构成。

阳跷脉自肋部的上下两段结构中流动的经水

淋巴液由背侧向腹侧流动，为体腔肋部提供有氧血。足少阳上下段结构中流动的荣气有氧血由腹侧向背侧流动，为体腔肋部提供淋巴体液。阳跷脉和足少阳胆经在肋部交会，为肋部提供有氧血液和淋巴液，由此保证了体腔肋部结构所需营养和免疫保护（图 4-125）。

3. 阳跷脉与手阳明大肠经交会机制 阳跷脉至肩胛肩峰前下方（举臂时有凹陷处），与手阳明大肠经之肩髃穴相会。从肩髃穴上行，至肩端肩锁关节上方凹陷处之巨骨穴。

肩髃穴在三角肌区，肩峰外侧缘前端与肱骨大结节两骨间凹陷中。

巨骨穴位于人体的肩上部，当锁骨肩峰端与肩胛冈之间凹陷处。

现代医学分析，阳跷脉在肩髃穴和巨骨穴之间的分布结构，是由肋外侧淋巴管和肩部腋窝淋巴结（腋窝淋巴结包括腋尖群、中央、胸肌群、肩胛下群和外侧群）构成。淋巴液从肋外侧向内

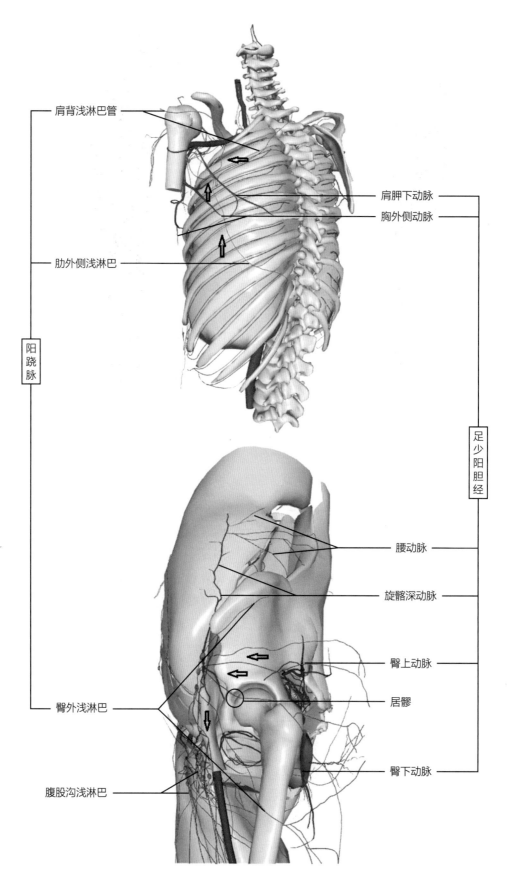

肩背浅淋巴管

肩胛下动脉

胸外侧动脉

肋外侧浅淋巴

阳跷脉

足少阳胆经

腰动脉

旋髂深动脉

臀上动脉

居髎

臀外浅淋巴

臀下动脉

腹股沟浅淋巴

▲ 图 4-125　阳跷脉与足少阳胆经交会结构示意

侧回流，最终汇集淋巴液进入胸导管上端左静脉角。在这一过程中，与来自上肢远端回流的淋巴液发生了融合，形成了阳跷脉与手阳明大肠在肩髃穴和巨骨穴之间的体液交会。

阳跷脉在肩臂部与阳跷脉对应的是手阳明大肠经。现代医学分析，手阳明大肠经属于营道通路，营道中的无氧血与阴跷脉在头面部形成静脉血和淋巴液回流通路。手太阴肺经属于荣道通路，与手阳明大肠经相表里。手太阴肺经荣道在肩臂部由中副动脉、胸肩峰动脉、肩胛上动脉构成动脉丛。在肩髃穴和巨骨穴之间，手太阴肺经、手阳明大肠经与阴跷脉发生共构，手太阴经和阴跷脉交会，为肩臂部组织结构提供有氧血和淋巴液。

这也是阴跷脉与手阳明大肠经交会结构机制（图4-126）。

4. 阳跷脉与手太阳小肠经交会机制　阳跷脉行至巨骨穴过肩胛后，至大骨下肩胛冈下际凹陷处，与手太阳交会于臑俞穴。阳跷脉与手太阳小肠经在巨骨穴和臑俞穴之间交会。

臑俞穴隶属手太阳小肠经，在肩部，当腋后纹头直上，肩胛冈下缘凹陷中。

巨骨穴位于人体的肩上部，当锁骨肩峰端与肩胛冈之间凹陷处。

用现代医学分析，阳跷脉在臑俞穴与巨骨穴之间存在的结构，是由肩胛下淋巴结、肩臂浅淋巴、锁骨下淋巴结构成的淋巴管丛。这一淋巴

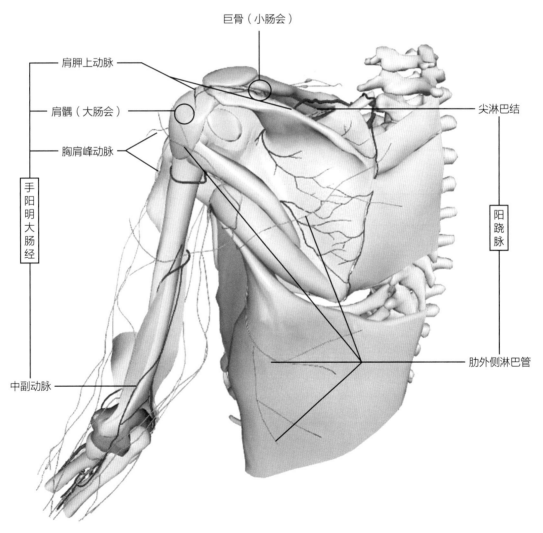

▲ 图 4-126　阳跷脉与手阳明大肠经交会结构示意

593

从收集背肋部淋巴体液、腋下淋巴液回流，在臑俞穴位置与来自上肢远端背侧的浅淋巴液发生交会。这也就是阳跷脉在肩臂部的循行通路。

阳跷脉在肩臂部循行与手太阳小肠经在臑俞穴位置交会。手太阳小肠经属于荣气有氧血通路，由上肢体壁背侧部的尺侧上副动脉、中副动脉、肱深动脉、胸外侧动脉、旋肱后动脉、肩胛上动脉构成。有氧血流由锁骨下动脉干流出，沿这一分支血管丛由近端向远端流动。

阳跷脉和手太阳小肠经在臑俞穴和巨骨穴之间交会，阳跷脉是淋巴液由远端向近端回流。手太阳小肠经属于营气无氧血通路，在肩臂部由贵腰静脉、腋静脉、锁骨下静脉、肩胛背静脉构成。手太阳小肠经营气无氧血与阳跷脉经水淋巴液，

共同形成回流通路。手少阴心经与手太阳小肠经相表里，手少阴心经在肩臂部与尺侧上副动脉、中副动脉、肱深动脉、胸外侧动脉、旋肱后动脉、肩胛上动脉关联吻合。这一荣道结构与阴跷脉交会，为肩臂部组织结构提供有氧血和淋巴液，也就相当于阳跷脉与手太阳小肠经的交会结构（图4-127）。

5. 阳跷脉与足阳明胃经交会机制 阳跷脉由手太阳小肠经臑俞穴再络回肩峰手太阳小肠经之肩髃穴，络手阳明大肠经锁骨上窝中点上一寸许之天鼎、喉结正中旁三寸之扶突穴，络足阳明胃经上脸颊侧面及口角旁四分之地仓穴。再上行至眼中线直下，平鼻翼下缘之巨髎穴，最后达眼下七分，即足阳明胃经与任脉交会之承泣穴。

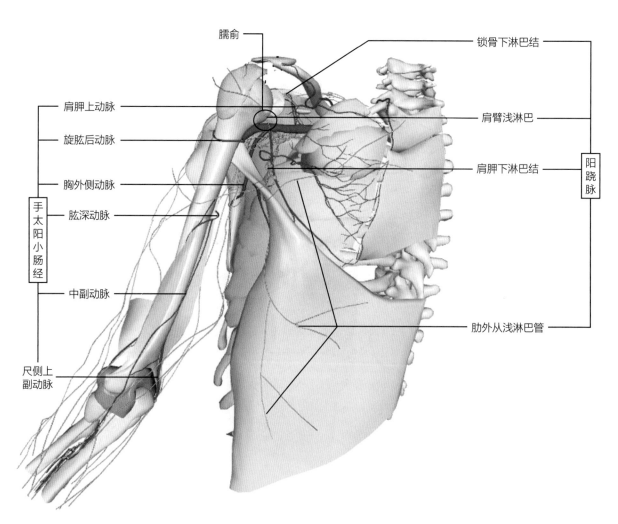

▲ 图4-127 阳跷脉与手太阳小肠经交会结构示意

肩髃穴位于肩平举，肩部有两个凹陷，前部凹陷中。

天鼎穴在胸锁乳突肌下部后缘，浅层为颈阔肌，深层为中斜角肌起点。

扶突穴在胸锁乳突肌胸骨头间颈阔肌中，深层为肩胛提肌起始点。

地仓穴位于面部，口角外侧，上直瞳孔。

巨髎穴位于人体的面部，瞳孔直下，平鼻翼下缘处，当鼻唇沟外侧。

承泣穴在面部，瞳孔直下，当眼球与眶下缘之间。

阳跷脉循行通路在五个穴位之间，用现代解剖学分析，是由锁骨淋巴、颈部淋巴、头皮耳淋巴构成的淋巴网结构。淋巴液由头面部淋巴管自上向下经五个穴位处的淋巴管向胸导管流动，这也是阳跷脉在头颈部的循行通路结构。

与阳跷脉颈面部循行结构对应的是足阳明胃经在颈面部的分布结构，由胸廓内动脉、肩胛背动脉、面动脉构成。这一动脉血管丛经过的通路也处于五个穴位之间，故它与阳跷脉颈面部循行通路交会。

在颈面部，足阳明胃经通过五个穴位之间的组织结构为颈面部提供荣气有氧血营养，阳跷脉通过五个穴位之间的组织结构为颈面部组织结构提供淋巴液免疫保护，二脉交会于五穴位之间，是颈面部组织器官生理存在的基础结构(图4-128)。

6. 阴阳跷脉交会结构机制　阳跷脉行至头面部，又与阴跷会合于眼内眦外一分处之睛明穴。

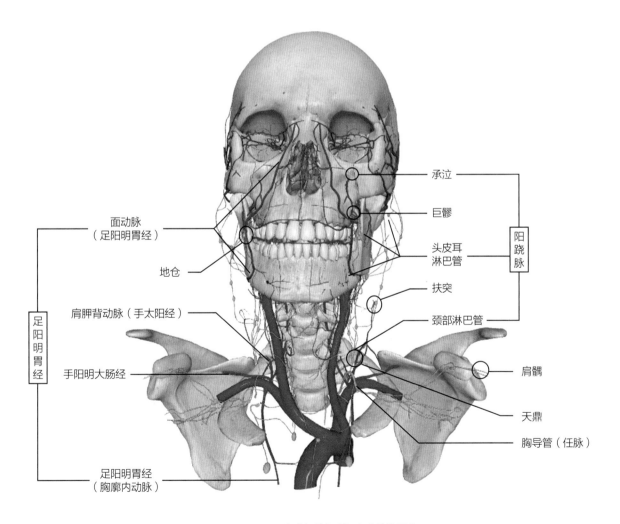

▲ 图 4-128　阳跷脉与足阳明经交会结构示意

睛明穴隶属于足太阳膀胱经，目内眦角稍上方凹陷处。

阳跷脉和阴跷脉结构是背腹对称分布的，两脉在睛明穴交会，完成了阳跷脉和阴跷脉通路的吻合。

阴阳跷脉在睛明穴位置的交会，不同于上述五种交会。上述五种交会是阳跷脉经水与五条阳经荣营二气之间的交融机制，阴阳跷脉都属于经水淋巴液通路，在睛明穴位置的交会，自然就是头面部两段淋巴通路的吻合结构。

根据阳跷脉和阴跷脉在头面部的循行路径分析，阳跷脉头面部循行分支段在面部背侧，由颈外淋巴管、头皮淋巴管、耳淋巴管构成，淋巴液沿面背侧向面腹侧回流，构成阳跷脉经水的流动轨迹。

阴跷脉头面部循行分支段在面部腹侧，由面动脉颈部淋巴构成，淋巴液从上向下流动，同时引流头皮淋巴管、耳淋巴管、中淋巴液向胸导管中流动，构成了阴阳跷脉经水淋巴液的汇流。

阳跷脉和阴跷脉经水淋巴通路具有左右分布结构，淋巴主干胸导管结构分布在体腔腹侧位置。阳跷脉经水淋巴通路中的淋巴液从左右两侧沿面背侧向面腹侧回流，也就是阳跷脉经水向阴跷脉经水通路汇集。然后一起经颈部淋巴干向胸导管汇集，上端睛明穴就成为最初的阴阳跷脉的交汇点，下端胸导管开始，左静脉就成为阴阳跷脉经水汇流的终点，由此形成了阴阳跷脉经水通路与任脉胸导管结构的吻合（图4-129）。

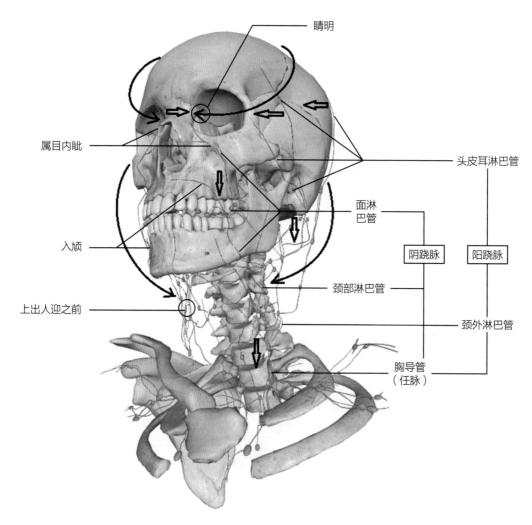

▲ 图4-129 阴阳跷脉交会结构示意

阳跷脉和阴跷脉在头面部的交会结构，不仅是二脉的关联，还是二脉经水淋巴液向淋巴胸导管回流过程中形成的一种淋巴液汇流现象。故二脉交会的生理功能是实现体腔内淋巴液和体腔内淋巴液循环闭合的机制。

如果阴阳跷脉不能交会形成淋巴液循环，胸腺和脾脏等淋巴器官生成的免疫因子就无法进入阴阳跷脉通路之中，阴阳跷脉经水淋巴液也就失去了对机体组织器官的免疫保护功能。这就是阴阳跷脉交会的生理功能机制。

第六节

阴阳维脉循行结构机制

一、阳维脉的循行结构机制

（一）阳维脉循行路径分段

1. 阳维脉循行路径　关于阳维脉的记载，最早见于《素问·刺腰痛论》"阳维之脉，脉与太阳合腨下间，去地一尺所"。《难经·二十八难》载："阳维起于诸阳会也。"由于经典中对阳维脉循行路径描述比较零散，而且多为循行路径中的分段描述，历史上漫长的时间内阳维脉的整体循行路径模糊不清。

到晋·皇甫谧（士安）撰《针灸甲乙经》（公元282年出）描述为"阳维阴维者，维络于身，溢蓄不能环流溉灌也"。至于阳维脉如何"维络于身"，还是没有说清。

阳维脉循行路径的整体描述到明清时期才逐渐有清晰的记载，明代医家张介宾在其《类经图翼》中，描述阳维脉循行路径为"阳维维于阳，其脉起于诸阳之会，与阴维皆维络于身，若阳不能维于阳，则溶溶不能自收持。其脉气所发，别于金门，以阳交为，与手足太阳及跷脉会于俞，与手足少阳会于天，又会于肩井，其在头也与足少阳会于阳白，上于本神及临泣，上至正营，循

于脑空，下至风池，其与督脉会，则在风府及哑门，此阳维脉气所发，凡二十四穴。难经曰：阳维为病苦寒热。金门（足太阳，外踝下）、阳交（足少阳，外踝上）、臑俞（手太阳，肩后）、天髎（手少阳，缺盆上）、肩井（足少阳，肩上）、阳白（足少阳，眉上）、本神（足少阳，眉上）、临泣（足少阳，眉上）、正营（足少阳，目窗上）、脑空（足少阳，枕骨下）、风池（足少阳，颞后）、风府（督脉，后发际）、哑门（督脉，风府后）"。张介宾对阳维脉的这种描述虽然还是较为迷糊，但较明代前的描述，已经开始清晰化，能够用穴位连线的描述方式清晰确立出阳维脉的循行路径。

阳维脉循行路径真正定位清晰化，是从明代医家李时珍《奇经八脉考》开始，李时珍对阳维脉循行路径具体定位为"阳维起于诸阳之会，其脉发于足太阳金门穴，在外踝下一寸五分；上外踝七寸，会足少阳于阳交，为阳维之郄；循膝外廉，上髀厌，抵少腹侧，会足少阳于居髎；循胁肋，斜上肘上，会手阳明、手足少阳于臂臑；过肩前，与手少阳会于臑会、天髎；却会于手足少阳、足阳明于肩井；入肩后，会手太阳、阳跷于臑俞；上循耳后，会手足少阳于风池；上脑空、

承灵、正营、目窗、临泣；下额，与手足少阳、阳明五脉会于阳白；循头入耳，上至本神而止。凡二十二穴"。

清代医家吴谦（公元 1742 年）继承了明代李时珍对阳维脉的定位，他在《刺灸心法要诀》中讲："阳维脉起足太阳，外踝一寸金门脏，踝上七寸阳交位，肩后胛上俞当，天髎穴在缺盆上，肩上陷中肩井乡，本神入发四分许，眉上一寸阳白详，入发五分临泣穴，上行一寸正营场，枕骨之下脑空位，风池耳后陷中藏，项后入发哑门穴，入发一寸风府疆。"由此基本确定了阳维脉的循行路径，并被沿用至今（图 4-130）。

2. 阳维脉循行路径的十一分段　根据李时珍《奇经八脉考》中对阳维脉的描述，阳维脉由十一个分段构成。

（1）外踝循行分段："阳维起于诸阳之会，其脉发于足太阳金门穴，在外踝下一寸五分。"意思是讲阳维脉起始于外踝部的金门穴。金门穴又称关梁、梁关，位于人体的足外侧部，当外踝前缘直下，骰骨下缘处。这说明阳维脉在外踝部位具有循行分段结构。

（2）小腿外侧循行分段："上外踝七寸，会足少阳于阳交，为阳维之郄。"阳交穴位于人体的小腿外侧足少阳胆经，当外踝尖上 7 寸，腓骨后缘。阳维脉交会于阳交穴，说明阳维脉在小腿外侧具有循行分段结构。

（3）大腿外侧循行分段："循膝外廉，上髀厌，抵少腹侧，会足少阳于居髎。"居髎穴，属足少阳胆经，在髋部，当髂前上棘与股骨大转子最凸点连线的中点处。阳维脉在居髎处与足少阳交会，说明阳维脉在大腿外侧具有循行分段结构。

（4）胸腹肋部循行分段："循胁肋，斜上肘上，会手阳明、手足少阳于臂臑。"阳维脉由居髎上行于臂臑穴，这两个穴位之间就是胸腹体壁肋部外侧部位，说明阳维脉在胸腹肋部具有循行分段结构。

（5）上臂外侧部循行分段："过肩前，与手

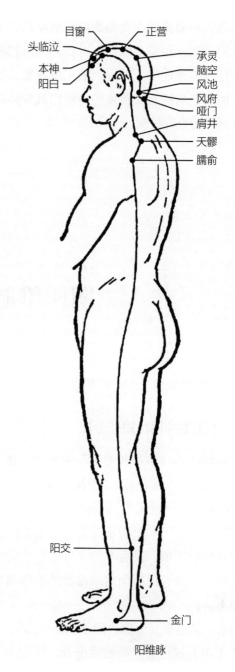

▲ 图 4-130　阳维脉循行路径示意

少阳会于臑俞、天髎。"臑俞穴，在臂外侧，当肘尖与肩髎的连线上，肩髎下 3 寸，三角肌的后下缘。天髎穴，在肩胛部，肩井与曲垣的中间，当肩胛骨上角处。阳维脉循行于臑俞穴和天髎穴之间，说明阳维脉在上臂外侧存在循行分段结构。

（6）胸壁上部循行分段："却会于手足少阳、足阳明于肩井。"肩井，在大椎穴与肩峰连线中点，肩部最高处。阳维脉在肩井穴位置有交会点，说

明阳维脉在胸壁上部位置具有循行分段结构。

（7）肩外侧部循行分段："入肩后，会手太阳、阳跷于臑俞。"臑俞穴，隶属手太阳小肠经，在肩部，当腋后纹头直上，肩胛冈下缘凹陷中。阳维脉既然经过臑俞穴位置，说明阳维脉在肩外侧部具有循行分段结构。

（8）头枕部循行分段："上循耳后，会手足少阳于风池。"风池穴，属经络为足少阳胆经，在头额后面大筋的两旁与耳垂平行处。阳维脉在风池穴处与足少阳胆经交会，说明阳维脉在头枕部具有循行分段结构。

（9）头顶部循行分段："上脑空、承灵、正营、目窗、临泣"。脑空穴，属于足少阳胆经腧穴，位于枕外隆凸的上缘外侧，头正中线旁开2.25寸，平脑户穴。承灵穴，承灵穴位于人体的头部，当前发际上4寸，头正中线旁开2.25寸。正营穴，在头部，当前发际上2寸。一说"目窗后一寸五分"，即入发际3寸。目窗穴，位于人体的头部，当前发际上1.5寸，头正中线旁开2.25寸。头临泣穴，隶属足少阳胆经。当瞳孔直上入前发际0.5寸，神庭与头维连线的中点处。这五个穴位连线是在头顶部位置，说明阳维脉在头顶部具有循行分段结构。

（10）头前额部循行分段："下额，与手足少阳、阳明五脉会于阳白"。阳白穴，归属足少阳胆经，在瞳孔直上方，离眉毛上缘约2厘米处。阳维脉在阳白穴位置与手足少阳、阳明经交会，说明阳维脉在头前额部具有循行分段结构。

（11）头颞部循行分段："循头入耳，上至本神而止。"本神穴，归属足少阳胆经，在前发际上0.5寸，神庭旁开3寸。阳维脉经过本神穴，说明阳维脉在头颞部循行分段结构。

（二）阳维脉维系阳经交会腧穴原理

阳维脉的循行路径起于足少阴经，发于足太阳经，循足少阳经上行至髀枢，行背外肩胛上头会于督脉。

阳维脉循行通路分布于体腔背侧，也就是阳部，与其他阳经发生交会，故称之为阳维脉。阳维脉维系诸阳经是通过腧穴交会而实现，故阳维脉交会腧穴是阳维脉维系阳经的位置。

阳维脉交会腧穴有金门，即阳维脉与足太阳膀胱经在金门穴位置交会。

阳维脉交会腧穴有阳交，即阳维脉与足少阳胆经在阳交穴位置交会。

阳维脉交会腧穴有臑俞，即阳维脉与手太阳小肠经在臑俞穴位置交会。

阳维脉交会腧穴有天髎，即阳维脉与手少阳三焦经在天髎穴位置交会。

阳维脉交会腧穴有肩井，即阳维脉与手少阳三焦经在肩井穴位置交会。

阳维脉交会腧穴有本神、阳白、头临泣、目窗、正营、承灵、脑空、风池，即阳维脉与足少阳胆经在八穴位置交会。

阳维脉交会腧穴有风府、哑门，即阳维脉与督脉在二穴位置交会。

阳维脉与阳经在多处交会，通过这些吻合结构实现维系阳经的生理功能。

（三）阳维脉维系荣气通路分段机制

1.阳维脉下肢段　该段为下肢外侧淋巴通路。按照体位分析，阳维脉可以分为下肢、肋部、头部三个分段。

（1）阳维脉小腿部段：即小腿外侧淋巴结构。阳维脉起始于足少阴经，发于足太阳经，在金门穴处与足太阳膀胱经发生交会，然后在下肢外侧由下向上循足少阳经上行至髀枢位置。这也就是阳维脉下肢的循行分段。

"起始于足少阴"者，即胫后动脉，属足少阴神经。胫后动脉沿小腿后面浅、深层肌之间下行，经内踝后方转至足底，分为足底内侧动脉和足底外侧动脉两终支。

"发于足太阳"者，即腓动脉，属足太阳膀胱经。腓动脉为胫后动脉的重要分支，90%为胫后动脉的分支,在腓骨头尖下6.4厘米处发出,向外下方斜行越过胫骨后肌上部的后面,于腓骨后面与拇长屈肌之间下降,至外踝终于跟外侧支的动脉。

胫后动脉和腓动脉都属于动脉有氧血管,有氧血流自上向下流动,最后在足外侧部交会。这一交会点就是外踝前缘直下,骰骨下缘处的金门穴。

胫后动脉和腓动脉在金门穴交会处,还有足底浅淋巴管存在。足底浅淋巴液回流上行于小腿部位,有三条浅淋巴管。与胫后动脉平行的浅淋巴管称为下肢内侧浅淋巴,即"阳维脉起始于足少阴"通路结构;与腓动脉平行的浅淋巴管称为下肢背侧浅淋巴,即"阳维脉,发于足太阳"通

路结构;分布于小腿外侧的浅淋巴称为小腿外侧浅淋巴,即"阳维脉,循足少阳经上行至髀枢"通路结构。三条浅淋巴管共构成的淋巴丛也就是阳维脉在小腿部分段的结构(图4-131)。

(2)阳维脉大腿段:即大腿外侧淋巴结构。阳维脉循足少阳经上行至髀枢。髀枢为人体部位名,又称髀厌,指髋关节部。髀,指股骨;枢,指转动之处。髀枢体表约当股骨大转子部。阳维脉在下肢大腿部位分布路径为从膝盖骨外侧向上到髋关节部位。

在阳维脉大腿循行路径通过部位,荣气有氧血通路由膝上外侧动脉、旋股外侧动脉降支、股深穿动脉、臀下动脉血管丛构成,也就是足少阳胆经大腿部位的循行结构。荣气有氧血流由上向

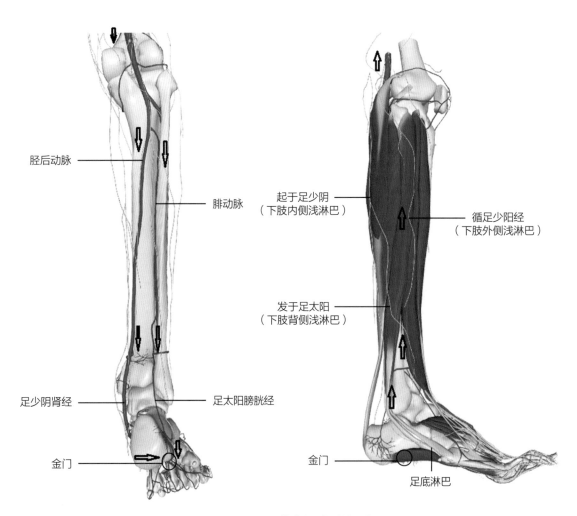

胫后动脉

腓动脉

起于足少阴
(下肢内侧浅淋巴)

循足少阳经
(下肢外侧浅淋巴)

发于足太阳
(下肢背侧浅淋巴)

足少阴肾经

足太阳膀胱经

金门

金门

足底淋巴

▲ 图4-131　阳维脉小腿部结构示意

下流动，为大腿外侧部提供有氧血供应。

与足少阳胆经通路结构对应的淋巴带，由大腿外侧浅淋巴管和腹股沟浅淋巴管构成，也就是在大腿外侧分布的所谓阳维脉结构。阳维脉这一分布结构段，是为大腿部组织结构提供经水淋巴体液的通路（图 4-132）。

阳维脉在大腿部的分段结构与足少阳经在大腿部的分布结构接近平行，但是体液方向相反，而且体液性质也不相同。足少阳经属于荣气有氧血通路，流动方向是由上向下流动；阳维脉属于经水淋巴体液通路，流动方向是由下向上流动。二者体液相向流动发生交会，实现了大腿外侧荣气和经水体液交融，使得大腿外侧同时得到有氧血和淋巴液供应。这就是阳维脉在大腿外侧维系足少阳经背后的机制原理。

2. 阳维脉肋部段　即上肢外侧淋巴通路。《奇经八脉考》言："循胁肋，斜上肘上，会手阳明、

手足少阳于臂臑。"

意思是讲阳维脉在"髀枢穴"和"臂臑穴"之间存在循行路径分段。臂臑穴位于人体的臂外侧，三角肌止点处，当曲池穴与肩髃穴连线上，曲池穴上七寸处。

也就是阳维脉在胸腹体壁肋部外侧循行，而且与手阳明、手足少阳经在肋部外侧交会。

阳维脉在肋部外侧循行结构路径由居髎穴上行到臂臑穴，在两个穴位之间，阳维脉形成了胸腹肋部循行分段结构。

肋部动脉血管由旋髂深动脉、胸外侧动脉肋侧分支、肩胛下动脉构成，谓之荣道。这也就是足少阳胆经在肋部的通路结构。

肋部静脉血管由旋髂深静脉、胸外侧静脉肋侧分支、肩胛下静脉构成，谓之营道。这也就是足少阳胆经在肋部伴行通路结构。

肋部淋巴管由腹股沟外侧淋巴管、肋外侧淋

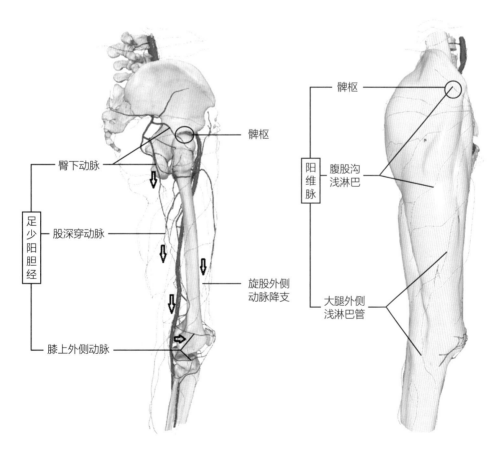

▲ 图 4-132　阳维脉大腿部分段结构示意

巴管、臂外侧淋巴管构成,谓之经水通路。这也就是阳维脉在肋部外侧循行结构。

肋部外侧荣道动脉血管丛由上下两段构成。上段由胸外侧动脉肋侧分支、肩胛下动脉构成,有氧血流由上向下流注到肋部外侧;下段由旋髂深动脉上行分支构成,有氧血流由下而上流注到肋部外侧。

阳维脉肋部分布结构也由两段构成。上段由臂外浅淋巴管和肋外侧淋巴管构成,经水淋巴液是由下向上随营道旋髂深静脉、胸外侧静脉而回流;下段由腹股沟浅淋巴管构成,经水淋巴液是由上向下随营道旋髂深静脉而回流。肋部淋巴管这种结构导致肋部外侧淋巴液由肋部中间向上下两段流动,然后随静脉血流由背侧向腹侧回流。肋部淋巴回流路径呈现出上连

肩腋下淋巴,下连腹股沟淋巴的弧形分布轨迹,由此产生维系体腔部肋侧淋巴液流动的作用,故称为阳维脉。这也就是阳维脉肋部循行的结构机制。

阳维脉肋部经水弧形分布通路结构与荣气通路对应。上端与壁外侧肩臂动脉丛对应,即"会手阳明、手足少阳于臂臑";下端与腹股沟深动脉对应,即"会足少阳"(图4-133)。

3.阳维脉头颞段 即头顶颞淋巴丛结构。《奇经八脉考》中讲"循胁肋,斜上肘上,会手阳明、手足少阳于臂臑",即阳维脉肋部循行段,继续上行的循环路径为"上循耳后,会手足少阳于风池;上脑空、承灵、正营、目窗、临泣;下额,与手足少阳、阳明五脉会于阳白;循头入耳,上至本神而止。"根据上述经文记载分析,阳维脉头颈部

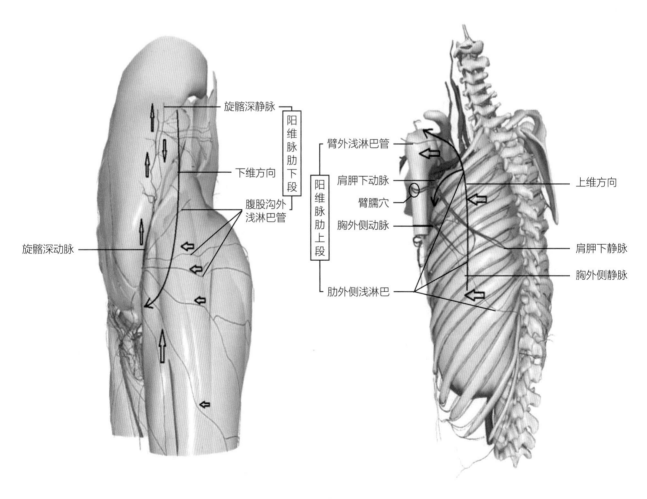

▲ 图 4-133　阳维脉肋部段结构示意

位循行路径由四个分段构成。

（1）头枕部循行分段结构：即颈外侧淋巴管。"上循耳后，会手足少阳于风池"，为阳维脉头颈部循行路径，由耳后延伸到颈部风池穴位置。在这一部位由三种脉管结构分布。

动脉血管丛由颈后浅动脉、枕动脉降支、耳后动脉构成。

静脉血管丛由颈后静脉、颈外后动脉、耳后静脉构成。

淋巴管丛由腋淋巴丛、颈部淋巴丛构成。

三种体液通路结构在颈枕部位分布，颈枕部淋巴管丛属于阳维脉经水循行通路，颈枕部动脉血管丛属于足少阳经荣气循行通路。颈枕动脉血管丛和颈枕淋巴管丛形成对应吻合结构，即"上循耳后，会手足少阳于风池"。风池穴，属足少阳胆经，在头额后面大筋的两旁与耳垂平行处。阳维脉在风池穴处与足少阳胆经交会，同时也是阳维脉肋部循行段与阳维脉颈枕循行段连接点。

颈枕部动脉血流方向由颈部向耳后流动，为颈枕部位组织器官提供有氧血营养；颈枕部淋巴液由耳后向颈部回流，为颈枕部位组织器官提供淋巴液免疫保护；颈枕部静脉又引流淋巴液回流，为枕部位组织器官提供体液新陈代谢保护。三种体液通路在颈枕部位的吻合，实现头颈部组织结构的体液交通，这就是阳维脉颈枕部循行通路的生理功能。故阳维脉颈枕部循行段结构也就是颈外淋巴丛。

（2）头颞部循行分段结构：即头皮耳后浅淋巴管"上脑空、承灵、正营、目窗、临泣"。

五个穴位连线也就是阳维脉在头顶部位置的循行分段结构。五个穴位之间的体液流动管道结构有以下几个。动脉血管是颞浅动脉延伸到头顶部位的分支动脉。静脉血管是颞浅静脉延伸到头顶部位的分支静脉。淋巴血管是耳后浅静脉和头皮浅淋巴丛在头顶部的分支。

其中五个穴位就是颞浅动静脉五个分支吻合点，属于足少阳胆经在头顶部的腧穴。耳后浅静

脉和头皮浅淋巴形成的淋巴管，也就是阳维脉头顶部循行段结构。耳后淋巴管以弧形形态连接五个穴位之间的静脉血管，收集头皮淋巴液向颈外淋巴干回流；耳后浅淋巴以弧形形态分布连接面动静脉血管，收集头颞部淋巴向颈外淋巴干回流。故阳维脉在头颞部循行结构由耳后浅淋巴和头皮浅淋巴分支两段通路构成。两段分支结构共同流向都是颈外淋巴干，即淋巴液由"上脑空、承灵、正营、目窗、临泣"位置向"上循耳后，会手足少阳于风池"位置回流通路。

阳维脉耳后浅静脉和头皮浅淋巴丛结构以弧形形态分布于头颞部位，维系颞浅动脉五个分支动脉血管中的有氧血流。二者共同构成荣气经水在头颞部的结构，为头颞部组织提供有氧血和淋巴液。这也就是阳维脉头内部循行段的生理机制。

（3）头前额部循行分段结构即面淋巴前额支："下额，与手足少阳、阳明五脉会于阳白。"这是说阳维脉在头前额部具有循行分段。

根据现代医学分析，机体头前额部位浅层面脉管结构有以下几个。

动脉血管由颞浅动脉前额支构成。

静脉血管由颞浅静脉前额支构成。

颞浅动脉前额支和颞浅静脉前额支结构平行分布而血流方向相反，在颞浅动静脉之间的是面淋巴管前额支。面淋巴管前额支起点在"阳白穴"，面淋巴管收集淋巴液由"阳白穴"开始，向颈总淋巴回流，即"下额，与手足少阳、阳明五脉会于阳白"的结构。故阳维脉在头前额部位循行分段结构就是面淋巴前额支结构。

（4）头颞部循行分段结构即面淋巴前额分支："循头入耳，上至本神而止。"

本神穴，归属足少阳胆经，在前发际上 0.5 寸，神庭旁开 3 寸。阳维脉经过本神穴，说明阳维脉在头颞部循行分段结构。按照现代医学分析，头颞部体液通路中的前额动脉血管由滑车上动脉和眶上动脉构成，有氧血流是由下向上流动；前额

静脉血管由滑车上静脉和眶上静脉构成，无氧血流是由上向下流动；前额淋巴管由面淋巴的耳后淋巴支和颞部支构成，处于滑车上动静脉和眶上动静脉之间位置。

淋巴液并不顺从滑车上静脉和眶上静脉而流动，而是由前额部"本神穴"位置开始，斜向耳后淋巴回流，即"循头入耳，上至本神而止"；最后淋巴液下行回流进入颈淋巴干。面淋巴前额分支也就是阳维脉头颞部循行分段结构。

阳维脉在头部的分布由颈外侧淋巴管、头皮耳后浅淋巴管、面淋巴前额支、面淋巴前额分支四个分段构成。这四个分支段结构实际是颈外侧淋巴干向头面部后侧部发出的淋巴管分支结构，这种淋巴分支结构分布于头额顶颞枕四个位置，呈现出弧形分布形态维系头阳部的动脉血流，共同完成头阳侧组的有氧血营养供应和淋巴液免疫保护作用。这也就是阳维脉头部分段结构的生理功能（图4-134）。

（四）阳维脉的生理功能机制

1. 阳维脉定名定性机制　用现代医学分析经

典记载的阳维脉循行通路十一个分段，可概括为三个分段。这三个分段分别是下肢外侧淋巴丛、肋侧淋巴丛、头顶颞淋巴丛三段淋巴丛，分布纵贯于躯干背侧肋部位置。因手足阳经都是由内连于腑外连四肢通路结构，阳维脉与手足阳经就形成了交叉形态。阳维脉与诸阳经的交会部位就是阳维脉上的交会腧穴，即明代医家张介宾《类经图翼》所讲"金门（足太阳，外踝下）、阳交（足少阳，外踝上）、臑俞（手太阳，肩后）、天髎（手少阳，缺盆上）、肩井（足少阳，肩上）、阳白（足少阳，眉上）、本神（足少阳，眉上）、临泣（足少阳，眉上）、正营（足少阳，目窗上）、脑空（足少阳，枕骨下）、风池（足少阳，颞后）、风府（督脉，后发际）、哑门（督脉，风府后）"。

阳维脉循行路径纵贯头足之间，故称为维，手足阳经横贯手足和六腑之间，故称为经。经维两种经脉通路交叉分布，也就是阳维脉定名的结构机制，即明代医家张介宾《类经图翼》所讲"阳维维于阳，其脉起于诸阳之会"。

2. 阳维脉生理功能机制　阳维脉和手足阳经虽然形成了吻合结构，但两者不是同一属性。

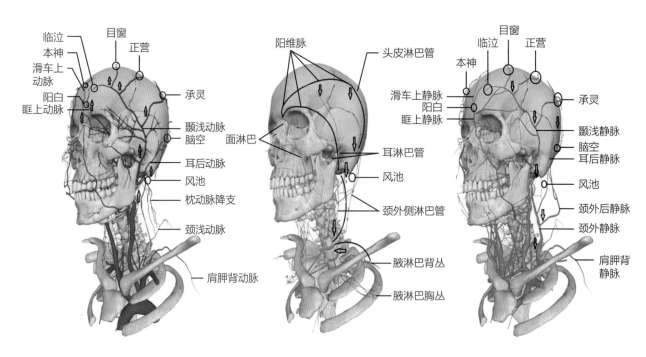

▲ 图4-134　阳维脉头颞段结构示意

手足阳经属于荣气有氧血动脉血管结构，如果阳维脉也属于荣气有氧血通路结构，阳维脉和手足阳经就都属于荣气有氧血通路。这样二脉中的体液就会出现相同的流动方向，阳维脉也就没有"若阳不能维于阳，则溶溶不能自收持"的功能。

阳维脉是由下肢外侧淋巴、肋侧淋巴、头顶颞淋巴三段淋巴丛构成。淋巴管中的淋巴液流向与手足阳经中的有氧血流方向相反，这使手足阳经荣气有氧血流到达阳维脉交会位置时改变方向，经阳维脉淋巴通路转向沿营道静脉通路产生回流。这就是阳维脉维系手足阳经背后的真正机制。

在阳维脉能维系诸阳经交会结构中，是以经水淋巴液交融手足阳经荣气有氧血流而实现维系功能。诸阳经荣气有氧血通路集中于机体背侧位置，没有阳维脉经水淋巴引流，背侧诸阳经荣气有氧血流就会妄行，不能回转于腹侧。人体经水淋巴通路结构主要集中分布于机体腹侧位置。阳维脉虽属于经水淋巴管通路，却分布于机体背侧肋部头足之间，正好起到背侧诸阳经荣气和腹侧经水之间的交通作用，实现背腹两侧荣气和经水之间的体液交融，使机体背腹两侧体表组织同时得到荣气有氧血供应和经水淋巴的免疫保护。这就是阳维脉的生理功能机制。

阳维脉下肢分段与足少阳胆经下肢分段伴行交会，当阳维脉出现病变时，会同时出现下肢和臀部病变证候，即《素问·刺腰痛》所讲"阳维之脉令人腰痛，痛上怫然肿，刺阳维之脉"。

阳维脉在肋部分段与足少阳胆经伴行交会，阳维脉出现病变的同时，还出现足少阳胆经病变证候，即《难经·二十九难》所讲"阳维为病苦寒热"。

阳维脉头颞部分段与手足少阳经、手足阳明经、督脉五脉伴行交会。当阳维脉出现病变时，会出现头面部病变证候，即《奇经八脉考》所讲"诊得阳维脉浮者，暂起目眩。阳盛实者，苦肩息洒洒如寒"。

二、阴维脉的循行结构机制

（一）阴维脉循行路径分段

1. 阴维脉循行路径　关于阴维脉的记载，最早见于《素问·刺腰痛》"刺飞扬之脉，在内踝上五寸，少阴之前，与阴维之会"。《难经·二十八难》："阴维，起于诸阴交也。"由于经典中对阴维脉循行路径描述比较零散，而且描述的循行路径中的分段描述，历史上漫长的时间内，阴维脉的整体循行路径模糊不清。

到晋·皇甫谧（士安）撰《针灸甲乙经》（公元282年出）描述为"阴维起于诸阴交也"。

阳维脉循行路径的整体描述到明清时期才逐渐有清晰的记载。明代医家张介宾在其《类经图翼》中，描述阳维脉循行路径为"阴维维于阴，其脉起于诸阴之交，若阴不能维于阴，则怅然失志。其脉气所发者，阴维之，名曰筑宾，与足太阴会于腹哀、大横，又与足太阴厥阴会于府舍、期门，与任脉会于天突、廉泉，此阴维脉气所发，凡十二穴。难经曰：阴维为病苦心痛。筑宾（足少阴，内踝上）、腹哀（足太阴，乳下）、大横（足太阴，腹哀下）、府舍（足太阴，少腹下）、期门（足厥阴，乳下）、天突（任脉，喉下）、廉泉（任脉，舌本下）。"张介宾对阴维脉的这种描述虽然还是较为迷糊，但较之前的描述已经清晰化，已经能够用穴位连线描述方式清晰确立出阳维脉的循行路径。

阴维脉循行路径定位真正清晰化是从明代医家李时珍《奇经八脉考》开始，他对阴维脉循行路径的具体定位为"阴维起于诸阴之交，其脉发于足少阴筑宾穴……上循股内廉，上行入少腹……循胁肋……上胸膈夹咽，与任脉会于天突、廉泉，上至顶前而终"。具体描述为"阴维起于诸阴之交，其脉发于足少阳筑骨穴，为阴维之郄，在内踝上五寸腨肉分中；上循股内廉，上行入少腹，会足太阴、厥阴、阳明于府舍；上会足太阴于大横、腹哀；循胁肋会足厥阴于期门；上胸膈挟咽,与任脉会于天突、廉泉;上至顶前而终。凡十四穴"。

清代医家吴谦(公元1742年)继承了明代李时珍对阳维脉的定位,在《刺灸心法要诀》中讲:"阴维脉起足少阴,内踝之后寻筑宾,少腹之下称府舍,大横平脐是穴名,此穴去中三寸半,行至乳下腹哀明,期门直乳二肋缝,天突结喉下一寸。"具体注解为"阴维起于诸阴之交者,谓起于足少阴肾经之足内踝后,上分中,名曰筑宾穴也。与足太阴交于少腹下,去腹中行三寸半,府舍穴也。又平脐云中行三寸半,大横穴也。又行至乳下二肋端缝之下二寸,腹哀穴也。又与足厥阴交于乳下二肋端缝,期门穴也。又与任脉交于结喉下一寸宛宛中,天突穴也。从天突穴上行,在颔下结喉上中央舌本下,廉泉穴,此阴维脉气所发也"。由此基本确定了阳维脉的循行路径,并被沿用至今(图4-135)。

2.阴维脉交会维系阴经腧穴记载 阴维脉循行部位起于小腿内侧足三阴经交会之处,沿下肢内侧上行,至腹部。与足太阴脾经同行,至胁部,与足厥阴经相合,然后上行至咽喉,与任脉相会。根据经典记载,阴维脉在循行路径中与机体腹侧阴经发生交会出现十四交会穴。阴维脉在筑宾穴处与足少阴肾经相交;阴维脉在冲门、府舍、大横、腹哀四穴处与足太阴脾经相交;阴维脉在期门穴处与足厥阴肝经相交;阴维脉在天突、廉泉两穴处与任脉相交。共8穴。

除天突、廉泉,其余穴位系双侧,故为14穴。

阴维脉通过十四腧穴与足少阴肾经、足太阴脾经、足厥阴肝经、任脉交会,形成维系机体腹侧阴经的作用,故被称为阴维脉。

(二)阴维脉维系荣气通路分段机制

根据《奇经八脉考》所载,"阴维起于诸阴之交,其脉发于足少阴筑骨穴,为阴维之郄,在内踝上五寸腨肉分中;上循股内廉,上行入少腹,会足太阴、厥阴、阳明于府舍;上会足太阴于大横、

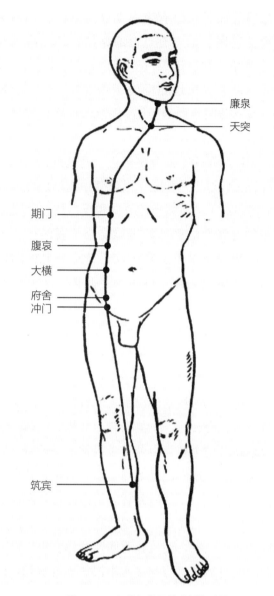

▲ 图4-135 经典记载阴维脉循行路线

腹哀;循胁肋会足厥阴于期门;上胸膈挟咽,与任脉会于天突、廉泉;上至顶前而终。凡十四穴",阴维脉循行路径可分为五段。

"阴维起于诸阴之交,其脉发于足少阴筑骨穴,为阴维之郄,在内踝上五寸腨肉分中"者,为小腿内侧起始段。

"上循股内廉,上行入少腹,会足太阴、厥阴、阳明于府舍"者,为大腿内侧循行段。

"上会足太阴于大横、腹哀"者,为腹壁段。

"循胁肋会足厥阴于期门"者,为胸部段。

"上胸膈挟咽,与任脉会于天突、廉泉"者,

为颈部段。

阴维脉五个分段是根据它与其他阴经相互交会而做出的分段划分，而非根据具体的关联结构划分。要想搞清阴维脉背后的机制原理，必须深入到结构层面来。

1. 阴维脉小腿部结构（下肢内侧淋巴管）

（1）阴维脉起点结构：即小腿内侧浅淋巴管。"阴维起于诸阴之交，其脉发于足少阴筑骨穴，为阴维之郄，在内踝上五寸腨肉分中。"这是在描述阴维脉的起始段。

阴维脉起始于筑宾穴，是腓肠肌内侧、比目鱼肌、趾长屈肌三块肌肉的交汇处，筑骨穴者即筑宾穴，阴维脉郄穴。郄，孔隙也。本穴既为肾经之穴，同时又为阴维脉之穴，在小腿内侧，当太溪穴与阴谷穴的连线上，太溪穴上 5 寸，腓肠肌肌腹的内下方。

在筑宾穴所处小腿内侧部位，脉管结构有大隐静脉、胫后动脉、小隐静脉，其中大隐静脉属于足厥阴肝经（此处从略），胫后动脉属于足少阴肾经（此处从略），小隐静脉属于足太阴脾经（此处从略）。足三阴经在小腿内侧下端位置交会，即"阴维起于诸阴之交"。但是足三阴经中流动的不是相同体液，足厥阴肝经和足太阴脾经属于营道，其中流动的是营气无氧血流，而足少阴肾经属于荣道，其中流动的是荣气有氧血。三阴交会于筑宾穴处，即二营而一荣。用现代医学分析，小腿内侧部位由一条动脉血管和两条经脉血管而构成，由此形成动静脉血管在小腿内侧部位的动静脉血液吻合结构。

在三条脉管之间还有下肢浅淋巴管结构分布。小腿部最大静脉血管是大隐静脉、小隐静脉，它们分布于小腿内侧，小腿部位的分支浅静脉血流由外侧向内侧流动汇流到大小隐静脉中，带动小腿部淋巴液由外侧向内侧流动。小腿内侧的浅淋巴丛也就是阴维脉通路结构。

阴维脉小腿内侧浅淋巴管起始于筑宾穴，主要是指足少阴经交会。阴维脉属于经水淋巴液通

路，足少阴经属于荣气有氧血通路，两经交会于筑宾穴处形成小腿内侧组织有氧血供应和淋巴液免疫保护机制。

（2）阴维脉大腿段结构：即大腿内侧淋巴丛。"上循股内廉，上行入少腹，会足太阴、厥阴、阳明于府舍。"

这是在描述阴维脉在大腿部位的循行分布路径。阴维脉由小腿内侧上行到大腿内侧，与足太阴、厥阴、阳明三经交会于腹壁府舍穴位置。府舍穴位于人体的下腹部，当脐中下 4 寸，冲门穴上方 0.7 寸，距前正中线 4 寸。

按照现代医学分析，大腿内侧部位的脉管结构中的大隐静脉干纵贯大腿内侧部位属于足厥阴经循行段结构，为营道；股后内侧静脉和股前外侧静脉分布于大腿内侧部位属于足太阴经循行段结构，为营道；大腿前侧的旋股外侧动脉降支，属于足阳明胃经循行段结构，为荣道。大腿内侧有腹股沟浅淋巴管和大腿内侧浅淋巴管构成的淋巴网分布，也就是阴维脉分布，属于经水道。

阴维脉经水淋巴管在大腿内外部位分布，成为大腿内侧的荣营动静脉血流运动的中间转换结构，具有维系荣营体液运动的作用，故而称之为阴维脉，即"会足太阴、厥阴、阳明于府舍"机制（图 4-136）。

2. 阴维脉胸腹壁段结构（体腔腹侧淋巴通路）

（1）阴维脉腹壁段结构：即旋髂深静脉。"上会足太阴于大横、腹哀"者，为阴维脉在腹壁段循行路径的表达，即阴维脉由下阴维脉在下肢内侧部位向上循行到腹壁内侧部位，在大横、腹哀两个穴位处与足太阴经交会，由此来维系足太阴经体液流动。

根据现代医学分析，在"大横、腹哀"位置有两种体液管道存在，动脉血管是旋髂深动脉，旋髂深动脉下端连接股动脉，有氧血流由股动脉沿旋髂深动脉向腹壁内侧组织流动；静脉血管是髂深静脉，髂深静脉下端连接股静脉，无氧血流由腹壁内侧组织部位沿髂深静脉向股静脉流动。

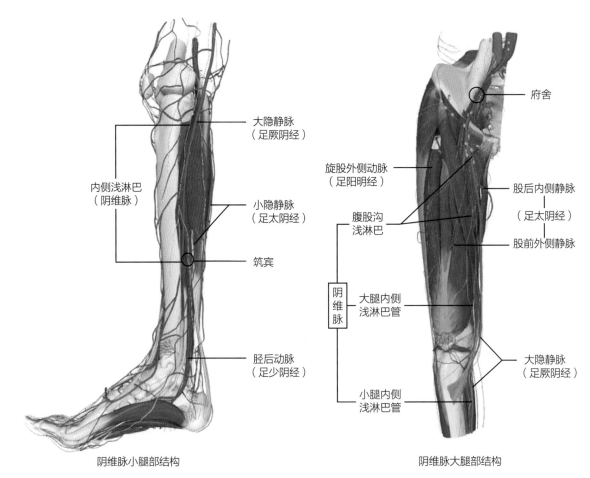

阴维脉小腿部结构　　　　　　　　　阴维脉大腿部结构

▲ 图 4-136　阴维脉下肢分段结构示意

阴维脉与足太阴经交会于"大横、腹哀"位置，髂深静脉血流在向股静脉回流的过程中，同时与股骨沟淋巴液一起回流。

然而，在"大横、腹哀"位置，并没有淋巴管结构的存在，那为什么说阴维脉"上会足太阴于大横、腹哀"呢？这是因为髂深静脉中静脉血流由上向下流动，经过股骨沟浅淋巴时，带动下肢内侧淋巴管中经水淋巴液向腹腔内流动。淋巴液进入体腔后向胸导管汇集，形成髂深静脉与脾脏之间的体液连接，这也就是阴维脉在"大横、腹哀"与足太阴脾经交会的机制（图 4-137）。

（2）阴维脉胸壁段结构：即乳房淋巴网。"循胁肋会足厥阴于期门"者，为阴维脉在胸壁段的分布路径。意思是讲阴维脉在胸壁内侧部位循行，在期门穴位置与足厥阴肝经发生交会。

期门穴，位于胸部，当乳头直下，第 6 肋间隙，前正中线旁开 4 寸。属肝经，肝之募穴。

期门之上脉管结构如下。动脉血管，由肩峰动脉胸降支和胸外侧动脉构成。静脉血管，由胸外侧静脉分支和肩峰静脉胸降支构成。淋巴管，由乳房淋巴管和乳房深浅淋巴构成。

期门穴之下脉管结构如下。动脉血管是肌膈动脉，分支分布于下五个肋间隙前部、腹壁诸肌及膈。静脉血管是肌膈静脉，在第六肋间隙与腹壁上静脉汇合形成胸廓内静脉。

期门穴下部的肌膈静脉和期门之上的胸外侧静脉、肩峰动脉胸降支构成纵向静脉丛，分布于腹壁肋部内侧，即足厥阴肝经胸腹部循行段结构。这一纵向静脉丛穿行于胸腹壁结构时，与胸壁内侧的乳房淋巴管和乳房深浅淋巴丛发生吻合，乳房淋巴管和乳房深浅淋巴丛就是阴维脉胸壁循行段结构。

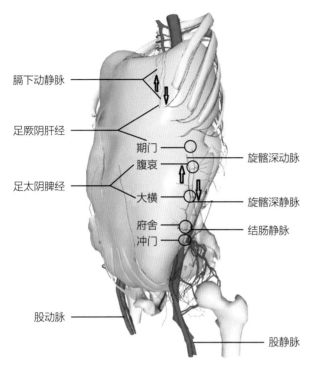

图中标注：
膈下动静脉
足厥阴肝经
足太阴脾经
期门
腹哀
大横
府舍
冲门
旋髂深动脉
旋髂深静脉
结肠静脉
股动脉
股静脉

▲ 图 4-137　阴维脉腹壁段结构示意

乳房淋巴管引流主要途径为腋窝淋巴结、内乳淋巴结、锁骨下上淋巴结、腹壁淋巴管及两乳皮下淋巴网的交通。其中，最重要的是腋窝淋巴结和内乳淋巴结。乳房淋巴液引流于期门穴和天突穴连线之间，也就是阴维脉胸壁段的通路结构（图 4-138）。

3. 阴维脉颈部段结构即左右颈淋巴管 "上胸膈挟咽，与任脉会于天突、廉泉" 者，为颈部段。这是说阴维脉从胸部段向上循行，经天突穴位置，上行到廉泉穴位置终止。

阴维脉在胸部分段属于乳房淋巴管结构，乳房深浅淋巴管中的淋巴液回流受到腋窝淋巴结和内乳淋巴结引流，呈现由下向上的流动轨迹。

天突穴，位于颈部，当前正中线上胸骨上窝中央。

左右乳房淋巴管中淋巴液由下向上回流，到达胸腔上端，左右交会于 "天突穴" 位置，这也是腋淋巴管、胸降淋巴管、胸腺淋巴管、肺深淋巴管、气管淋巴管左右交会之处。也就是阴维脉 "上胸膈挟咽" 的通路结构。

廉泉穴，位于人体的颈部，当前正中线上，结喉上方，舌骨上缘凹陷处。

廉泉穴位置是面淋巴管、颈部淋巴管、咽喉淋巴管左右交会处，是阴维脉循行于廉泉穴的通路结构。

阴维脉循行于 "天突、廉泉" 位置，是左右颈部淋巴回流交叉形成的。"天突、廉泉" 二穴属于任脉腧穴，任脉主体结构是胸导管。阴维脉左右交会于任脉二穴，也就是左右颈淋巴液向胸导管回流，即阴维脉 "上胸膈挟咽，与任脉会于天突、廉泉" 的机制（图 4-139）。

（三）阴维脉的结构生理机制

1. 阴维脉分段结构的生理功能　按照现代医学分析，阴维脉属于淋巴管结构，但这一结构不是一种连续性的通路结构，而是以三段淋巴丛分段的形式构成的，故阴维脉不同段的结构具有不同的生理功能。

（1）阴维脉下肢段生理功能：下肢淋巴段由小腿内侧淋巴和大腿淋巴两段构成。

小腿内侧循行段为 "阴维起于诸阴之交，其脉发于足少阴筑骨穴，为阴维之郄，在内踝上五寸腨肉分中"，引流足踝内侧淋巴液向大腿内侧淋巴管回流。

大腿内侧循行段为 "上循股内廉，上行入少腹，会足太阴、厥阴、阳明于府舍"，引流整个下肢内侧淋巴液向体腔内回流。

小腿内侧淋巴和大腿内侧淋巴构成阴维脉下肢分段，是下肢淋巴液向体腔内淋巴回流的主要通路。通路中的经水淋巴液对下肢组织起到免疫保护作用，如果一旦出现流通不畅，就会引起下肢静脉回流受阻和淋巴系统病变，即《针灸甲乙经·奇经八脉第二》所讲的 "阴阳不能相维，为病腰腹纵容，如囊水之状"。

（2）阴维脉胸腹段生理功能：阴维脉胸腹段也是由两段结构构成。腹段为 "上会足太阴于大横、腹哀"，即旋髂深静脉丛结构；胸段为 "循胁

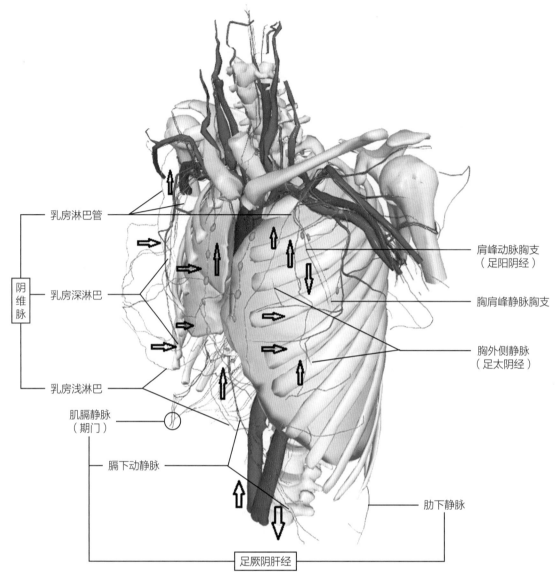

乳房淋巴管

阴维脉

乳房深淋巴

乳房浅淋巴

肌膈静脉
（期门）

膈下动静脉

肩峰动脉胸支
（足阳阴经）

胸肩峰静脉胸支

胸外侧静脉
（足太阴经）

肋下静脉

足厥阴肝经

▲ 图 4-138　阴维脉胸壁段结构示意

肋会足厥阴于期门"，即乳房淋巴丛结构。

　　阴维脉腹段结构属于营道静脉血管结构，营气无氧血流反向由上向下流动到达腹股沟位置，带动腹股沟淋巴液进入腹腔之内，阴维脉经水淋巴液最后汇集到任脉主体胸导管中，循胸导管由下向胸腔部位流动。阴维脉胸段结构主体是乳房淋巴管，收集乳房深浅淋巴中的淋巴液自下向上流动，在"天突、廉泉"二穴之间并入任脉胸导管随静脉回流入心。这样阴维脉胸腹段经水淋巴液就出现了由体腔上下端相向回流于心的流动轨迹，如果这一流动轨迹发生异常，也就导致胸

腹部淋巴液不能回流到心脏，出现的病变即《难经·二十九难》所讲"阴维为病苦心痛"。故阴维脉胸腹段具有维系胸腹壁淋巴回流的生理功能，即《奇经八脉考·二维为病》所言"盖阴维之脉，虽交三阴而行，实与任脉同归，故心痛多属少阴、厥阴、任脉之气上冲而然"。

　　（3）阴维脉颈部段生理功能：阴维脉颈部段是左右面淋巴、左右颈淋巴、左右腋淋巴在回流过程中，左右淋巴液集中到颈部中轴线部位形成的运动轨迹，即"上胸膈挟咽"。

　　阴维脉颈部段的经水淋巴液左右回流汇集到

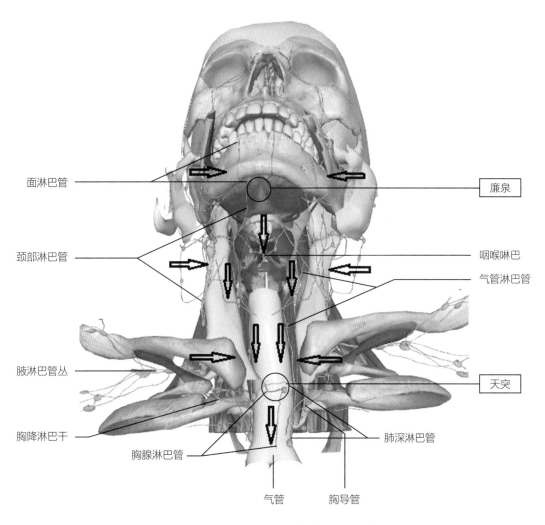

面淋巴管

颈部淋巴管

腋淋巴管丛

胸降淋巴干

胸腺淋巴管

廉泉

咽喉啉巴

气管淋巴管

天突

肺深淋巴管

气管　胸导管

▲ 图 4-139　阴维脉颈部段结构示意

颈部中轴线位置时，与颈部中轴线位置咽喉淋巴管、气管淋巴管、胸腺淋巴管、肺深淋巴管中淋巴液发生汇流。汇流后的淋巴液最后进入胸导管，即阴维脉"与任脉会于天突、廉泉"的机制。

　　阴维脉颈部结构左右淋巴管中的淋巴液最终与任脉发生交会，故阴维脉颈部段具备维系咽喉淋巴回流的生理功能。当阴维脉这种维系功能出现病变时，就会出现头面部淋巴液和静脉回流不畅，导致神经系统生理功能异常，即《奇经八脉考·二维为病》所言"怅然失志不能自收持矣"。

　　2. 阴维脉维系阴经的生理功能

　　（1）阴维脉任脉共构生理机制：阴维脉的生理功能是维系诸阴经的作用。根据经典记载，阴维脉维系阴经的生理功能是依靠与阴经吻合实现

的。阴维脉在筑宾穴处与足少阴肾经相交。阴维脉在冲门、府舍、大横、腹哀四穴处与足太阴脾经相交。阴维脉在期门穴处与足厥阴肝经相交。阴维脉在天突、廉泉两穴处与任脉相交，共 8 穴。除天突、廉泉，其余穴位系双侧，故合为 14 穴。

　　阴维脉通过十四腧穴与足少阴肾经、足太阴脾经、足厥阴肝经、任脉交会，形成维系机体腹侧阴经的作用，故被称为阴维脉。通过现代医学分析，阴维脉由机体腹侧纵向分布淋巴管形成，纵贯分布于腹侧头足之间与手足阴经具有交会结构。阴维脉维系阴经背后的生理功能机制，实际是淋巴管通路吻合机制。

　　任脉主体胸导管结构属于最大的经水通道，阴维脉属于经水淋巴道通路，能够维系腹侧诸阴经，

任脉与阴维脉之间关联结构特别重要。这是因为全身所有淋巴液都要汇集于胸导管中才能实现淋巴液的内外循环运动,故《奇经八脉考·二维为病》讲:"盖阴维之脉,虽交三阴而行,实与任脉同归,故心痛多属少阴、厥阴、任脉之气上冲而然。"这是说阴维脉是机体腹侧淋巴管通路主体,维系体表阴经体液流动;任脉胸导管结构是全身淋巴管通路主体。阴维脉和任脉之间具有共构结构连接,实现机体腹侧淋巴液与体腔内淋巴液之间的交通。这就是阴维脉最核心的生理功能机制。

(2)阴阳二维共构生理机制:中医学立论体液流动有荣营经水和卫道四种分类,荣道为有氧动脉血管,营道为静脉无氧血通路,经水为淋巴通路,卫道属于粗大淋巴管,经水淋巴通路主要集中于机体腹侧部位。中医学根据经水通路和荣气通路背腹两侧的分布多少将机体腹侧定位为阴,背侧定位为阳,因此将腹侧经脉定性为阴经,背侧经脉定性为阳经。

背阳腹阴这种定性定位并非是简单的体位界定,如果简单机械界定就会出现两个机制的矛盾。其一,从中医学"经脉动输"机制看,足阳明胃经、足少阴肾经、手太阴肺经都具有动输机制,即这三条经脉都隶属于荣气有氧血动脉通路。其他阴经都属于营气无氧血通路,阴维脉既然属于阴经,如何维系阴经荣营不同体液通路呢?其二,足阳明胃经属于阳经却循行于体壁腹侧位置,阴维脉在腹侧维系阴经时,就不维系足阳明胃经脉吗?

中医学阴阳定性定位是以冲脉胸腹主动脉以及伴行脉作为最基本的界定标准。冲脉荣道胸腹主动脉的分支荣道通路为阳经,冲脉伴行脉上下腔静脉的分支营道通路为阴经。但是机体组织结构中的动静脉血管几乎都是平行分布的,这样就出现了无法用动静脉血管去判定机体体位和经脉阴阳的现象。古人在观察动静脉荣营通路分布结构时发现,经水淋巴液通路分布具有明显的极性分布结构,淋巴通路在腹侧分布较多,背侧分布

较少,这就产生了以经水淋巴通路分布多少来界定体位阴阳的法则,即背阳腹阴定性背后标准。荣营卫气靠近经水淋巴道分布的经脉为阴经,远离经水淋巴道分布的经脉为阳经。经水分布和荣道分布界定,才是经脉阴阳定位定性的最后标准。

经水淋巴道通路和荣营动静脉通路一样,在体腔内外都有分布循行。经脉具有外连肢体、内连脏腑的特点,手足阴阳经脉都内连脏腑,自然经水通路阴阳维脉也应该具有内连组织的结构存在。

阳维脉分布于头足背侧位置,侧重于经水与荣道体液交通。督脉是机体背侧最大的荣道通路,阳维脉与督脉形成共构连接,实现对阳经的维系作用,即《难经集注·奇经八脉第三》所讲"阳维阴维者,维络于身,溢蓄不能环流,灌溉诸经者也,故阳维起于诸阳会也"。阴维脉分布于头足背侧位置,侧重于经水与营道体液的交通。任脉是腹侧最大的经水通路,阴维脉与任脉形成共构连接,实现对阴经的维系作用,即《难经集注·奇经八脉第三》所讲"阴维起于诸阴交也。"

阳维脉和阴维脉同属于经水淋巴道通路,分别循行分布于体壁背腹两侧。阳维脉与督脉共构于背侧头足之间,维系阳经荣道。阴维脉与督脉共构于腹侧头足之间,维系阴经营道,阴阳维脉就成为体表荣营通路的中间维系结构。阳维脉是荣道体液外出边界,阴维脉是营道体液内流边界,故阴阳维脉循行分布通路也就是荣营动静脉两种体液进出的边界,即《针灸甲乙经·奇经八脉第二》所讲"阳维阴维者,维络于身,溢蓄不能环流溉灌也"。经脉在体腔之内并没有明确的阴阳属性体位界定,只有经脉出入于体表结构才产生阴阳属性。体表经脉阴阳属性是以阴阳维脉结构作为标准,从阴维脉经水营气交通者为阴经,从阳维脉经水荣气交通者为阳经,故《难经集注·奇经八脉第三》总结为"维者、维持之义也。此脉为诸脉之纲维。故曰维脉也"(图4-140)。

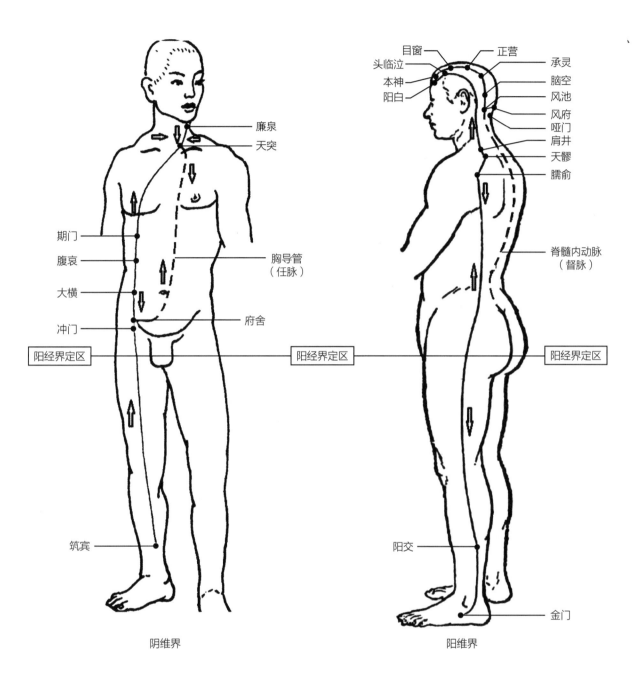

廉泉
天突

目窗　　正营
头临泣　　承灵
本神　　脑空
阳白　　风池
　　风府
　　哑门
　　肩井
　　天髎
　　臑俞

期门
腹哀
胸导管
（任脉）
大横
冲门
府舍

脊髓内动脉
（督脉）

阳经界定区　　阳经界定区　　阳经界定区

筑宾

阴维界　　阳维界

阳交

金门

▲ 图 4-140　阴阳二维共构机制示意

第5章
十二正经循行结构机制

第一节

手少阴心经循行结构机制

一、手少阴心经循行路径

手少阴心经循行路径记载于《灵枢·经脉》，即"心手少阴之脉，起于心中，出属心系，下膈，络小肠。其支者，从心系，上挟咽，系目系。其直者，复从心系却上肺，下出腋下，下循臑内后廉，行太阴心主之后，下肘内，循臂内后廉，抵掌后锐骨之端，入掌内后廉，循小指之内，出其端"。

（一）手少阴心经循行路径分段

根据原文记载内容分析，心经是由三个循行分段共构而成。

1. 心经体腔内循行分段 "心手少阴之脉，起于心中，出属心系，下膈，络小肠"为心经的起始段，手少阴经脉起于心脏中，出属于心的脉络，下过膈膜，联络小肠。这一循行分段路径分布于心脏和小肠之间，故称为心经体腔内循行分段。

2. 心经头颈部循行分段 "其支者，从心系，上挟咽，系目系"者，是心经体腔内循行分段的延伸循行分布段，循行路径从心系上行，挟于咽喉，联系到目系。这段主要分布于头颈部位置，故称为心经头颈部循行分段。

3. 心经上肢循行分段 "其直者，复从心系却上肺，下出腋下，下循臑内后廉，行太阴心主之后，下肘内，循臂内后廉，抵掌后锐骨之端，入掌内后廉，循小指之内，出其端"者，是心经由体腔内循行分段向上肢发出的循行分段，具体路径从心系上行肺部，向下横出腋下，沿上臂内

侧的后缘，到达掌后小指侧高骨的尖端，进入掌内后侧，沿着小指的内侧至指端（少冲穴），与手太阳经相接。这一循行分段路径主要分布于上肢部位，故称为心经上肢循行分段。

心经主体循行段为体腔内循行分段，分布路径处于心和小肠之间形成心小肠表里结构，是头颈部循行分段和上肢循行分段的基础。心经路径起源于心脏，向体腔外循行发出两条分布段即头颈部循行分段和上肢循行分段。整体而言，是以心脏中心，以发散状离心模式向头颈部、上肢部、小肠部循行分布（图5-1）。

（二）手少阴心经生理功能

1. 心经病变与"臂厥症" 心经上肢段循行路径具有"其直者，复从心系却上肺，下出腋下，下循臑内后廉"分段，故在心经出现病变时会出现"臂厥症"。即《灵枢·经脉》所讲"是动则病嗌干，心痛，渴而欲饮，是为臂厥"，意思为本经所发生的病变出现喉咙发干，心痛，口渴想喝水症状，叫作臂厥。

2. 心经病变与"掌热证" 由于心经主循行段路径在"行太阴心主之后，下肘内，循臂内后廉，抵掌后锐骨之端，入掌内后廉，循小指之内，出其端"，故心经病变时会出现"掌热证"。即《灵枢·经脉》所讲"是主心所生病者，目黄，胁痛，臑臂内后廉痛厥，掌中热痛"，意思为本经主心脏所发生的疾病，有眼睛发黄，胁痛，上臂和下臂内侧后缘疼痛、厥冷、掌心热痛等症状。

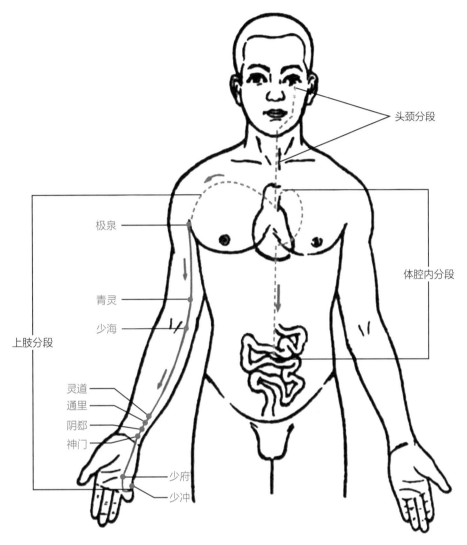

▲ 图 5-1 经典记载心经循行分布段示意

二、手少阴心经循行分段结构解析

（一）体腔内循行结构解析

1. 心经胸部循行段结构与胸腹主动脉 手少阴心经体腔内循行段即"心手少阴之脉，起于心中，出属心系，下膈，络小肠"。根据经文所讲心经循行分段起于心脏，下穿越膈肌到达腹腔，在腹腔内与小肠吻合，根据现代人体解剖学分析心经循行路径，在结构上分为胸、腹腔两段。

心脏，是人体最重要器官之一，是循环系统中的动力。故《素问·痿论》云："心主身之血脉。"《素问·平人气象论》云："心脏血脉之气。"《素问·五脏生成》亦云："诸血者皆属于心。"

根据现代人体解剖学研究，心脏是由心肌构成的中空器官，有左心房、左心室、右心房、右心室四个腔。左心室与主动脉相连，右心室与肺动脉相连，左心房与肺静脉相连，右心房与上，下腔静脉相连。胸腔段路径"起于心中，出属心系下膈"，实际是左心室与升主动脉、主动脉弓、胸主动脉连接结构。

（1）左心室：左心室是人体心脏四个心室之一。心脏包括两个心房和两个心室。左心室会接收来自左心房的含氧血，再泵入大动脉以供应全身。心室的纤维环、瓣膜、腱索和乳头肌在功能上是一个整体，称二尖瓣复合体。它们共同保证血液的单向流动。

（2）升主动脉：起自左心室主动脉口，位于肺动脉与上腔静脉之间，向右前上方至右侧第二胸肋关节后方移行为主动脉弓的大动脉。自其根部发出左、右冠状动脉。

（3）主动脉弓：升主动脉的延续，自右侧第二胸肋关节高度向左后呈弧形弯曲，移行为主动脉弓，跨过左肺根，在第四胸椎体下缘移行为降主动脉。从弓的凸侧由右向左依次发出头臂干、左颈总动脉和左锁骨下动脉。主动脉弓内有压力感受器，能感受血压的变化。

（4）胸主动脉：在胸部的降主动脉称为胸主动脉。胸主动脉在第4胸椎下缘处接主动脉弓，沿脊柱下行，穿膈的主动脉裂孔移行为腹主动脉。

有氧血流从左心房经升主动脉、主动脉弓而出，向上下左右分流，其中最大的动脉干是自上而下的胸腹腔主动脉即"心手少阴之脉，起于心中，出属心系，下膈"。胸腹腔主动脉按照中医学所讲为冲脉的主体段结构，故心脏胸部循行段路径并非是指心经循行路径，而是言心脏与冲脉路径的关联结构。

2. 心经腹腔循行段结构与肠系膜动脉　手少阴心经腹腔内循行段即"下膈，络小肠"，根据经文所讲心经循行分段路径是下穿越膈肌到达腹腔与小肠吻合。根据现代人体解剖学分析，心经在腹腔内分段路径是由腹主动脉发出的肠系膜动脉网结构构成。

小肠位于腹中，上端接幽门与胃相通，下端通过阑门与大肠相连，是食物消化吸收的主要场所。小肠盘曲于腹腔内，上连胃幽门，下接盲肠，分为十二指肠、空肠和回肠三部分。小肠三段结构上的肠系膜动脉都是由腹主动脉发出，故心经"下膈，络小肠"结构主要由十二指肠上动脉、空肠动脉、回结肠动脉构成。

（1）十二指肠上动脉：胃十二指肠动脉供应十二指肠上部的分支。自胃十二指肠动脉的起始部发出，分布至十二指肠上部及胃幽门部。

（2）空肠动脉：空肠动脉是肠系膜上动脉供应空肠的分支。通常为8～10支，发自肠系膜动脉的左侧壁，通过小肠系膜分布至空肠。

（3）回结肠动脉：回结肠动脉为肠系膜上动脉右侧壁发出的最下一条分支，斜向右下至盲肠附近，分数支营养回肠末端、盲肠、阑尾和升结肠。其中至阑尾的分支称阑尾动脉，经回肠末端的后方进入阑尾系膜，分支营养阑尾。

综合而言，有氧血流出左心室经升主动脉、主动脉弓、胸主动脉路径，即心经胸腔内循行分段结构"起于心中，出属心系，下膈"。胸主动脉下膈肌转入腹主动脉后，腹主动脉向小肠发出的肠系膜动脉丛结构，即心经腹腔内循行分段结构"下膈，络小肠"。心经在胸腹腔内两个子循行分支段结构是以胸腹主动脉为中间连接结构。换言之，心经和小肠经表里结构不只是二者之间单纯的连接，而是心经、小肠经、冲脉三经形成的共构体结构（图5-2）。

（二）头颈部循行结构解析

心经头颈部循行分段路径为"其支者，从心系，上挟咽，系目系"，也就是其分支从心系分出，挟食道上行，连于目系（目与脑相连的脉络）。根据现代人体解剖学分析，是由颈内动脉和颈外动脉分支结构构成。

1. "从心系，上挟咽"与颈外动脉分支结构　"从心系，上挟咽"，即颈外动脉分支动脉丛结构。

颈外动脉位于颈内动脉前内侧，经其前方转至外侧上行，穿腮腺，在下颌骨髁突颈部后方分为颞浅动脉与上颌动脉。其分支为甲状腺上动脉、舌动脉、面动脉、颞浅动脉、上颌动脉、枕动脉、耳后动脉和咽升动脉。

心经颈外动脉分段路径中舌动脉和咽升动脉特别重要，被中医学当作心经开窍的标志，也就是心开窍于舌的机制原理。

2. "从心系，系目系"与颈内动脉分支结构　"从心系，系目系"，即颈内动脉分支丛结构。

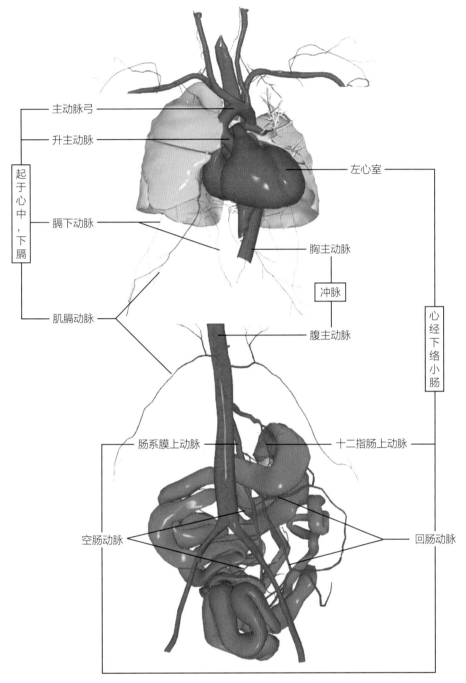

主动脉弓
升主动脉
起于心中，下膈
膈下动脉
肌膈动脉
左心室
胸主动脉
冲脉
腹主动脉
心经下络小肠
肠系膜上动脉
十二指肠上动脉
空肠动脉
回肠动脉

▲ 图 5-2　心经体腔内循行段结构示意

颈内动脉是颈总动脉发出后垂直上升至颅底，经过颈动脉管入颅腔，分支分布于视器和脑的动脉。颈内动脉主要分支有大脑前动脉、大脑中动脉、脉络丛前动脉、后交通动脉、眼动脉。

（1）大脑前动脉：大脑前动脉为颈内动脉的终支，在视交叉上方折入大脑纵列，在大脑半球内侧面延伸，主要分支有眶前动脉、眶后动脉、

额极动脉、额叶内侧动脉、胼周动脉、胼缘动脉等，左右大脑前动脉由前交通动脉相连。

（2）大脑中动脉：大脑中动脉是颈内动脉的直接延续，在颈内动脉的分支中最为粗大。大脑中动脉在视交叉外下方向外横过前穿质进入大脑外侧沟，再向后外，在岛阈附近分支。

（3）眼动脉：眼球及眼副器的血液供应来

源，除眼睑浅层组织和泪囊的一部分来自颈外动脉的分支面动脉，多由颈内动脉的分支眼动脉供应。

颈外动脉三个分支都与视器相关，故中医学经典论述总结心经在眼部循行路径为"从心系，系目系"。

综合而言，来自左心室的有氧血流经过主动脉弓流向颈总动脉，颈总动脉分化成颈外动脉丛和颈内动脉丛结构。颈外动脉丛血流方向朝向后喉咽部组织流动，故呈现"从心系，上挟咽"的循行分布路径；颈内动脉丛血流方向经颈部进入脑内延伸至眼睛部位，故呈现"从心系，系目系"的循行分布路径。

头面部的两条循行路径都是源于心脏，由主动脉弓向头颈部发出的分支，颈外动脉分支丛"上挟咽"和颈内动脉分支丛"系目系"及"从心系"，故中医学将颈外动脉和颈内动脉共构成的动脉丛归属为心经头颈部循行分段。

3. "目者，心之使也"与脑组织供血结构 心经"从心系，系目系"分段中，有氧血是经过颈内动脉到达眼睛，颈内动脉分支大脑前动脉、大脑中动脉是脑组织主要供血的动脉通路，故中医学在肝开窍于目之外，还提出"目者，心使也"的结论。《灵枢·大惑论》载："五脏六腑之精气，皆上注于目而为之精。精（同睛）之窠为眼，骨之精为瞳子，筋之精为黑眼，血之精为络，其窠气之精为白眼，肌肉之精为约束，裹撷筋骨血气之精而与脉并为系。上属于脑，后出于项中。故邪中于项，因逢其身之虚，其入深，则随眼系以入于脑。入于脑则脑转，脑转则引目系急，目系急则目眩以转矣。邪其精（同睛），其精（同睛）所中，不相比也，则精散。精散则视歧，视歧见两物。目者，五脏六腑之精也，营卫魂魄之所常营也，神气之所生也。故神劳则魂魄散，志意乱。是故瞳子黑眼法于阴，白眼赤脉法于阳也，故阴阳合传（别本作抟）而精（同睛）明也。目者，心（之）使也。心者，神之舍也，故神（分）精

乱而不转，卒然见非常（之）处，精神魂魄，散不相得。"这也是基于心经头颈部分段"从心系，系目系"得出的结论（图5-3）。

（三）上肢段循行结构解析

心经上肢段循行路径为"其直者，复从心系却上肺，下出腋下，下循臑内后廉，行太阴心主之后，下肘内，循臂内后廉，抵掌后锐骨之端，入掌内后廉，循小指之内，出其端"。这一分段是心经在体表主体循行段路径，根据腧穴针刺治疗法就是依据这一循行段路径进行，但是这一循行分段并非只是循行分布于上肢体表部位，而是由胸腔内"从心系却上肺"延伸分布而出，故该段是由体内分段"从心系却上肺"和上肢循行分段"下出腋下，下循臑内后廉，行太阴心主之后，下肘内，循臂内后廉，抵掌后锐骨之端，入掌内后廉，循小指之内，出其端"共构而成。心经上肢段循行路径是由胸腔内循行段和上肢循行段共构而成。

1. "从心系却上肺"与肺循环结构 心经胸腔内循行段存在"从心系却上肺"路径。根据现代人体解剖学分析，"从心系却上肺"路径实际是肺静脉结构。

中医学理论中经脉以有氧血和无氧血区分，有氧血无氧血分流作为经脉荣营划分的界限。心脏有氧血来源于肺脏，故论心经循行路径具有"从心系却上肺"的结论，是心经连肺循行路径，实际是基于肺循环结构机制而来。

肺循环又称小循环，是指从右心室射出的静脉血入肺动脉干。肺动脉干起自右心室，是肺循环主干，向左后上斜行至主动脉弓下房，分左右肺动脉的血流通路。肺循环的特点是路程短，只通过肺，主要功能是完成气体交换。流回右心房的血液，经右心室压入肺动脉，流经肺部的毛细血管网，再由肺静脉流回左心房，这一循环途径称为肺循环。

在肺循环结构中，从肺来的动脉血经此被

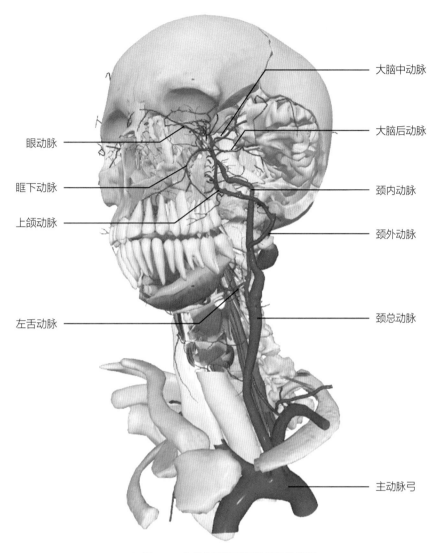

大脑中动脉

大脑后动脉

眼动脉

眶下动脉

颈内动脉

上颌动脉

颈外动脉

左舌动脉

颈总动脉

主动脉弓

▲ 图 5-3　心经头颈部循行分段结构解析

吸进左心房。肺静脉是心脏连接肺脏的一条静脉。心脏肺动脉把右心室的静脉血输入肺脏后，进行氧和二氧化碳的交换后，充满氧气呈鲜红色的动脉血通过肺静脉流回心脏的左心房，再进入左心室，通过大动脉输送到全身的毛细血管，由此完成一次体循环和肺循环。心经属于有氧血通路，故心经"从心系却上肺"循行分段结构即肺静脉。

　　肺循环回流到左心房室中经升主动脉和主动脉弓出心后，通过大动脉输送到全身的毛细血管。这一结构在中医学即"土"字形结构冲脉路径，"土"字形上横线代表的就是延伸向上肢的动脉干血管，其中心经上肢循行段就是上肢动脉干的一

个分支，故心经上肢段循行路径才有"从心系却上肺"路径结构。正是因为这一路径结构的存在，循行于上肢的"下出腋下，下循臑内后廉，行太阴心主之后，下肘内，循臂内后廉，抵掌后锐骨之端，入掌内后廉，循小指之内，出其端"路径才称为心经循行通路（图 5-4）。

　　2. 心经上肢循行路径与尺动脉　心经上肢循行段"复从心系却上肺"后离开胸腔循行上肢部位，由近端向远端分布，即"下出腋下，下循臑内后廉，行太阴心主之后，下肘内，循臂内后廉，抵掌后锐骨之端，入掌内后廉，循小指之内，出其端"。根据现代人体解剖学分析，心经上肢循行段路径是由动脉分支尺动脉构成。

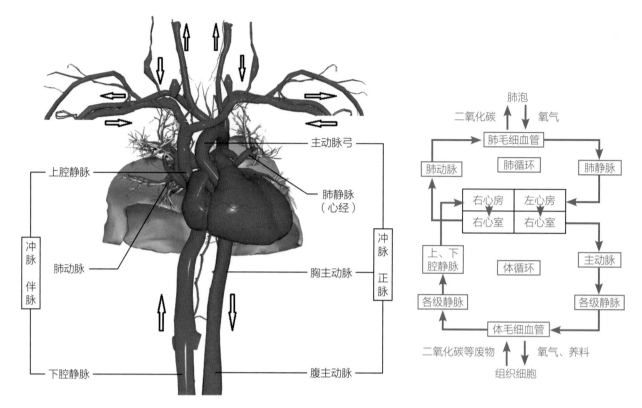

▲ 图 5-4　心经与肺循环结构示意

（1）"下出腋下，下循臑内后廉"与上肢动脉干结构：上肢主动脉干是由锁骨下动脉、腋动脉、肱动脉构成，心经属于动脉血管构成，故也从属于上肢动脉干，"下出腋下"者即锁骨下动脉和腋动脉，"下循臑内后廉"者即肱动脉。

锁骨下动脉：左锁骨下动脉起自主动脉弓，右锁骨下动脉起自头臂干，均经胸锁关节的后方斜向外行至颈根部，呈弓状经胸膜顶前方，穿斜角肌间隙，至第 1 肋外侧缘续为腋动脉。

腋动脉在第 1 肋的外侧缘续于锁骨下动脉，经腋窝的深部至背阔肌的下缘移行为肱动脉。其分支有①胸上动脉，分布于第 1、2 肋间隙。②胸肩峰动脉，分为数支，布于胸大肌、胸小肌、三角肌和肩关节。③胸外侧动脉，分布于前锯肌、胸大肌、胸小肌和乳房。

肱动脉与正中神经伴行沿肱二头肌的内侧至肘窝，在平桡骨颈高度分为桡动脉和尺动脉。

从"复从心系却上肺"到"下出腋下，下循臑内后廉"也就是由主动脉弓移行至锁骨下动脉、

腋动脉、肱动脉形成的上肢动脉干结构。

（2）"行太阴心主之后，下肘内，循臂内后廉"与肱动脉分支结构："行太阴心主之后"者实际是肱动脉分支结构。肱动脉在平桡骨颈高度分为桡动脉和尺动脉，桡动脉属于肺经，尺动脉属于心经。"下肘内，循臂内后廉"者为尺动脉，故心经"行太阴心主之后，下肘内，循臂内后廉"循行分段，实际是讲肱动脉分支结构。

（3）"抵掌后锐骨之端，入掌内后廉，循小指之内，出其端"与尺动脉：尺动脉在尺侧腕屈肌与指浅屈肌之间下行，经豌豆骨桡侧至手掌。其末端与桡动脉掌浅支吻合形成掌浅弓。尺动脉在行程过程中除发支至前臂尺侧诸肌和参与形成肘关节网外，主要分支有①骨间总动脉，又分为骨间前动脉和骨间后动脉，分别沿前臂骨间膜的前、后面下降，沿途分支至前臂肌和尺、桡骨。②掌深支穿小鱼际至掌深部，与桡动脉的末端吻合形成掌深弓。

故心经"抵掌后锐骨之端，入掌内后廉，循小指之内，出其端"分段，实际指尺动脉延伸至

手掌处的分支结构。

心经上肢循行段路径是由肺静脉开始，出心后沿着上肢动脉干锁骨下动脉、腋动脉、肱动脉向远端循行分布，在肘部分化为桡动脉和尺动脉。桡动脉为手太阴肺经，尺动脉为手少阴心经，心经和肺经在肘上部位统一循行路径段也就是冲脉"土"字形结构的上横线结构。换言之，"下出腋下，下循臑内后廉"属于冲脉路径段结构；"行太阴心主之后，下肘内，循臂内后廉，抵掌后锐骨之端，入掌内后廉，循小指之内，出其端"属于心经路径段结构，故心经在上肢的循行路径实际是冲脉发出的分支结构分段。

3. 心经循行与"神门"动输结构　心经上肢循行路径是由上肢动脉干分支结构构成。上肢动脉干为锁骨下动脉、腋动脉、肱动脉，肱动脉即

冲脉，冲脉荣气在肘部分流为桡尺动脉，桡动脉为手太阴肺经，在远端手腕部出现了"寸口"动输，由此推理就自然得出尺动脉手少阴心经在远端手腕部也同样具有动输"神门"结构。

《素问·三部九候论》载"中部天，手太阴也；中部地，手阳明也；中部人，手少阴也。"意思是讲中部（即上肢）为天候，天部候应有三动输，手太阴（太渊穴、经渠穴）处动输；中部的地候，即手阳明经（合谷穴）处动输；中部的人候，即手少阴经（神门穴）处动输。其中"神门"即心经动输。

神门者，即手少阴心经的穴位之一，位于腕部，腕掌侧横纹尺侧端，尺侧腕屈肌腱的桡侧凹陷处。神门动输属于尺动脉在腕部分支节点，故通过"神门"动输脉诊可以判断心经血流的变化情况（图 5-5）。

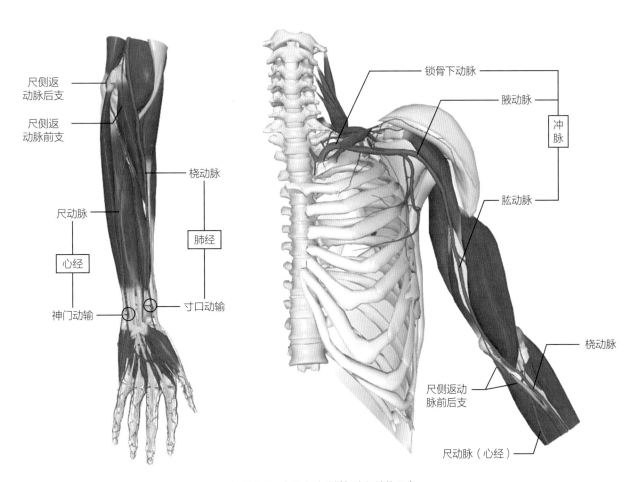

▲ 图 5-5　心经上肢段循行路径结构示意

第二节

手厥阴心包经循行结构机制

一、手厥阴心包经循行路径

手厥阴心包经循行路径记载于《灵枢·经脉》，即"心主手厥阴心包络之脉，起于胸中，出属心包络，下膈，历络三焦。其支者，循胸出胁，下腋三寸，上抵腋下，循臑内，行太阴、少阴之间，入肘中，下臂，行两筋之间，入掌中，循中指，出其端。其支者，别掌中，循小指次指，出其端"。

（一）手厥阴心包经循行路径分段

根据原文记载内容分析，手厥阴心包经循行路径为三个分段路径。

1. 心包经体腔内循行段 "心主手厥阴心包络之脉，起于胸中，出属心包络，下膈，历络三焦"者为心包经第一循行分段路径。意思是讲心主手厥阴心包经脉，起于胸中，向外走行而联属于本经所属的脏腑心包络，向下穿过隔膜，依次联络上中下三焦。这一循行段路径分布于体腔之内，故称为手厥阴心包经体腔内循行段。

2. 心包经上肢循行段 "其支者，循胸出胁，下腋三寸，上抵腋下，循臑内，行太阴、少阴之间，入肘中，下臂，行两筋之间，入掌中，循中指，出其端"者为心包经第二循行分段路径。意思是讲心主手厥阴心包经脉有一分支段，循行胸中，横出胁下，当腋缝下三寸处上行至腋窝，再沿上臂内侧，行于手太阴肺经和手少阴心经的中间，入肘中，下循臂，行于掌后两筋之间，入掌中，沿中指直达指尖。这一循行段分布于上肢背侧部位，故称为手厥阴心包经上肢循行段。

3. 心包经手掌循行段 "其支者，别掌中，循小指次指，出其端"者为心包经第一循行分段，意思是讲心主手厥阴心包经脉有一分支段，从掌中别出，沿无名指直达指尖，与手少阳三焦经相接。这一循行段分布于手掌背侧位置，故称为手厥阴心包经手掌循行段。

综合而言，手厥阴心包经是从体腔内循行分段开始，延伸循行分布于上肢背侧部。由于外部循行分段与心包关联，故称为心包经（图 5-6）。

（二）手厥阴心包经生理功能

心包经循行路径起始于心包和三焦之间，外出体腔循行于上肢腹侧中轴线位置，故生理功能和病理变化总结为"是动则病手心热，臂肘挛急，腋肿，甚则胸胁支满，心中憺憺大动，面赤，目黄，喜笑不休。是主脉所生病者，烦心，心痛，掌中热"。意思是讲由本经脉气所发生的病变，会出现手心发热，臂肘拘挛，腋下肿胀，严重时则胸胁满闷，心动不安，面赤，目黄。本经心主脉所生的病症有心烦、心痛、掌心发热等。

二、手厥阴心包经循行分段结构解析

（一）体腔内循行结构解析

心包经体腔内循行分段路径为"起于胸中，出属心包络，下膈，历络三焦"，这一分段也是心包经的起始路径。根据原文所讲本经是从心包开始向上肢手臂和腹腔两个方向循行，要想对本经循行路径做结构解析，首先要搞清心包结构，然后才能展开经脉的结构解析。

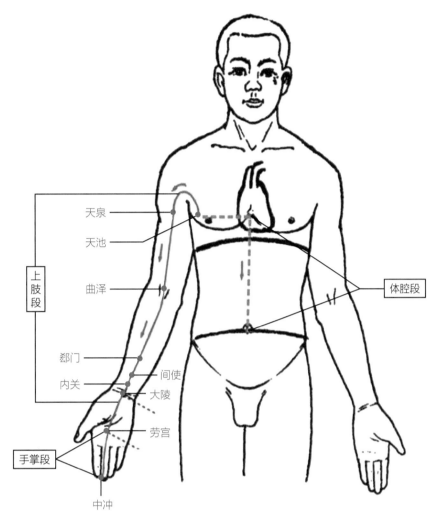

▲ 图 5-6　心包经循行分段示意

1. "起于胸中，出属心包络"与胸腔内分段结构

（1）"心包"与胸腔浆膜层结构：中医学所讲心包络，简称心包，亦称"膻中"。

《灵枢·胀论》载："膻中者，心主之宫城也。"意思是讲膻中是围绕包裹心脏的外围组织结构。

《外经微言·包络配腑》载："包络即膻中也，为心膜鬲，近于心宫，遮护君主，其位最亲，其权最重，故三焦奉令不敢后也。"意思是讲心包络和膻中是同一组织的两种称谓，解剖位置"为心膜鬲，近于心宫"；生理功能为"遮护君主，其位最亲，其权最重"；表里相连组织为三焦，"三焦奉令不敢后也"。

根据现代人体解剖学分析，所谓心包者，即心脏外浆膜层组织结构，是包裹在心脏外面的一层薄膜。心包和心脏壁的中间有浆液，能润滑心肌，使心脏活动时不跟胸腔摩擦而受伤。可分为浆膜心包和纤维心包。

浆膜心包可分为脏层和壁层。脏层覆于心肌的外面，又称为心外膜，壁层在脏层的外围。脏层与壁层在出入心的大血管根部相移行，两层之间的腔隙称为心包腔，内含有少量浆液，起润滑作用，可减少心在搏动时的摩擦。

纤维心包又称心包纤维层，是一纤维结缔组织囊，贴于浆膜心包壁层的外心包面，向上与出入心的大血管外膜相移行，向下与膈的中心腱紧密相连。纤维心包伸缩性小，较坚韧。

（2）"心包络"与浆膜腔动脉结构：所谓心包络者，与心包有所区别，心包者是浆膜心包和纤维心包结构，心包络者即心包膜结构上的动脉血管。心包膜和胸膜都属于浆膜层结构，动脉血管向心包膜和胸膜发出的动脉分支形成胸膜腔动脉网，也就是胸廓内动脉。

①"膻中"与胸廓内动脉解剖结构：心包络是指心包膜血管，心包膜血管是分布于胸廓结构之上，胸廓内动脉分布与椎动脉的起始相对，由锁骨下动脉第一段的下壁发出，沿前斜角肌内缘向下内行，经锁骨内侧半后方与胸膜顶的前方进入胸腔，继在胸前壁的内面、距胸骨侧缘之外约1.25厘米下行，穿膈进入腹前壁的腹直肌鞘内，移行为腹壁上动脉，并与腹壁下动脉相吻合。

胸廓内动脉沿途发出肋间支、穿支、心包膈动脉和肌膈动脉等分支，主要分布于胸前壁、乳房心包、膈、胸膜和腹前壁以及腹膜等结构，故《灵枢·胀论》讲"膻中者，心主之宫城也"。

②"心包络"与心包膈动脉结构：根据现代人体解剖学分析，胸廓内动脉是胸前壁内面的一对动脉干，起于锁骨下动脉的下壁，向下入胸腔，距胸骨外缘约1厘米处贴胸壁内面垂直下降；穿膈肌胸肋角续为腹壁上动脉，在腹直肌后鞘与腹直肌间下降，至脐附近与腹壁下动脉相吻合。此外，还发出肌膈动脉、心包膈动脉等。胸廓内动脉分布于肋间肌前部、膈肌、腹直肌、乳房、心包及部分胸、腹膜。

中医学对于胸廓内动脉丛结构定位定性划分不同于现代医学。其一，将腹壁下动脉和胸廓内动脉定位为足阳明胃经分支段；其二，将肋间支、穿支定性定位为督脉分支段；其三，将肌膈动脉、心包膈动脉定性定位为心包经分支段。当我们明白上述经脉定性定位法则后，自然理解"心包络"的结构机制。

心包膈动脉是胸廓内动脉的主要分支之一，与膈神经伴行，分布到心包、膈肌上面的前部，故心包经"起于胸中，出属心包络"。

2. "膈，历络三焦"与腹腔内分段结构 胸腔内分段结构"起于胸中，出属心包络"之下是"下膈，历络三焦"。讲述心包经腹腔内循行段结构前，必须先明白三焦结构。

根据中医学所讲，三焦为六腑之一，故称为三焦之腑。心包与三焦具有表里结构，即《外经微言·包络配腑》所讲"包络代心宣化，宜各脏腑皆奉令矣，何独使三焦乎？岐伯曰：各腑皆有表里，故不听包络之使，惟三焦无脏为表里，故包络可以使之。应龙曰：三焦何乐为包络使乎？岐伯曰：包络代心出治，腑与脏同，三焦听使于包络，犹听使于心，故包络为里，三焦为表，岂勉强附会哉"。

三焦既然称之为腑，就必须具有实质性的结构存在，故《类经·藏象类》描述三焦结构为"三焦者，确有一腑，盖脏腑之外，躯壳之内，包罗诸脏，一腔之大腑也"。三焦是浆膜腔结构，是指浆膜壁层和脏层之间的间隙。浆膜为衬在体腔壁和转折包于内脏器官表面的薄膜，贴于体腔壁表面的部分为浆膜壁层，壁层从腔壁移行折转覆盖于内脏器官表面，称为浆膜脏层。浆膜腔内有浆膜分泌的少许浆液，起润滑作用。

心包和浆膜腔属于同一组织结构，因浆膜腔组织结构之上的动静脉分布关系，中医学将浆膜腔分成了心包腔和胸腹膜腔两部分，也就是心包和三焦划分的背后结构机制。

有氧血向浆膜腔结构流动，首先向心包络结构灌注，故心包经"起于胸中，出属心包络"。然后向腹腔内浆膜流动灌注，即"下膈，历络三焦"。由此得知，心包经下络三焦结构是膈肌动脉结构。

肌膈动脉：胸廓内动脉的另一终支为肌膈动脉，行于第7～9肋软骨后面，穿膈后终于最下两肋间隙，分支布于下五个肋间隙前部、腹壁诸肌及膈，也就是"下膈"通路结构

膈下动脉：膈下动脉为1对，分布于膈肌及腹壁。该动脉发出肾上腺上动脉，营养肾上腺。

也就是"历络三焦"通路结构。

　　综合而言，心包经在体腔内的循行分段结构由两部分构成，胸腔内分段为"起于胸中，出属心包络"，主要由心包膈动脉构成；腹腔内分段为"下膈，历络三焦"，主要由肌膈动脉和膈下动脉构成。心包膈动脉分布于心包膜之上，为心包提供有氧血，肌膈动脉和膈下动脉分布于膈下三焦浆膜腔提供有氧血，二者血流方向是自上向下流动，故描述为"起于胸中，出属心包络，下膈，历络三焦"（图 5-7）。

（二）上肢循行结构解析

　　心包经上肢循行段路径为"其支者，循胸出胁，下腋三寸，上抵腋下，循臑内，行太阴、少阴之间，入肘中，下臂，行两筋之间，入掌中，循中指，出其端"。意思是讲心包经起始于心包，循行胸中，横出胁下，当腋缝下三寸处上行至腋窝，再沿上臂内侧，行于手太阴肺经和手少阴心经的中间，入肘中，下循臂，行于掌后两筋之间，入掌中，沿中指直达指尖。根据现代人体解剖学分析，心包经上肢循行分段路径属于肱动脉

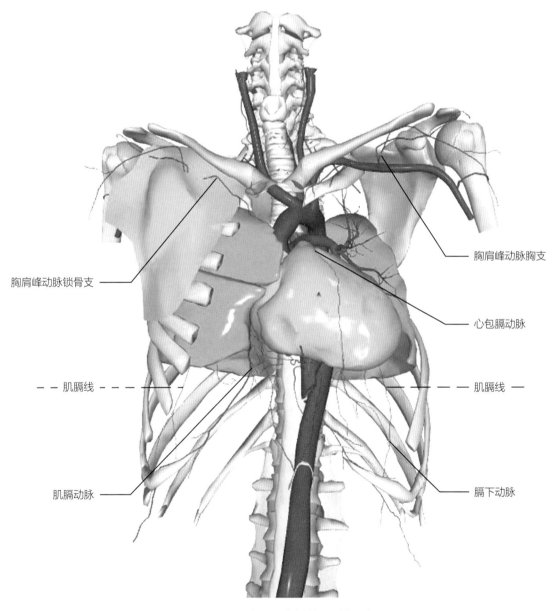

胸肩峰动脉锁骨支

肌膈线

肌膈动脉

胸肩峰动脉胸支

心包膈动脉

肌膈线

膈下动脉

▲ 图 5-7　心包经体腔内循行段结构示意

向上肢远端发出的骨间前动脉和正中动脉血管通路。

1. 肱动脉与心包经肩肘段结构 "其支者，循胸出胁，下腋三寸，上抵腋下，循臑内，行太阴、少阴之间，入肘中"，属于心包经上肢上端路径。根据现代人体解剖学分析，这一循行分支属于肱动脉结构。

肱动脉是腋动脉的直接延续，沿肱二头肌内侧沟，与正中神经伴行向下，先在神经的内侧至上臂中部稍下方，互相交叉，转至神经的外侧。至肘窝的深部，平桡骨颈处分为桡动脉和尺动脉。桡动脉为手太阴肺经，尺动脉为手少阴心经，桡尺动脉之间有骨间前动脉和正中动脉分布，也就是心包经结构通路，故而得知，肱动脉分段结构也就是心包经肩肘段结构。

2. 正中动脉与心包经肘掌段结构 "入肘中，下臂，行两筋之间，入掌中，循中指，出其端"者即心包经肘掌段。根据现代人体解剖学分析，这一循行分支由骨间前动脉分支正中动脉构成。

骨间前动脉自骨间总动脉分出后，在踇长屈肌和指深屈肌之间，沿前臂骨间膜前面下行，分支营养尺、桡骨及邻近诸肌，并参与形成腕掌网和腕背网。

正中动脉属于骨间前动脉的分支。从肘中开始，下循臂，行于掌后两筋之间，入掌中，沿中指直达指尖，故而心包经肘掌段，即正中动脉通路结构。

综上所述，心包经上肢循行段路径由两段结构路径构成。肩肘段是由腋动脉和肱动脉构成，肘掌段是由骨间前动脉和正中动脉构成。来自心脏的有氧血经锁骨下动脉转入腋动脉和肱动脉，经过肘部后分流于骨间前动脉和正中动脉到达掌部，也就是心包经上肢循行通路结构（图5-8）。

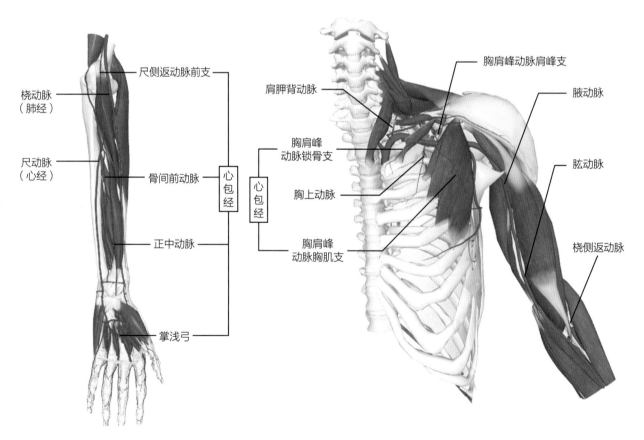

▲ 图5-8 心包经上肢循行段结构示意

（三）掌指段循行结构解析

"其支者，别掌中，循小指次指，出其端"，意思是讲心包经到达掌部后，从掌中别出，沿无名指直达指尖，与手少阳三焦经相接，由此形成手厥阴心包经和手少阳三焦经在远端部位的表里吻合。根据现代人体解剖学分析，心包经在掌指循行段路径是由指掌侧总动脉和骨间前静脉共构而成。

指掌侧总动脉共有 3 条，由掌浅弓凸侧缘发出，分别沿第 2～4 蚓状肌浅面行向指蹼间隙，并在此分为 2 支指掌侧固有动脉，分布于相邻

两指的相对缘。指掌侧总动脉在掌指关节附近还接受来自掌深弓的掌心动脉和来自掌背动脉的穿支。

其中无名指动脉也就是"别掌中，循小指次指，出其端"结构。

骨间前静脉是骨间前动脉的伴行静脉。在肘部附近汇入尺静脉。

有氧血经正中动脉到达无名指动脉，也就是流动到了终止点，然后沿骨间前静脉转换回流，无名指动脉属于心包经，骨间前静脉属于三焦经，二者的动静脉转换形成心包经和三焦经在上肢远端的表里吻合（图 5-9）。

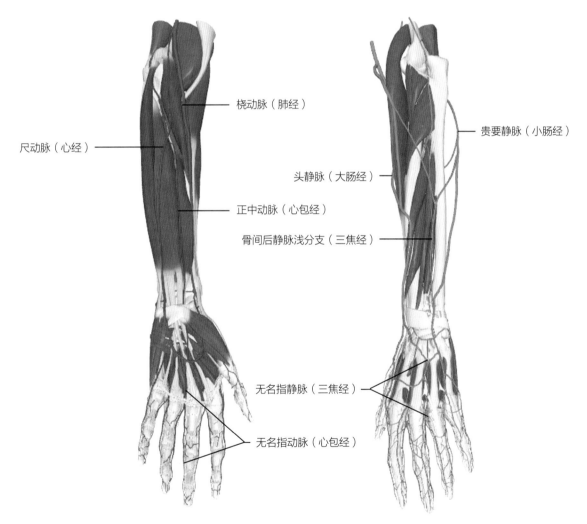

尺动脉（心经）

桡动脉（肺经）

正中动脉（心包经）

贵要静脉（小肠经）

头静脉（大肠经）

骨间后静脉浅分支（三焦经）

无名指静脉（三焦经）

无名指动脉（心包经）

▲ 图 5-9　心包经掌指循行段结构示意

第三节

手太阴肺经循行结构机制

一、手太阴肺经循行路径

手太阴肺经循行分布路径记载于《灵枢·经脉》，即"肺手太阴之脉，起于中焦，下络大肠，还循胃口，上膈属肺，从肺系横出腋下，下循臑内，行少阴心主之前，下肘中，循臂内上骨下廉，入寸口，上鱼，循鱼际，出大指之端。其支者，从腕后直出次指内廉，出其端"。

（一）手太阴肺经循行路径分段

根据原文记载内容分析，手太阴肺经循行路径分为三个循行段。

1. 肺经体腔内循行分段 "肺手太阴之脉，起于中焦，下络大肠，还循胃口，上膈属肺"是在讲肺经体腔内循行分段。路径从中焦胃脘起始，向下与大肠相连接，返回循着胃的上口贲门，上贯膈膜，入属于肺。根据经典描述内容分析，肺经在体腔内循行路径非常长，纵贯于整个体腔空间之内，起自中焦（腹部），向下联络大肠，回过来沿着胃的上口贯穿膈肌，入属肺脏，将肺胃大肠隔膜连接为一体。由此形成手太阴肺经与手阳明大肠经在体腔内的表里结构。

2. 肺经上肢循行分段 "从肺系横出腋下，下循臑内，行少阴心主之前，下肘中，循臂内上骨下廉，入寸口，上鱼，循鱼际，出大指之端"是在讲肺经肢内侧循行分段。路径由喉管横走，至于腋下，沿上臂内侧，行于手少阴和手厥阴之前，下达肘中，顺着前臂内侧上骨的下缘，入寸口，循着鱼际，出拇指尖端。肺经在上肢内侧部位循行路径也非常长，纵贯于整个上肢内侧部位，

从肺系（气管、喉咙）横行出胸壁外上方，走向腋下，沿上臂前外侧，至肘中后再沿前臂桡侧下行至寸口（桡动脉搏动处），又沿手掌大鱼际外缘出拇指桡侧端，将上肢部组织与内脏器官、咽喉、胃、大肠、隔膜连接为一体。

3. 肺经手腕部别行分段 "其支者，从腕后直出次指内廉出其端"是讲肺经手腕部别行分段，意思是肺经别行分支路径从手腕后，直出食指尖端内侧，与手阳明大肠经相接。具体就是其支脉从腕后桡骨茎突上方分出，经手背虎口部至食指桡侧端，与手阳明大肠经相接。由此形成手太阴肺经与手阳明大肠经在体表的表里结构。

手太阴肺经内脏分段纵贯胸腹腔之内，外循行分布于上肢腹内侧，别行与手腕背外侧，三段循行路径形成了肺经的循行路径（图5-10）。

（二）手太阴肺经生理功能

1. 肺经与"臂厥"症 手太阴肺经循行路径由三个分段构成。由于这条经脉在体腔内与肺脏相关行肺脏之气，故发病会表现出与呼吸相关的"臂厥"病变症候，即《灵枢·经脉》所讲："是主肺所生病者，咳，上气，喘，渴，烦心，胸满，臑臂内前廉痛，厥，掌中热。气盛有余，则肩背痛，风寒，汗出中风，小便数而欠；气虚则肩背痛，寒，少气不足以息，溺色变"。意思是由本经脉气所发生的病变，肺部感觉胀满，气不宣畅而膨膨有声喘咳，缺盆里面疼痛，甚者病人就会交叉双手按着胸部，称臂厥。

2. 肺经与"寸口"动输 由于手太阴肺经体

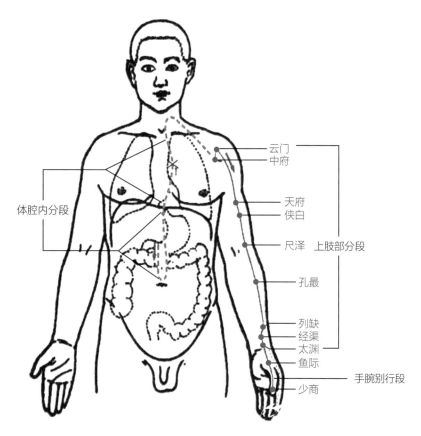

▲ 图 5-10 手太阴肺经循行分段示意

表路径主要循行分布于上肢内侧桡动脉一线，故本经发病时会体现在循行组织和寸口动输的变化现象，即《灵枢·经脉》所讲"为此诸病，盛则泻之，虚则补之，热则疾之，寒则留之，陷下则灸之，不盛不虚，以经取之。盛者寸口大三倍于人迎，虚者则寸口反小于人迎也"。意思是从本经所主之疾病来说，容易发生咳嗽，呼吸急促，气喘，口渴，心烦，胸部满闷，小手臂内侧前缘作痛，厥冷，掌心发热。本经气盛有余，就会出现肩背部作痛，怕风畏寒，汗出易感风邪，以及小便次数增多而尿量减少；如果气虚不足，也会出现肩背部疼痛，畏寒，呼吸气短，小便变色等症状。这些病症，邪气盛用泻法，正气虚用补法，属热用疾刺法，属寒用留针法，脉虚下陷用灸法。对于那些不实不虚的病证，从本经取治。所谓气盛的实证，是指寸口脉比人迎脉大三倍；所谓虚证，是指寸口脉反小于人迎脉。

二、手太阴肺经循行分段结构解析

（一）体腔内段循行结构解析

肺经体腔内循行分段为"肺手太阴之脉，起于中焦，下络大肠，还循胃口，上膈属肺"。这一循行分段结构以膈肌为界分为两个循行段，"起于中焦，下络大肠，还循胃口"循行段在膈肌之下称为肺经膈下循行段。"上膈属肺"者循行段分布于膈肌之上，称为肺经膈上循行段。

1. 肺经腹腔内循行分段 肺经膈下循行段路径为"起于中焦，下络大肠"。根据现代人体解剖学分析，这一循行分段结构是由胃网膜动脉、膈下动脉、直肠下动脉构成。

胃网膜右动脉发自胃十二指肠动脉，在大网膜前两层腹膜间沿胃大弯左行，终支与胃网膜左动脉吻合，沿途分支营养胃前、后壁和大网膜。

胃右动脉起于肝固有动脉，也可起于肝固有动脉左支、肝总动脉或胃十二指肠动脉，下行至幽门上缘，转向左上，在肝胃韧带内沿胃小弯走行，终支多与胃左动脉吻合成胃小弯动脉弓，沿途分支至胃前、后壁。

膈下动脉为1对，分布于膈肌及腹壁，该动脉发出肾上腺上动脉营养肾上腺。

直肠下动脉为髂内动脉供应直肠下端的分支。由髂内动脉末端发出，经盆底筋膜行向内侧分布于直肠末端。

上述动脉丛形成的肺经循行分段中，"起于中焦"者即胃网膜左右动脉丛；"下络大肠"即直肠下动脉；"还循胃口"者即食管动脉，上述消化系统相关动脉丛与膈下动脉吻合为一体，由此形成机体呼吸肌动脉血管丛结构，故隶属于肺经循行通路。

2. 肺经胸腔内循行分段　肺经膈上循行段路径为"还循胃口，上膈属肺"。根据现代人体解剖学分析，这一循行分段结构是由食管动脉和支气管动脉构成。

食管动脉：食管胸部上段的动脉主要来自第1、2肋间后动脉和支气管动脉的食管支，还有甲状腺下动脉和肋颈干发出的食管支分支到食管上胸段。食管下胸段的动脉主要来自胸主动脉的食管支和第3～7肋间后动脉的食管支。

支气管动脉是肺支架组织的营养血管，供应呼吸性支气管以上各级支气管，并与肺动脉末梢毛细血管吻合，发自胸主动脉，攀附于支气管壁，随支气管分支而分布，营养肺内支气管的壁、肺血管壁和脏胸膜。

食管动脉和支气管动脉在口咽部吻合为一体，将呼吸肌动脉和呼吸道动脉连为一体，由此形成肺经膈上循行段路径"还循胃口，上膈属肺"，称为肺经胸腔内循行分段结构。

肺经体腔内循行分段由胸部分段和腹腔分段构成，也就是呼吸肌动脉和呼吸道动脉共构动脉丛结构，二者共同为呼吸系统提供有氧血。当任

何一个分段结构血流发生异常时，都会产生呼吸系统病变，故这一循行分段结构是肺经的主体结构（图5-11）。

（二）上肢段循行结构解析

肺经上肢循行分段路径即"从肺系横出腋下，下循臑内，行少阴心主之前，下肘中，循臂内上骨下廉，入寸口，上鱼，循鱼际，出大指之端"。人体上肢结构包括肩、臂、肘、前臂和手五部分，肺经上肢循行分段纵贯于上肢五个部分组织内侧之间，整体可以分为"肩、臂、肘"段和"前臂、手"两段。

1. 肺经"肩、臂、肘"循行段结构　肺经"肩、臂、肘"段，即"从肺系横出腋下，下循臑内，行少阴心主之前"。根据现代人体解剖学分析，是由锁骨下动脉、腋动脉、肱动脉构成。

（1）"从肺系横出腋下"者即锁骨下动脉和腋动脉。

锁骨下动脉：左锁骨下动脉起自主动脉弓，右锁骨下动脉起自头臂干，均经胸锁关节的后方斜向外行至颈根部，呈弓状经胸膜顶前方，穿斜角肌间隙，至第1肋外侧缘续为腋动脉。

腋动脉在第1肋的外侧缘续于锁骨下动脉，经腋窝的深部至背阔肌的下缘，移行为肱动脉。

（2）"下循臑内，行少阴心主之前"者即肱动脉：肱动脉与正中神经伴行沿肱二头肌的内侧至肘窝，在平桡骨颈高度分为桡动脉和尺动脉。肱动脉位置表浅，可在肱二头肌内侧沟处触知其搏动。

2. 肺经"前臂、手"循行分段结构　肺经"前臂、手"循行分段即"下肘中，循臂内上骨下廉，入寸口，上鱼，循鱼际，出大指之端"。根据现代人体解剖学分析，是由桡动脉构成。

桡动脉先经肱桡肌和旋前圆肌之间，继而在肱桡肌腱与桡侧腕屈肌腱之间下行，绕桡骨茎突至手背，穿第1掌骨间隙至手掌，其末端与尺动脉掌深支吻合形成掌深弓。桡动脉的下段仅被皮肤和筋膜

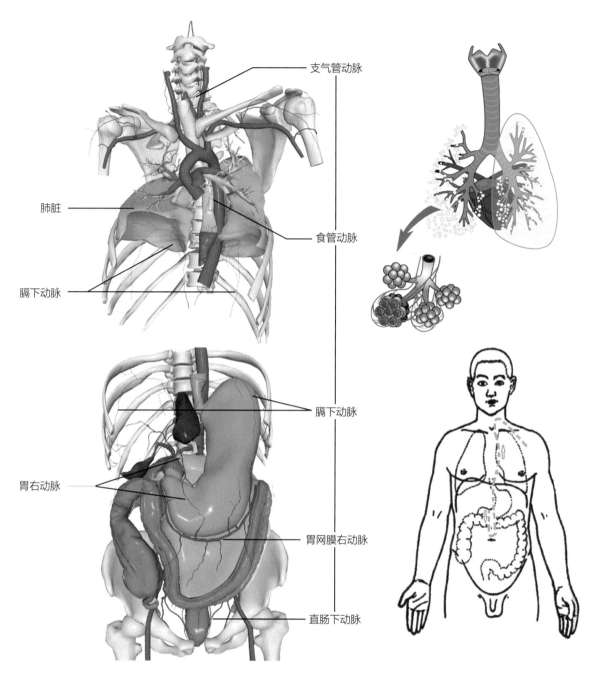

支气管动脉

肺脏

膈下动脉

食管动脉

膈下动脉

胃右动脉

胃网膜右动脉

直肠下动脉

▲ 图 5-11　肺经体腔内循行段结构示意

覆盖，是临床触摸脉搏的常用部位，可在桡骨茎突的内上方触摸其脉搏，即肺经"寸口"动输。

　　肺经在上肢的分布由"肩、臂、肘"循行段和"前臂、手"循行分段构成，实际是上肢主动脉干结构。两段结构是一个动脉干连续的分布结构，来自心脏的有氧血流经过锁骨下动脉、腋动脉、肱动脉直接到达桡动脉末端"寸口"动输位置才出现分支结构，故中医学对肺经"寸口"动

输特别重视，作为脉诊很重要的诊断部位来看待（图 5-12）。

（三）手腕部别行分段"反关脉"结构解析

　　1. 肺经手腕部别行段结构解析　肺经手腕部别行分段路径即"其支者，从腕后直出次指内廉出其端"。意思是肺经在手腕部位有一支脉从腕后桡骨茎突上方分出，经手背虎口部至食指桡侧

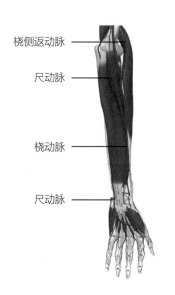
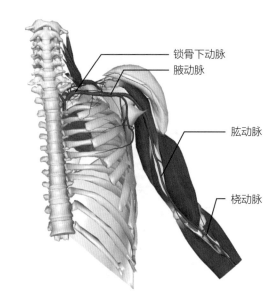

▲ 图 5-12　肺经上肢循行分段结构示意

端与手阳明大肠经相接。根据现代人体解剖学分析，是由桡动脉手掌部分支掌浅支和第一掌背动脉构成。

桡动脉的主要分支包括①掌浅支，与尺动脉末端吻合形成掌浅弓。②拇主要动脉，分为三支分布于拇指掌侧面的两侧缘以及示指桡侧缘。

掌浅支是桡动脉远侧端的分支。于腕部前面发自桡动脉，在手掌部与尺动脉末端吻合形成掌浅弓。这一动脉丛分布于手掌腹侧，属于肺经桡动脉的分支结构。

掌背动脉共 5 条，位于骨间背侧肌表面，第一掌背动脉发自桡动脉；第二至四掌背动脉发自腕背网，行于相邻掌骨之间；第五掌背动脉发自尺动脉，行于第五掌骨内侧。其中第一掌背动脉发自桡动脉，循行分布于手掌背侧，与肺经远端分支形成表里关联吻合，也就是肺经手腕部别行分段"其支者，从腕后直出次指内廉出其端"结构。

2. 肺经"反关脉"结构解析　肺经手腕部别行分段属于肺经远端分支结构，指桡动脉行于腕关节的背侧段（图 5-13）。人体出现生理性变异脉位时"寸口"动输会出现在这一分段之上，中医

学称为"反关脉"，即切脉位置也相应在寸口的背面，有同时见于两手，或独见一手。《三指禅》介绍为"间有脉不行于寸口，由肺列缺穴，斜刺臂侧，入大肠阳溪穴，而上食指者，名曰反关。"又言："人得天地之气以生，脉会于寸口者，得天地之正者也；脉反其关者，得天地之偏也。然偏也，非病也，均之得气以生也。其三部定位，于寸口无异。"

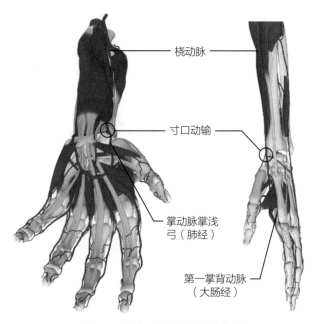

▲ 图 5-13　肺经手腕部别行段结构示意

第四节

手阳明大肠经循行结构解析

一、手阳明大肠经循行路径

手阳明大肠经循行分段路记载于《灵枢·经脉》，即"大肠手阳明之脉，起于大指次指之端，循指上廉，出合谷两骨之间，上入两筋之中，循臂上廉，入肘外廉，上臑外前廉，上肩，出髃骨之前廉，上出于柱骨之会上，下入缺盆，络肺，下膈，属大肠。其支者，从缺盆上颈，贯颊，入下齿中，还出挟口，交人中，左之右，右之左，上挟鼻孔"。

（一）手阳明大肠经循行路径分段

根据原文所讲，手阳明大肠经循行分段路由上肢段、体腔段、头颈段构成。

1. 大肠经上肢循行分段　手阳明大肠经循行上肢段为"大肠手阳明之脉，起于大指次指之端，循指上廉，出合谷两骨之间，上入两筋之中，循臂上廉，入肘外廉，上臑外前廉，上肩，出髃骨之前廉，上出于柱骨之会上"。意思是大肠手阳明经脉，起于食指尖端，沿着食指上侧，通过合谷穴拇指、食指歧骨之间，上入腕上两筋中间的凹陷处，沿前臂上方，至肘外侧，再沿上臂外侧前缘，上肩，出肩端的前缘，上出于肩胛上，与诸阳经相会于柱骨大杼穴。

这一循行路径主要分布于上肢背侧位置，故称为大肠经上肢循行分段。细化可以分为四个小分段，①从食指末端起始（商阳），沿食指桡侧缘（二间、三间）出第一、二掌骨间（合谷）。②进入两筋（拇长伸肌腱和拇短伸肌腱）之间（阳溪），沿前臂桡侧（偏历、温溜、下廉、上廉、手三里）。

③进入肘外侧（曲池、肘髎），经上臂外侧前边（手五里、臂臑）。④上肩，出肩峰部前边（肩髃、巨骨，会秉风），向上交会颈部（会大杼）。

2. 大肠经体腔内循行分段　大肠经体腔内循行分段为"下入缺盆，络肺，下膈，属大肠"。意思是大肠经交会颈部后向下入缺盆穴，联络肺脏，下贯膈膜，会属于大肠。细化可以分为两个小分段，①下入缺盆（锁骨上窝）；②散络肺，通过横膈，属于大肠。这一分段路径主要分布于胸腔和腹腔之内，故称为大肠经体腔内循行分段。

3. 大肠经头颈部循行分段　大肠经头颈部循行分段为"其支者，从缺盆上颈，贯颊，入下齿中，还出挟口，交人中，左之右，右之左，上挟鼻孔"。意思是大肠经有一分支段，从缺盆上走颈部，贯通颊部，下入齿龈，回转绕至上唇，左右两脉交会于人中，左脉向右，右脉向左，上行挟于鼻孔两侧，与足阳明胃经相接。

这一分段具体循行路径为从锁骨上窝上行颈旁（天鼎、扶突），通过面颊，进入下齿槽，出来挟口旁（会地仓），交会人中部（会水沟），左边的向右，右边的向左，上夹鼻孔旁（禾髎、迎香、接足阳明胃经），因为这一路径分布于头颈部位置，故而称之为大肠经头颈部循行分段。

从经典记载内容看，手阳明肺经循行路径主要分为两大段。其一，上肢分段和体腔内分段为一段，即"大肠手阳明之脉，起于大指次指之端，循指上廉，出合谷两骨之间，上入两筋之中，循臂上廉，入肘外廉，上臑外前廉，上肩，出髃骨之前廉，上出于柱骨之会上，下入缺盆，络肺，下膈，属大肠"。其二，头颈部分段为另一段，即"其支者，从缺盆上颈，贯颊，入下齿中，还出挟口，交人中，左之右，右之左，上挟鼻孔"。根据循行路径经过的体位分析，将其分为上肢段、体腔段、头颈段三个分段（图5-14）。

（二）手阳明大肠经生理功能

《灵枢·经脉》记载了手阳明大肠经生理功能和病理变化，"是动则病齿痛，颈肿。是主津液所生病者，目黄，口干，鼽衄，喉痹，肩前臑痛，大指次指痛不用，气有余则当脉所过者热肿；虚则寒栗不复"。意思是本经脉气所发生的病变会出现牙齿痛、颈部肿等症状，本经脉主津液所生的病变，眼睛发黄、口中发干，鼻流清涕或出血，喉喉部肿痛，肩前与上臂作痛，食指疼痛而不能动。

二、手阳明大肠经循行分段结构解析

在对手阳明大肠经循行分段进行结构解析之前，必须特别提示两个机制问题。

其一，手太阴肺经具有"寸口"动输，说明手太阴肺经属于动脉血管，肺经在指外侧由别行

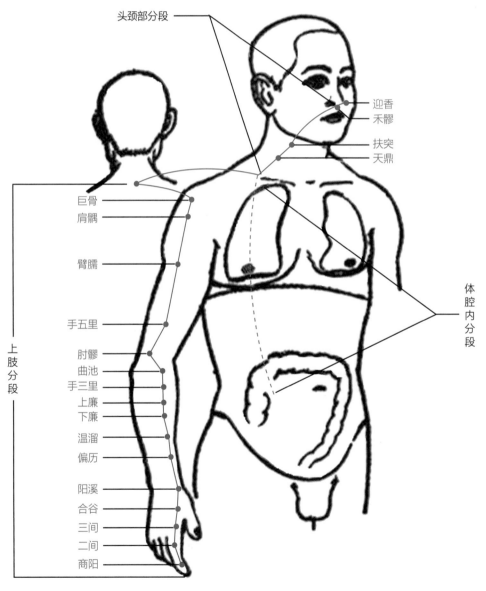

▲ 图5-14　大肠经循行分段示意

脉与手阳明大肠经吻合，那么就必须先确立大肠经是属于动脉血管还是静脉血管结构，然后才能展开对大肠经的结构解析。

其二，大肠是在体腔内下部位置，大肠经主体段路径却循行分布于上肢外侧部位，导致体液流动、内脏器官和经脉远距离相关联结构确认，需要对大肠经体液属性和流动方向做出正确判断，才能展开对大肠经结构的解析。

在对手阳明大肠经循行分段结构解析过程中依次解决上述两个机制问题，作为还原手阳明大肠经循行分段结构机制的必需条件。

（一）上肢段循行结构解析

手阳明大肠经循行上肢段为"大肠手阳明之脉，起于大指次指之端，循指上廉，出合谷两骨之间，上入两筋之中，循臂上廉，入肘外廉，上臑外前廉，上肩，出髃骨之前廉，上出于柱骨之会上"。

1. 大肠经手指段与指背静脉结构　手太阴肺经在拇指外侧有一别行脉"其支者，从腕后直出次指内廉出其端"，通过这一别行分支与大肠经相连。现代人体解剖学分析，肺经拇指背侧这一分支循行段属于第一掌背动脉结构，第一掌背动脉属于桡动脉的末梢，在拇指背侧已经没有其他的动脉血管结构与第一掌背动脉相连，故大肠经在拇指背侧段的循行结构属于静脉血管，也就是指背静脉。由此得知，大肠经"起于大指次指之端"是指背静脉结构，从食指末端起始（商阳），沿食指桡侧缘（二间、三间）出第一、二掌骨间（合谷）。

指背静脉起自甲床两侧的小静脉，沿指背两侧向近侧上行，彼此间有一些斜行的交通支互相连接，形成指背静脉弓，也就是手阳明经起始段结构。静脉血管中流动的是回流的无氧血流，故手阳明大肠经循行是由上肢远端的静脉丛沿着上肢外侧静脉丛向近端流动。

2. 大肠经上肢段与头静脉　"循指上廉，出合谷两骨之间，上入两筋之中，循臂上廉，入肘外廉，入肘外廉，上臑外前廉，上肩"是大肠经上肢段的主体循行段。根据现代人体解剖学分析，这一循行段属于头静脉和副头静脉结构。

头静脉起自手背静脉网的桡侧，沿前臂下部的桡侧、前臂上部和肘部的前面以及肱二头肌外侧沟上行，再经三角肌与胸大肌间沟行至锁骨下窝，穿深筋膜注入腋静脉或锁骨下静脉。

副头静脉位于头静脉外侧，前臂部的一个静脉属支，向上至肘窝以下注入头静脉。

头静脉和副头静脉在肘窝处通过肘正中静脉与贵要静脉交通。头静脉收集手和前臂桡侧浅层结构的静脉血，具体位置从拇指外出侧进入两筋（拇长伸肌腱和拇短伸肌腱）之间（阳溪），沿前臂桡侧（偏历、温溜、下廉、上廉、手三里），进入肘外侧（曲池、肘髎），经上臂外侧前边（手五里、臂臑）路径，与手太阴肺经桡动脉有氧血流方向正好相反。由此形成肺经和大肠经在上肢部的表里阴阳结构。

3. 大肠经肩背段与肩胛上静脉　"上肩，出髃骨之前廉，上出于柱骨之会上"，即大肠经肩背段。根据现代人体解剖学分析，这一循行段属于肩胛背静脉和肩胛上静脉构成的静脉丛结构。

肩胛背静脉为肩胛背动脉的伴行静脉，注入锁骨下静脉。

肩胛上静脉为肩胛上动脉的伴行静脉，汇入颈外静脉下部，或直接注入锁骨下静脉。

肩胛背静脉和肩胛上静脉共构成的静脉丛路径具体为出肩峰部前边（肩髃、巨骨，会秉风），向上交会颈部（会大椎）。

中医学所讲大肠手阳明经脉上肢部循行路径，起于食指尖端，沿着食指上侧，通过合谷穴拇指、食指歧骨之间，上入腕上两筋中间的凹陷处，沿前臂上方，至肘外侧，再沿上臂外侧前缘，上肩，出肩端的前缘，上出于肩胛上，与诸阳经相会于柱骨大杼穴上。 这一循行段路径是由手指段指背静脉、大肠经上肢段头静脉、大肠经肩背段肩胛上静脉构成，循行路径起于手背行于上肢伸侧前缘，上肩，至肩关节前缘，当这一路径中的无氧血流回流不畅时，就会出现"肩前臑痛，大指次指痛不用"的证候。

手太阴肺经属于动脉血管结构，路径中流动的是有氧血，循行分布于上肢腹侧，有氧血流由近端向远端流动；手阳明大肠经属于静脉血管，路径中流动的是无氧血，循行分布于上肢腹侧，无氧血流由远端向近端流动。两脉血流属性相反，分布位置背腹对称，故中医学将手太阴肺经与这一循行段统一起来，称为手阳明大肠经（图5-15）。

（二）体腔内段循行结构解析

大肠经体腔内循行分段为"下入缺盆，络肺，下膈，属大肠"，也是手阳明经定位为大肠经的核心机制。换言之，如果不明确体表经脉与大肠之间的连接关系，也就无法理解大肠经的本质机制。

大肠经体腔内循行分段细化分为两个小分段：其一，下入缺盆（锁骨上窝）；其二，散络肺，通过横膈，属于大肠。根据现代人体解剖学分析如下。

1.胸腔内循行分段与肺动脉干结构 "下入缺盆，络肺"者，即胸腔内循行分段。根据现代人体解剖学分析，大肠经胸腔内循行段是由头静脉近端连接的锁骨下静脉、头部静脉、肺动脉结构构成。

锁骨下静脉在第1肋外侧缘续于腋静脉，向内行于腋动脉的前下方，至胸锁关节后方与颈内静脉汇合成头臂静脉。两静脉汇合部称静脉角，是淋巴导管的注入部位。锁骨下静脉的主要属支

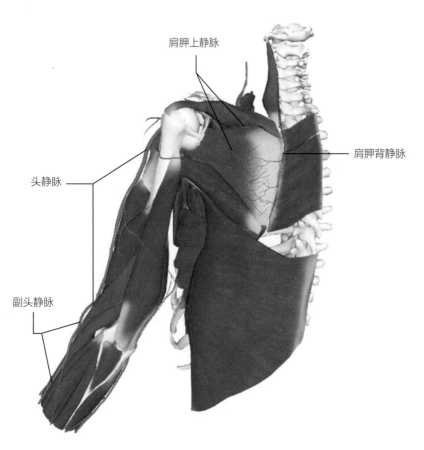
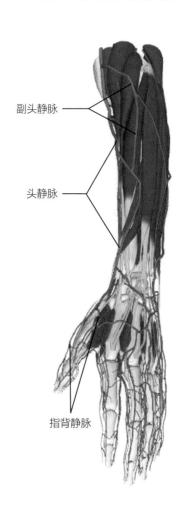

是腋静脉和颈外静脉。临床上常经锁骨上或锁骨下入路作锁骨下静脉导管插入。

　　头臂静脉由颈内静脉和锁骨下静脉在胸锁关节后方汇合而成。左头臂静脉比右头臂静脉长，向右下斜越左锁骨下动脉、左颈总动脉和头臂干的前面，至右侧第 1 胸肋结合处后方与右头臂静脉汇合成上腔静脉。头臂静脉还接受椎静脉、胸廓内静脉、肋间最上静脉和甲状腺下静脉等。

　　肺动脉干起自右心室，在升主动脉的前方向左后上方斜行的一短而粗的动脉干，至主动脉弓的下方分为左、右肺动脉。

　　大肠经上肢循行段主体结构是头静脉，无氧血流经头静脉回流经过锁骨下静脉和头臂静脉向

上腔静脉回流路径即"下入缺盆"，肺动脉属于无氧血脉管，上腔静脉中回流的无氧血流进入心脏后转入肺动脉即"络肺"。通过下腔静脉转入肺动脉的无氧血在肺部发生气血交换，也就是胸腔内循行分段"下入缺盆，络肺"的结构机制，故而得知，肺动脉干也就是大肠经关联肺经的核心结构（图 5-16）。

　　2. 胸腔内循行段与肠系膜静脉从结构　　大肠经腹腔内循行段为"下膈，属大肠"，根据现代人体解剖学分析，大肠经胸腔内循行段是由膈下静脉和肠系膜静脉构成。

　　（1）"下膈"者，膈下静脉：膈下静脉位于膈下面的成对静脉。除受膈中央部的静脉血，尚

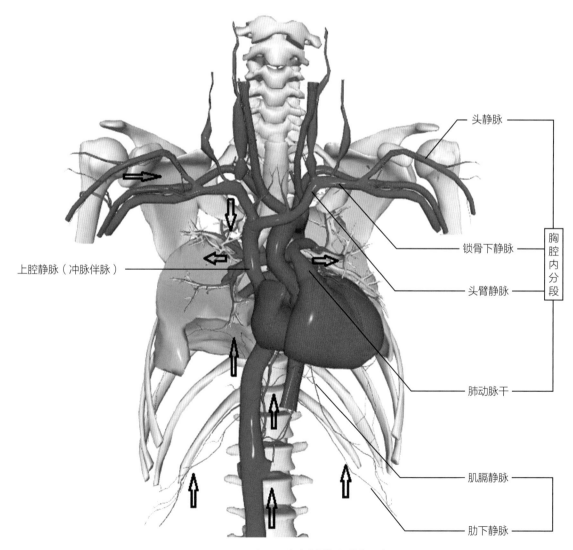

▲ 图 5-16　大肠经胸腔内循行段结构示意

有肾上腺静脉和肾囊静脉汇入。膈下静脉常有前、后两支,与膈下动脉的分支伴行。右膈下静脉前、后支汇合后注入下腔静脉。左膈下静脉后支较粗大,沿膈下动脉下降注入左肾上腺静脉;前支较小,经食管裂孔前方注入下腔静脉。

(2)"属大肠"者,即下肠系膜静脉:肠系膜静脉是由上肠系膜静脉和下肠系膜静脉组成。前者主要收集小肠血液,后者主要收集大肠血液在胰脏附近注入脾静脉,然后脾静脉和肠系膜上静脉汇合成肝门静脉,行于肝十二指肠韧带中,入肝门。

膈下静脉属于呼吸肌静脉,即中医学所讲属于肺经腹腔段的伴行脉路径;肠系膜下静脉属于肠道静脉,即中医学所讲属于大肠经腹腔段路径。二者吻合为一体分布于腹腔之内,是肺经与大肠经在腹腔内的表里结构,也是将手阳明经定位定性为大肠经的核心机制(图5-17)。

通过对上述大肠经体腔内两个分段路径的结构分析得知,胸腔内循行分段路径主要由头静脉回流经过的锁骨下静脉、头臂静脉到达上腔静脉入心,最终进入肺动脉构成,是指上肢静脉回流入肺通路结构。这一静脉通路与肺静脉吻合为一体,由此形成大肠经与肺经在胸腔段和上肢段之间的吻合。

腹腔内循行分段路径主要由肠系膜上下静脉构成,无氧血流由下肠系膜静脉上行到下肠

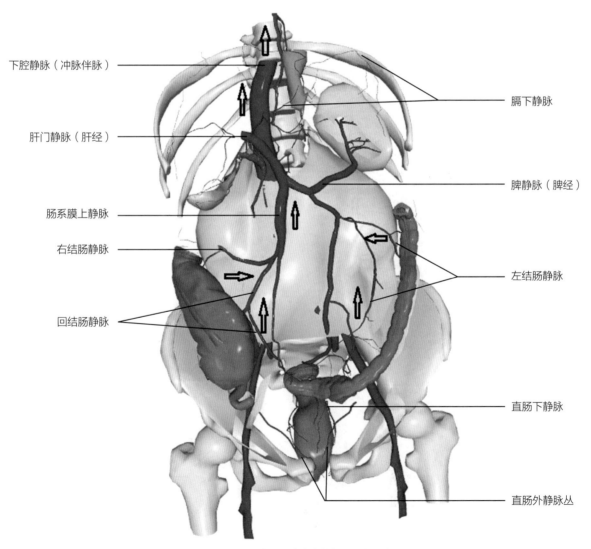

下腔静脉(冲脉伴脉)

肝门静脉(肝经)

肠系膜上静脉

右结肠静脉

回结肠静脉

膈下静脉

脾静脉(脾经)

左结肠静脉

直肠下静脉

直肠外静脉丛

▲ 图5-17　大肠经腹腔内循行段结构示意

系膜静脉，上肢肠系膜静脉无氧血流汇流于下腔静脉入心，然后出心后经肺动脉流入肺脏发生气血交换。由此形成大肠静脉与肺动脉之间的结构关联。

大肠经胸腹腔两个分段结构共构体也就是上下腔静脉入心后，转入到肺脏的肺动脉，由此形成大肠经体腔内分段与肺动脉之间的关联结构，也就是肺经与大肠经表里关系的结构机制。

（三）头颈部段循行结构解析

大肠经头颈部循行段路径为"其支者，从缺盆上颈，贯颊，入下齿中，还出挟口，交人中，左之右，右之左，上挟鼻孔"，具体循行路径是从锁骨上窝上行颈旁（天鼎、扶突），通过面颊，进入下齿槽，出来挟口旁（会地仓），交会人中部（会水沟），左边的向右，右边的向左，上夹鼻孔旁（禾髎、迎香、接足阳明胃经）。

根据现代人体解剖学分析，大肠经头颈部循行段是由颈前静脉和面静脉发出的静脉丛结构构成。

1.**"从缺盆上颈，贯颊"与面静脉干结构** "从缺盆上颈，贯颊"者，即胫前静脉分支与面静脉干结构。

颈前静脉起自颏下部的小静脉，在颈前正中线两侧于颈阔肌深面下行，至胸锁乳突肌下端前缘，距胸骨柄上方约 3cm 处穿深筋膜，注入颈外静脉末端或锁骨下静脉。

面静脉起自内眦静脉，在面动脉的后方下行，在下颌角下方跨过颈内、外动脉的表面，下行至舌骨大角附近，注入颈内静脉。

2.**"入下齿中，还出挟口，交人中"与上唇静脉结构** "入下齿中，还出挟口，交人中"，即面静脉发出的分支上唇静脉结构。

上唇静脉起自上唇静脉丛的静脉，向外侧汇入面静脉，向上与眶下静脉交通并可越过中线与对侧上唇静脉相吻合。

3.**"左之右，右之左，上挟鼻孔"与眶下静脉丛** "左之右，右之左，上挟鼻孔"者即眶下静脉丛。眶下静脉是属于颈外静脉分支结构，穿行于眶下裂向左右闭孔分布，也就是眶下静脉与翼腭静脉形成的静脉丛结构。

综上所述，大肠经在头颈部循行段是由面静脉干为主的静脉丛构成。面静脉主体结构在眼内眦处自内眦静脉，伴面动脉下行，至舌骨平面汇入颈内的静脉。面静脉的分支结构比价丰富，属支除滑车上静脉及眶上静脉，尚有上、下睑静脉、鼻外静脉、面深静脉、咬肌静脉、腮腺静脉、颏下静脉、腭静脉以及上、下唇静脉等。

面静脉属支结构中的无氧血向面静脉汇流，在面静脉中的无氧血经面静脉交通支下行到颈前静脉，最后与来自上肢头静脉的静脉血流回流一起经上腔静脉回流入心，然后出心经肺动脉进入肺脏，实现与肺经吻合。因此，中医学将面静脉丛定位定性为手阳明大肠经（图 5-18）。

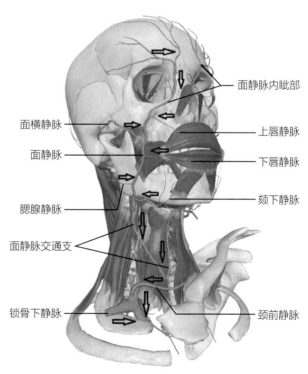

面静脉内眦部
上唇静脉
下唇静脉
面横静脉
面静脉
颏下静脉
腮腺静脉
面静脉交通支
锁骨下静脉
颈前静脉

▲ 图 5-18 大肠经头颈部循行段结构示意

第五节

手太阳小肠经循行结构机制

一、手太阳小肠经循行路径

手太阳小肠经循行路径记载于《灵枢·经脉》，即"小肠手太阳之脉，起于小指之端，循手外侧上腕，出踝中，直上循臂骨下廉，出肘内侧两筋之间，上循臑外后廉，出肩解，绕肩胛，交肩上，入缺盆，络心，循咽，下膈，抵胃，属小肠。其支者，从缺盆循颈上颊，至目锐眦，却入耳中。其支者，别颊，上䪼抵鼻，至目内眦，斜络于颧"。

（一）手太阳小肠经循行路径分段

根据原文记载内容分析，手太阳小肠经循行路径由三个分段构成。

1. 小肠经上肢循行段路径　"小肠手太阳之脉，起于小指之端，循手外侧上腕，出踝中，直上循臂骨下廉，出肘内侧两筋之间，上循臑外后廉，出肩解，绕肩胛，交肩上，入缺盆，络心，循咽，下膈，抵胃，属小肠"为小肠经主要循行路径。起于手小指的尖端，沿手外侧，上入腕部，过锐骨直上，沿前臂骨下缘，出肘侧两骨之间，再上行，沿上臂外侧后缘，出肩后骨缝，绕行肩胛，左右交于肩上、下入于缺盆穴，联络心脏，再沿咽部下行穿过横隔膜，到达胃部，再向下入属小肠本腑。这一循行路径段主要分布于上肢部位，故称为小肠经上肢循行段路径。

小肠经上肢循行分段不是单纯分布于上肢之上，而是上肢循行路径和体腔内循行路径的关联结构，"起于小指之端，循手外侧上腕，出踝中，直上循臂骨下廉，出肘内侧两筋之间，上循臑外

后廉，出肩解，绕肩胛，交肩上，入缺盆"为上肢循行路径段，"入缺盆，络心，循咽，下膈，抵胃，属小肠"为体腔内循行路径段。两段循行路径与小肠相连，"下膈，抵胃，属小肠"，故称为手太阳小肠经。

2. 小肠经目耳循行段路径　"其支者，从缺盆循颈上颊，至目锐眦，却入耳中"者为小肠经在头颈部的一个分支段路径。这段路径从缺盆沿颈上抵颊部，至眼外角，回入耳中，故称为小肠经目耳循行段路径。

3. 小肠经鼻目循行段　"其支者，别颊，上䪼抵鼻，至目内眦，斜络于颧"为小肠经在头颈部的另一条分支段路径。本段分布路径从颊部别走眼眶下，至鼻，再至眼内角，斜行而络于颧骨部，与足太阳经相接，故称为小肠经鼻目循行段。

手太阳小肠经是由上肢循行段、目耳循行段、鼻目循行段三个分段构成。根据三段路径分布体位分析，实际是由上肢部分段、体腔部分段、头颈部分段构成（图5-19）。

（二）手太阳小肠经生理功能

由于手太阳小肠经循行位置的连接关系，《灵枢·经脉》中描述了此经的生理功能和病变症候，即"是主液所生病者，耳聋、目黄，颊肿，颈、颔、肩、臑、肘、臂外后廉痛"。意思是由本经脉气所发生的病变，会出现咽喉疼痛，下颊发肿，不能回顾，肩痛如拔，臂痛如折等症状。本经主液体所发生的疾病，如耳聋、目黄，颊颔肿，沿颈、肩、肘、臂等部的外侧后缘发痛。

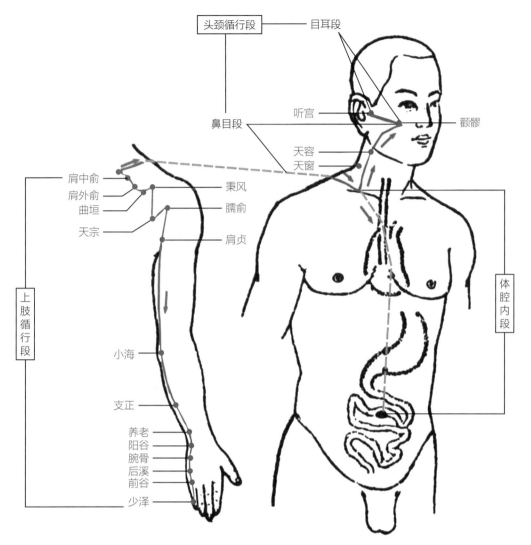

头颈循行段　　目耳段

鼻目段　　听宫　　　　　　颧髎

天容
天窗

肩中俞　　　　　　秉风
肩外俞
曲垣　　　　　　　臑俞
天宗

　　　　　　　　肩贞

上肢循行段　　　　　　　　体腔内段

小海

支正

养老
阳谷
腕骨
后溪
前谷

少泽

▲ 图 5-19　经典记载小肠经循行分段路径示意

二、手太阳小肠经循行分段结构解析

（一）上肢段循行结构解析

讨论手太阳小肠经循行结构之前，首先需要解决两个机制问题。

其一，小肠经路径属性机制。手少阴心经与手太阳小肠经具有表里关系，手少阴心经属于上肢动脉结构，在上肢末端循行路径是尺动脉，心经到达"神门"动输位置向手掌部位分流，也就是有氧血经尺动脉流动到达心经末端；心经循行结构属于有氧血动脉路径，到达手掌末端后必须向静脉血管转换，而小肠经与心经对称表里分布。故而得知，小肠经循行路径属性属于静脉血管通路。

其二，小肠经路径内脏关联机制。手太阳小肠经体表循行路径具有上肢循行段和头颈部两个分段。两个分段路径都循行分布于机体上部位置，而小肠腑所处位置是在机体下部的腹腔，如果是小肠经属于动脉路径结构，有氧血流出心后由近端向远端流注，自然不可能具有体表经脉与小肠腑的吻合通路结构。如果小肠经路径结构属于静脉血管结构，静脉血流就会沿着静脉血管由远端向近端流动，由此形成上部体表经脉循行体液与腹部经脉体液之间的吻合。

根据对上述两个机制分析，我们就可以判断手太阳小肠经循行路径属性属于静脉血管结构。

1. 小肠经上肢循行段结构解析　手太阳小肠
经的主要分段路径是上肢循行分段，即"小肠手
太阳之脉，起于小指之端，循手外侧上腕，出踝中，
直上循臂骨下廉，出肘内侧两筋之间，上循臑外
后廉，出肩解，绕肩胛，交肩上，入缺盆，络心，
循咽，下膈，抵胃，属小肠"。

根据现代人体解剖学分析，小肠经上肢循行
段主要由手背静脉、贵要静脉、腋动脉构成。

（1）"起于小指之端，循手外侧上腕，出踝中"
即手背静脉结构：浅筋膜内丰富的浅静脉互相吻
合形成手背静脉网。手背静脉网的桡侧半与拇指
的静脉汇集形成头静脉，尺侧半与小指的静脉汇
合形成贵要静脉。手静脉回流一般由掌侧流向背
侧，从深层流向浅层。

（2）"直上循臂骨下廉，出肘内侧两筋之间，
上循臑外后廉"即贵要静脉：贵要静脉起自手背

静脉网的尺侧，沿前臂尺侧上行，至肘部转至前面，
在肘窝处接受肘正中静脉，再经肱二头肌内侧沟行
至臂中点高度，穿深筋膜注入肱静脉，或伴肱静脉
上行，注入腋静脉。

（3）"出肩解，绕肩胛，交肩上，入缺盆"
者即腋静脉：腋静脉外侧有腋动脉，两者之间有
臂丛内侧束、尺神经及前臂内侧皮神经等，内侧
有臂内侧皮神经，远端有腋淋巴结外侧群，近端
有腋淋巴结尖群。

上肢背侧无氧血流经手背静脉开始，沿着贵
要静脉腋静脉流向锁骨下静脉，最后回流于上腔
静脉。这一循行分段通路也是小肠经在上肢循行
分布的路径结构，其中贵要静脉是这一经脉循行
路径的核心结构（图5-20）。

2. 小肠经体腔内循行段结构解析　小肠经上
肢分段路径从"交肩上，入缺盆"开始向体腔内

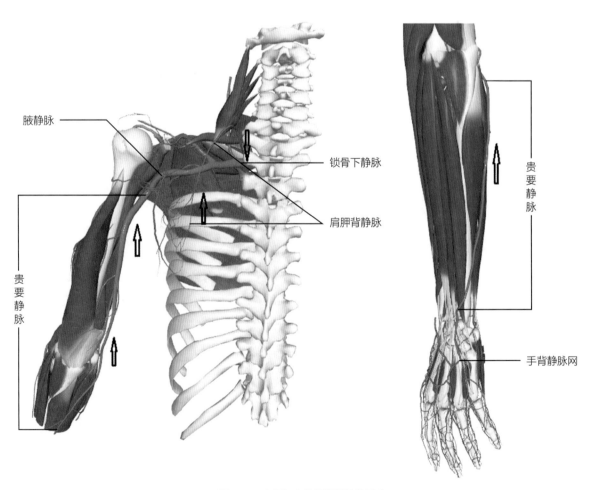

▲ 图 5-20　小肠经上肢循行段结构示意

循行分布，即"络心，循咽，下膈，抵胃，属小肠"。根据原文内容分析，小肠经在体腔内由两个子分段构成，"络心，循咽"为胸腔内分段连接心脏，"下膈，抵胃，属小肠"为腹腔内分段连接小肠。由此形成心脏和小肠之间经脉的吻合，也就是小肠经和心经表里结构的核心。

（1）"络心，循咽"与体腔内分段结构：小肠"出肩解，绕肩胛，交肩上，入缺盆"，即腋静脉路径。腋静脉中无氧血回流到达腋静脉后经上腔静脉回流入心，首先进入右心房，然后进入右心室，最后通过左右肺动脉将无氧血输送到肺脏中进行气血交换。

①"络心"与右心房、右心室、肺动脉通路结构。右心房位于心的右上部，壁薄而腔大，可分为前、后两部。前部为固有心房，由原始心房衍变而来；后部为腔静脉窦，由原始静脉窦右角发育而成，两者之间以位于上、下腔静脉口前缘间，上下纵行于右心房表面的界沟分界。

右心室位于右心房的前下方，直接位于胸骨左缘第4、5肋软骨的后方，在胸骨旁第4肋间隙作心内注射多注入右心室。右心室前壁与胸廓相邻，介于右冠状沟、前室间沟、心右缘以及肺动脉口平面之间，构成胸肋面的大部分。

肺动脉分为左、右肺动脉。左肺动脉为进入左肺的肺动脉，较短，水平向左，经食管、胸主动脉前方至左肺门分两支进入左肺上、下叶。右肺动脉起自肺动脉干，水平向右，经升主动脉和上腔静脉的后方横行向右达右肺门的一条大动脉。

②"循咽"与食管静脉通路结构。引流食管静脉血的管道，属节段性静脉。其颈部属支，主要汇入甲状腺下静脉；胸部属支，大部分注入奇静脉、半奇静脉和副半奇静脉；胸部下段和腹部的静脉属支，一部分注入奇静脉，另一部分注入胃冠状静脉，即胃左静脉，入肝门静脉系。

综上所述，小肠经胸腔内循行分段由肺动脉和食管静脉构成。这一血管结构与上肢循行段手背静脉、贵要静脉、腋动脉结构连为一体，生理

功能上表现出这一循行段结构与左心房室之间的连接，由此形成小肠经与心经之间的关联。

（2）"下膈，抵胃，属小肠"与腹腔分段结构

①"下膈，抵胃"与下腔静脉结构："络心，循咽"是左心房室肺动脉和食管静脉结构，实际是上腔静脉到肺脏的血管结构段，上腔静脉系是收集头颈、上肢和胸背部等处的静脉血回到心脏的管道。故具有小肠经上肢循行分段"起于小指之端，循手外侧上腕，出踝中，直上循臂骨下廉，出肘内侧两筋之间，上循臑外后廉，出肩解，绕肩胛，交肩上，入缺盆，络心，循咽"的存在。反之，"下膈，抵胃"段自然与下腔静脉相关。

下腔静脉是体内最大的静脉干，为下腔静脉系的主干，在第5腰椎平面，由左、右髂总静脉合成，沿腹主动脉右侧上升，经肝的后方，穿膈的腔静脉孔入胸腔，进入右心房，收集下肢、盆腔和腹腔的静脉血。

②"属小肠"与小肠静脉："下膈，抵胃"是下腔静脉结构，"属小肠"即小肠静脉。

小肠位于腹中，上端接幽门与胃相通，下端通过阑门与大肠相连，是食物消化吸收的主要场所。小肠盘曲于腹腔内，上连胃幽门，下接盲肠，全长4～6米，分为十二指肠、空肠和回肠三部分，故"属小肠"结构由回结肠静脉、空肠静脉中结肠静脉构成。

回结肠静脉由盲肠静脉和阑尾静脉汇合而成，与同名动脉伴行，向上延续于肠系膜上静脉主干。

空肠静脉为空肠动脉伴行静脉，支数较动脉少，汇入肠系膜上静脉。

中结肠静脉收纳横结肠的静脉血，向左与左结肠静脉吻合的静脉，向右与右结肠静脉相连，注入肠系膜上静脉的右侧壁的血管。

"下膈，抵胃"属于下腔静脉结构，"属小肠"属于小肠静脉丛结构，无氧血流自"属小肠"向"下膈，抵胃"回流，也就是心经腹腔内循行分段结构。

综上所述，小肠经在体腔内循行分段结构的

存在以上下腔静脉结构为基础，上腔静脉与"络心，循咽"形成胸腔内通路，下腔静脉与"下膈，抵胃，属小肠"形成腹腔内关联。"络心，循咽"段无氧血流经上腔静脉回流入心，即小肠经与心经吻合结构，"下膈，抵胃，属小肠"段无氧血流经下腔静脉回流入心即小肠腑与心脏吻合结构，心经胸腔内分段和腹腔内循行段经上下腔静脉集中吻合于右心房室，也就是心经体腔内循行段"络心，循咽，下膈，抵胃，属小肠"的结构机制。

根据中医学所讲，上下腔静脉结构属于冲脉伴行脉，心经在胸腹腔内两个分段路径与上下腔静脉结构连通于心，形成小肠和心脏之间的结构连接，也就是心与小肠表里的机制。故由此延展到上肢部和头颈部通路，称为小肠经（图5-21）。

（二）头颈部段循行结构解析

根据经典记载，小肠经在头面部循行分段也有两条分支段。

其一，"其支者，从缺盆循颈上颊，至目锐眦，却入耳中"者，即小肠经有一循行分段从缺盆沿颈上抵颊部，至眼外角，回入耳中。这一循行路径是从颈面部向眼耳部循行，故称为小肠经目耳循行段。

其二，"其支者，别颊，上䪼抵鼻，至目内眦，斜络于颧"，即小肠经有一循行分段从颊部别走眼眶下，至鼻，再至眼内角，斜行而络于颧骨部，与足太阳经相接。这一循行路径是从颈面部向眼鼻部循行，故称为小肠经目耳循行段。

这两条循行都是由颈面开始，从眼耳鼻感觉器上行分布，故将这两个分支路径统称为小肠经头颈部循行分段。

1. 小肠经目耳循行段结构解析　小肠经目耳循行段为"其支者，从缺盆循颈上颊，至目锐眦，却入耳中"。根据现代人体解剖学分析，这一循行分段结构是由颈内静脉发出的面静脉干以及面横静脉分支构成。

（1）"从缺盆循颈上颊"即颈内静脉、颈前静脉丛：颈内静脉在颈动脉鞘内沿颈内动脉和颈总动脉外侧下行，至胸锁关节后方与锁骨下静脉汇合成头臂静脉。颈内静脉的颅内属支有乙状窦和岩下窦，收集颅骨、脑膜、脑、泪器和前庭蜗器等处的静脉血。颅外属支包括面静脉、舌静脉、咽静脉、甲状腺上静脉和甲状腺中静脉等。

颈前静脉起自颏下部的小静脉。在颈前正中线两侧于颈阔肌深面下行，至胸锁乳突肌下端前缘，距胸骨柄上方约3厘米处穿深筋膜，注入颈外静脉末端或锁骨下静脉。

其中颈内静脉和面静脉形成的通路即小肠经"从缺盆循颈上颊"段结构。"从缺盆循颈"者即颈内静脉，"上颊"者即颈前静脉上端纵向分布的面静脉。

（2）"至目锐眦"即面静脉：面静脉起自内眦静脉，在面动脉的后方下行，在下颌角下方跨过颈内、外动脉的表面，下行至舌骨大角附近注入颈内静脉。面静脉通过眼上静脉和眼下静脉与颅内的海绵窦交通，并通过面深静脉与翼静脉丛交通，继而与海绵窦交通。面静脉起自内眦静脉，故描述为"至目锐眦"。

（3）"却入耳中"即面横静脉：面横静脉即面横动脉的伴行静脉，常为两支，沿咬肌表面后行，注入下颌后静脉，故描述为"却入耳中"。

综合而言，小肠经目耳循行段路径实际由颈内静脉和颈前静脉上端的面静脉血管丛构成。面静脉分为面纵静脉和面横静脉，面纵静脉即"缺盆循颈上颊，至目锐眦"段结构，面横静脉即"从缺盆循颈上颊，却入耳中"段结构。由此得知，小肠经目耳循行段"其支者，从缺盆循颈上颊，至目锐眦，却入耳中"主体结构是面静脉。

2. 小肠经鼻目循行段结构　小肠经鼻目循行段路径即"其支者，别颊，上䪼抵鼻，至目内眦，斜络于颧"。意思是从颊部别走眼眶下，至鼻，再至眼内角，斜行而络于颧骨部，与足太阳经相接。

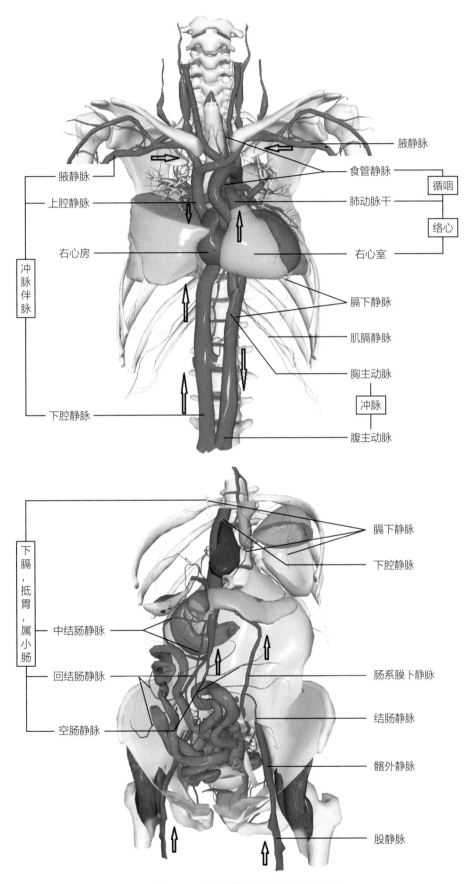

腋静脉

腋静脉

食管静脉

上腔静脉

肺动脉干

右心房

右心室

膈下静脉

肌膈静脉

胸主动脉

下腔静脉

腹主动脉

冲脉伴脉

循咽

络心

冲脉

膈下静脉

下腔静脉

中结肠静脉

肠系膜下静脉

回结肠静脉

结肠静脉

空肠静脉

髂外静脉

下膈，抵胃，属小肠

股静脉

▲ 图 5–21　小肠经体腔内循行段结构示意

这一循行分段是由面颊部起始，沿着鼻目反向分布，故称为小肠经鼻目循行段。根据现代人体解剖学分析，这一循行分段是由面静脉的上唇静脉分支结构构成。

上唇静脉起自上唇静脉丛的静脉。向外侧汇入面静脉即"别颊"，向上与眶下静脉交通，即"上颊抵鼻，至目内眦"，并可越过中线与对侧上唇静脉相吻合即"斜络于颧"。

总结小肠经头颈部循行路径结构，小肠经在头颈部位的两段循行路径实际是由颈内静脉和颈前静脉在头颈部的分支静脉丛结构通路。目耳循行段是以纵向分布的面静脉和向目耳部分布的面横静脉构成；鼻目循行段是以面静脉向眼鼻部分布的上唇静脉构成。两条循行段是以纵向分布的面静脉为中轴线，分为背腹两侧分支段，背侧分支段为目耳循行段路径，腹侧分支段为鼻目循行段结构。无氧血流通过背腹两条路径向纵向的面静脉回流，最后经颈内静脉和颈前静脉回流到上腔静脉入心，就是小肠经头颈部的循行分段的结构机制（图5-22）。

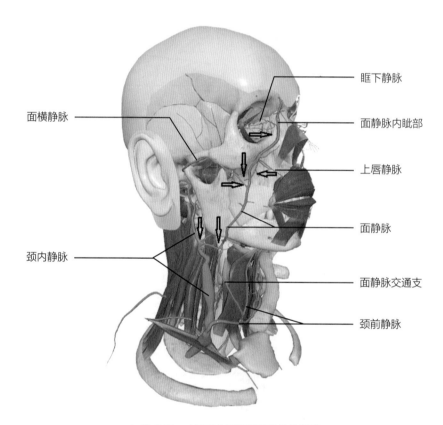

▲ 图 5-22　小肠经头颈部循行段结构示意

第六节

手少阳三焦经循行结构机制

一、手少阳三焦经循行路径

手少阳三焦经循行路径记载于《灵枢·经脉》，即"三焦手少阳之脉，起于小指次指之端，上出两指之间，循手表腕，出臂外两骨之间，上贯肘，循臑外，上肩，而交出足少阳之后，入缺盆，布膻中，散落心包，下膈，循属三焦。支者，从膻中上出缺盆，上项，系（别本作侠）耳后直上，出耳上角，以屈下颊至䪼。其支者，从耳后入耳中，出走耳前，过客主人前，交颊，至目锐眦"。

（一）手少阳三焦经循行路径分段

根据原文记载内容分析，手少阳三焦经循行路径分为三个分段路径。

1. 三焦经上肢循行段　手少阳三焦经第一条循行分段路径为"三焦手少阳之脉，起于小指次指之端，上出两指之间，循手表腕，出臂外两骨之间，上贯肘，循臑外，上肩，而交出足少阳之后，入缺盆，布膻中，散落心包，下膈，循属三焦"。意思是三焦手少阳经脉，起于无名指的尖端，上行出次指之间，沿着手背到达腕部，出前臂外侧两骨的中间，向上穿过肘，沿上臂外侧上肩，而交出足少阳胆经之后，入缺盆穴，分布于膻中穴，散络于心包，下过隔膜，依序属于上中下三焦。这一循行分段主要分布于上肢部位，故称为手少阳三焦经上肢循行段。

2. 三焦经耳后段　手少阳三焦经第二条循行分段路径为"支者，从膻中上出缺盆，上项，系（别本作侠）耳后直上，出耳上角，以屈下颊至䪼。"意思是手少阳三焦经头颈部有一分支，从膻中穴

上出缺盆穴，上走颈项，夹耳后，直上出耳上角，由此曲而下行额部，到眼眶下。这一循行路径分布主要分布于耳后部位，故称为手少阳三焦经耳后分段。

3. 三焦经耳目段　手少阳三焦经第三条循行分段路径为"其支者，从耳后入耳中，出走耳前，过客主人前，交颊，至目锐眦。"意思是手少阳三焦经头面部另有一分支，从耳后入耳中，再出走耳前，经过客主人穴（即上关穴）的前方，与前支脉会于颊部，至眼外角，与足少阳胆经相接。这条循行段分布于耳目之间，故称为手少阳三焦经耳目间分段。

（二）手少阳三焦经生理功能

根据经文所讲内容，手少阳三焦经循行分段实际是由三段循行路径构成（图5-23）。

其一，"入缺盆，布膻中，散落心包，下膈，循属三焦"为胸腹腔分段。这一循行段连接心包和三焦形成表里吻合，是定位此经为三焦经的依据。

其二，"起于小指次指之端，上出两指之间，循手表腕，出臂外两骨之间，上贯肘，循臑外，上肩，而交出足少阳之后"为上肢循行分段。这一循行段路径分布于上肢段，是定位此经为手厥阴经的依据。

其三："支者，从膻中上出缺盆，上项，系（别本作侠）耳后直上，出耳上角，以屈下颊至䪼。其支者，从耳后入耳中，出走耳前，过客主人前，交颊，至目锐眦。"为头颈部循行分段。这一循行分段分布于头部颈、耳、目之间，是此经与头部具有生理证候关联的依据。

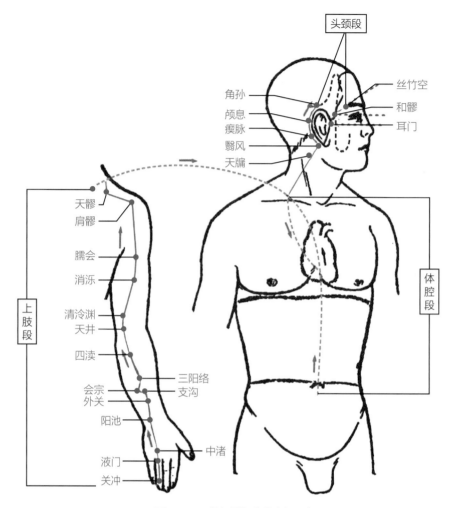

▲ 图 5-23　三焦经循行分段路径示意

由于本经循行分布路径关系，故产生与循行部位组织结构的生理病理关系，即经文所讲"是动则病耳聋，浑浑焞焞，嗌肿，喉痹。是主气所生病者，汗出，目锐眦痛，颊痛，耳后、肩、臑、肘、臂外皆痛，小指次指不用"。意思是本经主气所生的病症，有汗出，眼外角痛，颊痛，耳后、肩、臑、肘、臂的外侧都痛，无名指不能活动。

二、手少阳三焦经循行分段结构解析

根据中医学理论记载，手少阳三焦经与手厥阴心包经具有表里关系。根据现代人体解剖学分析，手厥阴心包经属于有氧血动脉通路结构，手少阳三焦经属于无氧血静脉通路结构。

（一）上肢段循行结构解析

手少阳三焦经上肢段路径即"三焦手少阳之脉，起于小指次指之端，上出两指之间，循手表腕，出臂外两骨之间，上贯肘，循臑外，上肩，而交出足少阳之后，入缺盆，布膻中，散落心包，下膈，循属三焦"。

根据原文记载分析，这一循行路径由上肢循行段开始，"三焦手少阳之脉，起于小指次指之端，上出两指之间，循手表腕，出臂外两骨之间，上贯肘，循臑外，上肩，而交出足少阳之后"，然后延伸向体腔内循行分布，即"入缺盆，布膻中，散落心包，下膈，循属三焦"。手少阳三焦经上肢段路径是由上肢循行分段和体腔内循行分段共构而成。

手少阳三焦经上肢段路径为"三焦手少阳之脉，起于小指次指之端，上出两指之间，循手表腕，出臂外两骨之间，上贯肘，循臑外，上肩，而交出足少阳之后"。根据现代人体解剖学分析，这一循行分段是由手背静脉、骨间后静脉、骨间返静脉、旋肩胛静脉、肩胛上静脉构成的静脉带结构。

1.三焦经手背段结构　"起于小指次指之端，上出两指之间，循手表腕"，即手背静脉网。

浅筋膜内丰富的浅静脉互相吻合形成手背静脉网。手背静脉网的桡侧半与拇指的静脉汇集形成头静脉，尺侧半与小指的静脉汇合形成贵要静脉。手静脉回流一般由掌侧流向背侧，从深层流向浅层。手背静脉网中的小指静脉，即"起于小指次指之端，上出两指之间，循手表腕"。

2.三焦经掌肘段结构　"出臂外两骨之间，上贯肘"，即骨间后静脉和骨间返静脉结构。

骨间后静脉为骨间后动脉的伴行静脉，汇入尺静脉。

骨间返静脉为骨间后动脉的分支，自骨间后动脉穿前臂骨间膜前发出，上行参与形成肘关节网。

骨间后静脉和骨间返静脉构成的静脉路径就是"出臂外两骨之间，上贯肘"。

3.三焦经肘肩段结构　"循臑外，上肩，而交出足少阳之后"者，即旋肩胛静脉和肩胛上静脉路径。旋肩胛静脉为旋肩胛动脉的伴行静脉，肩胛下静脉的属支。肩胛上静脉为肩胛上动脉的伴行静脉，汇入颈外静脉下部，或直接注入锁骨下静脉。

根据上述结构解析得知，静脉血流由手背小指静脉起始，经骨间后静脉、骨间返静脉、旋肩胛静脉、肩胛上静脉向腋静脉回流，其经过的静脉路径就是手少阳三焦经上肢段结构。所谓的"交出足少阳之后"，即胸外侧动脉，胸外侧内外动静脉平行分布结构，也是手厥阴心包经和手少阳三焦经在腋下的吻合结构（图5-24）。

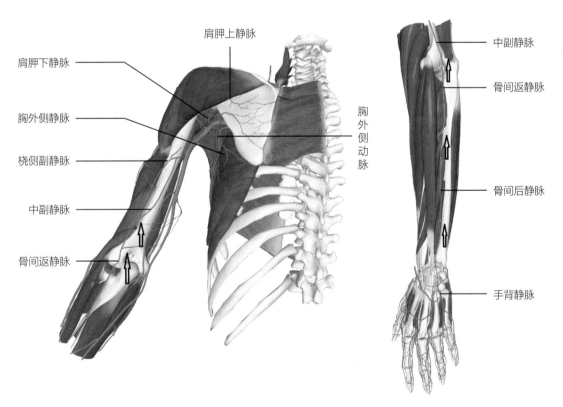

▲ 图 5-24　手少阳三焦经上肢段结构示意

（二）体腔段循行结构解析

"入缺盆，布膻中，散落心包，下膈，循属三焦"即手少阳三焦经体腔段路径，也分为两个循行段。"入缺盆，布膻中，散落心包"为胸腔内分段，"下膈，循属三焦"为腹腔内循行分段。

1.三焦经胸腔内分段结构 "入缺盆，布膻中，散落心包"即胸腔内分段。

根据现代人体解剖学分析，这一循行路径由腋静脉和锁骨下静脉向胸腔内延伸分布的头臂静脉、心包膈静脉构成。

腋静脉外侧有腋动脉、两者之间有臂丛内侧束、尺神经及前臂内侧皮神经等，内侧有臂内侧皮神经，远端有腋淋巴结外侧群，近端有腋淋巴结尖群。当上肢外展时，腋静脉位于腋动脉的前方。腋静脉的属支与腋动脉的分支同名并伴行。此外，头静脉穿过锁胸筋膜注入腋静脉。

锁骨下静脉在第1肋外侧缘续于腋静脉，向内行于腋动脉的前下方，至胸锁关节后方与颈内静脉汇合成头臂静脉。两静脉汇合部称静脉角，是淋巴导管的注入部位。锁骨下静脉的主要属支是腋静脉和颈外静脉。

"入缺盆，布膻中"即头臂静脉。由颈内静脉和锁骨下静脉在胸锁关节后方汇合而成。左头臂静脉比右头臂静脉长，向右下斜越左锁骨下动脉、左颈总动脉和头臂干的前面，至右侧第1胸肋结合处后方与右头臂静脉汇合成上腔静脉。头臂静脉还接受椎静脉、胸廓内静脉、肋间最上静脉和甲状腺下静脉等。

2.三焦经腹腔内分段结构 "下膈，循属三焦"，即腹腔内分段，由肌膈静脉和膈下静脉构成。

"下膈"者，即肌膈静脉，为肌膈动脉的伴行静脉，在第六肋间隙与腹壁上静脉汇合形成胸廓内静脉。

"循属三焦"者，即膈下静脉，位于膈下面的成对静脉，除收受膈中央部的静脉血，尚有肾上腺静脉和肾囊静脉汇入。膈下静脉常有前、后

两支，与膈下动脉的分支伴行。右膈下静脉前、后支汇合后注入下腔静脉。左膈下静脉后支较粗大，沿膈下动脉下降注入左肾上腺静脉；前支较小，经食管裂孔前方注入下腔静脉。

综上所述，手少阳三焦经体腔内分为两个循行分段，胸腔内循行分段由头臂静脉、心包膈静脉构成，血流方向是经上腔静脉回流入心；腹腔内循行分段由肌膈静脉和膈下静脉构成，血流方向是经下腔静脉回流入心。两个分段血流回心方向相反，经上下腔静脉汇流于右心房室，上下腔静脉属于冲脉伴行脉通路结构，由此形成心包经和三焦经在体腔内的会合（图5-25）。

（三）头颈部段循行结构解析

三焦经在头颈部有两条循行分段结构。其一，"从膻中上出缺盆，上项，系耳后直上，出耳上角，以屈下颊至䪼"者为耳后段。其二，"从耳后入耳中，出走耳前，过客主人前，交颊，至目锐眦"者为耳目段。根据现代人体解剖学分析，三焦经在头颈部的两条循行分段实际是颈外静脉两条分支静脉构成。

1.三焦经耳后段与耳后静脉结构 三焦经耳后段为"从膻中上出缺盆，上项，系耳后直上，出耳上角，以屈下颊至䪼"。这一循行分段路径是由颈外静脉干和耳后静脉构成。

（1）"从膻中上出缺盆，上项，系耳后直上"与颈外静脉：颈外静脉由下颌后静脉的后支、耳后静脉和枕静脉在下颌角处汇合而成，沿胸锁乳头肌表面下行，在锁骨上方穿深筋膜，注入锁骨下静脉或静脉角，也就是"从膻中上出缺盆，上项，系耳后直上"循行路径结构。

（2）"出耳上角，以屈下颊至䪼"与耳后静脉：颈外静脉主要收集头皮和面部的静脉血。耳后静脉属于颈外静脉分支结构，与耳后动脉在耳郭后方的伴行静脉，通常与枕静脉相结合成一干，再与下颌后静脉的后支汇合成颈外静脉。故"出耳上角，以屈下颊至䪼"即耳后静脉。

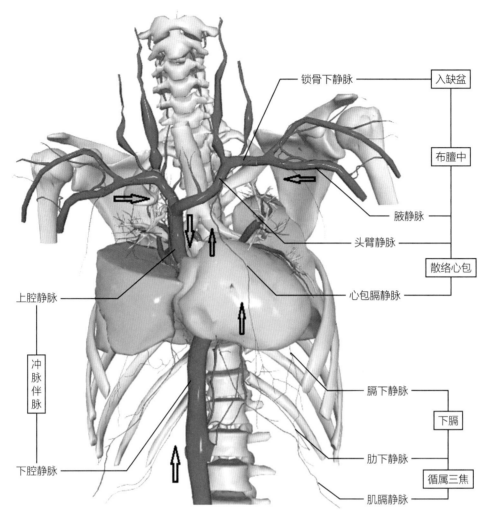

锁骨下静脉 —— 入缺盆

布膻中

腋静脉

头臂静脉

散络心包

心包膈静脉

上腔静脉

冲脉伴脉

下腔静脉

膈下静脉

下膈

肋下静脉

循属三焦

肌膈静脉

▲ 图 5–25　三焦经体腔内分段结构示意

2. 三焦经耳目段与下颌后静脉　三焦经耳目段为 "从耳后入耳中，出走耳前，过客主人前，交颊，至目锐眦"，这一循行分段也有两个子循行段构成。

（1）"从耳后入耳中，出走耳前，过客主人前"即下颌后静脉："从耳后入耳中，出走耳前，过客主人前"者，即从耳后入耳中，再出走耳前，经过主人穴（即上关穴）的前方，与前支脉会于颊部，至眼外角。根据现代人体解剖学分析，这一分段是由下颌后静脉和颞浅静脉构成。

下颌后静脉由颞浅静脉和上颌静脉在腮腺内汇合而成。上颌静脉起自翼内肌和翼外肌之间的翼静脉丛。下颌后静脉下行至腮腺下端处分为前、

后两支，前支注入面静脉，后支与耳后静脉和枕静脉汇合成颈外静脉，也就是 "从耳后入耳中，出走耳前，过客主人前" 路径结构。

（2）"交颊，至目锐眦"即颞浅静脉：下颌后静脉收集面侧区和颞区的静脉血，其中颞中静脉和颞浅静脉为这一区域的主要静脉，"交颊"即颞浅静脉，"至目锐眦"即颞中静脉。

颞中静脉收集外眦部的静脉血，自颧弓外上方呈弓行走向外下，在颞深筋膜两层之间的脂肪组织内，行至腮腺上缘深面，注入颞浅静脉。

颞浅静脉起自颅顶头皮的静脉网，在颞浅筋膜、颧弓的稍上方，耳郭的前方，由前、后两支汇成的静脉，与同名动脉及其分支伴行，位于皮

下，注入下颌后静脉。

三焦经在头颈部有两条循行分段主要由耳后静脉和下颌后静脉构成，两条静脉血流自上向

下回流于颈外静脉，最后经上腔静脉回流入心，也就是三焦经在头颈部分两条循行分段路径结构（图5-26）。

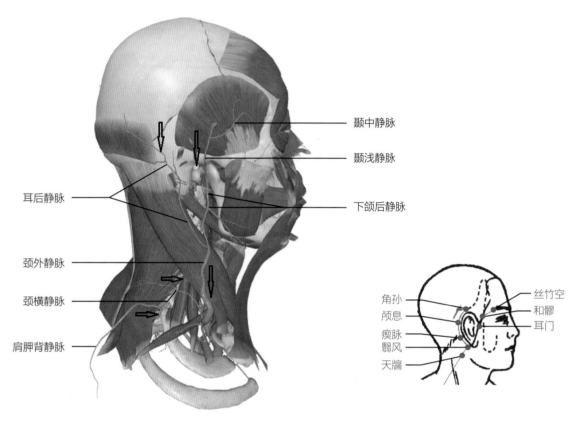

▲ 图5-26　三焦经头颈部分段结构示意

第七节

足厥阴肝经循行结构机制

一、足厥阴肝经循行路径

足厥阴肝经循行路径记载于《灵枢·经脉》，即"肝足厥阴之脉，起于大趾丛毛之际，上循足跗上廉，去内踝一寸，上踝八寸，交出太阴之后，

上腘内廉，循股阴，入毛中，过阴器，抵小腹，挟胃，属肝，络胆，上贯膈，布胁肋，循喉咙之后，上入颃颡，连目系，上出额，与督脉会于巅。其支者，从目系下颊里，环唇内。其支者，复从肝，别贯膈，上注肺"。

（一）足厥阴肝经循行路径分段

根据上述经文记载内容分析，足厥阴肝经循行路径可以分为四个分段。

1. 肝经循行下肢分段　足厥阴肝经循行路径中，"起于大趾丛毛之际，上循足跗上廉，去内踝一寸，上踝八寸，交出太阴之后，上腘内廉，循股阴，入毛中，过阴器"循行分布于下肢大小腿内侧部。具体即为从大趾背毫毛部开始（大敦），向上沿着足背内侧（行间、太冲），离内踝一寸（中封），上行小腿内侧（会三阴交；经蠡沟、中都、膝关），离内踝八寸处交出足太阴脾经之后，上膝腘内侧（曲泉），沿着大腿内侧（阴包、足五里、阴廉），进入阴毛中。

下肢分段分为大腿分段和小腿分段，"起于大趾丛毛之际，上循足跗上廉，去内踝一寸，上踝八寸，交出太阴之后"为小肢小腿分段；"上腘内廉，循股阴，入毛中，过阴器"属于大腿循行分段。

2. 经循行腹腔内分段　足厥阴肝经循行路径中，"抵小腹，挟胃，属肝，络胆"者即进入阴毛后，环至小腹，夹胃旁边，属于肝，络于胆。这一循行路径分布于腹腔内胃肝胆三脏器之间，称为足厥阴肝经循行腹腔内分段。

3. 肝经循行胸腔内分段　足厥阴肝经向胸腔内循行存在两个分支路径。其一，"上贯膈，布胁肋，循喉咙之后"，循行路径从腹腔内分段开始向上通过膈肌，分布胁肋部，沿气管之后，向上进入颃颡（喉头部）。其二，"其支者，复从肝，别贯膈，上注肺"，循行路径从腹腔内分段肝分出，通过膈肌向上流注于肺（接手太阴肺经）。肝经在胸腔内的两个分支段是向呼吸系统延伸吻合，由此形成肝经与肺经的循行段连接。

4. 肝经循行目系分段　足厥阴肝经经胸腔内分段后继续上行分布到头面部，在面部形成两个分支循行段。其一，"连目系，上出额，与督脉会于巅"者，从颃颡（喉头部）开始，经目系（眼球后的脉络联系）连接后，继续上行出于额部与督脉交会于头顶。其二，"其支者，从目系下颊里，环唇内"者，从"目系"下向颊里，环绕唇内。足厥阴肝经在头面部两个循行分支段都与眼睛连接，故称为肝经目系循行分段。

（二）足厥阴肝经生理功能

足厥阴肝经循行分段由下肢分段、腹腔内分段、胸腔内分段、目系分段四个分段构成，从下肢足部内侧开始上行穿越胸腹腔，然后上行分布于头面部到达头顶部，四个分段吻合形成纵贯首足胸腹循行路径（图 5-27）。

肝经由于循行路径结构的关系，生理功能主要与生殖器官和消化腺体相关，在病理变化上主要表现为"癥疝症"，即《灵枢·经脉》所讲"是动则病腰痛不可以俯仰，丈夫癥疝，妇人少腹肿，甚则嗌干，面尘，脱色。是主肝所生病者，胸满，呕，逆，飧泄，狐疝，遗溺，闭癃"。意思是肝经脉气所发生的病变，会出现腰痛，不能俯仰，男人阴囊肿大，女人小腹部肿胀，病重的咽喉发干，面上如有灰尘没有光泽。本经主肝脏所发生的病症，有胸不满闷、呕吐、气逆、飧泄、狐疝、遗尿、小便不通等。

二、足厥阴肝经循行分段结构解析

（一）下肢段循行结构解析

足厥阴肝经路径中下肢循行段为"起于大趾丛毛之际，上循足跗上廉，去内踝一寸，上踝八寸，交出太阴之后，上腘内廉，循股阴，入毛中，过阴器"。

根据现代人体解剖学分析，下肢内侧静脉由足太阴脾经、足少阴肾经、足厥阴肝经构成。足少阴肾经有"跌阳"动输结构，故由下肢胫后动脉为主构成；足太阴脾经由大隐静脉为主的静脉丛构成；而足厥阴肝经由小隐静脉为主的静脉丛构成。足三阴经结构是有一条动脉丛和两条静脉

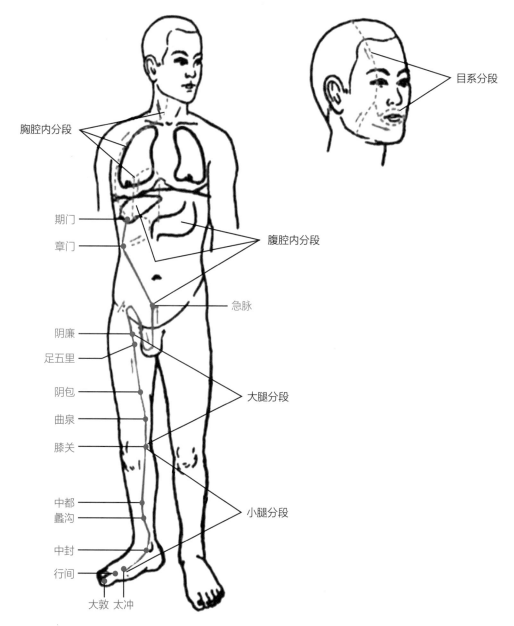

胸腔内分段

目系分段

期门

章门

腹腔内分段

急脉

阴廉

足五里

大腿分段

阴包

曲泉

膝关

中都

蠡沟

小腿分段

中封

行间

大敦　太冲

▲ 图 5-27　肝经循行分段示意

丛共构而成，由此实现了下肢内侧动静脉血流循环结构。

足厥阴经和足太阴经同为静脉丛结构，静脉血流从足底内侧向上回流，经股静脉、髂内外静脉、髂总静脉，向腹主静脉回流。"股静脉、髂内外静脉、髂总静脉"属于冲脉伴行脉结构。整体而言，冲脉（腹主动脉、左右髂总动脉、左右股动脉）有氧血流经肾经下肢段（胫后动脉）下行至足底；然后经足太阴脾经（大隐静脉丛）、足

厥阴肝经（小隐静脉丛）、冲脉伴行脉（股静脉、髂内外静脉、髂总静脉）向心脏回流。当我们明白上述结构后就可以展开对足厥阴肝经下肢循行段的结构解析。

足厥阴肝经下肢循行段结构是由足底内侧静脉、小隐静脉、闭孔静脉形成的静脉丛构成。

1. 下肢小腿部循行段结构　下肢小腿部循行段即"起于大趾丛毛之际，上循足跗上廉，去内踝一寸，上踝八寸"，由足底静脉和小隐静脉构成。

小隐静脉始于足背静脉弓外侧缘，在小腿后面浅筋膜中上行至腘窝，注入腘静脉的浅静脉。

2. 下肢大腿部循行段结构　下肢大腿部循行段即"交出太阴之后，上腘内廉，循股阴，入毛中，过阴器"。"交出太阴之后"者即后静脉弓，处于大隐静脉和小隐静脉之间。后静脉弓下端起于足内踝部的大隐静脉，后静脉弓上端连接到小隐静脉腘内廉部，后静脉弓结构使得足太阴经和足厥阴经关联吻合为一体。

"上腘内廉，循股阴"者属于股静脉，股静脉属于冲脉伴行脉循行结构，不属于厥阴经。

"入毛中，过阴器"者即闭孔静脉和髂内静脉构成的静脉丛结构。

闭孔静脉起始于股内侧部的上端的静脉。经闭膜管入骨盆，沿其侧壁在腹膜外向后上行，静脉位于闭孔动脉下方。经输尿管与髂内动脉之间注入髂内静脉，有时闭孔静脉被粗大的耻骨支静脉代替，连于髂外静脉。

髂内静脉在坐骨大孔稍上方由盆部的静脉汇合形成的大血管，位于髂内动脉的后内侧，在骶髂关节前方与髂外静脉汇合成髂总静脉。

综上所述，厥阴肝经下肢循行段结构是由两个循行段结构构成，下段结构是由小隐静脉后静脉弓静脉丛结构，上段结构是由闭孔静脉和髂内静脉丛构成。上下两段结构之间是由冲脉伴行脉（下腔静脉、左右髂总静脉、左右股静脉）和脾经（大隐静脉）连接，由此我们明白了足厥阴肝经下肢循行段整体结构机制（图 5-28）。

（二）腹腔内段循行结构解析

足厥阴肝经腹腔内循行路径中即"抵小腹，挟胃，属肝，络胆"，原文虽然描述文字很少，但根据现代人体解剖学分析，发现背后结构非常复杂。足厥阴肝经腹腔内循行段由下肢循行段到达

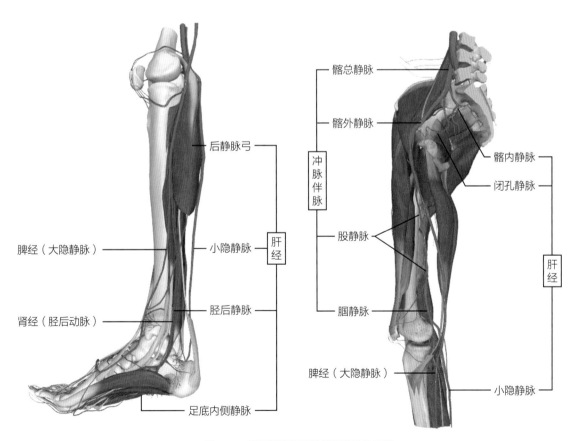

▲ 图 5-28　足厥阴肝经下肢循行段结构示意

"抵小腹"后，"挟胃，属肝，络胆"与三个脏器相连，故并非简单的一条体液通路能够构成。

1."抵小腹"循行段结构 足厥阴肝经腹腔内循行段起于"抵小腹"，也就是股静脉和左右髂静脉干向小腹盆腔部发出的左右阴部内静脉和左右闭孔静脉构成的静脉丛。

阴部内静脉自阴茎深静脉与阴茎背静脉的吻合处起始，向后与阴部内动脉伴行的静脉，沿途收纳阴部内动脉分支营养区域的静脉血，注入髂内静脉或与臀下静脉合成一干注入髂内静脉。

闭孔静脉起始于股内侧部的上端的静脉。经闭膜管入骨盆，沿其侧壁在腹膜外向后上行。静脉位于闭孔动脉下方，经输尿管与髂内动脉之间注入髂内静脉，有时闭孔静脉被粗大的耻骨支静脉代替，连于髂外静脉。

因肝经这一循行分段结构由阴部内静脉和闭孔静脉构成，两条经脉都与生殖器泌尿器官相连，故病变时会表现出《素问·举痛论》所讲"寒气客于厥阴之脉，厥阴之脉者，络阴器系于肝"。

2."挟胃"循行段结构 肝经"抵小腹"循行段之上是"挟胃"循行段，此段结构是由左右胃网膜静脉丛构成。

胃网膜右静脉沿胃大弯右行，接受胃前、后面和大网膜静脉支，汇入肠系膜上静脉。胃网膜右静脉为胃网膜右动脉的伴行静脉，由此形成肝经与胃经之间的结构吻合。

胃网膜左静脉收集邻近胃大弯的胃前、后壁和大网膜血液的静脉，沿胃大弯由右向左上行，注入脾静脉起始处，由此形成肝经和脾经之间的结构吻合。

肝经"挟胃"循行段结构由胃网膜右静脉和胃网膜左静脉吻合，脾胃静脉血流向肝门静脉流动。当这条循行段结构发生病变时，就会引起脾胃间静脉血流回流不畅，也就是现代医学所讲门静脉高压导致的胃肠出血症，中医学所讲就是肝木横土症。

3."属肝"循行段结构 肝经"属肝"，为循行正段，此段结构是由肝门静脉和附脐静脉构成。

肝门静脉多由肠系膜上静脉和脾静脉在胰颈后面汇合而成，经胰颈和下腔静脉之间上行进入肝十二指肠韧带，在肝固有动脉和胆总管的后方上行至肝门，分为两支，分别进入肝左叶和肝右叶。肝门静脉在肝内反复分支，最终注入肝血窦。肝血窦含有来自肝门静脉和肝固有动脉的血液，经肝静脉注入下腔静脉。下腔静脉按照中医学所讲为冲脉伴行脉，由此形成肝经和冲脉伴行脉的吻合。

附脐静脉起自脐周静脉网，沿肝圆韧带向肝前下面走形，注入肝门静脉的血管，是人体胚胎脐静脉结构的残留，这一分段形成与脾经体壁分段之间的吻合。

4."络胆"循行段结构 肝胆结构上具有表里关系，故肝经肝胆之间存在着关联分段即胆囊静脉。胆囊静脉比较分散，胆囊与肝之间有数条小静脉相通即"络胆"。胆囊的小静脉汇成1～2条静脉经胆囊颈部汇入肝内门静脉分支，部分胆囊静脉注入肝门静脉主干或肝门静脉右支。

肝胆表里不单单是脏器之间的结构连接，而且存在经脉之间的结构连接。胆囊静脉血流向肝内门静脉流动，由此形成肝胆间经脉表里连接，即"络胆"机制。

足厥阴肝经腹腔内循行段结构总结：肝经循行于腹腔内分段由"抵小腹""挟胃""属肝""络胆"四个静脉丛分段构成。其中，"属肝"段结构是核心，"抵小腹""挟胃""络胆"三段结构中的静脉血液都向"属肝"段流动，最后经下腔静脉回流入心，也就是腹腔内脏器静脉血流都向肝门静脉流动，经过肝脏后汇流于下腔静脉而入心。故而得知，肝经腹腔内循行段实际是腹腔脏器静脉与肝门静脉共构而成的静脉丛结构。

"抵小腹""挟胃""属肝""络胆"四个静脉丛最后都汇流于下腔静脉。下腔静脉属于冲脉伴行脉，也就是说肝经腹腔内分段最后与冲脉伴行脉吻合形成共构体。因此，立论肝经结构功能时不能脱离冲脉伴脉而言（图 5-29）。

（三）胸腔内段循行结构解析

足厥阴肝经向胸腔内循行存在两条循行分支路径。

1. 肝经膈喉循行分段结构　"上贯膈，布胁肋，循喉咙之后"，是指肝经从腹腔内分段继续向上循行，通过膈肌，分布胁肋部，沿气管之后，向上进入颃颡（喉头部）。因为肝经是从膈肌位置开始朝向咽喉部位循行分布，故称为肝经膈喉循行分段。

根据现代人体解剖学分析，肝经膈喉分段是由膈下静脉和甲状腺下静脉丛构成。

膈下静脉位于膈下面的成对静脉。除收受膈中央部的静脉血外，尚有肾上腺静脉和肾囊静脉汇入。膈下静脉常有前、后两支，与膈下动脉的分支伴行。右膈下静脉前、后支汇合后注入下腔

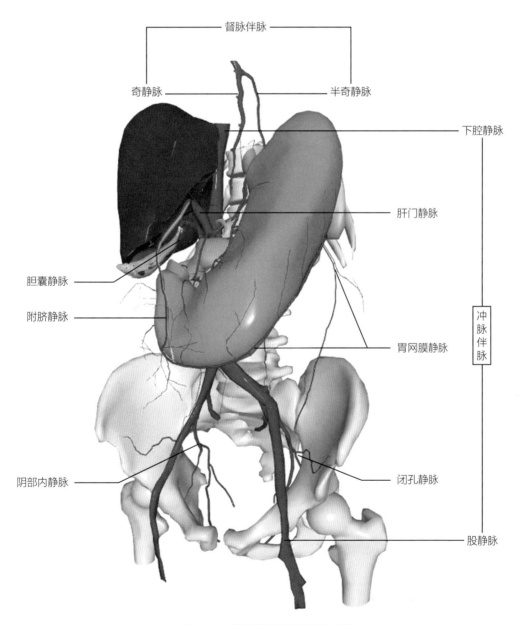

▲ 图 5-29　肝经腹腔内循行段结构示意

静脉。左膈下静脉后支较粗大，沿膈下动脉下降注入左肾上腺静脉；前支较小，经食管裂孔前方注入下腔静脉。

甲状腺下静脉起始于甲状腺侧叶下端或峡部下缘，向下经气管前面入胸腔，汇入左、右头臂静脉。

肝经膈喉循行分段由膈下静脉和甲状腺下静脉构成，纵贯分布于呼吸道周围，这一结构使得肝经和肺经关联吻合为一体，即《素问·金匮真言论》所讲"病在肝，俞在颈项""春善病鼽衄"的机制原理。

2. 肝经膈肺循行分段结构　肝经在胸腔内的第二条循行分支即"其支者，复从肝，别贯膈，上注肺"，路径从腹腔内分段肝分出，通过膈肌向上流注于肺（接手太阴肺经）。因循行路径从膈肌开始，向肺脏循行分布，故称为肝经膈肺循行分段。

根据现代人体解剖学分析，肝经膈肺分段是由膈肌静脉和心包膈静脉丛构成。

心包膈静脉为心包隔动脉的伴行血管，主要汇入胸廓内静脉。

肌膈静脉为肌膈动脉的伴行静脉，与腹壁上静脉汇合形成胸廓内静脉。

肝经膈肺循行分段结构由心包膈静脉和肌膈静脉构成。两个静脉丛都循行分布于胸腔浆膜脏层结构之上，也就是分布于中医学所讲心包和三焦结构之上，特别是心包膈静脉隶属于肝经循行段，也就有肝经和心包经同为厥阴经的机制原理。

肝经在胸腔内的两个分支段向呼吸系统延伸吻合，膈喉循行分段结构是由膈下静脉向呼吸道、喉部分布，膈肺循行分段结构是由肌膈静脉向心脏和肺脏浆膜脏壁层分布。由此形成肝经与呼吸道上皮静脉和呼吸肌静脉之间的吻合，其中核心结构是肝经与心包膜之间的连接。肝经在胸腔内存在两条分支循行段结构，最核心段结构是肝门静脉，腹腔内静脉经肝门静脉进入肝脏后转入下腔静脉，同时胸腔内静脉向上腔静脉回流，上下腔静脉同时向右心房回流。上下腔静脉同属于冲脉伴脉，故将胸腔内静脉丛归属为肝经循行分段。这就是肝经胸腔循行分段结构机制（图5-30）。

（四）目系段循行结构解析

足厥阴肝经经胸腔内分段后继续上行到头面部，在面部形成两个分支循行段。其一，"连目系，上出额，与督脉会于巅"循行分段从颅额（喉头部）开始，经目系（眼球后的脉络联系）连接后，继续上行出额部与督脉交会于头顶。其二，"其支者，从目系下颊里，环唇内"循行分段从"目系"下向颊里，环绕唇内。两个循行分支都与眼睛连接，即《灵枢·脉度》所讲"肝气同于目，肝和则目能辨五色矣"的机制原理。

根据现代人体解剖学分析，肝经目系循行分段结构是以面静脉和眼睛周围的静脉丛构成。

1. 肝经视器静脉丛结构　"连目系，上出额，与督脉会于巅"者是由上下睑静脉、眶上静脉构成，也就是视器官静脉丛结构。

"连目系"者为上下睑静脉丛，下睑静脉起自下睑，与眶下静脉交通，向内下汇入面静脉的静脉；上睑静脉起始于上睑，向外侧与颞中静脉交通，向内侧注入内眦静脉。

"上出额，与督脉会于巅"为眶上静脉，眶上静脉自额结节表面起始，向后上与颞浅静脉额支交通，收集额部和眉部的静脉血，斜向内行，与滑车上静脉的末端汇合成内眦静脉。

2. 肝经视器静脉干结构　"其支者，从目系下颊里，环唇内"者是由眶下静脉、上下唇静脉、面静脉构成，也就是视器官主静脉结构。

"从目系下颊里"即眶下静脉、眶静脉构成的静脉丛结构。

"环唇内"即上下唇静脉构成的静脉丛结构。上唇静脉起自上唇静脉丛，向外侧汇入面静脉，向上与眶下静脉交通并可越过中线与对侧上唇静

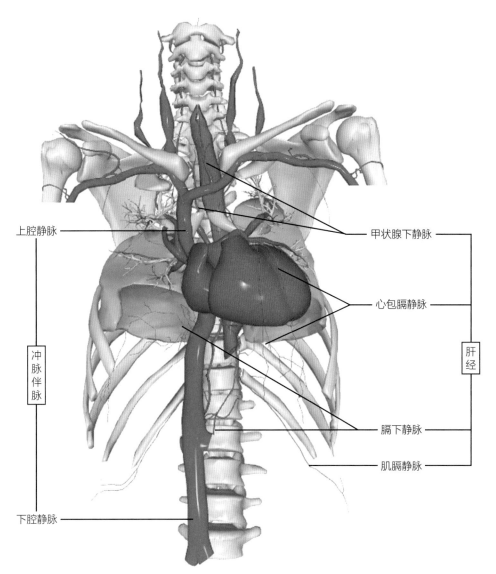

上腔静脉

甲状腺下静脉

心包膈静脉

冲脉伴脉

肝经

下腔静脉

膈下静脉

肌膈静脉

▲ 图 5-30　肝经胸腔循行分段结构示意

脉相吻合；下唇静脉起自下唇静脉丛，向外侧注入面静脉，向下与颏静脉交通，并可与对侧下唇静脉相吻合的静脉。

　　肝经目系两个循行分段中，视器静脉丛结构属于视器静脉干的分支结构。静脉血流从视器静脉丛向视器静脉干回流，回流主干即面静脉，面静脉起自内眦静脉，在面动脉的后方下行，在下

颌角下方跨过颈内、外动脉的表面，下行至舌骨大角附近注入颈内静脉。面静脉通过眼上静脉和眼下静脉与颅内的海绵窦交通，并通过面深静脉与翼静脉丛交通，继而与海绵窦交通。故而得知，肝经目系循环路径不单与眼睛相通形成肝主目机制，而且上通于颅内的海绵窦形成肝主巅顶机制（图 5-31）。

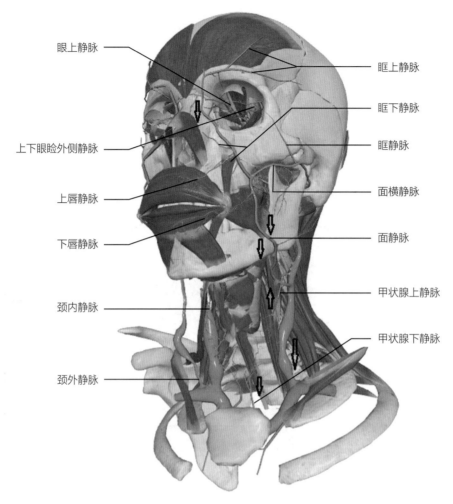

眼上静脉

上下眼睑外侧静脉

上唇静脉

下唇静脉

颈内静脉

颈外静脉

眶上静脉

眶下静脉

眶静脉

面横静脉

面静脉

甲状腺上静脉

甲状腺下静脉

▲ 图 5-31　足厥阴肝经目系分段结构示意

第八节

足太阴脾经循行结构机制

一、足太阴脾经循行路径

足太阴脾经循行路径记载于《灵枢·经脉》，即"脾足太阴之脉，起于大趾之端，循趾内侧白肉际，过核骨后，上内踝前廉，上端（腨的通假字）内，循胫骨后，交出厥阴之前，上（循）膝股内前廉，入腹，属脾，络胃，上膈，挟咽，连舌本，散舌下。其支者，复从胃，别上膈，注心中"。

（一）足太阴脾经循行路经分段

根据原文记载内容分析，脾经由三个循行分支段构成。

1.脾经下肢内侧循行分段　"起于大趾之端，循趾内侧白肉际,过核骨后,上内踝前廉,上踹（腨的通假字）内,循胫骨后,交出厥阴之前,上（循）膝股内前廉"。意思是脾足太阴经脉，起于足大趾的内侧端，沿着大趾内侧赤白肉分界处，经过大趾后的核骨，上行于内踝的前方，再上行于小腿肚的内侧，沿胫骨后方，与厥阴肝经交叉出于其前，上行膝股内侧的前缘。这一循行分段路径分布在下肢内侧，称为脾经下肢内侧分支段。

2.脾经消化腔外侧循行分段　"入腹，属脾，络胃，上膈，挟咽，连舌本，散舌下"。意思是脾足太阴经脉从下肢内侧上行循行直达腹内，入属脾脏，联络胃腑。上过隔膜，挟行咽喉，连于舌根，散于舌下。这段路径是在腹腔内部循行于消化腔外侧，纵贯于胸腹腔上下之间。

（二）脾经胸腔内循行分段

"其支者，复从胃，别上膈，注心中"意思是脾经有一分支循行段，分散于胸腔之内，从胃部别行于上膈肌与心脏相连。

经典记载的四个循行分支段就是中医学足太阴脾经的循行路径（图5-32）。

（三）足太阴脾经生理功能

《灵枢·经脉》记载了足厥阴肝经生理功能和病理变化，"是动则病舌本强，食则呕，胃脘痛，腹胀，善噫，得后与气则快然如衰，身体皆重。是主脾所生病者，舌本痛，体不能动摇，食不下，烦心，心下急痛，溏，瘕，泄，水闭，黄疸，不能卧，强立，股膝内肿厥，足大趾不用"。意思是本经脉气所发生的病变，会发生舌根强硬，食即呕吐，胃脘疼痛，腹内发胀，常常嗳气。若大便或矢气以后，觉得非常轻快，但是身体总是感觉沉重。凡本脏所发生的病症，舌根疼痛，身体无法转动，吃不下东西，心烦不安，心下痛得厉害，大便溏泄、痢疾或小便不通，黄疸，不能安睡，勉强站立，股膝部内侧发肿以至厥冷，足大趾不能活动。

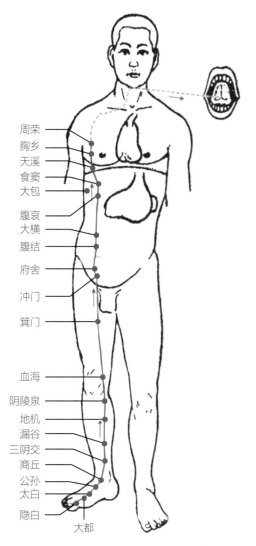

周荣
胸乡
天溪
食窦
大包
腹哀
大横
腹结
府舍
冲门
箕门

血海
阴陵泉
地机
漏谷
三阴交
商丘
公孙
太白
隐白
大都

▲ 图5-32　足太阴脾经四段循行示意

二、足太阴脾经循行分段结构解析

（一）下肢循行段循行结构解析

1.脾经下肢循行段结构　《灵枢·经脉》所讲"起于大趾之端，循趾内侧白肉际，过核骨后，上内踝前廉，上踹（腨的通假字）内，循胫骨后，交出厥阴之前，上（循）膝股内前廉"为脾经下肢内侧循行段。意思是脾足太阴经脉，起于足大趾的内侧端，沿着大趾内侧赤白肉分界处，经过大趾后的核骨，上行于内踝的前方，再上行于小腿肚的内侧，沿胫骨后方，与厥阴肝经交叉出于其前，上行膝股内侧的前缘，直达腹内。根据现代人体解剖学分析，脾经下肢循行分支段结构是由足背静脉、大隐静脉静脉丛构成。

"起于大趾之端，循趾内侧白肉际，过核骨后"者即足背静脉弓。足背静脉弓横位于距骨远侧端的静脉弓，为足背静脉网的最发达部分。这一静脉丛与胃经足背动脉段"其支者，别跗上，入大趾间，出其端"平行分布，是脾经起始循行段结构。

"上内踝前廉，上踹内，循胫骨后，交出厥阴之前，上（循）膝股内前廉"者即大隐静脉分支段结构。

大隐静脉为全身最长的浅静脉，起于足背静脉弓内侧，经内踝前方，沿小腿内侧上行，经过膝关节内后方，沿大腿内侧转至大腿前面上行，于耻骨结节下外方3～4厘米处，穿过阔筋膜的隐静脉裂孔注入股静脉。

2.脾经下肢循行段与冲脉伴脉关联结构　脾经下肢循行分段足背静脉和大隐静脉属于静脉血管。足背静脉和大隐静脉不能直接上行进入体腔内与脾脏发生关联，故在脾经下肢循行段和脾脏之间具有延续循行段结构的存在。根据现代人体解剖学分析，下肢循行延续段结构由股静脉和髂外静脉髂总静脉构成。

足背静脉和大隐静脉都属于无氧血静脉血流，回流后并入股静脉、髂外静脉、髂总静脉，最后汇流于下腔静脉。

股静脉为腘静脉向上的延续，起自收肌腱裂孔，与股动脉伴行，位于股动脉后方，逐渐转至动脉内侧，继而穿血管腔隙移行为髂外静脉。股静脉除收集大腿深部的静脉，主要收纳大隐静脉的血液。

髂外静脉是股静脉的直接延续。左髂外静脉沿髂外动脉的内侧上行，右髂外静脉先沿髂外动脉的内侧，后沿动脉的后方上行，至骶髂关节前方与髂内静脉汇合成髂总静脉。髂外静脉接受腹壁下静脉和旋髂深静脉。

髂总静脉由髂外静脉和髂内静脉汇合而成。双侧髂总静脉伴髂总动脉上行至第5腰椎体右侧汇合成下腔静脉。左髂总静脉长而倾斜，先沿左

髂总动脉内侧，后沿右髂总动脉后方上行。右髂总静脉短而垂直，先行于右髂总动脉后方，后行于动脉外侧。髂总静脉接受髂腰静脉和骶外侧静脉，左髂总静脉还接受骶正中静脉。

股静脉、髂外静脉、髂总静脉和下腔静脉根据中医学所讲属于冲脉伴行脉结构，脾经下肢循行段是冲脉伴行脉与体腔内脾经循行段吻合而成，故脾经下肢循行必须与冲脉伴行脉同言（图5-33）。

（二）脾经体腔循行分段结构

脾经腹腔内循行分段即《灵枢·经脉》所讲"入腹，属脾，络胃，上膈，挟咽，连舌本，散舌下。其支者，复从胃，别上膈，注心中"。根据经文所载，脾经在体腔内分段由两个分段构成，"入腹，属脾，络胃，上膈，挟咽，连舌本，散舌下"为消化腔周围循行分段；"其支者，复从胃，别上膈，注心中"为胸腔内分段。

1.脾经消化腔周围循行分段结构　根据现代人体解剖学分析，脾经消化腔周围循行分段，由脾静脉、胃网膜静、胁肋下静脉、甲状腺静脉、食管静脉构成。

"入腹，属脾"：即由下肢的大隐静脉上行到下腔静脉的脾静脉分支构成。脾静脉由脾门处的2～6条（常见3条）属支组成，其管径比脾动脉大一倍，走行较直，与脾动脉的弯曲形成鲜明对照。脾静脉的行程较恒定，位于脾动脉的后下方，走在胰后面的横沟中。

"络胃"：即脾静脉。沿途收纳胃短静脉、胃网膜左静脉、胃后静脉、肠系膜下静脉及来自胰的一些小静脉，向右达胰颈处与肠系膜上静脉汇合成肝门静脉丛结构。

"上膈"：即膈下静脉。膈下静脉为位于膈下面的成对静脉，除收受膈中央部的静脉血，尚有肾上腺静脉和肾囊静脉汇入。膈下静脉常有前、后两支，与膈下动脉的分支伴行。右膈下静脉前、后支汇合后注入下腔静脉。左膈下静脉后支较粗

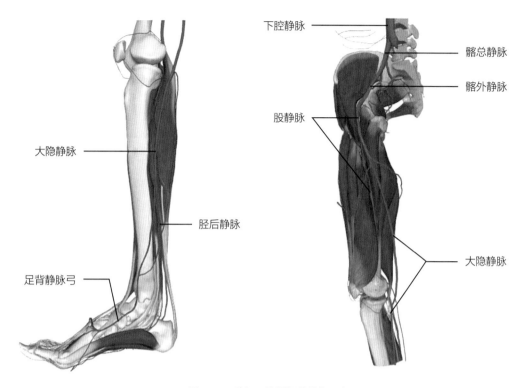

▲ 图 5-33　脾经下肢循行段结构示意

大，沿膈下动脉下降注入左肾上腺静脉；前支较
小，经食管裂孔前方注入下腔静脉。

"挟咽，连舌本，散舌下"：由甲状腺静脉，
咽静脉丛和喉下静脉构成。甲状腺下静脉起始于
甲状腺侧叶下端或峡部下缘，向下经气管前面入
胸腔，汇入左、右头臂静脉。喉下静脉来自气管，
与食管的小静脉共同汇入甲状腺下静脉。咽静脉
丛位于咽后外侧壁，由咽和喉的小静脉交通吻合
形成。

脾经出现纵贯围绕消化腔循行段结构，是因
脾脏属于淋巴器官。淋巴循环属于经脉的前身结
构，体腔内淋巴液和静脉血流都要回流体液。回
流体液最大通路是上下腔静脉，上下腔静脉是冲
脉伴行脉，冲脉胸腹主动脉向消化道发出的分支
脉就是胃经，体腔内循行段为"其支者，从大迎
前下人迎，循喉咙，入缺盆，下膈，属胃，络脾"。
胃经体腔内循行段和脾经体腔内循行段都围绕消
化腔而分布，但是血流属性相反，胃经属于动脉
有氧血流通路，流于冲脉，脾经属于静脉无氧血

流通路，流于冲脉伴行脉。胃经及脾经与冲脉及
冲脉伴行脉相通，同时分布于消化管之上，形成
消化管组织的动静脉血流循环结构。这一动静脉
循环结构因血流方向相反，形成胃经主六腑，脾
经主五脏功能差别，故《素问·太阴阳明论》中
将脾胃体腔内消化腔循行分段定性为"太阴阳明
为表里，脾胃脉也"。

胃脉消化腔循行分段是脏腑有氧血路来源通
路（通于冲脉），脾经消化腔循行分段是脏腑静脉
回流通路（通于冲脉伴脉），即《素问·太阴阳明论》
所讲"阳受之则入六腑，阴受之则入五脏"的机
制原理（图 5-34）。

2. 脾经胸腔循行分段结构　脾经胸腔循行分
段为"其支者，复从胃，别上膈，注心中"。

根据现代人体解剖学分析，是由心包膈静脉、
膈下静脉构成。

心包膈静脉属于心包膈动脉的伴行血管，主
要汇入胸廓内静脉。

膈下静脉位于膈下面的成对静脉，除收受膈

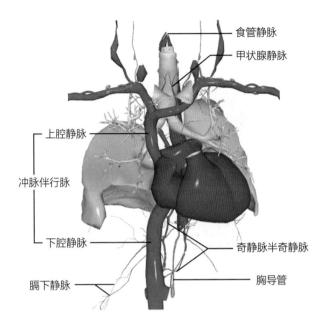

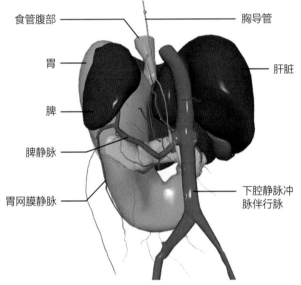

▲ 图 5-34　脾经消化腔循行段结构示意

中央部的静脉血,尚有肾上腺静脉和肾囊静脉汇入。膈下静脉常有前、后两支,与膈下动脉的分支伴行。右膈下静脉前、后支汇合后注入下腔静脉。左膈下静脉后支较粗大,沿膈下动脉下降注入左肾上腺静脉;前支较小,经食管裂孔前方注入下腔静脉。

脾经在胸腔内循行分段是由心包膈静脉、膈下静脉构成,与胃经胸腔内循行分段"其支者,从大迎前下人迎,循喉咙,入缺盆,下膈,属胃,络脾"形成吻合结构。胃经胸腔内循行段隶属于冲脉胸主动脉分支,属于有氧血流通路;脾经胸腔内循行分段属于冲脉伴脉上下腔静脉分支,属于无氧血回流通路,二者共构一体形成脾胃经在胸腔内的动静脉循环结构,即《素问·太阴阳明论》所讲"入六腑则身热不时卧,上为喘呼。入五脏则䐜满闭塞,下为飧泄,久为肠澼。故喉主天气,咽主地气"的机制原理。

脾经胸腔内循行分段结构中的心包膈静脉血流主要汇入胸廓内静脉,故而得知,脾经在腹壁腧穴循行路径,实际就是胸廓内静脉通过的部位(图 5-35)。

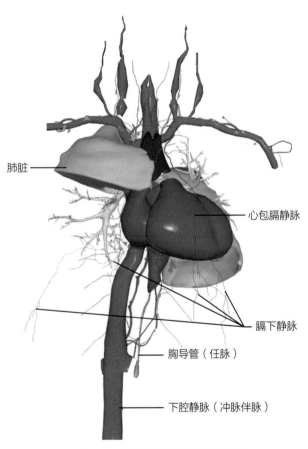

▲ 图 5-35　脾经胸腔循行分段结构示意

第九节

足少阴肾经循行结构机制

一、足少阴肾经循行路径

足少阴肾经循行路径记载于《灵枢·经脉》，即"肾足少阴之脉，起于小趾之下，邪走足心，出于然谷之下，循内踝之后，别入跟中，以上踹（腨的通假字）内，出腘内廉，上股内后廉，贯脊，属肾，络膀胱。其直者，从肾上贯肝膈，入肺中，循喉咙，挟舌本。其支者，从肺出络心，注胸中"。

（一）足少阴肾路径循行路径分段

根据原文记载内容分析，足少阴肾经由下肢

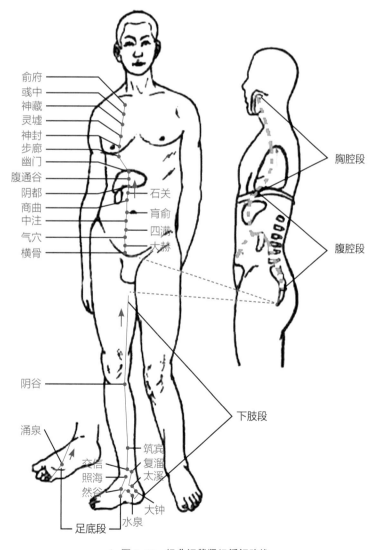

俞府
彧中
神藏
灵墟
神封
步廊
幽门
腹通谷
阴都
商曲
中注
气穴
横骨
石关
肓俞
四满
大赫
胸腔段
腹腔段
阴谷
下肢段
涌泉
筑宾
复溜
太溪
交信
照海
然谷
大钟
水泉
足底段

▲ 图 5-36　经典记载肾经循行路线

循行段、腹腔内循行段、胸腔内循行段、心包络循行段四个循行分段构成（图5-36）。

1. 肾经下肢循行段 "肾足少阴之脉，起于小趾之下，邪走足心，出于然谷之下，循内踝之后，别入跟中，以上踹（腨的通假字）内，出腘内廉。"意思是肾足少阴经脉起于足小趾的下面，斜走足心，出于然谷之下，沿着内踝的后面，转入足跟，由此上行小腿肚内侧，出腿后窝内侧，上行大腿内侧后缘。肾经这一分段路径循行于下肢内侧，故称为肾经下肢循行段。

2. 肾经腹腔内循行段 "上股内后廉，贯脊，属肾，络膀胱。"意思是肾经下肢循行段上行进入体腔，贯脊而入属于肾脏，与膀胱联系共构为一体形成肾脏膀胱表里结构。这一路径段循行于腹腔之内，称为肾经腹腔内循行段。

3. 肾经胸腔内循行段 "其直者，从肾上贯肝膈，入肺中，循喉咙，挟舌本。"意思是肾经肾膀胱后继续上行，从肾上连肝贯膈，进入肺脏，沿着喉咙，归结于舌根。

4. 肾经心包络循行段 "其支者，从肺出络心，注胸中。"意思是肾经在胸部还存在一条支脉，从肺出来，联络心脏，再注于胸中，与手厥阴心包络经相接。

（二）足少阴肾经生理功能

通过经典记载足少阴肾经四段循行路径得知，足少阴肾经分布循行路径非常长，纵贯下肢内侧和胸腹腔之间，关联组织也不是单纯的肾脏和膀胱，故呈现的生理功能也不是单纯肾脏功能。《灵枢·经脉》记载肾经的生理功能为"是动则病饥不欲食，面如漆柴，咳唾则有血，喝喝而喘，坐而欲起，目𥉓𥉓如无所见，心如悬若饥状。气不足则善恐，心惕惕如人将捕之，是为骨厥。是主肾所生病者，口热，舌干，咽肿，上气，嗌干及痛，烦心，心痛，黄疸，肠澼，脊股内后廉痛，痿厥，嗜卧，足下热而痛"。意思是肾经脉气发生病变，会出现饥不欲食，面色黑瘦如漆柴，咳唾

带血，喘息喝喝有声，烦躁不安，坐下就想起来，视物不清，心中动荡不安，状若饥饿，气虚的多恐惧，心慌跳动，好像有人要来捕捉他，称为骨厥。本经主肾脏所发生的病症，口热，舌干，咽肿，气上逆，喉咙干燥而疼痛，心中烦躁而痛，黄疸，痢疾，脊股内侧后面疼痛，足部无力，厥冷，嗜睡，足心热痛。按照这些症候分析，肾经发病主症为"骨厥"，还涉及肝肾心脾等诸多脏器病变，故所谓肾经功能并非是简单一条体液通路结构具有的功能，是综合性体液通路结构表现出的生理功能。

二、足少阴肾经循行分段结构解析

（一）下肢段循行结构解析

肾经下肢循行段为"肾足少阴之脉，起于小趾之下，邪走足心，出于然谷之下，循内踝之后，别入跟中，以上踹内，出腘内廉"。

根据现代人体解剖学分析，肾经下肢循行路径段有"趺阳"动输存在，"盛者寸口大再倍于人迎，虚者寸口反小于人迎也"，故足少阴肾经下肢分段结构由动脉血管构成，为足底外侧动脉、胫后动脉、腘动脉、闭孔动脉、穿动脉形成的动脉丛。

1. 肾经足底外侧动脉结构 "起于小趾之下，邪走足心，出于然谷之下，循内踝之后，别入跟中"者即足底外侧动脉段。

足底外侧动脉是胫后动脉较粗的终支。在同名神经的外侧行向前外，经足底方肌与趾短屈肌之间，至第五跖骨底处发出小趾足底固有动脉后，转向内侧经蹈收肌斜头与第二至四骨间肌之间，至第一跖骨间隙近端与足背动脉的足底深支构成足底弓。

2. 肾经下肢内侧动脉丛结构 "以上踹内，出腘内廉"，即胫后动脉、腘动脉、穿动脉、闭孔动脉丛。

胫后动脉沿小腿后面浅、深层肌之间下行，经内踝后方转至足底，分为足底内侧动脉和足底外侧动脉两终支。腓动脉为胫后动脉的重要分支。

胫后动脉的分支营养小腿后群肌、外侧群肌及足底肌。

腘动脉在腘窝深部下行，至腘肌下缘分为胫前动脉和胫后动脉。腘动脉在腘窝内发出数条关节支和肌支至膝关节及邻近肌，并参与膝关节网的形成。

腘动脉之上是股动脉、髂外动脉、髂总动脉，最后并入下腔动脉，这一动脉丛结构不属于肾经循行通路结构，而是属于冲脉结构。足少阴肾经下肢分段不存在与肾脏直接连接结构，"以上端内，出腘内廉"后与"上股内后廉，贯脊，属肾，络膀胱"发生吻合，实际是由冲脉腹主动脉发出的穿动脉、闭孔动脉丛构成。

穿动脉是从股深动脉发出的分支，一般为

3～4支，穿过大收肌腱附着部至股后部，再发出肌支、皮支和吻合支。

闭孔动脉起自前干，与同名静脉和神经伴行，沿骨盆侧壁行向前下，穿闭孔膜至大腿内侧，分支至大腿内侧群肌和髋关节（图 5-37）。

（二）腹腔内段循行结构解析

"上股内后廉，贯脊，属肾，络膀胱"者，即上行大腿内侧后缘，贯脊而入属于肾脏，与膀胱联系，是足少阴肾经的主体循行段结构，肾经与膀胱经表里关系也是由此而形成。根据现代人体解剖学分析，"上股内后廉，贯脊"，是股动脉、髂外动脉、髂总动脉和腹主动脉干，属于冲脉结构；"属肾，络膀胱"者属于肾经循

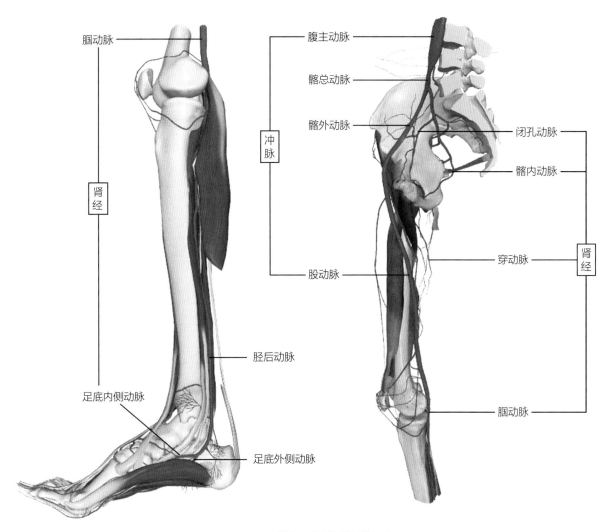

▲ 图 5-37　肾经下肢循行段结构示意

行结构，是由阴部外动脉、子宫动脉、膀胱上动脉、卵巢动脉、肾动脉构成的动脉丛结构（图5-38）。

阴部外动脉自股动脉发出的2~3支动脉。向内经耻骨肌和长收肌的浅面，其分支穿出阔筋膜或筛筋膜，一些分支越过精索或子宫圆韧带，分部于阴阜附近的皮肤。

膀胱上动脉是脐动脉起始部发出供应膀胱的分支，常为两支，分布至膀胱体。

子宫动脉发自髂内动脉的内侧壁，进入子宫阔韧带两层之间，沿子宫的外侧缘分布至子宫及其邻近结构，在子宫颈外侧约2厘米处跨越输尿管前上方的动脉。

卵巢动脉为腹主动脉供应卵巢的成对动脉分支，在肾动脉起始处的稍下方，发自腹主动脉的前壁，沿腹后壁下行入骨盆，分布至卵巢和输卵管等结构。

肾动脉为腹主动脉供应肾脏的成对分支，在第一腰椎平面发自腹主动脉，沿腹后壁行向两侧，在肾门处分为前、后两支，经肾门入肾。

肾上腺下动脉为肾动脉供应肾上腺的分支。发自肾动脉起始的上缘，上行供应肾上腺的下部。

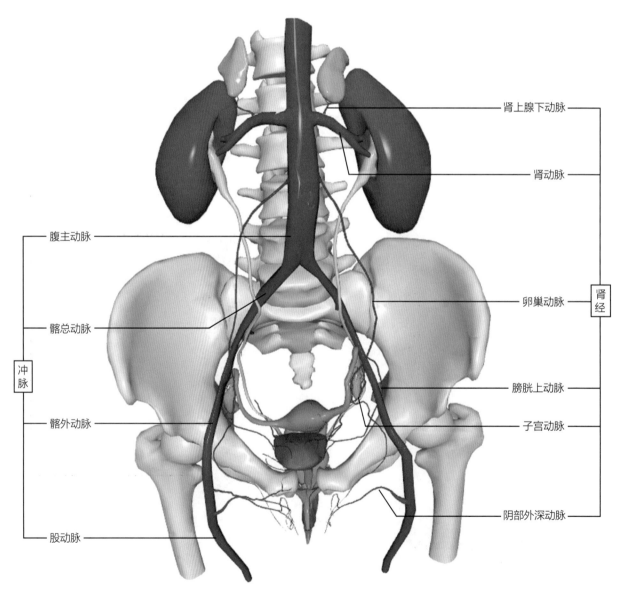

▲ 图5-38　肾经腹腔内循行段结构示意

（三）胸腔内段循行结构解析

"其直者，从肾上贯肝膈，入肺中，循喉咙，挟舌本。"肾经在肾脏之上循行分支从肾上连肝贯膈，进入肺脏，沿着喉咙，归结于舌根。根据现代人体解剖学分析，肾经这一分支结构是由胸主动脉发出的膈下动脉、肌膈动脉和甲状腺动脉丛构成（图 5-39）。

1. "从肾上贯肝膈"即膈下动脉和肋下动脉　膈下动脉为 1 对，分布于膈肌及腹壁，该动脉发出肾上腺上动脉营养肾上腺。

肋下动脉为主动脉在第十一肋间后动脉下方发出的分支，分布至第十二肋下方的节段性区域。

2. "入肺中，循喉咙，挟舌本"即甲状腺动脉　甲状腺下动脉为锁骨下动脉的甲状颈干的分支，沿前斜角肌内侧缘上行到第 6 颈椎水平，再弓形弯向内下，经颈动脉鞘深面至甲状腺侧叶后面，分为数支入甲状腺，供应其下 1/3 部。

甲状腺下动脉在甲状腺侧叶下极的后方与喉返神经相交叉，病变时会引喉返神经反射，故言"入肺中，循喉咙，挟舌本"。

（四）心包络段循行结构解析

"其支者，从肺出络心，注胸中"意思是肾经在胸腔内存在一段循行通路结构，经文描述为从肺出来，联络心脏，再注于胸中，与手厥阴心包络经相接。根据现代人体解剖学分析，这一循行通路结构主要是由心包膈动脉，与膈下动脉、肌膈动脉构成心包膜和膈肌动脉丛（图 5-40）。

心包膈动脉为胸廓内动脉的主要分支之一。与膈神经伴行，分布到心包、膈肌上面的前部。胸廓内动脉属于胃经胸部分段，也是督脉胸部分

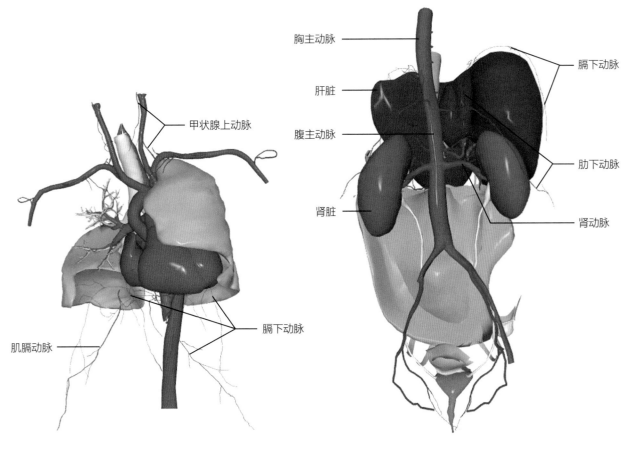

▲ 图 5-39　肾经胸腔内循行段示意

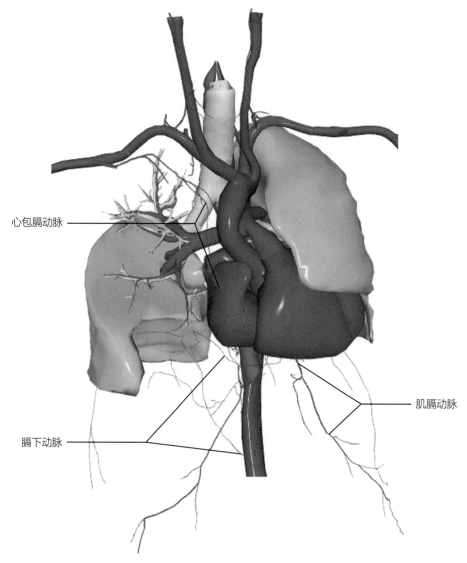

▲ 图 5-40　肾经心包络循行段结构示意

段（肋前动脉）的结合部，故这一循行分段结构是肾经与督脉胃经心包经交会共构部分。

膈下动脉为 1 对，分布于膈肌及腹壁，该动脉发出肾上腺上动脉营养肾上腺。

肌膈动脉为胸廓内动脉的另一终支，行于第 7～9 肋软骨后面，穿膈后终于最下两个肋间隙，分支布于下五个肋间隙前部、腹壁诸肌及膈。

心包膈动脉、膈下动脉、肌膈动脉形成的动脉丛为心包膈肌提供有氧血，也就是这一循行段结构的功能。

第十节

足少阳胆经循行结构机制

一、足少阳胆经循行路径

足少阳胆经循行路径记载于《灵枢·经脉》，即"胆足少阳之脉，起于目锐眦，上抵头角，下耳后，循颈行手少阳之前，至肩上，却交出手少阳之后，入缺盆。其支者，从耳后入耳中，出走耳前，至目锐眦后。其支者，别锐眦，下大迎，合于手少阳，抵于顿，下加颊车，下颈，合缺盆，以下胸中，贯膈，络肝，属胆，循胁里，出气街，绕毛际，横入髀厌中。其直者，从缺盆下腋，循胸，过季胁，下合髀厌中，以下循髀阳，出膝外廉，下外辅骨之前，直下抵绝骨之端，下出外踝之前，循足跗上，入小趾次趾之间（别本作端）。其支者，别跗上，入大趾之间，循大趾歧骨内，出其端，还贯爪甲，出三毛"。

（一）足少阳胆经循行路径分段

根据原文记载内容分析，胆经由四个循行分段构成。

1.胆经头颈部循行分段　足少阳胆经在头颈部循行分支比较复杂，由目眦部循行分段、耳后循行分段、颈部循行分段三条循行分段构成。

（1）足少阳胆经目眦部循行分段："胆足少阳之脉，起于目锐眦，上抵头角，下耳后，循颈行手少阳之前，至肩上，却交出手少阳之后，入缺盆"者意思是胆足少阳经脉，起于眼外角，上行至额角，向下绕到耳后，沿颈走手少阳三焦经的前面，至肩上，又交叉到手少阳三焦经的后面，入缺盆穴。胆经"起于目锐眦"，分布于头颈部，为了区分头颈部其他循行分布段，称为足少阳胆

经目锐眦循行分段。

（2）足少阳胆经耳后循行分段："其支者，从耳后入耳中，出走耳前，至目锐眦后"意思是足少阳胆经头面部有一分支，从耳后入耳内，出于耳前，至眼外角的后方。此循行段从目眦部开始循行于耳后，称为足少阳胆经耳后循行分段。

（3）足少阳胆经颈部循行分段："其支者，别锐眦，下大迎，合于手少阳，抵于顿，下加颊车，下颈，合缺盆"意思是足少阳胆经在头面部又一支脉，从眼外角下行至大迎穴，与手少阳三焦经相合，至眼眶下，到达颊车穴的部位，再向下循行至颈。这一分支从眼外角下行至颈部，称为足少阳胆经颈部循行分段。

2.胆经体腔内循行分段　"以下胸中，贯膈，络肝，属胆，循胁里，出气街，绕毛际，横入髀厌中"意思是足少阳胆经从颈部循行分段下行合于缺盆穴，由此下行胸中，通过隔膜，联络肝脏，联属于本经所属的脏腑胆，沿着胁部的里面向下走行，出小腹两侧的气街（气冲穴），绕过阴毛边缘，而横行进入髀厌（环跳穴）中。根据经文分析，这一循行段纵贯于胸腹腔中间位置，以膈肌为分界点，上出于缺盆，下出于髀厌，由上下两个循行分段构成。

（1）足少阳胆经胸腔内循行段："以下胸中，贯膈"，循行路径合于缺盆穴下行胸中，终止于隔膜，纵贯于胸腔内外，故称为胆经胸腔内循行段。

（2）足少阳胆经腹腔内循行段："络肝，属胆，循胁里，出气街，绕毛际，横入髀厌中"，循行路径通过隔膜，联络肝脏，沿着胁部的里面向下走行，出小腹两侧的气街（气冲穴），绕过阴毛边缘，而横行进入髀厌（环跳穴）中，纵贯于

腹腔内外，故称为胆经腹腔内循行段。

3.胆经体侧循行分段 "其直者，从缺盆下腋，循胸，过季胁，下合髀厌中，以下循髀阳，出膝外廉，下外辅骨之前，直下抵绝骨之端，下出外踝之前，循足跗上，入小趾次趾之间"者，这一循行段由体腔壁肋侧循行段和下肢外侧循行段两段构成。

（1）胆经体腔壁肋侧循行段："其直者，从缺盆下腋，循胸，过季胁，下合髀厌中"者意思是胆经其直行的经脉，从缺盆下腋，沿着胸部过季胁，与前支脉会合于髀厌中。这一循行段分布于胸腹腔体壁肋侧部位，故称为胆经体腔壁肋侧循行段。

（2）胆经下肢外侧循行段："以下循髀阳，出膝外廉，下外辅骨之前，直下抵绝骨之端，下出外踝之前，循足跗上，入小趾次趾之间"意思是胆经从体腔壁肋侧循行段下行，再下沿大腿外侧，下行至膝外缘，下走外踝骨的前方，直下至外踝上方的腓骨凹陷处，出于踝前，沿着足背，出足小趾与第四趾之间。这一循行分段分布于下肢外侧部位，故称为胆经下肢外侧循行段。

4.胆经足部别循行分段 "其支者，别跗上，入大趾之间，循大趾歧骨内，出其端，还贯爪甲，出三毛"意思是在足背部有一循行分支段，由足背走向大趾之间，沿着大趾的骨缝至大趾尖端，再回走穿过爪甲，出大趾丛毛，与足厥阴肝经相接。这一分段是足少阳经别行吻合足厥阴肝经的循行分段，故称为胆经足部别循行分段。

（二）足少阳胆经生理功能

根据经典记载分析，足少阳胆经是头颈部循行分段、体腔内循行分段、体侧循行分段、足部别循行分段四个分段构成（图5-41）。

胆经循行路线很长，总体而言胆经其病变称为"阳厥"，即《灵枢·经脉》所讲"是动则病口苦，善太息，心胁痛，不能转侧，甚则面微有尘，体无膏泽，足外反热，是为阳厥。是主骨所生病者，

头痛，颔痛，目锐眦痛，缺盆中肿痛，腋下肿，马刀侠瘿，汗出振寒，疟，胸、胁、肋、髀、膝外至胫、绝骨、外踝前及诸节皆痛，小趾次趾不用"。意思是由本经脉气所发生的病变，会感到口苦，时常叹气，心胁作痛，身体不能转动，重者面有尘色，全身肌肤失去润泽，足外侧发热，称为阳厥。本经主骨所生的病症，有头痛，下颌痛，眼外角痛，缺盆中肿痛，腋下肿，马刀侠瘿（腋下或颈部病发瘰疬），自汗出，寒战，疟疾，胸、胁、肋、大腿、膝以至胫骨、绝骨（即腓骨）、外踝前以及诸关节都痛，足第四趾不能活动。

二、足少阳胆经循行分段结构解析

（一）头颈部段循行结构解析

足少阳胆经在头颈部循行分支比较复杂，由目眦部循行分段、耳后循行分段、颈部循行分段三条循行分段构成。

1.足少阳胆经目眦部循行结构解析 胆经目眦部循行段为"胆足少阳之脉，起于目锐眦，上抵头角，下耳后，循颈行手少阳之前，至肩上，却交出手少阳之后，入缺盆"。根据现代人体解剖学分析，是由颈外动脉在耳朵前后向上分布的动脉丛结构。

"起于目锐眦，上抵头角"，由上颌动脉颞深支和颞浅动脉构成。

"下耳后"，由耳后动脉、上牙槽后动脉、颊动脉、咬肌动脉构成。

"循颈行手少阳之前，至肩上，却交出手少阳之后，入缺盆"，属于手少阳三焦经，由颈浅动脉和肩胛背动脉构成。

这一循行分段是胆经的起始循行段，有氧血流由颈外动脉发出，沿上颌动脉颞深支、颞浅动脉、耳后动脉纵向流动，为头颞部耳朵外眼角和左右脸颊组织提供有氧血。当这一循行段结构血流发生异常时，表现出"头痛，颔痛，目锐眦痛，缺盆中肿痛"症候（图5-42）。

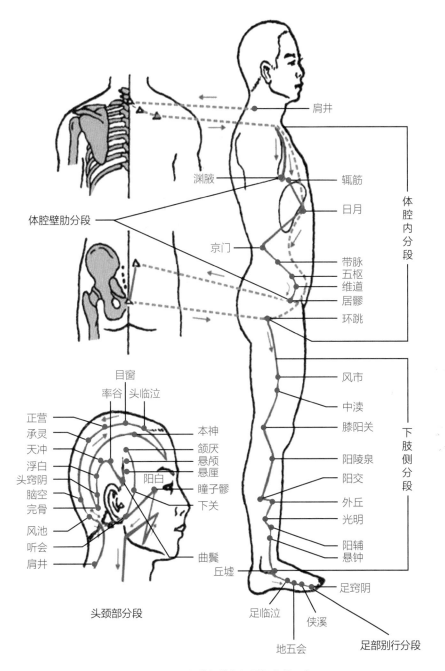

目窗
率谷　头临泣
正营
承灵
天冲
浮白
头窍阴
脑空
完骨
风池
听会
肩井

本神
颔厌
悬颅
悬厘
阳白
瞳子髎
下关

曲鬓

头颈部分段

肩井

渊腋
体腔壁肋分段
京门

辄筋
日月

带脉
五枢
维道
居髎
环跳

体腔内分段

风市
中渎
膝阳关
阳陵泉
阳交
外丘
光明
阳辅
悬钟
丘墟
足窍阴

下肢侧分段

足临泣　侠溪
地五会
足部别行分段

▲ 图 5-41　经典记载胆经循行分段示意

2. 足少阳胆经耳后循行分段　胆经耳后循行分段为"其支者，从耳后入耳中，出走耳前，至目锐眦后"。根据现代人体解剖学分析，是由颞浅动脉向视器发出的面横动脉、颧眶动脉、颞中动脉丛结构。

颞浅动脉位于大脑的颞区，也就是太阳穴。颞区主要是位于颅骨的两侧。颞浅动脉则是颞区表面的动脉，主要是指经过下颌部到耳朵后方然后直通到颞区的动脉。

面横动脉为颞浅动脉供应面部的分支，在腮腺和颧弓之间发自颞浅动脉的前壁，沿咬肌表面前行，营养腮腺和邻近的表情肌。

颧眶动脉为颞浅动脉供应眼外眦部结构的分支，发自颞浅动脉的前壁，沿颧弓上缘前行至眼外眦，分布至眼轮匝肌。

颞中动脉为颞浅动脉供应颞肌的分支，在颞

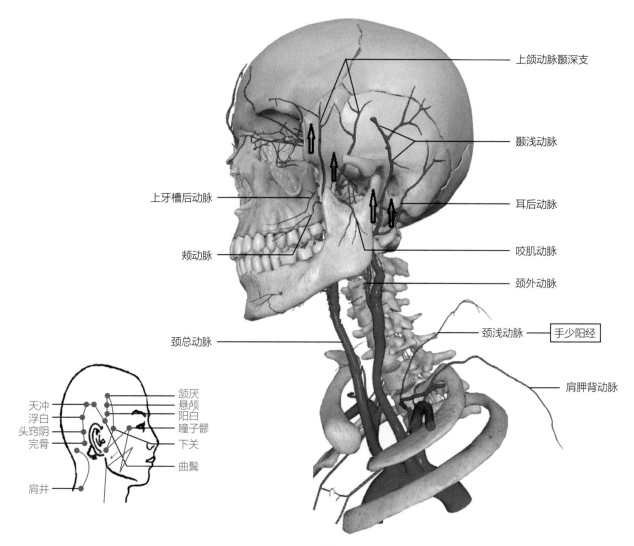

▲ 图5-42　胆经目眦部循行结构示意

弓稍上方发自颞浅动脉的前内侧壁，向深面穿过颞筋膜进入颞肌。

"其支者，从耳后入耳中"，即颈外动脉、颞浅动脉构成的动脉丛；"出走耳前，至目锐眦后"即面横动脉、颧眶动脉、颞中动脉构成的动脉丛；有氧血经颈外动脉、颞浅动脉丛向面横动脉、颧眶动脉、颞中动脉丛流动，由此形成"其支者，从耳后入耳中，出走耳前，至目锐眦后"循行段（图5-43）。

3. 足少阳胆经颈部循行分段　足少阳胆经颈部循行分段为"其支者，别锐眦，下大迎，合于手少阳，抵于䪼，下加颊车，下颈，合缺盆"。根据现代人体解剖学分析，这一分段结构是颈外动脉向头颞顶部发出的动脉丛结构。

颈外动脉位于颈内动脉前内侧，经其前方转至外侧上行，穿腮腺，在下颌骨髁突颈部后方分为颞浅动脉与上颌动脉。其分支为甲状腺上动脉、舌动脉、面动脉、颞浅动脉、上颌动脉、枕动脉、耳后动脉和咽升动脉。

颞浅动脉额支为颞浅动脉的两终支之一，于颧弓后端发自颞浅动脉，行向前上，分布至眼轮匝肌、额肌、帽状腱膜及额部皮肤等。

颞浅动脉顶支为颞浅动脉的两终支之一，于颧弓后端发自颞浅动脉，沿颞筋膜表面行向后上，分布于顶部的帽状腱膜及头皮等结构。

耳后动脉为在二腹肌后腹和茎突舌骨肌上

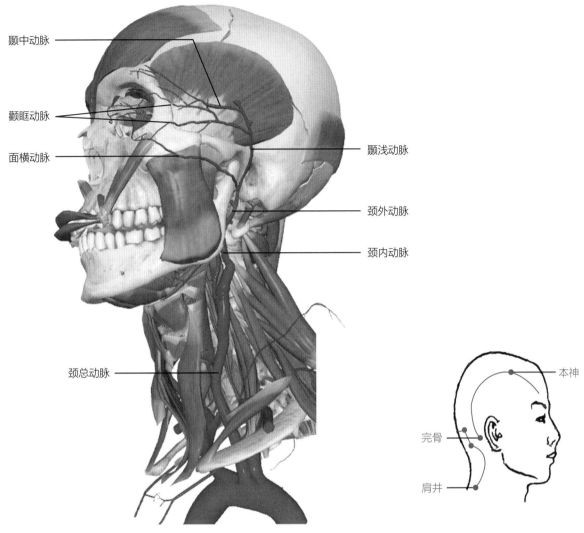

▲ 图 5-43　胆经耳后循行分段结构示意

方，由颈外动脉后壁发出，在腮腺内面行向后上方，分支分布于耳廓后面皮肤、附近肌肉、中耳及腮腺。

这一循行分支动脉血流方向是由左右颈总动脉而出，分流于左右颈外动脉，然后经颞浅动脉向头颞部和额部流动，即"抵于顑，下加颊车，下颈，合缺盆"循行段结构。颞浅动脉在头颞部发出颧眶动脉颞中动脉的同时，向顶额部发出颞浅动脉额支、颞浅动脉顶支，即"别锐眦，下大迎，合于手少阳"循行段结构。整体而言，足少阳胆经颈部循行分段结构就是由颞浅动脉、耳后动脉、颞浅动脉额支、颞浅动脉顶支构成的动脉丛结构（图 5-44）。

（二）体腔内段循行结构解析

胆经体腔内循行段是在颈部分段"合于手少阳，抵于顑，下加颊车，下颈，合缺盆"之下，进入体腔内的分段即"以下胸中，贯膈，络肝，属胆，循胁里，出气街，绕毛际，横入髀厌中"。根据上述经文所讲胆经体腔内循行分段也分为两部分，"以下胸中，贯膈"循行分布于胸腔之内，称为胸腔分段；"络肝，属胆，循胁里，出气街，绕毛际，横入髀厌中"循行分布于腹腔之内，称为腹腔分段。两条循行分段纵贯于体腔之内，内连"络肝，属胆"，外连头足，形成体腔内脏腑和体表经脉之间的结构关联。

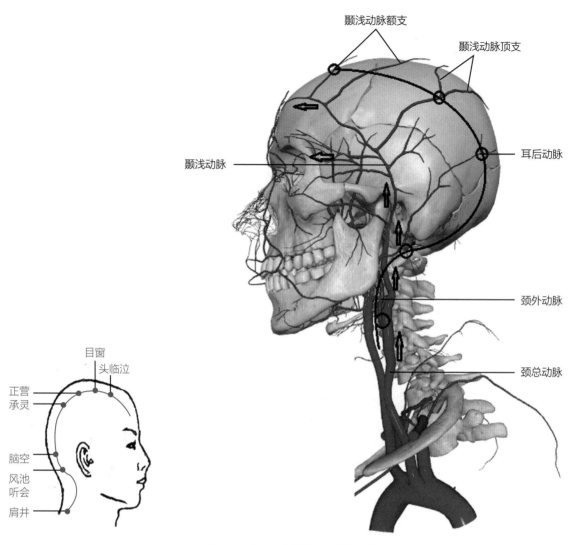

颞浅动脉额支

颞浅动脉顶支

颞浅动脉

耳后动脉

颈外动脉

颈总动脉

目窗
头临泣
正营
承灵
脑空
风池
听会
肩井

▲ 图 5-44　胆经颈部循行分段结构示意

1. 足少阳胆经胸腔内循行段　足少阳胆经胸腔内循行段即"以下胸中，贯膈"，此段循行路径合于缺盆穴下行胸中终止于隔膜。根据现代人体解剖学分析，这一循行分段结构是由胸肩峰动脉、膈下动脉、肌膈动脉构成。

胸肩峰动脉系腋动脉的分支之一。在胸小肌的上缘起于腋动脉。此动脉又分3支，其中胸肌支行于胸大、小肌间并分支营养此2肌；肩峰支向外侧至肩峰，与肩胛上动脉的分支吻合。胸肩峰动脉丛结构是胆经颈部分段"下颈，合缺盆"结构，是胆经头颈部分段和胆经胸腔内分段的中间结构。

心包膈动脉是胸廓内动脉的主要分支之一，与膈神经伴行，分布到心包、膈肌上面的前部。这一动脉丛不单为心包膜提供有氧血，而且为膈肌上部提供有氧血，故具有"以下胸中，贯膈"结构。

膈下动脉分布于膈肌及腹壁，有1对，该动脉发出肾上腺上动脉营养肾上腺，为膈肌之下部分和腹壁提供有氧血，与心包膈动脉同为膈肌提供有氧血，故膈下动脉是"以下胸中，贯膈"之下的结构。

肌膈动脉为胸廓内动脉的另一终支，行于第7～9肋软骨后面，穿膈后终于最下两个肋间隙，分支布于下五个肋间隙前部、腹壁诸肌及膈。肌膈动脉分布范围比较宽，穿膈后终于最下两个肋间隙形成了胆经体腔内结构与胆经体侧分段之间的共构体。

2. 足少阳胆经腹腔内循行段 胆经腹腔内循行段即“络肝，属胆，循胁里，出气街，绕毛际，横入髀厌中”，循行路径通过隔膜，联络肝脏，沿着胁部的里面向下走行，出小腹两侧的气街（气冲穴），绕过阴毛边缘，而横行进入髀厌（环跳穴）中，纵贯于腹腔内外。胆经在腹腔内循行分段，根据现代人体解剖学分析，主要由膈下动脉之下的胆动脉、肝固有动脉、肋下动脉丛结构构成。

“络肝，属胆”，即肝固有动脉、胆囊动脉和胰动脉构成的动脉丛。

肝固有动脉行于十二指肠韧带内，随后发出胃右动脉，沿胃小弯向左行，与胃左动脉吻合，沿途分支分布于胃小弯侧的胃壁。主干入肝门前发出肝左支和肝右支，分布于肝，其中肝右支发出胆囊动脉分布于胆囊。

胆囊动脉起自肝右动脉，常有变异，可起自肝固有动脉或其左支、胃十二指肠动脉或具有双胆囊动脉等。

胰十二指肠上前动脉起源于胃十二指肠动脉，发出分支到十二指肠和胰头供应血液。

“循胁里”，即肋下动脉。肋下动脉是主动脉在第十一肋间后动脉下方发出的分支，分布至第十二肋下方的节段性区域。

“出气街，绕毛际，横入髀厌中”，属于冲脉结构的髂总动脉髂外动脉丛结构。髂总动脉由腹主动脉分出后，沿腰大肌内侧下行至骶髂关节处分为髂内动脉和髂外动脉，“出气街，绕毛际”者是胆经与动脉干吻合循行段结构。

胆经胸腔内循行段结构和胆经腹腔内循行段结构是以膈肌为分界点，循行分布胸腹腔浆膜层之上，与肝胆心包形成共构体。其中胆囊动脉是这一共构体的核心分段，故将这条经脉称为胆经（图 5-45）。

胆经体腔内循行段“络肝，属胆”，当这一循行段血路发生异常时，会引起胆汁反流现象（胆汁反流通常是指因胃的幽门功能发生紊乱，幽门括约肌的功能失调），即《灵枢·经脉》所讲“是动则病口苦，善太息，心胁痛，不能转侧，甚则面微有尘，体无膏泽，足外反热，是为阳厥”。

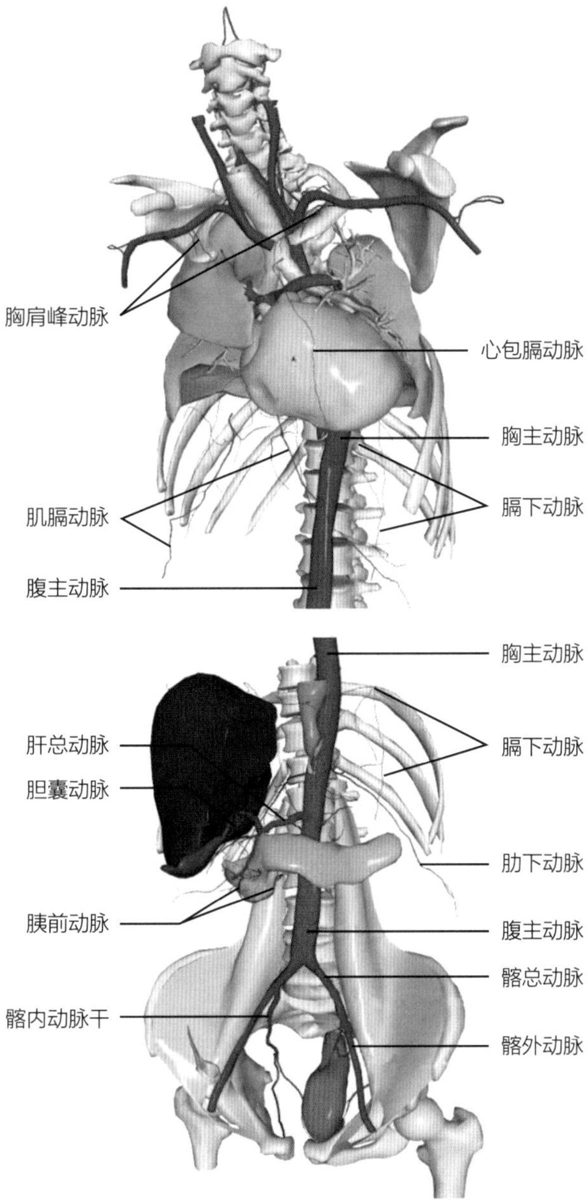

▲ 图 5-45 胆经体腔内循行段结构示意

（三）体侧段循行结构解析

“其直者，从缺盆下腋，循胸，过季胁，下合髀厌中，以下循髀阳，出膝外廉，下外辅骨之前，直下抵绝骨之端，下出外踝之前，循足跗上，入小趾次趾之间”，这一循行段由体腔壁肋侧循行段和下肢外侧循行段两段构成。

1. 胆经体腔壁肋侧循行段结构解析 胆经体

腔壁肋侧循行段为"其直者，从缺盆下腋，循胸，过季胁，下合髀厌中"，循行路径从缺盆下腋，沿着胸部过季胁，与前支脉会合于髀厌中。根据现代人体解剖学分析，主要是由腋动脉、胸外侧动脉、肋间前动脉、肋下动脉形成的动脉丛构成。

"从缺盆下腋"，即腋动脉。腋动脉为锁骨下动脉的延续，从第一肋的外侧缘至大圆肌的下缘，以胸小肌为界分为3段。

"循胸"，即胸外侧动脉。胸外侧动脉约69%起自于腋动脉第2段，较少起于第3段，部分与腋动脉的其他分支共干。该动脉发出后在胸小肌后面下行，分柘于前锯肌和胸大、小肌，在女性有分支至乳房。

"过季胁"，即肋间前后动脉结合部动脉丛。肋间前动脉起自胸廓内动脉与膈肌动脉的肋间前支，与肋间后动脉的上、下支于肋间隙前1/3处相吻合。

肋间后动脉共9对，起自胸主动脉，行于第3～11肋间隙的胸内筋膜与肋间内膜之间，在肋角处发出一较小的下支，沿下位肋上缘前行。

肋间后动脉血流自背侧向腹侧流动，肋间前动脉自腹侧向背侧流动，肋间前后动脉相向而行交会于软肋（季胁），由此形成纵向的动脉丛结构带，即"过季胁"结构。

"下合髀厌中"，即肋下动脉、旋髂深动脉形成的动脉丛。

肋下动脉是主动脉在第十一肋间后动脉下方发出的分支，分布至第十二肋下方的节段性区域。

旋髂深动脉在腹股沟韧带的后方或稍上方从髂外动脉发出，沿腹股沟韧带外侧半后方斜向外上的分支，营养髂嵴及邻近肌和皮肤。

如上四段动脉丛纵贯于体腔壁肋侧也就是胆经"其直者，从缺盆下腋，循胸，过季胁，下合髀厌中"的路径结构（图5-46）。

2. 胆经下肢外侧循行段　胆经下肢外侧循行段路径为"以下循髀阳，出膝外廉，下外辅骨之前，直下抵绝骨之端，下出外踝之前，循足跗上，入小趾次趾之间"。这一循行分段分布于下肢外侧部位，根据现代人体解剖学分析，是由臀上动脉浅支、旋股外侧动脉升支、旋股外侧动脉降支、腓动脉穿支形成的动脉构成。

"以下循髀阳"，由膝关节上部的臀上动脉浅支、旋股外侧动脉升支、旋股外侧动脉降支构成的动脉丛构成（图5-47）。

臀上动脉浅支属于髂内动脉后干的分支，浅支行于臀大肌与臀中肌之间，深支行于臀中肌与臀小肌之间，供给邻近结构。

旋股外侧动脉升支在股直肌后面上升的旋股外侧动脉分支，分布于阔筋膜张肌、臀中肌和髂前外侧。

旋股外侧动脉降支：多从股深动脉或股动脉直接发出的分支，在股直肌后方，继而于股直肌与股外侧肌之间下降，分支分布于股外侧肌、股前外侧部皮肤和膝关节，并与膝上外侧动脉吻合。

三条动脉丛构成的循行带分布于臀部和大腿外侧，髀指股部，阳指外侧，故称"以下循髀阳"。

"出膝外廉，下外辅骨之前，直下抵绝骨之端，下出外踝之前，循足跗上，入小趾次趾之间"，是由膝下外侧动脉和腓动脉穿支构成的动脉丛结构。

膝下外侧动脉多自腘动脉发出，向外行被腓肠肌外侧头遮盖，经腓侧副韧带与胫骨外侧髁之间至膝关节前面，参与构成膝关节网，并分支至腓骨上端。

腓动脉穿支是腓动脉自外踝上4～6厘米处发出的动脉，穿小腿骨间膜下部的裂孔至小腿前外侧部，形成升、降支。营养小腿前群诸肌。

（四）足部别段循行结构解析

胆经足部别循行分段为"其支者，别跗上，入大趾之间，循大趾歧骨内，出其端，还贯爪甲，出三毛"，这一循行分段是由足背外侧部向内侧部分布，也就是足少阳经别行吻合足厥阴肝经的循行分段。根据现代人体解剖学分析，胆经这一别行分段是由跗外侧动脉、足背弓状动脉构成。

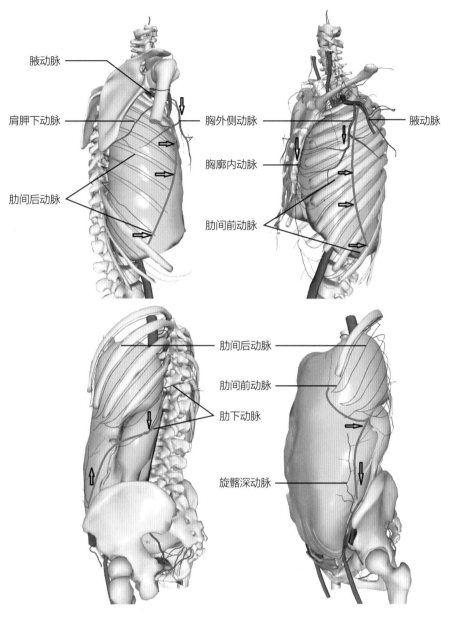

▲ 图 5-46　胆经体腔壁肋侧循行段结构示意

1. 胆经足部终止点结构　"其支者，别跗上，入大趾之间"，即第一跖背动脉结构。

第一跖背动脉为足背动脉的终支之一。在第一跖骨间隙近端发出，沿第一骨间背侧肌表面或在肌中前行，在趾蹼间隙近端分为两条趾背动脉；远端分为两条趾底固有动脉和与第一跖底动脉的吻合支。

第一跖背动脉结构同为胆经的终止点循行段，从这一位置开始向静脉转化，故称为胆经足部别循行分段。

2. 胆经别行肝经循行结构　"循大趾歧骨内，出其端"者，即足背弓状动脉和跗外侧动脉动脉丛结构。

足背弓状动脉在跖骨底处发自足背动脉的一条动脉，出现率为 39.1%，经趾短伸肌深面外行，与跗外侧动脉吻合，弓的凸侧发出 3 条跖背动脉，沿第二至四跖骨间隙分布于足趾。

跗外侧动脉在距骨颈从足背动脉的外侧壁发出的动脉，有 1～2 支，经趾短伸肌的深面，向前外侧斜行至第五跖骨底处与弓状动脉吻合。

跗外侧动脉、足背弓状动脉分布于足背侧面，

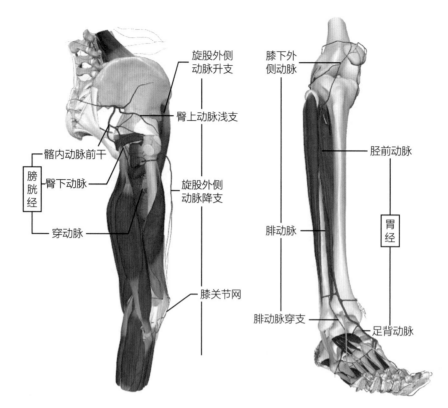

▲ 图 5-47　胆经下肢外侧循行段结构示意

有氧血流到达这个位置已经到达了终止点，于是经足背静脉弓向足背静脉和外侧缘静脉转换，足背动脉转化，其中外侧缘静脉在足外踝部位与小隐静脉吻合，小隐静脉即足厥阴肝经，故而得知跗外侧动脉和足背弓状动脉构成动脉丛也就是胆经足部别循行分段结构（图 5-48）。

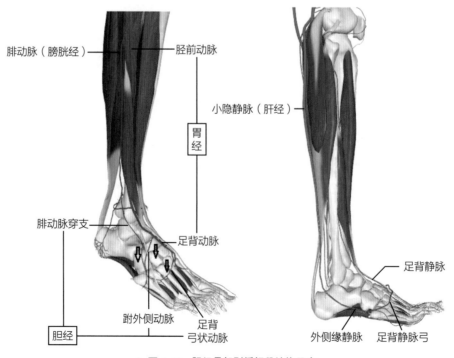

▲ 图 5-48　胆经足部别循行段结构示意

第十一节

足阳明胃经循行结构机制

一、足阳明胃经循行路径

足阳明胃经循行路径记载于《灵枢·经脉》，即"胃足阳明之脉，起于鼻之交頞中，旁纳太阳之脉，下循鼻外，入上齿中，还出挟口环唇，下交承浆，却循颐后下廉，出大迎，循颊车，上耳前，过客主人，循发际，至额颅。其支者，从大迎前下人迎，循喉咙，入缺盆，下膈，属胃，络脾。其直者，从缺盆下乳内廉，下挟脐，入气街中。其支者，起于胃口，下循腹里，下至气街中而合，以下髀关，抵伏兔，下膝膑中，下循胫外廉，下足跗，入中趾内间。其支者，下廉三寸而别，下入中趾外间。其支者，别跗上，入大趾间，出其端"。

（一）足阳明胃经循行路径分段

根据原文记载内容分析，胃经是由头面段、脏腑段、体壁段、下肢段，足背段五个循行分段构成。

1. *胃经头面部循行段* 根据《灵枢·经脉》记载胃经起始循行路径为"起于鼻之交頞中，旁纳太阳之脉，下循鼻外，入上齿中，还出挟口环唇，下交承浆，却循颐后下廉，出大迎，循颊车，上耳前，过客主人，循发际，至额颅"。意思是胃足阳明经脉，起于鼻孔两旁（迎香穴），由此上行，左右相交于鼻根部，并缠束旁侧的足太阳膀胱经的经脉，向下沿着鼻的外侧，入上齿缝中，复出环绕口唇，下交于承浆穴，退回沿腮下后方，出大迎穴，沿颊车穴，上至耳前，通过客主人穴（即上关穴）、沿发际，到达额颅。胃经这一循行段主要分布于头面部，故称为胃经头面部循行段。

2. *胃经体腔内循行段* 根据《灵枢·经脉》记载胃经头面循行段下行路径为"其支者，从大迎前下人迎，循喉咙，入缺盆，下膈，属胃，络脾"。意思是讲胃经有一支脉，从大迎穴之前，向下走至人迎穴，沿喉咙入缺盆穴，下贯隔膜，入属于胃腑，与脾脏相联系。胃经这段循行路径分布于胸腹腔内脏腑之间，故称为胃经脏腑循行段。

3. *胃经体壁循行段* 根据《灵枢·经脉》记载胃经在体壁腹侧有一循行路径"其直者，从缺盆下乳内廉，下挟脐，入气街中"。意思是胃经其直行的脉，从缺盆下行于乳房的内侧，再向下挟脐而入于阴毛两旁的气街（气冲穴）中。又一支脉，起于胃的下口（即幽门，相当于下脘穴部位），下循腹里，到气街前与直行的经脉相合。胃经这一分支循行段纵贯分布体壁腹侧位置，故称为胃经体壁循行段。

4. *胃经下肢循行段* 根据《灵枢·经脉》记载胃经在下肢循行路径为"其支者，起于胃口，下循腹里，下至气街中而合，以下髀关，抵伏兔，下膝膑中，下循胫外廉，下足跗，入中趾内间"。意思是胃经由腹部胃口下行至髀关穴，过伏兔穴，下至膝盖，沿胫骨前外侧，下至足背，入中趾内侧。这一循行路径分布于下肢位置，故称为胃经下肢循行段。

5. *胃经足背正别循行段* 根据《灵枢·经脉》记载胃经在足背部存在别行路径为"其支者，下廉三寸而别，下入中趾外间。其支者，别跗上，入大趾间，出其端"。意思是胃经在小腿下部有一支脉，从膝下三寸处分别而行，下至足中趾外侧。又一支脉，从足背进入足大趾，直出大趾尖端，与足太阴脾经相接。足背部存在两条经脉循行段，称为胃经足部正别循行段。

（二）足阳明胃经生理功能

《灵枢·经脉》记载了足厥阴肝经生理功能和病理变化，"是动则病洒洒振寒，善呻，数欠，颜黑，病至则恶人与火，闻木声则惕然而惊，心欲动，独闭户塞牖而处，甚则欲上高而歌，弃衣而走，贲响腹胀，是为骭厥。是主血所生病者，狂疟，温淫，汗出，鼽衄，口㖞，唇胗，颈肿，喉痹，大腹水肿，膝膑肿痛，循膺乳、气街、股、伏兔、骭外廉、足跗上皆痛，中趾不用，气盛则身以前皆热，其有余于胃，则消谷善饥，溺色黄；气不足则身以前皆寒栗，胃中寒则胀满"。意思是讲本经主血所发生的病变，就会发狂、疟疾、温热过甚，自汗出，鼻流清涕或出血，口角歪斜，口唇生疮，颈肿喉痹，脐以上腹部肿胀，膝盖肿痛，沿侧胸乳部、气街、大腿前缘、伏兔、足胫外侧、足背等处都发痛，足中趾不能屈伸。本经气盛有余的实症，身前胸腹部发热，若气盛有余于胃，消化快，容易饥，小便色黄；本经气虚不足的虚症，身前胸腹部发冷，胃中有寒，发生胀满等症状。

二、足阳明胃经循行分段结构解析

（一）头面部段循行结构解析

头面分段是由颞浅动脉、面动脉构成，即《灵枢·经脉》所讲"起于鼻之交頞中，旁纳太阳之脉，下循鼻外，入上齿中，还出挟口环唇，下交承浆，却循颐后下廉，出大迎，循颊车，上耳前，过客主人，循发际，至额颅"。

面动脉约平下颌角处起始，向前经下颌下腺深面，于咬肌止点前缘绕过下颌骨下缘至面部，沿口角及鼻翼的外侧迂曲上行至内眦，易名为内眦动脉；面动脉分支布于下颌下腺、面部和腭扁桃体等。面动脉这一分支就是胃经"起于鼻之交

頞中，旁纳太阳之脉，下循鼻外，入上齿中，还出挟口环唇，下交承浆"分支段结构。

颞浅动脉在外耳门前方上行，越颧弓根部至颞部皮下，分支布于腮腺和额、颞、顶部的软组织。颞浅动脉额支于颧弓后端发自颞浅动脉，行向前上，分布至眼轮匝肌、额肌、帽状腱膜及额部皮肤等。颞浅动脉这一循行路径就是胃经"却循颐后下廉，出大迎，循颊车，上耳前，过客主人，循发际，至额颅"分支段结构（图 5-49）。

（二）体腔内段循行结构解析

胃经脏腑部位循行分段，即《灵枢·经脉》所讲"其支者，从大迎前下人迎，循喉咙，入缺盆，下膈，属胃，络脾"。经文介绍虽然非常简短，但是所表述的内容却非常丰富且复杂。根据经文所载内容和现代人体解剖学分析，这一循行分段还分为三条更细化的循行分段。

1. 胃经颈总动脉循行分段　原文所载"其支者，从大迎前下人迎，循喉咙，入缺盆"循行段结构由颈总动脉食管喉管动脉构成。

"从大迎前下人迎"者属于颈总动脉，头颈部的动脉主干，左颈总动脉起自主动脉弓，右颈总动脉起自头臂干。"人迎"者属于颈总动脉上的颈动脉窦化学感受器，中医学定位为胃经动输。

"循喉咙，入缺盆"属于食管喉管动脉，两侧的颈总动脉均经胸锁关节后方沿食管、气管和喉的外侧上行，至甲状软骨上缘高度，分为颈内动脉和颈外动脉。食管的颈、胸、腹各部分动脉均沿着食管长轴，在食管壁内、外相互构成吻合，相互交通，供血丰富。按照食管动脉的来源，一般将食管的供血分为四个区。

食管颈部的动脉主要来源于左右侧甲状腺下动脉，有 2～8 支，其中左、右侧共 4 支者最多见，也可来源于左、右锁骨下动脉及其他分支。

食管胸部上段指气管分叉以上的食管，其血供主要来源于左、右支气管动脉及主动脉弓，有 1～8 支，其中 5 支者最多见。

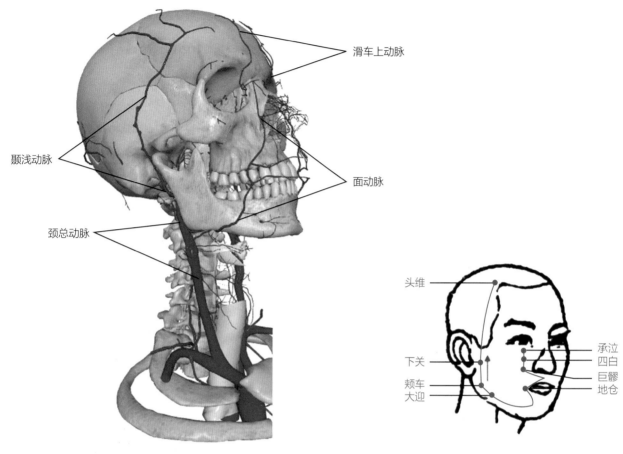

▲ 图 5-49　胃经头面部循行分段示意

食管胸部下段指气管分叉以下的食管，主要由胸主动脉发出的食管动脉供血，数目为 1～6 支。

食管腹部供血动脉主要来自胃左动脉分支，其次为左膈下动脉分支，有 1～4 支。

2. 胃经膈肌动脉分支　经文所载"入缺盆，下膈"是一段很长的距离，根据现代人体解剖学分析属于肌膈动脉。胸廓内动脉的另一终支为肌膈动脉，行于第 7～9 肋软骨后面，穿膈后终于最下两个肋间隙，分支布于下五个肋间隙前部、腹壁诸肌及膈。

3. 胃经脾胃动脉循行分段　原文所载胃经"属胃，络脾"属于胃经体腔内的主体结构处于脾胃之间。根据现代人体解剖学分析，胃经这一循行分段不是一条动脉，而是由脾胃间的胃网膜左动脉、胃网膜右动脉、胃后动脉、胃右动脉、脾动脉、脾动脉胰支、肋下动脉构成动脉丛结构。

胃网膜左动脉起于脾动脉末端或其脾支，经胃动脉韧带入大网膜前两层腹膜间，沿胃大弯右行，终支多与胃网膜右动脉吻合，形成胃大弯动脉弓，行程中分支至胃前、后壁和大网膜。

胃网膜右动脉发自胃十二指肠动脉，在大网膜前两层腹膜间沿胃大弯左行，终支与胃网膜左动脉吻合，沿途分支营养胃前、后壁和大网膜。

胃后动脉为脾动脉供应胃底后壁的分支，由脾动脉发出在网膜囊后壁的腹膜后上升，经胃膈韧带至胃底后面。

胃右动脉起于肝固有动脉，也可起于肝固有动脉左支、肝总动脉或胃十二指肠动脉，下行至幽门上缘，转向左上，在肝胃韧带内沿胃小弯走行，终支多与胃左动脉吻合成胃小弯动脉弓，沿途分支至胃前、后壁。

肋下动脉是主动脉在第十一肋间后动脉下方

发出的分支，分布至第十二肋下方的节段性区域。

从上述分析可知，胃经在体腔内分布具有长度大、分布广的特点，并非是一条动脉血管构成。"长度大"是指冲脉主体段胸腹主动脉向食管和胃部发出的动脉分支结构构成；"范围广"是指胸腹主动脉发出的胃经这些分支，纵贯于颅腔、胸腔和腹腔之间。胃经体腔内循行分段的两大特点，使得胃经不但成为脏腑阳气之源"阳受之则入六腑"，而且成为手足阳经之首"阳明者表也，五脏

六腑之海也，亦为之行气于三阳"机制（图5-50）。

（三）胃经胸腹壁循行段结构

《灵枢·经脉》所讲"其直者，从缺盆下乳内廉，下挟脐，入气街中"，胃经中一分支段循行分布于胸腹壁腹侧位置，故称为胃经腹壁段。根据现代人体解剖学分析，胃经腹壁循行段结构是由胸廓内动脉、腹壁上动脉、腹壁下动脉构成的动脉丛结构。

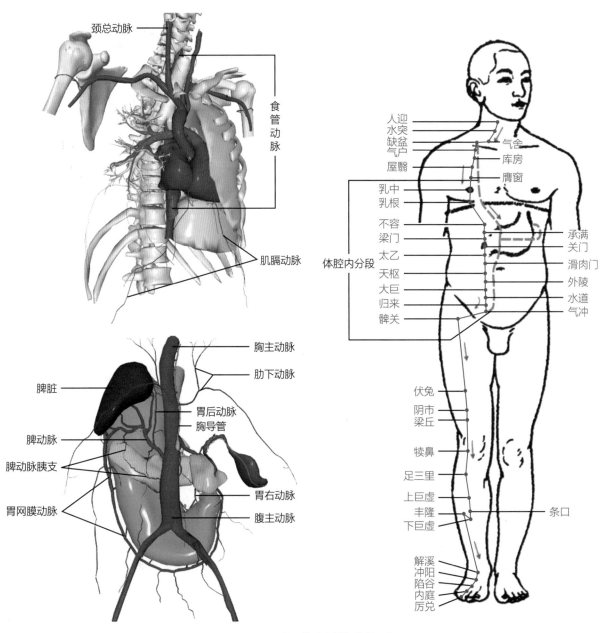

▲ 图5-50 胃经体腔内循行分段示意

1."其直者，从缺盆下乳内廉"即胸廓内动脉 胸廓内动脉起于锁骨下动脉的下面，椎动脉起点的相对侧，向下入胸腔，沿第1～6肋软骨后面（距胸骨外侧缘约1厘米）下降，分支布于胸前壁、心包、膈和乳房等。

2."下挟脐"者即腹壁上动脉 腹壁上动脉为胸廓内动脉的两个终支之一，沿胸前壁下行至腹前壁进入腹直肌鞘，供应腹直肌血液。

3."入气街中"者即腹壁下动脉 腹壁下动脉在近腹股沟韧带中点稍内侧处，发自髂外动脉，在腹股沟管深环内侧的腹膜外组织内斜向上内，穿腹横筋膜上行于腹直肌与腹直肌鞘后层之间，至脐平面附近与发自胸廓内动脉腹壁上动脉吻合，并与肋间动脉的终支在腹直肌外侧缘吻合。气街者即股动脉。

胃经胸腹壁循行段结构属于体腔内冲脉胸腹主动脉前后段向胸腹部发出的分支结构。其一，上端"其直者，从缺盆下乳内廉"者，由动脉弓分支左右锁骨下动脉向胸部发出胸廓内动脉和腹壁上动脉构成。胸廓内动脉又与肋间前动脉吻合为一体，肋间前动脉属于督脉前壁分支，胃经胸腔分支段与督脉在胸部中轴线两侧形成关联共构结构，血流由上向下流动，也就是督脉与胃经在胸部形成共构体。其二，下端"下挟脐，入气街中"者，是由冲脉腹主动脉下部分支股动脉向腹壁发出左右腹壁下静脉构成，左右股动脉属于冲脉分支段结构，与左右腹壁下静脉吻合，血流由下向上流动，也就是冲脉与胃经在腹部形成共构体。

胃经胸腹部循行段上下连接奇经督冲二脉形成的共构结构，使得胃经成为奇正经脉有氧血灌流的核心通路，即《素问·太阴阳明论》所讲"脏腑各因其经而受气于阳明，故为胃行其津液。四肢不得禀水谷气，日以益衰，阴道不利，筋骨肌肉，无气以生，故不用焉"（图5-51）。

（四）胃经下肢循行段结构

胃经在下肢循行段路径，即《灵枢·经脉》

所讲"其支者，起于胃口，下循腹里，下至气街中而合，以下髀关，抵伏兔，下膝膑中，下循胫外廉，下足跗，入中趾内间"。根据现代人体解剖学分析，是由髂外动脉、旋股外侧动脉升降支、胫前动脉动脉丛构成。

1.胃经髂外动脉股前支循行段结构 "其支者，起于胃口，下循腹里"即髂外动脉股前支，沿腰大肌内侧缘下降，经腹股沟韧带中点的深面

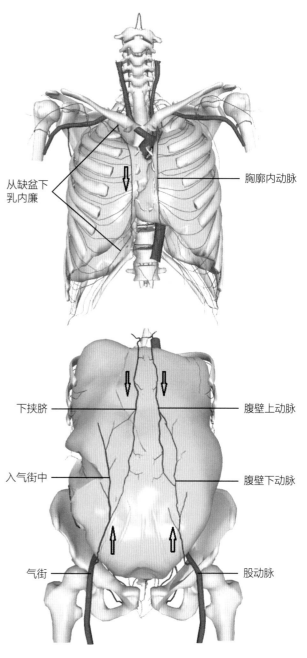

▲ 图5-51 胃经腹壁循行段结构示意

至股前部即"其支者，起于胃口，下循腹里，下至气街中而合"；移行为股动脉。髂外动脉在腹股沟韧带的稍上方发出腹壁下动脉即胃经腹壁循行段"下挟脐，入气街中"。

2.胃经旋股外侧动脉升降支循行段结构 "以下髀关，抵伏兔，下膝膑中，下循胫外廉"即旋股外侧动脉升降支，是从股深动脉或股动脉直接发出的分支，在股直肌后方，继而于股直肌与股外侧肌之间下降即"以下髀关，抵伏兔"；分支分布于股外侧肌、股前外侧部皮肤和膝关节，并与膝上外侧动脉吻合"下膝膑中，下循胫外廉"。

3.胃经胫前动脉循行段结构 "下足跗，入中趾内间"即胫前动脉，于腘肌下缘由腘动脉分出后，即向前穿骨间膜，进入小腿前骨筋膜鞘，紧贴骨间膜前面，伴腓深神经下行。上1/3段位于胫骨前肌和趾长伸肌之间，下2/3段位于胫骨前肌和蹞长伸肌之间，故而描述为"下足跗，入中趾内间"。

胃经下肢循行分段由髂外动脉、旋股外侧动脉升降支、胫前动脉构成。髂外动脉属于冲脉分支段，故胃经下肢分段是由冲脉结构分化发育而成，实际就是旋股外侧动脉升降支、胫前动脉在下肢外前侧形成的动脉丛结构（图5-52）。

（五）胃经足背循行段结构

根据《灵枢·经脉》所讲，胃经下肢循行段在下端有别循行段即"其支者，别跗上，入大趾间，出其端"。根据现代人体解剖学分析，胃经这一别行分段属于足背动脉分布结构。

胃经小腿循行段"下足跗，入中趾内间"属于胫前动脉，冲脉腹主动脉下行的有氧血流自经胫前动脉下行到足背时，需要与足背静脉发生动静脉连接，故经文提出了胃经别行静脉的说法。

1.胃经足背动脉循行段结构 "下足跗"者即胫前动脉延伸下行的足背脉，是胫前动脉的直接延续，经蹞长伸肌腱和趾长伸肌腱之间前行，至第1跖骨间隙近侧，发出第1跖背动脉和足底深支两终支。

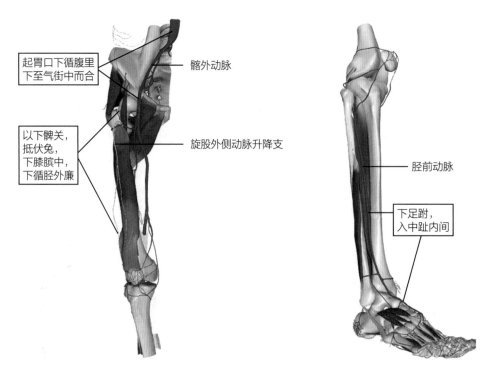

起胃口下循腹里
下至气街中而合

髂外动脉

以下髀关，
抵伏兔，
下膝膑中，
下循胫外廉

旋股外侧动脉升降支

胫前动脉

下足跗，
入中趾内间

▲ 图5-52 胃经下肢循行段结构示意

2.胃经趾背动脉循行段结构 "入中趾内间"即跗外侧动脉、足背弓动脉、趾背动脉构成的足动脉丛。

跗外侧动脉在距骨颈，为足背动脉的外侧壁发出的动脉，有 1～2 支，经趾短伸肌的深面，向前外侧斜行至第五跖骨底处与弓状动脉吻合。

足背弓状动脉在跖骨底处，发自足背动脉的一条动脉，出现率为 39.1%，经趾短伸肌深面外行，与跗外侧动脉吻合，弓的凸侧发出 3 条跖背动脉，沿第 2～4 跖骨间隙分布至足趾。

各跖背动脉在跖趾关节附近都分出的两支趾背动脉，沿相邻趾的相对缘前行，至趾端与对侧的同名动脉吻合。

动脉血流经胫前动脉延伸下行足背动脉，然后分流到跗外侧动脉、足背弓动脉、趾背动脉也就是胃经下肢末端别行段结构，有氧血流到达足趾末端时开始向静脉回流，相对回流静脉血管由下向上依次是跖背静脉、足背静脉弓、大隐静脉、胫前静脉、小隐静脉。

跖背静脉为跖背动脉的伴行静脉，由趾背静脉汇合而成。

足背静脉弓是横位于跖骨远侧端的静脉弓，为足背静脉网的最发达部分。

大隐静脉是全身最长的浅静脉，起于足背静脉弓内侧，经内踝前方，沿小腿内侧上行，经过膝关节内后方，沿大腿内侧转至大腿前面上行，于耻骨结节下外方 3～4 厘米处，穿过阔筋膜的隐静脉裂孔注入股静脉。

胫前静脉为胫前动脉的伴行静脉，穿小腿骨间膜向后与胫后静脉汇合成腘静脉。

小隐静脉始于足背静脉弓外侧缘，在小腿后面浅筋膜中上行至腘窝，注入腘静脉的浅静脉。

胃经为手足十二经中阳经之首，是冲脉胸腹主动脉发出的长度最大、范围最广的正经。其足部循行段是有氧血流下肢动脉血流集中的部位，有氧血具有四路才能形成动静脉循环，故必须了解胃经在足部的伴行静脉血管结构才能正确理解胃经循行结构（图 5-53）。

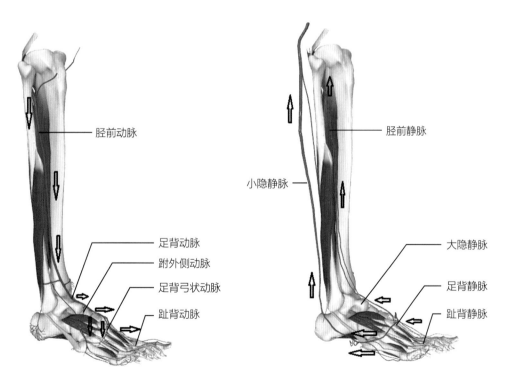

▲ 图 5-53　胃经足背循行段结构示意

第十二节

足太阳膀胱经循行结构机制

一、足太阳膀胱经循行路径

足太阳膀胱经循行路径记载于《灵枢·经脉》，即"膀胱足太阳之脉，起于目内眦，上额，交巅。其支者，从巅至耳上角。其直者，从巅入络脑，还出别下项，循肩髆内，挟脊，抵腰中，入循膂，络肾，属膀胱。其支者，从腰中下挟脊，贯臀，入腘中。其支者，从髆内左右，别下，贯胛，挟脊内，过髀枢，循髀外，从后廉，下合腘中，以下贯踹（腨的通假字）内，出外踝之后，循京骨，至小趾（之端）外侧"。

（一）足太阳膀胱经循行路径分段

根据原文记载内容分析足太阳膀胱经是由五个循行分段构成（图5-54）。

1.膀胱经头面部循行分段 "膀胱足太阳之脉，起于目内眦，上额，交巅"意思是膀胱足太阳经脉，起于眼内角，向上行于额部，交会于头顶之上。这一循行段分布于头面部，故称为膀胱经头面部循行段。

2.膀胱经耳后部循行分段 "其支者，从巅至耳上角"意思是膀胱经有一支脉从头顶至耳上角。这一循行分段结构分布于头部耳后部位，故称为膀胱经耳后部循行段。

3.膀胱经头背部循行段 "其直者，从巅入络脑，还出别下项，循肩髆内，挟脊，抵腰中，入循膂，络肾，属膀胱"意思是膀胱经的直行循行段是从头顶入络于脑，复从脑后下行项后，沿肩胛内侧，挟脊柱的两旁直达腰中，沿膂肉深入，联络肾脏，入属于膀胱本腑。这一循行段处于头

背侧中轴线两侧，故称为膀胱经头背部循行段。

4.膀胱经大腿部循行段 "其支者，从腰中下挟脊，贯臀，入腘中"意思是其另一支脉，从腰中会于后阴，通过臀部，直入膝腘窝中。膝部后面，腿弯曲时形成窝儿的地方。这一循行段位于大腿后侧部位，故称为膀胱经大腿部别循行段。

5.膀胱经小腿部循行段 "其支者，从髆内左右，别下，贯胛，挟脊内，过髀枢，循髀外，从后廉，下合腘中，以下贯踹内，出外踝之后，循京骨，至小趾外侧"意思是膀胱经又一支脉，从左右肩髆内侧，另向下行，穿过脊肉，经过髀枢，沿髀外侧后缘，向下行，与前一支脉会合于膝腘窝中，由此再向下通过小腿肚，出外踝骨的后边，沿着京骨穴，至小趾尖端外侧，交于小趾之下，与足少阴经脉相接。其中"下合腘中，以下贯踹内，出外踝之后，循京骨，至小趾外侧"出于下肢小腿后侧，故称为膀胱经下肢小腿部循行段。

（二）足太阳膀胱经生理功能

1.足太阳膀胱经主一身之表 足太阳膀胱经经典记载的五个循行分段构成，生理功能表现上主要是主一身之表，外邪侵袭，本经受邪，则恶寒，发热，鼻塞，鼻衄。膀胱经之脉上额交巅络脑，邪气随经上逆则头痛；膀胱经起于目内眦，下行项后，一支挟背抵腰，下行经股入腘窝，一支循背下行，至腘窝后又下行，至外踝折向前，至足小趾，经气不利，则目痛，项背、腰、臀部及下肢后侧疼痛，足小趾麻木不用。膀胱气化失司，则少腹胀满，小便不利，遗尿。

2.膀胱经与"踝厥"病变 膀胱经主要病变

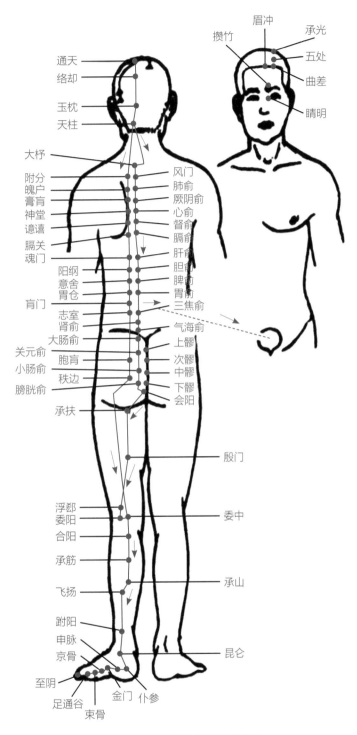

通天
络却
玉枕
天柱

大杼
附分
魄户
膏肓
神堂
譩譆
膈关
魂门

阳纲
意舍
胃仓
肓门

志室
肾俞
大肠俞
关元俞
小肠俞
胞肓
膀胱俞
秩边

承扶

浮郄
委阳
合阳
承筋

飞扬

跗阳
申脉
京骨
至阴
足通谷
束骨

金门　仆参

眉冲
攒竹
承光
五处
曲差
睛明

风门
肺俞
厥阴俞
心俞
督俞
膈俞
肝俞
胆俞
脾俞
胃俞
三焦俞
气海俞
上髎
次髎
中髎
下髎
会阳

殷门

委中

承山

昆仑

▲ 图 5-54　膀胱经循行路径示意

表现在《灵枢·经脉》描述为"踝厥"，即"是动则病冲头痛，目似脱，项如拔，脊痛，腰似折，髀不可以曲，腘如结，踹（腨的通假字）如裂，是为踝厥。是主筋所生病者，痔，疟，狂，癫疾，头、囟、项痛，目黄，泪出，鼽衄，项、背、腰、尻、腘、踹（腨的通假字）、脚皆痛，小趾不用"。意思是足太阳膀胱经脉气所发生的病变，会发生邪气上冲而造成脑后眉骨间疼痛，严重时眼珠好像要脱出，脖子像受到拉拽，脊部痛，腰似折断，大腿不能屈伸，腿后窝像被结扎，小腿肚痛似撕裂。本经主筋所发生的病症，如痔疮，疟疾，狂病，癫病，头、囟门和颈部疼痛，眼睛发黄，流泪，鼻流清涕或出血，项、背、腰、臀部、腿后窝、小腿肚、脚等部位都发生疼痛，足小趾也不能动弹。

二、足太阳膀胱经循行分段结构解析

膀胱经循行分段路径结构解析要界定其体液流动通路的属性。《灵枢·经脉》对于膀胱经诊断描述："为此诸病，盛则泻之，虚则补之，热则疾之，寒则留之，陷下则灸之，不盛不虚，以经取之。盛者人迎大再倍于寸口，虚者人迎反小于寸口也。"意思是膀胱经病变时，实证用泻法，虚证用补法，热证用速刺法，寒证用留针法，脉虚下陷用灸法，不实不虚从本经取治。所谓气盛

的实证，是指人迎脉比寸口脉大两倍；所谓虚证，是指人迎脉比寸口脉小。人迎合寸口都输于动脉脉动部位，由此推论得知足太阳膀胱经循行结构属于有氧血动脉血管结构。

（一）头面部段循行结构解析

膀胱经头面部循行段为"膀胱足太阳之脉，起于目内眦，上额，交巅"。根据现代人体解剖学分析，这一循行段结构是指滑车上动脉、眶上动脉、内眦动脉构成动脉丛结构（图5-55）。

滑车上动脉为眼动脉的分支，供应额部内侧肌、额骨及皮肤，与位于其外侧的眶上动脉构成吻合。

眶上动脉为眼动脉的直接延续，经眶上切迹出眶分布至眼轮匝肌、额窦及额部皮肤。

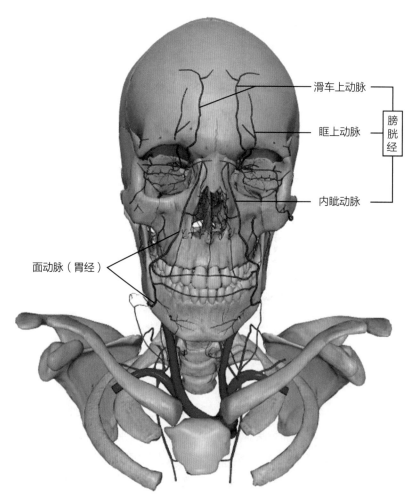

▲ 图 5-55　膀胱经头面部段结构示意

内眦动脉为面动脉行程迂曲，斜向前上行，经口角和鼻翼外侧至内眦。

膀胱经头面部循行段由滑车上动脉、眶上动脉、内眦动脉丛构成，是由胃经面动脉延伸分化而来，故可以通过足阳明胃经"人迎"动输来诊断其血流变化情况。

（二）耳后部段循行结构解析

膀胱经耳后部循行段为"其支者，从巅至耳上角"。依据现代人体解剖学分析这一循行段结构是指左右枕动脉耳支、枕动脉枕支、颞浅动脉顶支、颞浅动脉额支构成动脉丛结构，是由胃经面动脉循行段分支和足太阳膀胱头部后段枕动脉分支吻合部结构，隶属于膀胱经头面部别循行分段结构（图 5-56）。

枕动脉耳支为枕动脉不恒定的分支，经乳突孔入颅分布至硬脑膜及乳突小房。

枕动脉枕支为分布于枕部皮肤、骨膜和枕肌等的枕动脉终末分支。

颞浅动脉顶支为颞浅动脉的两终支之一，于颧弓后端发自颞浅动脉，沿颞筋膜表面行向后上，分布于顶部的帽状腱膜及头皮等结构。

颞浅动脉额支为颞浅动脉的两终支之一，于颧弓后端发自颞浅动脉，行向前上，分布至眼轮匝肌、额肌、帽状腱膜及额部皮肤等。

（三）头背部段循行结构解析

膀胱经头背部循行段为"其直者，从巅入络脑，还出别下项，循肩髆内，挟脊，抵腰中，入循膂，络肾，属膀胱"。

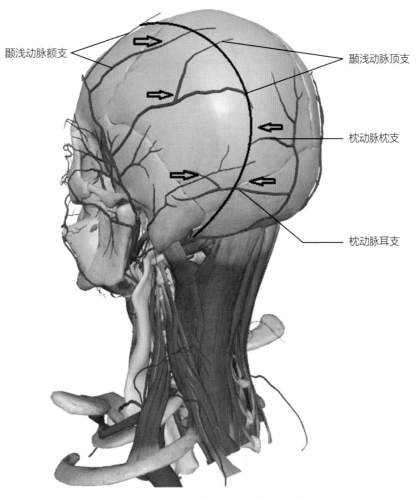

颞浅动脉额支

颞浅动脉顶支

枕动脉枕支

枕动脉耳支

▲ 图 5-56　膀胱经耳后部循行段结构示意

1.头颈部循行分段结构 "其直者,从巅入络脑,还出别下项",即膀胱经的直行循行段是从头顶入络于脑,复从脑后下行项后。这一循行分段根据现代人体解剖学分析,由枕动脉、枕支枕动脉、颈深动脉形成的动脉丛构成(图5-57)。

枕动脉枕支为分布于枕部皮肤、骨膜和枕肌等的枕动脉终末分支。

枕动脉发自颈外动脉后壁,经二腹肌后腹深面和乳突根部内侧向后上行,在斜方肌起点与胸锁乳突肌止点间穿出至皮下,分数支分布于颅顶后部。

颈深动脉由肋颈干发出的动脉,上行至颈背部,行向头半棘肌,供应邻近肌肉。

头颈部这一循行分段结构是左右锁骨下动脉向头颈部发出的分支,左右锁骨下动脉隶属于冲脉结构,故膀胱经头背部循行段结构属于冲脉分支结构。

2.背腰部循行分段结构

(1)膀胱经肩背部循行段结构:"还出别下项,循肩髆内,挟脊"者,即循行于背部中轴线两侧的膀胱循行段。根据现代人体解剖学分析,脊背部中轴线两侧并没有纵向分布的体液脉管结构分布,主要动脉是由胸主动脉向背侧发出的左右肋间动脉,有氧血流由心脏而出,经胸腹主动脉向左右肋间动脉流动做弧形运功,肋间动脉血流在做横线弧形流动时分支脉管纵向分布于脊背部中轴线两侧纵向筋肉丛中,由此形成的动脉网也就是膀胱经肩背部循行段结构。

肋间后动脉共9对,起自胸主动脉,行于第3~11肋间隙的胸内筋膜与肋间内膜之间,在肋

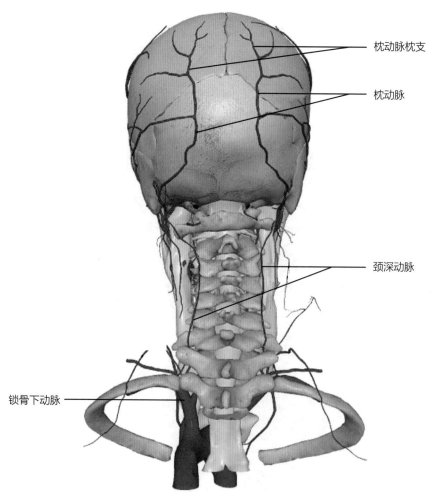

▲ 图5-57 头颈部循行分段结构示意

枕动脉枕支

枕动脉

颈深动脉

锁骨下动脉

角处发出一较小的下支，沿下位肋上缘前行，故膀胱经背部循行段在脊中轴线左右两侧出现四条循行路径结构。肋间后动脉属于督脉循行段结构，膀胱经背部循行段属于督脉的分支段结构。

肋间动脉在肋间内肌与肋间最内肌之间沿肋沟前行，肋间后动脉的上、下支行至肋间隙前部与胸廓内动脉的肋间前支吻合，胸廓内动脉属于胃经循行段结构。胃经属于阳明，膀胱经通过肋间前后动脉与胸廓内动脉形成吻合，也就是胃经、督脉、膀胱经形成共构体，这就是中医学定性膀胱经生理功能主一身之表的真正机制（图 5-58）。

与肋间动脉相对的是由上下腔静脉发出的左右肋间后静脉，左右肋间后静脉静脉血流经奇静脉、副半奇静脉、半奇静脉向上下腔静脉回流。其中奇静脉、副半奇静脉、半奇静脉属于督脉伴行脉；上下腔静脉属于冲脉伴行脉，由此形成的静脉丛与膀胱经构成的动脉丛平行分布，形成背

部循行段结构的动静脉循环。膀胱经主一身之表结构同时存在伴行脉结构，才能保证膀胱经的阴阳平衡性。

（2）膀胱经腰脊部循行段结构："抵腰中，入循膂，络肾，属膀胱"，即膀胱经腰部循行段结构。这一循行段"络肾，属膀胱"，根据这一属性定性此经为膀胱经。

根据现代人体解剖学分析，膀胱经腰脊部循行段是由腰部与肾膀胱关联的两个动脉丛构成。

① 腰髂外动脉丛循行结构："抵腰中，入循膂"者即腰髂外动脉丛循行段，由臀上动脉、骶外侧动脉、髂腰动脉构成。

髂腰动脉发自后干，有 1～2 支，向外上进入腰大肌的深面，分布于髂肌和腰大肌等。

臀上动脉为后干的延续，向下经腰骶干和第 1 骶神经前支间穿梨状肌上孔出盆腔至臀区，分支至臀部肌。

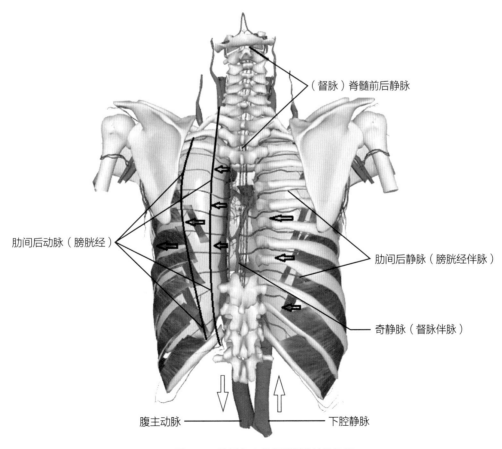

▲ 图 5-58 膀胱经肩背部循行段结构示意

（督脉）脊髓前后静脉

肋间后动脉（膀胱经）

肋间后静脉（膀胱经伴脉）

奇静脉（督脉伴脉）

腹主动脉

下腔静脉

骶外侧动脉为髂内动脉供应盆壁后部的分支，常为数支，沿骶骨外侧缘前面下行，分布至盆壁肌。

②腰髂内动脉丛循行结构："络肾，属膀胱"者即腰髂内动脉丛循行段，由阴部内动脉、阴道动脉、子宫动脉、膀胱下动脉、卵巢动脉构成。

阴部内动脉在臀下动脉的前方下行，穿梨状肌下孔出骨盆，继经坐骨小孔至坐骨肛门窝，发出肛动脉、会阴动脉和阴茎动脉（阴蒂动脉），分布于肛门、会阴部和外生殖器。

阴道动脉为子宫动脉供应阴道的分支，在骨盆侧壁，发自子宫动脉的起始部，行向前下分布至阴道的中下部。

子宫动脉发自髂内动脉的内侧壁，进入子宫阔韧带两层之间，沿子宫的外侧缘分布至子宫及其邻近结构，在子宫颈外侧约2厘米处跨越输尿管前上方的动脉。

膀胱下动脉为髂内动脉供应膀胱的分支，在脐动脉稍下方，发自髂内动脉，分布至膀胱。

卵巢动脉为腹主动脉供应卵巢的成对动脉分支，在肾动脉起始处的稍下方，发自腹主动脉的

前壁，沿腹后壁下行入骨盆，分布至卵巢和输卵管等结构。

腰髂外动脉丛循行结构和腰髂内动脉丛循行结构形成的共构体，也就是膀胱经腰脊部循行段"抵腰中，入循膂，络肾，属膀胱"的结构机制（图5-59）。

（四）大腿部别段循行结构解析

膀胱经大腿部别循行段即"其支者，从腰中下挟脊，贯臀，入腘中"。循行部位从臀部开始，直入膝腘窝中。腘中即膝部后面，腿弯曲时形成窝儿的地方。根据现代人体解剖学分析，实际是由臀下动脉、阴部内动脉、穿动脉、股深动脉形成的动脉丛构成。

臀下动脉起自前干，多在第2、3骶神经间，经梨状肌下孔穿出至臀部，分支营养下部臀肌和髋关节。

阴部内动脉在臀下动脉的前方下行，穿梨状肌下孔出骨盆，继经坐骨小孔至坐骨肛门窝，发出肛动脉、会阴动脉和阴茎动脉（阴蒂动脉），分布于肛门、会阴部和外生殖器。

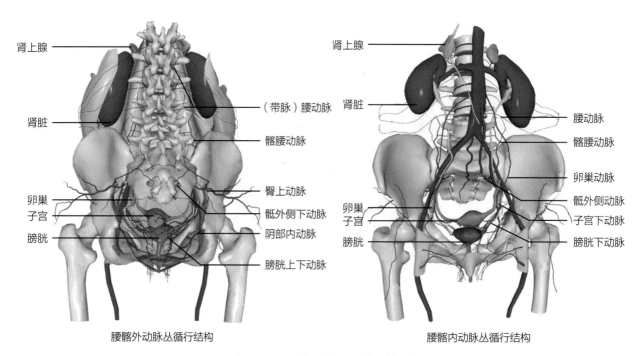

腰髂外动脉丛循行结构　　　　　　　腰髂内动脉丛循行结构

▲ 图 5-59　膀胱经背腰部循行段结构示意

穿动脉是从股深动脉发出的分支，一般为3～4支，穿过大收肌腱附着部至股后部，再发出肌支、皮支和吻合支。

股深动脉为股动脉最大的分支，于腹股沟韧带下方3～5厘米处起自股动脉的后外侧，向内下行于长收肌和大收肌之间，沿途发出旋股内、外侧动脉，数条穿动脉及肌支，同时参与髋周围及膝关节动脉网的组成（图5-60）。

膀胱经大腿部别循行段构成的动脉丛结构主要是由股动脉和腘动脉发出的分支构成。股动脉

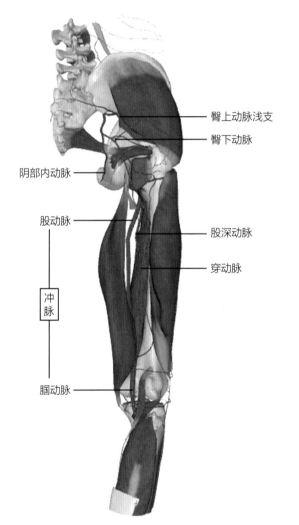

臀上动脉浅支

臀下动脉

阴部内动脉

股动脉

股深动脉

穿动脉

冲脉

腘动脉

▲ 图 5-60　膀胱经大腿部别循行段结构示意

隶属于冲脉结构，腘动脉隶属于肾经结构，由此形成冲脉肾经膀胱经共构，又因阴部内动脉内连分布于肛门、会阴部和外生殖器之上，故大腿部这一循行段结构功能上与膀胱相关。

（五）小腿部段循行结构解析

膀胱经小腿部循行分段即"其支者，从髆内左右，别下，贯胛，挟脊内，过髀枢，循髀外，从后廉，下合腘中，以下贯踹内，出外踝之后，循京骨，至小趾外侧"。

这一分支循行段中"下合腘中，以下贯踹内，出外踝之后，循京骨，至小趾外侧"属于膀胱经小腿部分支，从膝腘窝中，由此向下通过小腿，出外踝骨的后边，沿着京骨穴，至小趾尖端外侧，交于小趾之下，与足少阴经脉相接。

根据现代人体解剖学分析，这一循行分支段由胫后动脉、腓动脉、腓动脉跟外侧支动脉丛构成。

胫后动脉沿小腿后面浅、深层肌之间下行，经内踝后方转至足底，分为足底内侧动脉和足底外侧动脉两终支。腓动脉为胫后动脉的重要分支。胫后动脉的分支营养小腿后群肌、外侧群肌及足底肌。

腓动脉90%为胫后动脉的分支，在腓骨头尖下6.4厘米处发出，向外下方斜行越过胫骨后肌上部的后面，于腓骨后面与踇长屈肌之间下降，至外踝终于跟外侧支的动脉。

腘动脉在腘窝深部下行，至腘肌下缘分为胫前动脉和胫后动脉。腘动脉在腘窝内发出数条关节支和肌支至膝关节及邻近肌，并参与膝关节网的形成。

腓动脉跟外侧支为腓动脉的终末支，参与构成外踝网（图5-61）。

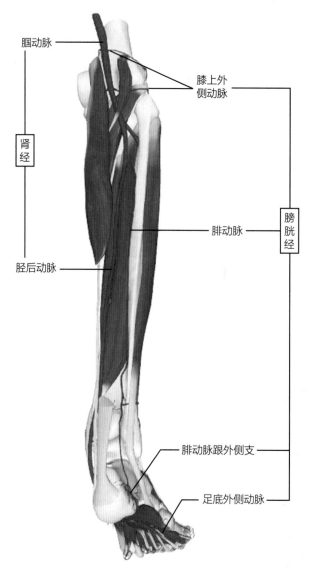

腘动脉

膝上外
侧动脉

肾经

腓动脉

膀胱经

胫后动脉

腓动脉跟外侧支

足底外侧动脉

▲ 图 5-61　膀胱经小腿部循行段结构示意